U0275920

实用创伤骨科学

主 编 王一民 刘黎军 邓雪峰

副主编 缪海雄 李 毅 王 鹏
　　　 靳 松 宋锦旗 蔡兆鹏

主 审 余 斌

科学技术文献出版社
SCIENTIFIC AND TECHNICAL DOCUMENTATION PRESS
·北京·

图书在版编目（CIP）数据

实用创伤骨科学 / 王一民，刘黎军，邓雪峰主编 . —北京：科学技术文献出版社，2019.7

ISBN 978-7-5189-5519-0

Ⅰ . ①实… Ⅱ . ①王… ②刘… ③邓… Ⅲ . ①骨损伤—诊疗 Ⅳ . ① R683

中国版本图书馆 CIP 数据核字（2019）第 084859 号

实用创伤骨科学

策划编辑：杜新杰　责任编辑：张宪安　责任校对：林方思宁　责任出版：张志平

出 版 者	科学技术文献出版社
地　　址	北京市复兴路 15 号　邮编 100038
编 务 部	(010) 58882938，58882087（传真）
发 行 部	(010) 58882868，58882870（传真）
邮 购 部	(010) 58882873
官方网址	www.stdp.com.cn
发 行 者	科学技术文献出版社发行　全国各地新华书店经销
印 刷 者	长沙鸿发印务实业有限公司
版　　次	2019 年 7 月第 1 版　2019 年 7 月第 1 次印刷
开　　本	787×1092　1/16
字　　数	886 千
印　　张	40.25
书　　号	ISBN 978-7-5189-5519-0
定　　价	158.00 元

版权所有　违法必究

购买本社图书，凡字迹不清、缺页、倒页、脱页者，本社发行部负责调换

实用创伤骨科学作者名单

主　编　王一民　刘黎军　邓雪峰
副主编　缪海雄　李　毅　王　鹏
　　　　靳　松　宋锦旗　蔡兆鹏
主　审　余　斌
作　者　（以汉语拼音排列为序）

蔡汉周　中山大学附属第八医院
蔡兆鹏　中山大学附属第八医院
陈自强　海军军医大学附属上海长海医院
陈先礼　长沙市中心医院
丑　克　长沙市中心医院
邓雪峰　深圳市龙华区中心医院
胡国清　中南大学公共卫生学院
黄爱军　中山大学附属第八医院
黄俊峰　深圳市第二人民医院
黄醒中　中山大学附属第八医院
黄月娇　中山大学附属第八医院
贺健军　长沙市第四医院
靳　松　中山大学附属第八医院
林奇生　中山大学附属第八医院
李　毅　广东省惠州市中心人民医院
李中檀　中山大学附属第八医院
李秋青　中山大学附属第八医院
刘黎军　深圳市第二人民医院
刘志彬　广东省惠州市第一人民医院
罗　令　中南大学湘雅三医院
雷　青　长沙市第三医院
刘　峰　长沙市第三医院
刘堂友　长沙市第三医院
马树强　中山大学附属第八医院
缪海雄　广州市红十字会医院

丘宇辉　中山大学附属第八医院
宋锦旗　深圳市龙华区中心医院
单永兴　解放军陆军第七十四集团军医院
田家亮　贵州省人民医院
唐长友　长沙市第四医院
王　鹏　中山大学附属第八医院
王一民　中山大学附属第八医院
汪曾荣　中山大学附属第八医院
项　炜　中山大学附属第八医院
徐月玥　中山大学附属第八医院
向伟能　长沙市第一医院
阳春华　长沙市第一医院
杨金星　深圳市第二人民医院
尤　微　深圳市第二人民医院
张宏波　中山大学附属第八医院
赵　检　海军军医大学附属上海长海医院
郑　冠　中山大学附属第八医院
周伟力　长沙市第三医院
周序玲　中山大学附属第八医院
张晓明　深圳市人民医院
邹学农　中山大学附属第一医院
赵云飞　海军军医大学附属上海长海医院
秘　书　张宏波　郑　冠　林方思宇　刘　帅

内容简介

本书第 1 章介绍了创伤骨科学的概念、研究内容、研究方法，创伤骨科的发展简史及创伤骨科学的展望与未来。第 2~20 章介绍了创伤骨科学的医疗质量管理，骨的生物学特征与骨折复位，骨折愈合与影响骨折愈合的因素，创伤骨科患者的院前院内救治及内外固定、牵引技术、人工关节置换、显微外科、数字技术、药物治疗、营养支持、快速康复、无痛和护理技术在创伤骨科的应用。第 21~28 章论述了脊柱、上肢、骨盆、下肢、骨骺、断肢、断肢再植等损伤、骨折脱位及开放性骨折和软组织火器伤的病因病理、分类分型、临床表现、诊断与疗效判断标准、治疗方法、康复指导与诊疗注意事项，对各种类型骨折的处理提出了具体意见和方法。第 29 章介绍了横向骨搬运技术在糖尿病保肢治疗中的适应证、禁忌证和手术方案。

本书是论述创伤骨科的专著。是中山大学附属第八医院、深圳市第二人民医院、深圳市龙华区中心医院、海军军医大学附属上海长海医院等十几家医院创伤骨科专家诊疗经验和科研成果的总结，是现代创伤骨科新理论、新知识、新疗法、新技术的综合体现。

本书具有科学、先进、实用、可操作性强等特点，内容翔实具体、文字简洁，是创伤骨科医师、护师的工具书，亦可供外科、康复理疗科医师及全科医师、社区乡村基层医师阅读使用，医学院校和科研院所教学科研参考。

主编简介

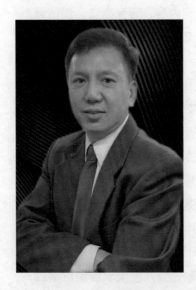

王一民，中山大学附属第八医院骨科副主任、创伤骨科主任，主任医师，医学博士，硕士研究生导师。1986 年本科毕业于第三军医大学。曾在军内、国内多家三级医院长期从事临床一线工作，临床经验丰富，主攻四肢创伤和关节骨病，对脊柱骨科也有较高造诣。

2010 年和 2012 年两次获深圳市公派赴德国 Bon Waldrankenhuasehe 进修学习，主修四肢创伤及关节外科。2016 年获深圳市"三名工程"资助赴美国纽约哥伦比亚大学（Columbia University）长老会医院访问学习，主修关节外科及儿童脊柱矫形外科。

现为中华医学会创伤学分会交通伤创伤数据库（学组）委员会委员、广东省医学会创伤骨科学分会常委、中国研究型医院学会创伤与转化专业委员会创伤学组委员，中国残疾人康复协会肢体康复专业委员会委员，广东省医师协会骨科分会委员、广东省医学会创伤分会委员、深圳市医学会创伤分会委员、深圳市医学会手外科分会委员、深圳市医师协会创伤分会理事。拥有国家专利 1 项，发表 SCI 论文 3 篇，国内杂志第一作者发表论文 20 多篇。获广州军区医学科技进步奖 1 项，参与国家和广东省科研基金 2 项，主持深圳市、区级科研 2 项。

主编简介

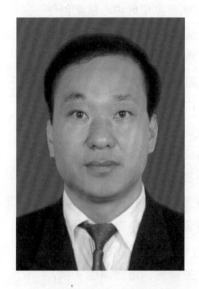

刘黎军，深圳市第二人民医院创伤骨科主任，主任医师，教授，医学博士，硕士研究生导师。社会任职为中国老年医学学会骨与关节分会委员，白求恩公益基金会创伤骨科委员会委员，广东省医学会创伤骨科学分会常务委员，广东省医学会创伤骨科学分会肢体功能重建与外固定支架学组组长，广东省生物医学工程学会粤港澳骨科专业委员会常务委员，广东省医学会粤港澳大湾区创伤骨科联盟成员，深圳市医学会创伤骨科专业委员会副主任委员，深圳市医学会手外科专业委员会副主任委员。

从事骨科临床工作 30 余年，擅长创伤骨科、手外科及显微外科疾病的诊断和治疗。熟练掌握骨科常见病、多发病的诊疗技术及严重多发伤的救治，对处理骨科疑难病症有较丰富的经验，能独立熟练施行骨科重大手术，如髋、膝关节置换，复杂骨盆骨折手术等。副主编和参编专业著作 5 部，主持科研课题 5 项，发表论文 30 余篇，曾获省科技进步奖 1 项，省卫生厅科技奖 1 项及市级科技进步奖 1 项，合作完成国家发明专利 3 项。

主编简介

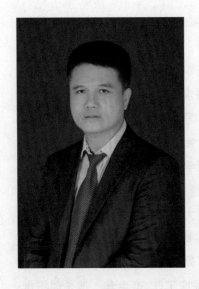

邓雪峰，深圳市龙华区中心医院创伤骨科主任，主任医师，广东医科大学兼职副教授，主要从事创伤骨科临床与科研工作。现为国际内固定研究学会（AO）中国华南地区委员，广东省医学会创伤学分会常务委员，广东省医学会创伤骨科分会肢体重建学组副主任委员，深圳市医学会足踝学组副主任委员，深圳市医学会创伤骨科学分会常务委员，广东省医师协会粤港澳骨科专业委员会委员，中南地区手外科专业委员会委员，《现代手术学杂志》编委，参编专著3部，主持省、市级课题4项，发表SCI论文2篇，国内杂志发表文章40多篇。

序一

改革开发以来，我国社会与经济快速发展。大规模基础建设时代和汽车时代的到来使得各种创伤发生逐年增加。与此同时，我国的创伤救治水平也不断提高，尤其在基层医院开展的创伤骨科手术水平也较以前有了明显进步。

创伤骨科救治水平在各地的发展并不平衡，各种不规范治疗和手术在一定程度上存在，手术并发症和医疗纠纷并不少见。究其原因，一方面与创伤患者伤情复杂和医患沟通有关；另一方面，也与手术计划与手术规范有关。在很多基层医院缺乏必要的术前计划和完善的序贯治疗方案，其中包括缺乏专业的术后护理和康复训练，是部分伤者不能取得良好治疗效果的重要原因之一。

随着创伤骨科大量基础研究的开展，以及对于骨与软组织修复的深入研究，以往许多理论已经发生变化或修正。比如，以往强调解剖复位坚强固定的 AO 理念逐渐被强调软组织保护、微创治疗的 BO 理念所代替，并且取得了良好的治疗效果。3D 打印在骨科的应用使得个体化治疗和内植物的使用越来越符合人体的需求，治疗效果也进一步改善，骨科机器人在骨科的使用，使手术更加精准与微创，这些都是创伤骨科今后发展的方向。

必须看到，这些技术和器材的大量使用，产生了一些混乱和问题，这些混乱和问题可能与手术适应证的掌握和手术操作规范有关，一些医生重手术轻康复和护理，使患者康复效果并不理想，应该引起重视。一些特殊检查设备在骨科诊断中的应用，让部分医师不再重视物理检查而过度依赖仪器设备。对患者缺乏必要的人文关怀，微创手术只追求小切口，而忽视了微创理念，以至于伤口"微创"，内部"重创"，达不到真正的微创治疗效果。

本专著旨在通过从创伤骨科的一些基础理论和基本病历文书、物理检查、术后护理与快速康复等方面要求来概述创伤骨科学的特点，其中也不乏创伤骨科发展的最新成果，是编者们在结合自己医院经验的同时，查阅大量文献后精心编写的一本专著，是基层医院创伤骨科医生案头的一本不错的参考书，也可供急诊外科医生以及全科医生和骨科研究生阅读。

　　我相信，随着创伤骨科基础理论和基础研究的发展和进步，我国创伤骨科救治水平在不久的将来一定会有一个更大的进步！

中山大学附属第八医院院长

广东省医学会骨科分会主任委员　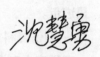

广东省脊柱脊髓疾病科研中心主任

序二

　　创伤是与人类历史共生的古老话题，自从有了人类，就有创伤发生。创伤的治疗也伴随着人类历史的发展而发展，古今中外，对创伤的治疗经历了一个漫长的探索过程，历经了许多坎坷和曲折。

　　随着现代医学的发展，创伤也和其他医学一样，取得了长足进步。创伤骨科作为一门专门研究骨、关节与软组织损伤与修复的学科也经历了一百多年的时间。随着对骨与相关软组织创伤修复机制的深入研究，创伤骨科学的进展非常迅速。特别是在现代随着 AO 理论向 BO 理念的发展，以往单纯强调以解剖复位坚强固定的理念正在发生转变，当代创伤骨科更加注重功能复位和软组织保护，因而微创理论应运而生。

　　近些年来，数字骨科和手术机器人的发展，借助 3D 打印技术的术前手术计划和模拟复位，使手术时间缩短，复位更精确，创伤更小。术前某些特殊材料的打印与制作，使手术的个体化治疗有了很大提升，个性化精准治疗是创伤骨科未来发展的方向。

　　随着我国社会经济的发展，创伤的发生率在上升，创伤救治水平也得到很大提高，尤其在基层医院能够完成大部分创伤骨科手术，使伤者得到了及时救治。但同时也要看到，尽管手术水平提高了，如何进行规范手术尚不尽人意。基层创伤骨科医师的基本技能和诊断技术有待进一步规范和提高。相反，许多医生更加依赖于影像学检查，对于理学检查有所忽视。规范化的诊断和治疗还存在一定欠缺，很多医生更多的是追求手术技巧而不是治疗的最终效果。这就造成了许多问题，如感染、功能欠缺、医疗费用增加、损伤加大、医患矛盾上升等。与此同时，由于病历文书书写的规范或不统一，使得我们在统计上存在很多缺陷，造成了我国病人数量很多，治疗经验很多，但是有影响力的科研不多，在与国际同行交流时出现许多数据说服力不强的尴尬局面。这就亟须在这一方面有所规范和统一，加强创伤骨科医生的临床研究意识。还有，我们很多医生治疗时注重手术，轻视护理和康复，造成了许多患者术后"片子很漂亮""功能欠理想"的结局。

　　基于这样一种理念，由中山大学附属第八医院创伤骨科王一民主任医师联合全国十多家医院的创伤骨科专家编撰了这部专著，力图从病历文书书写、术前准备以及术后康复与护理等基本问题开始，到创伤骨科治疗的基本原则和手术方式，直至近年来创伤骨科发展的最新进展做一个基本总结，是相关参编者所在单位和作者经验的总结，也是前人经验的总结。

　　该书是基层创伤骨科医护人员案头不错的一本参考书，也可以供全科医生参考阅读。

南方医科大学南方医院创伤骨科主任
广东省医学会创伤骨科分会主任委员
Ａ Ｏ 华 南 区 主 席

目 录

第一章　创伤骨科学概论

第一节　创伤骨科的概念、研究内容和研究方法

一、创伤骨科的概念

创伤骨科是临床医学的重要分支学科，是骨科学的主要组成部分，创伤骨科学是研究由于暴力引起人体骨骼、骨关节及其附属组织疾病发生、病因病理、诊断、治疗、康复和预防技术的临床医学。当今世界，创伤骨科已发展成为现代医学体系中的一门综合性学科，在为人类维持生命、减轻痛苦、促进疾病愈合、减少残疾、增进健康中起着越来越重要的作用。

二、创伤骨科学的研究范围

随着社会的进步，经济的飞速发展，人类对健康需求的提高，创伤骨科学进一步拓宽自己的视野，从单纯的创伤疾病治疗，发展到创伤疾病的预防以及正常人体的整形，它的研究范畴包括：

1. 创伤骨病的发生、发展的病因病理学研究。
2. 创伤骨病的诊断技术及临床路径研究、骨与关节损伤的分类、分型及诊断标准。
3. 创伤骨病的治疗技术，包括手术治疗药物治疗及骨科愈合的原理研究、肌　断裂、血管断裂、神经断裂的修复方法和功能恢复。
4. 创伤骨病的并发症及其防治技术。
5. 创伤骨病所致畸形的手术整复、功能恢复及改善外形技术。
6. 创伤骨病的护理技术。
7. 创伤骨病的康复治疗技术。
8. 创伤骨病的手术材料研究。目前，对创伤骨科学研究比较多的是创伤骨科常用的金属器材，除此之外还有非金属器材以及人造骨的研究，使创伤骨病的治疗更加趋向生理状态，符合生物力学原理。
9. 创伤骨病的流行病学研究。
10. 创伤骨病的外科手术治疗的基础理论研究。
11. 创伤骨病的外科手术与现代先进治疗技术的研究。
12. 创伤骨病的内科与外科结合治疗、中西医结合治疗的研究。

面对我国创伤骨科学近年的发展和进步，同时又存在着许多有待解决的问题，因而对创伤骨科医生提出了更高要求，一方面要求其做到能够熟练与正确运用各种现代的诊断方法，提高对创伤骨病的认识和诊断能力；另一方面，还应掌握或了解最新的治疗手段和方法，

在治疗上除熟练的手术技巧外，也应掌握骨科学更多的基础理论知识，深入和充分发挥创伤骨科医生思考和探索存在的问题，拿出更多、更好解决问题的办法。

三、创伤骨科学的研究方法

1. 实验研究

建立具有先进设备、仪器的实验机构，选择和模拟合适人体的创伤骨病研究，并进行稳定长期实验，逐步向人体过渡。

2. 临床研究

结合骨科临床病案开展综合研究，采用短期治疗与长远追踪相结合，建立临床研究机构，开展临床多学科协作研究。

3. 循证医学研究

循证医学（evidence-based medicine, EBM）是遵循科学证据的科学，即遵循证据的医学，又称实证医学、求证医学、效果医学，是国际临床领域近来年迅速发展起来的一种新的医学模式。2000年，Sackett等定义"循证医学是整合最佳临床证据、临床经验和患者价值观的一门学科"。医学的核心思想是：任何医疗决策的确实都应基于客观的经得起评价的临床科学研究依据，医生的临床判断以及患者的价值取向，这三者不可缺一，相辅相成，共同构成循证思维的主体。循证医学强调在临床实践中，任何临床诊治决策，必须建立在当前最佳临床证据、临床专业技能、患者价值观及情形相结合的基础上，创伤骨科学和创伤骨病的原理也应如此，严格运用循证医学模式发展创伤骨科学。所以，运用循证医学的理论与方法来研究创伤骨科就是要整合创伤骨科的最佳研究证据、临床经验和患者价值观，使创伤骨病的治疗技术得以进步发展。

第二节 创伤骨科学的发展简史

从人类早期对创伤的简单认识，到有创伤骨科学以来，经过漫长的经验与学术积累，创伤骨科学已经成为现代临床医学不可缺少的重要学科。创伤骨科学的发展和对人类所做出的贡献也充分展示了临床骨科学的前景。

一、古代骨科学阶段

1. 人类的生产实践是创伤骨科学产生的源泉与动力

人类早期对创伤骨科的认识，源于古希腊和中国，对创伤骨病的治疗是人类从生产实践中得到经验并积累逐步形成的，是创伤知识的初步总结。人类生活早期由于生产方式简单、生产力水平和医学水平低下，医学家对创伤的现象只能凭借自己的头脑和直观进行医治并总结实践经验，所以只是停留在止痛、消肿、包扎、敷药等简单的处理上。随着生产的发展，人类的进步，医学家们不断向创伤骨科领域提出新问题，而随着实践经验的不断总结，使人类对创伤骨病的认识逐步深化。公元9世纪，第一部创伤骨科专著《仙授理伤续断秘方》问世，形成了以"整复、固定、活动和内外用药"为原则的治疗骨折大法，标志着人类对创伤骨病的认识逐步深入，奠定了创伤骨科学的雏形。

2.古代朴素唯物主义自然观对创伤骨科发展的影响

古代医学家在总结直观实践经验的同时，把生命现象回归到大自然，用自然哲学思想来解释生命现象，从创伤骨科的萌芽时期，就以朴素的唯物主义思想和整体治疗骨创伤。在我国秦汉时期就有"形不动则精不流"的认识，并形成了以辨证论治，包扎固定和膏丹散药外用的全身调治的整体思想。由于运用了自然哲学观点，直观的实践经验得以升华到理论的高度，而且把骨创伤放在人体本身的变化中认识，反映了骨创伤后整体与局部某些联系和变化的客观规律，不仅使早期骨创伤学得以发展，而且为其沿着科学道路前进奠定了基础。

3.腐败专制的封建制度对创伤骨科的禁锢与扼杀

在公元5世纪到15世纪是欧洲的中世纪封建社会，这个时期基督教会统治欧洲，宗教神学渗透到一切知识领域，认为人的肉体是万恶之渊，因而研究人体是有罪的，尸体解剖被禁止。所以，在西方孕育了近10个世纪的创伤骨科尚未出世就被扼杀了。

在我国虽然没有神学的统治，但是创伤骨科发展到明清时期，由于封建文化专制的禁锢，外科"内治派"占统治地位，外科医生被斥之为"不通文理之人"，骨科技术只能靠师授家传、秘本转抄来传播。这个时期虽然麻醉术和解剖学有了发展，但扩创术、切开复位术却已失传，创伤骨科得不到健康发展。到晚清，政治更加腐败，闭关自守，不但没有从西方近代医学中吸取营养，而且将中华民族几十代人为之奋斗的宝贵财富也断送殆尽。

二、近代骨科学阶段

1.自然科学的发展推动了近代创伤骨科学的兴起

16世纪，哥白尼的《天体的运行》发表，从此自然科学的发展给宗教神学以沉重的打击。这不仅是科学史上的一次革命，也是一场思想解放运动。相继，维萨留斯的《人体的构造》发表，使医学摆脱了唯心神学统治，奠定了近代解剖学的基础。17世纪，物理学、机械学的迅猛发展，很快渗透到医学领域，给医学带来了空前的繁荣，也为创伤骨科的兴起奠定了基础。1610年，英国解剖学家哈佛报道了"骨组织的血液循环及其构造"，开创了骨组织形态解剖生理学，使人类对骨的认识从宏观进入到微观。在解剖学和解剖生理学发展的基础上，1741年安德雷在巴黎大学首次提出了骨科学的学名，并被广泛接受，标志着近代骨科学的兴起[1]。因为创伤骨科是初期骨科学的精髓，所以，近代骨科学的兴起，也就是创伤科学的兴起，只是由于人类对骨病的感染、肿瘤等认识上都比较粗浅，创伤骨科还没有从骨科这个大家族中分化出来。

2.机械唯物主义自然观对创伤骨科发展的影响

15-18世纪，机械力学是自然科学中的带头学科。机械力学向创伤骨科的渗透，使对创伤骨科领域的研究一开始就受到了机械唯物主义自然观的影响。16世纪，已经开始使用人工假肢、人工关节，说明机械力学已经开始渗透到骨科学领域。机械唯物主义自然观，使创伤骨病从古代笼统直观的猜测中解放出来，成为一门以分析和实验为主的学科。但是，由于机械唯物主义形而上学的局限性，使创伤骨科学走向了局部论、静止论。直到19世纪，托马斯仍主张对骨折的处理上坚持"持续、无间歇广泛的固定"，并统治了近代创伤骨科近百年。

3. 战争对近代创伤骨科发展的促进作用

战争中骨骼创伤的发生率极高。1870—1871 年的普法战争中，四肢损伤的百分率为 72.5%，第一次世界大战中，德军四肢损伤的百分率为 63.3%。短时间内，大量的伤员出现，不仅对创伤骨科学的发展是一个推动，也为创伤骨病的发展提供了大量的实践机会和经验教训，使创伤骨科学得以迅速推广和发展。石膏固定技术就是比利时军医马泗森在战争期间发明的，并得到迅速推广的。

三、现代骨科学阶段

1. 现代科学技术推动了创伤骨科的发展

19 世纪末 20 世纪初，自然科学发生了深刻的革命，促进了技术的迅猛发展，为创伤骨科的发展提供了先进的物质条件。随着现代科学技术与医学越来越密切的结合，大量新技术应用于创伤骨科，解决了诊断、治疗、预防和康复中的一系列重大问题，极大地推动了创伤骨科学的进展。1895 年德国物理学家伦琴发现了 X 射线，很快便成为创伤骨科诊断的有力工具。抗菌、麻醉、止血、输血及钢制接骨板电解作用等方面一系列的突破，使手术复位内固定得以实施。手术器械的改进和显微镜的使用，断肢再植、断指再植相继获得成功。工程技术的渗透和生物医学工程的产生，20 世纪 70 年代人工肌腱、人工血管、人工骨、肌电控制假肢相继出现。在短短的时间里，创伤骨科得到了空前的发展。

2. 辩证唯物主义自然观对创伤骨科发展的指导作用

19 世纪，现代自然科学取得了一系列的重大成就，从各方面冲破了机械唯物主义的自然观，马克思、恩格斯概括了这些成就，创立了辩证唯物主义的自然观，指导医学家们从机体层次体系的相关和整合中解决问题。1952 年，Moove 发表了《外科代谢》，建立了创伤反应的病理生理学说，改变了对骨科创伤只重局部的研究方法。1966 年方先之、尚天裕等发表了《中西医结合治疗骨折》，建立了"动静结合、筋骨并重、内外兼治、医患合作"的治疗骨折大法，从孤立、静止、机械的形而上学观中解放出来，使古老的创伤骨科再次焕发青春。从此，创伤骨折不仅向微观深入，向宏观拓展，而且与自然科学、心理学、社会学相互渗透，从生物、心理、社会各个角度研究创伤骨科，研究骨创伤引起的焦虑、抑郁情绪及其对创伤骨病恢复的影响，研究创伤骨病的病理和社会防治，并且取得了辉煌成果。

3. 科学技术发展给创伤骨科带来了新课题

科学技术的进步，机械化程度越来越高，给人类带来了社会效益、经济效益，特别是交通业的发展，车辆运输给人类带来极大的便利，但也给人类带来了许多的灾难。自 1886 年法国人卡尔·本茨研制出第一辆汽车以来，车祸给人类带来了严重的心身创伤。据国际道路安全协会统计，全世界每年死于道路交通事故的人数为 40 多万，而我国占 1/10 还多。据湖北李家文对 2578 例车祸伤的伤情分析，单纯四肢伤占 29.01%，多发伤占 25.02%，其中四肢伤合并脑外伤占 40%，四肢伤合并腹部伤占 14.73%，四肢伤合并胸外伤占 9.46%。如果按死伤 1∶3.5 的比例计算，全世界每年因车祸发生的创伤骨患者数在 80 万以上。如何减少伤残，造福于人类，创伤骨科担负着重大的责任。

4. 新技术革命与创伤骨科的发展前景

21世纪创伤骨科面临新的机遇和挑战，新材料、新工艺的突飞猛进为创伤骨科提供了理想的植入材料、诊疗器材、诊疗手段及人工关节、支具、假体。信息技术的广泛应用，将扩展人类的智能，导致新理论、新技术的迅速产生和渗透，创伤骨科向纵深发展，在更高的层次上创新，在更细微的层次上分析，发展骨科创伤急救医学，完善急救系统，在早期修复创伤骨病，加速骨折愈合，恢复骨创伤后的功能及外观等方面取得了突破性进展。

第三节　创伤已成为"世界性公害"

创伤是最古老的疾病之一，随着社会的进步与发展，创伤患者大幅度增加，已成为现代社会第一大公害。

创伤骨科是一门方兴未艾的学科，包括创伤骨病的救治、创伤预防、骨折的康复及生存培训等过程，涉及学科领域广泛。

创伤是指各种物理、化学和生物的外源性致伤因素作用于机体，导致体表皮肤、肌肉、骨骼、体内组织器官结构完整性的损害，以及同时或相继出现的一系列功能障碍和精神障碍。

从词义上看，创伤的英文单词是trauma，起源于希腊语，最早的文字记载见于公元前2世纪。文献中常见的其他与创伤有关的单词包括damager，injury，wound。其中damage主要指物质或物体的损坏，如DNA损伤。Injury一词多用于表达具体外来物理因素对人体所引起的伤害，trauma的含义还包括了精神上的损伤。

创伤作为现代的"世界性公害"，越来越高的发生率以及突发的灾难性后果占青少年死亡原因的75%。在儿童死亡原因中创伤高于其他所有原因的总和。因此，创伤所造成的预期寿命的丧失大大高于其他疾病，创伤已被公认为是"发达国家的社会性疾病"，甚至是"世界第一公害"。

从全球范围看，发生较严重的创伤者，全球每年约3000万人，因创伤致死者在150万~200万人。其中约半数为道路交通事故造成的死亡。全球每50s就有1人因车祸致死，每2s就有1人受伤。

国内初步的统计资料表明每年因创伤死亡的人数约十余万人，受伤人数约百余万人，特别是近年因交通事故死亡的人数增加，1995年以来超过70000人。据我国1999年统计，全年车祸达41.2860万起，死亡3.529万人，伤28.6080万人。有人认为，由于统计不够全面和其他原因，实际死亡人数可能达十几万人。伤数百万人。

创伤造成沉重的经济负担。创伤消耗巨大的医疗费用，因伤害者卧床休息、停工误工，甚至致残的经济损失更是数以亿计。以道路交通创伤为例，全球每年道路交通创伤所致伤残和死亡造成的经济损失高达5180亿美元，约相当于多数国家的国民生产总值的3%，严重制约了全球经济的发展。研究显示，在发展中国家道路交通创伤年均损失占国民生产总值比例约为1%，在经济转型国家的损失所占比例为1.5%，在机动车比较普及的国家的损失约占2%。

我国是世界人口最多、交通事故和意外伤害高发的国家。国内初步的统计资料表明每年因创伤死亡的人数逐渐增加，特别是近年因交通事故而死亡的人数的绝对值和平均每辆机动车死亡人数均已成为世界之最。

在创伤患者中，头伤、肢体损伤和多发伤有报导，某院住院治疗中共进行手术8775台次，其中骨折固定2256例，清创和清创缝合2247例，可见在创伤患者中，大多数为创伤骨科患者。

第四节　创伤原因与分类

创伤可以根据发生地点、受伤部位、受伤组织、致伤因素及皮肤完整程度进行分类。按发生地点分为战争伤、工业伤、农业伤、交通伤、体育伤、生活伤等；按受伤部位分为颅脑创伤、胸部创伤、腹部创伤、各部位的骨折和关节脱位、手部伤等。按受伤类型分为骨折、脱位、脑震荡、器官破裂等；相邻部位同时受伤者称为联合伤（如胸腹联合伤）。

按受伤组织的深浅分为软组织创伤、骨关节创伤和内脏创伤。软组织创伤指皮肤、皮下组织和肌肉的损伤，也包括行于其中的血管和神经。单纯的软组织创伤一般较轻，但广泛的挤压伤可致挤压综合征；血管破裂大出血亦可致命。

骨、关节创伤包括骨折和脱位，并按受伤的骨或关节进一步分类并命名。如股骨骨折、肩关节脱位等。

内脏创伤又可按受伤的具体内脏进行分类和命名。如脑挫裂伤、肺挫伤、肝破裂等。同一致伤原因引起两个以上部位或器官的创伤，称为多处伤或多发伤。按致伤因素，分为火器伤、切伤、刺伤、撕裂伤、挤压伤、扭伤、挫伤等。按皮肤完整程度，分为闭合性创伤、开放性创伤等。

在各类创伤中，生活伤和体育伤多为单一部位的组织或器官受伤，伤情比较简单明确；而在战争伤、工业伤、农业伤及交通伤中，由于致伤因素是枪、炮、炸弹以及笨重机器及高速行驶的汽车，因此造成的创伤多是开放性创伤及复合创伤，伤情较严重而复杂。以目前常见的交通事故为例，伤员可同时有颅脑伤、颌面伤、颈椎骨折脱位、胸部伤、腹部伤或四肢骨折、关节脱位等，伤情非常复杂危急，甚至在急救之前已濒于死亡。

一、按皮肤完整程度的创伤分类

1. 闭合性创伤

皮肤保持完整，有时虽有伤痕，但不伴皮肤破裂及外出血，可有皮肤青紫（皮下出血，又称瘀斑或皮下瘀血），若损伤部位较深，则伤后数日方见皮肤青紫。

（1）挤压伤。由重物较长时间挤压所造成的严重创伤，如房屋倒塌、坑道泥土陷埋、车辆相撞等原因。可引起受压部位大量肌肉缺血坏死，常伴有严重休克，并可导致急性肾衰竭（见挤压综合征章节）。创伤性窒息是一种特殊的胸部挤压伤，较少见，表现为上胸部、肩部、头颈部的皮下组织，眼结膜、口腔黏膜有广泛分布的小出血点（瘀斑）。这是因为在胸部受挤压的瞬间，伤者的声门紧闭，使气管和肺内的空气不能排出，造成胸内压力急剧升高，迫使心脏和大静脉内的血液倒流，引起上半身瘀血甚至小静脉和毛细血管破裂的结果。创伤性窒息本身一般无严重后果，其结局取决于伴随的肋骨骨折和胸内脏器的伤情。

（2）挫伤。由钝器或钝性暴力所造成的皮肤或皮下诸组织的创伤。常有皮下脂肪、小血管的破裂，有时还可致深部脏器的破裂。

（3）扭伤。是关节部位在一个方向受暴力所造成的韧带、肌肉、肌腱的创伤。一般情况下扭伤并不造成关节的脱位，但却可引起关节附近骨骼的骨片撕脱。

（4）冲击伤。又称爆震伤，强烈的爆炸（如重型炸弹、鱼雷、核武器等爆炸）产生的强烈冲击波造成的创伤。体表可无伤痕，但体内的器官却遭受严重的损伤。地面、空中爆炸的冲击波多引起耳和胸部损伤，表现为失听、耳痛头晕、平衡失调（由于鼓膜穿孔，鼓室出血），或气胸、血胸。水中爆炸者多伤及腹部内脏，出现腹痛、腹部压痛、腹膜炎的表现。腹腔内实质性脏器破裂出血者，可出现休克。胸受伤时，可出现颅内压增高症状。

（5）闭合性骨折。直接或间接外来暴力造成骨骼的连续性中断，但皮肤无破裂，在骨折发生的同时，伴有附近肌肉、血管及神经的损伤。

（6）脱位。是关节受直接或间接外来暴力，使构成关节的两骨丧失其解剖关系，同时有关节囊破裂，也可有骨片撕脱。

2. 开放性创伤

开放性创伤是伴有皮肤黏膜破裂及外出血，细菌易从创口侵入，引起感染。故开放性创伤必须及时清创。

（1）火器伤。由枪弹，弹片等所造成的创伤。不仅枪弹、弹片可在弹道造成各种组织、器官的直接破坏，其高速震荡还可造成弹道周围组织、器官的创伤，弹片可将泥土、衣片带入伤口，造成严重的污染，引起化脓性感染、破伤风或气性坏疽。

（2）撕裂伤。钝器打击造成挫伤的同时可引起皮肤和软组织裂开，创口边缘不整齐，周围组织的破坏较广泛。运转的机器、车辆将皮肤及皮下组织撕脱造成撕裂伤，有时还可将肌肉、肌腱、血管及神经撕脱。撕裂伤常引起皮肤坏死及感染。手腕部撕裂伤在临床上最常见。

（3）刺伤。由细长、尖锐的致伤物所造成。伤口虽不大，但深部的组织、器官可遭受破坏而不易被察觉，而被忽视。刺伤易引起深部感染。

（4）切割伤。由锋利的致伤物（如刀刃、玻璃）造成。伤口边缘较整齐。切割伤深度随外力大小而异。腕部肘部深切割伤同时有肌腱、血管、神经的断裂。

（5）擦伤。皮肤同粗糙致伤物摩擦而造成的表浅创伤。受伤部位仅有少量出血及渗出，因而伤情都较轻。

二、按损伤工具所致的创伤分类

1. 交通伤

交通伤占创伤的首要位置。现代创伤中交通伤以高能创伤（高速行驶所发生的交通伤）为特点，常造成多发伤、多发骨折、脊柱脊髓损伤、脏器损伤、开放伤等严重损伤。

2. 坠落伤

随着高层建筑增多，从高处坠落伤的比重逐渐加大。坠落伤通过着地部位直接摔伤和力的传导致伤，以脊柱和脊髓损伤、骨盆骨折为主，也可造成多发骨折、颅脑损伤、肝脾破裂。

3. 机械伤

机械伤以绞伤、挤压伤为主，常导致单肢体开放性损伤或断肢、断指，组织挫伤血管、神经、肌腱损伤和骨折。

4. 锐器伤

因税利器具的损伤，一般伤口深，易出现深部组织损伤，胸部腹部锐器伤可导致内脏或大血管损伤，出血多。

5. 跌伤

跌伤常见于老年人，造成前臂、骨盆、脊柱压缩性骨折和髋部骨折。青壮年跌伤也可造成骨折。

6. 火器伤

火器伤是火药引爆所致的人体损伤，统称为火器伤（firearm injury），多由枪、炮、火箭等用火药作动力的武器发射的投射物（枪弹丸、炮弹等）所致，包括弹丸伤和弹片伤。在战争期间，各种火器伤皆可遇到，在和平时期，由弹头或爆炸物所致损伤，常见于他杀、自杀和意外事件。以下详细介绍火器伤的基本救治方法。

（1）火器伤的致伤机制。火器是指以火药为动力的武器，如枪、炮、手榴弹、地雷、炸弹等。这类武器的研制正趋向增高弹丸或弹片的初速、扩大其杀伤范围。例如：自动步枪和机枪的弹头初速大多已达每秒 800 米以上，飞机投掷的钢珠弹、桔子弹、蜘蛛雷等爆炸后发出数百小弹丸（片），跳弹、箭头弹等炮弹能发出更多的弹丸或箭头。现代的火器发展，使火器伤伤情比较过去的更为严重且复杂，需要专门研究处理。

（2）火器伤的病理机制。高速的弹丸、弹片等投射物击中人体后，形成不同于一般创伤的"创伤弹道"。投射物的前冲力能直接挤碎组织，形成原发伤道。同时，由于其能量大，在运动过程中还挤压周围组织，形成比原发伤道直径大数倍至数十倍的暂时性空腔，腔内呈负压，数毫秒后周围组织回缩，成为永久性伤道。此外，投射物运动中在组织内还可出现冲击波，或使受伤组织（如骨片）起继发性投射物作用，造成更广的损伤。因此，火器伤的局部病理改变可分为三个区域：①原发伤道，为一不规则腔隙，内有失活组织、异物、血液和血凝块等；②挫伤区，紧接原发伤道，2～3日后炎症明显，并发生组织坏死；坏死组织脱落后，原发伤道扩大而成继发伤道；③震荡区，围绕挫伤区，主要由于受侧冲力后血液循环发生障碍所致，可有充血、水肿、血栓形成等。

（3）火器伤的创伤情况。按弹道的伤口情况区分：①只有入口而无出口者称盲管伤，有弹丸或弹片存留；②有入口和出口者称贯通伤。其中多数的出口大于入口；近距离射击者的入口可能大于出口；高速的弹珠射击者的入口和出口可能等大；③入口与出口相连成沟状者为切线伤；④反跳伤的出口与入口在同处。

弹道都受到程度不同的沾染，因为弹丸、弹片可将体外的衣物碎片带入伤口，而且弹道形成暂时性空腔时有负压，可吸入污物。

第五节 创伤骨科的生理病理反应

骨骼创伤不仅可以造成骨、关节的损害和机体障碍，而且可以引起全身性反应。这种全身性反应，本质是机体对创伤损害的防御机制，是企图恢复体内环境恒定（homeostasis）的病理生理过程。整个反应过程与损伤程度与损伤部位有密切关系。如果损伤轻微，只表面的局部破坏，则全身反应极小，甚至没有全身性反应，随创伤而来的只是修复过程。较严重的创伤，则可发生明显的全身性反应。如果创伤过于严重，全身反应剧烈，甚至不可能逆转，只有借助于医疗措施，才能使伤情稳定，达到恢复和挽救生命的目的。全身性创伤的生理病理反应包括神经应激反应、内分泌系统反应、代谢反应和血循环反应等，它们相互之间有紧密的内在联系，而且互为因果，不应孤立看待。

一、神经应激反应

机体受到严重创伤后，创伤刺激通过自主神经系统，促使中枢神经内的特定感受器做出迅速广泛的反射性生理反应，一些器官的机能得到加强，另一些器官的机能受到抑制，使在突然外伤袭击后，能够迅速调节内环境稳定，达到保护主要器官生理功能、维持生命和修复损害组织的目的。

神经系统的作用，除了通过高级神经活动以及神经反射导致和调节内分泌器官机能外，单纯的恐惧、疼痛等强烈神经冲动可以产生原生性或神经源性休克，表现为苍白、出汗、呕吐、低血压和心动过缓等。通过神经反射还可促发心血管对缺血的反应，从神经源性休克转变为低血容量休克，其主要特征为交感神经功能亢进，表现为苍白、心动过速、区域性血管收缩、出汗和表面血管舒缩反射消失等。另外出血、感染、疼痛、甚至恐惧等都可引起神经生理反射反应，诱发出反射弧，导致下丘脑反应和最终的神经、内分泌和代谢等变化。

二、内分泌系统反应

在创伤骨科反应中，内分泌系统的作用是调节体内各器官与各种物质之间的相互关系，使机体能够适应创伤所致的环境变化，以维持和调整内环境的稳定。创伤后内分泌变化与调节功能主要受神经系统控制，也受体液成分变化的影响。神经、内分泌、体液成分三者密切相关，相互牵连又相互制约，是一个复杂的矛盾统一体，因而使内分泌腺功能在生理上达到动态平衡，对调节伤后代谢反应等方面发挥重要作用。

内分泌系统分泌的激素通过全身血循环，间接传递到远离创伤部位的组织（效应器）。这些组织有激素受体，激素受体部位可以是一般组织细胞，也可以是仅对某种激素起反应的特殊细胞。内分泌系统反应的特点是缓慢而易于耐受。这种内分泌反应虽然是非特异性的，不同的创伤可以引起类似的反应，但对不同的刺激也能产生明显不同的反应。

激素经血循环弥散到组织效应细胞后，首先作用于细胞膜内的腺苷酸环化酶（adenylate cyclase，AC），再作用于细胞内三磷酸腺苷，生成环化磷酸腺苷（cyclic adenosine monophosphate，cAMP），由于cAMP浓度的变化和钙离子的参与，在组织细胞内进行一系列特异酶系统的激活和生化反应，因而产生各种生理效应。

肾上腺在神经体液系统调节下，对人体代谢过程和各主要器官的功能有十分重要的调节作用，尤其是皮质部分，是人与动物生命过程中不可缺少的调节器官。创伤后肾上腺功能活动增强，在外伤性内分泌反应活动中占十分重要的地位。

创伤时，在ACTH的刺激下，皮质醇的分泌可以从正常水平20～90mg/24h，增加到300～400mg/24h。全身情况良好，肝、肾功能正常者，施行中等手术（如胃部分切除术、关节固定术等）时，手术开始不久，血内17-羟皮质类固醇浓度即可由正常含量50～150μg/L升高达300～800μg/L，手术后2～4小时可达最高峰，次日血内游离17-羟皮质类固醇浓度即可降至正常，但结合类固醇浓度仍高。尿内17-羟皮质类固醇在2～3天后恢复正常。因此一般认为，尿内排出的激素总量比血游离激素浓度更能确切反映肾上腺皮质分泌活动的实际情况。用125 I标记的皮质醇放射免疫检查显示，机体对创伤的防御机能和适应性反应须到一定程度才能反映出来，且与应激原大小有关，可作为预后的指标。严重创伤时，若皮质醇分泌不增加，表示预后不良。

创伤后糖皮质激素增加，发生蛋白质分解，使尿氮排出增加，出现负氮平衡、蛋白质和脂肪的糖异生作用以及糖耐量降低等现象。糖皮质激素可以动员储备的糖原变成葡萄糖，为机体在创伤反应中增加能量消耗提供能源，并可抑制免疫反应和稳定溶酶体膜，减少组织破坏。

慢性创伤刺激产生持续过多的皮质醇是有害的，不但可增加感染的侵入，抑制组织修复和创伤愈合，损害皮肤和结缔组织中胶原的形成，还可引起高血压、骨质疏松、肌肉萎缩和胃、十二指肠溃疡出血等症状。

外伤引起的疼痛、失血以及各种形式的精神刺激，均可激发肾上腺髓质分泌儿茶酚胺（包括肾上腺素、去甲肾上腺素、多巴胺及儿茶酚乙胺等），对调节心血管系统、糖及脂肪代谢、中枢神经与自主神经系统有重要作用。

血内儿茶酚胺正常值：肾上腺素0～1.5μg/L，去甲肾上腺素1.5～5.0μg/L，严重创伤后，前者可达5μg/L，后者可达25μg/L，但这些激素在血液内可以很快被氧化而消失，如静脉注射后，50%～90%将在3分钟内消失。

创伤后肾上腺素和去甲上肾腺素分泌量增加，可使具有肾上腺素能α受体的皮质、肾、脂肪组织、脾等小血管收缩，使具有β受体的骨骼肌小血管扩张，因而使血液较多分布于心、脑等重要器官，以保证其需要，并可加强心肌收缩，增加心搏次数和升高血压。

肾上腺对创伤后的代谢作用也很重要，可使伤后代谢消耗增加，促进肝和肌肉中的糖原分解，使其转移为葡萄糖，释放到血液中，使血糖升高；增加嘌呤的代谢，导致伤后氮丧失增加，其脂溶效应有利于脂肪酸作为能源。此外，肾上腺素可以激活腺苷环化酶，增加环磷酸腺苷，这是许多激素影响代谢的共同机制。

三、代谢反应

创伤后能量代谢显著增加，机体发生一系列复杂的生化变化，包括蛋白质、碳水化合物、脂肪、水、电解质和维生素等。有人指出，多发性骨折伤员的能量消耗可比正常时增加25%，这些变化与神经和内分泌活动密切相关，而且又相互影响。

早有报导肢体长骨骨折及其他损伤时，尿内排出氮显著增加；Howard 观察到 70kg 体重的成年人长骨骨折后，平均丢失氮可达 190g，相当于 6kg 的非脂肪组织。氮主要是蛋白质的代谢产物，伤后数日内出现负氮平衡，尿氮（主要是尿素）排出量增加，说明伤后蛋白质分解代谢增加。

正常状态下，70kg 体重的成年人每日排出尿氮约 3.71g，相当于蛋白质 23.2g。较大创伤后 2～5 天内，每日尿氮排出量可增至 7～15g。在禁食状态下，这些氮主要来源于肌肉，相当于 45～90g 蛋白质或 250～300g 肌肉。严重骨折、创伤或合并感染时，氮丧失量可达全身量的 80%，尿氮排出可增至 20～30g，相当于 120～180g 蛋白质或 700～1000g 肌肉。

创伤后尿素的丧失比来自局部组织的破坏多，说明这是一种全身性代谢反应。负氮平衡是创伤后全身组织处于分解状态所致，这种分解主要来源于肌肉，可以从血中肌酸、肌酸酐含量增加与肌肉明显消瘦显示出来，但因肌细胞并未破坏，所以康复后肌肉可以完全恢复。

除肌肉外，血浆蛋白分解也是导致氮缺失的原因之一，创伤后大约 20% 的尿氮来自血浆蛋白的分解代谢。此外，创伤局部损伤组织和血块的吸收，是氮的另一来源。环境温度升高，可以减少氮的丢失。

伤后禁食或饥饿虽然可以丧失一部分氮，但不是主要原因。因此用增加饮食摄入的方法纠正创伤引起的负氮平衡较为困难。伤后 1 周左右，尿氮排出可逐渐减少至 5～7g，血清蛋白可恢复到伤前 80%。此时如有足够热量或蛋白质摄入，就可以变负氮平衡为正平衡。表明蛋白质已从分解代谢转变为合成代谢。但氮的储存速度慢于丧失速度约 1/2～1/3，因此恢复期均较长，一般在 2 周后始可恢复正常。

由于低血容量和缺氧能加速细胞内分解代谢，所以伤后迅速恢复血容量是减少蛋白质分解的重要方法。

创伤后，主要氨基酸的排泄也有增加，当白蛋白分解率增加，血清白蛋白含量下降时，即使大量输入氨基酸也不能制止创伤所致的代谢率增加。外源性糖缺乏、肝糖原供应耗尽时，蛋白质的分解可为三羧酸循环暂时提供糖的中间产物或前驱物质。另一方面，创伤后某些蛋白质如血浆纤维蛋白、球蛋白 α1 和 α2 反而增加，说明创伤期间肝脏是合成代谢增加的源泉。

糖的代谢变化是创伤后主要的代谢改变。创伤和出血多伴有血糖的急剧升高，出现高血糖症，尿糖也随之升高，形成所谓创伤性糖尿病，其升高速度与创伤程度非常一致。

创伤后脂肪代谢也发生紊乱，严重创伤后所需的脂肪氧化远远超过一般手术、禁食的氧化水平。经过一定阶段后，氧化丧失量减少，患者开始进食，体内脂肪消耗也明显减少。

一般创伤后血浆内的游离脂肪酸浓度可立即升高，动物实验表明，创伤后每 100mL 血清中脂肪含量可高达 3～5g，有的学者认为这是造成严重创伤后脂肪栓塞的重要原因之一。

四、水、电解质与维生素代谢反应

创伤早期由于排尿、出汗、呼吸加快、发热，有部分水从体内丢失。加上胃肠道运动和吸收功能减退，饮入水分也很少被吸收，只有静脉注射或保留灌肠，才能使外源性水进入体内。

垂体后叶所释放的抗利尿激素，可以抑制水的排出，说明抗利尿激素在创伤的保护性及适应性反应中，可以保存体液内的水分，协助维持血容量，稳定细胞环境。

创伤后，特别是骨折后，钙、磷大量由尿排出，致骨骼出现脱钙，血钙含量可以正常或略高。

血钠降低和血钾升高是创伤或大手术后常见的现象，血钠可降至 130 ~ 135mmol/L，血钾可升至 4.8 ~ 5mmol/L。血钠下降可能由于水潴留，钠被冲淡所致。血钾升高可能为细胞破坏释出钾离子，也可能因血 pH 变化而引起。但只要肾脏排泄功能正常，血钾不会持续升高。中等程度创伤，细胞原浆破裂，1d 内可由尿中排出钾 70 ~ 90mmol/L，3 ~ 6 日后排钾可以恢复正常。正常肌肉钾与氮之比为 2.5 ~ 3:1，创伤后钾丧失比氮快，但钾的平衡比氮快，说明钠—钾交换可以很快逆转。

创伤后可出现维生素 c 显著的潴留现象，伤后 5 ~ 10 日内每天给予维生素 C 0.5g，不出现排泄，说明创伤修复很需要维生素 C，所以维生素 C 的供应非常必要。

创伤后维生素 B。和烟酸自尿内排出量减少，说明这类维生素在修复时同样重要。

微量元素锌、铜等参与体内广泛的新陈代谢活动。血清锌降低，可对肉芽组织产生不良影响，对创口愈合不利，所以主张大手术或创伤后可补锌，以防低锌综合征的发生。创伤后短期内可有血清锌降低，但可以逐渐恢复正常。铜可能和机体防御机能有关，创伤早期降低，晚期可急剧增加。

五、血循环系统反应

创伤后常伴有失血、失液，严重失血可导致血容量不足，发生休克。机体为保证生命器官的血供应和维持血动力学平衡，心血管、内分泌和神经系统之间可以互相调节，做到生理性适应，以保持体内环境稳定。血容量在减少 20% ~ 30% 的情况下，通过血管收缩及心搏加速，仍能使血压保持在接近正常的水平；但这种血管收缩是有选择性的，肝、肾以及皮肤的血管收缩，供应暂时减少，以保证脑和心脏得到足够的供血。与此同时，间质中的细胞外液经毛细血管壁进入血循环，保持一定的血容量。因此，如果失血量在 1000mL 以内，经过上述体内水分的重新分配，可在 24 ~ 36 小时内使血容量恢复正常。在体内水分重新分配的同时，钾从尿和汗中排出。钾排出过多，可使患者乏力、嗜睡、卧床不起，将增加肺部感染、静脉血栓形成、麻痹性肠梗阻的可能性，并可改变细胞内 pH 值。缺钾过久可造成心肌坏死。上述不良影响将扰乱血液重新分布，严重影响组织供氧量。如果得不到及时治疗，可以发生代偿失调，出现循环紊乱，使血容量继续减少，发生低血压休克，组织氧不足，甚至发生死亡。

六、内脏器官反应

重创伤患者胃、十二指肠可并发应激性溃疡，主要症状是胃肠道出血，发生部位多在胃部，而且常为多发性。创伤后一般反应是胃肠道功能减退，蠕动迟缓，唾液和胃液分泌减少，吸收时间延长。

肝脏是重要的代谢器官，具有多种功能，因此，严重外伤对肝脏是沉重的负担。创伤后将出现不同程度的功能减退，当伴有休克和缺氧时，变化更为明显。许多肝功能指标如磺溴酞钠、胆红质、尿胆原、脑磷脂絮状反应等均可出现异常变化。

创伤伤员尤其是腹部伤时，可能发生无胆结石性胆囊炎，如果未能及时诊断，可能发展成为坏死性胆囊炎。此外，创伤或手术后近期，口服胆囊造影剂常不能显影，其原因可能是胆汁稍浓和运动功能减退，也可能与肠道吸收和肝脏排泄机能障碍有关。这种现象 1 周后可逐渐消失。

伤后血液和骨髓反应，重要变化是凝血机制的改变。伤后早期血小板可减少 30%～50%，但 4～5 天后可增加超过受伤前水平 50% 以上。骨髓可出现相应变化，早期多核巨细胞受到抑制，后期可释出大量血小板。

严重创伤，尤其发生休克时，常发生凝血障碍，血液内易变因子（第 V 凝血因子）和凝血酶原减少，血液凝固性降低。如果大量输入库存 3 天以上的血，可进一步将体内正常凝血因子稀释，加上大量枸橼酸盐被吸收，可使血液凝固性进一步降低，由此发生的后果可能有两个，即由于凝血因子抑制而继续出血，或由于生命器官毛细血管阻塞而引起不可逆休克，有时两者同时发生。纠正这种凝血障碍应输入新鲜血或凝血因子制剂。

一般骨折失血量占血容量 30%～40% 时，即可发生失血性休克，如有两处大骨折，就可能失总血量 20%～40%，成年人一处骨折可失血 500～1500mL，多发性下肢骨折失血可达 2500mL 以上。严重的骨盆骨折可失血 3000～4000mL。开放性骨折如果创口大，渗血多，临床常对失血量估计不足，治疗时应根据损失的循环血量进行必要的补给。

正常人脑、肾、内脏、皮肤与肌肉五处为主要血管床，平均心排血量为 5000～6 000mL/分钟，其中脑、肾、内脏各得 1500mL/分钟，心肌 100mL/分钟，皮肤与肌肉合计 800mL/分钟。如失血量达总血容量 35%～40 9/6，收缩压下降至 6.7～9.3kPa(50～70mmHg)，心脏排血量下降至 280mL/分钟，则机体毛细血管相应收缩，以保证脑与心脏供血 (1500ml/分钟)，此时只有 1300mL/分钟左右供应肾、肝、皮肤与肌肉，只及正常的 1/3 左右。肾与肝脏对缺血十分敏感，如长时间缺血，可导致肾衰竭和不能逆转的休克，所以治疗时应注意补充血容量，不可用升压药物代替输血。

七、免疫系统变化

近年来临床和实验证明，严重创伤和大手术或烧伤均可发生免疫功能抑制现象，持续的免疫抑制状态可导致对感染的敏感性，预后极差。

在非特异性免疫系统方面，中性粒细胞（PMN）在创伤后早期出现 PMN 趋化性降低者，败血症的发生率增高。AIexander 认为手术创伤患者，PMN 功能异常与败血症发生成正比。

但创伤后，补体系统可被激活，作为调理素包裹入侵微生物，加速 PMN 的吞噬过程。研究证实，创伤早期血清调理素活性下降，死亡的病例调理素活性处于抑状态。

特异免疫系统方面，通常认为创伤不影响抗体的合成，现有的研究结果表明，外科创伤发生免疫功能抑制可以导致感染扩散，因此发展免疫活性测定方法，动态观察免疫学变化并及时纠正，是目前创伤治疗中的主要研究课题。有报道，多种抗生素和激素对免疫功能均有抑制作用，因此，对机体免疫功能低下的重伤员，应注意合理用药，加用免疫促进剂或调节剂有助于增强机体免疫力，促进伤员康复。

人体对创伤产生的一系列反应，实际上是用自身调节机能克服外来干扰，恢复环境稳定，为修复创造条件。因此，创伤反复严重创伤、骨折和大手术的重要课题。

创伤骨科虽然广泛而复杂，但也有其规律性，其过程按代谢和内分泌变化大致可以分为三个阶段，但这三个阶段并不截然分开，而是一个连续进行的过程。各个阶段持续的时间，由于伤员的全身情况、创伤情况以及治疗情况而有不同。

第一期：垂体肾上腺机能增强期。垂体肾上腺素分泌增加是创伤后机体最早的应激反应。一般持续 3～4 天。其主要作用是动员体内储备，稳定内环境，防止液体丧失，维持有效血容量，以维护主要脏器功能。

第二期：垂体肾上腺机能减弱期。一般自伤后 3～4 天始，为时短暂，激素分泌趋向正常，体内代谢开始趋向正常。蛋白代谢分解虽仍高，但过度分解显著减退。体内潴留的水和钠离子开始自肾脏排出，尿量增加，钾离子代谢趋向平衡，胃肠功能好转，食欲恢复。

第三期：垂体肾上腺功能正常期。一般自伤后 5～7 天始，持续至数周至数月不等。蛋白质合成代谢明显，氮代谢转为正平衡状态，创口愈合明显。

第六节　创伤骨科学的展望与未来

近 30 年来，随着医学科学技术整体的进步，现代创伤骨科学也取得了很大的发展。特别是损伤控制骨科（DCO）、微创骨科、计算机辅助骨科、加速康复外科等新理念的提出与引入，使得创伤骨科学发生了巨大的革新和进展。

一、损伤控制理念逐步深入创伤骨科领域

损伤控制最早由美国海军提出，其主要思想是舰艇受到攻击后如何把伤害控制在最小范围并保持战斗力。损伤控制最初被急诊医学用来指导救治严重创伤、大出血患者；随后，Rotondo 等报道了损伤控制性外科手段救治严重多发伤患者，认为严重创伤早期采用简单外科手术进行损伤控制可以挽救原本认为无法挽救的危重患者，从而提出了损伤控制外科（DCS）理念。随着 DCO 理念进一步推广与发展，自 20 世纪 90 年代起，DCO 理念迅速发展并兴起，其目的是早期行简单、快速、有效的骨折临时固定，待生命体征平稳后再行 II 期确定性处理，尽量避免及减少因手术不当而带来的二次损伤。Giannoudis 提出了 DCO 实施的具体步骤：①控制出血，彻底清创，不稳定骨折的早期临时固定；②送至重症监护病房（ICU），纠正低体温、低血容量和凝血功能障碍，以达到稳定状态；③一旦患者病情稳定，则进行骨折的最终固定（如接骨板、髓内针等）。

二、DCO 黄金 1 小时概念

按 DCO 原则，治疗的第一阶段是祛除危及生命的因素并维持血流动力学稳定。文献报道显示，骨折大出血的黄金救治时间为伤后 1 小时，每延误 3 分钟，病死率增加 1%。美国马里兰大学休克创伤中心创始人 Cowley 提出著名的"黄金 1 小时"，即伤后 1 小时是挽救生命、减少致残的"黄金时间"，其目的是对创伤患者进行快速有效的复苏，最终缩短损伤至手术的时间，其治疗主要包括抗休克、积极控制出血及骨折的临时固定。近年来又提出新

的黄金 1 小时的概念，指在手术室里的创伤患者出现生理极限，即低体温、酸中毒和凝血障碍三联症之前的一段时间。手术本身也是一种创伤，尤其是复杂的大手术，因此始终要牢记严重创伤的预后是由患者的生理极限所决定的，而不是靠外科手术进行解剖关系的恢复所决定的，应力争在患者生理功能发生不可逆损害之前进行复苏和 I 期简易手术，以挽救患者生命。

三、确定性手术时机的选择

重大手术操作可引起创伤患者的机体发生炎症反应、纤维蛋白溶解和凝血异常，导致局部炎症介质的释放及有毒代谢产物在全身扩散，加重全身的炎症反应。因此，严重创伤后的任何重大手术操作均被视为"二次打击"，可加重患者的病情。计划性再手术时机非常重要，伤者在 ICU 纠正代谢紊乱和患者病情再次恶化直至多器官功能障碍综合征（MODS）/ 多脏器功能衰竭（MOF）出现之间存在一个时间窗。De Lesquen 等认为，在 I 期救命手术后 24 ～ 48 小时是实施 II 期确定性手术的最佳时机。Pape 等比较了两组创伤评分相等的患者，认为 II 期确定性手术在 I 期手术后 4 天实施最安全。而过分强调 DCO 理论，早期绝对制动、临时固定的处理，待生命体征平稳后再进行确定性手术，会延长住院和康复时间，无谓增加患者的住院费用。因此，不应因为损伤控制而延误患者手术时机，最新证据显示对充分复苏的高能量多发伤患者，可在充分保证循环的基础上 I 期进行终极固定治疗，如脊柱骨折、髋部骨折等。

但是，DCO 理论的确立和实践无疑成为创伤骨科发展史上一个重要的里程碑，随着医学技术的发展和进步，DCO 将被赋予更丰富的内涵，必将发挥更加重要的作用。

四、微创技术及新型内植物不断推陈出新

近年来，随着微创技术的发展以及对骨折愈合生物学环境认识的不断深入，骨折治疗从原来强调解剖复位、坚强固定达到一期愈合的生物力学观点（AO），逐渐演变为保护骨折局部血运、间接复位的生物学内固定（BO）理念，强调微创技术的运用和保护骨折端局部血运的重要性。在新型内植物的设计上，逐渐重视 BO 理念的要求，不断革新、创造和研制用于骨折的新型内植物系统。

1. 微创钉板系统

基于微创治疗的先进理念研发了一系列新型内植物：锁定接骨板、解剖锁定接骨板以及可减少接骨板与骨接触面积的点接触锁定加压接骨板和有限接触加压接骨板。

（1）锁定接骨板。锁定接骨板由于螺钉与接骨板之间存在角度稳定界面，放置接骨板时可以完全不与骨发生接触，所以它们在生物力学角度被看作是内固定架。鉴于锁定接骨板在生物力学的先天优势，可以为骨质疏松性骨折、粉碎性骨折及关节周围骨折提供更稳定的固定。与传统非锁定固定相比，锁定加压接骨板（LCP）的锁定螺钉增加了额外的稳定性，这也进一步推动了微创骨折固定技术的应用。

（2）解剖锁定接骨板。解剖锁定接骨板允许直接经皮插入而不过多考虑骨的形状和接骨板塑形，可有效减少软组织损伤和骨膜剥离、保护骨断端血供；同时采用桥接固定使骨折

端相对稳定，为骨折二期愈合提供了良好的生物学环境，完全符合 BO 理念。特别是将外固定技术和锁定接骨板技术结合到一起的微创内固定稳定系统（LISS）成为新一代微创内固定技术的代表。LISS 接骨板通过将螺钉锁入接骨板实现增强的成角稳定性，增加对干骺端的把持力，兼有接骨板与外固定架的优点，对血运破坏少，便于复杂关节、干骺端骨折和假体周围骨折等固定。

2. 髓内固定技术

髓内钉固定本身就是 BO，目前大部分长骨骨折和髓部骨折均可以通过经皮的方式置入髓内钉。尤其是股骨近端髓内钉系统（如 Gamma Ⅲ钉、PFN、PF-NA 等）以优越的生物力学特性已逐步替代 DHS 等髓外固定系统，成为治疗不稳定股骨转子间骨折的主流术式。Anglen 等研究发现，从 1999 至 2006 年髓内固定的应用比例由 3% 提高至 67%。而且对于严重骨质疏松导致的不稳定性股骨转子间骨折，施乐辉公司推出改良的骨水泥强化型 PFNA，与传统 PFNA 相比，其扭转试验最大扭矩提高到 1.47 倍，而最大轴向拔出力提高到 1.96 倍。此外，施乐辉公司还推出一种革命性创新成果 - 股骨近端髓内钉 InterTAN，其头钉采用独创的联合交锁组合钉结构，能提供术中直线性加压及更好的把持力，而且组合钉绞锁螺纹能有效防止术后负重产生的双钉"Z 字效应"，为患者早期负重提供了坚强支持。

尽管上述新型内植物与微创技术预示着创伤骨科发展的未来，但能否真正取得与传统手术相同、相似或更佳的疗效，仍需要运用大样本、多中心随机对照试验和高质量的临床循证医学证据进行综合评价，客观分析其可行性、安全性、近期和远期效果。另外值得注意的是，上述新型内植物体系均是基于欧美人种的解剖特征设计，尤其是解剖型接骨板系列，国内医生在手术台上经常遇到"解剖接骨板并不解剖"的现象，因此，研究符合国人骨和关节解剖生理特点的内植物是中国创伤骨科医生新的使命。

五、数字技术在创伤骨科应用前景广泛

近年来，数字技术的飞速发展为骨科疾病的临床诊疗和基础研究提供了新的手段，其与传统骨科互相融合、互相促进、互相影响，逐渐形成具有时代特征的现代数字骨科。目前，数字技术已融入创伤骨科的方方面面，包括医学影像处理与三维建模技术、计算机辅助设计与制造（CAD/CAM）技术、手术规划与虚拟仿真技术、手术导航与机器人辅助复位等。

1. 医学影像处理与三维建模技术

影像学检查为骨折的正确诊断及分型提供了重要依据，传统诊断主要基于 X 线片、CT 断层扫描及术中透视等二维图像技术，但对于复杂骨折及伴有血管神经损伤或临近脏器的多发伤而言，难以全面掌握骨折部位解剖关系而形成立体概念。计算机软件系统（如 Mimics）利用患者术前的影像学数据重建骨块之间及临近组织的三维空间模型，可直观地显示复杂骨折的实际情况，为复杂骨折的准确诊断和精确治疗提供良好的参考依据。同时，该类软件还可根据重建的三维模型进行有限元分析，从而计算局部受力情况、分析受伤机制、比较不同术式及固定物的力学特性等，为创伤骨科的基础研究提供理论基础。

2.CAD/CAM 技术

起源于先进制造业的计算机辅助设计与制造技术，为生物制造及"量身定做"提供较

为有效的解决方法，目前该技术已广泛应用于骨科器械的研发和设计过程，尤其是个体化手术模板及内固定器材的制作、手术接骨板的设计改良及手术方法改进等领域。例如在建立国人髋臼后方骨骼的点云数据库的基础上，结合 CAD/CAM 技术设计并制作出髋臼后壁解剖锁定导航接骨板，不仅更符合国人的髋臼后壁形态学特点，还能根据预留的钉孔安全置入骨盆微创螺钉，目前已投入临床应用并取得满意的治疗效果。

3. 手术规划与虚拟仿真技术

手术规划与虚拟手术仿真系统的应用使创伤骨科医生可在术前全面了解手术全过程，通过术前规划及手术模拟操作，最终达到缩短手术时间，提高手术准确性、可靠性和安全性的效果。首先，利用计算机图像处理技术对患者的图像信息（术前 X 线片、CT、MRI）进行分析和处理，通过三维重建、图像配准、图像融合等技术重建患者的三维模型影像并建立虚拟坐标空间。医生可以在术前漫游手术部位的三维重构图像，从而对手术部位及邻近区域的解剖结构有一个明确的认识，然后确定手术规划及手术方案，使手术方案构思比较客观、可定量，并可为手术组成员共享。规划完成后，医生可以在三维图像上进行手术模拟操作，以验证手术方案的正确性。特别是在创伤骨科最具挑战性的骨盆及髋臼骨折治疗中，采用手术规划与虚拟手术仿真系统辅助医生熟悉局部解剖和制定术前规划，对最终提高手术效果具有重要作用。

4. 计算机辅助骨折复位与机器人手术系统

传统的骨折复位操作存在复位精准度不高、术中透视辐射剂量大、复位信息及状态缺乏定量化等不足，而且手动复位的效果很难精确达到术前的规划位置，在复位完成后也很难维持复位状态。随着数字技术和机器人技术的发展，基于医学影像引导的机器人辅助复位方法被引入长骨骨折复位操作。机器人具有自主操作、抗辐射等特点，可有效提高复位精度，降低射线对医患双方的辐射，因而在骨折复位中受到广泛重视。韩巍等自主研发并联复位机器人系统开展了模型测试实验，制定了复位操作流程，并制定了基于二维透视图像的性能评价指标。

该复位机器人的复位精度满足临床要求，并能够有效维持复位状态。Du 等研制的基于术前 CT 的六自由度并联机器人复位系统，将主从操作概念引入复位过程，实现了医生远距离操作下的骨折复位，并采用轴向位移、侧向位移、侧方成角、内旋 / 外旋四个参数来评价机器人的复位效果。目前已经完成模型骨、尸体骨试验，复位精度较高，满足临床需要。目前长骨骨折复位已实现了微创化，其发展趋势是自动化和智能化。随着对机器人性能的评价指标体系和评价手段的不断发展和标准化，骨折复位机器人也将日趋完善，从而进一步促进机器人在创伤骨科临床的应用和推广。

智能化、微创化、个体化、精准化将成为未来创伤骨科的重要发展方向。创伤骨科医生的双手将从传统手术中解脱出来，进入操纵内镜、微创器械及手术机器人的微创 / 极微创手术时代。在未来功能更加强大的计算机及其软件的支持下，可以通过计算机模拟技术深入研究各类骨与关节损伤的创伤机制，通过更加接近人体生理状态的生物力学动态仿真实验评估、筛选最适宜的骨折内固定器及最佳置放位置等；可以通过技术含量更高的快速成型机床以及质量更好、精度更高的模型打印（例如 3D 打印技术）直接将内植物材料三维成型；可以通过人机交互方式设计个体化内植物和关节假体。

　　未来新诊疗技术的不断发展并不意味着外科医生职业的消亡，相反对外科医生而言意味着更高的要求，即医生需要掌握更扎实的现代高科技知识并不断进行知识结构的更新，经过更加严格的岗前培训和资质认证，才能为患者提供更加优质、高效的医疗服务。相信在广大医生和科研工作者的不懈努力下，我国创伤骨科学一定能不断发展和进步，使临床救治水平上升到一个新的阶段。

（王一民　张宏波　胡国清　李毅　单永兴）

第二章 创伤骨科医疗质量管理

第一节 创伤骨科标准化的管理原则

一、标准化的概念及其在医院管理中的实用价值

工业、商业、农业等行业都有标准，实行标准化管理是现代的要求。医院工作也应该有好的标准，实行标准化管理。1918年美国就在医院系统由全国医院协会主持下推行过标准化活动。当时他们的目的主要是对医疗质量进行监查，提出了评价医疗质量的10项标准。实践证明，实行标准化管理对提高科学管理水平与促进医疗质量的提高都起到了积极的作用。嗣后，日本的医院也引用了美国的医疗质量评价标准作为医院管理的重要内容之一。我国在医院管理行业中也非常重视标准建设，提出与制定了许多符合国情的医院管理条例。

许多医院在整顿建设中都集中力量抓了病房设施规范化、全院工作制度化、技术操作规范化、日常业务程序化等工作，这些方面概括起来都是标准化建设的内容。实践证明，凡是在这方面抓出成效的单位，无论在医院面貌或医疗质量等方面确实都出现了新气象。因此，许多医院管理工作者都认识到标准化建设是管理医院的基本内容，是科学管理医院的基本方法，更是医院现代化建设的基础。

二、实行标准化管理的意义及目的

医院的管理重点在科室，科室标准化的最终目的在于提高医疗质量，为患者提供优质服务。所以，科室标准化的主体理所当然是技术标准化。而创伤骨科的诊断、治疗、护理等技术不同于其他专业的技术，它不是以物质形态即产品形式反映其效果，是集中反映在患者的医疗效果上。因此，制订单项技术标准十分重要，是提高医疗质量的关键。实行标准化管理，有以下现实意义。

1. 有助于激励科室职员的自强精神

每一位职员都应在各自的岗位上达到标准，也就是我们常说的"达标"，"达标"需要职员个人都能主动地加强自我管理、自我训练。

2. 有助于检查评比的尺度统一化

按标准化程度进行衡量时，既简便又公平；既可自查也可被查。

3. 有助于分类分级指导

科室领导和管理工作者可以从实际情况出发，给予公正评价，有针对性地分类分级指导，克服一般化的管理方法。

4. 有助于加速提高科学管理水平

标准化的范围越广，等级越高，表明其管理工作的有效性越大。因此可以说，抓标准

化管理是扎扎实实的科学管理内容；同时也反映了管理工作的科学性、向上性以及朝着现代化前进的趋势。

三、科室标准化的基本原则

1. 要贯彻以医疗工作为中心的原则

科室发挥功能的状态必须是以医疗工作为中心，有机配合，同步运行。因此，科室的各项标准，自然而然地要以适应医疗工作需要为基本原则。在此基础上制订保障各分系统惯性运行的行政管理、后勤管理以及经济管理等，使各项制度、规定和指标达到并符合要求。高质量的医疗工作，必须在有效的行政、后勤、经济、政工等工作保障之下才能实现。如果没有这个基本要素，医疗工作将不可能是高质量的。

2. 要贯彻以医疗质量为核心的原则

科室标准化的最终目的在于提高医疗质量，为患者提供优质服务。所以医院标准化的主体理所当然地是技术标准化。而医疗的诊断、治疗、护理等技术不同于其他专业的技术，它不是以物质形态即产品形式反映其效果，是集中地反映在患者的医疗效果。因此，对与医疗效果相关的一切技术项目都应加强管理，严格控制，防止发生缺陷。所以制订单项技术标准十分重要，它是提高医疗质量的关键。

3. 要贯彻全面质量管理的原则。

为了保障患者安全，满足患者要求，必须提高科室的工作质量。创伤骨科标准化要体现全面质量管理的原则，全科的每名职员、每项专业、每道工序都要纳入标准化管理，才能实现患者第一、安全第一、质量第一的目标。因此，科室的标准形式便不可能不是多种多样的，即在统一目标下，由于专业不同，标准形式也不能强求一律。

四、实行标准化管理的工作提要

1. 发动全院职员自我检查，自我评价

职员自我检查与评价的方法，首先应与国家卫生和计划生育委员会（简称卫计委）颁发的条例、制度、规定、要求进行对照，凡是全部或部分实现了的，可称为全部或部分达到了卫计委标准；如果仍未"达标"的，依次对本省、市卫计委、局提出的制度、规定、要求进行对照，凡是全部或部分实现了的也可称为全部或部分达到了厅、局标准。在技术方面也同样先与全国的标准进行对照，然后再与省、市级的标准进行对照。这项工作就是当前实行标准化管理的第一步。

2. 组织全科职工制订或修订标准

在对科室标推化有了评价后，对尚无标准可循，或认为操作水平较低的那些工作，便应由有关负责同志立即着手制订或修订标准。

3. 组织执行标准，实行标准化

对执行标准的注意事项：

（1）要真心实意地执行。各级人员对标准都应十分重视，认真对待。标准就是规范，具有指令性，不能只是写在纸上，说在嘴上，一定要落实在行动上；

（2）要统一行动。科室工作是一条"生产线"，一环扣一环；环环相扣，发现薄弱环节应该立即采取措施。只有统一行动才能保持相互适应，协调一致。

（3）要保持相对稳定。标准一经贯彻执行就要保持相对稳定，除非有重大缺陷外，不能朝令夕改，一定要坚持执行一段时间，确有必要修订时，也应经标准化管理委员会议定。

4. 督促检查，分类指导

贯彻标准在标准化活动中是个非常重要的环节，所以对贯彻标准的实践，应适时地施以督促检查。

五、创伤骨病的诊断思路与原则

关于创伤骨病的诊断思路与诊断的原则请参考第六章相关内容。

第二节　创伤骨病的诊疗流程与临床路径

一、门诊、急诊医生诊疗工作流程

1. 接诊

当创伤骨病患者送至门诊时，一般是先进入急诊，急诊医生应严格执行首诊制度及各项规定，按诊疗程序认真接待创伤骨病患者。发现有紧急手术抢救指征的急诊患者，立即联系直送手术室。如患者病情紧急危重，需要优先尽快救治的，应启动紧急急救程序。

2. 检诊

对创伤骨病患者应详细询问病史，认真进行体格检查，合理、适时地选择检查项目及特殊检查项目，缜密分析病情，正确、及时、全面、排序合理作出书面诊断。

3. 治疗

科学、有效、安全、节约的选择治疗措施。对急需用药处理的患者应合理用药，对所选药品的品种、剂量、用法、配伍、疗程都要正确的合理掌握使用并记录；对需要实施任何诊疗措施时，应严格遵守相关规章制度和操作规程。对需要在门诊实施手术或特殊检查、特殊治疗的患者，应当合理选择并严格掌握适应证，依法履行告知程序，门诊手术或特殊检查中应严格遵守相关操作规程，操作后注意患者变化，需要留观的患者，一定要收留观室观察、治疗，详告注意事项，及时完成门诊手术登记和操作记录，合理安排病理标本送检。

4. 会诊

遇疑难病例或复合性创伤患者，或经两次复诊仍未确诊者，应及时请上级医生或相关科室会诊，或收住院进一步诊治。

5. 抢救

发现病情危急重症病例，立即进行抢救，必要时报告上级医生、科主任，或急请有关科室会诊抢救。有紧急手术抢救指征的急诊患者，立即直送手术室实施手术。

6. 记录

及时书写门诊病历，内容要真实、完整、及时，详略得当，清楚整齐，符合《病历书写基本规范》有关规定。

7. 处方

对创伤骨病患者所实施的处方内容要齐全，书写规范，字迹清楚整齐，符合《处方管理办法》各项规定。

8. 出具证明

对需要医院出具证明的患者或单位，要根据专业和个人资质权限，真实、有据、客观、慎重的出具各类医学证明。

9. 收患者住院

根据专业对口和"专病专治"原则确定患者的收治科室，开具《住院通知单》。

10. 患者转院

患者病情疑难复杂，在本院门诊、住院或外请专家会诊指导亦难以诊治时，给予转院诊治。急、危、重症患者，在病情未稳定时不许转院，及时抢救并告知患方，征求患方意见后确定是否转移。

11. 患者转移和转送

患者需要转院、转科、住院、移送 ICU 或离开诊室前去会诊或进行检查时，讲明路径和注意事项。对病情急重、体质特异、途中有可能发生意外者，要充分估计途中风险并告知患方，根据情况采取事先联系、陪护接送、不中断诊疗抢救等相应措施，确保医疗安全。

12. 医患沟通

向患方说明病情诊断及治疗情况，耐心告知需要注意的事项，记入病历。同时，尊重患者选择诊疗措施的权利，做好解释工作，达到有效沟通，获得患者理解。

13. 应对医疗差错事故与纠纷

诊疗过程中一旦发生差错，立即纠正，报告上级医师和科主任，记入《差错事故登记簿》。

14. 交接班

日常工作下班或遇岗位轮换、班次调换时，对预约的患者很容易造成事故隐患，患者可能在下班后复诊，需要提请值班医生或接班医生注意患者，并向接班医生或急诊值班医生认真交班，应有详细交接手续，或等待患者复诊。

二、门诊、急诊中所遇创伤骨病患者需报告的情况

门诊诊疗工作中，遇到下列创伤骨病患者应当适时报告.

（1）接诊需要紧急抢救的危重病例，要立即报告科主任或门诊部主任，需要多专科协同抢救时可直接报告医务科或总值班人员。

（2）发现法定传染病或疑似患者，按规定时限填报传染病报告卡和订正卡。

（3）发现甲类传染病或按甲类管理的乙类传染病病例，要立即报告。

（4）接诊工伤患者、外籍患者、重要宾客,涉及刑事、治安案件患者，集体中毒、意外事故、成批伤病员，自杀病例、"无主"患者等，应当及时报告医院主管领导和有关职能管理部门。

（5）发生或发现医疗差错、医疗事故、医患纠纷、医闹事件、安全隐患、药物不良反应、

新闻媒介或公检法司等单位来人采访调查时，立即报告科主任和医务科，重大问题直接报告院领导。

（6）其他需要报告的情形，如斗殴、枪杀事件等造成的伤害。

三、病房住院医生诊疗工作流程

1. 入院接诊

安排病床与确定经治医生。新入院患者通常由经治医生接诊，经治医生不在岗时由主班医生或值班医生接诊，事后向经治医生交班。危症、急症、重症患者进入病区后，任何一位在岗医生见到后都有责任立即开始接诊或协助接诊，并认真执行首诊负责制度。遇入院患者病情急重、疑难，接诊处理有困难时应及时报请上级医生或科主任到场指导处理，必要时邀请相关科室会诊。病情特别危重、来不及办理住院手续直接送入病区的患者，必须立即接诊抢救。入院患者存在重要跨科疾病需要同时治疗时，应在完成入院诊查、入院记录和必要的处置后，联系相关科室会诊、协助诊治或转科；对病情危重者应当边检查、边抢救、边联系紧急会诊。发现有紧急手术抢救指征的急诊患者，立即联系直送手术室。

2. 入院检诊

采集病史与体格检查。询问病史和体格检查要严肃、认真、全面、细致，常规实验室检查：普通患者入院三日内完成血、尿、便常规检验。特殊检查：选定特殊检查项目要适时、合理，全面考虑患者病情、检查范围、诊疗价值。完成入院诊断：力求诊断正确、及时、全面，排序合理。

3. 入院处置

通常情况下应在入院接诊后30分钟（疑难、复杂病例45分钟）内完成检诊、拟妥诊疗计划，开出医嘱，开始进行诊疗。危急重症患者，必要时请上级医师或科主任到场，指导或共同完成入院检诊处置各项工作。应当进行医患沟通，实施入院告知（内容详见医患沟通流程）。入院时具备紧急手术抢救指征的急诊病例，立即联系直送手术室抢救。

4. 查房

认真执行三级查房制度，对分管的患者，每日至少上下午各查房一次（节假日可每日上午查房一次），重症患者随时检查和观察病情变化，并随时采取相应诊疗措施。查房程序和要求：①查病史、症状、体征；②查观测和监护指标；③查各种检查项目；④查诊断；⑤查诊疗措施；⑥查治疗效果；⑦查医嘱执行情况；⑧查患者饮食起居、思想动态、遵守住院规则与配合医疗情况、意见和要求等；⑨查需要报告的情况；⑩查转归。

5. 确定和变更诊疗方案

随着病程的发展变化，诊疗方案需要调整或改变，依据病情和专科诊疗规范，分别制定诊疗方案。

6. 药物治疗

选用药物要合理，品种、剂量、用法、配伍、疗程要正确。用药后注意观察疗效和药物不良反应。根据病情变化和疗效及时变更、调整用药方案。按照《抗菌药物临床应用指导原则》、《抗生素分级管理规定》合理使用抗生素类药物。使用需做过敏试验的药物，必须按照规定完成过敏试验并认真记录。使用贵重、自费药品前，认真履行告知程序，签署知情同意书。严格遵守麻醉药品与精神药品管理规定，对于首次使用麻醉药品或第一类精神药品的患者，首诊医生要及时仔细诊查病情，签署《知情同意书》。

7. 手术治疗

手术前，应准确、全面掌握患者病情，严格掌握手术适应证、禁忌证，认真考虑，慎重选择，提出手术治疗意见，经上级医生或科主任查房审核同意后决定手术；由术者或经治医生实施手术（与输血）告知，并按照规定格式分别签署手术知情同意书和输血知情同意书。 急诊抢救手术，边抢救边履行知情同意告知程序。 按《手术分级管理规定》《重大手术报告审批制度》履行报告和审批程序。完成术前小结及术前讨论。下达手术医嘱，开写手术通知单送达麻醉科。 完善术前准备工作，重症患者并由术者或主管医生亲自护送。

手术中，正式实施麻醉操作前，术者和麻醉医师再次核实患者姓名、诊断、手术部位、手术和麻醉方式。根据手术要求、患者病情、体质特点，科学、合理、安全地摆放患者体位。手术人员按照预定手术方案，认真执行无菌操作和手术操作规程，与麻醉医师紧密协作，密切注意麻醉程度、患者情况，确保手术安全。术中出现麻醉或手术意外、发现新的疾病或新的情况需要变更手术方式、手术范围、中止手术或改变治疗方案时，由术者或其委托人员及时告知患方，征得患方同意并履行签字手续后实施。术中出现意外或危及患者生命的情况必须采取"紧急避险"措施时，术者应迅速组织采取手术等一切措施进行妥善救治，以保患者安全，必要时急请上级医生、科主任乃至外院专家到场指导或完成手术，之后适时将其病情及术中救治情况告知患方，并在病历中详细记录。根据病情和诊疗需要，合理留取并送检病理标本。

手术后，由麻醉医师、手术医生、巡回护士三方护送患者安返病房或送入苏醒室，病房医护人员做好准备，当面严密交接。术者(特殊情况下可由第一助手)向患方说明手术情况，讲解术后需要注意和配合的事项；向患方展示手术切除物或取出物，必要时同患方商定手术废弃物处理事宜；书写病理检验申请单，安排病理标本送检。开写术后医嘱，必要时会同麻醉医师商定；及时按照规定要求书写手术记录，严密观察患者病情，及时了解手术部位及全身情况，对并发症要进行早期预防，出现并发症时要做到早期发现，妥善处理。根据患者病情，按照诊疗规范定期更换敷料，安全拆线，适时安排必要的复查。 指导患者术后康复和功能锻炼，最大限度地提高生存和生活质量。患者出院时完善出院医嘱，详细告知注意事项，出院后进行必要的随访。

8. 特殊诊疗

根据患者病情、体质等综合情况，对照适应证、禁忌证，慎重选择，经上级医师或科主任审核同意后，实施特殊诊疗。

9. 危重患者抢救与管理

重大抢救或涉及多专科抢救时，对危重患者必须及时履行告知程序，按照规定格式填写《病危通知书》及时送达患方，病情出现变化和采取特殊诊疗措施前必须随时告知并签署知情同意书。抢救记录必须在抢救结束后 6 小时内及早如实补记、写明补记时间并签名。对必须紧急手术抢救、病情允许搬动的患者，应在告知患方后，联系直送手术室抢救；对病情特别危重、不容搬动的患者，必须千方百计就地抢救，充分履行告知手续。要有陪护接送、不中断监护、抢救、治疗等安全措施。

10. **会诊**

对危重、疑难、入院一周仍未确诊的创伤骨病患者应及时组织会诊，不能有丝毫贻病情的现象发生。

11. **患者转科**

患者患有或并存其他专科疾病且与本科目前疾病相比更为紧急，需转科诊治时，转出科室医生要及时写好转出记录，按指定时间转科。患者转出时，医护人员须陪同患者到转入科室，并认真交接病情；转入科医师及时对患者进行检查处置，按时规范完成转入记录。

12. **患者转院**

对本院及外请专家会诊指导也难以在本院诊治的病例，经科内讨论，由科主任提出，告知患方征得其同意，报请医务科或主管院长批准（本系统职工尚需办妥转院手续）后转院诊治。急、危、重症、抢救中的患者病情稳定之前不许转院，必须就地抢救并告知患方；原地抢救与易地抢救各有利弊、风险极大难以规避时应向患方说明情况，征求患方意见后确定是否转院。转院途中可能发生病情恶化甚至死亡危险时，均应履行告知手续，暂留本院继续治疗，待患者病情允许时再行转出。病情较重的患者必须转院诊治时，应派医护人员护送，做好各种应急救治准备，同时应向患方详细告知转院途中患者可能发生的一切风险。

13. **病历书写**

根据《病历书写基本规范》，必须及时、完整、准确、规范、清楚整齐的完成所有病历资料书写，如病程记录、上级查房记录、会诊记录、抢救记录、阶段小结、术前小结、术前讨论、医患沟通和各类知情同意书、手术记录、特殊诊疗记录、转出和转入记录、交接班、出院记录和死亡病例讨论等各种资料。

14. **医患沟通**

（1）入院告知：对新入院患者，在完成入院诊查后即常规介绍病区环境、科室领导和经治医护人员，告知目前病情、初步诊断、进一步检查项目、治疗计划、可能的风险、有关规章制度、需要配合和注意的事项等，务使患方充分理解，并按规范签写医患沟通谈话记录。

（2）特殊告知：每次进行特殊检查、实施手术和其他特殊治疗、使用贵重或自费药品前，都要依法履行告知义务并签署《知情同意书》，做到及时、客观、充分、周密、务使患方真正明白、不留后患，病程记录中要有记载。

（3）日常沟通：发现患者病情发生变化，或察觉患方对病情和诊疗工作存在疑问或误解时，要及时合理地给予解释、劝慰和疏导；患方主动找来反映病情变化时，要尽快诊视，妥善处理，不得不经检查即草率答复；对患方提出的意见和要求，要虚心对待，根据情况给予解决或合理解释。

（4）出院告知：患者出院前，向患方说明病情恢复程度、继续治疗或康复措施、复查或进一步检查以及其他需要注意的事项等，并记入病历。

（5）任何告知、沟通、谈话都要客观中肯、通俗易懂，务使患方真正明白，防止误解以及产生医患纠纷或引发患者与兄弟科室、兄弟医院的矛盾。同时注意实行保护性医疗，防止对患者本人产生不利影响。

15. 值班与交接班

值班时间负责全病区的诊疗和安全工作,对全病区的住院患者要普遍巡查,根据情况做出相应处理。住院医生轮换、分管病床变动、值班医生上下班时,均应严格执行交接班制度,认真书写并签写交接班记录,重点患者必须当面床头交接。

16. 应对医疗差错事故与纠纷

诊疗过程中一旦发生差错,应当:①立即终止过错;②立即报告上级医生和科主任;③安抚患方,稳定患方情绪。耐心谨慎地给予合理解释;④完善病历资料;⑤如疑为输液、输血、注射、药物等环节存在过错或有争议、需要封存现场实物时;⑥封存病历;⑦如患者已经死亡,不能确定死因或医双方患方对死因和诊疗工作有疑议的,拟出尸检协议书。

17. 报告事项

(1)收治工伤患者、外籍患者、重要宾客,涉及刑事、治安案件患者,集体中毒、意外事故、成批伤病员,自杀病例、"无主"病例、特别危重病例,除报告上级医师或科主任会诊指导外,还应当及时报告医务科、院领导(或总值班)和有关部门。

(2)发现法定传染病或疑似患者,按规定时限填报传染病报告卡和订正卡。发现甲类传染病或按甲类传染病管理的乙类传染病例时,要立即报告。

(3)住院患者发生院内感染病例,及时采取相应防治措施,并及时填表报告。

(4)患者发生药物不良反应,应当及时采取相应措施并按规定填表报告。

(5)日常工作和值班期间发生或发现医疗差错、医疗事故、医患纠纷、医闹事件、安全隐患、新闻媒介或公检法司等单位来人采访调查时,立即报告科主任和医务科,重大问题直接报告院领导。

18. 患者出院

疾病好转、病情稳定、不需继续住院的病例,须经上级医生诊视同意,科主任审核批准,妥善安排继续治疗和随访事宜后办理出院手续。向患者详细告知出院医嘱和下列注意事项,记入出院医嘱。严格按照《病历书写基本规范》《医疗机构病历管理办法》有关要求书写出院记录,整理、完善病历资料,包括审核并如实完善各种记录、收齐并粘贴各种检查检验报告、填写病案首页、按规定顺序排列出院病历,完善个人签名,送请上级医生和科主任审签,在规定时限内送病案室归档。

19. 患者死亡

经治疗或抢救无效属于正常死亡者,告知死者亲属,及时解答疑问并进行安慰;安排尸体料理,出具"公民医学死亡证明",办理出院手续,督促患方尽快将尸体移送殡葬机构。死者病情诊断或死因不明、患方对诊疗工作和死因提出质疑、形成医疗纠纷或存在纠纷迹象者,及早依法进行尸检, 提请科主任适时召开死亡病例讨论会。

四、临床路径制度的建立

临床路径(clinical pathway)是指针对某一疾病建立一套标准化治疗模式与治疗程序,是一个有关临床治疗的综合模式,以循证医学证据和各种疾病诊治指南为指导来促进治疗组织和疾病管理的方法，最终起到规范医疗行为，减少变异，降低成本，提高质量的作用。相对于各种疾病诊治指南来说，其内容更简洁，易读、适用于多学科多部门具体操作，是针对特定疾病的诊疗流程、注重治疗过程中各专科间的协同性、注重治疗的结果、注重时间性。临床路径通过设立并制订针对某个可预测治疗结果患者群体或某项临床症状的特殊的文件、教育方案、患者调查、焦点问题探讨、独立观察、标准化规范等，规范医疗行为，提高医疗执行效率，降低成本，提高质量。其对象是针对一组特定诊断或操作，如针对某个国际代码标识（ICD）码对应的各种疾病或某种手术等；医疗机构一般应当按照以下原则选择实施临床路径的病种：①常见病、多发病；②治疗方案相对明确，技术相对成熟，诊疗费用相对稳定，疾病诊疗过程中变异相对较少；③结合医疗机构实际，优先考虑卫生行政部门已经制定临床路径推荐参考文本的病种。

1. 执行流程

临床路径包含以下内容或执行流程：疾病的治疗进度表；完成各项检查以及治疗目标和途径。有关的治疗计划和预后目标的调整；有效的监控组织与程序。

2. 执行内容

临床路径的具体执行包含以下几方面内容：患者病历及病程记录，以日为单位的各种医疗活动多学科记录，治疗护理及相关医疗执行成员执行相关医疗活动后签字栏，变异记录表，分开的特殊协议内容。

国家卫生和计划生育委员会编制的疾病临床路径目录（2011版），骨科有24项，其中创伤骨科包括股骨颈骨折、胫骨平台骨折、踝关节骨折、股骨干骨折、胫骨干骨折、肱骨髁骨折、尺骨鹰嘴骨折、尺桡骨干骨折、股骨髁骨折、髌骨骨折、胫腓骨干骨折。

第三节　三级医师查房职责权限

医疗机构应建立三级医师治疗体系，实行主任医师（或副主任医师）、主治医师和住院医师三级医生查房制度。主任医师（副主任医师）或主治医师查房，应有住院医师和相关人员参加。主任医师（副主任医师）查房每周至少2次；主治医师查房每日至少1次。住院医师对所管患者实行24小时负责制，实行早晚查房。病危、病重患者入院当日必须有上级医师（主治医师或副主任以上医师）查房记录。节假日及双休日可由值班主治医师代查房。对新入院患者，住院医师应在入院8小时内查看患者，主治医师应在48小时内查看患者并提出处理意见，主任医师（副主任医师）应在72小时内查看患者并对患者的诊断、治疗、处理提出指导意见。查房前要做好充分的准备工作，如病历、X线片、各项有关检查报告及所需要的检查器材等。查房时，住院医师要报告病历摘要、目前病情、检查化验结果及提出需要解决的问题。上级医师可根据情况做必要的检查，提出诊治意见，并作出明确的指示。

1. 住院医师查房

要求重点巡视急危重症患者、疑难病症患者、待诊断患者、新入院患者、手术后的患者，同时巡视一般患者；检查化验报告单，分析检查结果，提出进一步检查或治疗意见；核查当天医嘱执行情况；给予必要的临时医嘱、次晨特殊检查的医嘱；询问、检查患者饮食情况；

主动征求患者对医疗、饮食等方面的意见；

2. 主治医师查房

要求对所管患者进行系统查房。尤其对新入院、急危重、诊断未明及治疗效果不佳的患者进行重点检查与讨论；听取住院医师和护士的意见；倾听患者的陈述；检查病历；了解患者病情变化并征求对医疗、护理、饮食等的意见；核查医嘱执行情况及治疗效果；

3. 主任医师（副主任医师）查房

要解决疑难病例及问题；审查对新入院、重危患者的诊断、诊疗计划；决定重大手术及特殊检查治疗；抽查医嘱、病历、医疗、护理质量；听取医师、护士对诊疗护理的意见；进行必要的教学工作；决定患者出院、转院等。

第四节　三级检诊要点

患者检诊是指医护人员对新入院患者进行的检查诊断工作。通过检查，了解病情明确诊断，提出最佳治疗方案。对所有住院患者都要实行三级检诊，既由住院医师（一线）、主治医师（二线）和正、副主任医师（三线）检诊。各级医师之间既有分工，又有协作，做到按级负责，各司其职。对新入院的患者，住院医师一般应在 2 小时内对患者进行检查，详细询问病史，认真进行体格检查和辅助检查，作出初步诊断，下达医嘱。主治医师、副主任医师和主任医师在查房制度中规定的时间内对上述处置做必要的审查、补充和修改。对危重、诊断未明、治疗效果不好的患者，副主任医师及主任医师要重点进行检查和讨论，了解患者的病情变化，检查医嘱执行情况及治疗效果，制定下一步诊疗方案。

第五节　创伤骨科病历和病程记录书写要求

病历是指医务人员在医疗活动过程中形成的文字、符号、图表、影像、切片等资料的总和，包括门（急）诊病历和住院病历。病历书写是指医务人员通过问诊、查体、辅助检查、诊断、治疗、护理等医疗活动获得有关资料，并进行归纳、分析、整理形成医疗活动记录的行为。病历书写基本要求：客观、真实、准确、及时、完整、规范。

一、入院记录书写要求及格式

入院记录是指患者入院后，由经治医师通过问诊、查体、辅助检查获得有关资料，并对这些资料归纳分析书写而成的记录。可分为入院记录、再次或多次入院记录、24 小时内入出院记录、24 小时内入院死亡记录。

1. 入院记录的要求及内容

（1）患者一般情况包括年龄、性别、婚姻状态、营养状态、生命体征情况等。

（2）主诉：主诉是指促使患者就诊的主要症状（或体征）及持续时间。主诉记录的写法应注意：①主诉应围绕主要疾病描述，简明精练，一般不超过 20 个字，能导出第一诊断；

②主诉一般用症状学名词，原则上不用诊断名称或辅助检查结果代替，但在一些特殊特殊情况下，疾病已明确诊断，住院的目的是为进行某项特殊治疗（如化疗、放疗）者，可用病名，一些无症状（或体征）的临床实验室、医学影像检查异常结果也可作为主诉；③主诉症状多于一项时，应按发生时间先后顺序分别列出，一般不超过 3 个。

（3）现病史：现病史是指患者本次疾病的发生、演变、诊疗等方面的详细情况，应当按时间顺序书写。书写现病史时应注意：①现病史描写的内容要与主诉相符；②书写应注意层次清晰，尽可能反映疾病的发展和演变；③凡与现病直接有关的病史，虽年代久远亦应包括在内。

（4）既往史：既往史是指患者过去的健康和疾病情况。书写既往史时应注意：①与本次疾病无紧密关系，且不需治疗的疾病情况应记录在既往史中，仍需治疗的疾病情况，可在现病史后予以记录；②应记录心、脑、肾、肺等重要脏器疾病史，尤其与鉴别诊断相关的。

（5）个人史：婚育史、月经史、家族史

（6）体格检查：体格检查应当按照系统循序进行书写。

（7）专科情况：主要记录与本专科有关的体征，专科检查情况应全面，应详细记录与诊断及鉴别诊断有关的阳性及阴性体征。

（8）辅助检查：辅助检查指入院前所作的与本次疾病相关的主要检查及其结果。应分类按检查时间顺序记录检查结果，如系在其他医疗机构所作检查，应当写明该机构名称及检查编号。

（9）初步诊断：初步诊断是指经治医师根据患者入院时情况，综合分析所作出的诊断。如初步诊断为多项时，应当主次分明。对待查病例应列出可能性较大的诊断。书写诊断时，病名要规范，书写要标准。书写全面，选择好第一诊断，分清主次，顺序排列，一般是主要的、急性的、原发的、本科的疾病写在前面，次要的、慢性的、继发的、他科的疾病写在后面；并发症列于有关疾病之后，伴发症排列在最后。不要遗漏不常见的疾病和其他疾病的诊断。诊断应尽可能包括病因诊断、病理解剖部位、病理生理诊断、疾病的分型与分期、并发症的诊断和伴发疾病诊断。有些疾病一时难以明确诊断，可用主要症状或体征的原因待诊或待查作为临时诊断，如腰痛原因待诊等，并应在其下注明可能性较大的疾病名称，如"腰痛原因待查，腰椎间盘突出？"

（10）医师签名：入院记录由经治医师（执业医师）书写签名。

2. **日常病程记录书写要求**

日常病程记录是指对患者住院期间诊疗过程的经常性、连续性记录。对病情稳定的患者，至少 3 天（隔 2 天）记录一次病程记录。病危患者应当根据病情变化随时书写病程记录，每天至少 2 次，记录时间应当具体到分钟。对病重患者，至少 1 天记录一次病程记录。会诊当天、输血当天、手术前 1 天、术后连续 3 天（至少有一次手术者查看患者的记录）、出院当天应有病程记录。日常病程记录的内容包括。

（1）病情变化，症状、体征的变化，有无新的症状与体征出现，分析发生变化的原因；有无并发症及其发生的可能原因。

（2）重要的辅助检查结果及临床意义：对重要的辅助检查的结果应分析其在诊断与治

疗上的意义，尤其是对诊断、治疗起决定性作用的辅助检查结果，要及时进行记录和结果分析，并记录针对检查结果所采取的相应处理措施。

（3）重要医嘱的更改及其理由，诊疗措施及效果，诊治工作的进展情况。

（4）记录各种诊疗操作的详细过程；有无反应及并发症。

（5）上级医师查房意见，要体现三级医师查房。分析患者病情变化可能的原因及处理意见。对原诊断的修改诊疗方案的修改、补充及其依据等。

（6）各种形式的会诊意见。

（7）病例讨论记录。

（8）患者情绪、心理状态、饮食、睡眠、大小便等情况。

（9）告知患者及其近亲属的重要事项及患方的意愿等。

二、阶段小结

入院记录和日常病程记录都是经过诊断与治疗后得到的患者信息情况的记录，特别是经过一段时间的治疗后（一般为 2 ~ 3 天），应进行阶段性小结一次，主要对前段时间的治疗反应、结果和新方案等做小结性记录。记录应根据每一病例的不同特点写出各自特有的临床表现、观察要点与治疗计划。应重点突出，简明扼要；有分析，有判断；病情有预见，诊疗有计划，切忌记流水账。

第六节　患者及其亲属知情内容及告知注意事项

在医疗活动中，对于重大疾病、有可能发生严重并发症、医疗后果难以准确判定的有创检查（有创治疗）或医疗费用高昂或临床试验性的诊疗措施，应当履行书面知情同意手续，医患双方签署书面的知情同意书，如手术、麻醉、输注血液等。

一、知情同意书履行的主体

1. 医方

由具体实施医疗活动的医务人员进行告知并签字。

2. 患方

（1）患者本人：当患者本人为完全民事行为能力人时，告知的对象首先是患者本人。《民法通则》规定："十八周岁以上的公民是成年人，具有完全民事行为能力，可以独立进行民事活动，是完全民事行为能力人。十六周岁以上不满十八周岁的公民，以自己的劳动收入为主要生活来源，视为完全民事行为能力人。"

（2）患者的监护人：当患者本人为未成年人、精神患者等无民事行为能力人或限制民事行为能力人时，患者的监护人就是其法定代理人。无民事行为能力人，是指不具有以自己的行为参与民事法律关系，取得民事权利和承担民事义务的人。包括两种：①不满 10 周岁的未成年人；②不能辨认自己行为的精神患者（包括痴呆症人）。限制民事行为能力人，是指那些已经达到一定年龄但尚未成年或虽已成年但精神不健全、不能完全辨认自己行为后果的人。限制民事行为能力的人包括两种人：①年满 10 周岁且精神正常的未成年人，但 16 周岁以上不满 18 周岁以自己的劳动收入为主要生活来源的人除外；②不能完全辨认自己行为后果且已成年的精神患者（包括智力障碍人）。

第一种无民事行为能力人或限制民事行为能力人的法定监护人顺序是：父母，祖父母、外祖父母，成年兄、姐，其他近亲属。第二种无民事行为能力人或限制民事行为能力人的法定监护人顺序是：配偶，父母，成年子女，其他近亲属。

（3）委托代理人：完全民事行为能力人授权他人代为行使知情同意权时，被授权人可以代理人的身份代理患者签署知情同意书。代理人受权代理患者签署知情同意书前，应当签订《授权委托书》，《授权委托书》须存入病历。患者随时有权撤销授权。授权撤销后，应向患者本人进行告知，由患者本人签署知情同意书。

（4）近亲属或关系人：在医疗活动中，部分患者由于疾病导致无法行使知情选择权（患者年满 18 周岁，处于昏迷、休克、麻醉等意识丧失状态），其知情同意权由他的近亲属代为行使。

因实施保护性医疗措施不宜向患者说明情况的，应当将有关情况告知患者近亲属，由患者近亲属签署知情同意书，并及时记录。近亲属（及顺序）是指配偶、父母、子女、兄弟姐妹，祖父母、外祖父母，孙子女、外孙子女。近亲属担立知情同意时必须是完全民事行为能力人。

3. 医疗机构负责人或被授权的负责人

为抢救患者，在其法定代理人或被授权人或近亲属或关系人无法及时到场签字的情况下，可由医疗机构负责人或者授权的负责人签字。常见有以下几种情形：①患者病情危重，意识丧失，急需抢救，无法与其代理人或近亲属、关系人联系；②患者病情危重，意识清醒，可与其代理人或近亲属、关系人联系，但不能及时赶到医院签字；③意识丧失，虽无生命危险，但病情不能拖延，无法与其代理人或近亲属、关系人联系。

二、知情同意书的种类

1. 手术同意书

手术同意书是指手术前，经治医师向患者告知拟施手术的相关情况，并由患者签署是否同意手术的医学文书。内容包括术前诊断、手术名称、术中或术后可能出现的并发症、手术风险、患者签署意见并签名、经治医师和术者签名等。

2. 麻醉同意书

麻醉同意书是指麻醉前，麻醉医师向患者告知拟施麻醉的相关情况，并由患者签署是否同意麻醉意见的医学文书。内容包括患者姓名、性别、年龄、病历号、科别、术前诊断、拟行手术方式、拟行麻醉方式，患者基础疾病及可能对麻醉产生影响的特殊情况，麻醉中拟行的有创操作和监测，麻醉风险、可能发生的并发症及意外情况，患者签署意见并签名、麻醉医师签名并填写日期。

3. 输血（血液制品）治疗知情同意书

输血（血液制品）治疗知情同意书是指输血（血液制品）前，经治医师向患者告知输血（血液制品）的相关情况，并由患者签署是否同意输血（血液制品）的医学文书。输血（血液制品）治疗知情同意书内容包括患者姓名、性别、年龄、科别、病历号、诊断、输血（血液制品）指征、拟输血成分（血液制品名称）、输血（血液制品）前有关检查结果、输血（血液制品）风险及可能产生的不良后果、患者签署意见并签名、医师签名并填写日期。临床使用血液制品前也应签署输血（血液制品）协议书。血液制品特指各种人血浆蛋白制品。包括人血白蛋白、人胎盘血白蛋白、静脉注射用人免疫球蛋白、肌内注射人免疫球蛋白、组织胺人免疫球蛋白、特异性免疫球蛋白、乙型肝炎免疫球蛋白、狂犬病免疫球蛋白、破伤风免疫球蛋白、人凝血第Ⅷ因子、人凝血酶原复合物、人纤维蛋白原、抗人淋巴细胞免疫球蛋白等。

4. 特殊检查、治疗同意书

特殊检查、特殊治疗同意书是指在实施特殊检查、特殊治疗前，经治医师向患者告知特殊检查、特殊治疗的相关情况，并由患者签署是否同意检查、治疗的医学文书。内容包括特殊检查、特殊治疗项目名称、目的、可能出现的并发症及风险、患者签名、医师签名等。特殊检查、特殊治疗是指具有下列情形之一的诊断、治疗活动：①有一定危险性，可能产生不良后果的检查和治疗；②由于患者体质特殊或者病情危笃，可能对患者产生不良后果和危险的检查和治疗；③临床实验性检查和治疗；④收费可能对患者造成较大经济负担的检查和治疗。

5. 病危（重）通知书

病危(重)通知书是指因患者病情危、重时，由经治医师或值班医师向患者家属告知病情，并由患方签名的医疗文书。内容包括患者姓名、性别、年龄、科别，目前诊断及病情危重情况，患方签名、医师签名并填写日期。

6. 其他知情同意书

如超医保范围药品项目使用知情同意书、自动出院或转院告知书等。因病情需要，需对患者进行某种检查、治疗而患方拒绝时，亦应签署书面的拒绝诊疗书，由经治医师向患方告知不接受诊疗对病情的影响、可能出现的不良后果等，经治医师和患方签名，存入病历。

三、告知的要求

1. 如实告知，充分告知

医务人员只有将患者病情、诊疗措施、医疗风险替代医疗方案等有关的诊疗信息如实告知，且告知的内容应当足以达到患方知情，并能够据此做出正确判断和理智决定。如果没有充分如实告知，就有可能误导患方做出对自己不利的选择。

2. 通俗告知，明确告知

通俗告知是指医方以患者能够理解的语言向患方告知，明确告知是医方应将告知的内容明确无误地告知说明。告知的目的是为了患方知情选择，如果告知的内容充满专业术语或含糊其辞，致使患方无法正确理解，便达不到告知的目的，患方也不可能做到有效的知情同意。

3. 及时告知，书面告知

医疗行业是治病救人的一个特殊行业，关系到患者生命及最切身的利益，医方应当及时告知并使其有时间做出决定。书面告知（签署知情同意书）是法律所能评价的形式，是能被民众把握和认定意思的表示，有利于举证。对需取得患者书面同意方可进行的医疗活动，必须在患方签署同意后方可实施。若患方拒绝签署意见，应当将告知经过记录在病历中，必要时请见证人见证签字。

四、告知内容

1. 患者病情

医方对于患者的疾病、病情轻重，预后等有关患者罹患疾病病情的内容，应当全面详细地向患方告知。

2. 医疗措施及其理由

在采取医疗措施前，应将要采取的诊疗措施的性质、理由、内容、预期的诊疗效果、对患者的侵袭范围及危害程度等诊疗信息告知患方。

3. 医疗风险

对于医疗行为可能伴随的风险、发生的几率和危害结果预防的可能性，如药物的毒性作用及不良反应、手术的并发症等内容详细告知患方。

4. 有无其他可替代的诊疗方法

医方不仅应告知患方被推荐的检查或治疗信息，还应告知可供选择的诊治方案信息。对于某一具体疾病的诊疗方法往往不止一种。不同的诊疗方法其疗效有可能不尽相同，对医疗的技术要求、所需医疗费用也不相同。对此，医方应尽可能将替代的医疗措施予以告知。具体告知的内容包括：①有无可替换的医疗措施；②可替代医疗措施所伴随的风险及其性质、程度及范围；③可替代医疗措施的治疗效果，有效程度；④可替代医疗措施可能引起的并发症及意外；⑤不采取此替代医疗行为的理由。患方只有在清楚地了解各种治疗方案的益处和危害之后才能作出是否同意的选择。如胆囊切除术，一种是开放性手术行胆囊切除术，该方法创伤大，患者需要较长时间康复；另一种是腹腔镜下摘除，该方法创伤小，患者术后康复快，但需要全身麻醉，费用较高。对于两种方法，医师要详细告知。使用人体植入物前，应将医院内可使用的植入物不同厂家的产品、优缺点、价格等进行详细介绍，如心脏起搏器、支架等。

5. 相关诊疗费用

医疗费用已成为患方选择诊疗方式的一项重要因素，医方应当告知患方相关医疗措施所需的大致费用。

6. 医疗活动中其他应告知内容

在医疗过程中，还涉及到其他须向患者告知的内容，如告知服药的方法等；由于专业知识限制和技能水平局限无法开展治疗的情况下，应劝告患者转诊等。

第七节 创伤骨科普通门诊诊疗要点

随着年龄的增长，骨科慢性积累性损伤所造成的疼痛问题严重影响着许多中年人，成为骨科门诊患者就诊的主要原因之一。肌肉骨骼系统疾病慢性疼痛患者占了 2／3 之多，其中大部分患者是以无明显诱因引起的疼痛为就诊的首要症状，而膝关节痛、腰背部疼痛患者是门诊医师主要的诊治对象。慢性疼痛作为一个症状综合征，其病因较为复杂，是临床常见病和多发病。这类病大多缠绵难愈，药物治疗效果也不令人满意，而且慢性疼痛患者总体心理健康状况较差，有的存在明显的心理障碍。上述调查提示，中年群体中，长期慢性疼痛的问题应得到重视和关注。作为骨科门诊医师，应熟练掌握骨科常见病、多发病的各项物理检查、体格检查，并结合有效的影像学特征，能够对就诊患者做出正确诊断。当前，交通事故、打架斗殴、意外摔伤等原因造成的肢体骨折等各种创伤的患者越来越多。骨科门诊患者有1/3多的患者是因术后肢体功能的恢复为就诊目的，这部分患者是由于各种原因造成肢体骨折或是神经、肌腱及软组织损伤，并于受伤时期经过手术治疗。对于这类患者，恢复肢体运动功能是治疗的重点。骨科门诊医师应能够对其进行康复训练的指导，对其远期预后应有正确的判断力。因此，这就需要骨科门诊医师熟悉肢体各个部位的解剖以及对相关肌肉的生理学功能和相互协调补偿功能具有一定的认识水平，对患者的咨询能够耐心讲解。通过普及医学知识，引入康复理念，提高患者的自我康复训练能力，使患者获得一个满意的结果。通过以上讨论应认识到骨科慢性疾病疼痛的定位检查方法及诊断应十分明确，这可以提高骨科门诊医师对疾病的临床鉴别、处理决策能力和效率。损伤后肢体功能的康复仍是骨科医师值得关注的霞要问题，这需要骨科医师对相关疾病具有全面的认识和丰富的临床经验。

虽然绝大多数与创伤有关的主要骨骼骨折在急诊科进行接诊，而轻微创伤或应力性骨折经常在门诊进行接诊。创伤骨科门诊医生的主要职责是：

1. 预约 X 线检查

2. 对骨折的类型和严重程度进行诊断

3. 进行初期治疗

首诊医生在对病员的初期评估、伤员的鉴别分类以及治疗方案的决定中起重要作用。对骨折处置知识的缺乏可能导致诊断的延误、神经血管并发症、预后不良（骨折畸形愈合或骨不连）或医疗纠纷等。踝关节骨折（腓骨远端）和腕关节骨折（桡骨）在创伤骨科门诊中占很大比例，而其中只有10%~15%的骨折需要切开复位内固定或者专业的整复石膏固定，所以首诊医生要熟悉大多数常见骨折的处置。提高骨折治疗技术需要首诊医生理解：①骨折的分类；②何种骨折可以采取非手术治疗；③何种骨折需要住院治疗；

4. 采用何种绷带、支具和石膏进行制动

骨折根据部位、受累关节与否、骨折移位情况、骨折片的数量、骨折稳定性以及软组织损伤情况进行分类。不涉及邻近关节的骨折称为关节外骨折。几乎所有的无移位的关节外骨折可以采取非手术治疗。关节内骨折，特别是当骨折影响关节面完整性或关节支撑结构的稳定性时，通常需要进行切开复位内固定手术。同样，当骨折表现为多块骨折块（粉碎），显著移位（成角）或骨折片刺破皮肤（开放）时，这样的骨折几乎总是不稳定或者有感染的风险。某些特殊类型的，特别是没有明确创伤病史的骨折患者，几乎总是在门诊就诊，因此首诊医生在诊断、评估及初始治疗上起重要作用。这些骨折包括。

（1）与严重扭伤有关的大多数撕脱骨折和无移位骨折；

（2）运动员、舞蹈员、军人的应力性骨折；

（3）与老年骨质疏松有关的压缩骨折；

（4）老年或肺气肿患者的肋骨骨折；

（5）股骨头缺血坏死的部分塌陷性骨折；

（6）股骨近端隐蔽骨折；

（7）发生于脊柱、股骨、胫骨、肋骨的转移性肿瘤导致的病理性骨折。对所有这些骨折要有早期诊断的意识，并需要通过放射学检查确认。

第八节　创伤骨科急诊诊疗要点

创伤骨科急诊的目的是用简单而有效的方法抢救患者生命、保护患肢，安全而迅速地运送，以便获得妥善的治疗。

一、现场快速检查

1. 一般检查

以最快的速度有顺序、有步骤、有目的的进行全身检查，检查应从头颈部开始，注意神志，五官有无异常，再按颈、胸、腹及四肢等顺序进行。重点检查：

（1）意识是否清楚，五官有无出血及脑脊液是否溢出，颈后部有无压痛，无压痛者再试以屈颈试验并观察有无抵抗。

（2）注意胸廓的外形有无异常，胸廓挤压试验阳性否。

（3）腹部观察注意有无腹肌痉挛紧张，有腹肌紧张者应做腹腔内脏器是否有损伤的进步一步，同时，也应做骨盆挤压检查及分离试验，并注意尿道外口有无溢血。

（4）四肢检查注意其感觉和运动情况，包括 Dugas 征、Hamilton 征等。

（5）将患者翻转呈侧卧位，并迅速对脊柱进行视诊及触诊。

（6）对疑有骨盆骨折者，应进行肛门指诊，并观察指套有无血迹，全过程一般在 1~2 分钟完成。

（7）定位定性检查：疑有颅脑、心肺、腹部等脏器、脊髓及血管伤者，尚应根据该部位的特点在现场进行可行的定位及定性检查，以确定受损的大致部位及损伤程度。亦要求在短时间内完成。

2. 辅助检查

（1）影像学检查：对受伤部位选择性进行 X 线摄片、CT 扫描、MRI、B 型超声检查。

（2）体液检查：血常规、血液生化检查、尿液、粪便检查或各种穿刺液检查。

二、救治处理

1. 抢救生命

首先抢救生命，如患者处于休克状态，应以抗休克为首要任务。对有颅脑复合伤而处于昏迷中的患者，应注意保证呼吸道通畅。凡有可疑骨折的患者，均应按骨折处理。

2. 创口包扎

开放性骨折创口多有出血，用绷带压迫包扎后即可止血。在有大血管出血时，可用止血带止血，应记录开始的时间。若骨折端已戳出创口，并已污染，但未压迫血管神经时，不应立即复位，以免将污物带进创口深处，可待清创术后，再行复位。若在包扎创口时骨折端已自行滑回创口内，则务必向负责医师说明。

3. 妥善固定

是骨折急救处理时的重要措施。若备有特制的夹板，最为妥善。否则应就地取材，如树枝、木棍、木板等，都适于作外固定之用。若一无所有，可以利用伤者自身进行固定，也可将受伤的上肢绑在胸部，将下肢同健侧一起捆绑固定。对于脊柱损伤，应防止脊髓再损伤，防止牵拉及旋转，可用平托法及滚动法搬运。急救固定的目的：①避免在搬运时加重软组织、血管、神经或内脏等的副损伤；②避免骨折端活动导致的二次损伤，减轻患者痛苦；③便于运送。

4. 迅速转运

患者经妥善固定后，应立即转专科治疗。

第九节　创伤骨科交接班要点

科室在非办公时间（含夜间）及节假日，设有值班医师。值班医师认真做好交接班工作，交接班对象：新—新入院患者、危—病危患者、重—病重患者、术—术后患者、特—特殊治疗患者。交班内容：

1. 新入院患者交班

患者姓名、床号、住院号、入院情况、初步诊断、病情变化和观察事项。

2. 危重患者交班

患者姓名、床号、住院号、临床诊断、病危情况的变化与观察指标、特殊用药、特殊管道及重要医疗设备运行情况，如引流管、呼吸机运行情况及参数。特殊情况需床旁交接患者。

3. 手术患者交班

患者姓名、床号、住院号、术后诊断、术后病情变化。

4. 值班期间病情变化交班

患者姓名、床号、住院号、临床诊断、病情变化及诊治结果。

值班医师应将重点患者情况向病区医护人员报告，并向主管医师告知危重患者情况及尚待处理的问题。对于急、危、重病患者，必须做好床前交接班。值班医师应将急、危、重患者的病情和所有应处理事项，向接班医师交待清楚。

第十节　创伤骨科医疗质量考核实施细则

1. 患者门诊医疗质量与持续改进

（1）依据工作量及需求，合理安排专业技术人员，提高门诊确诊能力，保证门诊诊疗质量。

（2）门诊医疗文书书写规范。

（3）严格执行传染病预检分诊和报告制度，符合医院感染控制要求。

2. 患者病区医疗质量与持续改进

（1）由具备执业资质的医师、护士，按照制度、程序与病情评估结果为患者提供规范的服务。

（2）由上级医师负责评价与核准住院诊疗（药物、手术、康复）计划／方案的适宜性，并记入病历。

（3）应用临床实践指南和临床路径指导临床诊疗工作；应用临床路径使诊疗流程标准化。

（4）严格执行《病历书写基本规范》。

（5）加强医患沟通，维护患者权益。

3. 患者护理质量与持续改进

（1）加强病房管理工作，为病员提供清洁、整齐、安静、安全及舒适的就医环境。

（2）护理工作制度、护士的岗位职责和工作标准、各类疾病的护理常规和技术操作规程，患者转入、转出监护病房有记录。

（3）护理人员严格执行护理技术操作规范和常规，加强"三基三严"培训。

（4）临床护理工作以患者为中心，为患者提供基础护理服务和护理专业技术服务。

（5）加强对急救药品及器材的管理，抢救设备、设施齐备，完好，急救仪器处于备用状态。

（6）加强护理缺陷管理，制定并实施不良事件报告和管理制度。

（7）按照医嘱要求观察病情，根据卫生厅《病历书写规范要求》进行规范记录。

（8）贯彻落实《医院感染管理办法》和相关技术规范，加强重点环节的医院感染控制工作，有效预防和控制医院感染。

4. 患者安全目标与持续改进

（1）严格执行"三查七对"制度，准确识别患者的身份。

（2）严格防止手术患者、手术部位及术式发生错误。

（3）提高用药安全。

（4）建立实验室"危急值"报告制度。

（5）防范与减少患者跌倒、坠床事件发生，防范与减少患者压疮发生。

（6）主动报告医疗安全（不良）事件，鼓励患者参与医疗安全活动。

5. 患者医院感染防控与持续改进

（1）根据国家有关法律、法规、规章和规范、常规，制定并落实医院感染管理各项规章制度。

（2）合理使用抗菌药物，开展耐药菌株监测。

（3）病区医院感染防控。

（4）教育与培训。

6. 患者手术治疗管理与持续改进

（1）实行手术分级管理，确保手术质量。

（2）实行围术期质量控制，规避手术风险。

（3）积极做好术后教育、功能锻炼和随访，努力提高患者术后生活质量。

（王一民　张宏波　李毅　单永兴）

第三章　骨的生物力学特征与骨折复位

第一节　骨的生物力学特征

一、骨的载荷－变形曲线

载荷-变形曲线是物体表示某一韧性材料的一种假想曲线，当加载在曲线的弹性范围内，然后再卸去载荷，结构可回复原有形状，即不发生永久性变形。如继续加载，材料最外层的纤维在某一点开始屈服，载荷继续增加超过屈服点而进入曲线的非弹性（塑性）范围，将造成永久性变形。如非弹性范围继续加载，则将达到该结构极限的断裂点。

载荷-变形曲线显示出确定结构强度的3个参数：①结构在破坏前所能承受的载荷；②结构在破坏前所能承受的变形；③结构在破坏前所能储存的能量。

载荷-变形曲线图上，由载荷与变形所表达的强度，用极限断裂点来表示；由能量储存所表达的强度，则以整个曲线下方的面积大小来表示。结构的刚度，则用弹性范围曲线的斜率来表示。

载荷-变形曲线对确定各种材料组成的、不同大小和形状的完整结构的强度和刚度甚为有用。检查组成某一结构的材料的力学性能，以及比较不同材料的力学性能时，必须使试件的试验条件标准化。当测试标准大小和形状的试样时，可确定单位面积上的载荷以及用长度来表示的变形量，所绘制的曲线称为应力—应变曲线。

结构内某一平面单位面积的载荷称为应力。结构内某一点于受载时所发生的变形称为应变。应变有两种基本形式：法向应变为长度的改变，剪应变为角度的改变。将一个骨组织的标准试件置于夹具中加载至破坏，即可获得骨的应力和应变值，所形成的变形可在应力.应变曲线中表示出来。应力—应变曲线的范围划分与载荷—变形曲线相似，在弹性范围内的载荷不会造成永久性变形。然而，一旦超过屈服点，则将发生永久性变形。材料的刚度以曲线在弹性范围内的斜率来表示。

金属、玻璃和骨骼的应力—应变曲线显示了三者之间力学性质的不同。在弹性范围内曲线斜率的差异反映出刚度的不同，金属韵倾斜度最陡，是刚性最大的材料。刚度值为曲线弹性部分内任一点的应力除以该点上的应变，称为弹性模量（杨氏模量），刚度较大的材料具有较高的模量。

金属的应力-应变曲线的弹性部分为一直线，说明金属具有线弹性特征，精确的试验表明骨骼应力—应变曲线的弹性部分不是直线，但曲度很小，表明骨骼无线弹性特征。当骨骼在弹性区受载时，可发生一些屈服变形。拉伸试验时，骨骼的屈服是由于骨单位的联合分离和微细骨析。

二、骨的疏松度与损伤的关系

骨质由骨密质和骨松质组成，这两类骨质可看作疏松度变化幅度很大的同一材料疏松度为骨骼内非矿化（非骨性）组织所占的比例，可用百分比表示。

骨密质的刚度大于骨松质，可耐受较大的应力，但在断裂前应变较小，体外试验骨密质的应变超过原始长度2%时断裂，而骨松质的应变超过7%时才断裂。这是因为骨松质具有多孔结构而有较高的能量储存能力。

三、载荷对骨的作用

不同载荷对骨的作用人体骨骼受到肌肉内力和各种外力的作用，由于力施加于骨的方向不同，产生了拉伸、压缩、弯曲、剪切、扭转和复合载荷。

1. 拉伸载荷：拉伸载荷为自结构表面向外施加相等而相反的载荷，结构内部产生拉应力和应变。拉应力可看作许多自结构表面向外的内力。最大拉应力出现在垂直于施加载荷的平面上。结构在拉伸载荷作用下伸长同时变窄，骨组织在拉伸载荷下断裂的机制主要为骨单位的脱离。

拉伸载荷所致的骨折通常见于骨松质，如跟腱附着点附近的跟骨骨折，小腿三头肌的强烈收缩对跟骨产生异常高的拉伸载荷。

2. 压缩载荷：压缩载荷为加于结构表面的相等而方向相反的作用载荷。在结构内部产生压缩应力和应变。压缩应力可看作许多自表面朝向结构内的内力。最大压缩应力出现在与载荷相垂直的平面上。在压缩载荷作用下，结构因此而缩短和变宽，骨组织在压缩载荷下破坏的机制主要是骨单位的斜行破裂。压缩载荷所致的骨折常见于椎体。

3. 剪切载荷：剪切载荷为施加于结构表面的方向与结构横断面平行的载荷。在结构内部产生剪应力和应变。剪应力可看作许多小的内力作用于与载荷平行的平面上。剪切骨折通常见于骨松质，如股骨髁和胫骨平台骨折。成年人骨密质的极限应力在压缩、拉伸和剪切载荷时是不同的。骨密质所能承受的压应力大于拉应力，所能承受的拉应力又大于剪应力。

4. 弯曲载荷：弯曲载荷为使结构沿其轴线发生弯曲的载荷。结构在弯曲时受到拉伸和压缩。骨骼承受弯曲载荷时，拉应力和应变作用于中性轴的一侧，压应力和应变作用于另一侧，而在中性轴上没有应力和应变。应力的大小与至骨骼中性轴的距离成正比，距中性轴越远，应力越大，由于骨骼是不对称的。

在成年人骨骼破裂开始于拉伸侧，因成年人骨骼抗拉能力弱于抗压有已力。未成熟骨则首先自压缩侧破裂，而在压缩侧形成皱曲骨析。

5. 扭转载荷：扭转载荷为施加于结构上使其沿轴线产生扭曲的载荷。结构受到扭转时，剪应力分布于整个结构。剪应力的大小与距中性轴的距离成正比，离中性轴越远，剪应力也就越大。因此，扭转产生的骨折开始于骨质的表面。

6. 复合载荷：在活体上，很少有一种形式的载荷作用于骨上，而是几种载荷同时作用，比较复杂。

第二节　运动对骨的影响

近年来，有人在活体上测定行走和小跑时成军人胫骨前内侧面的应变，证明在日常生理活动中载荷的复杂性，Carter(1978) 按上述应变测量结果计算了应力值。正常行走时，足跟着地时为压应力，站立相时为拉应力，趾离地时为压应力，表示有显著的扭转载荷，这一扭转载荷提示在站立相和趾离地时胫骨外旋。

一、肌肉收缩对骨应力分布的影响

骨骼在体内受载时，附着于骨骼的肌肉收缩可改变骨骼的应力分布，肌肉收缩所产生的压应力，与部分载全部拉应力相抵，从而降低或消除加于骨骼上的一拉应力。例如髋关节活动时，弯矩作用于股骨颈，而在股骨颈的上部骨质处产生拉应力，臀中肌的收缩产生压缩应力以抵消这种拉应力，最终使股骨颈上部骨质既无压应力也无拉应力产生，因此，肌肉收缩比其他任何方式使股骨颈有可能承受很高的载荷。

二、在体育活动中人体骨骼的受力形式

在体育活动中人体骨骼的受力形式有压缩载荷、弯曲载荷、拉伸载荷、扭转载荷四种。

1. 压缩载荷：常见于身体处于垂直姿势中，两端作用于骨，一端是人体的重力和外加载荷的力，另一端是支撑反作用力，骨骼承受压缩载荷的能力最强。

2. 弯曲载荷：通常是在骨骼起杠杆作用时出现的。常见于肌肉力以及关节的压力作用于骨上，使骨产生弯曲载荷，通常这种载荷骨骼都能承受，但突然非正常载荷或外来较大的冲力作用下骨骼易损伤。所以，足球比赛中，规则上禁止踏蹬踢法。因为这种运作使对方运动员的胫骨受到弯曲载荷，容易产生弯曲性骨折，摔倒时用直臂撑地易造成骨折，其原因也在于此。

3. 拉伸载荷：常见于身体悬垂姿势中，骨的两端受到反向的拉力。

4. 扭转载荷：常见于人体局部肢体或旋转动作时骨骼承受绕纵轴的两个反向力矩的作用。骨骼的扭转强度最小，因而过大的扭转载荷容易产生扭转性骨折。如投掷标枪时，投掷臂的肘关节部位过低，远离肩的外侧经过。因此，三角肌前部的肌力与标枪的惯性力对肱骨纵轴产生扭转力矩，此力矩如果过大，则容易造成肱骨的螺旋形骨折。

三、适宜运动对骨的影响

长期进行适宜的体育锻炼，可使骨密质增厚，骨变粗，骨面肌肉附着处突起更加明显；可使骨小梁的排列根据张力和压力的方向更加整齐有规律。

四、不适运动对骨的影响

运动对骨骼产生载荷过大或载荷重均可引起骨折。超过骨骼强度的单一载荷引起的骨损伤称为骨折；重复骨骼强度内的载荷引起的骨损伤称为疲劳骨折。

疲劳骨折通常发生于持续而剧烈的体育运动期间，这种活动造成肌肉疲劳，而肌肉疲

劳时收缩能力减弱，以致难以储存能量和对抗加于骨骼上的应力。结果改变了骨骼的应力分布，使骨骼受到异常的高载荷而导致疲劳骨折。

5. 运动与骨的重建

重建是骨骼通过改变大小、形状和结构以适应力学需要的功能。这种适应性是按骨骼在需要处生长，而在不需要处吸收，骨的重建与运动关系密切。运动对骨组织产生一种机械应力，而机械应力与骨组织之间存在着一种生理平衡。在平衡状态，骨组织的成骨细胞和破骨细胞的活性是相同的。当应力增大时成骨细胞活跃，引起骨质增生，承载面增大，使应力下降，达到新的平衡。如运动减少，应力下降，破骨细胞再吸收加强，骨组织疏松，承载在减小，使应力增加，达到新的平衡。

第三节　骨折的整骨复位的目的与整复标准

骨折复位的目的在于使移位的骨折端恢复正常或接近正常的解剖位置，重建骨骼的支架作用创造条件。

复位是治疗骨折的首要步骤。骨折端对位愈好，固定也愈稳当，患者才能及早地进行功能锻炼，早日获得骨折愈合，对每一个骨折，都应争取整复到解剖学或接近解剖学位置的对位。

对某些病例，如一些粉碎性骨折本身就不具备解剖复位的条件，不能达到解剖对位时，应根据患者的年龄、职业特点及骨折部位的不同，达到功能对位。

功能对位，是指骨折在整复后，无重叠移位，或仅有轻微的重叠移位，旋转、成角畸形基本得到矫正，肢体力线基本正常，长短大致相等。骨折愈合后，肢体功能可以恢复到满意程度，不影响患者在生产和生活上的活动需要。儿童骨折在治疗时要注意肢体外形，不要遗留旋转及成角畸形，轻度的重叠及侧方移位在发育过程中可以自行矫正，但旋转或成角畸形则难以矫正。骨折功能复位的标准是：

一、短缩

下肢可允许在 1～2cm 以内的短缩，上肢可允许再多 1～2cm，不影响外观和功能。

二、成角

具有生理弧度的骨干，可允许与其弧度一致的 10°以内的成角。

三、侧方移位

肱骨及股骨在与所属关节（肘及膝关节）的运动轴一致的平面上允许，1/4 以内的侧方移位，即可稍微向内（外）的侧向移位，而不是向前向后的移位。否则，可能影响肱二头肌或股四头肌的运动。尺桡骨可允许 1/4 以内的侧方移位，胫骨尽可能不出现侧方移位。

四、旋转

上肢各骨干允许 10°～15°以内的旋转。

以上是手法复位的最低要求，在这种限度以内，基本上可不致影响功能的恢复，可称之为功能复位。如果达不到功能复位的要求，则应作为复位失败，需要进一步采取措施，如重新复位或改行手术切开复位。

第四节　骨折复位的时机选择

骨折复位原则上愈早愈好，及早复位比较容易，也可以获得正确对位。复位手法施行的时间影响着复位的质量。伤后至施用手法复位的间隔时间越长，骨折复位越困难，其效果也差。一般认为，骨折后的最初 2～3 小时内，患肢肿胀不明显，肌肉保护性收缩也不严重，是手法复位操作的最佳时期。下列情况应择期手法复位。

一、骨折合并严重多发伤时应待全身情况稳定后复位

骨折合并严重多发伤例如颅脑损伤胸腹部脏器损伤、昏迷、休克等情况时，应待全身情况稳定后再行骨折复位。如果患者有严重的多发性损伤，应立即抢救和解除对生命有直接、严重威胁的损伤，而不应实施对抢救生命没有直接意义的骨折复位。临床处理应有轻重缓急而不应本末倒置。但有时也要注意另外一种情况，如由于骨折端的移动、摩擦或严重创伤形成创伤性休克时，则在抢救生命的同时，也应对骨折端给予初步复位或简单外固定，使之对休克的恢复更为有利。

二、四肢骨折伴严重肢体肿胀的复位

肢体明显肿胀，或已出现水疱，应将水疱在无菌技术下刺破，放空疱液，无菌包扎。临时用长夹板或石膏托固定，抬高患肢，密切观察末梢循环，待肿胀消退后再考虑复位。

三、开放性骨折的复位

对开放性骨折伤口较小，仅皮肤被骨折端刺破者，在清创缝合后可按闭合骨折处理。如伤口较大，伤口较干净，在清创缝合时，应争取将骨折部的主要畸形大体矫正，并作内固定；如伤口污染较严重，估计感染的可能性较大时，应先作清创缝合，残留移位在伤口愈合后再继续复位固定。开放骨折伤口不能一期缝合作内固定的，最少在伤口愈后 3 个月才能作切开复位内固定。

四、合并神经血管损伤时不要强行复位

在多数情况下，骨折合并神经血管损伤应以手术治疗为妥，若强行手法复位，很可能使已经损伤的神经血管再度受到骨折端摩擦、挤压甚至穿破。例如肱骨髁上骨折合并肱动脉损伤，股骨髁或胫骨上段骨折合并动脉损伤，若诊断明确，无血管或神经损伤，应争取早期手术复位，如果已明确有神经损伤，在复时前应行神经血管探查术为上策。当然，如果复位后对已经受到损伤的神经、血管等重要的组织能够迅速的予以解除，就应毫不犹豫地予以切开复位。

五、复位不成功时不要强行复位

复位前对骨折要仔细研究，对复位能否成功应有预见性。例如儿童骨折历时已半个月，手法复位往往难以成功，强行复位也是徒劳的，而且有害无益。成人骨折断端有活动，肢体轻度肿胀，虽然就诊时间较迟，也有可能使复位达到满意的结果。复位时机的选择应该要考虑复位是否成功。估计骨折复位不成功可能性较大者，不能勉强复位，应考虑采取其他措施。

第五节　骨折复位的无痛技术

骨折手法复位应采用麻醉止痛的无痛技术，便于复位操作。临床中可选用局部麻醉、神经阻滞麻醉、硬膜外麻醉、针刺麻醉等，对儿童的骨折，必要时可采用全身麻醉。对简单骨折，估计有把握在较短时间内获得满意复位者，也可不用麻醉。

在复位前，要估计复位所需要的时间，选用适当的麻醉，达到在复位时不痛，骨折复位固定后，麻醉也能随之解除。这样，患者虽然意识清楚，但肢体痛觉消失或减弱，而肌肉仍有一定张力，搬运患者时，骨折不致发生再移位。一般上肢骨折常采用臂丛麻醉，下肢骨折用单腰麻，肱骨外科颈骨折、桡骨下端骨折和脊柱骨折可用适量的2%利多卡因行局部浸润麻醉。尽可能不采用全身麻醉，因为当全身麻醉患者苏醒时，患肢常不自觉乱动，难以控制，以致骨折再移位。

骨折处局部血肿内麻醉是比较安全的麻醉方法，常用于新鲜闭合性骨折的复位。麻醉时，要严格无菌损伤，以防骨折部感染。在骨折局部皮肤先做少量皮内注射，将注射针逐步刺入深处，当注射针进入骨折局部的血肿后，可抽吸出暗红色的陈旧血液，然后缓慢注入麻醉药。四肢骨折用2%利多卡因注射液10mL。通常在注射后10分钟，即可产生麻醉作用。

第六节　骨折复位X线的合理应用

一、合理应用X线透视

X线透视方法为骨折的诊断和治疗创造了有利条件，但要合理应用。X线透视下复位不仅危害患者及术者的身体健康，且难以得心应手，很难获得满意复位。因此术者必须提高复位技术水平，事先对X线片显示的骨折移位情况认真分析，形成立体概念，做好复位计划，根据手指感觉和骨折断端的骨擦音，在与助手密切协作下进行徒手复位，常可达到满意复位。然后用夹板或石膏固定，再进行透视，如骨折对位不很满意时，还可以解除夹板或石膏继续调整，以达到满意复位为止。透视时应穿好防护围裙，带好手套，尽量缩短X射线曝光时间。

二、正确看待X线片复查报告

骨折复位后需要摄取X线片复查复位效果时，一些放射科医师往往在报告单中写上对位线佳或对位线良好的术语，但这并不表示复位已完全符合要求。对位和对线非复位的全部标准。所谓对位，是针对侧方移位是否已矫正，所谓对线，是针对成角畸形是否已矫正而言，对位对线满意并不能表示复位已完全符合要求。下列两种情况要特别引起注意：

1.骨折复位后，应摄取正侧位X线片，有时需加摄患侧斜位片或健侧X线片复查和对比，了解旋转畸形是否已矫正。如果骨折端的旋转畸形未矫正，其复位质量应视为未达到标准。旋转畸形未矫正，肢体的功能就会受到一定程度的限制，如果桡骨和胫骨的旋转畸形未矫正，就会引起前臂的旋转功能受限和小腿肌力及足部功能的改变。肱骨内外髁骨折以及指骨近关节部位的骨折等关节内骨折的旋转畸形，在复位时很容易被忽略或未发现而使肢体功能受到一定程度的影响和限制。

2.骨折复位后，不仅要注意骨干的对位对线，还必须审视肢体的生理轴线是否已恢复。例如正常时胫骨的纵轴与股骨的机械轴成一直线，与股骨的解剖轴成6°夹角，这是人类生物力学中正常的膝外翻角。胫骨平台或胫骨近端骨折，大多呈粉碎性，牵引或手法整复外固定时，如果为了严格对线，将胫骨纵轴与股骨的解剖轴成一直线，就会使正常的膝外翻角丧失，产生膝关节载荷传导紊乱，形成关节软骨退行性改变或创伤性关节炎，从而显著地影响关节功能的恢复。

第七节　骨折正骨整复的方法及注意事项

骨折复位是一项集体协同运动，复位前必须有一个比较成熟的方案，包括具体手法、步骤及注意事项，统一认识，以便在复位时共同遵循，协同动作，主动配合，力争一次将骨折复位满意。骨折复位的方法有两种，即闭合复位和切开复位。闭合复位又可分为手法复位和持续牵引复位。持续牵引既有复位作用，又有固定作用。切开复位即手术复位，是根据患者的情况在临床上常用的一种骨折复位方法。

一、正骨手法复位

正骨手法是指治疗骨折的手法，在骨折的闭合整复或开放复位中均有应用。现代的正骨手法是从"拔伸捺正"、"摸、接、端、提、按、摩、推、拿"等传统手法的基础上发展而来的。根据各种手法的术式和所产生作用的异同，临床常用的正骨手法可归纳为拔伸、捺正、折顶、旋转、屈伸、分骨、合骨、捋筋等。正骨手法复位主要适应于四肢长骨的骨折。

1.拔伸法

拔伸就是术者或助手用手或器械握持患肢，用力对抗牵引骨折的两端，以消除患肢肌肉挛缩，而使骨折断端的重叠移位得以纠正，同时对骨折两端的旋转、侧方及成角移位的改善也有一定的作用，是整复骨折的重要手法，也是施行其他正骨手法的基础。

拔伸时术者或助手分别尽可能地握住患肢骨折远近两端，对抗用力，先沿患肢远段移位后的位置方向顺势用力牵引，然后再沿肢体纵轴方向对抗拔伸。用力要由轻渐重，平衡均匀，配合得当，切忌冲击式用力。以矫正骨折重叠移位为度，不可过度拔伸。

2.捺正法

捺正法是对骨折端移位处突起的骨端用手挤按、端提使之复位的整复手法，适用于横形、短斜形、粉碎性骨折有侧方移位或成角移位者。

（1）两点捺正法：适用于骨折端有侧方移位者。术者一手挤按偏离伤肢纵轴线向侧方移位的远段骨端，另一手按压近段骨端的对侧，相向用力，使骨折两端和纵轴线靠拢。损伤时远近骨折端的按捺力着力点尽量靠近折线部位。

（2）三点捺正法：适用于骨折端有成角移位者。长管骨骨干骨折者，术者一手按压成角的角顶骨端，另一手与助手分别推挤成角凹侧的远近骨端，三点相对方向用力矫正成角。如为较小骨的骨折，可由术者两手操作完成，两拇指置于成角角顶部位的骨端，两手 2～5 指分别握住骨折远近两端，相对用力推挤，恢复患肢正常轴线。

3. 折顶法

折顶法适用于横形、短斜形骨折有重叠、成角或有嵌插移位者，单靠手力拔伸或挤按不易完全矫正移位，可用该法。术者两拇指抵压突出的骨端，其他 4 指环抱于骨折的两端，加大成角拔伸至 30°～50°，患肢肌肉丰厚处，助手辅以拔伸手法，至拇指感觉到骨折远近两端同侧骨皮质相连接时，骤然将成角畸形矫直：使骨折断端对正。操作时折角的方向应选择准确，在推正成角还原时，可加用一小幅度的推拉、摇晃手法，便于成功。复位过程中要稳准缓慢，切勿用力过猛造成不必要的损伤

4. 旋转法

旋转法是指通过旋转骨折断端，使骨折端的移位得以整复的一种手法。它适用于有旋转移位的骨折、斜形或螺旋形有背向移位的骨折、部分近关节或关节内骨折及骨折端有软组织嵌入需要逸脱者。

（1）回旋法：适用于斜形、螺旋形骨折有背向移位者或骨折端有软组织嵌入的解逸：此法是以骨折近端为轴心，将骨折远端绕之回旋 90°～180°，使骨折断面对合，或将嵌入的软组织解脱。操作时拔伸牵引要适中，务使骨折端的周围肌肉松弛，便于回旋操作；回旋时用力不可过大过快，如有阻挡，可能是回旋方向有误，应改变旋转的方向。骨折断面对合后，才可重力拔伸，消除残余的重叠短缩畸形。

（2）捻转法：适用于患肢远端有旋转移位的骨折。术者用手握住骨折远端，围绕肢体纵轴作顺或逆方向的旋转，以恢复肢体正常的生理轴线。

（3）轮转法：适用于关节内或近关节有移位的骨折。多轴性关节附近的骨折，骨折端在冠状轴、矢状轴、水平轴上出现移位。复位时利用肢体的轮转带动关节转动，配合其他手法，才能将骨折端复位。如肱骨外科颈内收型骨折复位时，牵引方向是先内收、内旋位，而后外展，再前屈，上举过头，最后内收扣紧骨折端，把上举的肩关节慢慢放下来，才能达到矫正骨折断端的嵌插、重迭、向前外成角及旋转移位。

5. 屈伸法

屈伸法是术者一手固定关节的近端，另一手握持关节远端，沿关节活动轴作屈曲或伸直的活动，以整复骨折，主要适用于靠近关节的骨折，因其近关节的骨折端较短小，用手不易握持，利用关节的屈伸力带动近关节骨折端复位。另一方面近关节的短小骨折端受单一方向肌肉牵拉，拔伸力愈大，成角畸形愈明显，必须先沿畸形方向顺势拔伸，再依据情况使关节屈伸或伸直，促使骨折端复位。

6. 分骨法

前臂、掌、跖部的两骨或多骨骨折时，骨折断端因成角或侧方移位而相互靠拢，可使用分骨手法予以矫正，操作方法是用拇指及示指、中指、环指构成钳状，在骨折之间隙进行挤压钳夹，使靠拢的两骨分开，骨间膜紧张，断端相互得到稳定，有利于复位。

7. 合骨法

合骨法是使有分离的远近两骨折端尽可能靠拢，对合紧密。横断骨折可沿肢体纵轴方向相对挤压，使骨折断端对合紧密；斜形或螺旋形骨折可以骨折端两侧横形挤按，使之靠拢。因牵拉所致的撕脱骨折块，可用两手的拇、食指推送，使骨折块与原位靠拢。

8. 捋筋法

捋筋手法主要用来调理骨折端周围的软组织，使扭转曲折的肌肉、肌腱和韧带随着骨折的复位亦舒展通达。操作时手法要轻柔和缓，按照肌肉、肌腱行走的方向先上而下，再由下而上，顺骨捋筋，达到顺气散瘀舒筋的目的。

二、手法复位注意事项

1. 充分判断，密切配合，争取一次整复骨折到位

手法复位骨折是一个集体协同动作，复位前必须有一个比较成熟的方案，包括具体手法、步骤及注意事项，统一认识，以便在复位时共同遵循，协同动作，主动配合，力争一次将骨折复位满意。切忌反复多次复位将骨折的闭合复位看作是试验性治疗。切忌滥用切开复位。

2. 做好复位前的准备

骨折复位前应详细询问病史，检查伤员，结合新近的 X 线影像，了解损伤机理与骨折断端移位情况，并在此基础上选择有针对性的复位手法，做到心中有数。考虑手法复位后采取何种有效的外固定方法，并将所需的外固定器材准备妥当，以免耽误治疗。

3. 注意合理掌握复位标准

并不是所有骨折复位都应达到解剖复位的标准，事实上，有些骨折靠手法复位难以达到解剖复位，大多数骨折也并不要求达到解剖复位的标准，仍可较好地恢复肢体的功能。这里需提及的是临床上常见的两种不良倾向：不要无原则地追求解剖复位而反复多次进行手法操作；也不要放弃一些较为简单的手法而轻易采取功能复位。为此，手法复位时应尽可能达到解剖复位的标准。对关节内骨折的复位尤应如此；对一些难以整复的骨折，估计功能复位并不影响肢体功能，不必强求解剖复位。功能复位的要求因伤员的年龄、职业和骨折部位不同而有所区别，一般认为有以下标准。

(1) 长度：骨折断端的分离移位应完全矫正；儿童下肢骨折缩短应在 2cm 以内，成人则要求不超过 1cm。

(2) 对线：骨折远端的旋转移位须完全矫正；下肢骨折的成角移位若与关节活动方向一致，成人不宜超过 10°，儿童应在 15°以内。肱骨干骨折有一定程度的成角对功能无大碍，前臂双骨折若有成角畸形将影响前臂的旋转功能。

(3) 对位：长骨干骨折，对位至少应达 1/3 骨折断面，干骺端骨折对位至少应达 3/4。

三、切开手术复位

切开复位是通过手术切口显露骨折，在直视下复位，用金属接骨板、髓内钉等内固定物固定骨折，其目的在于达到解剖复位和牢固固定。

1. 手术复位的适应证

（1）手法复位与外固定未能达到功能复位的标准而严重影响功能者。

（2）骨折端有肌肉、肌腱、骨膜或神经等软组织嵌入，手法复位失败者。

（3）有移位的关节内骨折，手法复位不好，估计日后将影响关节功能者，或需要早期练功才能避免关节僵硬者。

（4）骨折并发主要的神经血管损伤、肌腱霹完全断裂者。

（5）骨折断端剪式伤力大，一端的血液供应不良，需要牢固固定才能愈合者。

（6）有移位的骨骺分离，要求解剖复位，否则将影响发育者。

（7）多发骨折，为了便于护理及治疗。

（8）骨折不愈合或畸形愈合者。

2. 手术复位的注意事项

（1）手术有一定风险，如麻醉意外，误伤重要血管神经，并发肺栓塞，切忌滥用切开手术复位。

（2）剥离骨膜及其他软组织时，注意防止破坏骨折周围血运，影响骨折愈合。

（3）注意防止手术区感染机会。

（李毅　单永兴　蔡兆鹏）

第四章　骨折愈合和影响骨折愈合的因素

第一节　骨折愈合的生理过程

骨折愈合是指骨折断端间的组织修复反应，这种反应表现为骨折的愈合过程，最终结局是恢复骨的正常结构与功能。这一过程与软组织愈合的不同点在于软组织主要通过纤维组织完成愈合过程，而骨折愈合还需使纤维组织继续转变成骨组织以完成骨折愈合过程。骨折愈合的过程就是"瘀去、新生、骨合"的过程，是一面清除坏死组织，一面新生修复的过程（由膜内化骨与软骨内化骨共同完成），整个过程是持续的和渐进的。一般将骨折愈合分为3个阶段，即血肿机化期、原始骨痂形成期和骨痂改造塑形期；也有根据骨折愈合过程的组织学和生理学特征分为撞击期、诱导期、炎症期、软骨痂期、硬骨痂期和改建期6个不同的阶段。

一、血肿机化期

骨折后，因骨折本身及邻近软组织的血管断裂出血，在骨折部形成了血肿，血肿于伤后6～8小时即开始凝结成血块，与局部坏死组织引起无菌性炎性反应。骨折断端因血循环中断，逐渐发生坏死，约有数毫米长。随着纤维蛋白的渗出，毛细血管的增生，成纤维细胞、吞噬细胞的侵入，血肿逐渐机化，形成肉芽组织，并进而演变成纤维结缔组织，使骨折断端初步连接在一起，称为纤维连接，纤维连接在骨折后2～3周内完成。同时，骨折端附近骨外膜的成骨细胞在伤后不久即活跃增生，1周后即开始形成与骨干平行的骨样组织，并逐渐向骨折处延伸增厚。骨内膜也发生同样改变，只是为时稍晚。

二、原始骨痂形成期

原始骨痂形成或骨内膜和骨外膜的成骨细胞增生，在骨折端内、外形成的骨组织逐渐骨化，形成新骨，称为膜内化骨。外面逐渐向骨折端生长，彼此汇合形成梭形，称为内骨痂和外骨痂。骨折断端及髓腔内的纤维组织也逐渐转化为软骨组织，并随软骨细胞的增生、钙化而骨化，称为软骨内化骨，而在骨折处形成环状骨痂和髓腔内骨痂。两部分骨痂汇合后，这些原始骨痂不断钙化而逐渐加强，当其达到足以抵抗肌收缩及成角、剪力和旋转力时，则骨折已达到临床愈合，一般需4～8周。此时摄X线片上可见骨折处四周有梭形骨痂阴影，但骨折线仍隐约可见。对有骨外膜损伤的骨折均对骨折愈合不利。

三、骨痂改造塑形期

原始骨痂中新生骨小梁逐渐增加，且排列逐渐规则和致密，骨折断端经死骨清除和新骨形成的爬行代替而复活，骨折部位形成骨性连接。这一过程一般需8～12周。随着肢体活动和负重，应力轴线上的骨痂不断得到加强，应力轴线以外的骨痂逐渐被清除，并且骨髓腔重新沟通，恢复骨的正常结构，最终骨折的痕迹从组织学和放射学上完全消失。

第二节　常见骨折愈合的时间

骨折愈合时间由于不同部位伤情不同，愈合时间长短有一定的差异。简单的闭合性骨折在3个月尚未愈合，有可能是延迟愈合；复杂的开放性骨折，即使在半年愈合，也不一定是延迟愈合。就是同一部位条件相近似的骨折，也可因个体和年龄的差异而有所不同。因此，判断骨折的愈合，主要根据临床体征和X线所见。根据临床需要，一般将骨折愈合分为临床愈合与牢固愈合两阶段。前者是指骨折断端由网质骨连接，X线片显示明显的连续骨痂，仍可见骨折线，断端无异常活动，承受轻微应力时疼痛，骨痂仍然不结实，虽然可以去除外固定，但不允许负重；后者是指骨折断端的网质骨被牢固的板状骨替代，X线片显示骨折线完全消失，愈合牢固，承受应力时无疼痛，允许肢体负重。表4-1为Perkins法预测愈合时间和表4-2为常见骨折的临床愈合时间，仅作为参考。管状骨的愈合时间常用Perkins法预测，且便于记忆。

表4-1　Perkins骨愈合时间（周）

骨折类型	上肢		下肢	
	临床愈合	牢固愈合	临床愈合	牢固愈合
螺旋形或长斜形	3	6	6	12
横断形	6	12	12	24

注：小儿愈合时间减半

表4-2　常见骨折临床愈合时间（周）

骨折部位	愈合时间（周）
指骨（掌骨）	4～8
趾骨（跖骨）	6～8
腕舟骨	＞10
尺桡骨干	8～12
桡骨远端	3～4
肱骨髁上	3～4
肱骨干	5～8
肱骨外科颈	4～6
锁骨	5～7
骨盆	6～10
股骨颈	12～24
股骨粗隆间	6～10
股骨干	8～14
股骨干（小儿）	3～5
胫骨上端	6～8
胫骨干	8～12
跟骨	6
脊柱	10~12

第三节　管状骨的愈合

一、原发性骨痂反应

管状骨骨折后，局部骨髓、骨膜和邻近软组织以及活骨本身均受到损伤，加之骨折区微循环改变，使这些组织中的某些细胞死亡，因而在骨折端会发生一定范围的骨坏死，故在骨折早期、骨折端不能直接愈合，而是先由坏死骨邻近活骨所增殖新的组织，把它们连接起来，有人称之为原发性骨痂反应，这种初期反应，无论周围或外界环境如何变化以及局部有无制动都会发生。但其以后发展是有限制的，在有利的条件下，反应会继续下去，使骨折端发生连接；在不利的环境和条件下，如骨折断端间的间隙过大，制动不良，或远段是被截断的残端等。虽然原发性反应相同，但骨痂不会继续形成。此种原发性骨痂反应，系来自骨内的特殊细胞。

二、内、外骨痂的形成和连接

在原发性骨痂反应进行的同时，来自骨折端邻近的非特殊性结缔组织的成骨细胞。也在开始活动，它们的活动几乎是均匀地分布于骨折区，而不只是发生于接近骨折端的细胞。因为特别是在骨折早期，骨痂的血液供给不是来自骨，而是来自软组织。成纤维细胞可变为骨母细胞，在组织培养中早已成功。此种现象容易说明机械因素对成骨作用所产生的影响。在骨愈合过程中，这些骨痂的形成大致可分为四期（见图4-1）。

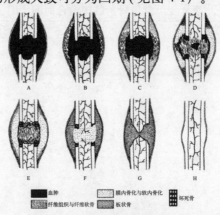

血肿　　膜内骨化与软内骨化　　坏死骨
纤维组织与纤维软骨　　板状骨

图4-1　骨折的修复过程
A、B：肉牙芽组织复期；C~F：原始骨痂形成期；G：成熟骨板期；H：塑形期

1. 肉芽组织修复期

骨折后，除骨的正常结构被破坏外，周围软组织也有损伤，骨外膜被掀起或撕裂，与骨表面分离，同时经骨外膜进入骨内的血管，骨营养动脉以及中央管断裂，大量的血液聚集在骨折端。髓腔内和被掀起的骨膜下以发邻近的软组织内形成血肿，6～8小时内形成含有纤维蛋白网架的血凝块，纤维蛋白网架被认为是纤维细胞长入血肿的支架。血肿周围的吞噬细胞、毛细血管和幼稚的结缔组织很快长入血肿，后者主要分化为产生胶原纤维的成纤维细胞。有实验表明：

骨髓血可成骨，而外周血不能成骨，这也充分表明骨折端血肿对骨折愈合的重要性。

当髓腔内的血液被吸收时，骨折端有限范围的骨坏死区逐渐变为明显。在出血和坏死区周围很快发生无菌创伤性炎症。小血管扩张和组织充血范围常超出骨折。多形核白细胞、巨噬细胞侵入骨坏死区将骨折端渗出的红细胞、血红蛋白、胶原以及骨碎片等物质清除。在这一阶段，骨端出现破骨细胞，死骨被破骨细胞清除。破骨细胞一般存活几周甚至几个月。随着血肿被清除、机化、新生血管长入和血管周围大量间质细胞增生，使形成的肉芽组织将骨折端初步连接在一起，这一过程在骨折后 2 ～ 3 周内完成。

2. 原始骨痂形成期

骨折后的新骨形成开始于骨折后 7 ～ 10 天，至少要延续到骨愈合完成之后。骨折区损伤组织刺激细胞增生，在骨折端形成一团在结构上和来源上都是复合性的组织，称为骨痂。从部位来说，骨痂可分骨外膜骨痂、桥梁骨痂、连接骨痂和封闭骨痂，从参与骨痂细胞的主要来源来说，可分为内骨痂和外骨痂。包绕于骨折外围来自骨外膜的膜内骨化及部分软骨内骨化的新生骨称为外骨痂；包绕于髓腔内内层，来自骨内膜的膜内骨化及软骨内骨化的新生骨称为内骨痂。在血肿机化之前，来自骨外膜的成骨细胞只能绕过血肿，沿其外围与骨折线两端的外骨痂相连的骨痂称为桥梁骨痂。随着血肿的机化，纤维组织经软骨骨化，使内、外骨痂相连的称之为连接骨痂。大约在 2 周内，髓腔损伤区大部分被成纤维细胞样的肉芽组织充填，逐渐转化为海绵质骨，由海绵质骨形成的新骨，从骨折两端开始，横过髓腔，被称为封闭骨痂。

在这一阶段中，每一种组织都由纤维组织演变而来，同时，纤维组织的增生和成熟加速骨生成的活性，当骨折端存在不稳定因素时，这一过程难以进行，骨端会发生纤维化等反应。纤维软骨也是由纤维组织分化形成，纤维软骨在骨替代之前先要矿化。纤维软骨矿化的开始和控制是由软骨细胞支配。

骨折后 24 小时内，骨折端附近的外骨膜开始增生、肥厚，以后骨膜血管网弯曲扩张，新生血管伸入骨膜深层，开始膜内成骨。外骨膜对骨折愈合起重要作用，通过形成的桥梁骨痂具有稳定骨折端的能力。外骨膜的成骨细胞增殖较快，主要在外骨膜深层，从远离骨折断端的部位开始，最初仅为一薄层细胞，很快形成一层很厚的成骨细胞增殖层。在此层外是纤维层。在几天之内，外骨膜深层细胞在靠近骨折线处形成明显的环状物，成骨细胞继续分化，在血供适当的情况下，可转变为骨母细胞和骨小梁，并牢固地贴附于骨折断端活的或死的骨皮质上。与此同时，毛细血管也发生增殖，但环状物内的成骨细胞增殖较快，超过了毛细血管的增殖，因而发生血供相对不足，使成骨细胞转变为软骨母细胞或软骨细胞。环状物可分为 3 层，深层为紧贴附于骨的骨小梁，中层为软骨，外层为增殖细胞。软骨和深层骨小梁与外层增殖细胞掺杂在一起。纤维软骨矿化是新骨形成与沉积坚硬的基础。非矿化的纤维软骨被清除，逐渐形成初级骨小梁。骨折两端的环状物逐渐增厚，互相接近并融合，形成桥接连接，完成初步愈合。

外骨痂的血供，绝大部位起源于骨膜外组织，特别是骨端周围的肌肉。当骨膜撕裂时，骨痂的增殖不能完全被纤维组织囊包围，小的新骨生成灶有时可在周围组织甚至在肌纤维间看到，外骨痂的生成量取决于骨膜损伤程度和完整性。与此同时，骨折断端髓腔内的骨内膜和骨髓的成骨细胞也以同样的方式进行增殖，由于血供没有骨外膜丰富，生长较慢。骨内膜和骨髓成骨在骨愈合中很重要，产生内骨痂，是骨折端愈合的主要来源，特别是在没有外骨膜成骨的松质骨愈合中。最初几天，骨折端髓内血管增生，毛细血管和新生的营养血管长入，同时有间叶类型的细胞浸润，这是骨母细胞前体转变为骨母细胞后，产生不成熟的骨小梁和一些纤维软骨，使骨折端连接。

充填于骨折端和被剥离的骨膜下，由血肿机化而形成的纤维组织大部分转变为暂时存在的软骨，最终被骨代替。软骨细胞经过增生、变性、矿化与成骨的过程，称之为软骨内骨化，软骨在远离骨折区不形成，而在骨折区形成。年幼动物的软骨量比老动物多，剪性应力的影响能促使软骨成熟和骨痂增殖，制动差的不稳定性骨折，软骨和骨痂比制动好的稳定性骨折生成要多。软骨内骨化是从软骨块周围开始，最初由含有骨母细胞的组织侵入，发生软骨细胞死亡，基质钙化，软组织进行性减少等改变。软骨被周围侵入的海绵质骨分为若干个小结节，经过矿化最终所有的软骨被细嫩的海绵质骨替代，小的矿化软骨残存仍能在骨小梁间看到。同时，由于骨外、骨内膜增殖成软骨细胞而释放出磷酸酶，使血肿内的磷酸酶含量剧增，它可以水解血浆内有机结合的磷酸，释放出磷酸盐，与原溶解于血肿内的钙结合为磷酸钙。沉积后的经矿化的骨样组织转变为骨组织，由于钙的沉积。此时形成的骨样组织，在 X 线片上可显影。

内外骨痂与桥梁和连接骨痂的融合，即意味着原始骨痂的形成，这一阶段需要 6~12 周完成，使骨折断端被幼稚的网质骨松散地连接起来，断端活动逐渐减少，而达到所谓"临床愈合"阶段。

3. 成熟骨板期

在成熟骨板期阶段，新生的骨小梁渐增，排列渐趋规则，骨折端的坏死骨部分经过血管、成骨细胞和破骨细胞的侵入，完成清除坏骨和爬行替代过程。由膜内和软骨内骨化形成的骨痂是幼稚的网质骨，其硬度和强度不足，还需改建成更成熟的结构，逐渐被破骨细胞清除，被板状骨替代，即由原始的骨痂改建为有力的板状骨，这一过程需 8~12 周完成。

最初板状骨与幼稚网质骨小梁结合，使骨小梁变粗，缩小了网质骨结构之间的空隙，细嫩的骨松质最终变为结实的密质骨，骨髓腔也被封闭，形成坚固的骨性连接。通过这种方式，在变窄的血管通道内形成了初期骨单位时，血管通道成为中央管。并不是所有的网质骨一次被清除，网质骨在骨密度内仍存在一段时间，和新形成的骨单位并存，甚至在骨愈合后，仍可见残留的网质骨灶。塑性继续进行，在中央管间隙内的初期骨单位被破骨细胞清除，新生板状骨继而沉积，被二次形成的骨单位替代。这个过程和胚胎形成与其后发生过程相似。

4. 塑形期

骨的塑形主要受应力的影响，是成骨细胞和破骨细胞共同的结果。破骨细胞先在骨痂上钻一小孔，以后有血管长入，随之成骨细胞便形成新的骨单位。应力最大的部位有更多的新骨沉积，不足的部位通过膜内化骨而得到补充，而机械功能不需要多余的骨痂则被吸收。根据人体的需要，骨的结果按照力学原则改建为正常骨的结构。这符合 Wolff1863 年提出的定律：骨的机械强度取决于骨的结构，正常和异常骨结构随着功能需要而发生变化。机械应力对维持和改变骨的结构是很重要的。

骨折愈合过程中塑形，在骨愈合过程中已开始，在骨折愈合后，仍持续较长的一段时间，最初塑形较快，当骨折牢固愈合后逐渐变慢。使骨折愈合处塑造结实，髓腔再通，骨髓组织恢复，骨折线消失，恢复以前的正常结构通常要几个月至几年。

当骨折对位好后，梭形骨痂被清除，而不是代替。如果骨折被骨皮质嵌入形成愈合，部分梭形骨痂变成骨密质，形成新的骨皮质，而剩余部分被吸收，在新生成骨皮质深面的大量骨皮质也被吸收，转变为新的骨小梁结构。

从上述一系列变化看，骨折愈合是一个连续不断的过程。一面破坏清除，一面再生修复。坏死骨的归宿，与其所在的解剖学位置有关，在畸形愈合的骨折，当一个骨折端插入软组织后，乃因无保留的必要而被吸收，但若位于有用的解剖学部位，则不急于被吸收，而因塑形作用恢复其血循环。为了叙述方便而将骨折愈合分为四个阶段，实际上各阶段之间紧密联系，互相交错，是不能截然分开的。

第四节　骨松质的愈合

骨松质的结构不同于骨皮质，骨松质的骨小梁相对较细，骨小梁之间的间隙较大，血供比较丰富，因此骨细胞可以借扩散作用获得营养，而管状骨的骨皮质主要靠髓腔的营养动脉供给血供，约占骨皮质内的 2/3，仅外部的 1/3 靠骨外膜的血管营养。

由于结构的不同，骨松质骨折后的愈合过程也不同于骨皮质，没有包绕骨折端的血肿。因此，通过骨折端血肿机化，软骨内成骨的作用微弱，缺少骨痂的形成或骨痂产生较少。骨折断端间仅有部分血块，很快由邻近骨的直接扩撒而发生机化、矿化等一系列改变。由于骨松质血供丰富，愈合过程较管状骨快，除特殊部位的骨折外，断端发生骨坏死程度轻，甚至无坏死发生，通过骨小梁直接接触，骨愈合的发生较快。与管状骨另一不同的特点是，在关节内的骨折，由于骨松质无外骨膜，不显现外骨膜，有的骨松质有外骨膜，但成骨能力差，膜内化骨弱，仅有少量外骨痂形成，有的外骨膜仅为一层结缔组织，没有成骨组织，不会产生外骨痂，因此这些部位的骨愈合，只有依赖骨髓的成骨作用。这一特征最先由 Schmor(1924)发现，例如股骨颈、髌骨、舟状骨和其他腕骨的骨膜均缺乏成骨组织，因而不会在关节腔内形成骨痂组织。

由于骨松质缺乏骨痂，骨折部位的骨小梁间的直接愈合不够坚固，由于重力和应力的作用可发生压缩而变形，因此不适宜过早负重。

第五节　牢固内固定中的骨愈合

Danis(1949)、Bagby(1958) 以及 Hicks(1959) 采用牢固内固定后发现骨折端 X 线摄影无骨痂，形成无外骨痂的骨愈合。Charnley 等 (1952) 对膝关节融合采用加压装置也证实了这一点，Danis 最初描述这种无外骨痂的骨愈合为"自体焊接"（autogenousweld），后来 Schenk 和 Willencgger(1967) 称为一期愈合（primaryunion）或直接愈合（directunion），而把通常发生的骨愈合称为二期愈合（secondaryunion）或间接愈合（indirectunion）。Pritchard(1964) 的实验发现稳定性骨折的间隙，首先被骨膜骨痂形成的软骨充填，以后由骨髓形成的骨小梁进入骨折间隙而形成愈合。在不稳定性骨折，则先由纤维骨膜增殖的纤维组织充填骨折断端，持续一段时间后，最终由骨化的骨膜骨痂形成的骨小梁侵入骨折间隙而完成愈合。因此，骨折的稳定程度决定了它们愈合的方式。

一、一期愈合与二期愈合的区别

一期愈合与二期愈合的不同点在于：一期骨愈合是在骨折断端的间隙极为微小时，新生骨单位可由一个骨折端直接进入另一骨折端。二期愈合的方式为间接性的，即在骨折端无接触或间隙较大的情况下，预先形成含成骨组织的肉芽组织和暂时性的骨痂，其后骨痂塑形。暂时性愈合转变为永久性愈合。一期愈合的方式是直接的，没有肉芽组织的形成，直接由软骨内骨化完成骨愈合，以后很少需要塑形。在骨松质的线性骨折，当骨折断端稳定，对合好，无移位时，不附加机械性固定就能一期愈合。而大多数骨折，只有通过牢固的内固定，才能达到一期愈合。实际上，牢固的内固定在早期可以消除骨折断端的活动，抑制了骨膜骨痂的形成，但有利于原发反应性骨痂的形成，有利于骨髓循环通过骨折端，有利于骨髓成骨组织通过骨折端，保证了骨髓愈合，促进了骨皮质愈合或骨折的连接。

二、无骨痂形成的骨折直接愈合

1. 愈合必备条件

无骨痂形成的骨折直接愈合必备的条件是骨折处需绝对稳定。为此，必须将骨折端准确加压固定而获得稳定性。同时这种加压固定必须能承受足够的负荷，使骨折端在变形力（如由肌肉收缩、物理治疗和部分或全部负重时所产生）作用下保持紧密接触。另外，骨折直接愈合更进一步决定性的要求是骨折局部必须有丰富的血液供给，这一要求不仅与骨折本身造成的血管损害有关，而且依赖于手术过程中对软组织及骨的处理。放射学上显示的无骨痂形成的直接骨愈合在组织学上由通过动物实验证实，将横向切断犬的桡骨中段完全准确复位后用加压钢板坚强内固定，同时保持尺骨完整，术后能完全负重。这一实验方法可以理想地形成骨折直接骨愈合的再生性解剖及力学环境，用以进行组织学检测。

2. 两种愈合形式

每周 X 线片显示了无骨痂形成的直接骨愈合过程。由于相对厚的钢板没有预弯，植入后对桡骨凹侧没有加压作用。因而骨折端间挤压力仅存在于钢板侧，而在钢板对侧的骨折端间形成 0.2 ～ 0.5mm 宽的间隙，这样便在同一标本上出现了缝隙愈合与接触愈合两种形式。

（1）缝隙愈合（Gaphealing）：是指在稳定（或"安静"）的缝隙，骨折后很短时间内血管及间充质细胞便开始长入。成骨细胞几天内发生分化，并在骨折端表团开始沉积类骨质，大多不伴有破骨细胞的骨吸收现象，新生骨单位可由一侧骨折端直接进入另一骨折端。这种与正常骨发生过程中见到的骨皮质添加性骨形成（appositionalboneformation）是对损伤组织释放出的活性物质最先及最快的反应。这样，直径在骨单位外径（150 ～ 2001μm）以内的骨折间隙完全由板层骨充填，且通常在 4 ～ 6 周完成。若缝隙愈合成功，骨连接则在数周内通过直接管形成完成。然而骨连接在某种意义上还不是骨愈合，这是因为：①骨折端新形成的骨同原始骨皮质的形态及机械性能还有相当大的差异；②骨折端至少是部分的无血供及失活的或是坏死的，因而不管是无血供区还是其他修复组织，都需要经过哈佛塑形替代完成。

（2）接触愈合：骨皮质重建过程即构成直接骨愈合的第 2 阶段，也即接触愈合（contacthealing）。哈佛塑形作用的激活将在骨折端产生大量的基本多型细胞单位（basicmulticellularunits,BMU）。在正常成人骨代谢中，BMU 的存在和活性是维持正常骨质不断更新替代过程的重要组织学基础。在骨折端产生的 BMU 中，破骨细胞形成的切割器圆椎沿纵轴进展，随之长入血管、成骨细胞，在骨折间隙形成新生骨，这样无血供皮质骨及其他修复组织便由新生骨单位取代。由此看来以缝隙愈合为主，缝隙愈合与接触愈合联合作用是构成直接骨愈合的组织学基础。

三、直接愈合的陷阱和误区

直接骨愈合的成功依赖于手术中所能达到的精确复位及稳定程度。这里有 3 个问题需要提及，即间隙宽窄的影响、过度加压可能引起的损害和血管化延迟。如前所说，骨折间隙不应越过 0.5~1.0mm，否则 4 ～ 6 周内难以实现骨性充填。通常用"跳跃距离极限"这一盘词来描述其重要性。实际上，要将骨折端复位到完美至在显微镜下所有接触面均紧密接触几乎是不可能的，这些对于直接骨愈合的影响是致命性的。

从整体讲，骨对压缩力抵抗性很强。但解剖复位后所遗留的微小变形，会在接触点或压力点局部形成超强压缩。超过弹性限度的负荷导致不可逆的变形。骨板状结构的变形或更严重病例中出现的微骨折，将导致局部均陷。在这种情况下，不能达到直接骨愈合，而只能通过再塑形愈合。

骨折常引起局部血供改变，而坚强内固定手术对血供影响更大。常因骨皮质血供切断的后果更为明显，它会或多或少产生坏死区。失去血供的骨单位的骨细胞死亡，骨基质矿物密度增加。随时间推移，无血供基质开始坏死，不能激活和被 BMU 替代，即使血供恢复，再血管化很满意，坏死部分仍不能发生骨替代，且坏死骨量持续不变，这对直接骨愈合威胁很大。

四、坚固内固定下骨折愈合的争议

对坚强内固定下完成的骨折一期愈合是否为最好的愈合方式，仍有争议。因为牢固的固定使骨折端应承受的局部应力消失，使骨折受到了过度的应力性保护，可使骨皮质强度变弱，固定去除后，甚至在去除前就有发生再骨折的可能。经固定的骨折端发生失用性萎缩，符合 Wolff 关于骨结构与功能的有关定律。近年来，提出生物学接骨理论即 BO 理论和相应的内固定装置和方法，如 Liss 固定系统等。对于 AO 坚强内固定理论是一重大挑战和进步。

第六节　影响骨折愈合的因素

一、全身因素

影响骨折愈合的全身因素是间接性的次要因素（表4-2）。主要有年龄，如新生儿股骨骨折的愈合时间为1个月，15岁时为2个月，50岁时为3～4个月。其他因素有营养不良、全身衰竭和某些疾病，如骨软骨病、糖尿病、坏血病、梅毒以及老年性骨质疏松等，被认为抑制骨的生成。维生素C的缺乏抑制胶原和骨的形成；维生素D的缺乏影响新骨的钙化过程；维生素A过多，会使破骨细胞的吸收作用过强，使骨干变细，骨皮质变薄，骨的脆性增加。在缺乏维生素D和钙的动物，Lindholm(1974)发现骨折部位多为纤维和纤维软骨组织。

表4-2　影响骨折愈合的全身因素

有利因素	不利因素
生长激素、甲状腺激素、维生素A、维生素D、胰岛素、降钙素、甲状旁腺激素、促蛋白合成类固醇、全身营养状况好、年龄偏小	骨质疏松、皮质类固醇、维生素D缺乏、非甾体类抗炎药物、抗肿瘤类药物、吸烟、贫血、类风湿关节炎、糖尿病、营养不良、激素分泌异常

1.骨质疏松

骨质疏松是较常见的代谢性疾病。随着社会老龄化，发病率逐年增多，是影响骨愈合的常见因素。骨质疏松的特征是骨的质量减少，影响骨髓的质量，直接影响成骨干细胞的数量。成骨细胞的量不足，直接影响骨折愈合。由于骨质疏松，难以达到较牢固的固定，骨折端的活动造成间接影响骨折愈合。

2.激素

近20年来，激素对骨折愈合方面的研究较为深入，有间接影响也有直接影响．有促进作用，也有不利因素。生长激素不直接影响软骨或骨的形成，但通过肠道促进对钙的吸收，有利于骨质矿化，可间接刺激软骨与骨的形成，从而促进骨折愈合。

（1）甲状腺素：甲状腺素对人体正常生长与发育必不可少，直接刺激软骨生长与成熟，因而对骨折愈合有促进作用，而且与生长激素起协同作用。

（2）皮质类固醇：经实验和临床结果表明，皮质类固醇会增加骨吸收，减少管形成，从而影响骨折愈合，还抑制间质细胞分化为破骨细胞，降低骨愈合过程中所必需的骨基质形成。

（3）雌激素与雄激素：对骨发育与成熟以及随年龄生长可预防骨的减少，对发生骨质疏松起重要作用。实验结果表明：这两种激素可刺激骨形成，因而促进骨折愈合。主要是通过增加血清甲状腺跟激素的分泌，且增加了维生素D_3的浓度而促进骨质矿化，达到促进骨折愈合的作用。

3.全身营养状态

全身营养状态不良，例如镰状细胞贫血与地中海贫血，由于造血系统旺盛，消耗了大量骨先质细胞，降低了骨髓成骨的能力，因而影响骨折的愈合。贫血患者血中铁含量不足，也影响骨愈合过程和影响骨痂的强度。

4. 吸烟

吸烟影响骨的正常代谢和局部血液循环，抑制骨形成，造成骨折断端吸收，并影响破骨细胞功能。在临床上吸烟者，骨折延迟愈合率高于不吸烟者。实验结果表明，尼古丁可降低干骺部血液循环状态，干扰骨折愈合的过程。有实验结果表明，应用尼古丁组，没有发生牢固愈合，而空白对照组，59% 在 5 周就发生了牢固愈合，血清尼古丁的水平可通过放射免疫方法测定。结果表明，发生不愈合与血清尼古丁的含量成正比，血清尼古丁量高，则骨不连比例发生也较高。

二、局部因素

影响骨折愈合的局部因素较多，包括血液供应、肌肉肌腱损伤情况、皮肤覆盖条件；局部损伤程度；神经损伤的严重性；周围组织细菌学状况；局部营养供应条件以及患者创伤前的全身状况等（见表4-3）。采用微创与生物固定技术，减轻了对局部的损伤，最大限度地保留了管组织的血供，有利于骨折自然愈合过程。

表 4-4　影响骨折愈合的局部因素

有利因素	不利因素
局部损伤较轻、良好的局部血供、骨折端接触好、局部稳定性好、局部生长因子、骨形态蛋白（BMP）、电刺激、低强度超声、局部生理性负荷、微创与生物固定	局部损伤较重、局部血供差、骨折接触差、稳定性差、肿瘤或骨髓病变、感染、放射线、骨蜡、失神经支配、植骨量不足、内固定物过于庞大

1. 局部血液供应

影响骨折愈合最根本的因素是局部的血液供应，即一切影响血液供应的因素都会直接影响骨折愈合过程。

营养血管及中央管断裂：骨折时造成经骨外膜进入骨内的营养血管及中央管断裂，断端血供不良，不但影响骨折端修复组织生长，而且造成断端骨坏死，直接影响骨的愈合过程。由于长骨两端的骨松质血供丰富，发生骨断端坏死程度轻，愈合也较容易，而在骨干部位的骨折，有时会造成远侧一段或二段血供部分障碍（如胫骨干中部骨折或胫骨双段骨折），断端发生骨坏死较重。在一些特殊部位的骨折（如腕舟状骨骨折近端），会造成血供完全障碍，发生整块骨的坏死。只有活骨才有可能产生骨痂，而死骨只有通过爬行替代过程来完成骨愈合，因此，骨断端血供障碍，不仅影响骨断端修复组织生长，加重骨坏死，造成愈合速度减慢或者发生骨不愈合。

2. 受区植骨床条件和植骨材料

在植骨愈合过程中，受区植骨床条件和植骨材料对骨愈合影响较大。血管注射研究表明，自体植骨早期成活，得益于植骨床去皮质后血液供给，而没有去皮质的植骨床愈合失败。这充分表明植骨融合过程中，植骨床去皮质的重要性，去皮质不仅给植骨提供了血供，更重要的是提供了骨髓细胞、骨先质细胞以及骨愈合过程中所必需的炎性细胞。在植骨床去皮质用磨钻时，要注意会发生局部温度升高所致的骨坏死，会影响骨愈合。预防的方法首先是勿使磨钻长时间与骨面接触；其次是在打磨过程中用 0.9% 氯化钠溶液持续性冲洗，以降低局部温度。

三、局部损伤程度

1. 影响骨断端修复的因素

损伤严重的骨折，周围软组织损伤也重，骨折多有移位、粉碎或开放，骨膜的撕裂损伤较重，对周围组织和骨折端血供影响较大，加重了骨断端的坏死程度，使骨断端和周围软组织新生血管形成减慢，侵入血肿形成机化的时间延长，局部损伤重时，骨断端形成的血肿和出血坏死区大，局部创伤性炎症改变较重，持续时间较长。较大的血肿，造成局部循环障碍，影响骨断端修复组织增殖，还影响骨折两端由骨外膜产生的成骨细胞顺血肿外围相互连接的过程，膜内成骨和软骨肉成骨过程均可受到影响，使骨折愈合过程减慢。

2. 影响外骨痂形成的因素

外骨痂形成取决于骨膜的成活与完整性。骨膜的广泛撕裂会造成骨膜坏死，加重骨端缺血坏死，影响骨愈合。管膜的完整性对保护骨折的稳定性较为重要，同时有利于膜内成骨。外骨痂的形成常在骨膜完整的一侧出现，并由骨膜形成的纤维组织囊包围，阻止了骨痂的增殖和向周围组织内扩散，对骨折愈合是有利的。一些特殊部位的骨折，除血供不良的因素外，骨膜无成骨组织，因而无膜内成骨过程，外骨痂难以形成（如股骨颈、腕舟状骨等），也是影响管愈合的因素之一。

3. 骨折端的接触状况因素

骨折端的接触状况骨折端的紧密接触和接触面积对骨折的愈合有较明显的影响。

（1）嵌入性骨折、骨松质的线性骨折，即使不附加固定，也有一期愈合的可能，骨干骨折当使用加压内固定，使骨断端紧密接触，经一期愈合的方式较快地完成骨愈合。如果断端有软组织嵌入、分离、缺损等因素，愈合则有困难，甚至不愈合。

（2）在骨断端互相接触的基本条件下，斜行和螺旋形骨折比横断性骨折容易愈合，这是因为骨折端面积大，就会有较大范围的血管区来供给骨痂的生长，有利于骨愈合。同时，通过膜内和软骨内成骨的骨痂量也多，断端间愈合较牢固。

（3）因肌肉牵拉或过度牵引造成的断端分离，即使有 0.5cm 宽的间隙，就足以使骨折愈合时间延长或发生骨不愈合。过度牵引对骨愈合的影响与时间有关，如果过度牵引不是在骨折后的几天之内，而是在几周之后，可使已发生血肿机化内的新生毛细血管变窄或撕裂，使新形成的修复组织撕裂，发生已形成的外骨痂缺血与坏死。持续几天或几周的过度牵引对骨愈合更为有害。人们已对前臂石膏重力牵引治疗肱骨骨折或小腿骨折采用牵引治疗引起了重视。

4. 骨折固定不当因素

固定不当骨折断端存在旋转和剪式应力是影响骨断端修复组织顺利生长的重要因素。

（1）当外固定范围不够，位置不正确以及髓内针过细和固定后松动，都难以阻止旋转和剪式应力对骨折端的影响。固定时间太短或过早的活动以及不正确的功能锻炼，都可使骨折端遭受旋转，成角和剪式应力，损伤断端修复组织，造成髓内新生毛细血管和已形成的骨痂断裂，发生断端缺血坏死，促使断端纤维组织和软骨形成，发生骨折延迟愈合。最易受旋转和剪式应力影响的部位是尺骨下端、陈骨下端、股骨颈、腕舟状骨，因而骨不愈合在这些部位发生率高。Anderson 的实验表明，较紧的髓内针固定，完全消除了骨断端的活动，外骨痂形成少，骨折愈合较快。当髓内针固定松动或以后发生了松动，骨断端活动不能消除，尽管外骨痂丰富，但在骨断端仍有纤维性组织，有些形成裂隙，有带绒毛的滑膜组织长入，形成了假关节。

（2）实验研究与临床均表明，局部的稳定性有利于骨折愈合。稳定的固定降低了局部的活动，可取得较高的愈合率。而当固定松动，会增加不愈合发生率。

（3）反复多次粗暴的手法复位、局部过多的 X 线照射、不必要的或粗糙的切开复位等因素，会造成局部血供损害。骨膜过多的剥离、内固定物过于庞大以及开放骨折中过多地去除碎骨片而导致骨缺损，均可影响骨折的愈合过程。骨折复位避免广泛显露下的直接复位，而应行间接复位，保留骨块与周围组织的连接。这是改善骨折愈合的关键，因为活骨形成骨痂快，有利于骨折愈合。

5. 感染因素

感染是影响骨折愈合的另一因素。使骨断端髓腔被版细胞充填，并向两端延伸，延长了局部充血的时间，断端逐渐被含有淋巴细胞、浆细胞和多形核白细胞的炎位肉芽组织所充填。骨折本身会发生不同程度断端骨坏死。感染还可加重骨坏死程度，使骨折愈合过程受到干扰，当同时存在固定不当、骨缺损等因素时，更容易发生骨折延迟愈合和不愈合。

四、影响骨折愈合的药物

1. 吲哚美辛和水杨酸盐类

骨折愈合早期的炎症反应与前列腺素有密切关系，前列腺素可引起骨折断端血管扩张等一系列炎症反应，吲哚美辛这类抗炎药物可抑制前列腺素合成，同样，前列腺素在炎症情况下的血管扩张作用被抑制，局部血流受到控制，组织缺氧缺血，继而影响骨折愈合。这一作用在不少动物实验中已得到证实。例如，Allen（1970）等在大鼠桡骨骨折实验中观察不同剂量吲哚美辛及阿司匹林对骨折愈合的影响，发现这些抗炎药物都可以引起骨折愈合延迟，甚至假关节形成。造成骨折延迟愈合的情况同样也可在临床骨折病例中出现，Sudmann 曾报道，内踝骨折、腓骨干骨折病例经石膏固定后持续服用吲哚美辛（25mg，每日3次）9周，可引起骨折纤维愈合。

2. 四环素族

四环素族药物可以沉积在牙齿，造成变色及牙釉质发育不全已被人们所熟悉. 但其可以永久性结合进入钙化组织中，可引起动物和人类胚胎骨骼的生长迟缓，并引起骨骺及干骺部位骨小梁的变形甚至折裂，对骨折愈合也会有影响。Engcsacter 等的动物实验表明，给幼年大鼠用土霉素2周，治疗结束时，体重减轻（7%），骨骼显著缩短（1% ~ 2%），两胫骨干的抗弯强度显著减低(9%)，两股骨的抗弯强度显著减低（22%），证明土霉素可使骨骼的脆性增加，其作用主要是通过影响骨的钙化过程和影响胶原的合成。

3. 皮质酮

皮质酮可以影响骨的生长、骨的转换以及骨损伤以后的修复，长时间服用皮质酮治疗的患者，

发生全身性骨质疏松，甚至发生病理性骨折。在骨折修复过程中，应用皮质酮可以造成明显的影响，这是由于皮质酮可以对骨折修复的各个步骤都产生作用。骨折以后血肿逐步吸收，并被机化形成肉芽组织，皮质酮使血肿的吸收明显缓慢，肉芽组织形成受到抑制。血管的发生和膜内成骨、软骨内成骨也同样受到影响。对应用皮质酮治疗的骨折，进行骨的生物力学测定，可以发现其抗张强度明显减低。

4. 抗凝药

抗凝药影响骨折愈合是因为减少了凝血激酶的浓度，使骨断端纤维蛋白血块减少，并降低了局部钙浓度。肝素是一个黏多糖，而且与硫酸软骨素相似，可以通过竞争机制，替代或改变正常基质中的黏多糖，使骨折局部黏多糖减少，从而阻止钙化基质的形成，影响了骨折愈合。Minola 等在家兔桡骨骨折实验中，发现肝素及双香豆素可以使骨折部位产生一个持续性血肿，形成一个显著的、持续的软骨骨痂阶段，从而延迟了骨折愈合。Stinchfield 等在临床实践中，对 4 例并发血栓性静脉炎的骨折病例应用抗凝药，结果 4 例骨折均不愈合。

5. 抗肿痛药

环磷酸胺、甲氨蝶呤、阿霉素等在围术期应用会抑制或延缓骨的愈合能力。如果在术后早期给予会抑制骨的形成，影响骨折，愈合过程。这类药除了有细胞毒性作用外，还有影响结缔组织修复作用，对皮肤及骨骼均有影响.应用环磷酰胺后。大鼠长骨由于骨骺软骨板细胞受到损伤.而使其纵向生长受到影响，股骨干纵向生长减少 70% ~ 80%，骨骼的机械强度也同样受到影响.股骨干的抗弯强度可减少 35%。基于同样的原因，在大鼠及家兔的骨折愈合中。由于环磷酰胺延迟新骨形成及骨断端的再吸收，使骨折愈合延迟。

五、电流对骨折愈合的影响

实验与临床均证实，电流能促进骨折愈合，其机制尚未完全明了。有人认为，电刺激造成副部组织氧消耗和氢增多。低氧张力能刺激有些细胞分化为软骨细胞和成骨细胞而成骨。目前常用的电刺激方法有 3 种：①半缝入型，经反应入一至数个电极；②埋入型，将微型电流刺激器埋在组织中；③非损伤性，外而使用电磁场治疗，一般认为，电流量小于 5μA，元成骨作用，5 ~ 20μA 逐渐有骨形成，大于 20μA 可显示细胞坏死，无骨形成。对不同部位和不同类型的骨不愈合，临床应用电刺激治疗所报道的成功率为 85% ~ 98%。我们所研制的全直入微型脉冲电流刺激器，在实验和临床应用中，都起到了良好的作用。此外，低强度超声刺激在临床上，用于长骨骨折证实可加速骨折愈合。也有资料表明可加速脊柱融合率，提高了骨融合后的质量。

六、氧张力对骨折愈合的影响

实验证实，骨折愈合过程中，在局部相对缺氧和机械刺激情况下，有利于软骨形成。同样，骨生成所需的氧张力较低，而局部氧浓度高时，成骨过程被抑制，Ninikoski 和 Hunt 发现，

在软骨骨痂和新生骨中，氧张力较低，最初 3～4 周，在 2.93～5.33kPa(22～40mmHg)。以后，随着髓腔再通，骨内氧张力水平上升，接近骨干和血中的水平，这可能是尽管周围血供丰富，而对氧的摄取较低，或者与局部氧的消耗量大有关。

第七节　骨折畸形愈合的处理

骨折畸形愈合即骨折愈合的位置未达到功能复位的要求，存在成角、旋转或重叠畸形。其主要有复位不佳、固定不牢和负重过早。

1. 复位不佳

如肱骨髁上骨折，肱骨内侧骨皮质的对合甚为重要，如对合整齐，则不易发生肘内翻，如对合时，远断端有向内移位，或二骨折端间有旋转移位，则肘内侧骨皮质对合不好，由于臂外展时前臂的重量，使骨折远断端发生内翻，在活动中，上臂外展几乎是难以避免的，因而可形成肘内翻位愈合。又如前臂尺桡骨折，复位时应达到桡骨折远近端的旋转对位，近断端因有旋后肌，常处于外旋位，而远断端受旋前方肌和旋前圆肌牵拉常在内旋位，复位时一定要根据骨折端形状和骨间膜附着侧骨皮质改变，以达到旋转复位。桡骨下端骨折，Colles 骨折的桡骨背侧骨皮质和松质骨有压陷，Smith 骨折则是掌侧压陷，复位时常难以达到桡骨下端关节面的正常向掌侧倾斜，因背侧缺少支持。斜行骨折，牵引时间不足 3～4 周，未等到纤维连接而去除牵引，致该骨短缩。

2. 固定不牢

（1）石膏外固定有时难以控制在石膏固定中的变位，例如 Colles 骨折，虽然石膏固定在掌屈尺偏位，因桡骨背面骨松质压陷，复位后骨折线背侧部为空隙，在骨折愈合过程中，骨痂收缩，致桡骨远端向背侧变形成畸形愈合。

（2）石膏固定长度不够或固定时间不足，例如肱骨髁上骨折，长臂石膏上端应达腋窝，远端应达手背，而常见的不足是上端仅达上臂中部，如此，当上臂外展时，远端石膏加前臂的重量，可能使骨折远断端向尺侧偏移，而发生肘内翻，Colles 复位后的前臂石膏近端应达肘下，远端控制掌骨，而如前臂石膏仅达前臂中部则骨折部在石膏内即可能发生变位，因固定杠杆不够长。固定时间不足，也是常见的，未等到有足够的骨痂而去掉外固定。

（3）未按时更换石膏，新鲜骨折复位后石膏固定系有垫石膏，以备在石膏固定中，容许肿胀余地，过 2～3 周后，肢体肿胀消退，石膏固定变松，骨折处可能变位，此时应更换无垫石膏，以保持确实的固定，如不更换，肢体在石膏中可以活动，则骨折处可能变位而畸形愈合。

（4）内固定不牢，如不扩髓的髓内锁钉，髓内钉较髓腔细，靠两端锁钉固定，由于应力集中于两端锁钉，可以发生折断，折断后，髓针在髓腔内固定不牢，可以发生成角畸形愈合。

3. 过早负重

下肢骨折，当骨折未达临床愈合之前，过早负重，可致骨折畸形愈合，例如股骨粗隆间骨折在愈合前负重，可致髋关节内翻畸形；股骨干骨折钢板固定，胫骨干骨折钢板固定后，在骨折未愈合前，患肢负重，由于钢板在一侧骨皮质外，系偏心固定，负重时加于骨折处的应力，可致钢板的螺钉拔出，或折断，进而使钢板折断而失去固定作用，如未给以外固定则可能发生畸形愈合。

在骨折尚未完全牢固愈合之前发现的畸形，最常见者为成角畸形，如果该肢体关节并未经过长期固定，活动范围尚好，则应尽早通过手法或手术矫正，然后给予外固定可较快愈合。

如果是迟延愈合发生畸形，此种病例多已经过较长期外固定，关节活动功能较差，纠正畸形使之愈合，还需要较长的时间，此时应先练习关节活动，再行矫正畸形。对已经牢固愈合的畸形，如关节活动不好者，亦应同样处理。但如在矫正手术中只用内固定，而术后不再用外固定，可较早活动关节，那么，手术应早做。对已形成畸形且牢固愈合，关节活动度较好者，为防止创伤性关节炎，矫正手术亦不可拖延太久。

骨折畸形愈合是否需要矫正，应根据临床表现与理论指导两者相结合做出决定，并不单纯依靠畸形所改变的机械力学所考虑。患者应知道手术的危险性，手术后不仅矫正畸形，而且改变功能，在下肢必须考虑改变下肢负重力线包括受累的骨、关节及重要软组织。原发的及继发的改变，不仅影响手术适应证，而且影响手术方法的选择。所以，术前应考虑以下几方面问题。

(1)非生理的机械负载：对某种骨折的治疗，畸形位置有时被考虑为治疗措施的一部分。例如，股骨颈骨折，骨折线近垂直者，受剪力应力很大，难于愈合，需外展复位或做外展截骨，使骨折线剪力变为压缩力，以使骨折愈合，留下髋外翻畸形。从理论上讲，将导致髋臼顶外缘负重增加，易发生创伤性关节炎，是否截骨矫正，以等到临床有症状出现时，再矫正为宜。对胫骨折内翻畸形愈合，则应多考虑其带来的后果，一旦膝内侧骨关节炎发生，则影响较大，应及早进行手术矫正。

(2)功能：骨折畸形愈合会影响功能，但在某些病例，如牺牲关节活动功能，可得到稳定无痛、更有功能价值的肢体，如有行走能力的强直关节。股骨旋转畸形比实际诊断出的可能要多，髋关节是球状关节，旋转畸形一般并不改变该关节的压力负载，对膝关节的影响需要较长时间才能显出。股骨外旋畸形，可通过肌肉作用，部分或完全代偿。内旋肌与内收肌过分负担则导致步行紊乱，如患者有明确主诉，即可构成截骨矫正的适应证。髋内翻畸形时外展肌效用不足，可明显降低髋功能。肘内翻畸形影响上肢携物功能又不美观，均应手术矫正。胫骨旋转畸形，妨碍足背屈与跖屈，步态不稳，胫骨下端内翻、外翻畸形使足内翻或外翻负重，均应手术矫正。

膝关节附近骨折畸形愈合，如股骨下端及胫骨上端骨折畸形愈合，对膝关节功能影响严重。前成角或后成角畸形妨碍膝关节伸直或屈曲功能。膝过伸（反曲）或膝屈曲畸形的影响已如前述。同样，膝内翻与膝外翻畸形，使下肢负重力线改变，均应及时进行手术矫正。

在肱骨上端，与股骨上端相同的畸形，则不引起多少功能障碍。肱骨下端骨折畸形愈合所致的肘内翻或肘外翻畸形对功能影响较大，畸形较大者，应手术矫正。向前向后成角畸形致肘伸直或屈曲功能障碍，对功能影响较少，肘过伸畸形不像膝过伸对关节损伤那样大，仅对屈曲受限严重者予以矫正。伸直障碍在20°～30°者，一般功能无大障碍，不需要矫正。桡骨下端骨折畸形愈合，无论背屈或掌屈受限或桡偏、尺偏畸形，对腕手功能影响不大，对较严重者需要矫正。

（3）对附近关节囊、韧带等结构的影响：骨折畸形愈合影响附近关节的静力及动力稳定结构。内翻或外翻畸形时，关节的凸侧遭受非生理张力，其关节囊及韧带被牵拉而逐渐松弛，在凹侧的同样结构逐渐萎缩及挛缩。肘外翻畸形还可牵拉内侧的尺神经发生迟缓性麻痹。时间较久的严重髋内翻，内收肌发生挛缩、外展截骨时，应切断内收肌。股骨的前成角畸形，跨膝部的伸肌是动力稳定结构，有一定的代偿能力，不至于松弛。但股骨干后成角时，膝关节背侧的稳定结构则无足够的代偿能力，以维持股骨向后移位的平衡，故临床常见到腘后组织被拉长松弛，发生膝反曲，因此，应予矫正。桡骨远端骨折畸形愈合，可对经过该处的肌腱如拇长伸肌或拇长屈肌腱产生磨损而自发性断裂。

（4）代偿部位的劳损：骨折畸形愈合后，功能障碍常得到代偿，其代偿部位的关节或肌肉长期处于非生理状态，晚期可出现劳损症状。例如，股骨干缩短所致的两下肢不等长，可引起脊柱的代偿性侧弯。晚期往往可发生骶棘肌、髂腰肌及脊柱韧带等慢性劳损而出现下腰痛。腿短缩愈多，代偿性脊柱侧弯愈重，出现劳损症状可能愈早愈严重，对此种代偿性腰痛应较早考虑到，采用不同方法予以补偿。下肢均衡手术就是其中一种。

必须明确，截骨矫形手术的目的，是改善畸形愈合所致的功能障碍，改善外观是次要目的。畸形虽影响美观，但并不都需矫正。例如，锁骨骨折大都重叠畸形愈合，影响美观，但并不需手术矫正。

1）恢复肢体正常轴线：恢复肢体正常轴线，可以改进负重功能。例如，下肢髋内翻，膝内翻、外翻，肘内翻等畸形，截骨矫正后，恢复肢体轴线，可改进肢体负重及活动功能。

2）减轻受累关节的压力：减轻受累关节的压力，可以减轻或缓解关节疼痛。例如，膝内翻畸形，膝内侧受压力负载重，关节疼痛，行外翻截骨可以缓解膝内侧的压力。

3）消除或改善代偿劳损：下肢中一个肢体短缩过多而引起腰痛者，应使两下肢趋于长度均衡，可采用延长短肢或缩短长肢的手术。

4）改善关节的活动范围：股骨向后成角膝过伸反曲，或股骨向前成角膝关节屈曲畸形不能完全伸直者，可行股骨远端截骨，以使膝关节可以伸直负重，消除反曲或屈曲畸形，虽然总的伸屈范围未增加，但使原有活动范围内功能得到了改善。

第八节　骨折延迟愈合和骨折延迟连接的治疗

非手术治疗在骨折延迟愈合骨不连的治疗中有重要地位。由于对骨折愈合机制的了解不断深入和新的治疗方法的出现，许多骨折延迟愈合可以得到预防，部分骨不连可以采用非手术疗法治愈。过去认为骨折局部血循环不良是形成骨不连的重要原因。近年研究则认为骨折区成骨细胞减少、活性降低、骨生长因子的缺乏也是妨碍骨折愈合的重要原因之一。临床常可见到部分骨折患者手术内固定后，尽管断端稳定，但骨痂却长期生长不良，发生延迟愈合，进而断端吸收，发展为骨不连。骨不连患者多次手术植骨内固定失败，植骨吸收，骨折端硬化，病理切片显示断端骨细胞稀少或死骨样改变，体外实验显示骨折愈合障碍区成骨细胞增殖能力低，骨钙素和 ALP 活性低，提示成骨活性的抑制。基于上述机制，目前对骨生长因子的应用，成骨细胞增殖机制的激活和数量的补充，活性成骨植入材料的研究非常活跃。

临床治疗常用各种材料植入，虽可以填充骨缺损，却始终无法解决局部成骨细胞数量不足、活性降低的问题。同时，这些材料均需要采用手术的方法植入，无法避免手术带来的创伤、感染、影响关节和肌肉功能的问题。如果能够采用非手术或微创的方法提高骨修复效果有重要临床意义，方法操作简单、创伤轻微，对血运和关节肌肉功能干扰小。避免了局部血供的进一步破坏，大大减少了感染和手术并发症的发生可能，而且恢复快，符合现今微创外科的趋势。

1. 经皮注射红骨髓

Friedenstein 和 Budenz 分别在 1976 年和 1980 年证实骨髓细胞确实能分化为骨与软骨细胞。此后，学者们陆续采用骨髓单独或复合 DBM（脱钙骨基质）粉注射，PLA-PEG 复合 BMP，单独注射 DBM 粉等促进动物骨折愈合，临床应用也取得一定效果，但注射过程相当困难。近 20 年来，随着生物材料、干细胞分离培养技术的发展，组织工程学再造组织的出现为骨修复提供了新的方法。目前骨髓基质细胞的分离、培养与扩增技术日趋成熟，使其应用成为可能，经过短期（第 2、3 代）的培养就可以得到足量的骨祖细胞（$30 \sim 50 \times 10^6$）来进行骨缺损的修复，既有效的增加了骨祖细胞的数量，又不影响细胞的成骨能力。为骨缺损的治疗提供了更光明的前景。

2. 经皮注射骨生长因子

目前研究最多、成骨作用最确切的为骨形态发生蛋白（BMP）。BMP 来源于骨基质中，在体内能够诱导异位骨化，是一类具有二硫键的糖基化蛋白，分子量 < 3 万。BMPs 与 TGF-β 具有 30% ~ 40% 的同源序列，因而列为 TGF-β 超家族的成员。目前已有十余种成分，包括 BMP-2、BMP-3、BMP-4、BMP-5、BMP-6、BMP-7 等已被分离、克隆和基因重组表达。BMPs 是细胞生长、分化和凋亡的多功能调节剂。BMP 的作用无种属特异性，具有跨种属诱导成骨的能力。BMP-2 因其对骨组织的作用而获得广泛的研究，其中包括诱导成骨细胞的分化，促进钙化形成，增强 PTH 对成骨细胞的作用，并调节成骨细胞的胶原、ALP 与 IGF-I 的合成。BMP-2 受体广泛存在于骨、肌肉、皮肤、肺肝等细胞表面。体内实验表明，新骨的生成量与 BMP 的植入量呈正相关。目前已经有厂家研制出 BMP 经皮注射剂型，为冻干的粉状，40mg ／支，应用于临床。

3. 震波治疗

对震波（shockwave，SW）即冲击波的实验研究表明，在冲击波的传导过程中，介质含有微小气泡时，在冲击波的作用下，气泡会以极高的速度膨化，称为空化效应。人体软、硬组织、细胞、血液内含有大量微小气泡。在骨折的治疗中，在震波的作用下，病灶区域内大量微小气泡空化效应，打破已经硬化的骨断端，产生微小裂缝，即微小的骨折，结果沟通血运，激活抑制状态的成骨活动。这种产生微小裂隙的过程还会刺激骨生长因子的产生和活性的发挥。研究发现，体外 SW 在一定强度下首先引发骨细胞的坏死，约 72 小时后成骨细胞被激活，成骨细胞集聚，从而刺激成骨，特别是骨痂形成。在细胞及分子水平 SW 的作用是通过细胞间因子还是某种介质发挥作用以及如何调控报道尚少，Kusnierczak 等对体外培养的骨细胞应用 SW 进行了观察，发现短时间内对细胞有破坏作用，但 3 ~ 8 天后细胞刺激产生，成为治疗骨折的有效的依据。但细胞分子水平的研究尚有待深入。一般治疗后 3 个月可以在 X 线片清楚看到骨痂生成。在临床方面，Schaden 报道采用冲击波治疗的 115 例患者中，随访 3～8 个月，平均 18 个月，经一次治疗的治愈率达 75.7%。笔者认为该方法简单、安全、易行且有效，应作为治疗骨不连的首选。在 Wang 等报道的 SW 治疗长骨骨折骨不连 72 例中，SW 对肥大型假关节疗效最好，萎缩型效果较差，笔者认为 SW 治疗骨不连疗效与手术相近，且无手术风险，如效果不好也不影响进一步的手术治疗，是一种安全有效的治疗方法。

4. 脉冲超声波疗法

1994 年，美国的矫形外科医师应用一种脉冲超声波装置治疗骨折。美国药品食品监督管理局（FDA）将此设计装置用于新鲜的胫骨干骨折和新鲜的桡骨远端骨折，证实缩短愈合时间 40%，2000 年 FDA 批准用于骨不连以来，治疗骨不连 500 例，治愈率达到 85%。总愈合率为 91%，其包括了新鲜骨折、陈旧骨折和骨不连。超声波是一种超过人类听阈范围的高频声波。这种声波以压力波的形式存在，可对骨和周围组织产生微型压力作用。有文献表明骨骼的生理反应和愈合过程可受机械力学影响。在 19 世纪 90 年代，Wolff 描述了网状骨对机械力的反应：骨骼对施加于其上的力的大小及方向起反应，并可重塑结构以适应力的作用。这表明机械力的刺激对骨骼生理有重要的调节作用。几个作者提出了关于骨骼对生理性机械力负荷的反应的可能机制，包括促进血管活性，加速骨痂矿化。脉冲超声波疗法适用于四肢新鲜或陈旧骨折、延迟愈合、骨不连，包括感染性骨不连，每天治疗时间 20 分钟。无明显禁忌证。髓内钉内固定时不影响使用，钢板固定者，应当旋转肢体或调整电极位置，使电极与钢板的重叠面积尽可能小。

骨不连的愈合主要取决于骨折断端固定的稳定性和生物活性这两个因素。骨折不连接的治疗比较复杂，治疗骨不连的方法有内固定术、骨移植，其他促进骨折愈合方法等，究竟如何治疗骨不连，认识上并不完全一致。手术植骨内固定是目前最常用的治疗方法，但近年来，有关骨愈合基础理论的研究，以及相关学科的发展和对骨不连认识的加深，在治疗方法改进与疗效提高方面均取得重要进展。临床治疗结果表明：骨不连的治疗并非必须植骨，正是基于对骨形成的生物力学作用因素的了解，临床上采用骨断端间加压外固定治疗骨不连已取得成功，加压外固定可使骨断端紧密接触对位，并因骨断端间产生的静力摩擦而增强固定的稳定性。该方法在骨不连断端对位力线良好的情况下，不必切开剥露骨断端，不必切除硬化及其周围瘢痕纤维组织，不必采用植骨与内固定手术也能达到骨愈合。证明硬化骨断端及其周围瘢痕组织，甚至同时存在感染，并不妨碍加压固定的骨断端的成骨能力，这种治疗结果提示了在骨不连治疗中的生物学和生物力学以及之间的均衡性问题。

伴有下肢短缩的骨不连与骨缺损，多系开放性骨折后长期感染、骨不连多次植骨内固定手术失败或骨髓炎大块死骨所致。由于存在大量瘢痕组织和潜在感染，常规的植骨治疗易遭失败。先切除纤维瘢痕组织和用皮瓣或肌皮瓣，改善局部血循环，以后再行植骨内固定或用带血管骨移植的分期治疗原则，是以骨愈合为目的。对于伴有下肢短缩的骨不连与骨缺损病例，在治疗骨不连愈合的同时重建伤肢长度，不仅可满足患者矫正美容缺陷的强烈愿望，亦能最大限度恢复伤肢的功能。

5. 总体治疗方案

（1）软组织：在制定治疗方案时必须考虑骨不连周围软组织的状况，如果骨不连处为贴骨瘢痕，术后易发生植骨及内固定的外露，术前需考虑肌皮瓣或皮瓣转移以改善局部血供。如果治疗骨不连时需要延长肢体，还必须考虑到软组织挛缩。

（2）骨不连的类型：骨不连为肥大型、血管丰富，考虑以合理内固定为主；萎缩型骨不连，除要有合理内固定外，强调大量植骨。

（3）畸形、短缩及缺损情况：骨不连时往往合并有成角、旋转、侧移位、短缩畸形或者节段性骨缺损。制定治疗计划应当考虑这些畸形纠正方法，一般说成角、旋转、侧移位畸形，经内固定后多能矫正，短缩及骨缺损，除植骨外，应考虑延长的方法。

（4）感染：合并感染的骨不连的治疗要求做好周密计划，常规治疗将一个流脓的感染性骨不连转变为几个月不流脓的非感染性骨不连，而后骨移植促进骨折愈合，这种方法疗程长，易导致邻近关节的强直，效果不满意。目前推荐方法，彻底清除所有坏死及感染的骨和软组织，矫正骨折畸形，对位对线满意后采用外固定架固定，术后抗菌素灌注引流，必要时应对骨不连处进行加压。如果骨不连处皮肤条件不佳，同时行皮瓣或肌皮瓣转移。有条件的亦可用外固定架固定一期骨不连处加压，远或近端骨延长。如果必要可二次行植骨术。

（5）邻近关节活动受限：骨不连系合并邻近关节活动功能受限。术前应最大限度改善邻近关节活动，以减少术后内固定剪力。如果术中内固定坚强，如内锁钉、重建钉，也可一期行邻近关节的松解术，也能获得满意效果。

第九节　改善促进骨愈合的方法

目前所知的促进骨折愈合的方法，大概可以分为生物性、机械性和生物物理三大类。

一、生物性方法

1. 骨移植

自体骨移植可以是松质骨、皮质骨、带血管骨。松质骨自体移植是骨缺损和骨不连治疗的金标准，与受体骨有良好的亲和性。松质骨移植的功效与它具备的骨传导性有关，它含有骨传导生长因子，如骨成型蛋白质（BMP）。尽管伴随移植骨的细胞仅有一小部分存活，但它们发挥了成骨活性。自体骨移植的一个重要缺陷就是会延迟手术的时间，并有供区病痛的问题。异体骨移植的使用限制在于其传播的疾病和免疫排斥反应。为了避免这些问题，移植物的细胞成分通过各种手段去除，如冷冻和冷冻干燥。因为移植物不含有成骨性细胞和骨诱导活性，异体移植骨仅仅具备骨传导的作用。由于较强的免疫反应，目前很少使用。

2. 骨髓

自体骨髓具有成骨活性，含有间充质干细胞，是骨折愈合中骨痂形成所必需的。自体骨髓的取材和注入方法简单、费用低廉、无供区病痛、无疾病传播之虞。在临床前期研究中，扩增的间充质干细胞和预分化成骨细胞已经成功用于骨缺损的治疗。

3. 骨替代物

磷酸钙，尤其是羟基磷灰石，是治疗骨缺损最常用的骨替代物。由于使用了骨替代物，供区的手术及其带来的病痛就可以避免。最早一代的基于羟基磷灰石的材料不可吸收，但近来可吸收的磷酸钙材料已经面世。

4. 生长因子和基因治疗

施加生长因子刺激骨形成的方法也属于骨组织工程范畴。在骨折愈合和骨发育过程中起作用的生长因子已被试用。这些生长因子可以概括为 TGF-β 超家族以及其他因子。BMP是非常强有力的骨诱导剂，这个领域的最新进展是基因治疗，该方法是在体外将骨诱导因子的基因转染到间充质细胞，再植入骨折缺损处。通过这些细胞短暂的因子表达后，新骨形成和骨性愈合得到了增强。此外，近来发现神经系统肽类递质和营养因子对骨折愈合有非常明显的作用。

5. 复合材料

复合的生物合成移植物是在载体材料上结合成骨性细胞和 L 或生长因子。载体材料一方面作为骨传导的基质，同时也是细胞、生长因子的载体，这样一个复合移植物就同时具备了骨传导、骨发生、骨诱导活性。

另外，全身性注射生长因子、前列腺素和激素，可以增强骨组织的合成代谢，促进骨折愈合。其简单的使用方法很有吸引力。

二、机械性方法

延迟愈合和骨不连可以通过调整固定方法来治疗，如将钢板内固定改为髓内钉内固定，或者外固定。除了增加稳定性，扩髓髓内钉的操作将髓内的成骨细胞和生长因子挤压到骨折端也是好处之一。尽管足够的制动是不干扰骨折愈合所必需的环境，但某种程度的不稳定性对于骨痂的形成和硬化也有好处。这个原则应用于临床，通过患者的负重、允许外固定支架和交锁髓内钉的动力化。

三、生物物理方法

骨折愈合可以使用三种电刺激：植入电极的直流电（有创）、外置线圈的电磁场（继而产生电场，无创）、耦合电容（外置电容产生电场，无创）。在前瞻性安慰剂对照的双盲临床试验中，电荷在长骨的延迟愈合和不愈合治疗中确实起到了一定的作用。目前对电流的骨折愈合刺激作用仍没有令人信服的解释。低强度的脉冲超声也可以促进骨折愈合。在另一个前瞻性安慰剂对照的双盲临床试验中，每天 20 分钟的超声治疗明显缩短了石膏固定的闭合性和 I 度开放性胫骨骨折。类似性电场、超声的促骨折愈合机理也未阐明。然而，这些生物物理刺激似乎可以转化为生化信号，调节了组织再生和骨化过程。

第十节　骨折愈合标准

骨折的愈合标准也是比较严格的，包括临床愈合标准和骨性愈合标准。

一、骨折的临床愈合标准

1. 局部无压痛，无纵向叩击痛。

2. 局部无异常活动。

3.X 线摄片显示骨折线模糊，有连续性骨痂通过骨折线。

4. 功能测定，在解除外固定情况下，上肢能平举 1 千克重物达 1 分钟，下肢能连续徒步步行 3 分钟，并不少于 30 步。

5. 连续观察 2 周骨折处不变形，则观察的第 1 天即为临床愈合日期。以上第（2）、第（4）两项的测定必须慎重，以不发生变形或再骨折为原则。

二、骨折的骨性愈合标准

1. 具备临床愈合标准的条件。

2.X 线摄片显示骨小梁通过骨折线。

（缪海雄　邓雪峰　宋锦旗）

第五章　创伤骨病检诊、伤情分类与创伤严重程度评分

在我国人群致死原因中，致伤因素和条件的变化（如恶性交通事故、地震等自然灾害）所致死亡的比例增大，特别是致残以及严重创伤大大增加了救治的难度，而且因伤致残已成为残疾的主要原因之一。

第一节　创伤骨病评分的目的与意义

以往对创伤救治效果的报道差别很大，其中一个主要原因是对创伤严重程度缺乏统一的标准，多根据伤情描述来确定其严重性。创伤评分就是基于这种情况制定的，创伤评分是将受伤程度以量化方式予以表达。有了统一的创伤评分标准，就能对伤情轻重有较为客观的评估，也能在不同单位之间或同一单位不同时期有相互比较的依据，以衡量在创伤救治中医疗护理质量并予以总结提高，进而有助于创伤数据库的设立，为创伤的救治和研究提供方便快捷的资料搜集。它能对同一医疗单位不同时期和同一时期不同医疗单位的创伤救治水平按统一标准比较、考核，并开展创伤流行病学研究。

严重创伤致死高峰期发生在伤后数秒乃至数分钟之内出现，这段时间被称为"白金10分钟"，因此于院前进行成功、及时的诊救在急诊救助中起着至关重要的作用。院前评分方法是为了在实施现场和院前急救时，使不同伤情的伤员能在最短的时间内转送到合适的医院得到良好的救治，对伤情判断及决定转运至哪一级医院有重要作用。对不宜长途转运的危重、致命伤，派出专业化医疗队现场或就近基层医院紧急处理，不失为一种行之有效的方法。创伤早期采用准确且简便易行的方法评定创伤严重程度，积极实施确定性抢救措施，将有助于降低伤员的病死率和伤残率。创伤评分系统可以将伤情严重程度定量，对正确诊断、指导治疗及判断预后具有重要的现实意义。早期评价创伤严重程度的量化标准，也已成为广大医界院前急救、院内救治必不可少的指标和依据。

应用创伤评分系统，这不仅是一些医院创伤中心对多发伤院前伤情判断的需要，也是所有创伤患者预后判断和监测的评估系统。并非所有的创伤患者伤情是相同的，因此，需要通过损伤评分使疾病严重程度采用统一的判断标准。创伤评分还可以衡量治疗的效果。在提出或者改革某种急救制度和设立抢救优先权时，应用创伤评分的客观数据是很有说服力的。通过创伤评分可以客观地对患者的预后进行分析，另外，在回顾这些病例时，可以对救治水平是否提高进行审核。创伤评分是由分组对照研究得到的，因此，也可以作为学术研究时包含或者排除的标准。

第二节　创伤评分种类及评分方法

创伤评分自 20 世纪 50 年代 De Haven 首次提出以来已经有超过 50 种评分方法，创伤评分系统分院内创伤评分和院前创伤评分。院前创伤评分法又分为值累计型（如 CRAMS、PHI、RTS 等）和列表选项（分拣速查表 /triage checklist 等）两类，每种评分方法各有优点、缺点。院内创伤评分方法大致可分为三类：生理学评分法、解剖学评分法和综合评分法，其中解剖学评分方法主要包括简明创伤评分法（abbreviated injury scale，AIS）、损伤严重评分法（injury xeverity score，ISS）、新创伤严重评分法（ner injury severity score，NISS）；生理学评分方法主要包括修订创伤评分（revised trauma score）、格拉斯哥昏迷测试（Glasgow coma score，GCS）和急性生理与慢性健康状况评分法（acute physiology and chronichelath evaluation，APACHE）；综合评分方法包括创伤与损伤严重度评分法（trauma and injury severity score，TRISS）和 ASCOT 评分法（a severity characterization of trauma，ASCOT）。

每种评分方法各有其优点和局限性，在应用时需要根据创伤的特点进行恰当的选取。多种评分方法综合运用有时能够提高预测的准确度，效果优于单独应用。虽然解剖性指标的类选性优于生理性指标，但前者分值往往需在检诊明确之后才能评定，缺乏应急性，而综合性指标使用起来又较为复杂，加之国内等级救治体系不健全，可造成类选过量率增高。此外，在生理代偿能力、伤后救治时间与年龄不同的情况下，以及具有隐匿性伤情和有些解剖损伤与生理紊乱分离的伤员，其分检指标的应用仍需结合具体伤情以增加类选的可靠性。此外创伤后患者的预后应该考虑更多的因素，如合并症、可能的遗传易感性、免疫功能、经济状况与价值观，以及患者主观情绪等不确定性因素的影响。目前，开展创伤评分在国内已经引起重视，在伤员分拣和预后判断中发挥了越来越重要的作用。

第三节　创伤病史的采集

国际上急救询问病史通用 "AMPLE" 法则，A：过敏史（allergies），询问有无对药物或食物过敏，尤其是外伤患者常用的抗生素或局部麻醉药；M：询问长期使用或目前使用的药物（medications currently used）；P：过去病史及怀孕史（past illness/pregnancy）；患者有无心脏病、高血压、糖尿病、呼吸系统疾病或其他疾病，过去有无接受手术、是否怀孕等；L：上一餐何时进食（last meal）和食物内容；E：之前发生何事或处于何环境（events/environments related to the injury）以及受伤机制。而对于创伤患者，尤其要注意如下几点。

一、受伤时情况

致伤原因、受伤部位、伤时人体姿势等，如老年人跌倒，臀部着地，可能发生股骨颈骨折。

二、伤后症状及演变过程

作出正确诊断，如颅脑伤后曾出现中间清醒期，可考虑硬膜外血肿形成。

三、经过何种处理及处理时间

如伤后使用止血带，应计算使用时间。

四、既往健康状况

注意与诊治损伤相关的病史，如糖尿病、肝硬化、慢性尿毒症、贫血、营养不良等对伤口愈合有影响的疾病。

第四节　创伤的检查与诊断

一、严重创伤早期漏诊

误诊率在 12%～15%，与以下因素有关。

1. 伤情严重，患者常伴意识障碍或紧急情况下病史收集困难；

2. 各专科会诊时只考虑本科损伤，缺乏整体观念；

3. 仅注意到明显的四肢损伤，忽视深在和隐蔽的损伤；

4. 因"显眼"的伤情重，未进行较细致的全身检查而遗漏其他部位损伤；

5. 缺乏对损伤机制的认识，尤其是腹部损伤容易漏诊，如忽视男性乳头以下的穿透伤可能伤及腹部等。

二、创伤的早期诊断策略

迅速、准确的诊断是成功救治多发伤，尤其是严重创伤的前提。临床上对此类伤员常常不可能详细而系统地询问病史和体格检查，因此，建立针对严重创伤，尤其是危及生命的损伤情况制定快速、简便、准确的检诊程序是非常必要的。

1. 现场检查的主要注意力要集中在可造成伤员死亡的危险损伤上，进一步的详细检诊可安排在这些危险排除以后。为了最迅速地获得呼吸和心血管等主要生命体征，应该首先观察是否有活动性的大出血，并给予必要的止血。然后检查呼吸，检查者可俯身，头靠近伤员，用耳听伤的呼吸，了解有无通气不良；用眼睛看口唇有无苍白或发绀，颈静脉有无怒张，胸廓运动是否存在。接着检查循环情况，触摸伤员的动脉，测脉搏是否快速细弱，同时探测伤员的神志。这样在几十秒内即可大概知道威胁伤员生命的主要危险是什么。

2. 目前公认的检查诊断程序是"CRASH PLAN"：C(cardiac)：是心脏及循环系统，包括检查血压、脉搏、心率，注意有无心脏压塞的 BECK 三联征，即颈静脉怒张、心音遥远、血压下降；R(respiration)：是胸部及呼吸系统，注意有无呼吸困难、气管偏移、胸部伤、反常呼吸、皮下气肿及压痛，检查叩诊音和呼吸音以及胸腔穿刺，必要时应行 X 线、心脏超声和 CT 检查；A(abdomen)：指腹部，注意有无伤口、腹部膨隆、腹膜刺激征，检查肝浊音区、肝脾肾区叩击痛和肠鸣音情况以及腹腔穿刺，也可行腹部 X 线、超声和 CT 检查，必要时行诊断性腹腔灌洗 (diagnostic peritoneal lavage，DPL)，但应注意 DPL 敏感性高，特异性差，不能作为指导手术的唯一依据；S(spine)：指脊柱，注意有无脊柱畸形、压痛及叩击痛，是否存在四肢感觉、运动障碍,可行 X 线、CT 和 MRI 检查;H(head):指头部,注意意识状况,检查有无伤口及血肿、凹陷,注意肢体肌力、肌张力、生理反射和病理反射的情况,检查 12 对颅神经和 Glasgow 昏迷评分 (GCS),疑颅脑损伤应行头颅 CT 检查;P(pelvis):是指骨盆,检查骨盆挤压、分离试验,可行 X 线和 CT 检查;L(limbs):是指肢体,常规行视、触、动、量检查,必要时行 X 线等检查;A(arteries):是指动脉,主要是外周动脉搏动和损伤情况,可行多普勒超声、CT 血管造影或 DSA 检查;N(nerves):是指神经,注意检查四肢和躯干的感觉、运动情况。

3. 有的作者提出对多发伤应常规做全身检查三次,即"看三眼":初次检查常发现气道、呼吸和循环等威胁生命的损伤;二次检查有助于明确身体各部位明显的损伤;紧急手术后转 ICU 或外科病房后应从头到脚 (head to loe) 检查第三次,常能发现在急诊室内遗漏的微小的损伤 (有时是初次检查被某些症状掩盖了的大损伤),如临床上小的骨折或韧带损伤常是长期功能障碍的重要原因。对于严重创伤患者应进一步进行胸腹部检查,如摄胸片、CT 扫描、腹部 B 超、诊断性腹腔灌洗、肢体及骨盆摄片等。1997 年国际创伤会议一致赞同将 B 超作为创伤初步检查重点,并命名为 FAST(focused assessment with sonography for trauma, FAST),并要求创伤外科医生在床边亲自给伤员做 B 超检查。研究表明,FAST 诊断钝性腹部创伤敏感性 95.5%,特异性 97.5%。Rozycki&Shackford 统计,由外科医生操作和解释 FAST 正确率 97.5%,与 B 超医师的 97.8% 大致相似。这些检查诊断程序的建立保证了检查诊断的快速、准确,保证了检查诊断质量的稳定。但随着医学科学技术的发展,如多层螺旋 CT 等的广泛临时应用,对现有检诊程序提出了挑战。以往的检诊程序在某种情况下已不能适应快速检查诊断的需要。传统的术前影像学诊断方法包括 X 线片、超声及 CT 等,患者需转送到多个影像诊断室,变化多种体位,费时又不安全,有时因生命体重不稳定而不具操作性。在"CRASHPLAN"程序中也多次提及需行 X 线、B 超或 CT、MRI 检查,但多是检查手段的递进式应用。MSCT(multislice computed tomography, MSCT) 的应用有助于解决这类难题。多层螺旋 CT 可以满足单一检查方法完成多部位、多系统检查和单一检查体位,且其轴位、冠状位、矢状位或任意方位图像质量最为接近,影像直观准确,显著提高了肋骨、椎体、骨盆等骨折的诊断率,能显示 X 线平片或普通 CT 难以发现的内脏损伤和膈肌损伤。Coimbra·R 等认为对于以下情况应首选 MSCT 检查:①高能量损伤,如被急驶的车辆撞击、3m 以上坠落受伤或多处刀伤等;②需明确颅脑、胸部、腹部、脊柱和骨盆损伤情况者; ③无气道危险,生命体征平稳者。张连阳等在多发伤早期救治中应用 64 层螺旋 CT 技术,从急诊室到 CT 检查完成,时间平均每例为 8.4 分钟。基本能对颅脑、骨关节、胸部及腹腔实质性脏器损伤达到预期诊断的效果。现以高处坠落、撞击和挤压伤现场检查诊断流程为例,介绍检查诊断程序。

4. 高空坠落伤是指人体从高处坠落,受到高速的损伤,多见于建筑施工和电梯安装等高空作业工作者,高空坠落者通常有多个系统或多个器官的损伤,严重者当场死亡。高空坠落伤除有直接或间接受伤器官表现外,尚可有昏迷、呼吸窘迫、面色苍白和表情淡漠等症状,可导致胸腹腔内脏组织器官发生广泛的损伤。高空坠落时,足或臀部先着地,外力沿脊柱传导到颅脑而致伤。由高处仰面跌下时,背或腰部受冲击,可引起腰椎前纵韧带撕裂,椎体裂开或椎弓根骨折，易引起脊髓损伤。脑干损伤时常有较重的意识障碍、瞳孔光反射消失等症状、也可有炎症合并症的出现。

（5）撞击和挤压伤多发生在交通事故和运动中。撞击伤多由机动车直接撞击所致，挤压伤多由车辆碾压挫伤或被变形车厢、车身和驾驶室挤压伤害，伤势重、变化快、病死率高，多为复合伤，如各类骨折、软组织挫裂伤、脑外伤、各种内脏器官损伤。应全面检查，防止漏诊。

（6）运动时身体与运动器具发生碰撞或与地面等外物发生擦撞时常发生撞击伤。在玩橄榄球、足球以及角力等冲撞性较大的运动项目中常见，其症状为破皮、出血、渗出组织液等，可以在清洗过伤口之后对患处消毒，必要时施以冰敷以求止血消肿，应注意有无骨折的发生，以避免伤势更加恶化。发生骨折后要立刻固定伤处使之保持当时的姿势并迅速送医院处理，千万不要试图复位，以避免伤及其他肌肉与神经，造成更严重的伤害。如果在运动中发生脑震荡、脊椎伤害（尤其是颈椎），患者会有明显的头痛、呕吐、疼痛、身体麻痹等情形发生，应该尽量避免搬动患者，并在做好完善的固定与初步评估工作之后尽快送医院急救。

第五节 院前创伤评分

院前急救是对各种急诊患者、意外伤害患者等实施现场急救，是急救过程中的首要工作，是急救医学中重要组成部分，对患者的预后具有重要的临床意义。对于此类患者做好院前创伤评分是院前急救的必要工作，院前创伤评分对有效识别危重伤员、合理分流创伤患者、提高急诊救治有效率、降低病死率和残废率都有着重要的意义。院前创伤评分的种类有以下几种。

一、创伤评分法（创伤记分法）

1981 年，Champion 等用呼吸频率、呼吸幅度、收缩压、毛细血管充盈度及 GCS 评分建立了创伤记分法。据研究，TS < 12 分为重伤标准。其评价的灵敏度为 63% ~ 85%，准确度为 98.7%，特异性为 75% ~ 99%。TS 不仅反映了创伤的严重性及生理损害程度，还可预示伤员的生存可能性，特别在钝器伤和穿透伤方面。但 TS 的灵敏度较低，不能反映颅脑损伤的严重程度，常容易把某些严重颅脑损伤患者遗漏。临床可根据创伤评分分值来评估伤情严重程度设定预警，并分三级：红色预警、黄色预警、绿色预警，医护人员按照 West 提出的 VIPC 抢救程序实施抢救。研究表明：创伤评分预警可判断伤情严重程度、提高抢救成功率、合理调配人力资源、有效提升护理质量。

二、校正的创伤评分

1989 年，Champion 等又在 TS 的基础上进一步提出了校正的创伤评分（revised trauma score，RTS），由于 TS 中取消了难以判断呼吸幅度和毛细血管充盈度这两项指标，只将呼吸频率（RR）、收缩压（SBP）和 GCS 三个变量加权计算：RTS = 0.936 8 GCS + 0.732 6 SBP + 0.290 8 RR。Gilpin 等通过病例研究，将 RTS 计分法进一步修改。总分 < 11 分诊断

为重伤，而对 RTS < 12 分者应予重视。急诊抽血检验血红蛋白 (hemoglobin, Hb) 能较敏感地反映躯干损伤的体内出血，这样其可作为评分参数，有研究者将 Hb 与 RTS 通过回归分析法结合，用以评估创伤严重度，改良 RTS 更适用于躯干伤，针对性更强、更准确、更实用。改良 RTS 将躯干伤的临床救治经验转化为计算公式，提升救治质量。研究比较，RTS 的灵敏度明显高于 TS，但其特异性稍低，而且 RTS 评分仍有明显的局限性，其变化与损伤部位关系密切，对多发伤、复合伤的评价效果较差，同样在评价颅脑损伤的伤情时出现差异。

三、格拉斯哥昏迷指数 (GCS)

Teas-dale 和 Jennet 提出了格拉斯哥昏迷。GCS 标准化评估了头部伤患者的意识水平。主要用运动、言语和睁眼状况来描述。总分 15 分，13 ~ 15 分为轻型；9 ~ 12 分为中型；3 ~ 8 分为重型。Foreman 等，在脑外伤预后的研究中还发现，将 GCS 与简明创伤评分法（AIS）、损伤严重评分法（ISS）结合起来应用效果要优于单独应用，这表明在临床脑外伤的研究过程中应当加入解剖学方面的因素。GCS 对多发伤的敏感度较差，临床实用性低。

四、院前创伤指数 (PHI)

Koehler 等，对大量创伤患者进行统计，将呼吸频率、收缩压、脉率和意识状况等设为参数，每项包含 3 或 4 个级别，如果胸或腹部有穿透伤，则在前面之和基础上加 4 分，总分为 20 分：0 ~ 9 分为轻度；10 ~ 16 分为中度；> 17 分为重度。研究表明：院前急救中对患者进行院前创伤指数 (Pre-hospital Index, PHI) 评估，可在短时间对伤员展开急救、合理调度、分批分级转运，有利于提高危重患者抢救成功率，有利于提高院前急救的效率，使医疗资源合理使用与分配。PHI 可作为院前和院内评估病情的客观指标之一，PHI ≥ 6 的患者可以直接进入抢救室，缩短院内患者接诊时间，提高抢救效率。黄志强曾用 PHI 就现场救治、转运及延续抢救效果进行比较，结果研究组在现场迅速作出了明确的诊断，成功实现了现场救治和转运及急诊科后续性治疗，其救治成功率高于对照组只采用生理指标进行评分。PHI 是院前急救中评定创伤严重度的一种较准确且简单易行的方法，但其受评定完成时间、患者年龄差异的影响较大，较低的 PHI 值有可能是较重的创伤，对重伤患者漏诊率较高。

五、修正 CRAMS 记分法

Gormican 提出用循环、呼吸、胸腹、运动和言语等修正 CRAMS 记分法 (circulation, respiration, abdomen, motor and speech score) 作为评分参数。经统计，CRAMS 将伤员的生理指标和外伤部位两因素相结合，其区分轻重伤的准确度比较高，灵敏度为 92%，特异度为 98%。Kenneth 等对此做了改进，提出分值 > 7 的伤员属轻伤，病死率为 0.15%；< 6 为重伤，病死率为 62%；对 2110 例伤员用修正后的方法进行分类，其结论：≤ 8 分为送创伤医院的标准。这样使 CRAMS 准确度更高，此法适用于战场、地震或野外创伤的评定。

六、病、伤严重度指数

病、伤严重度指数 (illness-injury severity index，IISI) 是由 Bever 等提出的，其包括脉搏、血压、皮肤色泽、呼吸、意识、出血、受伤部位和损伤类型等数据，各项总和为 IISI 值。

IISI 可以更好地反映出创伤的严重度，但是因为其参数过多，在评定过程中相当耗费时间，临床应用较少，适用于回顾性研究。

七、类选对照表

在急救现场中，往往需要医生能够简便、迅速和准确的对患者进行评估，Kane 等提出了类选对照表法 (triage checklist，TC) 法，此法可迅速将重伤伤员分拣出来，减少漏诊率。但某些重伤患者在伤后短时间内无明显的症状，此时还需要结合其他评分法进行综合评定。Kane 等将 TC 与 TS 和 CRAMS 进行了比较，TC 在敏感度和特异度方面与 TS 及 CRAMS 无明显差异。目前主要应用于成批伤员的分拣。例如我国四川汶川、青海玉树和四川雅安的地震对伤员的分拣。

八、早期预警评分

早期预警评分 (early warning score，EWS) 和改良早期预警评分 (modified early warning score，MEWS) 是在创伤患者得到初步的救助后，仍会有潜在危险的评分法。Subbe 等首先提出早期预警评分（EWS），Subbe 等又对其进行改良，形成改良早期预警评分（MEWS）。MEWS 将意识、心率、收缩压、呼吸频率和体温作为参数，总分在 5 分或 5 分以上的患者需进行监护。MEWS 可以预测患者病情变化及严重程度，对实施救护措施、合理安排住院有一定的指导作用。

九、创伤指数

创伤指数 (trauma Index，TI) 和修正的创伤指数 (re-vised trauma index，RTI) 是 Kirkpatrick 将患者的生命体征作为参数形成创伤指数 (TI)。此法可快速、简单地将危重伤员和一般伤员分开。修正的创伤指数（RTI）则更好地涵盖了创伤的类型，包括受伤部位、损伤类型、循环、呼吸和意识等方面。RTI 评分在 9 分以下为轻伤情，只做一般处理；10 ~ 16 分为中度伤情，需留院进一步观察；17 分以上为危重伤情，需考虑多系统器官损伤应收入 ICU 系统治疗；21 分以上者病死率剧增；29 分以上者 80% 在 1 周内死亡。研究表明：TI < 12 分时，大多数创伤患者可急诊处理或留观；TI ≥ 12 分时患者伤情明显加重。创伤指数在腹腔脏器的多发伤诊治中有重要的临床意义和指导价值：单一脏器损伤发生率随 TI 的升高而降低，而多个脏器损伤的发生率却随 TI 的升高而显著增高，病死率和严重并发症的发生率随 TI 的升高而显著增高。在术前能对患者进行 TI 评分并结合相关的临床实验室检查，可提高救治水平，减少漏诊和误诊。TI ≥ 16 时并发症发生率及病死率较高，可判断多发伤伤情程度，减少漏诊率，早期防治严重并发症，提高救治水平，降低病死率。伤及脊髓损伤程度的关系，其 TI 呈线性关系，受伤暴力越大，TI 值越高，病情越危重，同时脊髓损伤越重。

十、其他院前创伤评分方法

除以上例举的多种方法外，还有许多院前创伤评分法，但因其各自有不同的局限性和操作性差而相对没有被广泛推广应用，例如 1992 年，由国际红十字会提出的国际红十字会创伤分类系统 (RCWC)、华盛顿医院中心制定的"分类指导方针"、拣送指数、类选计分法、现场类选规则、医院前类选示意图等。

第六节　院内创伤评分

通常而言，院内创伤评分主要是指患者转入医院后，依照其损伤类型和严重程度定量评估创伤伤情的一种方法。此类评分能够用来预测患者预后，同时还可对比医疗单位的有关救治水平。其中较为常用的院内创伤评分主要分为如下几种。

一、解剖学分类

1. 简明创伤评分法（AIS）

于 1971 年发表，它以解剖损伤为依据，在开始主要用于机动车所致闭合性损伤的创伤严重度评分，其后 20 年中历经 6 次修订。AIS 按人体分区进行诊断编码，按损伤程度进行伤情分级。AIS 将全身分解为 9 区，规定每一器官的每种损伤一个编码和分值，有多少处确定的损伤就有多少个编码评分。《AIS-1990》由诊断编码和损伤评分两部分组成，记为"333333.3"的形式。小数点前的 6 位数为损伤的诊断编码，小数点后的 1 位数为伤情评分（1～6 分）。第一位数用 1～9 分别代表头、面、颈、胸、腹部和盆腔、脊柱、上肢、下肢、体表；第二位数用 1～6 分别代表全区域、血管、神经、器官（包括肌肉／韧带）、骨骼、LOS（头伤者意识丧失，loss of consciousness）；第三、四位数为具体受伤器官代码；第五、六位数为具体的损伤类型、性质或程度；第七位数代表伤势，按照伤情对生命威胁性的大小，将每一处损伤评为 1～6 分。

2005 年机动车医学促进会（ＡＡＡＭ）出版了 AIS2005，根据损伤严重性及其结局，更新了医学诊断术语，并结合了骨折分类法和器官损伤定级（OIS）。Salottolo 等在做《AIS-2005》与《AIS-1998》的对比研究时报道《AIS-2005》的修订对于损伤严重评分意义重大，创伤严重评分法（ISS）和新创伤严重评分法（NISS）值明显减小，ISS 得分 16～24 之间的患者用《AIS-2005》评分，结果病死率、住院时间、住院百分比均明显增加。然而，Palmer 等，在统计分析时对损伤严重测量的评估使用配对 t 检验不适合该类型的资料，故仍然无法确定《AIS-1998》和《AIS-2005》真正数字上的差异。Palmer 等报道，《AIS-2005》和《AIS-1998》在头部和胸部差异最大，采用 AIS08 或《AIS-2005》会给现有的损伤分级带来重大影响，尤其是在运用 ISS 和 NISS 阈值进行严重创伤命名的情况下。2008 年，在《AIS-2005》的基础上修订而成的《AIS-2008》是最新版本，增加了 12 个新的编码，修改了另外 8 个编码的损伤定级。

AIS 对损伤的描述语言进行了标准化，是各种医院内评分的基础，此法已得到世界各国从事创伤研究专家的公认和应用。AIS 是 20 世纪 60 年代末，美国机动车医学促进会(Advancement Association of Automotive Medicine，AAAM) 根据美国国内汽车工业的飞速发展，道路交通伤不断增加的问题而制订。当时只包含 73 种损伤，且局限于钝性伤，它以解剖损伤为依据，用于评定机动车所致闭合性损伤的创伤严重度。其后 30 年中历经 8 次修定。《AIS-2005》是目前应用最为广泛的版本，它按照医学专家要求的精确性，针对损伤严重性及其结局的描述，更新了医学诊断和术语，并结合了器官损伤定级 (OIS) 和骨折分类法。AIS 将全身分解为 9 区，规定每一器官的每种损伤具有一个编码和分值，有多少处确定的损伤就有多少个编码评分。记为 "222222．2" 的形式。小数点前的 6 位数为损伤的诊断编码；小数点后的 1 位数为伤情评分，按照伤情对生命威胁Ｉ生的大小，将每一处损伤评为 1 ~ 6 分，若伤势缺乏进一步描述记为 NFS。AIS 2005 基本原则：①按严重度来对损伤进行分级；②描述损伤的术语是标准化的；③适用于多种原因导致的损伤；④既适用于大数据样本，又适用于小数据样本；⑤损伤描述以解剖学概念为基础；⑥每一个严重度分值只能反映已发生的一种损伤；⑦每一种损伤的 AIS 严重度分值应是专一的、与时限无关的值；⑧只评定损伤本身，而非损伤造成的长期后果；⑨不是仅用来评价病死率或致命性的一种方法，能反映在其他方面仍是健康的成年人损伤严重度，⑩特定损伤的严重度考虑其对全身的重要性。

2. 创伤严重度评分法

AIS 的不足表现在 AIS 总值与各系统损伤严重度评分之间呈非线形关系，不能将级数简单相加或求平均数，故而无法用于多发伤的评估。Baker 等，在应用 AIS 中发现损伤严重度和病死率与 AIS 值平方和呈线性关系，且此关系在多部位损伤情况下仍存在。 在此基础上 Baker 等在 1974 年提出了创伤严重评分法 (ISS)。ISS 以 AIS 为基础把身体划分为 6 个区域，头颈部、面部、胸部、腹部和盆腔脏器、骨盆、四肢和肩胛带的损伤及体表伤。 在多发伤情况下，计算 3 个最严重损伤区的最高 AIS 值的平方和，即为 ISS 总分，且规定 ISS≤75。ISS 主要用多发伤的综合评定，是迄今为止应用最广的医院内创伤评分系统，可以预测伤员的存活概率。 ISS 不足之处在于该法只从解剖角度出发，未考虑生理因素，对重型颅脑伤评分偏低，不能反映年龄、健康状况对预后的影响，无法区分严重创伤与轻度损伤的处理不当。Liu 等在研究以脊髓损伤为主的多发性损伤中发现，ISS 数值随损伤区域和并发症的增加而增加，与恢复率呈负相关。以脊髓损伤为主的多发性损伤与患者的总体和局部情况密切相关，ISS 可以为治疗方案的选择提供有效资料。

Kim 等尝试发展一种新的损伤严重程度的测量方法，报道运用国际疾病分类第 10 版《international clsss ification of deseases 10 the dition, ICD.10》修正过多病死率后得到损伤严重程度评分（excess mortality ration. adjusted injury severity score, EMR. ISS），对于大多数损伤，相较基于国际疾病分类的 ISS 评分（ICISS），表现出更好的标准度和预测死亡的能力。

ISS 由 Baker 等提出，主要评估总的解剖损害，用于多发伤的综合评定，成为目前对创伤进行评估的标准方法之一。本评分方法将全身划为 6 区域，其计算方法为身体 3 个最严重损伤区域的最高 AIS 分值的平方和；ISS=16 作为重伤的解剖标准；ISS > 20 分时病死率明显增高；ISS > 50 时分存活的概率很少。ISS 与 Ps 直线相关，可用于预测伤员的存活概率。ISS 与病情及预后有很大相关性，随着 ISS 评分的增加，相应引起脉搏增快、血压下降、重度休克发生的可能性增加，手术相对危险度增大，提示伤情严重，保守治疗不能发挥很好效果，同时患者住院天数增加，又增加了发生院内感染的可能性，患者治愈与好转的可能性均减小，疾病结局向恶化的方向发展，平均 ISS 值结合病死率可用于评价各人群的救治结果和进行大宗创伤资料的比较，伴随 AIS 的修订 ISS 值亦发生相应的变化。Kristin 等研究对

2250 名患者回顾性研究报告指出应用《AIS-2005》较应用《AIS-1998》得出的 ISS > 16 分的患者病死率减少了 20.5%，ISS > 25 分的患者减少了 26.2%。Kenneth 等通过对比发现两者符合率为 71%，尤其在胸部损伤及闭合性远端肢体骨折《AIS-2005》分值均下调，故其对重伤筛检的应用尚需进一步论证。ISS 不足之处在于：①该法只从解剖角度出发，未考虑生理因素，只要一项损伤分值较高，其危险性就大；②不能反映年龄、健康状况等伤员自身因素对预后的影响；③不能反映分值相同但伤情不同的实际差异；④由于每一损伤区域只取一个最重的 AIS 分值，故不能反映同一区域单一伤与多发伤的区别，不能充分反映腹部多脏器伤和多发性骨折的等多脏器伤的情况；⑤对重型颅脑伤评分偏低；⑥对不同区域的损伤给予相同的权重；⑦对穿透伤的评定尚不完善；⑧ISS 对伤员严重度评分与预后估计的线性关系不够理想。

3. 新创伤严重度评分法

NISS：Osler 等在 ISS 基础上于 1997 年提出了新创伤严重度评分法（NISS）。不论创伤所在位置，NISS 定义为取三 AIS 评分最严重伤处得分的平方和，对贯穿伤更加准确。Husun 等在研究伊拉克战争中受伤的 1787 例伤员时，分别应用 ISS 和 NISS 两种评分方法预测预后，比较两种方法预测病死率能力的差异。结果表明，NISS 不但提高了准确度，计算方法也更简便。Zhao 等报道在预测多发钝性创伤患者时，

NISS 与 ISS 具有相同的标准度与准确度；对于特定贯穿伤患者，NISS 较 ISS 敏感性高，特异性低。Aydin 等报道，在 TRISS 模型中，应用 NISS 和 ISS 无显著差异，故在 TRISS 中可以用 NISS 代替 ISS。新的研究表明，对于 ICU 收治的创伤患者，在判断是否需要插管，机械通气及机械通气时间方面 NISS 较 ISS 准确度更高。

NISS 是由 Osler 及 Baker 等于 1997 年提出，其基本思路是不考虑 AIS 对身体部位的划分，而是用多发伤伤员 3 个最严重伤的简明创伤 (AIS) 定级分值平方和作为其伤情严重度评分。目前已经引起世界各主要国家的重视，认为其预测创伤病死率的准确性高于 ISS，尤其适用于穿通伤。随后在对钝性伤的研究指出 NISS 优于或等效于 ISS。在预测创伤后 MOF 方面 NISS 优于 ISS。对于 ICU 收治的创伤患者，在判断是否需要插管，机械通气及机械通气时间方面 NISS 较 ISS 准确度更高，而在 TRISS 中应用 NISS 替代 ISS 未显示显著差异。目前部分学者已提出 NISS 替代 ISS 作为创伤评分的标准。但 Tamim 等研究结果显示，< 65 岁创伤患者在 ICU 入住率及住院时间方面，ISS 优于 NISS。

4. 国际疾病分类损伤严重度评分

(international classification of disease injury severity score，ICISS)Rufledge 等于 1996 年利用国际疾病分类 (第 9 版)，简称 ICD-9 首次提出了国际疾病分类损伤严重度评分法，他发现创伤疾病的 ICD-9 编码所包含的三方面信息，即解剖学诊断、手术操作和损伤外部原因对创伤结局的预测可能具有重要作用，其方法是将伤员每个损伤的生存危险比 (survival risk rate，SRR) 相乘得出 ICISS 分值。故创伤越严重 (即生存概率越低)，则 ICISS 积分也越低；患者身上创伤越多，则 ICISS 积分越低，死亡危险性也就越大。因此，根据 ICISS 值就可判断患者死亡危险性及创伤严重程度。Osler 等应用 Roe 5Y 析法证实，当创伤少于或等于 6 处时，ICISS 预测能力随创伤个数增加而增加；但当创伤超过 6 处时，ICISS 预测能力不再随

创伤个数增加而增加。ICISS 在评估疾病严重程度方面比现有评分法优越，较 APACHE Ⅱ 在预测外科 ICU 患者的准确率更高，且费用大大降低。ICISS 法还可通过计算每个创伤疾病 ICD-9 编码对应的住院日、医疗费用等数值，并用它们作为预测创伤严重度及医疗资源使用情况的指标。报道认为，ICISS 校正度和分辨度均优于 ISS。Rufledge 报道 ICISS 在预测生存情况、医院费用和住院日方面优于 ISS 或 TRISS，而 ICISS ＋年龄＋ RTS 明显增加了 ICISS 的预测能力。ICIS 缺点在于作为"训练组"内的患者数量虽然众多，但往往只代表一个局部地区的创伤患者，并不能代表整个地区甚至一个国家，因此有时不同地区患者的生存率、住院日、医疗费用就不能做横向比较，这就给不同地区间创伤救治质量评估带来困难。另外，ICISS 还存在着一个"过度适合"问题，即从一"训练"组得到的生存率等值后再应用于以后此类患者生存率预测，则所得值往往要高于实际值。

二、生理学评分法

1. 创伤积分评分法

1981 年，由 Champion 等提出，选择的生理指标有：循环（包括收缩压和毛细血管充盈）、呼吸（动度和频率）、意识［格拉斯哥昏迷指数（GCS）］等参数，每项 0 ~ 5 分，5 项分值相加为创伤积分（TS），有效值为 1 ~ 16，创伤积分评分法见表 5-1。

TS 在 1 ~ 3 分者病死率达 96%；4 ~ 13 分者失治易死亡，治疗可能存活，抢救价值很大；14 ~ 16 分者存活率较高，达 96%。一般认为 TS ≤ 12 分为重伤治疗的标准。据报道，TS 灵敏度为 63% ~ 88%，特异性为 75% ~ 99%，准确度为 98.7%。

表 5-1 创伤评分法

生理指标	评分					
	0	1	2	3	4	5
呼吸次数（次 / 分钟）	0	< 10	> 35	25 ~ 35	10 ~ 24	
呼吸幅度	正常	浅或困难				
收缩压（mm Hg）	0	< 50	50 ~ 69	70 ~ 90	> 90	
毛细血管充盈（甲床、唇	无充盈	充盈迟缓	正常			
GCS 评分意识状态		3 ~ 4	5 ~ 7	8 ~ 10	11 ~ 13	14 ~ 15

2. 修订创伤评分

在随后的研究中 Champion 发现，TS 法中的毛细血管充盈和呼吸幅度观察误差较大，特别是夜间不易观察；另外，TS 低估了头部伤造成的生理紊乱，遂于 1989 年提出了去除 TS 中的毛细血管充盈和呼吸幅度的修订创伤评分法（RTS），并经重伤结局研究（major trauma out come stuy，MTOS）数据库中 26000 病例验证成功。目前，在创伤研究方面，RTS 与严重创伤结果研究（MTOS）一起计算（MTOS-RTS）是作为创伤生理状况得分的标准，常常和分拣修订创伤评分法（T-RTS）相混淆。T-RTS 主要用作临床分拣。Moore 等报道，T-RTS 可以代替 MTOS-RTS 作为标准创伤生理状况严重程度得分，用来预测创伤结果。T-RTS 较 MTOS-RTS 更易计算，可以用于分拣和预测病死率，适用于广泛的创伤群体。修订创伤评分法见表 5-2。

表 5-2　修订创伤评分法

GCS	收缩压（mm Hg）	呼吸频率（次/分钟）	编码值
13 ~ 15	> 09	10 ~ 29	4
9 ~ 12	76 ~ 89	> 29	3
6 ~ 8	50 ~ 75	6 ~ 9	2
4 ~ 5	1 ~ 49	1 ~ 5	1
3	0	0	0

　　1981 年，Champion 等提出创伤记分 (TS)，该记分法以格拉斯哥昏迷指数 (GCS) 为基础，结合心血管、呼吸进行评定，其对重伤员评估准确度可达 98%。在随后的研究中 Champion 发现，TS 法中的毛细血管充盈和呼吸幅度观察误差较大，特别是夜间不易观察；另外，TS 低估了头部伤造成的生理紊乱，遂于 1989 年提出了去除 TS 中的毛细血管充盈和呼吸幅度的修订创伤评分法 (RTS)，并经重伤结局研究 (MTOS) 数据库中 26000 病例验证成功。院内使用的 RTS 有效值为 0 ~ 7.8408，分值越小表明生理紊乱越严重。赵伟通过分析认为 RTS 在院外检伤中的灵敏度为 95% 高于 TS 的 71%，并可较好的反映颅脑伤，在解剖损害不明的情况下，RTS 评分可评估创伤严重度，是提前医学干预的重要指标。李宁等建议在院外急救中以 RTS 评分结果作为分拣转送和提前医学介入的依据，尽早纠正生理紊乱以降低重度胸外伤病死率。因 GCS 对于气管插管和机械通气或乙醇和药物影响的患者无法准确评分，从而给 RTS 带来了同样的问题。另外尽管器官本身损伤未发生改变，但随着救治的进行其分值可能会发生变化，而随着生理功能紊乱的加重会对疾病预后产生严重影响，对于 RTS 来说这种实际情况是无法得到真实体现的。

3. 格拉斯哥昏迷指数

　　格拉斯哥昏迷指数（GCS）由 Teasdale 和 Jemmett 在 1974 提出，目的在于标准化评估头部伤患者的意识水平，主要由运动（1 ~ 6 分）、言语（1 ~ 5 分）和睁眼状况（1 ~ 4 分）三个参数来描述。GCS 得分在 3 ~ 15 分，13 分及 13 分以上表明轻度脑部损伤，9 ~ 12 分为中度脑部损伤，低于 9 分为重度脑部损伤。对于药物麻痹的患者和外伤导致麻痹的患者（如高位截瘫），运动不能作为判断意识状态的方法。

　　Forman 等在脑外伤预后的研究中发现，将 GCS 与 AIS、ISS 结合起来应用效果要优于单独应用每一种方法，表明在临床脑外伤的研究中，应当加入解剖学方面的测量。

　　Davies 等报道 GCS 与国际化学中毒标准（international program on chenical safety poison severity score， IPCSPSS）在预测有机磷中毒结果方面效果相同。GCS 更易操作，准确度因摄入的毒物而异，乐果（dimethoate）中毒时准确度高，而倍硫磷（fenthion）中毒时准确度低，有一半死亡的患者只表现轻微症状。

4.APACHE

　　APACHE 评分系统于 1 9 8 1 年由美国华盛顿大学医学中心提出，用来评估疾病的严重程度，分为两部分：慢性健康评分和急性生理评分。慢性健康评分要考虑同病状况影响，如糖尿病、肝硬化等。急性生理评分测量的参数代表了人体的主要生理状况。经简化修改后，APACHE Ⅱ 于 1985 年问世，包括了三部分：12 个急性生理参数，年龄和慢性健康状况。经过精炼，APACHE Ⅲ于1991年提出，其数据基础来自美国40家医院17457个具有代表性的病例。最重要的修改就是其包含了17个变量，限制了同病状况的影响，区别了头部伤与非头部伤，考虑了领先时间偏倚，可以用来预测肺切除手术和大血管手术后生存或死亡结果，还可用于烧伤患者预后的判断。为了提高预测成年严重疾病患者的院内病死率的准确性，有学者提出了APACHE Ⅳ，用来预测医院重病患者病死率，患者ICU停留时间，为评估美国ICU效率提供标准值。

5.RAMS评分法

RAMS(circulation, respiration, abdomen, motor and speech score)评分法包括循环，呼吸，腹部，运动，言语等生理参数。Gormican于1982年提出，1985年CLemmerc对此进行改进。研究表明，CRAMS评分能在短时间内为医护人员提供伤员伤情等信息，能准确区分伤情的严重程度，能反映出救治条件的要求，使严重伤员得到迅速、准确、有效的急救，为患者争取急诊手术的宝贵时间，可早期监测复苏急救工作是否有效，并为后期治疗及保证预后打下良好基础。孙周等将CRAMS引入急诊创伤患者的伤情评估，认为相对于其他的评分法，简单易行，不受主观因素的影响，指标客观，敏感度高，对快速甄别患者伤情的轻重缓急，立即合理安排救治有着重要的意义。但CRAMS评分的生理指标易受精神心理因素及基础血压的影响，且未考虑伤员基础疾病的影响，对于多发伤的并发症，如急性呼吸窘迫综合征，多器官功能障碍综合征同样不可预测，另外对部分脊柱、四肢损伤的患者伤情判断可能存在误差，且不能完全反映脑损伤的严重程度。故对急诊创伤患者的伤情评估判断，孙周等建议应用CRAMS和创伤评估程序相结合，以此判断伤情轻重从而合理安排救治、合理调配卫生资源，有效降低创伤患者的病死率，提高抢救成功率。

三、综合评分法

伤员遭受创伤打击，在解剖结构受到损害的同时往往伴有生理功能紊乱。因此，总的损伤程度应该整合生理和解剖两方面的变化。其他的一些因素，如年龄、同病、体质、人种和生活习性以及不同的社会发展水平等，都会对伤员的实际伤势程度和定量值产生影响。创伤评分最终是评价损伤对生存的影响，需要将解剖生理和年龄等因素综合（加权）成一个单一的指标，用生存概率来综合地衡量伤情。具体方法是通过期望寿命公式计算生存概率，给解剖、生理和年龄等因素各分配一定的权重系数，对钝伤和穿入伤分别处理，并对不同的人群和地域环境进行特定的校正。生存概率（probality of survival, PS）= $1/(1+e^{-b})$，其中e为自然对数底，e为一系列变量的综合。目前有两种方法计算b值。1987年，由Boyd等提出的TRISS法和1900年由Champion等提出的ASCOT法。

总的损伤程度应该整合生理和解剖两方面的变化，将解剖生理和年龄等因素综合（加权）成一个单一的指标，用生存概率来综合地衡量伤情。生存概率$PS=1/(1+e^{-b})$。e是自然对数的底数；b值通过期望寿命公式，给解剖、生理、年龄等因素各分配一定的权重系数，并根据损伤类型、不同人群和地域环境进行校正。若伤员的PS>0.50，预测该伤员可以存活；PS<0.50，意味着存活可能性小，PS愈低存活概率愈小。计算b值有TRISS法、ASCOT法。

1．创伤与损伤严重度评分法

创伤与损伤严重度评分（TRISS）主要由 ISS、RTS 和患者年龄组成。TRISS 可以预测 PS，公式如下：$PS = 1/(1 + e^{-b})$，$b = b0 + b1$

（TRS）+ b2（ISS）+ b3（年龄参数）。系数 b0～b3 由严重创伤结果研究数据经多重回归分析得到。TRISS 对于成人和儿童创伤均可应用。Schluter 等运用 TRISS 来预测创伤后住院时间未取得理想结果，得到结论 TRISS 无法准确预测住院时间，需要寻找新的指标。

创伤与损伤严重度评分 (TRISS) 于 1987 年由 Boyd 等提出，主要由 ISS、RTS 和患者年龄组成，其计算方法：b=b0+bl(RTS)+b2(ISS)+b3(A)。此模型将测得的生理指标 GCS、收缩压、呼吸率和解剖指标 ISS 按规范量化处理，将损伤类型和年龄因素加权处理，计算出伤员的存活概率值，因此，被公认为能较好地判断患者的损伤严重程度并可据此推测预后及衡量救治水平，Schluter 等，于 2010 通过 MTOS 数据库对其系数进行了校正。Philip 等此后通过更大规模的 NSP 数据库 (the National Trauma Data Bank National Sample Project) 进行证实，并分析得出外伤患者的年龄和钝性伤比例正在逐年增加，因此建议应重视诸如患者基础疾病、身体受伤区域、NISS 评分等因素的影响。TRISS 对于成人和儿童创伤均可应用。由于我国尚无法获得足够的 MTOS 数据，且鉴于文献报道的基于美国 MTOS 的 TRISS 权重系数在我国创伤患者中有着相对理想的应用效果，故国内目前在计算 TRISS 时均应用 MTOS 的权重系数。TRISS 也存在不足，主要有：①因为不能反应身体同一区域的多发伤，因此，对于多发伤的预测往往具有一定的局限性；②无法说明患者的合并症对创伤患者的影响，如心脏病、慢性阻塞性肺部疾病和肝硬化等；③对于气管插管患者的呼吸频率和口语反应无法获得；④ TRISS 需要的生理参数可能不可靠或无法获得；⑤对生理紊乱 RTS 未进行细化；⑥在计算年龄分段上过于简单，只有两个年龄段；⑦预测生存率并非如预想中那般准确，如在预测坠落伤时得到的生存概率 (P S) 值往往要高于实际值。

2．ASCOT 评分法

ASCOT 评分法与生存概率关系密切，强调头伤和昏迷对于预测死亡的重要性。通过 Hosmer Lemeshow 统计分析，比较 TRISS 和 ASCOT 对严重创伤结果研究数据库的病例预测生存或死亡患者的区分率，发现 ASCOT 对钝伤伤员结局的预测效果相当于 TRISS，对儿童创伤和穿通伤的预测效果优于 TRISS。发展

ASCOT 的目的是对创伤救治水平进行评估。ASCOT 评分法对 b 的计算公式为：b = b0 + b1（G）+ b2（S）+ b3（R）+ b4（A）+ b5（B）+ b6（C）+ b7（age）。

式中 G、S、R 代表生理指标，为格拉斯哥昏迷指数（GCS）的编码值和收缩压与呼吸频率的编码值（CV）；A、B、C 代表解剖指标，为解剖要点评分（AP）ABC 各区的分值；D 区因伤情轻省略 b；age 为年龄的评分值。b0～b7 是从北美 MTOS 创伤数据库中选择的伤员的评分数据，经多元回归分析得出的各参数权重。b0 是常数，b1～b3 是生理参数的权重值，b4～b6 是解剖评分 AP 的权重系数，b7 是年龄分的权重系数。

ASCOT 评分法由 Champion 等提出 ASCOT 法对 b 的计算公式：b=b0+bl(G)+b2(S)+b3(R)+b4(A)+b5(B)+b6(C)+b7(age)，式中 G、S、R 代表生理指标，为 GCS 的编码值、收缩压与呼吸频率的编码值；A、B、C 代表解剖指标，为解剖要点评分 (AP)ABC 各区的分值；D 区因

伤情轻省略 b；age 为年龄的评分值。b0~b7 是从北美 MTOS 创伤数据库中选择的伤员的评分数据，经多元回归分析得出的各参数权重。ASCOT 改良了 TRISS 的以下指标：①解剖损害方面用 AP 取代 ISS，使同一区域内多处伤得到体现；②将 RTS 分解为基本变量分别加权；③年龄分组细化。因此，ASCOT 在留院时间，医疗资源利用方面比 TRISS 预测更强。田利华等套用北美 MOTS 权重，认为 ASCOT 对国人结局预测仍具有客观性和可靠性，但如果使用国人 ASCOT 的参数和权重，其准确性、特异性和预测价值更高。Champion 等通过对 9178 例创伤患者研究发现，ASCOT 的敏感性较 TRISS 高，但特异性相差不大，即使在预测病情变化较快的颅脑外伤患者的结局，ASCOT 的准确性和预测价值仍优于 TRISS 评分法。

第七节　伤情严重程度评分与创伤手术分类

一、伤情严重程度评分

在创伤中，因受伤的各种因素不同，个体不同，所受伤的伤情严重程度也不同，所以，可以通过伤情严重度进行评分，临床上可将伤情严重度分为 4 种：

1. 轻度：患者为单部位受伤，仅需简单处理，一般不需住院治疗。

2. 中度：主要受伤部位损害严重，有功能损害，生命体征基本平稳，一般没有生命危险；ISS（创伤严重度评分）< 13，治愈后可能留有功能障碍。

3. 重度：单个或多个部位损害，生命体征不稳定，不救治患者会死亡。通过病史采集和初步徒手查体了解伤情后，按四个步骤完成救治流程（1 ~ 3 分钟内完成）：①一般伤势严重；②危及生命；③多发生严重并发症；④治愈后可能遗留残疾。

4. 极重度：单个或多个部位损害，生命体征极不稳定，不迅速处理 4 小时内即死亡或濒死状。

二、创伤手术分类

创伤后，排除患者绝对无大碍后，可给予留观。一般而言，受伤体格检查有异常者，都需进行手术处理。因此，利用手术处理的方式，也可进行分类。临床上，主要有三类。

第一类，紧急手术

1. 解除窒息，气管插管或切开；

2. 制止大出血，四肢大血管损伤缚扎止血带并及早按血管处理方法进行确定性手术，胸腔、腹腔内出血在补充血容量的同时快速行剖胸剖腹止血；

3. 解除心包压塞，心包内出血 100mL 即可出现症状，150mL 即可导致心源性休克，心包穿刺抽放积血 10mL 就大有改善，并尽快做心包切开；

4. 气胸处理，封闭开放性气胸（纵隔摆动）和引流张力性气胸（纵隔推向对侧，胸内大静脉受压和扭曲）得到妥善处理；

5. 解除过高颅内压。

第二类，优先处理

1. 腹腔脏器伤；

2. 缚扎有止血带血管伤：肌肉完全缺血 2～4 小时即发生功能障碍，4～6 小时不可恢复性变化；神经组织缺血 30 分钟功能不全，12～24 小时功能完全不能恢复；毛细血管膜缺血 3 小时即严重受损，通透性增加；肢体缚扎止血带 6～10 小时后即使循环恢复，亦难免发生肌肉缺血性挛缩、坏死和骨筋膜室综合征；

3. 严重挤压伤；

4. 开放性骨折和关节伤以及严重的软组织损伤；

5. 合并休克伤员，除大出血抗休克同时手术止血外，休克伤应待循环稳定后据伤情从速手术。循环稳定的指标：收缩压回升到 12kPa 以上，脉压差不小于 2.6kPa，脉率 100～120 次/分以下；如条件允许，最好检出以下的参数：中心静脉压大于 0.4kPa，血小板大于 100×10^9/L，血细胞比容大于 25%，PaO^2 大于 9.3kPa。

第三类，及时处理

1. 没有颅内压增高的颅脑损伤和脊髓损伤；

2. 一般的非脏器伤如闭合性骨折或关节伤；

3. 无窒息和大出血的颌面、颈部伤；

4. 烧伤。

同时有两个以上威胁生命第一类伤时（如同时有颅内压增高的脑外伤和大出血的腹部伤）可采用两个手术组同时进行两个部位的手术。同时有两个以上的第二类、第三类伤时，也可采用两个或多个手术组同时手术。但是，在做第一类手术时不要同时做第二类、第三类的手术，以免干扰抢救。在第一类伤手术处理后，第二类优先手术的损伤即成为主要问题，如情况许可应即接着施行第二类、第三类的手术。有气胸的伤员，尽管气胸不重，为了避免伤员在麻醉和手术中挣扎发生张力性气胸，应在施行其他部位手术前，先做胸腔闭式引流。当背、腰、臀部和胸、腹腔脏器同时有损伤时，应先做胸腔腹腔大出血手术，否则，先清创，避免体位变动而血压剧降，严重影响循环。手术过程中，如发生休克，应暂停手术，积极抢救休克，待循环稳定后再继续手术，切不可抱侥幸心理，妄图闯过休克关。这种做法常造成伤员死在手术台上。平时的外科医疗工作程序是诊断—治疗，而创伤抢救—诊断—治疗或抢救与伤情评估计分同时进行，详细的诊断和确定性治疗，必须在抢救获得一定成效后才着手进行。绝不能因进行诊断而延误了抢救时机。

第八节　创伤结局预测

影响创伤结局的因素是多方面的，包括创伤严重程度、伤员的素质、急救体系和技术水平等。创伤结局预测是创伤评分系统的重要功能之一。通过创伤评分系统可以客观地评价创伤救治水平，协助医疗决策和合理利用卫生资源。由于我国至今尚未建立全国性的创伤数据库，对创伤患者尚无统一的登记系统（或录入系统），尚无一个类似于 MTOS(major trauma outcome study) 的大型调查研究，社会和医学界均无可用资料参考或借鉴的基数。预测国人创伤结局直接套用 MTOS 参数或套用国外现有的预测模型必然会存在偏差。因此，探讨适合国人创伤特点的预测模型并计算出权重具有重要意义。

创伤结局预测是创伤评分的重要功能之一。通过创伤评分系统可以准确预测伤员结局，协助医疗决策，评估临床疗效。因此，理想的评分系统应具有准确性高、误判率低和运算简单、数据容易获取等优点。目前，创伤结局预测评分系统可划分为三类：生理创伤评分、解剖创伤评分和综合创伤评分。生理创伤评分以修正创伤评分 (RTS) 为代表，但敏感性和特异性较低。解剖损伤评分以 AIS、ISS 为代表，主要缺点是数据获取困难，因为确定损伤定级必须通过多方面的诊断试验或手术探查，编码复杂，对伤情严重程度评估与结局线性关系不理想。综合创伤评分以 TRISS 和 ASCOT 应用最广泛，具有较高的敏感性和特异性，其中 ASCOT 比 TRISS 更合理，但运算复杂，早期不易得到解剖创伤指标，因此，临床应用受到限制。严重创伤后 SIRS 的发生率约为 87.8%。Smail 等首先应用 SIRS 评分预测伤员结局，并取得较好的效果。有研究发现，钝伤员入院时 SIRS 评分能较好地预测预后，多元回归分析也肯定了 SIRS > 2 时，对预测该类伤员病死率具有重要的意义，当 SIRS > 12 时可以作为一独立因素预测伤员结局。

第九节　计算机软件在创伤评分中的应用

随着目前评分方法与各种计算机软件的逐步融合，出现了诸如创伤评分工具集 V4.0 和创伤评分系统 V3.0 等一批应用软件，已能够通过直观、简单的操作代替抽象、复杂的测量和计算，使得创伤评分方法的研究和应用步入了新的阶段，这将极大推动其在创伤救治中的应用。

一、推出简单方便易于推广的创伤评分系统

目前已研制出了"创伤评分计算机分析系统"，其软件中包括院前评分、创伤严重度评分和预后估计三个方面，共六种评分方法，它们是院前指数 (prehospital index, PHI)、修正的创伤评分 (revised trauma score, RTS)、CRAMS 评分 (circulation, respiration, abdomen, motor and speech)、格拉斯哥昏迷评分 (GCS)、创伤严重度评分 (injury severity score, ISS) 和 TRISS 生存概率 (probability of survival, PS)。采用模块式设计，将它分为各自独立而又相互关联的模块，为以后评分方法的扩展及删减提供方便。整个系统具有数据录入、数据查寻、数据备份与恢复、数据导出、报告打印等功能。在数据录入和修改板块中，将各种复杂的评分指标进行了科学的归类融合，界面由患者资料、损伤性质和类型等部分组成，使用者可通过选择标准化项目，轻松准确地录入资料，避免了重复和繁琐的输入过程，在输入患者的相关信息后，该系统可直接通过临床症状、体征和诊断等数据自动计算出各种创伤评分分值，使临床医生避免了因对创伤评分方法理解等问题所导致的误差或错误。通过标准化的内容、简捷的界面和方法，自动计算出多种创伤评分分值，能有效地管理、查询和打印所录人的数据资料，不仅有助于对创伤患者病历资料的保存，也减轻了临床医生处理创伤患者时的负担，提高了诊治的准确率，降低了患者的病死率。

二、建立大型创伤病例数据库录入管理系统

目前已研究制订统一的创伤病例登记表格，并编制创伤病例数据库录入管理系统软件。此数据库录入管理系统拟采用模块式结构，模块之间实现动态锚链，做到分类分片、输入与提示选择相结合，简单方便、易于管理和扩展，并使其与创伤评分软件相互联系，能相互调用数据，实现数据库数据输出形式多样性，使多种软件系统都能共享。

第十节 创伤评分的现状与展望

目前，对创伤的严重程度的判定逐步发展到量化和权重的领域，创伤评分正是将受伤程度以量化方式给予表达。客观、科学的评定创伤程度，对一些评分高的创伤患者重点筛查，从而避免漏诊，提高急诊救治有效率、降低病死率和残废率。但院前创伤评分仍有许多局限：数据的可靠性、全面性和时效性得不到保证，受评分者的主观性、急救环境及救助条件等因素影响。对年龄的分段粗略，没有考虑到各年龄段创伤的特点，特殊人群未被考虑在内，例如婴幼儿、孕妇及老年患者。创伤评分所采用的指标本身存在许多局限性。缺乏系统的将各评分法纵向进行统计学比较。没有将多种评分系统结合应用，例如有人用 TS 联合 ISS 预测急诊胸腹联合伤患者并发症发生的临床价值，这样可以充分的发挥各评分系统的优点。各地区医疗水平差距太大，没有将院前创伤评分系统普及，国内大多医院甚至是许多三甲医院也没有开展，国内各地区还没有建立大型的创伤数据库，缺乏有效指导院前急救的辅助救治系统。目前还没一套能综合指导现场急救的计算机辅助系统，存在伤员到达医院的时间差异大，对入院的评估有变化，对患者的病死率的影像较大。大多评分法只能对病死率进行预测，对死亡以外的重度伤残等严重影响伤者生存质量的因素未涉及，缺乏对具体的创伤疾病的深入研究，例如交通伤、地震伤、海啸等。缺乏对特定部位的创伤的评分研究，例如胸外伤、急腹症、四肢骨折等。近些年，院前创伤评分在我国及国外得到飞速发展和广泛应用，主要体现在以下几点：

一、创伤评分的早期应用

国外创伤评分应用始于 20 世纪 60 年代，临床应用已 40 余年，积累了大量的数据和经验，如 AIS（简明创伤定级标准）几近修改与补充，1969 年的最初 AIS，1971 的原始 AIS 到不断的发展修改到 1985 修订版，1990 版、1998 版，以及现在的《AIS-2005》版。

在我国创伤评分工作起步于 80 年代。1992 年召开了全国首届创伤评分研讨会以及 1993 年中华创伤学会在多发伤专题学术会议上建议，今后有关创伤的论文须有评分标准方可刊登，因而使国内创伤工作者对评分工作的认识日益深入，应用创伤评分者逐渐增多，所应用评分方案也与国外接轨。

最早报道，应用创伤评分的是 1983 年周志道用 ISS 对 848 例矿工创伤进行分析，认为 ISS 可估计病情，指导治疗，预测预后；1994 年李仲和认为为了保证临床资料和评分数据的完整性和真实性，不涉及复杂的数学运算，微机管理系统是不可缺少的工具。

二、创伤评分方法的演变研究

陈维庭在 2001 年认为，国内对 AIS，ISS 法的使用虽已有十余年，但仍有使用欠准确甚至任意变动的情况，提出正确掌握和使用创伤评分法，并回顾创伤评分应用中存在的问题。如《AIS-1990》对某些脏器损伤描述不够清楚，1998 版增加对肠腔损伤的描述，明确指出 GLS 不能作为脑损伤后意识程度的唯一指标，对使用 AIS 规则作了更详细的说明，亦增减了一些条目，如在胸部有一处以上的损伤并伴有血气胸或纵隔积气或积血时，后者仅能用于一处损伤以增加 AIS 值；朱佩芳对损伤严重程度评分的演变作出回顾，认为 ISS、NISS、ICISS、TRISS 在评分方法的改进上作了大量工作，但在使用时有一定的局限性；都定元在创伤评分的演进与《AIS-2005》中，这些都详细介绍了 AIS 的演进与在我国的应用和研究情况，同时介绍机动车医学促进会 (AAAW) 最新版《AIS-2005》及在我国的初步应用。

三、创伤评分的利弊研究

1998 年，廖斌等认为中国人创伤应采用 TRISS 法评分。如果采用国外 OS 权重则不符合国内医疗条件和患者实际情况，预测结果必然偏离实际结果。田利华认为，创伤评分的生理性指标多发生伤情判别过重，类选不足；解剖性指标则多出现伤情判别不足、类选过量，伤后仅靠生理、解剖或年龄等参数评估生存概率，有可能存在较大的预测性误差，应结合实际情况、具体伤情以及评分参数加以选择运用或完善评定，其研究表明，ICISS 和 ASCOT 综合评分性能指标较佳，而 C，CS 综合评分性能指标较差。余翎研究认为，在急诊多发伤评分中，ISS 评分法优于 CRA 评分法。赵兴吉等研究证明以《AIS-2005》为基础的 ISS、TRISS、ASCOT 等方法评价创伤及其结局预测总体上优于《AIS-1998》，建议使用《AIS-2005》评价多发伤时，以 ISS > 20 界定为严重多发伤更为合理；班雨等在急诊手术患者综合创伤评分分析中认为，ASCOT 预测的死亡组 PS 值与实际相符，可信度高，优于 TRISS 评分法。

四、创伤评分与相关疾病的关系研究

姚远认为，在对肺部冲击伤定级时，可以考虑将传统病理判定与《AIS-2005》相结合的方法，能较好的对肺部冲击伤损伤情况进行分级。胡宁利等认为。格拉斯哥昏迷评分法(GCS)、创伤计分法 (TS)、修正创伤计分法 (RTS)、损伤严重程度计分法 (ISS) 在颅脑外伤评分中，RTS 评估单纯颅脑外伤损伤严重程度判断比 GCS 评分法更准确，较合理。TS 不适合，GCS 有一定的局限性，ISS 受到评分条件的限制，使用不方便。沈光建则发现，APACII 适当的与 GCS 结合应用，可提高对颅脑损伤预后预测的准确性。万亚红 2001 年建议在急诊评价穿透伤时可试用 PICS 取代 RTS 作为生理评分，方强认为 ISS 较 PTI 评价穿透性胸伤合并膈肌破裂更合理，且宜以 ISS ≥ 20 定为重伤标准。梁贵友等在 2005 年对胸部穿透伤损伤严重度新评分方法初探中提出 PTTCS(胸部穿透伤进程评分)，并认为 RTTCS 较 RTS 更能及时准确地评估伤情和预测结局。

五、创伤评分的应用领域研究

孙俊等分析创伤患者 TS 分值越低，在诊治过程中低血压、休克等严重并发症的发生率越高，TS 分值越低，患者液体需求量越大。张志明等体会，脾脏损伤新分级法不仅可应用与影像分级诊断，也可指导脾损伤的非手术治疗；杨术真对儿童轻型颅脑损伤 GCS 评分与预后进行了探讨，认为尽管是轻度外伤也要引起足够重视，加强院前监护意识和院内救治。

六、展望

创伤评分是创伤急救医学的一个重要内容。在我国创伤评分已受到创伤急救工作者的重视，许多方法也逐渐在临床得到广泛使用，但迄今为止尚无一个令人十分满意的方案，与国际水平有着较大的差距。另外，创伤评分的研究要集中在院前急救医疗与临床创伤医学领域，而在护理领域的应用研究尚未提及。因此，建立一套快速、简便、实用、适合护理人员使用的创伤患者急救程序成为创伤急救护理领域的当务之急。同时，有关护理人员如何应用创伤评分对创伤患者的急救护理提供指导及对创伤患者护理并发症的发生提出预测的研究，还有待在今后的护理工作中进一步完善。

在创伤的评分体系间，虽然解剖性指标的类选性优于生理性指标，但前者分值往往需在检诊明确之后才能评定，缺乏应急性，而综合性指标使用起来又较为复杂，加之国内等级救治体系的不健全，可造成类选过量率增高。此外，在生理代偿能力、伤后救治时间与年龄不同的情况下，以及具有隐匿性伤情和有些解剖损伤与生理紊乱分离的伤员，其分拣指标的应用仍需结合具体伤情以增加类选的可靠性。此外，创伤后患者的预后应该考虑更多的因素，如合并症、可能的遗传易感性、免疫功能、经济状况与价值观以及患者主观情绪等不确定性因素的影响。

目前，开展创伤评分在国内已经引起重视，在伤员分拣和预后判断中发挥了越来越重要的作用。在推广已有评分系统的同时，应逐渐积累经验，改进现有评分系统某些方面以满足某一特定领域的需要，在实践中探索出适合各领域的更好方法。随着目前评分方法与各种计算机软件的逐步融合，出现了诸如创伤评分工具集 V4.0 和创伤评分系统 V3.0 等一批应用软件，已能够通过直观、简单的操作代替抽象、复杂的测量和计算，使得创伤评分方法的研究和应用步入了新的阶段，这将极大推动其在创伤救治中的应用。

（邓雪峰　宋锦旗）

第六章 创伤骨科的诊断技术

创伤骨科作为外科领域的一个重要分支，在其所收治患者当中，绝大多数是需要进行手术治疗的。由于创伤骨病治疗方法的特殊性，大多数患者需植入内固定材料或进行外固定治疗；又因治疗范围的特殊性，属运动系统疾病，若治疗不当，会造成患者的终生残疾，给家庭、社会及患者本身等带来巨大的痛苦。如何正确诊断、正确制定合理的治疗方案、准确精巧的手术操作及完善周密的术后处理等，是保证手术成功的重要基础与环节。因此，正确诊断是实施正确有效治疗的根本保证。

第一节 创伤骨折的诊断思维和程序

在创伤骨折诊断过程中，要防止只看浅表伤，不注意骨折；只看到一处伤，不注意多处伤；只注意骨折局部，不顾全身伤情，只顾检查，不顾患者痛苦，增加损伤。通过询问受伤经过，详细进行体格检查，必要时做 X 线片等影像检查，以及综合分析所得资料，即可得出正确诊断。

骨科的临床检查是建立在一般医学理学检查的基础上结合运动系统的特点所进行的更具体或特殊的物理检查。创伤骨病的检查诊断思维程序如下：

一、采集病史
创伤骨病的病史采集请参阅本章第二节病史收集。

二、临床检查
1.临床检查顺序：按望、触、动量的顺序进行，必要时进行叩诊和听诊。一般选查健侧，后查患侧；先远离患处，后达患处；应两侧对比并配合全身检查。

2.显露范围：包括患处局部以及相关的部位，必要时显露全身进行静态与动态的检查。对于女患者，必要时应当有女性工作人员陪伴。

3.主动与被动检查：开始让患者自主活动，然后再由医生做一步检查，这样有利于了解疼痛的情况与功能障碍，同时可以避免因不当活动导致患者的不配合或加重损伤。

4.归纳分析、初步诊断：通过归纳分析理学检查结果，得出初步诊断，并有针对性地制订出辅助检查方案，再综合辅助检查结果作出分析判断。

三、影像检查、实验室检查等辅助检查

1.X 影像摄片：对受伤部位的患者做 X 线摄片检查是必需的，可了解到是否有骨损伤、韧带损伤，为创伤骨病提供证据。

2.CT 检查：对特殊部位的损伤，可申请 CT 扫描，得到更明确的损伤情况。

3. 关节镜检查：根据创伤骨病情况决定是否做关节镜检查。

4. 肌电检查：严重四肢软组织损伤还需做肌电检查。

5. 血常规及血生化检查：可了解患者机体、生理状况。

创伤骨病的诊断应根据病史、临床检查、辅助检查结果进行综合思维分析，作出最后诊断。创伤骨病的诊断程序见图 6-1 所示。

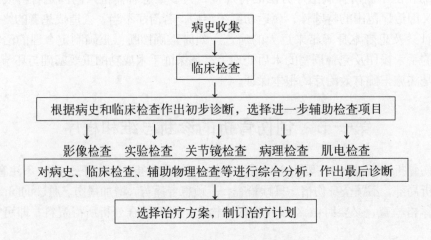

图 6-1　创伤骨科的诊断程序

第二节　病史收集

在骨科诊断中，病史收集有着相当重要的作用，部分创伤骨病可以单靠体征和辅助检查得出正确的诊断，某些创伤骨病必须依靠病史才能得出正确的诊断。

病史的收集方法是询问当事人、知情者和阅读各种医疗文件。询问当事人和知情者时，应使用通俗语言，而记录时必须使用专业术语。询问应注意技巧，要有礼貌，不能暗示。收集的病史必须完整而有秩序。

一、主诉

创伤骨病常见主诉有疼痛、运动障碍、感觉异常和开放性损伤。就损伤性质而言，一般是骨或软组织的急慢性损伤、外部组织或深部组织的急慢性感染以及运动系统肿瘤三大类。主诉通常应包括病变部位和症状持续时间。

若通过患者和陪伴人员的叙述不能确立主诉时，应进行一些相关提问，如你究竟哪儿不好？什么事使你感到不舒服？

二、现病史

现病史是患者本次发病的历史。在弄清主诉以后，要进一步了解此次发病的有关资料，一般围绕主诉进行询问。

1. 急性损伤

骨或软组织的急性损伤，从受伤到就诊时间，一般不超过 2～3 周。危重患者应边抢救边询问，简要收集病史，并据之推测受伤部位和程度，待生命体征平衡后再详细询问。

（1）受伤时间：受伤时间是急性损伤询问的第一内容，直接影响到诊断和治疗。如开放性损伤 4～6 小时内细菌只造成伤口的污染，还可以清创，超过 8 小时的伤口细菌已侵入深部组织，一般无清创必要。

（2）致伤原因及直接作用部位：一般致伤原因可以分为物理因素、化学因素和重物学因素三大类。物理因素又可以分为几类，其中以机械性损伤最常见。机械性损伤分直接损伤和间接损伤两种，二者相互影响，问诊时应注意它们之间的相互关系。化学因素主要指带危害损伤性的有毒化合物导致机体的损伤。重物因素主要指超过人体承受范围及能力的重型物体的压榨、挤压所致机体损伤。

（3）伴随症状出现情况：掌握伴随症状出现的情况，对损伤的诊断相当重要。如脊柱骨折后，初期肢体尚能活动，以后出现截瘫，很可能是搬运过程中脊髓受到继发性损伤，或椎管内水肿。四肢骨折或脱位后出现肢体的血管神经症状，若不是伤后立即出现，很可能是骨折或脱位的压迫或刺伤所致。

（4）就诊前的处理情况：就诊前是否做过处理，对急诊的病史收集特别重要。如四肢伤患者伤后是否上过止血带？是否注射过升压药物？是否输过抗休克液体？是否注射过止痛药物？特别是麻醉止痛药物等。

2. 急性感染

骨与软组织的急性感染，在问诊时与急性损伤有所不同，询问时要注意以下几点。

（1）发病日期：患者就诊时，要先询问发病日期。从发病日期医生可以大致推论出病理变化，一般骨感染在 2 周以内，X 线片上一般不会出现骨质破坏现象，2 周以后，可有阳性（骨质破坏征）发现。骨感染 2 周后拍摄的 X 线片意义比较大。

（2）感染原因：询问疼痛或肿胀部位在数小时或数天前有无开放性损伤和皮肤感染？邻近组织有没有损伤或感染？咽喉部位是否疼痛过？有没有感冒过？其他部位是否有过外伤？

（3）伴随症状：伴随症状应注意患者局部肿胀疼痛后有没有寒战高热、大汗、心慌、口渴等。尿液多少？呼吸怎样？从而了解心肺情况、肾脏功能和免疫功能的强弱。

（4）就诊前的处理：要了解患者就诊前做过什么检查？做过什么治疗？使用过什么抗菌素？时间多长？反应怎样？通过了解治疗反应，为现在的诊断和今后的治疗提供帮助。

3. 慢性疾病

（1）初发症状和症状发生时间：慢性疾病问诊时要了解患者初发时是否有疼痛、麻木？肢体功能是否障碍？还是感觉异常？症状是周期性出现还是持续存在？病情有无变化？是加重？改善？缓解？还是停滞？症状出现时有无特别原因？有无全身症状？是否进行过治疗？以及对治疗的反应。

（2）相关症状和伴随症状：要详细了解患者发病的相关情况，如疼痛、麻木、功能障碍和感觉异常是单独出现还是混合出现？是混在一个肢体还是不混在一个肢体？是全身性的还是局限的？是局限于一侧肢体，一半肢体，还是部分肢体？感觉异常区域呈片状、线状还是手套样？感觉异常区与单个外周神经支配区是否一致？与肌肉束或肢体走行是否一致？与筋膜间室是否相关？

要了解疼痛的伴发症状、减轻疼痛的方法，引起疼痛发作或加重的原因，以及对治疗的反应等。如头痛是否伴有恶心、呕吐、眩晕、耳鸣和发热等。运动障碍是否伴有肌肉萎缩，是否有不自主运动和感觉障碍？肌张力是否正常、肌张力是否增强或降低？麻木是否伴有感觉缺失、感觉异常，是否存在运动麻痹和肌张力有无变化？有无诱发因素？

三、既往史

患者发病的病史了解以后，要询问过去的健康情况和过去患病的历史，主要是有无过敏性疾病和药物过敏史，有无外伤和手术史，有无传染性疾病和传染病史，有无糖尿病、冠心病史和肾脏病史，每个系统是否正常等。

传染性疾病主要是乙型肝炎、甲型肝炎、结核、性病和艾滋病。要了解发病时间与次序，特别是与现在发病有关的部分。诊断明确的传染病要了解，诊断不明的传染病也要询问主要症状、病程、治疗经过和治疗反应。

对于有外伤与手术史的患者，应了解受伤时间、诊断与处理情况，既往做的是什么手术、术式，使用过哪种麻醉？效果怎样？对病程、治疗经过和治疗反应等都要有所了解。

四、个人史和家族史

1. 询问患者个人情况和家庭情况

个人情况要询问出生地和生长居住的地方，以了解有无地方和地区传染病的可能，如大骨节病、氟骨症、特异性骨关节炎等。

2. 要了解生活习惯与嗜好

包括饮酒、吸烟、吸毒、使用镇静药和麻醉剂情况，个人嗜好或麻醉药使用开始年龄和现在是否停止使用，使用量和年限等。以区分乙醇中毒、毒品反应和镇静药引起的神经精神症状与创伤骨病引起的神经精神症状，为治疗提供帮助。

3. 个人情况

要了解具体职业和劳动情况，以及职业变更情况。以分清所患疾病是否与职业有关。劳损性疾病大多与职业有关，不同职业损伤不同部位，如网球运动员易患网球肘，打字员易患菱形肌劳损，伏案工作者易患颈椎病和颈肌劳损，缺乏体力劳动者易患腰肌劳损等。

4. 个人精神状况与家族情况

对个人精神状况和家庭情况也要了解，以区分患者发病的主要原因是对环境压力的不适应还是劳动保护不力？是二者皆有还是非自然原因？无论是急慢性损伤，急慢性感染还是肿瘤，良好的精神状态对治疗有着相当重要的作用。对精神状况的了解，主要通过患者对疾病的看法，对病史的叙述来判断。询问时亲切一些，特别是对精神崩溃的患者。

5. **个人特殊情况**

女性患者要了解月经史、婚姻与生育史。男性患者要了解有无性功能障碍。

6. **家族史**

主要了解父母、配偶、兄弟姐妹的健康状况，以了解有无遗传性疾病和传染病的可能。

第三节　临床检查

一、望诊

望诊是创伤骨病临床检查的重要环节，医生通过对患者的直接望视，可观察到病情的轻重和大致受伤部位，望诊可分为望全身和望局部诊视。

1. **望神色**

神静自然，面色滋润者伤势较轻；精神萎顿，面容憔悴者伤势较重。面色苍白，额出冷汗者多为失血过多或痛剧；中医骨伤科通常认为面青色为血瘀气闭，黄色主损伤或脾虚湿重，黑色主肾虚或经脉失于温养。若损伤后神晕谵语，目暗睛迷，瞳孔异常，肢厥汗出，形羸色败则属危证。西医则通过生命体征来判断病情。

2. **望形态**

观察站立、起从、下蹲、行走、跑跳时的姿势。如下肢骨折，多不能直立行走；急性腰扭伤，身体多向患侧伛偻。

3. **望步态**

（1）抗痛性步态：患侧足刚着发，即迅速转为健足起步，以减少患肢承重，步态急促不稳。

（2）短肢性步态：常以患侧足尖着地或屈曲健侧膝关节行走。一侧下肢短缩超过2cm，即出现明显的短肢性步态。

（3）强直性步态：一侧髋关节在伸直位强直时，患者需转动整个骨盆，使患侧下肢向前迈步。膝关节强直于伸直位时，行走时健侧足跟抬高或患侧骨盆升高，患肢向绕一弧形前进。

（4）剪刀式步态：步行时，两腿前后交叉前进，见于大脑性痉挛性瘫痪。

（5）摇摆步态：先天性髋关节脱位或臀中肌麻痹患侧负重时，躯干向患侧倾斜。双侧臀中肌麻痹或髋关节脱位时，躯干交替向左、右倾斜，又称鸭步。

（6）臀大肌麻痹步态：以手扶持患侧以臀部并挺腰，身体稍后倾行走。

（7）股四头股瘫痪步态：用手压住患侧股前下方行走，以稳定膝关节。

（8）跟足步态：以足跟着地行走，步态不稳，见于胫神经麻痹、小腿后侧肌群瘫痪、跟腱完全断裂等。

（9）平足步态：步行时足呈外翻位拖行，见于严重平足、足弓塌陷。

4. **望舌（舌诊）**

中医还可通过舌头像来判断病情，如，舌质红多属瘀血化热；红绛舌主热证及阴虚火旺；青紫舌主瘀血，其全舌紫者，则为血行不畅或瘀血较重；舌体花斑点（损瘀点）稀疏、色紫、量少，表示伤病轻浅；若损瘀点致密、量多、色黑，则伤重位深；损瘀点位于舌根为腰下损伤。

苔黄为创伤感染、瘀血化热兆；苔薄黄而干为热邪伤津；苔老黄为温热积聚。若舌苔由黄转为灰黑则病重，多见于严重创作伴有高热或津涸等。

5. 望畸形

观察肢体标志线或标志点形态的异常改变，判断有无突起、凹陷、成解、倾斜、旋转、缩短或增长等畸形。凹陷畸形，多见于颅骨、鼻骨凹陷性骨折等；突起畸形，常见于肩锁关节脱位、脊柱骨折等；成解、旋转、缩短畸形，多见于四肢骨折。

6. 望肤色

新伤出血者，肤色青紫，肿胀范围较局限；陈伤出血者，肤色变黄，肿胀范围较广泛。伤处青紫不断加深增大者，为深部渗血不止。

7. 望肿胀 、瘀斑

观察瘀肿的程度、色泽、范围等，可以估计伤情和创口的新旧。一般而言，有瘀斑者伤重，无瘀斑者伤轻。瘀血面积大，紫黑者伤重；明显瘀肿，可能是骨折或伤筋；大面积肿胀，青紫伴黑色，为严重挤压伤；严重肿胀，皮肤有水泡和明显肿胀，而有血泡伴肿胀者伤重。

8. 望伤口

观察伤口形状、大小、深浅，创缘是否整齐，创面污染度，有无异物，骨折端有无外露，色泽鲜红还是紫暗以及出血量等，以判断组织受损情况。

9. 望肢体功能

观察上肢能否抬举，下肢能否行走和各关节活动情况。

二、闻诊

闻诊是医生通过听觉和嗅觉来诊视患者的伤情，对医生而言能准确掌握患者临床第一手资料。

1. 听声音

患者有呻吟表示有不适、疼痛或烦躁。大声疾呼、声短急促，多系剧烈疼痛。语音高亢。呼吸音粗大为实证，反之为虚证。小儿触及痛处，会突然哭闹或噪声骤然加剧。严重创伤或手术失血过多，则语声低微且断续。呻吟声弱，神晕妄语者属危证。头部损伤者烦躁惊叫，要谨防颅内出血。

2. 嗅气味

口气臭秽，多属胃热或消化不良、口腔疾患。二便、痰液、脓液等，凡味恶臭、质地稠厚者，多属湿热或热毒。脓液稀薄、无臭、多为气血两亏或寒性脓肿。脓液略带腥味为轻症；腥秽恶臭，则有感染穿膜着骨之虞。

3. 听骨擦音

骨擦音是指骨折两断端互相碰撞、摩擦而产生的音响，而感知的摩擦称摩擦感，是骨折的主要体征之一。横形骨折，其音低沉重滞而短，如"咯咯"声；如斜形骨折，其音较尖红，似"咯吱"声；粉碎骨折，其音较杂乱、小大不等，如碾扎碎玻璃声。注意医生不可反复或重力探试骨擦音，以免增加患者痛苦和加重损伤。

4. 听骨传导音

用于检查某些不易发现的长骨骨折。如股骨颈骨折，检查时将听诊器置于伤肢近端的适当部位或放于耻骨联合处，用手指或叩诊锤轻轻叩击远端骨突部，可听到骨传导音。骨传导音减弱或消失，说明骨的连续性遭到破坏，但需注意伤肢应无外固定物、两侧叩击力相等以及与健侧对比。

5. 听入臼声

脱臼关节复位时，可闻及"格得"一声，表示关节已复位。

6. 听关节弹响声和摩擦声

膝关节半月板损伤或关节内游离体，做膝关节屈伸旋转活动时，可发出清脆的弹响声。检查关节摩擦音的方法是，一手置于关节上，另一手活动关节远端肢体，有时可听到细小或粗糙的声音。其音柔和多为一些慢性或亚急性关节疾患；粗糙多系骨性关节炎。当关节运动至某一角度时，关节内出现尖细弹响声，提示关节内有游离体。

7. 腱鞘炎与腱周围炎摩擦音

屈指肌腱狭窄性腱鞘炎在屈伸手指时可听到弹响声，又称"弹响指"。检查肌腱周围炎时常可听到一种类似捻头发的声音。

三、脉诊

按中医学的脉诊法，对创伤骨病的诊断可归纳为"瘀血停积多属实证，脉应洪大坚强而实，不宜虚细迟涩；亡血属虚证，脉应虚细而涩，不宜坚强而实；脉大而数或浮紧，常伴外邪；重伤者脉搏时快时缓、脉律不齐，须防他变；六脉模糊者，证虽轻而预后必恶；外证虽重，而脉来和缓有神者，预后良好；重伤痛极脉多弦紧，偶有结代非恶候。中医的脉诊法，对创伤骨病者脉象而言，主要有以下几种脉象。

1. 涩脉

涩脉主气滞血瘀、精血不足，多见于血亏津少、经络失润之虚证及气血瘀滞之实证。

2. 弦脉

弦脉主诸痛及肝胆疾患，多见于胸胁内伤疼痛或伴有肝胆疾患、高血压、动脉硬化。

3. 濡脉

濡脉主气虚血气，多见于久病虚弱或亡血劳损者。

4. 洪脉

洪脉主热，多见于经络热盛、伤后血瘀化热。

5. 细脉

细脉主虚证，多见于气虚不足、诸虚劳损，或久病体弱者。

6. 芤脉

芤脉为失血之脉，多见于创伤或内伤出血过多。

7. 结脉、代脉

结脉、代脉主脏器衰弱，心气不足，多为伤后疼痛剧烈，脉气不衔接。

四、摸诊（触诊）

摸诊是用手触摸肢体，以了解伤病的诊法。主要用于摸压痛、畸形、肤温、异常活动、弹性固定、肿块（部位、大小、形状、质地、活动度）等，用以判断损伤的部位、性质、程度、肿块及患处血运情况。

1. 触摸法

触摸法是单用拇指或拇指、示指、中指的指腹细心触摸伤处。轻摸皮，重摸骨，不轻不重摸筋肌。范围由远端逐渐移向伤处。

2. 挤压法

挤压法用手掌或手指相对挤压患处上下、左右、前后；根据力的传导原理来诊断骨折。如产生挤压痛，表示有骨折。胸廓挤压痛可能有肋骨骨折，骨盆挤压痛常有骨盆骨折。

3. 叩击法

叩击法是以掌根或拳头叩击肢体远端，利用其纵向叩击所产生的冲击力来检查有无骨折的一种方法。如检查下肢骨折常叩击足跟，检查脊椎损伤常叩击头顶。也可用此法了解四肢骨折愈合情况。

4. 旋转屈伸法

旋转屈伸法是用手握住伤肢远端与关节部，做缓慢的旋转、屈伸及收展关节活动，以观察伤处有无疼痛、活动障碍及特殊声响等。

5. 摇晃法

摇晃法是一手握住伤处，轻轻地摇摆晃动，结合问诊、望诊，依据患部疼痛的性质、异常活动、摩擦音的有无来推测骨与关节是否损伤。

五、关节功能检查

1. 主动运动

让患者自己主动进行机体各部位的生理性、功能性运动、注意关节的运动方式及躯体的活动范围。活动范围因年龄、性别、锻炼情况而不同。相邻关节的运动范围亦可互相补偿或互相影响，如髋关节运动受限，可由腰椎各关节的运动加以补偿，常采用健侧对比法来判断是否正常。

2. 被动运动

被动运动是由医生掌握患者躯体的检查性被动性运动，其包括两个方面：

（1）与主动运动方向相一致的活动，通常比主动运动范围稍大。先检查主动运动，后检查被动运动，记录并比较两者相差的度数。关节活动范围过大，见于关节囊及支持韧带松弛、断裂或先天性疾患。有神经肌肉系统疾患时，主动活动受限而被动活动不受限；若关节强直时，主动、被动活动均受限。

（2）是沿躯干或四肢纵轴做牵引、挤压或侧方牵拉、挤压、以观察有无疼痛及异常活动。被牵拉的组织主要是韧带、肌肉、筋膜、肌腱等关节囊等；被挤压的组织主要是骨、关节软骨及神经根等。

3. 特殊试验

特殊试验是针对损伤局部采取某些具有特征性的检查方法。

六、量诊

用量角器、软尺测量肢体角度、长度及周径的方法称为量诊。测量前应注意有无先天、后天畸形，将双侧肢体对称放置，骨性标志定点要准确。

1. 角度测量方法

（1）目测法：即用眼观察患者的关节活动范围，估计其活动度数。

（2）量角器测量法：将双臂量角器的两臂贴近肢体轴线，测量该关节的活动范围。也可以通过在所摄得的 X 线片上测量。

2. 记录方法

（1）中立位 0°法（现国际通用此法）：先确定各关节活动的中方位为 0°，记录从中立位至关节运动两个相反方向最大活动范围间的角度数。如肘关节完全伸直为 0°，完全屈曲为 140°，超伸 5°，记录为 140°～0°～5°；如果屈肘 140°，伸肘时还差 20°，则肘的屈伸度为 140°～20°～0°。

（2）邻肢夹角法：记录两个相邻肢段构成的夹角。如肘关节伸直为 180°，屈典为 40°，则关节活动范围为 180°～40°。

测量四肢关节活动度时量角器的放置位置见表 6-1。

表 6-1　测量四肢关节活动度时量角器放置位置

关节活动	量角器中心位置	量角器 - 角位置	量角器至另一角位置
肩屈伸、外展、内收	肱骨头	肩峰 - 锁骨最高点	肩峰 - 肱骨外髁
肘屈伸	肱骨外髁	肱骨外髁 - 肩峰	肱骨外髁 - 桡骨茎突
腕屈伸	尺骨远端	沿尺骨外缘	沿第 5 掌骨小指缘
腕外展、内收	腕关节中心	桡尺骨中线	第 4、第 5 指间
髋屈伸、外展、内收	股骨大转子	大转子 - 腋中线	大转子 - 股骨外髁
膝屈伸	股骨外髁	股骨外髁 - 大转子	股骨外髁 - 腓骨外髁
踝屈伸	内踝	内踝 - 股骨内髁	内踝 - 第 1 跖趾关节

3. 长度测量

（1）上肢、下肢长度的测量

①上肢长度：肩峰至桡骨茎突尖（或中指尖）。上臂长度：肩峰至肱骨外上髁；前臂长度：肱骨外上髁至桡骨茎突，或尺骨鹰嘴至尺骨茎突。

②下肢长度：髂前上棘至内踝下缘，或脐至内踝下缘（骨盆骨折或髂部病变时使用）。股（大腿）长度：髂前上棘至膝关节内缘。小腿长度：膝关节内缘至内踝下缘或腓骨头项点至外踝下缘。

（2）躯干长度的测量

躯干长度：自颅顶至尾骨下端。测量长度时，应先找好骨性标志，并先在骨性标志上用笔标记，再行测量，这样可以提高测量准确性。

4. 周径测量

股部周径测量常选髌骨上 10cm 或 15cm 处（或髌上一横掌处）；小腿选择最粗处。测量肿胀程度应取最肿处。测量肌萎缩时取肌腹部。两侧对比测量时，也可用比手环抱肢体测量。肢体周径缩小 1cm 以上者有临床意义，多为各种原因引起的肌肉萎缩。

5. 力线测量

（1）正常上肢力线

肱骨头中心、桡骨头和尺骨头三点一条直线上。

（2）正常下肢力线

由髂前上棘开始，通过髌骨中点，止于第一、第二趾间蹼。

七、上肢检查

1. 肩部检查

（1）肩部的一般检查

患者端坐，上半身裸露，双手平放于两膝上，检查者从前、后、侧方进行观察检查。

1）肿胀：肩部损伤常有不同程度的肿胀。扭挫伤肿胀较轻，骨折、脱位时肿胀比较严重。肿胀且局部灼热，触痛敏感，见于急性化脓性肩关节炎。

2）肩部畸形：肩部丧失正常圆浑的外形，外观呈直角方形称"方肩"，多见于肱骨头脱位或三角肌瘫痪。患侧肩部低于健侧，称"垂肩"，见于肩部脱位、骨折等。患侧肩胛骨短小上移，肩胛高耸，为先天性高肩胛症。患侧不能维持外展位，当外展时，越用力外展患侧肩部越耸越高，见于冈上肌断裂。

3）肌肉萎缩：见于肩周炎、肩关节结核、腋神经损伤引起的三角肌麻痹、创伤后废用性肌萎缩等。

（2）触诊与功能活动检查

1）骨折：骨折处常有明显压痛，分享移位时还可触及骨折断端、骨擦感和异常活动。锁骨骨折时伤处高低不平。

2）脱位：肩肱关节脱位，可摸到肩关节盂空虚，在腋下、喙突下或锁骨下触及脱位的肱骨头。

3）压痛点：肱骨结节间沟，提示肱二头肌长头肌腱腱鞘炎；关节周围软组织损伤的压痛部位因病变部位而定，要结合局部解剖判断。在胸椎的棘突与肩胛骨内缘之间，发现比较顽固的压痛点，大多是脊神经后支的浅支在穿出肌膜的小孔处受压迫或刺激引起。肩胛骨内上角，常见于颈椎病及项背肌劳损。

4）摩擦音与弹响声：肩关节运动到一定角度时出现向声称为弹响肩，常因三角肌纤维增厚、陈旧性肩袖损伤所致。弹响声发自肩胸关节为弹响肩胛骨。关节滑膜增厚或关节软骨不平滑，可闻及肩关节摩擦音。

5）关节活动检查：检查肩关节前屈、后伸、外展、内收、内外旋转及耸肩等活动，观察是否受限，有无疼痛，主、被动的关系怎样。检查外展运动时应以一手固定同侧肩胛骨下角。

（3）特殊试验检查

1）肱二头肌抗阻力试验（Yergason 试验）：嘱患者屈肘 90°，前臂旋后，检查者一手扶肘部，一手按腕部给以阻力，嘱患者用力屈肘并外展、外旋，若肱二头肌腱结节间沟处疼痛为阳性。见于肱二头肌腱炎或肱二头肌长头腱滑脱。

2）直尺试验：用一把直尺置于上臂外侧，一端贴肱骨外上髁，另一端能与肩峰接触则为阳性。见于肩关节脱位。

3）疼痛弧试验：患肩外展到 60°～120° 出现疼痛，小于此角度或大于此范围反而不痛，称为疼痛弧试验阳性。常见于冈上肌损伤或炎症、肩峰下滑囊炎、肩袖破裂。肩锁关节病变的痛弧在肩关节主动外展 150°～180°。

4）搭肩试验 （Dugas 征）：嘱患者屈肘，将手掌搭于对侧肩上，并将肘部贴于胸壁。以上动作不能全部完成，即为阳性，常表明有肩关节脱位。

5）肩周径测量（Callaway 试验）：用卷尺从肩峰绕过腋窝测其周径。肩关节脱位时周径增大。

6）落臂试验：患者站立，先将患肢被动外展 90°，然后令其缓慢放下。如不能慢慢放下，出现突然直落者为阳性，提示肩袖破裂。

7）耸肩试验：患者正坐，两臂自然下垂，检查者双手分别按于患者双肩上，嘱其耸肩。耸肩无力者为阳性，见于锁骨骨折、肩锁关节脱位以及副神经损伤引起的斜方肌麻痹。

8）冈上肌腱断裂：当肩外展 30°～60° 时可见三角肌收缩，但不能继续外展上举上肢，若被动外展超过 60°，则又能主动上举上肢，为阳性，见于冈上肌腱断裂。

9）梳头试验：嘱患者做自我梳头动作，若出现疼痛和运动受限或不能运动为阳性。多见于肩周炎。

10）肩外展摆试验：患者坐位，肩外展 90°，检查者扶持患肢做前后摆动，如有肩部疼痛为阳性。见于肩下滑囊炎。

2.肘部

（1）肘部的一般检查

观察两侧肘部是否对称，有无肿胀、畸形、肌萎缩及关节强直。正常肘关节伸直时有生理性外翻角（即提携角），男性 5°～10°，女性 10°～15°。此角增大称为肘外翻，减小称为肘内翻。肘关节过伸超过 10° 为肘反张。肘关节后脱位及伸直型肱骨髁上骨折可见肘部呈"靴状"畸形（图 6-2）。

（2）触诊检查

1）触肘关节：触摸肱尺关节、肱桡关节之间的关系。触摸桡骨头时，一手握住患者的前臂做旋转动作，另一手触摸桡骨头处，可扪及桡骨头转动感。

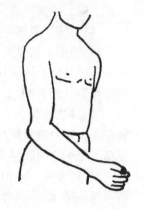

图 6-2　肘部靴状畸形

2）摸肿块：应注意肿块的部位、硬度与活动度。鹰嘴突处囊性种块，多为鹰嘴滑囊炎。肘前肌肉内有大小不一的硬块，可能是骨化性肌炎。

3）摸压痛点：肱骨外上髁或肱桡关节间隙压痛，见于肱骨外上髁炎；肱骨内上髁压痛，见于肱骨内上髁炎；肘内、外侧副韧带压痛，为内、外侧副韧带损伤；尺神经沟压痛，见于尺神经损伤、尺神经炎。该处明显饱满则为骨性关节炎。发生骨折时,压痛点多局限在骨折处。

(3) 肘关节功能的检查

屈伸运动障碍,多见于损伤后遗症、关节周围软组织挛缩、骨化性肌炎、骨折畸形愈合等。旋转活动受限,见于前臂双骨折畸形愈合、骨桥形成,或桡骨头骨折及半脱位等。屈曲位僵直,常为化脓性关节炎或类风湿关节炎所致,不能主动伸直,可能有肱三头肌断裂,无力伸直还要考虑颈椎病。正常肘关节无侧方活动,若有,则系关节侧副韧带松弛或断裂。

(4) 特殊检查

1) 伸肌腱牵拉试验(Mills征):患者肘屈曲,屈腕,前臂旋前,然后被动使肘关节缓缓伸直,能引起肱骨外上髁处疼痛为阳性。见于肱骨外上髁炎。

2) 伸肌紧张试验:患者屈腕、屈指,掌心向下,医师以手压于其掌背,然后嘱患者抗阻力伸腕,如肱骨外上髁发生疼痛为阳性。见于肱骨外上髁炎。

3) 肘后三角与肘直线:①肘正面表面解剖:正常肘关节屈曲时,肱骨内、外上髁与尺骨鹰嘴突3点形成一个等腰三角形;肘关节伸直时,3点在一条直线上。肘关节脱位时,3点关系改变;肱骨髁上骨折时,三点关系正常。②肘侧面表面解剖:肱骨外上髁桡骨头和鹰嘴连成三角形,脱位时此三角亦改变。

4) 伸肘试验:嘱患者手掌置于头顶,然后主动伸肘。不能主动伸肘为阳性,可能为肘关节后脱位、鹰嘴骨折等。若伸肘时臂丛处疼痛,Bikbles征阳性,可能为臂丛神经炎或脑膜炎。

5) 屈肌紧张试验:让患者握住检查者的手指,呈握手姿势,然后嘱患者抗阻力强力屈腕握拳,如肱骨内上髁产生疼痛为阳性。见于肱骨内上髁炎。

6) 前臂试验:患者坐位,上肢伸直,检查者一手握部,一手握腕部并使前臂内收,同时拉肘关节向外,如出现内收运动,为阳性,示外侧副韧带损伤;若握腕之手使前臂外展,同时推肘关节向内,出现前臂外展运动,为阳性,示内侧副韧带损伤。

3. 腕、手部

(1) 腕、手部一般检查

1) 畸形:常见的先天性畸形有多指、缺指、并指、短指、巨指、裂手等。损伤引起的畸形有餐叉样、枪刺样畸形以及鹅颈样畸形、爪形手、扁平手(猿手)、腕下垂、指下垂、锤状指等(图6-3)。

2) 肿胀:腕关节肿胀多见于腕部严重挫伤、骨折及关节炎,腕背侧肿胀多为伸指肌腱腱鞘炎。腕背囊状肿物多为腱鞘囊肿。侧方肿胀,多为侧副韧带撕裂。肿胀处发红、发热、疼痛,见于掌间隙感染、甲沟炎、指腹炎、化脓性腱鞘炎等。

3) 肌萎缩:多由神经损伤所致。如正中神经损伤致大鱼际肌群萎缩;尺神经损伤致小鱼际肌萎缩、骨间肌萎缩。前臂肌群全部萎缩,轻者可能是废用性萎缩,重者为臂丛神经损伤。

(2) 触诊检查

1) 压痛点:腕关节广泛压痛,为关节炎及腕部严重挫伤。鼻烟窝肿胀、压痛,为腕舟骨骨折。腕掌侧正中压痛,可能是月骨脱位或骨折。腕背侧压,多为伸指肌腱腱鞘炎。腕尺压痛,多是腕关节盘损伤、下尺桡关节脱位。桡骨茎突部压痛,为桡骨茎突狭窄性腱鞘炎。掌指关节掌面压痛,为屈指肌腱狭窄性腱鞘炎。指间关节压痛,见于指间关节损伤或关节炎。

2）肿胀与肿块：外伤性肿胀均有压痛，且常伴有瘀斑。腕背部肿块多数为腱鞘囊肿，少数为肿瘤。腕掌正中肿胀多为月骨脱位。

3）弹响声捻发音：腕关节屈伸活动时在前臂远端背侧能闻及捻发音，见于桡侧伸腕肌腱周围炎。前臂旋转或按压尺骨头时在腕尺侧听到"咯嗒"声，可能是腕关节盘损伤。

4）纵轴叩痛：检查腕舟骨骨折，将腕桡偏，掌指关节屈曲，用叩诊锤或拳头叩击第1、第2掌指关节处，腕舟骨处有传导痛。月骨骨折时，腕尺偏，叩击第3、第4掌指关节处，则引起月骨处疼痛。

（3）关节功能的检查

主要检查腕关节、掌指关节、指间关节的主、被动功能活动。如伸腕、屈腕、腕桡偏、尺偏及环转，手指的伸屈、收贼胆、对掌等。检查时一般分别做以下动作：腕背伸、手指伸直、腕掌屈、手指握拳。手指尖端按触掌远端掌横纹，手指内收、外展、拇指屈伸、收展及对掌运动。出现活动障碍时，应用量角器测量。

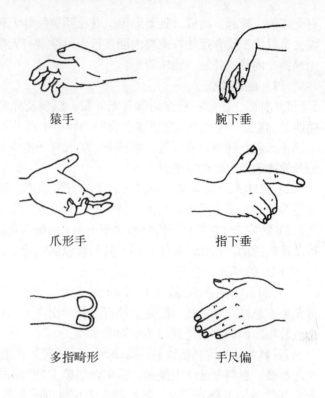

猿手　　　　　　腕下垂

爪形手　　　　　指下垂

多指畸形　　　　手尺偏

图6-3　腕、手部畸形

（4）特殊检查

1）握拳（Finkelstein）试验：前臂中立位握拳，并将拇指握于掌心，然后将腕尺偏，引起桡骨茎突部锐痛为阳性。提示桡骨茎突狭窄性腱鞘炎。

2）屈腕试验：腕掌屈，同时压迫正中神经1～2分钟，若手掌侧麻木感加重，疼痛加剧并放射至示、中指，即为阳性。见于腕管综合征。

3）叩触试验（Tinel征）：轻叩或压迫腕掌侧腕横韧带近侧缘中点，若出现和加剧患侧手指刺痛及麻木为阳性。亦见于腕管综合征。

4）腕关节盘挤压试验：检查者一手握住前臂下端，一手紧握患手使腕关节掌屈尺偏，然后将患者向尺骨头方向不断顶撞，若引起腕尺侧疼痛为阳性。见于腕关节盘损伤。

八、下肢检查

1.髋部

（1）髋部一般检查

站立双足并拢时，观察两侧髂前上丽水是否在同一水平，臀部及腹股沟区是否对称，有无红肿、隆起、瘢痕、肌萎缩等。对比两侧股骨大转子的高度，若一侧突出或上移，见于髋关节脱位、股骨颈骨折或髋内翻。行走时注意有无病理性步态，走路是否用拐杖。患髋有无屈曲、内收、外展、旋转畸形。

（2）触诊检查

1）肿胀、压痛：检查局部有无肿胀、压痛及异常隆起。髂前上棘撕脱骨折时，该处压痛明显。髋关节病变的压痛点常在腹股沟韧带中点下2cm处，应注意腹股沟淋巴结是否肿大。大转子部囊性肿物，质较软，可移动，为大转子滑囊炎。髋关节脱位时，常在臀部摸到突出的骨性隆起及腹股沟空虚感。

2）弹响声：屈伸髋关节时大转子部有弹响声，称为弹响髋。先天性髋关节疼痛或疼痛加重为阳怀，多为股骨颈骨折、转子间骨折及髋关节脱位等。

3）髋关节功能检查：检查髋关节前屈、后伸、内收、外展、内旋、外旋六个方向的主动、被动功能活动。检查时应使对侧下肢屈髋以固定骨盆，双腿均外展，以防脊柱代偿运动。

（3）特殊试验检查

1）髋关节屈曲挛缩试验（Thomas 征）：患者仰卧，尽量屈曲健侧股使之贴近腹壁，再充伸直患肢，如患肢不能完全伸直或腰部出现前凸，即为阳性，多为髋关节炎症或结核。患肢股与床面的夹角为髋屈曲畸形的角度。

2）髋关节承重功能试验（Trendelenburg 征）：患者背向医生站立，先用健肢单腿独立，抬起患肢，患侧骨盆向上提起，该侧臀皱襞上升为阴性；再使患肢独立，健肢抬起，则健侧骨盆及臀皱襞下降为阳性。阳性者说明负重侧髋关节有疾患，结构不稳或臀中肌、臀小肌麻痹。

3）股滚动试验（Gauvain 征）：患者仰卧，双下肢伸直，检查者以手掌横向轻搓股部，使股向内外旋转滚动，若髋部疼痛或运动受限为阳性，多见于髋关节炎症、结核、骨折及股骨头坏死。

4）望远镜征（套叠征）：患儿仰卧，双下肢伸直，检查者一手固定骨盆，指端触及大转子部分，另一手握住膝部将股抬高，并上下推拉骨干，如出现松动感或抽动感为阳性（图6-4）。见于婴幼儿先天性髋关节脱位。

5）下肢短缩试验（Allis 征）：患者仰卧，双髋双膝屈曲，两足跟并齐平放于床面，正常者两膝顶点应等高，如患腿低落为阳性。常见于股骨劲骨折、髋关节后脱位、股骨或胫骨短缩。

6）梨状肌紧张试验：患者髋关节外展外旋位，抗阻力内收内旋，如出现臀腿痛则为阳性，多见于梨状肌综合征。

7）"4"字征（Hare 试验）：患者仰卧，患肢膝关节屈曲，踝部放于健肢股上，医生将患膝向下压向床面，如此动作不能完成为阳性。检查中出现髋痛示髋关节疾患，骶髂关节痛为骶关节疾患。

8）髂坐连线（Nelaton 线）：仰卧，稍屈髋，由髂前上棘至坐骨结节划一连线，正常时此线通过大转子顶点，若大转子顶部超过此线为异常，见于髋关节后脱位及股骨颈骨折.。

9）髋关节过伸试验（腰大肌挛缩试验）：患者俯卧，患肢屈膝90°，医师一手握其踝部提起下肢使患髋过伸，若骨盆随之抬起为阳性，见于腰大肌脓肿、髋关节结核早期、髋关节强直。

10）蛙式试验（双髋外展试验）：患儿仰卧，将其双髋、膝屈曲90°，再使双髋外展外旋，呈蛙式位，如双髋外展不能达到70°～90°或股不能贴于床面为阳性，见于先天性髋关节脱位。

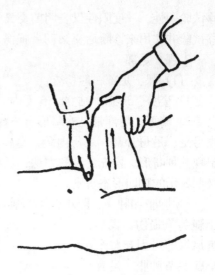

图6-4 望远镜征

2. 膝部

（1）膝部一般检查

1）畸形：正常人站立时两膝及内踝可同时并拢，膝关节有5°～10°外翻角，两膝内髁及两内踝间距离＜5cm。若见两内踝并拢而两膝分开为膝内翻，又称"O"形腿，单侧畸形为膝内翻；两膝并拢而两内踝分开为膝外翻，又称"X"形腿；单侧膝外翻称"K"形腿。膝关节过伸超过5°称膝反张。膝关节不能伸直为膝屈曲畸形。上述畸形常见于佝偻病、骨折畸形愈合、骨骺发育异常、脊髓灰质炎后遗症等。

2）皮肤肌肉：注意有无瘢痕、窦道，步态及下蹲有无异常。股四头肌萎缩常见于膝关节半月板损伤、腰椎间盘突出症及下肢骨折长期固定后等。

3）肿胀：正常膝关节外形为象鼻样，如肿胀饱满则象鼻外形消失。膝关节肿胀见于较严重损伤。肿胀、灼热、剧痛，多为急性化脓性关节炎。外膝关节腔积液。

（2）触诊检查

膝关节触之有揉面感和增厚感，多为骨膜肥厚。屈伸膝关节时膝外侧弹响为盘状半月反。髌骨上下、左右移动时，其周围产生摩擦音或捻发音和疼痛为髌软骨软化症。股骨髁侧方出现粗糙的摩擦音，常为滑膜炎。窝部搏动性肿物应用听诊器检查有无血流杂音，如有则为动脉瘤。检查关节摩擦音（感）的方法是：一手握患肢小腿下端屈伸膝关节，一手置。

（3）特殊试验检查

1）轴移试验：完全伸直膝关节，如同检查膝关节内侧稳定性时用腋部夹持患侧足，双手扶小腿施以外翻应力，逐渐屈曲膝关节，在屈膝接近20°时可以感觉到外侧胫骨平台向前移位的弹响，继续屈曲膝关节，在接近40°时可以感觉到胫骨外侧平台复位的弹响，此为轴移试验阳性。

2）反向轴移试验：一手扶足部，另一手扶小腿，先屈曲膝关节至最大限度，同时外旋小腿，如是有后外侧角不稳，这时会有胫骨外侧平台向后外侧的移位，此时施以外翻应力，并逐渐伸膝关节，在接近40°时，由于髂胫整自股外上髁后侧向前侧的滑动，带动胫骨外侧平台复位而产生弹响感，此为反向轴移试验阳性。

轴移试验阳性可以分为四度：一度，指施加小腿内旋应力时轴移试验阳性，而小腿旋转中立时轴移试验阴性；二度，指小腿旋转中立时轴移试验阳性，施加外旋应力时轴移试验阴性；三度，指施加小腿外旋应力时轴移试验阳性；四度，指伴明显外侧复合结构不稳的轴移试验阳性。一度阳性仅表明前交叉韧带松弛，二度以上阳性表明前交叉韧带断裂。反向轴移试验并非用来诊断后交叉韧带损伤，其阳性结果表明胫骨平台的后外侧角损伤。

3.踝、足部

（1）踝、足部一般检查

1）姿势、形态：站立时有无内"八"字或外"八"字，有无跛行，负重点是否正常。

2）畸形：足部常见的畸形有马蹄足、仰趾足（也叫跟足）、内翻足、外翻足、扁平足、高弓足、足母外翻、足母内翻、草鞋足、爪形足、锤状趾、叠趾等（图6-5），有的可同时出现几种畸形。检查足弓的方法：足底沾水、墨水、滑石粉等，踏于地面、木板或白纸上，按照显示的脚印形态辨别。

3）肿胀和肿块：距小腿关节肿胀多在其前方或后方。距下吸血多在内外两侧。急性距小腿关节损伤、炎症、类风湿等可引起整个距小腿关节肿胀。足背局限性肿胀，多为腱鞘囊肿。内外踝明显骨性隆起，见于踝部骨折、下胫腓关节分离。

4）足底：足底有无鸡眼、胼胝及窦道、溃疡等。一侧鞋底磨损过多者常有跛行，鞋底外侧磨损过多常为内翻足，鞋跟磨损少常为马蹄足。

（2）触诊检查

1）压痛点：踝足部损伤均有局限性压痛。第2、第3跖骨头

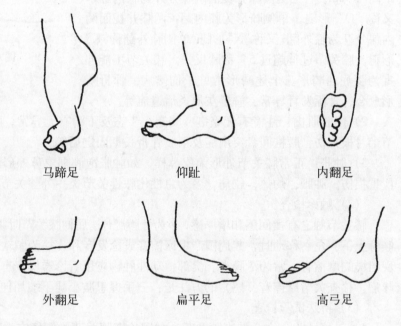

图 6-5　腕、手部畸形

压痛可能为跖痛症或跖骨头软骨炎。第2至第4跖骨干压痛见于疲劳骨折。第5跖骨基底压痛为该处撕脱骨折。跟腱止点压痛为跟腱后滑囊炎。跟骨跖面正中偏后压痛是跟骨棘或脂肪垫疾病，靠前部压痛是跖腱膜炎。距跟关节外前侧间隙压痛为跗骨窦综合征。

2）血运：触摸足背皮肤温度、足背动脉博动、足趾毛细血管充盈时间，以判断肢端血运。

3）关节功能活动检查：检查距小腿关节背伸、跖屈、足内翻、外翻、内收、外展、旋转及跖、趾关节的屈伸功能活动是否受限。

（3）常见畸形的测量

1）小腿轴线：站立时，小腿后面中1/3中点与跟骨后面正中的连线，应与小腿至地面的垂直线在一条直线上。若有跟骨内、外翻，则两条线不重合而成交角。

2）胫骨轴线：胫骨长轴的直线，应正对 1、2 趾之间。如有足内外翻畸形、平足或距小腿关节脱位，此轴线的关系即发生改变。

3）足弓指数：正常指数 = 足弓高度 / 长度 × 100 ≈ 29 ～ 31。足弓高度为足平放桌上，自足背面最高处至桌面的距离；足长度为足跟后缘至第 2 趾尖的长度。扁平足指数 < 29，高弓足指数 > 31。

（4）特殊试验检查

1）前足横挤试验：患者坐位或仰卧，医生用手握住患足前足部横向挤捏，如产生剧烈疼痛为阳性。多见于跖骨骨折。

2）跟腱挛缩试验：患者坐位，小腿自然下垂，屈膝时，距小腿关节下垂跖屈畸形为比目鱼肌挛缩；如伸膝位，跟小腿关节跖屈不能背伸，则属腓肠肌挛缩；若膝伸、屈位均出现踝跖屈，为双肌挛缩。

3）足内、外翻试验：将足内翻或外翻，如发生疼痛，表明外侧或内侧韧带损伤。

4）捏小腿三头肌试验：患者仰卧，足垂床缘下，检查者用手捏挤患肢小腿三头肌肌腹，不能引起足踝跖屈者，可见于跟腱断裂。

5）跟骨叩击试验：检查者握拳叩击跟骨后侧，如踝部疼痛为距小腿关节损伤。

九、脊柱检查

1. 颈部

（1）颈部及颈椎的一般检查

观察颜面、头颈部有无发育及姿势性畸形。斜颈患者头部向一侧倾斜，颜面多不对称。寰枢椎关节脱位者，下颌偏向一侧，头部不能转运。颈部强直且有角弓反张，目睛上视常见于破伤风。强直性脊柱炎颈椎强直的患者，可见垂头驼背，视侧方之物困难。注意颈椎生理前曲是否正常，有无平直或局限性后凸、侧凸、扭转等畸形，如颈椎骨折、脱位、结核常出现角状后凸畸形。颈椎前凸增加常见于前斜角肌症候群。还应注意头颈部肌肉有无痉挛或短缩。

（2）颈部及外观检查

注意颈项有无瘢痕、窦道、寒性脓肿，两侧软组织有无肿胀或隆起。颈部扭挫伤多有局限性肌肤肿胀、发硬。需注意双乳突下及颌下淋巴结是否肿大。

（3）触诊检查

1）压痛点：一般自枕骨粗隆向下依次触摸棘突、棘间隙及两侧肌肉，注意棘是否偏斜及偏斜的方向，寻找确切压痛点。浅压痛多系棘间韧带、棘上韧带或皮下筋膜疾患。颈椎骨折脱位多有棘突压痛。横突部压痛可能是关节突损伤或炎症。颈椎病多在下颈椎棘突旁及肩胛骨内上角有压痛，且向一侧上肢放射。棘间韧带或项肌压痛，多为扭伤或落枕。颈项棘突两侧如有广泛压痛，为肌肉或筋膜扭伤，或有慢性炎症。

2）叩击痛：患者取坐位，医生用叩诊锤或中指端自上而下叩击患者各个颈椎棘突部位，病变处可出现叩痛。亦可用拳头轻叩头顶，引发颈部疼痛，深部组织病变时叩击痛比压痛明显。

（4）颈椎活动功能检查

患者坐位，头直立，下颌内收，医生固定患者的双肩及躯干，使躯干不参加运动。然后嘱患者做头颈部前屈、后伸、左右侧屈、旋转等运动。颈椎疾患常有不同程度的功能活动障碍。点头动作受限为寰枕关节病变；寰枢椎关节疾患旋转运动（即摇头）及伸屈活动障碍；屈伸运动受限多为下段颈椎（第5～7颈椎）病变；侧屈活动障碍与叩击痛常见于颈椎间盘突出症。对颈椎骨折脱位者，勿做运动检查，应先固定头部，等待影像学检查结果后进行分析确诊。

（5）特殊试验检查

1）迪斯征：患者坐位，双手放于膝上，检查双手抚患者腕部桡动脉，然后命其吸气挺胸闭气，仰头，再将头向左或右围。如果桡动脉搏动减弱或完全消失，特别是血压降低15mmHg以上，即说明有颈前斜角肌综合征或颈肋，如有放射痛，意义更大。

2）头顶叩击试验（"铁砧"试验）：患者端坐，医生以一手掌心平置于患者头顶部，另一手握拳叩击手背，若患者感觉颈部不适、疼痛或向上肢放射为阳性，见于颈椎病。

3）椎间孔挤压试验：患者坐位，头偏向患侧并后伸，医生双手放于患者头顶前部向下按压，如颈部或上肢出现疼痛加重为阳性，见于颈椎病。最好让患者说出确切疼痛部位，以便定位。

4）分离试验：患者端坐，医生一手托住患者下颌，另一手托住枕骨部，向上牵拉，如患者能感到颈部和上肢的疼痛减轻为阳性，亦见于颈椎病。

5）臂丛神经牵拉试验：患者坐位，头微屈，医生立于患侧。一手置于患侧头部，另一手握患侧腕部反向牵引，若患肢出现窜痛麻木，则视为阳性，见于颈椎病。

6）吞咽试验：患者正会，嘱其做吞咽运动。如出现吞咽困难或颈部疼痛为阳性。若患者能准确地说出平时吞咽食物有疼痛亦为阳性。常见于颈椎结核、颈椎骨折脱位。

7）压肩试验：医生胳膊力压迫患者肩部，若引起或加重该侧上肢的疼痛或麻木为阳性。见于胸廓出口综合征。

2.胸腰部

（1）躯干对称性检查

观察躯干左、右轮廓是否对称，脊柱两侧软组织、两侧髂嵴及臀皱襞是否对称，两肩是否平等。站立时姿势是否良好，行走步态有无异常。"挺胸式"步态为进行性肌营养不良。

（2）脊柱检查

注意生理弯曲是否正常，一般青年人胸椎生理后凸较小，腰椎前凸较大；老年人胸椎后凸较小；女性腰椎前凸较男性大。

胸椎后凸畸形分弧形后凸（即圆背畸形）和角状后凸（即驼背畸形）。前者见于椎体骨软骨病、强直性脊柱炎、骨质疏松症等；后者多因椎体骨折、脱位、结核和肿瘤骨质破坏rngc.gh 腰椎滑脱、小儿双侧先天性髋关节脱位常见腰椎前凸明显增大、臀部后凸。

脊柱侧凸分姿势性（功能性）和结构性（器质性）两类。前者多因习惯性姿势不良造成；后者由于椎骨、韧带、椎间盘、神经或肌肉组织病变所致，侧凸较严重，曲度固定。单杠试验和脊柱前屈试验可鉴别两类脊柱侧凸,即功能性者侧凸畸形可消失,而器质性者不发生改变。

注意局部有无肿胀、瘀斑、挫伤痕、肌痉挛、肌萎缩、色素斑、丛毛、包块以及有无寒性脓肿或窦道。

（3）触诊检查

1）触压检查：一般坐位检查背部，卧位检查下腰部。以颈7棘突为标志，用示、中、环三指顺序往下滑动触摸。注意棘突排列是否整齐，有无异常隆起或凹陷，棘突间隙是否相等，棘突、棘上韧带及棘间超速有无肿胀、压痛，椎旁肌肉是否紧张或痉挛。棘突上浅压痛，多为棘上韧带损伤；深压痛常是椎体损伤或病变。腰背部肿物多为结核性脓肿或肿瘤，应摸清肿物的部位、大小、质地，有无波动及疼痛性质等。

检查压痛点时，先嘱患者用一个手指准确地指出疼痛的部位，亦称"指点试验"。然后自下而下仔细触摸，重点检查患者指点区域。

2）叩击检查：患者俯卧，医师用手指或叩诊锤自第 7 颈椎至骶椎依次叩击各个棘突，注意有无叩击痛及其叩痛的部位、深浅，以判断脊椎及深部组织病变。轻叩脊肋角及第 12 肋，可排除肾脏疾病与第 12 肋损伤。

3）胸腰椎活动度检查：嘱患者立正，放松全身肌肉，医生以两手固定骨盆，再嘱患者做徐徐前屈、后伸、侧屈、旋转等各方向运动，注意各方向活动度。检查胸腰椎功能活动时应注意活动姿势、范围、有无疼痛及压痛。腰椎或腰骶关节疾患，可见腰部平直发僵。腰前屈受限常见于椎体压缩骨折、脱位、结核、腰椎间盘出症等。腰背部软组织损伤、腰椎后关节紊乱则常出现旋转活动受限。

（4）脊柱活动与畸形的测量

1）脊柱前屈的测量：先在直立状态下测量颈 7～胸 11～骶 1 的距离，然后嘱患者尽量前屈，再测量两者的距离进行对比。正常时，颈 7～胸 11 可增加 3～4cm，胸 11～骶 1 可增加 5～7cm，如测得的结果相反或两者相差不多，则证明腰椎活动受限。测定腰骶部活动时，患者站立，在两侧髂嵴连线的背侧中点做一记号，向下量 10cm 再做一记号，然后令患者弯腰。正常者可由 10cm 伸展超过 14cm，若小于此数值说明腰骶部有强直。

2）脊柱侧凸的测量：正常时棘突连线是一条垂直线，两侧肩峰和两侧髂嵴连线均与棘突连线垂直。如有脊柱侧凸，棘突连线则不呈直线，与述两条水平线的垂直关系必然改变。

3）脊柱后凸角度的测量：角状后凸用量角器测量。圆背后凸采用侧卧位将弧度绘于纸上，再行测量。

（5）特殊试验检查

1）俯卧背伸试验：用于检查婴幼儿脊柱是否强直或脊柱病变。患儿俯卧床上，两下肢并拢，医生用手提起患儿双足，使腰部过伸，若出现股和骨盆与腹壁同时离开床面，脊柱呈强直状态为阳性。

2）拾物试验：患者站立，嘱其弯腰拾取地上物品，如患者屈髋屈膝、直腰下蹲拾物为阳性，示腰部病变或损伤。此法多用于小儿腰部前屈运动的检查。

3）直腿抬高及加强试验：患者平卧，双下肢伸直并拢，嘱先抬高健侧下肢至最高限度（正常 > 70°）。放下健肢再抬患肢，若患肢在抬高 70° 内出现下肢放射性疼痛为阳性，若抬腿感觉疼痛时，稍降低患肢高度，待无放射痛时，再使踝背伸，如又有下肢放射痛，为直腿抬高加强试验阳性，均表示坐骨神经受压。

4）仰卧屈髋试验（骨盆回旋试验）：患者仰卧，屈髋屈膝，医师扶住患者膝部，尽量使髋、膝关节屈曲，并轻力向头部推压，如腰骶部发生疼痛为阳性。同样方法使一侧髋、膝关节屈曲而引发腰骶关节疼痛亦为阳性。常见于腰骶韧带损伤、腰骶关节疾患、腰椎结核等。

5）腰部扭转试验：患者左侧卧，左下肢伸直，右下肢屈同工，医师左手把住患者右肩向后拉，右手把住右髂嵴部向前推，两手同时用力。以同样方法再行右侧卧位检查，如发生疼痛为阳性。见于腰椎关节损伤或椎弓疾患。

6）股神经牵拉试验（Wsaaerman 征）：患者俯卧，医生一手固定其骨盆，一手握患腿上提，有股前放射痛为阳性，多为上位腰椎间盘突出症。

7）封闭试验：以 0.5% 利多卡因 10 ～ 20mL 做痛点封闭。如皮下注射后疼痛消失，多为筋膜韧带疾患；如注射于椎板后疼痛消失，多为肌肉疾患；经上述注射疼痛如前，多为椎管内疾患。

十、胸廓检查

1. 一般检查

（1）肿胀、瘀斑

观察胸廓外形及两侧胸大肌是否对称，心尖搏动的位置是否正常，有无局限性肿胀、肿块、皮下瘀血、皮下气肿及皮肤擦痕等。如胸壁挫伤，常可见伤处青紫肿胀。跌伤、摔伤者，可见皮肤线状或点状破裂并渗血。肋软骨部局限性高凸，皮色不变，质硬无移动，多是肋软骨炎。胸壁浅层肿胀，质软有波动，多为胸壁结核或局限性脓肿。

（2）呼吸情况

观察胸式呼吸是否存在，有严重胸部创伤者为减轻疼痛，多采用腹式呼吸。多发性肋骨骨折患者可出现反常呼吸，即吸气时伤处胸壁凹陷，呼气时反而胀满。注意观察呼吸是否受疼痛、咳嗽及活动的影响，较严重的胸部外伤常有刺痛而牵涉到呼吸。当创伤、骨折并发气胸、血胸时，伤侧呼吸音减弱或消失，X 线透视或摄片、胸腔穿刺可以确诊。

（3）畸形

观察胸廓有无凹陷或凸出畸形，如多根肋骨骨折，局部出现凹陷畸形。若无外伤史，一侧胸廓隆起，另一侧变平，多由于胸椎侧凸畸形所致。胸骨及肋软骨明显前凸，称为鸡胸，见于佝偻病。胸廓畸形者，应测量胸廓的前后径与横径。

2. 触摸检查

检查前嘱患者指出疼痛或病变部位，然后仔细按压寻找压痛点，检查肋骨骨折时，医生用示指和中指分别置于患肋上下缘，顺着肋骨的走行方向，自后向前下滑动触摸，如有骨折移位，则可触及骨折断端和明显压痛及骨擦感。亦可用拇指从肋骨背面由后向前触摸。间接压痛常较直接压痛更有诊断意义。

3. 特殊试验检查

（1）Beevor 征

患者仰卧，两上肢置于身体两侧，让患者抬头坐起时，注意脐眼位置有无改变，有改变为阳性，为胸髓 10、11 节段损伤或受压，如脐向健侧移位，见于一侧腹肌瘫痪或无力。

（2）胸廓挤压试验

患者坐位或站立位，可分两步检查。

1）前后挤压：医生站于侧方，一手扶住后背脊柱，另一手压迫胸骨，轻轻地相对挤压，若在胸侧壁上某处产生疼痛或骨擦音，说明该处肋骨骨折。

2) 侧方挤压：医生两手分别置于患者胸廓的两侧，向中间挤压，若有骨折或胸肋关节脱位，则伤处有疼痛反应。

十一、骨盆检查

1. 一般检查

患者站立，观察两侧髂前上棘、髂后上棘是否在同一水平，有无骨盆倾斜、会阴、腹股沟、臀部、股上端内侧有无肿胀及瘀斑。骨盆环骨折、脱位及腰椎侧凸、臀肌麻痹等可引起骨盆倾斜、双下肢不等长。髂后上棘上移或后凸畸形多为骶髂关节错位。疑有尿道、膀胱损伤者，用导尿管导尿检查尿道通畅情况。

2. 触诊检查

（1）寻找压痛点

寻找压痛点的顺序是按压髂嵴、髂前上下棘、耻骨支、耻骨联合、股生殖皱襞及坐骨结节等，检查有无压痛点。髂嵴外缘及外侧面压痛，多为臀筋膜炎或臀上皮神经损伤。骶骨背面广泛压痛，多为竖脊肌筋膜病损。骶髂关节处压痛，常见于骶髂关节炎、结核及损伤。尾骶部压痛，多为骶尾部挫伤或骨折脱位。

（2）触摸髂窝

检查髂窝有无压痛与肿块。骶髂关节炎常在髂窝深处有压痛。触及肿块并压痛，多为髂窝脓肿。

（3）肛门检查

主要检查骶尾骨有无骨折或脱位，骨盆骨折是否合并直肠损伤。需注意有无包块，如肛门检查发现有包块，应确定包块所在部位、大小、质地、有无压痛等，退出时观察指套有无血迹。

（4）叩击痛

骶髂关节疾患时，常在该关节背侧有明显的叩击痛。

3. 骶髂关节功能检查

骶髂关节疾患患者站立时常将身体支持在健侧下肢下，腰旋转、前屈活动受限且疼痛加重，后伸及侧屈活动较少受限。坐位时常反映起患侧臀部，身体向健侧倾斜。侧卧位屈伸髋关节时引起骶髂关节疼痛。骶髂关节炎患者，卧床翻身活动困难，甚至需用手夹持臀部转运。

4. 骨盆测量检查

（1）骨盆前后倾斜的测量

患者站立，测量骨盆入口平面与水平面的夹角，正常人为60°。＞60°表明骨盆前倾，＜60°为骨盆后倾。

（2）骨盆左右倾斜及一侧移位的测量

1) 测量两侧髂前上棘至胸骨剑突的距离：正常时两侧距离相等，若不等，说明减少的一侧骨盆上移。

2) 划线法：在两侧髂嵴的顶部作一连线，取其中点向下沿躯干纵轴作一直线，正常时两线垂直。如一侧呈明显锐角，表示对侧骨盆上移。

5.特殊试验检查

（1）骨盆分离与挤压试验

患者仰卧，双上肢置于身旁，医生用两手分别置于患者两侧髂嵴内侧向外下方按压，称分离试验；两手掌扶两侧髂前上棘外侧相地挤压，或患者侧卧，医生双手叠放于上侧髂骨部下按，称挤压试验。上两项试验过程中如引起骶髂关节疼痛为阳性，常见于骨盆骨折和骶髂关节病变。

（2）斜扳试验

患者仰卧，健腿伸直，患腿屈髋屈膝各90°，医生一手按住同侧肩部，然后用力使股内收，向下按在健腿上，如此发骶髂关节疼痛为阳性。提示骶髂关节疾病。

（3）单腿后伸试验

患者俯卧，两下肢伸直并拢，医生一手按住骶骨，另一手肘部托住患腿上抬，使之过伸，如骶髂关节疼痛为阳性，应怀疑有骶髂关节疾病。

（4）骨盆旋转试验

患者坐于椅上，医生面对患者站立，以两股夹住患者双膝稳定骨盆，两手分别抓住患者两肩协同用力，使其躯干左左旋转活动，如骶髂关节处有疼痛为阳性，见于骶髂关节疾患。

（5）床边试验

患者平卧，患侧臀部置于床边，健侧下肢尽量屈髋、屈膝；医生立于一侧，一手按住健腿膝部，使股贴近腹壁，另一手将患腿移至床边外，用力下按使之过度后伸，致骨盆沿着横轴旋转，如引起骶髂关节疼痛为阳性（图6-6），应怀疑有骶髂关节疾患。

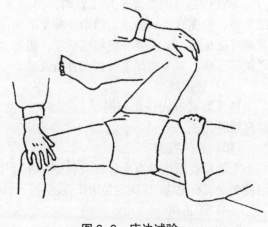

图6-6　床边试验

十二、感觉检查

（1）浅感觉检查

1）痛觉检查：用针轻刺皮肤，确定痛觉减退、消失或过敏区，皮肤神经节段分布。针刺强度应一致，从无痛区向正常区检查，或自上而下，两侧对比。

2）触觉检查：患者闭目，医生用棉花或棉签轻轻触划患者的皮肤，询问其触划部位的感觉。

（2）深感觉检查

1）位置觉检查：嘱患者闭目，医师用手指轻轻夹住患者的手指或足趾，并做屈伸运动，询问其被夹指、趾的名称与被扳动的方向。

2）震动觉检查：将音叉振动后，置于患者骨突处，询问其有无震动及持续时间。

（3）复合感觉检查

　　复合感觉包括皮肤定位觉、两点分辨觉、实体辨别觉及体表图形觉、质量觉，是大脑综合、分析、判断结果的一项神经系统方面的检查，也称皮质感觉，在骨科检查中运用较少。皮肤定位觉、两点分辨觉正常值＜6mm，良好值9～10mm，差值11～15mm；实体辨别觉是嘱患者闭目，用手触摸分辨物体的大小、形状、硬度。图形觉、质量觉与实体辨别觉的检查意义相同。

十三、运动检查

1. 肌张力检查

　　静止时肌肉保持一定程度的紧张称为肌张力。让患肢放松，观察并触摸肌肉张力，并作被动运动测其阻力。如肌肉松弛、不能保持正常外形、被动运动时阻力减低或消失、关节松弛，称肌张力减低，见于脊髓反射弧损害、小脑疾患、低血钾、肌肉疾患及深昏迷等。肌张力增高时肌肉坚硬，被动活动阻力增大，关节活动幅度减少。锥体束损害时肌张力增高，呈折刀式；锥体外系损害屈伸肌肌张力均增高，称肌强直。检查上肢时，将上肢被动举高，然后自然下落，如软若鞭状为肌张力下降；若在高处停留时间长或两侧对比时后落下的肢体为肌张力增高。可用同样方法检查下肢。

2. 肌力检查

　　肌力是机体主动活动时肌肉收缩的力量。检查肌肉收缩的力量、幅度和速度，可判定肌肉的发育、损伤情况和用于神经损伤的定位。一般只查主要的肌肉或肌群，可从远端向近端逐关节检查。检查时，让患者做指定运动，然后给予适当拮抗力测试肌力大小，同时观察和触摸肌收缩情况。握力计是测定手指屈曲力的最简单的肌力测定器，也可用电学仪器，如电变性反应及肌电图等检查。

　　肌麻痹，为运动神经元损害，可使肌力减退或丧失，出现部分或完全瘫痪；肌萎缩，多为下运动神经元损害；肌张力减低见于下运动神经元损害，增高为上运动神经元损害。

十四、反射检查

1. 生理反射

（1）浅反射

　　浅反射是刺激（迅速轻划）皮肤所引起的反射。临床上浅反射的检查方法常用划皮方法测试，其反射检查及分析见表6-2。浅反射的判定结果分为消失、减弱、正常、增强、亢进。

表6-2　浅反射分析

反射名称	检查部位	反射表现	肌肉	神经	节段定位
上腹壁反射	上腹部	上腹壁收缩	腹横肌	肋间神经	胸7～9
中腹壁反射	中腹部	中腹壁收缩	腹斜肌	肋间神经	胸7～10
下腹壁反射	下腹部	下腹壁收缩	腹直肌	肋间神经	胸11、2
提睾反射	股内上侧	睾丸上提	提睾肌	生殖股神经	腰1、2
肛门反射	肛门旁	肛门收缩	肛门括约肌	肛门神经	骶3～5

（2）深反射

深反射是刺激肌腱、骨膜和关节内的本体感受器所引起的反射。常见的深反射检查及分析见表6-3。检查结果亦分为消失、减弱、正常、增强、亢进。深或浅反射减弱或消失，均表示反射弧的抑制或中断。两侧对称性的反射减弱或增强，不一定都是神经损害的表现，反之，不对称的反射是神经损害的有力指征。

表6-3 深反射分析

反射名称	检查方法	反射表现	肌肉	神经	节段定位
肱二头肌反射	隔手指叩肱二头肌腱	肘关节屈曲	肱二头肌	肌皮神经	颈3～7
肱三头肌反射	隔叩击肱三头肌腱	肘关节伸直	肱三头肌	桡神经	颈6～8
膝反射	叩击髌腱	膝关节伸直	股四头肌	肌神经	腰2～4
跟腱反射	叩击跟腱	足部跖屈	腓肠肌	胫神经	腰4～骶2

2. 病理反射

（1）检查方法

1）弹手指征（Hoffmann征）：一手持患者腕部，前臂旋前，掌面向下，手稍背伸，一手夹持其中指并快速弹压中指指甲，引起另四指的掌屈反应为阳性（图6-7）。少数人正常时亦可引出阳性，无病理意义，仅在反应强烈或双侧明显不对称时才具有临床意义。

2）划跖试验（Babinski征）：用镊子或棉签等钝器轻划足底外侧，引起足拇趾背伸、余趾呈扇形分开的反应为阳性。

3）压擦肛试验（Oppenheim征）：沿胫有前嵴内侧面以拇指用力自上而下压擦，反应同划跖试验为阳性。

4）捏腓肠试验（Gordon征）：用力捏腓肠肌，反应同划跖试验为阳性。

5）踝阵挛：医生一手托住腘窝，一手握前足，突然用力使距小腿关节背伸，然后放松，若引起距小腿关节连续的屈伸运动为阳性（图6-8）。

6）髌阵挛：患者仰卧伸膝，医生以一手拇指、示指按住髌骨上极，用力向下低住髌骨，然后放松，若髌骨出现连续交替的上下移动为阳性。

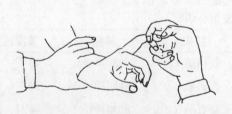

图6-7 弹手指征检查法

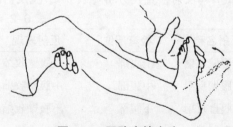

图6-8 踝阵挛检查法

（2）临床意义

出现病理反射表示皮质运动区或锥体束的损害，划跖试验阳性可以1岁以下的婴儿出现，也可在深睡或昏迷状态者出现，往往为双侧性；也可以末梢神经疾病等情况下出现。当一侧病理反射阳性，伴有深反射亢进、浅反射消失或减弱时，提示锥体束或皮质运动区受损。如果病理反射阴性，而深反射、浅反射均减弱或消失时，常提示周围神经病损或肌病。病理反射阴性，深反射正常，浅反射活跃常提示神经功能性障碍。

十五、周围血管检查

1. 动脉搏动检查

用手指触摸体表处的动脉搏动强弱或消失推测动脉受损情况。局部动脉搏动消失，表示其近心端有阻塞、压迫或破裂出血。如搏动消失时其近心端某处出现搏动性肿物并有震颤、血流杂音，多为动脉瘤。如搏动存在，但伤处肿胀迅速，可能是动脉分支破裂、受压、阻塞或静脉干破裂出血。

检查动脉体表搏动的常用部位见表6-4。

表6-4　检查动脉体表搏动部位

动脉名称	搏动部位
面动脉	咬肌前缘
颞浅动脉	耳屏前侧
颈总动脉	颈动脉三角内
肱动脉	肱骨内侧和肘窝内
桡动脉	桡骨下段桡骨茎突前
尺动脉	前臂下段，尺侧腕屈肌外侧
指动脉	指根部两侧
腹主动脉	脐左侧
股动脉	腹股沟韧带中下二横指
腘动脉	腘窝正中深处
足背动脉	足前足母长伸肌腱外侧
胫后动脉	内踝后一横指

2. 侧支循环检查

前臂和小腿皆有两条动脉干，其远端均有吻合弓，动脉受损后阻塞，应检查其侧支循环是否良好。如检查桡动脉、尺动脉，先同时压迫两动脉，阻断血流，然后只放开桡动脉，若手部血运立即改善，表明桡动脉及手部侧支循环通畅；用同样方法可检查尺动脉。

3. 微循环再充盈试验

微循环再充盈试验用于检查微循环是否良好。一般选择骨面较平坦处，如额部、胸骨表面、指端、趾端等，用手指压迫皮肤片刻，使皮肤苍白，松手后立即充盈转红。正常由白转红约2秒，若转红时间显著延长，说明末梢循环障碍，见于休克、严重挤压伤及肢体局部动脉阻塞等。

4. 肢体功能与营养障碍

若肢体出现局部皮肤厥冷、苍白、麻木、运动障碍、肌萎缩痉挛、溃疡、坏死、指甲增厚变形或起峭易脆，多因动脉干阻塞、狭窄、动静脉瘘、动脉瘤等引起肢体远端缺血所致。

5. 静脉检查

静脉检查多以望诊为主，观察患肢静脉有无萎陷、扩张、弯曲等异常情况，以判断静脉回流是否受阻。如创伤大失血，常见静脉萎陷。某睦下肢劳损，可见小腿浅静脉怒张、弯曲。

6. 出血检查

（1）毛细血管破裂出血

毛细血管破裂出血表现为缓慢、少量、弥漫性的鲜红色渗血，擦去渗血，可见多个点状小出血点。多见于皮肤擦伤、挫伤等。

（2）静脉破裂出血

静脉破裂出血表现为缓慢、量多、持续、均匀地淌血，色暗红。常见于肌肤挫裂伤、体表创伤等。

第四节　骨科X线检查

骨科X线检查是最基本传统的检查方法。X线检查能对大部分骨关节损伤和创伤骨病、骨病作出诊断，不仅可以了解骨与关节疾病的部位、范围、性质、程度及与周围组织的关系，为治疗提供参考，还可以在治疗过程中指导骨折脱位的整复及疗效的观察等。由于X线检查对骨与关节疾病的诊治作用很大，所以骨科医生必须熟练掌握X线检查的理论知识和X线片的阅读方法。

一、常用X线检查方法

1.X线透视

透视用于观察四肢骨折、复位或软组织异物的定位。但荧光影像不够清晰，细微病变和较厚部位难以清楚显示，通常不能对比和保留记录，对患者和医生都有一定的辐射损害。

2. 常规X线摄片

X线摄片几乎用于所有的骨与关节疾病。应根据患者的症状和体征决定检查部位、范围和投射要求。

3. 体层摄影

利用特殊装置专门照某一体层的影像，使其显示清晰，可避免一般X线平片多层影像重叠混淆。主要用于观察早期炎症、肿瘤的骨质破坏、深部骨折、病灶死骨等。

4. 放大摄影

利用高性能X线机增大胶片和投射部位的距离做几何学放大，用于观察细微的骨小梁、骨皮质等结构改变。

5.造影检查

造影检查包括血管造影、关节造影、脊髓造影以及窦道和瘘管造影。血管造影用于血管疾病的诊断、骨肿瘤的显示、骨肿瘤良性与恶性的鉴别、肿瘤介入治疗等。关节造影用于了解四肢关节的关节软骨、软骨板或韧带及关节结构的情况。

二、X线片的阅读

阅读和分析 X 线片需遵循的原则：

1.X 线片质量的评价

根据临床所见判断拍摄部位、位置、影像清晰度和对比度是否达到要求。黑白对比应清晰，骨小梁、软组织的纹理要清晰。

2.根据密度对比

根据气体、脂肪、肌肉、骨骼和异物五种不同密度进行比较和分析。如膝关节积液，则髌下脂肪垫阴影消失；肢体组织显示有气体则可能为开放性损伤、手术后、皮下气肿或气性坏疽等。

3.骨骼的形态及大小比例

读片由外向内、由上向下、由软组织到骨关节等，按一定顺序进行，依次观察每一骨和关节的改变。应掌握骨骼的正常形态的轮廓、排列和大小以利于区分异常变化。

4.骨结构

骨关节结构注意密度的改变、溶骨与成骨的改变，注意骨膜、骨皮质和骨松质的改变。如有病变还需注意病变的部位、范围、数量等。

5.关节及关节周围软组织

关节面透明软骨不显影、骨关节周围软组织显影不明显，但可以通过关节间隙判断软骨及关节腔的情况，通过软组织影判断关节囊是否肿胀等。

6.儿童的 X 线片

对于儿童 X 线片的阅读应注意骨骺出现的年龄及次序等，对于脊柱 X 线片的阅读正位片要注意椎体的形态、椎弓根的厚度。椎弓根的距离以及有无侧弯等，侧位片应注意排列弧度、椎体有无变形、密度等。

三、骨与关节 X 线投照要求

临床医生应根据骨与关节疾病填好 X 线检查申请单，包括检查部位和要求特殊的投照方位等，X 线投照范围必须包括骨与关节周围的软组织，四肢长骨一端的病变必须包括邻近的关节。X 线投照体位有常规位置和特殊位置两种。

1.X 线检查投照常规位置

（1）正位：分前后正位和后前正位，常规采用前后位。

（2）正位与投照部位相结合位：与正位照片结合起来可获得被检查部位的完整影像。

（3）侧位：以机体或病灶的侧位影像。

（4）斜位：侧位片上重叠阴影太多无法清晰显示时，可拍摄斜位片。多用于脊柱和手足。为显示椎间孔、椎板或椎弓根峡部等病变，脊柱 X 线检查应行斜位相检查。骶髂关节在斜位片上可以较骨盆正位片更清楚地显示骶髂关节间隙。其他骨关节，如肩胛骨关节盂、腕舟状骨、腕大多角骨、胫腓骨上关节等在相应的斜位片时显示得更清楚。

2.X 线检查投照特殊位置

（1）轴位常规 X 线影像片：正侧位不能检查病变的全部时可加照轴位片，如髌骨、跟骨、肩胛骨喙突、尺骨鹰嘴、腕关节、足跖趾关节和颅底等正侧位常看不清病变，轴位片上可以显示病变。

（2）切线位 X 线影像片：用于轮廓成弧形弯曲的部位或骨表面肿物，如头部、面部和肋骨和长骨干等。

（3）双侧对比 X 线影像片：在人体两侧对称的骨关节中，如果病变的征象较轻微而诊断困难或疑为发育异常时，有时需要健侧对比才能做出诊断，如儿童髋关节疾病、肩锁关节半脱位、踝关节韧带松弛等。

（4）开口位 X 线影像片：颈部寰枢椎正位被牙齿和下颌重叠，无法看清，开口位可以看到寰枢椎脱位、齿状突骨折、齿状突发育畸形等病变。

（5）脊柱动力位 X 线影像片：颈椎和腰椎的动力位片是让患者过度伸展和屈曲位照侧位片，以显示运动状况下病变处的情况。多用于了解脊柱有无不稳、椎间盘有无退变等情况。

（6）断层摄影影像片：断层摄影检查利用 X 线焦距的不同，使病变分层显示以减少组织的重叠，可以观察到病变中心的情况，如肿瘤、椎体爆裂骨折、先天性脊柱侧弯椎体畸形等。

第五节　脊髓造影术

脊髓造影（myelography）又称椎管造影术（CTM），是将造影剂注入蛛网膜下腔，借以检查椎管内病变的一种影像技术。脊髓造影术可以帮助明确椎管内情况（如脊髓内、外的压迫），以及脊柱解剖结构的损伤和病变所形成的神经压迫（如椎间盘、骨赘、骨折片、肿瘤等），同时可以帮助确定病变的节段水平和范围。在诊断不清时，以行脊髓造影帮助鉴别诊断。脊髓造影为侵袭性检查项目。

一、脊髓造影的适应证与禁忌证

脊柱疾病和创伤性脊柱病的诊断主要借助病史与临床症状和检查，脊髓造影为有创性检查，不宜列为常规检查，因此必须严格掌握此项检查的适应证与禁忌证。

1. 适应证

（1）采用其他检查方法不能明确的脊髓内或脊髓外的病变，经脑脊液（SCF）动力学检查证示蛛网膜下腔有梗阻，病变部位和范围不明确的可以选择 CTM。

（2）经临床检查，椎管内病变性质不明的脊髓内、脊髓外或椎管结构（椎体后缘椎间盘、黄韧带、关节突等）的病变，可选择 CTM。

（3）多节段神经损害，怀疑椎管内有占位性病变者，或多节椎间盘突出与肿瘤不能相鉴别诊断时，可选择 CTM。

（4）为确定某些椎板切除术后患者的症状复发原因（如蛛网膜、神经根粘连、硬膜囊瘢痕压迫，或椎间盘突出复发）。

2. 禁忌证

（1）全身情况差、穿刺局部软组织有炎症和碘剂过敏者。

（2）某些无手术指征，或不宜手术的患者。

（3）严重脊柱外伤极不稳定者。

二、脊髓造影种类和途径

脊髓造影可分为颈椎椎管造影、胸椎椎管造影及腰椎椎管造影。颈椎椎管造影有两种途径：腰椎穿刺椎管造影和小脑延髓池穿刺造影。前者为上行性造影，后者为下行性造影。前者易操作、安全，但造影剂在蛛网膜下腔行程长，容易弥散，集中于颈椎显影有时效果不佳。后者难度稍大、有一定的危险，但造影效果比较好。

第六节 计算机体层显像

电子计算机体层摄影术 (computerized tomography，CT) 的基本原理是 X 射线穿射人体经部分吸收后被检测器所接收，检测器接收射线的强弱取决于人体横断面的组织密度，骨组织吸收较多的 X 射线，检测器将测得一个比较微弱的信号，CT 值高，呈白色，相反，脂肪组织、空气则吸收较少的 X 射线，将检测到一个比较强的信号，CT 值低，呈黑色。所测得的不同强度信号经过计算机处理后显示出图像。CT 在骨科可以应用于以下情况：

1. 骨折

对于创伤性骨病，特别是脊柱、骨盆、髋部等深部损伤，CT 能使脊柱爆裂骨折等显示骨块突入椎管压迫脊髓的情况，对手术有一定的指导意义。可显示髋关节骨折移位的程度，是否需要复位与内固定等。CT 是诊断跟骨骨折的重要手段，它能清晰显示距下关节面粉碎性骨折和骨不连续的程度，CT 可为术前计划提供有价值信息。CT 还常用于桡骨远端骨折，以详细了解关节面，骨折片数量以及桡腕关节或远端尺桡关节是否受到波及。在某些依据 X 线诊断骨折非常困难的病例，CT 可提供精确的信息，如用于评估不明显或复杂舟状骨骨折，了解骨折的愈合评价术后的情况。CT 与 X 线不同，不论有无石膏，CT 均能提供满意的影像。

2. 关节病变

CT 能显示关节内、软骨、韧带、肌肉及关节囊等软组织的病变。对髋关节主要用于诊断先天性髋关节脱位、股骨头缺血坏死、髋关节内游离体、骨关节炎等。对膝关节可于屈曲30°、60° 时行髌骨横扫描用于诊断髌骨半脱位、髌骨软化症。

对肩关节用于脱位后关节不稳，主要观察关节盂唇的病变。尤其是应用空气和碘水造影剂双对比造影时 (CTA)，更能清楚看到肩关节盂唇的损伤、撕裂骨折等病变。

3. 软组织与骨骼的肿瘤

CT 可以测量出软组织病变范围，骨与软组织良恶性肿瘤的诊断，了解骨破坏程度、肿瘤周围组织情况及与血管神经关系等。

4. 脊柱病变

可以显示椎间盘突出、椎管狭窄、后纵韧带骨化、脊髓畸形等。CT 能测出骨化灶的横径、矢状径和脊髓受压的程度。对于椎管狭窄的患者可以区分中央型狭窄或侧隐窝狭窄，可以看到硬膜囊及神经根受压的程度。对于腰椎间盘突出症的扫描，应尽量薄层扫描 (1 ～ 5mm)，每个椎间盘可扫描 5 个层面，上下终板处各 1 个层面，中间 3 个层面。用于普通 CT 检查难以显示的组织病变、损伤及血管疾病等，可以增加病变与正常组织之间的对比度，血运丰富区增强作用最为显著。

5. 脊柱畸形

通过相关软件对 CT 采集到信息进行三维重建，可清晰显示全脊柱形态。

6. 感染

用于发现感染、结核等的骨质破坏、增生硬化、死骨形成和软组织影等。脊柱等感染与肿瘤难以区别时可以行 CT 检查帮助鉴别。

第七节　磁共振成像

磁共振成像 (magnetic resonance imaging, MRI) 是目前检查软组织的最佳手段，在骨科领域用途广泛。MRI 信号的强弱一方面与组织类型有关，另一方面与所采用的成像序列有密切关系。磁共振现象是指具有磁性的原子核处在外界静磁场中，使用一个适当频率的射频电磁波来激励这些原子核，在关闭电磁场时，原子核产生共振释放能量向外界发出电信号的过程。通过测定组织中运动质子的密度差进行空间定位以得到运动中的原子核分布图像。因为 MRI 能反映疾病的病理生理基础，较 CT 更具有开拓性。CT 反映的是组织密度，而 MRI 反映的是组织信号。信号一般分高信号、中信号、低信号和无信号。骨皮质属于无信号（黑色），脂肪组织在 T1 加权像呈高信号（白色），水及含水液体在 T2 加权像呈高信号（白色）。磁共振检查在骨科领域的应用主要有以下几个方面。

一、脊柱疾病

MRI 用于检查人体脊柱，特别是对脊髓神经组织、椎间盘等所提供的影像资料优于其他检查方法。适用于脊柱骨与软组织肿瘤、椎管内肿瘤、椎间盘病变、脊柱脊髓损伤、脊柱感染、脊髓空洞症等。T1 加权像适用于评价髓内病变，脊髓囊肿、骨破坏病变；T2 像则适用于评价骨唇样增生、椎间盘退行性病变与急性脊髓损伤。

1. 退行性病变：退行性脊椎病变包括椎管狭窄、小关节病、韧带增生及脊柱失稳。可以从冠状位、矢状位、横截面的 T2 加权像观察出退行性脊椎变化的各种病变。椎间盘的白色信号表示含水分充足之髓核，而周边的低信号则为纤维环。传统的 T2 加权影像仍是评价椎间盘内部结构最好的选择。

2. 脊髓：病变脊髓空洞症、软组织纤维瘤、脊膜膨出、脂肪瘤、囊型星形细胞瘤、室管膜瘤与脊髓转移瘤等均可在 T1 加权像上检出。

3. 脊柱外伤：MRI 是脊柱脊髓外伤的重要检查手段，尤其是能显示脊髓本身的创伤、椎管与椎旁软组织的改变，MRI血管造影也可诊断椎动脉损伤。

4. 脊柱感染性疾病：如化脓性脊髓炎、脊柱结核、椎间盘炎与脊柱化脓性感染在T1加权像为低信号、T2加权像为高信号。MRI冠状位常可看到椎旁软组织有无脓肿影。对于化脓性脊柱炎和椎间盘炎MRI可以早期诊断。

5. 脊柱肿瘤：原发性骨肿瘤、肿瘤样疾病、转移瘤与感染等骨结构改变在MRI检查时可有特殊表现。MRI能显示椎体血管瘤，T1、T2加权像均呈现亮信号。MRI显示转移瘤也非常敏感，溶骨性椎体转移灶在T1加权像上信号比正常骨髓要低。质子密度像上呈中等信号，在T2加权像呈高信号或中信号。成骨性骨转移瘤T1及T2加权像瘤灶比正常椎体信号低。

二、关节病变

1. 髋关节疾病：MRI能早期发现股骨头缺血性坏死、关节唇的撕裂、骨关节病与肿瘤。目前只有MRI能对股骨头坏死作出早期诊断，首先是脂肪组织的变形和坏死，而MRI在脂肪发生坏死时即有阳性所见。

2. 膝关节疾病：大多数膝关节半月板损伤(包括盘状半月板)、交叉韧带的损伤MRI诊断率均较高，半月板损伤可见半月板表面高信号线性影像（撕裂）或纵形影像（断裂）。

第八节 实验室检查

在骨伤科，实验室检查对于严重创伤、骨病、肿瘤等疾病都是必做的检查项目，其对临床诊断的确立、病情监测、药物疗效、预后判断和疾病预防等各个方面都能提供理论和试验依据，所以实验室检查非常重要。

一、实验室常规检查

血常规、小便常规、大便常规属于入院患者的常规检查，但创伤骨病除常规检查外，还应包括血沉、类风湿因子、抗链球菌溶血素"O"以及关节腔穿刺液的化学检查、免疫学检查、微生物检查等。手术患者术前还应常规做ABO血型检测、艾滋病抗体检测、梅毒螺旋体检测等。

二、实验室特异性检查

有些检查具有特异性，是其他检查难以替代的，如类风湿因子可诊断类风湿疾病；HLA-B27-DNA可诊断强直性脊柱炎；PCR检测关节腔穿刺液有结核杆菌核酸（PCR-TB-DNA）可诊断结核病；血尿酸检测可用于诊断痛风；血氟检测可用于诊断氟骨病；苍白密螺旋体苍白亚种制动反应（TPPA）用于诊断梅毒；本周蛋白用于诊断多发性骨髓瘤。

三、实验室检查注意事项

1. 解释检验结果必须密切结合其他临床资料全面考虑，必要时进行动态观察，才能作出正确判断。各项检查有一定的阳性率，同时，也要考虑假阳性的可能。定量检查往往比定性检查准确。

2. 选用针对性和特异性强的项目检查。

3. 检查项目较多时，常需分批检查，逐步扩大检查范围。

4. 患者处于不同的生理、病理情况下，可能出现不尽相同的检验结果。

5. 在允许的情况下，应注意检查的经济性，降低医疗费用。

第九节　放射性核素检查

将趋骨性核素或其标记化合物引入人体，可使骨骼显影。它不仅能显示骨骼的形态，而且也可使局部骨骼的代谢和血液供应状况的轻度异常表现为局部放射性聚集异常，可以较早地发现骨骼疾病。其对骨肿瘤，特别是骨转移性癌有早期诊断价值。近年采用的短半衰期放射性核素，使一些良性骨骼病变，如良性肿瘤、各种骨炎和骨骺炎、骨折、骨骼供血状况获得正确的诊断和观察。

骨组织由无机盐和有机物构成。无机盐主要是羟磷酸盐，还有一些阳离子和阴离子。羟磷酸盐与离子间进行着活跃的离子交换，表面并可吸附其他磷酸盐和磷酸化合物，部分磷酸盐和磷酸化合物并能与未成熟的骨胶原结合。从静脉注入具有放射性的可交换的离子或化合物，骨骼就可呈现放射性而显影，从而我们可以得到正常骨骼和病变骨骼的影像。临床常用锶（Sr），氟（F），锝（Tc）标记的磷酸盐或磷酸化合物以及铟（In）标记的多功能磷酸盐。

放射性核素在骨科的应用有如下几个方面。

一、原发性骨肿瘤的诊断

放射性核素扫描对原发性骨肿瘤无特异性，但恶性骨肿瘤对它凝集比度较高，扫描显像病灶范围比X线范围大，灵敏度高，可确定放射治疗的照射野，截肢的范围和对活检定位。

二、继发性骨肿瘤的诊断

恶性肿瘤容易发生骨转移，而且许多发生骨转移的患者常无明显的自觉症状，应用放射性核素检查可先于X线检查数周或数月发现病变。

三、骨髓炎的诊断

骨髓炎早期很难诊断，若在症状出现24小时后进行骨扫描，可在病灶部位发现浓集现象，比X线检查早10~14天发现。早期骨髓炎与蜂窝组织炎和骨梗塞等病易混淆，使用动态骨显像法可以鉴别。

四、创伤性和非创伤性股骨头无菌性坏死的鉴别

坏死早期，股骨头局部出现放射性减低区或缺损区，中期缺损区周围出现不同程度的放射性凝集反应。晚期整个股骨头呈放射凝集区。

五、确定移植骨的血液供应及存活情况

移植骨血管通畅血液供应良好时，移植骨摄取骨显像剂多，骨显像清晰。血液供应不良时，移植骨摄取显像剂减少，显像不清晰。

六、其他方面

有些创伤性骨病在早期 X 线片难于发现小的骨折。骨折后 10 ～ 14 天用核素扫描可与早期软组织挫伤相鉴别。活动性骨与关节炎症（如类风湿关节炎）时，其周围有放射性核素浓聚。化脓性关节炎时有单关节局部浓聚。其他如畸形性骨炎，代谢性骨病与先天性骨病等用核素扫描也有改变，但其诊断意义不大。

第十节　超声波检查

依据超声的良好指向性和与光相似的反射、折射、衰减及多普勒 (Doppler) 效应等物理特性，采用各种方法，将超声发射到体内，借以检查人体组织是否正常的方法称超声波检查。

一、原理

正常组织和病理组织的声阻抗有一定差异时，它们组成的界面就发生反射和散射，将回声信号接收，加以检波处理后显示为波形、曲线和图像等，根据回声的共性和某些特性，结合生理、病理和临床知识，可对患病的部位、性质或功能障碍程度作出概括性以至肯定性的判断（诊断）。超声波能显示人体软组织及其活动状态，诊断疾病的范围相当广泛，符合率高，且对人体无明显损伤，无痛苦，无放射性，是目前常用的诊断方法之一。

二、超声波检查的分类

超声波诊断的分类复杂，常按显示 (回声) 的方式分类。

1. 示波诊断法

又名 A 型超声波诊断法（amplirud moke），此法是将回声以波的形式显示出来，回声强则波幅高，回声弱则波幅低。纵坐标代表回声信号的强弱，横坐标代表回声的时间 (距离)。

2. 超声显像法

又名 B 型超声波诊断法 (brightnes mode，简称 B 超)。B 超是将回声信号以光点的形式显示出来，回声强则亮，回声弱则暗。光点随探头的移动或晶片的交替轮换而移动扫查。由于扫查连续，可以由点、线而扫描出脏器的解剖断面，因此是二维空间，故称二维法。

3. 超声光点扫描法

又名 M 超（motion type），M 超是在辉度调制型中加入慢扫查锯齿波，使回声光点从左向右自行移动扫描。其纵坐标为扫描时间线，横坐标是光点慢扫描时间。当探头固定一点探查时，从光点的移动可观察反射体的深度及活动情况，显示出时间位置曲线图。

4. 超声频移诊断法

又名 D 超 (doppler)。D 超应用多普勒效应原理，当探头和反射体之间有相对运动时，

回声的频率有所改变(频移)。频率改变的程度与相对运动的速度成正比,距离变近频察增加,距离变远则减少。

三、B 型超声(B 超)在骨科的应用

1. 脊椎疾病的诊断

腰椎间盘突出症的 B 超声像图特征是在相应的节段出现局限性的椎管狭窄,内径变小,低于正常 10%以上。在灰阶超声图上,除椎板和椎体骨的强回声光带外,椎管内靠近椎体侧可见到进入硬膜外腔的破裂椎间盘碎片和髓核组织的界面回声,回声强度低于前两者,由散在的较强回声光点围成的不规则回声,即所谓、"三重密度"回声征像。在腰椎管的横切面声像图上,硬膜腔暗区前方出现局限性受压变形,或者脊神经根暗区受压变形,硬膜外脂肪回声光环前方出现压迹或较大的回声缺损,破裂的椎间盘碎片呈现较强的回声光点或光带。

腰椎管肿瘤的声像图特征是在相应的椎管内出现局限性腰椎管内径变窄。硬膜外肿瘤在椎管内可见边缘较清楚的实质性强回声光团或弱回声病灶,也可出现局限性液性暗区,并常有椎板和椎体的骨质破坏。在横切面声像图上,椎管硬膜外脂肪回声光环一侧受压变形,出现压迹。硬膜内髓外肿瘤,其椎管回声光环增大。神经纤维瘤从椎间孔向椎管外生长者,病侧椎间孔扩大,肿瘤边缘回声光滑,常呈哑铃型。内部回声呈均匀弱回声。上皮样囊肿和皮样囊肿,其回声不均匀,出现强回声光点及液性暗区。

腰椎管狭窄症的常见病因是黄韧带肥厚和椎体后骨赘,前者声像图特征是椎管呈节段性或弥漫性内径变窄,小于 10mm 或小于正常值 10%以上。后者声像图特征是椎管内出现异常强回声光团或光带,但定性诊断较难。

2. 骨折的诊断

长骨干骨折,无论是横型、斜型或螺旋型,当有成角、侧方及分离移位时,在长骨纵切面声像图上,可见骨皮质回声光带的连续性中断,错位分离,骨折端周围可见于回声暗区,有时可见骨膜下血肿和抬高的骨膜线状回声。

骨折伴有短缩移位时,骨折端互相重叠,纵切面声像图上可见近探头侧的骨折断端后方出现声影。在横切面上,显示双骨横断面较强回声光带,其后并伴有声影。

粉碎骨折时,在骨折断端间可见孤立的光点,光斑或光团,常伴有声影。不完全骨折,当声束与骨折线垂直或近于垂直时,可显示骨折线,呈不规则线条状低回声;当声束平行于骨折线时则不易显示。

嵌插骨折在骨断端处;骨皮质回声光带不光滑,成角状变形或出现骨皮质回声光带中断,近探头侧断端后方可见声影。

骨折愈合过程中,骨折断端两侧可见骨膜增厚隆起,骨痂呈低回声(原始骨痂)或有不规则较强回声。靠近断端的骨痂光点较密集(骨痂钙化,新骨形成),局部呈梭形膨大。塑型期骨痂回声强度接近于正常。

骨折延迟愈合或不愈合时,骨折断端回声明显增强,呈致密高回声,两断端完全分离,中间距离较大,呈形态不一的低回声带或不规则韵强回声光点或光团等。

3. 软组织异物

软组织异物的定位诊断是手术成功的前提，除 X 线摄片外，B 超是另一种重要的诊断方法。其具有不受异物物理性质限制，易于判定异物深度及其与周围重要组织的关系，无放射线照射，可在手术中使用等优点。

金属、玻璃、瓷块等异物，在声像图上呈强回声短光带或光团。竹木、塑料、砂石等异物，在声像图上呈较强的光团（点）或短光带，此种回声系异物前缘表面反射所引起，超声不能显示异物的轮廓和外形。

金属及玻璃异物后方常可出现一条明亮的尾随回声光带，其宽度与异物回声宽度一致，其亮度与异物表面形态，声束是否与异物表面垂直有关，并随声场深度而有递减趋势。

非金属异物团声后方则出现声影，据此可判别异物是金属还是非金属。

当异物合并有出血渗液或感染性脓肿时，异物周围可出现液性暗区。靠近骨皮质的异物，其后方声影或尾随回声不明显，易漏诊。

利用 B 超探测及荧光屏监视，可引导穿刺定位。在异物距皮肤最近点，避开大血管和神经，用细长注射针穿刺异物。针尖到达异物表面时，注射亚甲兰溶液，以标明异物位置，便于手术中寻找。有伤口及伤道者，可从伤口注射 3% 过氧化氢溶液，以判定异物与伤道的关系。

四、D 型超声（D 超）在骨科的应用

采用多普勒超声（彩多）能实时、动态地显示大血管中的血流和组织内的细小血流（声像图不能显示血管结构），能判断血流方向，鉴别血流类型和测定血流速度，某些方面比脉冲多普勒更胜一筹。

正常颈总动脉和颈内动脉呈略带起伏，稍有变化的彩色血流。颈外动脉呈忽隐忽现的彩色血流。正常椎动脉在纵切面上，横突孔内的动脉显示不清，呈间断的红色血流。椎动脉狭窄时（供血不足），声像图检查见管壁增厚，管腔狭窄，出现大小不一的强回声斑块，部分斑块后方伴声影。彩多或脉冲多普勒显示狭窄段血流加速，可出现湍流。椎动脉闭塞时，彩多或脉冲多普勒无血流信号.。一般狭窄小于 50% 时，不会出现患侧血供减少。大于 50% 时，患侧血供减少，健侧代偿性增加。锁骨下动脉窃血时，与狭窄或闭塞的锁骨下动脉或无名动脉同侧的椎动脉出现血液返流，声像图和彩多显示一侧锁骨下动脉或无名动脉狭窄、闭塞。病变侧椎动脉血流颜色与颈内静脉血流颜色一致，与对侧椎动脉血流方向相反。

下肢动脉狭窄时，声像图显示血管壁三层结构消失，内膜不光滑或毛糙，连续性消失，增厚，壁内出现大小不等，形态各异的强回声结节，有的后方有声影。脉冲多普勒显示血管直径减少。彩色多普勒显示血流形态不规则，血流变细，病变局部出现紊乱血流。

下肢静脉急性血栓，彩多显示血流充盈缺损或无血流信号，血栓静脉段管径明显增粗。慢性血栓声像图显示静脉壁部分或弥漫性增厚，彩多显示静脉管壁呈不规则状。

第十一节 关节镜检查

关节镜是检查、诊断和治疗关节内病损的一种辅助器械。它能直接观察关节内部结构，

如关节软骨面、滑膜、关节内韧带和软骨板等，并能在直视下切取活体组织检查，诊断直观而准确。关节的某些病变在诊断明确后，还可借助关节镜施行治疗性手术。关节镜在较浅表的大关节疾病的诊断和治疗上有独特的地方，已较广泛使用。

关节镜包括不同规格的内镜、光源系统、显像和录像系统、镜内的各种操作器械组成。关节镜镜管直径 1.7～5mm，镜头有直视、侧视和前斜视三种类型，视角可达 55°～75°，目前应用最多的是膝关节镜，椎间盘镜等。在关节镜的观察下，用特别的器械可行关节内手术，如活体组织标本的切取，取出游离体，削去增生的脂肪垫，削平软骨面，半月板破裂时的部分半月板切除及修理留存的半月板残体，肩袖清创术，肱二头肌腱炎松解术，并可冲洗关节腔。关节镜禁用于有明显的局部感染者，关节强直妨碍操作者，关节内血肿及困膜。正常滑膜呈半透明状，可见内部血管。水肿的滑膜光泽与透明度均低于正常，甚至混浊。滑膜观察时应注意有无充血、增生、肥大或萎缩，有无游离体或赘生物。

关节镜边检查边后退，在髌上囊与关节腔交界处内侧观察皱襞有无肥大和增生。滑膜皱襞观察后，关节镜进入髌股关节。观察髌骨关节软骨面色泽、光度，有无软化、斑剥、裂隙、软骨下骨裸露和骨赘。若软骨面破坏，软骨不平滑，凹凸不平，均说明关节腔内存在病变。

髌骨关节软骨面观察后，关节镜移向关节囊内侧壁，观察栅状结构是否增生，肥大。此时，膝关节应逐渐屈曲外翻，关节镜在股骨髁关节面前方滑向内侧关节间隙，先后观察内侧。半月板前角、体部和后角。注意有原半月板破裂，破裂的部位、方向和范围。

内侧关节间隙检查后，关节镜移到髁间窝，检查十字韧带。观察有无断裂、出血点和血凝块。必要时可在张力情况下观察前十字韧带的完整性。最后膝关节屈曲内翻，检查外侧关节囊间隙和外侧半月板。根据检查结果给予相应处理：如病损滑膜的刨削，关节软骨面的修整，半月板部分切除，边缘破裂修补，十字韧带修补，游离体摘除等。

关节检查处理完成后，用 0.9% 氯化钠溶液冲洗关节腔，先后拔除进水管和出水管，缝合切口，用弹力绷带包扎患肢，嘱患者术后不宜过早进行剧烈运动。

第十二节　肌电检查

一、原理

肌肉收缩时产生的动作电位，通过肌纤维经组织的导电作用反映至皮肤表面，利用皮肤放置的电极或将针电极直接刺入肌肉内，可记录到肌肉活动时产生的运动电位。肌肉在不同状态下发生的运动单位电位，经电极引导可输入到肌电描记仪。信号经放大器放大后，可由示波器显示波形观察分析，可照相记录或用墨水记录。

一个脊髓前角运动神经元及其支配的全部肌纤维总称为一个运动单位电位。眼肌、面肌等运动单位电位很小，四肢躯干肌肉运动单位电位较大。

在肌电图上，纵向波形换成伏（电压，单位为微伏），横向波形代表波宽（时限，单位为毫秒）。每个示波中，向上和向下各偏转一次，称为位相。向上为负相，向下为正相。根据偏转次数的多少，可将波形分为单相、双相、三相和多相（图6-9）。

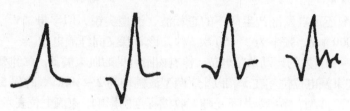

图 6-9

二、正常肌电图

正常肌肉放松时，运动单位不活动，电极下不产生运动电位，称为电静息。针电极插入肌肉或移动电极的瞬间，针头机械刺激肌纤维所触发的电位称插入电位。正常插入电位的电压为 1～3mV，持续 1 秒即止。当针电极刺入肌肉神经时，可引出高频电压 200μV 以上，时限 1～4mS，频率 100～150 次/秒，称高频负电位或神经负电位。

肌肉随意收缩时出现的动作电位称运动单位电位，其是针电极接触的运动单位内肌纤维动作电位的总合。由于用力程度的不同，参加收缩的运动单位的数目和每一单位发射的频率不同，出现的波型也不同。

电刺激周围神经干，可引起其支配的肌肉发生综合运动电位，称诱发肌电图。正常人诱发肌电的最高电压为 15～25mV，波型为双相、三相或峰型，时程在 5～10mS，潜伏期随刺激电极和引导电极的距离不同而不同，一般为 4～6mS。

电刺激胫后神经，在一次脉冲电刺激后出现两次运动电位。其一是直接刺激运动神经纤维的应答，引起其支配的腓肠肌、比目鱼肌的诱发电位，称 M 波（肌波）。在此反应后，经过一定的潜伏期，又出现第二诱发电位，称 H 反射，其引起的电位称 H 波。H 电位是脉冲电刺激了神经干的向心性感觉纤维，将冲动传到脊髓前角，兴奋了前角运动神经细胞，再由此通过运动神经纤维单向地传导至支配肌，发生反射性兴奋所致。H 反射可反映前角运动神经元的兴奋性。上运动神经元病变时，H 反射亢进。

迅速牵拉正常人肱三头肌或肱二头肌，在牵拉的瞬间可出现单个型低幅动作电位，如果保持继续牵拉状态（屈肘或伸肘）则为电静息。上运动神经元病变时，牵张反射亢进，牵拉肌肉可引起排炮式连续性放电。叩击正常人肌腱，可在相应肌诱发出单个双相运动电位，叩击停止即无运动电位发放，称为无后放。上运动神经元病变时运动电位电压增高，时程延长，在叩击停止后仍继续发放运动电位，称为有后放，说明腱反射亢进。

三、异常肌电图

异常肌电图有插入电位异常。重症进行性肌萎缩和长期废用性肌萎缩，肌纤维为结缔组织取代，插入电位消失。周期性麻痹，肌纤维兴奋性降低，插入电位消失。肌强直症，肌兴奋性升高，插入电位明显延长。

肌肉失去神经支配时，自发地产生单个肌纤维的运动电位，称纤颤电位。其波型为单相或双相，波幅低，多不超过 100pV，时程极短，约 1mS 左右，放电频率极不规则，每秒 2～20 次。一般骨骼肌在神经切断 14～21 天后出现纤颤电位，持续数年或十多年，只有当肌纤维化或神经再支配后才消失。纤颤电位表示肌肉失神经支配，见于下运动神经元损伤。

肌肉失去神经支配还可自发地产生向下的正相波，波型尖锐，似字母"V"故称为正锐波。其波幅为 50 ~ 2000μV，频率为 2 ~ 50 次 / 秒，诊断意义同纤颤电位。

束颤电位是一种自发的运动单位电位，伴有肉眼可见的肌束颤动。单纯型束颤电位位相在 4 相以下，复合型束颤电位位相在 5 相以上，两型波幅均为 2 ~ 10mV，时程 5 ~ 30mS，放电频率不规则，其电压、波型、频率等均不受随意收缩程度的影响。束颤电位表示运动单位受激惹，兴奋性升高，常见于进行性肌萎缩、神经根疾患、手足搐搦症等，也可见于个别正常人。

群发电位是一种自发的、有一定间隔、节律性发放的多相电位群。电位出现时伴有肉眼可见的肌群的不随意收缩，每秒 2 ~ 12 次不等，临床常见于震颤麻痹、肌阵挛、抽搐、癫痫、舞蹈病、手足徐动症和神经症等。

新生电位是肌肉失神经支配后，在神经再生早期出现的低电压的多相电位。再生电位是神经再生晚期出觇的短时期、高波幅的电位。两者均在肌肉随意收缩时出现，代表神经再生。

巨大电位是肌肉随意收缩时出现的高波幅、宽时程的电位。是由于健存的神经元轴突长出侧芽，支配已失去神经支配的肌纤维，使运动单位的范围增大所致。临床见于脊髓前角运动神经元疾患。

四、神经传导速度测定

利用一定强度和形态的脉冲电流刺激检查神经干的近端和远端靠近皮肤的两点，同时分别在远端 梢相应肌肉记录诱发电位，然后根据刺激点与记录电极间的距离，发生肌收缩反应与脉冲刺激后间隔的时间（潜伏期）来推算该段距离内神经的传导速度的方法叫神经传导速度测定。远近两点潜伏期的差称传导时间。根据使用的不同，神经传导速度测定分为运动神经传导速度测定和感觉神经传导速度测定，前者临床运用广泛，后者敏感性更高。正常情况下，各主要神经平均传导速度不完全相同。

神经传导速度的测定主要用于判断周围神经病变是否存在及其发生部位。脊髓前角细胞病变及肌原性疾病时传导速度正常。神经外伤、受压和再生过程中传导速度减慢。神经完全断裂，必须在一周后才可测出阳性结果，这是因为 3 ~ 5 天内轴突尚未变性，仍具有兴奋性，传导性尚未消失。

测定同一神经不同点之间的神经传导速度，有改变的部位，提示为损害部位。通常运动神经传导速度较正常低 5m / 秒为轻度延迟，低 10 ~ 30m / 秒为中度延迟，速度在 10m/ 秒为严重延迟。

第十三节　病理检查

病理检查是采取活体组织，通过显微镜进行病理组织形态检查的方法。凡组织病变不能确定其性质，而给治疗和预后带来困难者，皆可考虑活检。活检不仅对恶性肿瘤的诊断有重要意义，对手术切除范围也有指导意义。由于活检的范围有限。单靠活检作出诊断容易造成误诊，必须结合其他检查方法进行。

活检标本采取恰当与否，直接关系到诊断的准确性。标本要采得组织细胞团块才有价值，否则将无法诊断。部分骨肿瘤不同部位的组织结构不同，标本需采取不同部位的组织，如巨细胞瘤的不同部位可有不同程度的恶化，甚至部分正常而部分恶化。

活检的常用方法有四种：钳取活检，穿刺抽吸活检，切取活检和冷冻或石腊切片活检。钳取活检主要用于位于体表组织的病变，如溃疡和增生肉芽，其组织脆弱，不需切割，钳取十分方便。因组织被夹挤后变形，易造成误诊，应选用未被直接钳夹的组织作为标本。

穿刺抽吸活检根据针的粗细，可分为小针和大针穿刺两种。穿刺抽得的标本经染色后可迅速得出结果，临床应用较广，可以重复使用，但取材少，硬骨质不易穿刺。小针穿刺抽吸活检时，穿刺部位消毒，局部浸润麻醉，用 9 号针头连在 20mL 射器上进行穿刺。穿刺时徐徐抽吸使注射器内形成负压，并在不同深度和方向抽吸。最后连同针头在保持负压下拔出，将抽吸出的组织少许置于玻璃片上，作细胞涂片检查，其余抽吸物用盐水在玻璃器皿内反复冲洗，分开血液与小块组织后，将组织置于 10%甲醛溶液内固定，以备检查。大针穿刺抽吸活检用 14 号芯导管或环钻抽吸，基本方法同小针穿刺抽吸。

切取活检常用于范围较美的病变，特别是需要根据准确的病理诊断决定治疗方案的疾病。本方法可取得较大的组织块，诊断准确率高，但对恶性肿瘤可引起出血或肿瘤扩散等不良反应，且一般只能取表面的一处标本，不便于了解病变组织的不同部位。切取活检时先选择好切开部位，做好术前准备。在无菌操作下，麻醉、切开筋膜、分开肌层，在准备切取处切取一楔形块。若在骨皮质处，用骨凿切除三角形骨块，直达髓腔，然后用小刮匙轻刮一小块组织即可，严禁将刮匙深入髓腔内搔刮。

冰冻或石腊切片活检是在决定性手术前，在止血带控制下进行，可防止肿瘤扩散。但冰冻切片不能脱钙，术中只能切取病变的软组织，而不能切取骨和钙化组织。

活检标本取得后，应立即放入固定液中固定。固定液一般使用 10%甲醛溶液，也可用95%乙醇代替。固定液的量为标本体积的 4 ~ 5 倍。装标本的瓶口宜大，以便于取出。标本与瓶底，瓶壁接触，影响固定者，用脱脂棉纱衬垫。若标本漂浮于液面，应用脱脂棉纱覆盖。固定标本时，注意勿污染容器外面，尤其是传染性标本。二是标本容器应贴好标签，填好患者姓名，送检单位或送检单联号。若同一患者同时取数种组织或同一组织取自不同部位的标本，应分别装在不同容器内，并注明。不同患者的标本不得放在同一容器内。三是各种液体和穿刺液细胞学检查标本，要立即送检。若因特殊原因不能立即送检者，应马上离心沉淀，将沉渣做成 2 ~ 4 张涂片，并放入 95%乙醇中固定，然后一起送检。

活检时必须注意，穿刺应选在正常皮肤处进针，避开溃疡，感染和肿瘤软化的波动处。深部病变穿刺时要注意避开神经、血管和重要器官，可借助 X 线引导。采用大针穿刺时，最好装上针芯，以免刺伤肌肉，脂肪等非采集组织。穿刺活检在骨肿瘤病理骨折断端部位，骨内病变的骨皮质薄处，或纯系软组织肿块处易于获得病变组织。对骨内的病变或骨肿瘤有较厚的包壳，或纤维组织多而硬，或高度钙化的部位难以获得成功。

切取活检术前要仔细研究 X 片，选择骨质最薄处进入。术中要严格无菌操作，力求不挤压病变组织，以减少血行播散或局部移植的机会。伴有病理骨折时，应避开骨折部位取材，以免取得增生活跃的骨痂，或遗漏病理组织，得出错误结论。术中需要活体组织紧急诊断——冷冻或快速石腊切片，应先一日通知病理科准备。临时需要者，也可电话通知。一般冷冻切片需 10～20 分钟，快速石蜡切片需 30～45 分钟。

第十四节　创伤骨病检查诊断注意事项

一、病史要真实，防止肤浅不细致

1. 病史要真实

在采集病史时，不要以猜测诱导式的询问，以想当然去询问，这样很容易使病史偏离客观的轨道。病史是诊断疾病的基础，应做到实事求是和客观，要耐心地听取患者或患者亲属或旁观者的陈述，使事物的本来面目呈现在我们的眼前，这对诊断的准确性具有关键作用。如果病史不真实，即情报与信息不准确，很容易导致漏诊和误诊，这在临床上真是比比皆是。

2. 病史要细致、全面

有些医生在询问或书写病史时很简单、很肤浅，好多重要细节都被遗漏过去。一份完事的骨科病史应包括受伤时间、受伤过程、受伤方式、暴力性质、疼痛部位、有否功能障碍、功能障碍的范围和程度、经过何种治疗以及后受伤后搬运是否得当等等，都要全面深入地了解、掌握和描述。细致、全面、深入地了解病史对诊断疾病具有重要的作用。例如机械损伤时常发生，肢体发生骨折或软组织损伤，不仅有挤压、轧辊，而且还有向深层侵犯的热灼伤。如果对机器的高温未加注意和询问，就会忽略对软组织损伤的正确识别和及时处理。又如开放性损伤，一般对受伤时间和受伤方式大多都能了解，但对当时环境和曾经接受何种治疗往往容易忽略。如果伤员受伤后又再度落水或曾经用自来水冲洗创面，看起来创面似乎颇为干净，其实污染程度已明显加重。这在询问病史时尤需特别注意。

3. 要注意询问治疗史

骨科与其他学科相比，有其共同性，也有特殊性。受伤后有否接受过正确或错误的抢救和治疗，对制定治疗方案和预后有很大的关系。例如开放性骨折是否用过破伤风抗毒素、抗生素，外露骨折端是否有回纳，神经血管有否损伤和手术治疗，骨折脱位是否经过整复外固定或内固定以及有否使用过止血带等。这些都直接关系到治疗方案的制订和肢体病情发展的预后，都要详细了解，询问清楚。

二、诊断思维不要主观凭经验，不要人云亦云

诊断思维是指临床医生在诊断疾病时分析研究的思想过程。诊断思维正确，可以减少误诊，使治疗趋向合理化。诊断思维失误，误诊率升高，治疗也不能达到预期目标，要注意防止诊断思路失误。诊断思维或诊断心理失误有时可出现在以下方面：

1. 防止主观臆断思维

主观型思维的突出特点是脱离实际，不以客观实际为依据，而是根据自己已有的思维模式，启发和诱导患者或旁观者按医生的思路提供病史。即使对辅助检查的结果，也是从印象出发，不作进一步研究和分析。主观型思维对复杂的临床症状和体征总是以自己认为正确的理由去判断和解释，结果导致诊断上的失误，例如骨盆骨折，从 X 线片上去分析，仅仅

是骨折和脱位，但骨盆骨折所发生的并发症有时比骨折本身严重得多，如果对这些严重的并发症未作出正确的诊断和及时处理，有可能出现抢救无效甚至死亡的结果。

2. 防止片面思维

接诊创伤骨病患者时如果对受伤方式、当时受伤所在的位置、伤后症状、体征等，不进行全面、深入、细致的分析和研究，而是仅仅凭着 X 线片或特殊检查的报告单片面下结论，这样很容易发生诊断上的失误。例如车祸致胫骨髁骨折，如果仅凭 X 线报告单诊为胫骨髁骨折，然后进行外固定或内固定术，这样容易发生失误。我们面对胫骨髁骨折的患者，应了解研究其受伤暴力的性质和程度，要检查内外侧副韧带、十字韧带、髌韧带和半月板等有否损伤，动脉有否损伤，要检查股骨有否骨折，髋关节有否脱位，还要全面检查并排除全身其他部位有否多发伤。诊断疾病不能以片面型思维去判断、去分析，而应培养自己养成全面分析、深入研究的诊断思维。

医生的经验是在临床实践和不断的学习中长期积累的结果，是智慧的结晶，也是宝贵的财富。但是，一个人的临床实践和经验毕竟有明显的局限性。虽然以往的某些经验，在过去的临床实践中曾经被证实是正确的，但医学形势在发展，社会在发展，疾病的变化和人们对医疗目标的追求也在发展。某些在过去看来曾经是正确的经验，在现在看来就不一定是完全正确的，这就有一个历史和时间差的问题。例如，近年来由于交通事业的迅速发展，车祸频繁发生，由此所造成的损伤也比过去的车祸伤严重得多，骨折大多为开放性或粉碎性，多发伤或多发骨折比过去明显增多和严重，有时伴随创伤而来的合并症比骨折脱位本身更需高度警惕和尽快处理。此类损伤如果只停留在过去的经验上，对高能量损伤的严重性和复杂性认识不足，研究不深，检查不细，就会容易发生漏诊或误诊。

4. 从众心理和求全心理

防止随大流作出诊断，随大流心理就是诊断疾病时不研究、不分析、不发挥主观能动性，当多数认为是某种诊断时，自己也跟着人云亦云，随大流下结论。

三、骨科临床检查要全面系统

1. 检查不全面、不系统

已经发现的敌人并不可怕，潜在的敌人由于没有防患措施，可能会造成不可估量的损失。治病也一样，例如股骨无移位骨折，患者受伤后尚可骑车或步行，检查时压痛点不明显，叩击足跟或旋转下肢时髋关节感觉明显疼痛，如诊断不明确，断续负重或行走，有可能使无移位骨折成为移位骨折。又如肢体长短，直径大小，神经血管有否损伤以及肌腱功能的存在与否都需要仔细系统检查。

临床上造成误漏诊的原因很多，但未想到、不认识以及未查到往往是主要原因。因此我们必须提高自身的业务素质，要想到、查到并认识它，使误诊漏诊减少到最低限度。

2. 不单纯依赖 X 线片、CT 或 MRI 检查

X 线在诊断人类骨与关节损伤的历史中具有不可磨灭的功绩，对此，任何医生不存在怀疑。但是，世间事物都存在两重性，X 线片并非万能。例如股骨颈无移位骨折有时仅拍正位X 线片影像不能显示，且肢体无畸形，但体格检查时股三角有压痛。某些骨肿瘤于发病初始阶段在 X 线片上未见异常，但在病史及检查中却已有明显的启示。我们可以借助 X 线、CT 及 MRI 确定骨折或病变部位、范围、形式和性质，但必须紧密结合病史和临床检查，在病史和临床检查的指导下参考 X 线片、CT 及 MRI 的检查报告，才能使诊断逐渐臻于完善。

四、要注意创伤骨病中合并伤的诊断治疗

骨折后骨折端由于各种原因产生侧方、重叠、翻转、成角及旋转移位，使骨折端或移位侧"由内而外"移出，或因锐器砍伤、重物压砸及机器绞轧形成"由外而内"直接损伤血管神经、肌腱，甚至产生血气胸或截瘫。这些合并损伤临床医生如果漏诊，可造成本应可以避免的病变甚至死亡。又如肱骨髁上骨折合并肱动脉损伤，如果漏诊不做及时处理，有可能产生截肢的严重后果。肋骨骨折合并肝脾破裂或血气胸，如果未及时发现，由于有效循环血容量锐减、缺氧和纵隔移位，影响血液回流，可导致呼吸与循环衰竭，如不迅速发现和处理，将会产生严重后果。

五、要防止多发伤的漏诊

有时对于一个严重创伤的患者来说，发现骨折只不过是序幕，接下去发现颅脑损伤，内脏损伤才是正本。如果及时诊断、及时正确治疗，可以成功挽救生命。反之，如果漏诊误诊，丧失抢救生命的黄金时间，就有可能形成回天无力、令人痛惜的悲剧。

1. 未研究受伤机制

当今社会随着工农业生产和交通运输业迅猛发展，由此产生的车祸和事故也频频出现，而且所造成的人体创伤也往往是复杂和多发的。我们在接诊此类患者时应仔细、深入地研究病史，包括机器损伤患者后当时机器运转的转速、锋利程度、压砸的间隙、碰撞的着力点、车速、伤后神志、呼吸及大小便的变化和搬运是否得当等，都应详细询问和研究。例如一位车祸致肋骨骨折的患者，如果车速很快，还要研究头、胸、腹腔部有否着力点。对于坠跌伤患者除了询问高度外，还要研究首先落地的身体部位和地面的坚硬程度，还要询问坠落中途是否有遮挡物等。这样使我们的诊断思路循着受伤机制的轨迹运行，从中找出问题，展开探索，有时一个微不足道的病史细节能帮助我们避免一次漏诊。

2. 抢救步骤无顺序

抢救多发伤，也要有轻重缓急，没有实施最根本、最重要的抢救措施，就会很容易出现失误。

为防止漏诊误诊，国外有"CRASHPLAN"诊断计划，该计划既能优先检查对生命最有威胁性的损伤脏器，又能避免漏诊，我们可以适当参考，使抢救步骤依顺序进行。

"CRASHPLAN"计划步骤如下：C 循环系统→R 呼吸系统→A 腹部情况→S 脊柱→H 头颅部分→P 骨盆→L 肝脏→A 动脉→神经系统。创伤骨科医生应严格按照所计划的步骤进行诊治患者。

六、防止利用 X 线片诊断时的失误

1. 读片时的失误

（1）读阅 X 线片时不看软组织是否有损伤的情况。

（2）不研究骨皮质的细微变化。

（3）将骨骺线当成骨折线。

（4）将正常的骨嵴误诊为骨质增生或骨病。

（5）将副骨误诊为骨折碎片。

2. 要防止特殊位置和方法掌握不好造成的诊断失误

利用 X 线诊断骨科疾患，在通常情况下摄取损伤部位正侧位 X 线片基本可以反映真实情况。但在有些骨折、脱位或者骨病时，如不掌握、不采取特殊位置投照 X 线片影像，则有可能漏诊误诊，给患者带来不必要的损伤。例如诊断锁骨细微变化的锁骨上下轴位片、诊断肩锁关节脱位的肩锁关节持重位片、检查肱骨外科颈骨折移位状况的肩关节穿胸位片、排除腕舟状骨骨折的腕关节斜位片。如果不掌握这些特殊投照的位置和方法，很容易在诊断上造成误诊或漏诊。有时应根据病情进行体层摄影、血管造影、脊髓造影、关节腔造影及窦道造影等，有时需摄健侧 X 线片以资对比，必要时还应行 CT 或 MRI 检查。

（贺健军　唐长友　王鹏　张晓明　靳松）

第七章 创伤骨折患者的院前院内救治

第一节 现代创伤急诊医疗服务体系

急诊医院服务体系（emergency medical service system, EMSS）是近年来发展起来的一种急诊急救医学模式。随着社会的发展，工业、农业、交通运输业的迅速发展，创伤骨病急症发病率明显增加；由意外事故、车祸及其他灾难引发的创伤骨病频繁出现，特别是近年突发公共卫生事件及灾害性事故时有发生，引起创伤骨病发病率持续居高不下。因此，在医院前后建立一个组织结构严密、行动迅速，能实施对创伤骨病有效救治的医疗服务机构体系来提供快速的、合理的、及时的处理，并将患者安全地转送到医院，使其在医院内得到更有效的进一步救治，已成为现代急诊医疗服务体系的主要目标。

目前我国现代 EMSS 由三部分组成，即院前急救、医院急诊科（室）急救、医院危重症监护病房（intensive care unit, ICU）急救。这三部分紧密相连形成了关系密切的网络，并且分工明确，为能争分夺秒的救治危重患者提供了可靠的安全保障（图 7-1）。

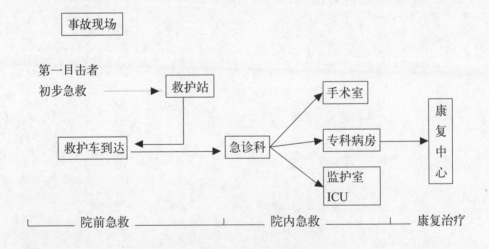

图 7-1 我国现代创伤急救运行

世界上许多国家都十分重视 EMSS 的完善与发展，这种随着高科技技术发展起来的急救医学模式显示出了勃勃生机，它将院前急救 - 医院急诊 -ICU 三位一体的有机结合，为急危重症患者铺设了一条生命救治的绿色通道。这种形式既适合平时急诊急救需要，同时又承担了发生巨大灾难时的应急和急救任务，它可以用最短的时间把最有效地医疗服务提供给患者及伤员。

随着现代计算机信息技术和通讯技术应用，院前急救网络也逐步建立，我国创伤骨科急诊医疗服务体系建设将会有一个新的发展。

创伤急救服务体系机构是在医院行政部门的统一领导下，成立突发创伤事件应急防控工作的领导小组，负责统一指挥、协调系统内的突发创伤事件应急防控工作，执行突发创伤事件应急防控工作，领导小组实行主要领导负责制、防控工作责任制和责任追究制，明确任务、目标和责任。同时，在成立突发创伤事件应急疫情应急处置小组，选定专职专科医疗技术人员组成根据职责分工由医院行政部门指派，负责开展本单位及本地区的突发创伤事件应急疫情应急处置工作。农村乡镇（村）和城市社区卫生机构在卫计委的统一指导下，开展本地区的突发创伤事件应急防控工作。

第二节　院前急救

院前急救是急诊医学重要的组成部分，它是指医护人员利用院前简陋的条件和设备，对急重症患者进行现场抢救，其意义和宗旨在于挽救患者生命，为医院处理赢得时间和治疗条件。说得通俗一点就是 120 急救车到达现场——患者被送到医院之前的这段时间所进行的治疗。急救范围包括但不限于以下方面。

一、现场急救的内容

包括现场评估、判断病情、紧急呼救、自救与互救。

二、心肺复苏术

对创伤引起的心脏骤停、呼吸骤停应按心肺复苏程序进行复苏。

三、外伤现场急救

外伤现场急救基本技术（止血、包扎、固定、搬运）以及常见内科急症、常见意外伤害、常见急性中毒、灾难及公共卫生事件等现场急救，如流血不止、昏迷及呼吸心脏骤停、溺水、烧烫伤、外伤缝合、骨折固定及伤员搬运，触电、食物中毒、急性传染病、眼内异物，动物、昆虫的咬伤、硫化氢中毒、高寒冻伤、化学药品灼伤等。

第三节　创伤现场急救的处置原则

创伤是各种致伤因素造成的人体组织损伤和功能障碍。轻者造成体表损伤，引起疼痛或出血；重者导致功能障碍、残疾，甚至死亡。创伤的骨病救护包括止血、包扎、固定、搬运四项技术。遇到出血、骨折的伤病员，救护人员首先要保持镇静，做好自我保护，迅速检查伤情，快速处理伤病员，同时呼叫急救电话。

一、止血技术

1. 出血的种类

出血可分为外出血和内出血两种：外出血体表可见到，血管破裂后，血液经皮肤损伤处流出体外。内出血体表见不到，血液由破裂的血管流入组织、脏器或体腔内。

2. 外出血的止血方法

（1）指压止血法。指压止血法是一种简单有效的临时性止血方法。它根据动脉的走向，在出血伤口的近心端，通过用手指压迫血管，使血管闭合而达到临时止血的目的，然后再选择其他的止血方法。指压止血法适用于头、颈部和四肢的动脉出血。

（2）加压包扎止血法。用消毒纱布或干净的手帕、毛巾、衣物等敷于伤口上，然后用三角巾或绷带加压包扎，压力以能止住血而又不影响伤肢的血液循环为合适。若伤处有骨折时，须另加夹板固定。关节脱位及伤口内有碎骨存在时不用此法。

（3）加垫屈肢止血法。适用于上肢和小腿出血。在没有骨折和关节伤时可采用。

（4）止血带止血法。当遇到四肢大动脉出血，使用上述方法止血无效时采用。常用的止血带有橡皮带、布条止血带等。不到万不得已时，不要采用止血带止血。

用止血带捆扎止血时的注意事项：①上止血带时，皮肤与止血带之间不能直接接触，应加垫敷料、布垫或将止血带上在衣裤外面，以免损伤皮肤；②上止血带要松紧适宜，以能止住血为度。扎松了不能止血，扎得过紧容易损伤皮肤、神经、组织，引起肢体坏死；③上止血带时间过长，容易引起肢体坏死，因此，止血带上好后，要记录上止血带的时间，并每隔40～50分钟放松一次，每次放松2～3分钟。为防止止血带放松后大量出血，放松期间应在伤口处加压止血；④运送伤者时，上止血带处要有明显标志，不要用衣物等遮盖伤口，以妨碍观察，并用标签注明上止血带的时间和放松止血带的时间。

3. 内出血的止血方法

创伤引起内出血的病情一般较重，出血的部位不易被发现，常需根据不同脏器、不同部位、不同腔隙的出血做更多检查进行判断，明确诊断后常需手术止血治疗。

二、包扎技术

常用的包扎材料有绷带、三角巾及其他临时代用品（如干净的手帕、毛巾、衣物、腰带、领带等）。绷带包扎一般用于支持受伤的肢体和关节，是固定敷料或夹板和加压止血最常用的包扎材料。三角巾包扎主要用于包扎、悬吊受伤肢体，也是常用的固定敷料，常用于临时固定骨折等。常用的包扎法如下。

1. 绷带环形包扎法

绷带环形包扎法是绷带包扎法中最基本的方法，多用于手腕、肢体、胸、腹等部位的包扎。方法：将绷带作环形重叠缠绕，最后用扣针将带尾固定，或将带尾剪成两头打结固定。绷带包扎注意事项：①缠绕绷带的方向应是从内向外，由下至上，从远端至近端。开始和结束时均要重复缠绕一圈以固定。打结、扣针固定应在伤口的上部，肢体的外侧；②包扎时应注意松紧度。不可过紧或过松，以不妨碍血液循环为宜；③包扎肢体时不得遮盖手指或脚趾尖，以便观察血液循环情况；④检查远端脉搏跳动，触摸手脚有无发凉等。

2. 三角巾包扎法

（1）三角巾全巾包扎法：三角巾全幅打开，可用于包扎或悬吊上肢。

（2）三角巾宽带包扎法：将三角巾顶角折向底边，然后再对折一次。可用于下肢骨折固定或加固上肢悬吊等。

（3）三角巾窄带包扎法：将三角巾宽带再对折一次。可用于足、踝部的"8"字固定等。

三、骨折固定技术

骨折后患者常有疼痛、局部肿胀、畸形、骨擦音、功能障碍、大出血等症状，首先要制止出血，然后选择骨折固定材料和方法常用的骨折固定材料有夹板。骨折固定原则和注意事项。

1. 要注意伤口和全身状况，如伤口出血，应先止血，包扎固定。如有休克或呼吸、心脏骤停者应立即进行抢救。

2. 在处理开放性骨折时，局部要作清洁消毒处理，用纱布将伤口包好，严禁把暴露在伤口外的骨折断端送回伤口内，以免造成伤口污染和再度刺伤血管和神经。

3. 对于大腿、小腿、脊椎骨折的伤者，一般应就地固定，不要随便移动伤者，不要盲目复位，以免加重损伤程度。

4. 固定骨折所用的夹板的长度与宽度要与骨折肢体相称，其长度一般应超过骨折上下两个关节为宜。

5. 固定用的夹板不应直接接触皮肤。在固定时可用纱布、三角巾垫、毛巾、衣物等软材料垫在夹板和肢体之间，特别是夹板两端、关节骨头突起部位和间隙部位，可适当加厚垫，以免引起皮肤磨损或局部组织压迫坏死。

6. 固定、捆绑的松紧度要适宜，过松达不到固定的目的，过紧影响血液循环，导致肢体坏死。固定四肢时，要将指（趾）端露出，以便随时观察肢体血液循环情况。如发现指（趾）苍白、发冷、麻木、疼痛、肿胀、甲床青紫时，说明固定、捆绑过紧，血液循环不畅，应立即松开，重新包扎固定。

7. 对四肢骨折固定时，应先捆绑骨折断处的上端，后捆绑骨折端处的下端。如捆绑次序颠倒，则会导致再度错位。上肢固定时，肢体要屈着捆绑（屈肘状）；下肢固定时，肢体要伸直捆绑。

四、搬运技术

1. 搬运的方法

常用的搬运有徒手搬运和担架搬运两种。可根据伤者的伤势轻重和运送的距离远近而选择合适的搬运方法。徒手搬运法适用于伤势较轻且运送距离较近的伤者，担架搬运适用于伤势较重，不宜徒手搬运，且需转运距离较远的伤者。

2. 搬运注意事项

（1）移动伤者时，首先应检查伤者的头、颈、胸、腹和四肢是否有损伤，如果有损伤，应先作急救处理，再根据不同的伤势选择不同的搬运方法。

（2）病（伤）情严重、路途遥远的伤病者，要做好途中护理，密切注意伤者的神志、呼吸、脉搏以及病（伤）势的变化。

（3）上止血带的伤者，要记录上止血带和放松止血带的时间。

（4）搬运脊柱骨折或疑有脊柱骨折的伤员，不能让伤病员试行站立，应特别注意脊柱平直，以免发生或加重脊髓损伤，禁忌一人抬肩、一人抱腿的错误搬运方法；若颈椎骨折脱位伤员，搬运时应由一人牵头部，保持与躯干长轴一致，并随之转动，防止颈椎过伸过屈或旋转，平卧后头两侧用软物垫好，防止运输中发生意外。

（5）用担架搬运伤者时，一般头略高于脚，休克的伤者则脚略高于头。行进时伤者的脚在前，头在后，以便观察伤者情况。

（6）用汽车、大车运送时，床位要固定，防止起动、刹车时晃动使伤者再度受伤。出血，尤其是大出血，属于外伤的危重急症，若抢救不及时，伤患者会有生命危险。止血技术是外伤急救技术之首。

3. 特殊伤的处理

（1）颅脑伤：颅脑损伤脑组织膨出时，可用保鲜膜、软质的敷料盖住伤口，再用干净碗扣住脑组织，然后包扎固定，伤员取仰卧位，头偏向一侧，保持气道通畅。

（2）开放性气胸：应立即封闭伤口，防止空气继续进入胸腔，用不透气的保鲜膜、塑料袋等敷料盖住伤口，再垫上纱布、毛巾包扎，伤员取半卧位。

（3）异物插入：无论异物插入眼球还是插入身体其他部位，严禁将异物拔除，应将异物固定好，再进行包扎。

（4）对于特殊伤的处理，一定要掌握好救护原则，不增加伤员的损伤及痛苦，严密观察伤患者的生命体征（意识、呼吸、心跳），迅速拨打 120 急救电话。

第四节　院内急诊科急救

院内急诊科急救是对病情严重患者的抢救。具体是指在急诊室的抢救和观察活动及患者入院前的院前急救和入院后急救的过程，应是患者需要医护持续抢救的全部过程。院内急救的目的是防止健康处于危急状态，防止患者发生死亡或残废，使他们的病情保持缓解和脱离重危状态。院内急诊科急救程序请参考急诊医学资料。

第五节　重症监护病房（ICU）监护

重症监护病房又称加强监护病房（intensive care unit, ICU），是应用先进的诊断方法和监测技术，集中优良的技术设备和精干的医护人员，对危重患者进行连续而细致的观察，并采取及时、积极的治疗措施与高质量的护理，以抢救患者生命的集中医疗单位。宗旨是为危及生命的急性重症患者提供技术和高质量的医疗服务，即对危急重症的患者进行生理功能的监测、生命支持、防治并发症，促进和加快患者的康复过程，这是继复苏后的一种高层次的医疗服务，是社会现代化与医学发展的必然趋势。近年来，随着高新科技的不断进步，多种检测和支持设备广泛应用于临床，ICU 病房的普及与规范，人们对生命生理功能的了解也逐渐完善，因此，提高了对衰竭器官的支持和保护能力，使危急重病的抢救成功率明显提高，许多危急重症的患者在严密监护和精心治疗下，渡过生命中最困难的时刻，而逐渐走向康复。因此在有一定条件和规范的医院建立 ICU，是加强对创伤骨科危重患者救治的一项措施和提高治愈率的有力手段，也是创伤骨科急诊医疗服务体系的重要组成部分。

第六节　影响创伤骨病患者预后的因素与早期处理原则

一、影响创伤骨病患者预后的因素

影响创伤骨科患者预后的因素包括全身因素和局部因素，主要归纳有以下几种因素。

1. 年龄

新生儿股骨骨折 2 周可达坚固愈合，而成人则需 3 个月或更长时间愈合。生命力越是旺盛，愈合的速度就越快，所以相对老年人就很慢了。

2. 健康情况因素

患者患有慢性消耗性疾病，如糖尿病、营养不良等，骨折愈合时间明显延长。身体健康对骨折愈合的恢复很有帮助。

3. 骨折的类型和数量因素

比较复杂的骨折，如粉碎性骨折，多发性骨折，骨折数量多、部位多都是影响患者预后因素。

4. 骨折部的血液供应

干骺端骨折，因血运丰富，愈合快；胫骨中下 1/3 骨折，因一侧骨折端血供差，故愈合慢；胫骨中上 1/3 骨折和中下 1/3 两处骨折，因两断端血供均差，下骨折处愈合更慢。股骨颈囊内骨折，血供几乎完全中断，不仅愈合差，而且易发生股骨头缺血性坏死。

5. 软组织损伤程度

严重软组织损伤，特别是开放伤，直接破坏血供，影响骨折愈合。

6. 骨折间软组织嵌入

影响骨折端的对合、接触，使骨折难以愈合。

7. 感染

由于感染可导致骨髓炎、软组织坏死和死骨形成，严重影响骨折愈合。

8. 治疗不当

某些创伤骨病患者常因医源性因素所造成治疗不当而影响患者预后，主要有以下几种：①反复多次手法复位；②切开复位时软组织和骨膜剥离过多；③开放性骨折清创时摘除碎骨块；④持续性骨牵引，牵引力度大导致骨折端分离；⑤骨折固定不牢固；⑥过早和不当的功能锻炼。

二、创伤骨病患者的早期处理原则

骨科急症死亡的原因主要是继发性心、肝、肺、肾多器官脏器功能衰竭。因此要提高此类患者的抢救成功率，需采用科学的急救原则，目的在于抢救生命，用简单而有效的方法固定和保护患肢，安全而迅速地运送至附近医院，以便获得全面而有效的治疗。创伤骨折患者早期处理原则如下。

1. 一般处理

先抢救生命，若患者处于休克状态，应以抗休克治疗为首要任务；注意保温，有条件时应立即输血、输液。对有颅脑复合伤而处于昏迷的患者，应注意保持呼吸道通畅。一切动作要谨慎、轻柔，不必脱去闭合性骨折患者的衣服、鞋袜等．以免过多搬动四肢而增加疼痛和损伤。若伤后伤处肿胀较剧，可剪开衣袖或裤管，解除压迫。闭合性骨折有穿破皮肤、损伤血管和神经的危险时，先用夹板固定，小心搬运患者，防止骨折的移位。

2. 伤口包扎

大多数创口出血用绷带压迫包扎后即可止血。若现场无无菌敷料，可用现场能得到的最清洁的布类包扎；用止血带阻断大血管出血时，必须记录开始用止血带的时间，防止由于使用止血带过久而致肢体远程缺血坏死。露出伤口的骨折端不应回纳，以免将污物带进创口深处。

3. 妥善固定

妥善固定的目的是避免在搬运时骨折端更多地损伤软组织、血管、神经或内脏；固定后疼痛减轻，有利于防止休克．便于运输。固定以专用夹板为佳，无专用夹板或固定器材时，亦可就地取材，如树枝、木棍、木板等都可做夹板之用。若在高速公路上发生创伤，周围无棍棒类，也可将受伤的上肢绑在胸部，将受伤的下肢与健侧捆绑在一起。

4. 安全迅速转运

四肢骨折经固定后，可用普通担架运送，脊柱骨折患者必须平卧于硬板上，固定头颈部，运送时迅速、平稳。运送途中注意观察全身情况及创口出血情况。危急生命的情况要及时处理。

第七节　批量创伤骨科患者的转送

对于大量创伤骨科患者的运送要注意急救护理，包括评估判断伤情，呼吸道护理，建立有效地静脉通道、心理护理、伤口包扎、对症处理、病情观察、抢救记录、安全转送。

一、伤情评估判断

入院后根据患者的意识、生命体征、面色、出血量多少、骨折的情况、受伤的部位与程度，迅速作出正确的判断。

二、保持呼吸道通畅

患者头偏向一侧，迅速清除患者口、鼻内的血液、痰液、呕吐物等，确保呼吸道通畅、防止窒息。给氧，提高组织血氧含量，必要时给予急行气管插管，气管切开并辅以呼吸机呼吸。

如心脏呼吸骤停者，立即行胸外心脏按压及人工呼吸。

三、迅速建立静脉通道

建立有效地静脉通道、纠正休克是提高救治的重要措施，一般应迅速建立 2 ~ 3 支静脉通道、尽量选择上肢静脉、颈外静脉、颈前静脉等较粗大血管，确保有效扩容、尽快恢复有效循环血量，达到纠正休克的目的。

四、心理护理

受伤患者多有不同程度思想紧张、恐惧心理，而这些不良情绪不利于控制伤情，并加重出血，使心率呼吸增快、降低了机体抵抗力和应激能力，在这种情况下，护士更应沉着、冷静、有条不紊，以高超的技能、熟练的操作、和蔼的态度取得患者信任，同时安慰患者及亲属稳定情绪，积极配合治疗。

五、加压包扎伤口

对出血患者、立即用无菌敷料包扎止血，为手术赢得时间。

六、对症处理

根据病情给予相应的处理，如需急诊手术者，立即备皮备血，尽快为患者导尿并留置导尿管等做好术前准备。如烦躁者注意安全护理，通知手术室及相关医生做好术前准备，为抢救患者生命争分夺秒。

七、密切观察病情

准确及时观察患者的意识、瞳孔及生命体征变化并及时完善入院手续，同时应准确记录出入量及每小时尿量、保持引流管道通畅，注意尿液、引流液性质、颜色、量的变化及患者入科时间、医生到达时间、伤情抢救经过、护理经过、用药情况、病情变化。

八、安全转送急症患者

经抢救后病情趋于稳定，需进一步检查治疗，由护士和陪护一起送患者至相关科室，途中需保持呼吸道、给氧管、静脉通道及各种引流管通畅有效，密切观察病情变化，发现异常及时处理。

九、突发事故伤员的组织管理

大型突发事故发生后，往往伤员多，病情危重，变化快。值班护士应立即通知院领导，医院总值班，二线值班主任医师、护士长，迅速调配各科医生、护士，积极组织大量人力物力，做到有条不紊，动作敏捷地进行抢救。

十、急救原则

本着"首先救命、先急后缓"的原则及时补充有效循环血量，妥善包扎伤口，简单有效地对骨折固定，迅速安全转移患者。严格各种抢救制度和查对制度，严防差错事故的发生。总之，重症创伤患者，尤其是大型突发事故伤员多、病情急、重变化快、因此医护必须具备良好的思想素质、高度的工作责任心，精湛的护理操作技术，优良的服务质量，争分夺秒、全力以赴抢救各种伤员，为手术的治疗赢得宝贵时间，从而达到提高急救患者成功率的目的。

第八节　创伤骨科围术期的处理原则

手术是创伤骨病治疗的重要手段与环节，手术的成功与否，不仅取决于手术操作本身，而在相当大程度上与术前准备、术中及术后处理这些围术期的环节密切相关。如果只重视手术，而忽视围术期相关问题的正确处理，则有可能招致手术失败，甚至危及患者生命，这种教训已是屡见不鲜。因此，作为一个骨科医师，不但要正确选择手术适应证，熟练掌握手术操作，还要能正确处理围术期的有关问题。术前，医生应通过各种检查方法明确诊断，通过与手术及麻醉有关的检查，如心、肺、肝、肾功能、凝血机制及血糖、血压、血沉等项目的检查，对患者接受手术的能力、手术中、手术后可能发生的问题进行全面地评估，排除手术禁忌证。具体应该作好以下几方面的工作：

一、准确评估制定方案

明确诊断，严格按照手术的适应征制定手术方案，并评估患者尤其是老年患者的心肺功能以评估手术的耐受力，排除手术禁忌征。

二、对患有基础性疾病的创伤性骨病患者的处理

对于一些有内科疾病的患者，请相关的科室会诊，在术前要给与相应的专科处理。随着生活水平的提高，老龄化社会的到来，老年人骨科患者的发病率正在增高，糖尿病并非手术禁忌证，但严格控制血糖的水平是老年糖尿病骨科患者的核心治疗措施之一，有时甚至悠关患者的生命。对于必须要急诊手术的部分糖尿病患者，术前要迅速检测血糖、尿糖、尿酮体、血肌酐、电解质等，要将血糖降至 6.0 ~ 11.1mmol/L。临床上将此血糖范围视为可耐受手术状态。在血糖控制后再行手术治疗，手术要遵循简单有效的原则，必要时可分期手术，先做简单的手术处理待病情稳定后再做延期或二期手术。对于择期手术患者的血糖控制方面，术前每日测 4 次血糖，要将血糖控制在接近正常水平。

三、做好充分的术前准备

对于手术中可能出血较多的患者，应常规备血，并检查与输血有关的项目，如肝炎病毒、HIV、梅毒等。对于一些罕见血型（如 Rh 阴性等），需提前向中心血站申请，或在术前 48小时准备自体血，如果条件允许可使用自体血回输等。

四、履行手术知情同意的程序

随着国家新的医疗法规的颁布，手术前一定要向患者交代清楚与手术相关的事项，如

手术中可能出现的危险、手术后可能发生的并发症等。

五、做好手术患者的心理工作

患者应在医务人员的帮助指导下，从心理上认清接受手术治疗的必要性，以及拒绝手术可能出现的后果，尽量使患者从主观上积极地接受手术治疗，对手术要达到的目的及可能发生的并发症与意外事项，有一定的心理准备。

六、营养不良患者的术前准备

营养不良者应在手术前补充营养，以利术后恢复，通常认为白蛋白、总淋巴细胞计数及血红蛋白是评定营养状况的重要指标，而最佳指标为上臂肌腹处的周径。如术前患者测定有营养不良，应在调节补充与加强营养状况下再酌情手术。

（张宏波　王一民　周序玲）

第八章　创伤骨折并发症的诊断与治疗

第一节　心脏呼吸骤停与心肺复苏

心脏骤停、呼吸骤停是指血流不能自然地流出和流入心脏，心（心脏）和肺（肺部）停止活动——心脏不搏动，人停止呼吸。临床上造成心脏呼吸骤停原因很多，如严重创伤、各种休克、酸碱失衡、电解质紊乱、自主神经反射异常、溺水窒息、卒中、药物过量、心脏病突发、失血、电击、一氧化碳中毒、手术麻醉意外等。从心脏呼吸骤停发病机制来看，心脏、呼吸骤停大致分为原发、继发两类。原发性心脏呼吸骤停是指由于心、肺器官本身疾患，如心肌梗死、冠心病、肺梗死、呼吸道烧伤、呼吸道梗阻等所致；继发性心脏呼吸骤停是指心、肺器官本身是正常的，但由于其他部位或器官的疾患引发全身病理改变，而发生心脏、呼吸骤停，如严重创伤、电击、溺水、休克、中毒、酸碱失衡、电解质紊乱、自主神经失调等。但无论出自何种原因均由于直接或间接的引起冠状动脉灌注量减少、心律失常、心肌收缩力减弱或心排血量下降等机制而致。

一、心脏呼吸骤停施救方法

如发现有患者心脏呼吸骤停应立即将其取平卧位并立即检查。

1. 判断患者意识有无；

2. 大动脉搏动有无搏动；

3. 观察有无呼吸。

如果以上均没有应判断为心脏骤停，应该立即为患者行心肺复苏术（CPR），既生命基础支持术：

（1）开放气道，急救者右手按压前额使头后仰，左手向上举颌。同时用手指去除患者口和鼻腔中异物。

（2）人工呼吸，将患者鼻子捏住，采取口对口人工呼吸。

（3）胸外心脏按压，掌根部按在患者胸骨上，位置在两乳连线中点。按压频率：100次/分钟。按压深度4~5厘米。每按压30次需做人工吹气2次，连续做5个周期后重新评估患者的呼吸和循环体征。与此同时，应立即拨打120急救中心求救。

4.CPR操作顺序的变化

目前，按照国际急救中心新概念，CPR操作顺序做了改动，由原生命基础支持术的A-B-C改为C-A-B。

2010年（新）：C-A-B即：C胸外按压→A开放气道→B人工呼吸。

2005年（旧）：A-B-C即：A开放气道→B人工呼吸→C胸外按压。

5. 心脏呼吸骤停施救时间与成功率

心搏骤停 1 分钟内实施——CPR 成功率 >90%

心搏骤停 4 分钟内实施——CPR 成功率约 60%

心搏骤停 6 分钟内实施——CPR 成功率约 40%

心搏骤停 8 分钟内实施——CPR 成功率约 20%

6. 心脏呼吸骤停抢救要点

（1）复苏重点是做高质量的 CPR，减少中断，确定可逆因素或合并症。

（2）尽快建立气道心肺复苏术（cardiopulmonary resuscitation，CPR）是指采用急诊医学手段，恢复已中断的呼吸及循环功能，为急救技术中最重要而关键的抢救措施。心脏与呼吸骤停往往互为因果，伴随发生，因此急救工作需两者兼顾，同时进行，否则复苏难以成功。心肺复苏的最终目标不仅是重建呼吸和循环，而且要维持脑细胞功能，不遗留神经系统后遗症，保障生存价值。随着对保护脑功能和脑复苏重要性认识的深化，更宜将复苏全过程称为心肺脑复苏（CPCR）。小儿心肺脑复苏成功的标准是，心肺功能恢复至病前水平，无惊厥、无喂养困难及肢体运动障碍，语言表达正常，智力无障碍。

二、心脏呼吸骤停的分型及诊断要点

1. 心脏骤停的类型

（1）心搏停止或心室停顿：心脏处于舒张状态，心肌张力低，心电图（EKG）呈一条水平直线。

（2）心室纤颤：心室呈不规则蠕动。张力低、蠕动幅度小者为"细颤"；张力高、幅度大者为"粗颤"。有人把摸不到大动脉搏动的室性心动过速也归于此类。

（3）电机械分离 EKG 仍有低幅心室复合波，但心脏已无泵血功能。

2. 心脏呼吸骤停的诊断

心脏呼吸骤停要求在发生以下征象的 30 秒内作出快速准确的判断，这种征象归纳为"四消失"：即神志突然消失，呼之不应；呼吸消失，自主呼吸在挣扎一两次后随即停止；大动脉（颈动脉或股动脉）搏动消失，或测不到血压；心音消失，面色苍白、发绀，瞳孔散大，对光反射消失。手术野不出血或出血变黑。心电监测出现呼吸、血压、心博动、脉搏博动呈直线形式改变。

心搏骤停（cardiac arrest，CA）是指各种原因引起的、在未能预计的情况和时间内心脏突然停止搏动，从而导致有效心泵功能和有效循环突然中止，引起全身组织细胞严重缺血、缺氧和代谢障碍，如不及时抢救即可立刻失去生命。心搏骤停不同于任何慢性病终末期的心脏停搏，若及时采取正确有效的复苏措施，患者有可能被挽回生命并得到康复。心搏骤停一旦发生，如得不到即刻及时地抢救复苏，4～6 分钟后会造成患者脑和其他人体重要器官组织的不可逆性损害，因此心搏骤停后的心肺复苏（CPR）必须在现场立即进行，为进一步抢救直至挽回心搏骤停伤病员的生命而赢得最宝贵的时间。由美国心脏学会（AHA）和其他一些西方发达国家复苏学会制订的每五年更新一次的"国际心肺复苏指南"对指导和规范在全球范围内的心肺复苏具有重要的积极意义。2010 年美国心脏学会（AHA）和国际复苏联

盟 (ILCOR) 发布最新心肺复苏和心血管急救指南，由 2005 年的四早生存链改为五个链环来表达实施紧急生命支持的重要性。

（1）立即识别心脏停搏并启动应急反应系统；

（2）尽早实施心肺复苏 CPR，强调胸外按压；

（3）快速除颤；

（4）有效的高级生命支持；

（5）综合的心脏骤停后治疗。

三、基础生命支持

1. 基础生命支持的概念

基础生命支持 (basic life support, BLS) 又称初步急救或现场急救，目的是在心脏骤停后，立即以徒手方法争分夺秒地进行复苏抢救，以使心搏骤停患者心、脑及全身重要器官获得最低限度的紧急供氧（通常按正规训练的手法实施抢救可提供正常血供的 25% ~ 30%）。BLS 的基础包括突发心脏骤停 (sudden cardiac arrest, SCA) 的识别、紧急反应系统的启动、早期心肺复苏（CPR）、迅速使用自动体外除颤仪 (automatic external defibrillator, AED) 除颤。对于心脏病发作和卒中的早期识别和反应也被列为 BLS 的其中部分。在 2010 年成人 BLS 指南对于非专业施救者和医务人员都提出了这一要求。BLS 步骤由一系列连续评估和动作组成。

2. 基础生命支持步骤

（1）迅速评估患者情况和现场安全

急救者在确认现场安全的情况下轻拍患者的肩膀，并大声呼喊"你还好吗？"检查患者是否有呼吸。如果没有呼吸或者没有正常呼吸（即只有喘息），立刻启动应急反应系统。BLS 程序已被简化，已把"看、听和感觉"从程序中删除，实施这些步骤既不合理又很耗时间，基于这个原因，2010 心肺复苏指南强调对无反应且无呼吸或无正常呼吸的成人，立即启动急救反应系统并开始胸外心脏按压。

（2）启动紧急医疗服务并获取 AED

1）如发现患者无反应无呼吸，急救者应启动紧急医疗服务 (emergency medical service, EMS) 体系（拨打 120），如果有条件可取来 AED，对患者实施 CPR，如需要时立即进行除颤。

2）如有多名急救者在现场，其中一名急救者按步骤进行 CPR，另一名启动 EMS 体系（拨打 120），取来 AED（如果有条件）。

3）在救助淹溺或窒息性心脏骤停患者时，急救者应先进行 5 个周期（每周期 2 分钟）的 CPR，然后拨打 120 启动 EMS 系统。

（3）脉搏检查

对于非专业急救人员，不再强调训练其检查脉搏，只要发现无反应的患者没有自主呼吸就应按心搏骤停处理（做人工呼吸和胸外按压）。对于医务人员，一般以一手示指和中指触摸患者颈动脉以感觉有无搏动（搏动触点在甲状软骨旁胸锁乳突肌沟内）。检查脉搏的时间一般不能超过 10 秒，如 10 秒内仍不能确定有无脉搏，应立即实施胸外按压。

（4）胸外按压（circulation, C）

胸外按压法于1960年提出后，曾一直认为胸部按压使位于胸骨和脊柱之间的心脏受到挤压，引起心室内压力的增加和房室瓣的关闭，从而促使血液流向肺动脉和主动脉，按压放松时，心脏则"舒张"而再度充盈，此即为"心泵机制"。但这一概念在1980年以后受到"胸泵机制"的严重挑战，后者认为按压胸部时胸内压增高并平均地传递至胸腔内所有腔室和大血管，由于动脉不萎陷，血液由胸腔内流向周围，而静脉由于萎陷及单向静脉瓣的阻挡，压力不能传向胸腔外静脉，即静脉内并无血液反流；按压放松时，胸内压减少，当胸内压低于静脉压时，静脉血回流至心脏，使心室充盈，如此反复。不论"心泵机制"或"胸泵机制"，均可建立有效的人工循环。国际心肺复苏指南更强调持续有效胸外按压，快速有力，尽量不间断，因为过多中断按压，会使冠状动脉和脑血流中断，复苏成功率明显降低。

胸外按压的方法是确保患者仰卧于平地上或用胸外按压板垫于其肩背下，急救者可采用跪式或踏脚凳等不同体位，将一只手的掌根放在患者胸部的中央，胸骨下半部上，将另一只手的掌根置于第一只手上，手指不接触胸壁。按压时双肘需伸直，垂直向下用力按压，成人按压频率为至少100次/分钟，下压深度至少为4～5厘米，每次按压之后应让胸廓完全回复。按压时间与放松时间各占50%左右，放松时掌根部不能离开胸壁，以免按压点移位。对于儿童患者，用单手或双手于乳头连线水平按压胸骨，对于婴儿，用两手指于紧贴乳头连线下放水平按压胸骨。为了尽量减少因通气而中断胸外按压，对于未建立人工气道的成人，2010年国际心肺复苏指南推荐的按压与通气比率为30：2。对于婴儿和儿童，双人CPR时可采用15：2的比率。如双人或多人施救，应每2分钟或5个周期CPR（每个周期包括30次按压和2次人工呼吸）更换按压者，并在5秒钟内完成转换，研究表明，因为在按压开始1～2分钟后，操作者按压的质量就开始下降（表现为频率和幅度以及胸壁复位情况均不理想）。

（5）开放气道（airway, A）

在2010年美国心脏协会CPR及ECC指南中有一个重要改变是在通气前就要开始胸外按压。胸外按压能产生血流，在整个复苏过程中，都应该尽量减少延迟和中断胸外按压。而调整头部位置，实现密封以进行口对口呼吸，拿取球囊面罩进行人工呼吸等都要花费时间。采用30：2的按压通气比，开始CPR能使首次按压延迟的时间缩短。有两种方法可以开放气道提供人工呼吸：仰头抬颏法和推举下颌法。后者仅在怀疑头部或颈部损伤时使用，因为此法可以减少颈部和脊椎的移动。遵循以下步骤实施仰头抬颏：将一只手置于患者的前额，然后用手掌推动，使其头部后仰；将另一只手的手指置于颏骨附近的下颌下方；提起下颌，使颏骨上抬。注意在开放气道同时应该用手指挖出患者口中异物或呕吐物，有假牙者应取出假牙。

（6）人工呼吸（breathing, B）

给予人工呼吸前，施救护者采用正常吸气即可，无需深吸气后再吹入患者呼吸道；所有人工呼吸（无论是口对口、口对面罩、球囊-面罩或球囊对高级气道）均应该持续吹气1秒钟以上，保证有足够量的气体进入并使胸廓起伏；如第一次人工呼吸未能使胸廓起伏，可再次用仰头抬颏法开放气道，给予第二次通气；过度通气（多次吹气或吹入气量过大）可能有害，应避免。实施口对口人工呼吸是借助急救者吹气的力量，使气体被动吹入肺泡，通过肺的间歇性膨胀，以达到维持肺泡通气和氧合作用，从而减轻组织缺氧和二氧化碳潴留。方法为：将受害者仰卧置于稳定的硬板上，托住颈部并使头后仰，用手指清洁其口腔，以解除气道异物，急救者以右手拇指和示指捏紧患者的鼻孔，用自己的双唇把患者的口完全包绕，然后吹气1秒钟以上，使胸廓扩张；吹气毕，施救者松开捏鼻孔的手，让患者的胸廓及肺依靠其弹性自主回缩呼气，同时均匀吸气，以上步骤再重复一次。对婴儿及年幼儿童复苏，可将婴儿的头部稍后仰，把口唇封住患儿的嘴和鼻子，轻微吹气入患儿肺部。如患者面部受伤则可妨碍进行口对口人工呼吸，可进行口对鼻通气。深呼吸一次并将嘴封住患者的鼻子，抬高患者的下颌并封住口唇，对患者的鼻子深吹一口气，移开救护者的嘴并用手将受伤者的嘴敞开，这样气体可以出来。在建立了高级气道后，每6～8秒进行一次通气，而不必在两次按压间才同步进行（即呼吸频率8～10次/分钟）。在通气时不需要停止胸外按压。

（7）AED除颤

室颤是成人心脏骤停的最初发生的较为常见而且是较容易治疗的心律。对于心室扑动（ventricular flutter, VF）患者，如果能在意识丧失的3～5分钟内立即实施CPR及除颤，其存活率是最高的。对于院外心脏骤停患者或在监护心律的住院患者，迅速除颤是治疗短时间VF的好方法。有关除颤的方法在心脏电击除颤作章节进一步阐述。

四、高级生命支持

1. 高级生命支持的概念

心肺复苏术高级生命支持既为进一步生命支持（advanced life support, ALS）又称二期复苏或高级生命维护，主要是在BLS基础上应用器械和药物，建立和维持有效的通气和循环，识别及控制心律失常，直流电非同步除颤，建立有效的静脉通道及治疗原发疾病。ALS应尽可能早开始。

2. 心肺复苏术气道控制

（1）气管内插管　如有条件，应尽早做气管内插管，因气管内插管是进行人工通气的最好办法，它能保持呼吸道通畅，减少气道阻力，便于清除呼吸道分泌物，减少解剖死腔，保证有效通气量，为输氧、加压人工通气、气管内给药等提供有利条件。当传统气管内插管因各种原因发生困难时，可使用食管气管联合插管实施盲插，以紧急给患者供氧。

（2）环甲膜穿刺　遇有紧急喉腔阻塞而严重窒息的患者，没有条件立即做气管切开时，可行紧急环甲膜穿刺，方法为用16号粗针头刺入环甲膜，接上"T"型管输氧，即可达到呼吸道通畅、缓解严重缺氧情况。

（3）气管切开　通过气管切开，可保持较长期的呼吸道通畅，防止或迅速解除气道梗阻，清除气道分泌物，减少气道阻力和解剖无效腔，增加有效通气量，也便于吸痰、加压给氧及气管内滴药等，气管切开常用于口面颈部创伤而不能行气管内插管者。

3. 心肺复苏术呼吸支持

及时建立人工气道和呼吸支持至关重要，为了提高动脉血氧分压，开始一般主张吸入纯氧。吸氧可通过各种面罩及各种人工气道，以气管内插管及机械通气（呼吸机）最为有效。简易呼吸器是最简单的一种人工机械通气方式，它是由一个橡皮囊、三通阀门、连接管和面罩组成。在橡皮囊后面有一单向阀门，可保证橡皮囊舒张时空气能单向进入；其侧方有一氧气入口，可自此入口输氧 10 ~ 15L/ 分钟，徒手挤压橡皮囊，保持适当的频率、深度和时间，可使吸入气的氧浓度增至 60% ~ 80%。

4. 心肺复苏术复苏用药

复苏用药的目的在于增加脑、心等重要器官的血液灌注，纠正酸中毒和提高室颤阈值或心肌张力，以有利于除颤。复苏用药途经以静脉给药为首选，其次是气管滴入法。气管滴入的常用药物有肾上腺素、利多卡因、阿托品、纳洛酮及地西泮等。一般以常规剂量溶于 5 ~ 10mL 注射用水滴入，但药物可被气管内分泌物稀释或因吸收不良而需加大剂量，通常为静脉给药量的 2 ~ 4 倍。心内注射给药目前不主张应用，因操作不当可造成心肌或冠状动脉撕裂、心包积血、血胸或气胸等，如将肾上腺素等药物注入心肌内，可导致顽固性室颤，且用药时要中断心脏按压和人工呼吸，故不宜作为常规途经。复苏常用药物如下。

（1）肾上腺素

肾上腺素通过 α 受体兴奋作用使外周血管收缩（冠状动脉和脑血管除外），有利于提高主动脉舒张压，增加冠脉灌注和心、脑血流量；其 β 肾上腺素能效应尚存争议，因为它可能增加心肌做功和减少心内膜下心肌的灌注。对心搏骤停无论何种类型，肾上腺素常用剂量为每次 1mg 静脉注射，必要时每隔 3 ~ 5 分钟重复 1 次。近年来有人主张应用大剂量应用肾上腺素，认为大剂量肾上腺素对自主循环恢复有利，但新近研究表明大剂量肾上腺素对心搏骤停出院存活率并无改善，且可出现如心肌抑制损害等复苏后并发症。故复苏时肾上腺素理想用药量尚需进一步研究证实。如果静脉与动脉（IV/IO）通道延误或无法建立，肾上腺素可气管内给药，每次 2 ~ 2.5mg。2010 国际心肺复苏指南推荐也可以用一个剂量的血管加压素 40U 从 IV/IO 通道替代第一或第二次剂量的肾上腺素。

（2）抗心律失常药物

严重心律失常是导致心脏骤停甚至猝死的主要原因之一，药物治疗是控制心律失常的重要手段。2010 年国际心肺复苏指南建议：对高度阻滞应迅速准备经皮起搏。在等待起搏时给予阿托品 0.5mg，静脉滴注。阿托品的剂量可重复直至总量达 3mg。如阿托品无效，就开始起搏。在等待起搏器或起搏无效时，可以考虑输注肾上腺素 2 ~ 10μg/ 分钟或多巴胺 2 ~ 10μg/（kg.min）。胺碘酮可在室颤和无脉性室速对 CPR、除颤、血管升压药无反应时应用。首次剂量 300mg 静脉或肌内注射，可追加一剂 150mg。 利多卡因可考虑作为胺碘酮的替代药物（未定级），首次剂量为 1 ~ 1.5mg/kg，如果室颤和无脉性室速持续存在，间隔 5 ~ 10 分钟重复给予 0.5 ~ 0.75mg/kg 静脉注射，总剂量 3mg/kg。 镁剂静脉注射可有效终止尖端扭转型室速，1 ~ 2g 硫酸镁，用 5% 葡萄糖注射液 10mL 稀释 5 ~ 20 分钟内静脉注射。

5. 心肺复苏术心脏电击除颤

电击除颤是终止心室颤动的最有效方法，应早期除颤。有研究表明，绝大部分心搏骤停是由心室颤动所致，75% 发生在院外，20% 的人没有任何先兆，而除颤每延迟 1 分钟，抢救成功的可能性就下降 7% ~ 10%。除颤波形包括单相波和双相波两类，不同的波形对能量的需求有所不同。成人发生室颤和无脉性室速，应给予单向波除颤器能量 360 焦耳（J）一次除颤，双向波除颤器 120 ~ 200J。如对除颤器不熟悉，推荐用 200 焦耳作为除颤能量。

双相波形电除颤：早期临床试验表明，使用 150 ~ 200 J 即可有效终止院前发生的室颤。低能量的双相波有效，而且终止室颤的效果与高能量单相波除颤相似或更有效。儿童第 1 次 2J/kg，以后按4J/kg 计算。电除颤后，一般需要 20 ~ 30s 才能恢复正常窦性节律，因此电击后仍应立刻继续进行 CPR，直至能触及颈动脉搏动为止。持续 CPR、纠正缺氧和酸中毒、静脉注射肾上腺素（可连续使用）可提高除颤成功率。电击除颤的操作步骤为：

（1）电极板涂以导电糊或垫上盐水纱布；

（2）接通电源，确定非同步相放电，室颤不需麻醉；

（3）选择能量水平及充电；

（4）按要求正确放置电极板，一块放在胸骨右缘第 2 ~ 3 肋间（心底部），另一块放在左腋前线第 5 ~ 6 肋间（心尖部）；

（5）经再次核对监测心律，明确所有人员均未接触患者（或病床）后，按压放电电钮；

（6）电击后即进行心电监测与记录。目前已出现电脑语音提示指导操作的自动体外除颤器（automatic external defibrillator, AED），大大方便了非专业急救医务人员的操作，为抢救争取了宝贵的时间。AED 使复苏成功率提高了 2 ~ 3 倍，非专业救护者 30 分钟就可学会。AED 适用于无反应、无呼吸和无循环体征（包括室上速、室速和室颤）的患者。公众启动除颤（PAD）要求受过训练的急救人员（警察、消防员等），在 5 分钟内使用就近预先准备的 AED 对心搏骤停患者实施电击除颤，可使院前急救生存率明显提高（49%）。2010 年国际心肺复苏指南建议应用 AED 时，给予 1 次电击后不要马上检查心跳或脉搏，而应该重新进行胸外按压，循环评估应在实施 5 个周期 CPR(约 2 分钟) 后进行。因为大部分除颤器可一次终止室颤，况且室颤终止后数分钟内，心脏并不能有效泵血，立即实施 CPR 十分必要。

五、心肺复苏成功的标准

1.心肺复苏成功的标准

非专业急救者应持续 CPR 直至获得 AED 和被 EMS 人员接替，或患者开始有活动，不应为了检查循环或检查反应有无恢复而随意中止 CPR。对于医务人员应遵循下述心肺复苏有效指标和终止抢救的标准。

2.心肺复苏术心肺复苏有效指标

（1）颈动脉搏动：按压有效时，每按压一次可触摸到颈动脉一次搏动，若中止按压搏动亦消失，则应继续进行胸外按压，如果停止按压后脉搏仍然存在，说明患者心搏已恢复。

（2）面色（口唇）：复苏有效时，面色由紫绀转为红润，若变为灰白，则说明复苏无效。

（3）其他：复苏有效时，可出现自主呼吸，或瞳孔由大变小并有对光反射，甚至有眼球活动及四肢抽动。

3.现场心肺复苏术终止抢救的标准

现场 CPR 应坚持不间断地进行，不可轻易作出停止复苏的决定，如符合下列条件者，现场抢救人员方可考虑终止复苏。

（1）患者呼吸和循环已明显无有效恢复。

（2）无心搏和自主呼吸，CPR 在常温下持续 30 分钟以上，EMS 人员到场确定患者已死亡。

（3）有 EMS 人员接手承担复苏或其他人员接替抢救。

第二节　脑复苏与脑保护

脑复苏是指脑受缺血缺氧后，减轻中枢神经功能障碍的措施。脑保护则是指在发生脑损害前采取的保护性方法，两者概念有所不同。脑保护和脑复苏一直是麻醉学领域研究的重点课题。尽可能阻断病程于发生脑功能全面衰竭之前。低温能降低脑血流量和氧耗量、缩小脑体积和降低颅内压、稳定细胞膜和维持离子内环境稳定、抑制或减少兴奋性氨基酸的释放、降低脑细胞代谢，宜及早实施降温。同时还应维持有效的血压、有效的止痉、针对脑细胞内、外水肿的不同病因标本兼治，不仅要脱水利尿减少脑内含水量，还要设法改善脑细胞本身的功能。脑保护原则：降低脑代谢和脑氧消耗；阻滞钙通道. 减轻钙离子超载引起的细胞损伤；阻滞兴奋性氨基酸的破坏作用；阻滞游离脂肪酸的形成；应用氧自由基清除药或预防氧自由基产生的药物，改善脑缺血后的脑细胞功能。

很多心脏停搏患者即使自主循环恢复以后脑功能也不能完全恢复，而约 80% 复苏成功的患者昏迷时间超过 1 小时。在入院患者中，神经功能转归良好率为 1%~18%，而其他或者死亡或者成为持续性自主状态。研究表明各种药物在脑复苏领域疗效甚微，而亚低温（32 ~ 35℃）对脑具有保护作用，且无明显不良反应。对心脏停搏患者脑复苏的降温技术有多种，如体表降温的冰袋、冰毯、冰帽等，但降温速度缓慢。快速注入大量（30mL/kg）冷却（4℃）液体（如乳酸盐溶液），能显著降低核心温度，但患者易出现输注液体过量。最近出现一种血管内热交换装置，能快速降温和维持患者低温状态，还能准确控制温度。基于一些临床试验的结果，国际复苏学会提出：对于昏迷的成人院外 VF 性心脏骤停自主循环恢复（restoration of spontaneous circulation，ROSC）患者应该降温到 32 ~ 34℃，并维持12 ~ 24 小时。对于任何心律失常所致的成人院内心脏骤停，或具有以下心律失常之一：无脉性点活动或心脏停搏所致的成人院外心脏骤停 ROSC 后昏迷患者，也要考虑人工低温。ROSC 后第一个 48 小时期间，对于心脏骤停复苏后的自发性轻度亚低温（> 32℃）的昏迷患者不要开始复温。

第三节　创伤性休克

一、创伤性休克发生的原因和临床表现

创伤性休克是由于严重外伤或大手术造成血液或血浆丧失，并且由于胸部创伤的直接作用、血管活性物质的释放和神经、内分泌系统的反应进一步影响心血管系统造成的休克。常见的原因：胸腹联合损伤、复杂性骨折、挤压伤、大面积撕裂伤等。临床表现除创伤本身造成的临床表现外，其他休克的临床表现和辅助检查结果与失血失液性休克类似。

二、创伤性休克的治疗措施与原则

1. 恢复并保持呼吸道通畅，提供足够的肺换气条件：迅速清除呼吸道内的异物和分泌物。吸氧。积极处理胸部创伤。如堵塞开放性气胸的胸壁伤口，发生张力性气胸时，应用胸腔穿刺或闭式引流降低胸腔内压力。必要时进行气管内插管或气管切开。根据条件和具体情况进行呼吸机辅助呼吸。

2. 补充有效循环血量和调整心血管系统的功能：根据临床表现和监测结果，估计不同程度休克时有效循环血量的丧失量。扩容首先采用电解质溶液，继以全血或浓缩红细胞。发生多发性创伤、大面积挤压伤和严重的开放性创伤时，扩容总量应超过估计丧失量的1倍以上。当输入量达到估计丧失量的1.5倍时，如果血压仍不回升，应根据具体情况和监测结果选择应用血管活性药物.

3. 建立有效的监测措施。

4. 积极处理引发休克的原发创伤。

5. 预防和治疗电解质和酸碱平衡失调。

6. 预防和治疗感染：常规应用抗生素，并根据细菌培养和药敏试验结果进行调整。必要时可使用免疫制剂。充分引流伤口。

7. 预防和治疗可能并发的多器官功能障碍综合征。

第四节　多系统器官功能衰竭（MSOF）

一、多系统器官功能衰竭的概念

多系统器官功能衰竭(multiple systemic organ failure，MSOF) 也称多脏器衰竭(multiple organ failure，MOF)，是在严重感染、创伤、大手术、病理产科等后，同时或顺序地发生两个或两个以上的器官功能衰竭的临床综合征。多系统器官功能衰竭是 ICU 中死亡的最常见原因。

二、多系统器官功能衰竭诊断需注意的问题

MSOF 在概念上应注意以下几点：①原发的致病因素是急性的，继发的受损器官远离原发损害的部位；②从原发损害到发生 MSOF，往往有一间隔期，可为数小时或数天；③受损器官原来的功能基本正常，一旦阻断其发病机制，功能障碍是可逆的；④在临床表现上，各器官功能障碍的严重程度不同步，有的器官已呈现完全衰竭（如无尿性肾衰竭），有的器官则可为临床不明显的"化学性"衰竭（如血转氨酶升高）。MSOF 的病死率很高，并随衰竭器官的数目增加而增高。累及 1 个器官者的病死率为 30%，累及 2 个者的病死率为 50% ~ 60%，累及 3 个以上者的病死率为 72% ~ 100%。病死率还与患者的年龄、病因和基础病变等因素有关。MSOF 的发病机制非常复杂，多数观点认为，尽管病因多种多样，导致 MSOF 发生发展的机制是共同的。当机体经受打击后，发生全身性自我破坏性炎性反应

过程，称为全身性炎性反应综合征（systemic Inflammatory response syndrome，SIRS）。在感染或无感染的情况下均可发生 SIRS，SIRS 最终导致 MSOF。SIRS 的诊断标准（具有以下两项或两项以上者）：①体温 > 38℃ 或 < 36℃；②心率 > 90 次 / 分钟；③呼吸 > 20 次 / 分钟或 $PaCO_2$ < 32 mmHg；④白细胞计数 > 12.0×10^9/L 或 < 4.0×10^9/L 或 ⑤幼稚杆状细胞 > 0.10。MSOF 的早期诊断依据为：①诱发因素（严重创伤、休克、感染等）；② SIRS；③器官功能障碍。

三、多系统器官功能衰竭的治疗

1. 妥善供氧

一旦发生呼吸功能衰竭给予呼吸支持，低氧血症不能纠正时采用呼气末正压。为防止气道内压增高，有利于分泌物的排出和减轻对心输出量的干扰可采用高频正压通气。如呼吸衰竭仍不能改善者选用体外循环模式氧合法。

2. 营养支持

代谢支持着重在支持器官的结构和功能，推进各种代谢通路，减少葡萄糖的负荷，增加脂肪和氨基酸的供应。

3. 介质疗法

介质疗法指根据细胞因子等介质在MSOF发生中的作用所采用减少其有害影响的方法，可分为下列几类。

（1）抗内毒素治疗：使用相应内毒素的抗体中和后可以减少炎症反应的损害，重点抑制活化的巨噬细胞，因为后者是超高代谢状态进入多系统器官功能衰竭的主要致病原。

（2）多黏菌素结合纤维：治疗内毒素性休克，效果良好。

（3）作用于效应器的治疗：嗜中性粒细胞氧化剂蛋白酶或黄嘌呤氧化酶生成剂均可防止或限制嗜中性粒细胞与内皮细胞的相互作用，CD11/CD18 可防嗜中性粒细胞的黏附。

（4）抗氧化剂和氧自由基清除剂：黄嘌呤氧化酶抑制剂为抗休克缺血性损伤所致多系统器官功能衰竭的治疗开创了新的途径。二甲基亚砜甘露醇、过氧化氢酶、谷胱甘肽、β胡萝卜素、维生素 C、维生素 E、过氧化歧化酶和别嘌醇均能防止或减轻组织缺血 - 再灌注损伤，其中尤以对后两者的应用已积累了不少经验。

第五节　急性肾衰竭

急性肾衰竭是指肾功能在短期内（数小时或数日内）突然急剧下降所导致的一系列症候群。广义而言，急性肾衰竭包括由肾前性、肾性和肾后性等多种病因所致的尿毒症综合征。本病发病率高，病死率也高。但大多数导致本病的病因是可预防的，同时在发病过程中肾实质性损害也均为可逆性。因此，及时作出正确的诊断，对预防及合理的治疗有重要意义。

急性肾衰竭的诊断依据必须是指患者在短期（数小时或数天至数周）内肾小球滤过功能呈进行性急剧下降，血清肌酐可每日升高 44 ~ 88 μmol/L 以上。临床根据尿量变化，可将急性肾衰竭分为少尿型（< 400mL/24h）和非少尿型（> 400mL/24h）。这里主要指肾实质性急性肾衰竭。根据临床表现，肾实质性急性肾衰竭亦可有高分解代谢型和非高分解代谢型之分。高分解代谢型急性肾衰竭是指尿素氮（BUN）上升 > 14.3mmol/（L·d），血清肌酐上升 > 177mmol/（L·d），血清钾上升 > 7mmol/（L·d）和血浆碳酸氢根下降 > 5mmol/（L·d）。休克或使用肾毒性药物等情况下，更应高度警惕。确定为急性肾衰竭后，根据病史、体检及实验室辅助检查，应进一步确定为何种急性肾衰竭。

第六节　弥散性血管内凝血（DIC）

一、弥散性血管内凝血的概念

弥散性血管内凝血（DIC）是一种在多种较严重疾病基础上发生的临床综合征，见于内科、外科、妇产科、小儿科及传染科等各临床科的许多疾病。特征为在某些促凝因素影响下，微循环内发生广泛的血小板聚集和纤维蛋白沉积导致形成弥漫性微血栓，阻断微循环引起局部或全身多器官功能障碍或衰竭；另一方面，随着血管内微血栓的进展，促使凝血因子及血小板量消耗激活纤溶系统而发生严重出血，故又名 "消耗性凝血障碍" "消耗性血栓出血性疾病" 等。多数患者起病急，进展快，病情复杂，预后凶险。弥散性血管内凝血（DIC）不是一种独立的疾病，而是许多疾病在进展过程中产生凝血功能障碍的最终共同途径，是一种临床病理综合征。由于血液内凝血机制被弥散性激活，促发小血管内广泛纤维蛋白沉着，导致组织和器官损伤；另一方面，由于凝血因子的消耗引起全身性出血倾向。两种矛盾的表现在 DIC 疾病发展过程中同时存在，并构成特有临床表现。在 DIC 已被启动的患者中引起多器官功能障碍综合征将是死亡的主要原因。国内尚无发病率的报道。DIC 病死率高达 31% ~ 80%。

二、弥散性血管内凝血的分型与分期

1. 弥散性血管内凝血的分型

分型根据起病缓急、病程长短及严重情况分为。

（1）急性型：临床多见于严重感染、创伤、大手术后、不合血型输血、羊水栓塞及急性药物过敏反应等。特点：发病急，常数小时至 1 天内发病；病情重，出血症状明显，常伴有休克、血栓形成等症状，严重者多可死亡。

（2）亚急性型：可多于宫内死胎、各种癌肿、急性白血病等。特点：起病自数天至数周，病程稍缓慢，症状较急性为轻，但有的出血、休克等症状甚重。

（3）慢性型：临床少见，常被忽视，可见于巨大血管瘤、卵巢癌肿、慢性肝病和妊娠中毒等，起病缓慢，病程长可达数月，出血轻，休克、血栓形成少见，常需要实验室检查才可以确定 DIC。

2. 弥散性血管内凝血的分型分期

（1）高凝血期：为促凝物质进入血循环后凝血因子被激活，微循环中广泛地形成微血栓而发生血管内凝血，此期临床可无典型 DIC 表现，常于抽血时才发现，血液凝固性增高，高凝期于慢性型中较明显，急性则不明显为休克症状掩盖。

（2）消耗低凝血期：此期内促凝物质尚未消失，血管内凝血不断发展使血浆凝血因子和血小板大量消耗。临床出现典型 DIC 表现，血液凝固性降低，出血倾向明显、严重。

（3）继发性纤溶期：纤溶系统由于血管内广泛凝血而被激活，造成继发性纤溶，为机体自卫、防御反应，但纤溶过度亢进则又加重出血。以上三期常为相互交叉重叠。临床上应根据各期临床表现及实验室结果制订合理的治疗措施。

3. 弥散性血管内凝血的分型临床表现

弥散性血管内凝血的分型临床表现与基础疾病有关。DIC 时何种蛋白溶解过程（凝血或纤溶）处于优势，将在很大程度上决定临床表现的特征。以凝血为主者可只表现为血栓栓塞性 DIC；以纤溶为主者可发展为急性消耗性出血。也可在上述之间呈现一种广谱的，涉及不同类型的 DIC 临床表现。

（1）出血：多部位出血常预示急性 DIC。以皮肤紫癜、瘀斑及穿刺部位或注射部位渗血多见。在手术中或术后伤口部位不断渗血及血液不凝固。

（2）血栓栓塞：由于小动脉、毛细血管或小静脉内血栓引起各种器官微血栓形成，导致器官灌注不足、缺血或坏死。表现皮肤末端出血性死斑；手指或足趾坏疽。

（3）休克：DIC 的基础疾病和 DIC 疾病本身都可诱发休克。

（4）各脏器功能受损：重要器官受损大致有以下情况：①肾脏受损率 25% ~ 67%，表现为血尿、少尿、甚至无尿；②中枢神经功能障碍表现意识改变、抽搐或昏迷；③呼吸功能受影响表现肺出血、不同程度的低氧血症；④消化系统表现消化道出血等；⑤肝功能障碍 22% ~ 57%，表现黄疸、肝衰竭。

DIC 诊断的一般标准：

1. 存在易致 DIC 的基础疾病

无论是国内，还是国外的诊断标准，是否存在基础疾病极为重要。若没有明确诱发 DIC 的基础疾病诊断应慎重。如感染、恶性肿瘤、大型手术或创伤、病理产科等。

2. 其他的临床表现

（1）严重或多发性出血倾向。

（2）不能用原发病解释的微循环障碍或休克。

（3）广泛性皮肤黏膜栓塞、灶性缺血性坏死、脱落及溃疡形成，或不明原因的肺、肾、脑等器官功能衰竭。

（4）抗凝治疗有效。

有 2 项以上临床表现即可诊断为弥散性血管内凝血。

3. 实验室诊断依据

（1）同时有下列 3 项以上实验异常：血小板计数、凝血酶原时间、激活的部分凝血活酶时间、凝血酶时间、纤维蛋白原水平、D- 二聚体等。

（2）疑难或特殊病例进行特殊检查。

4. 弥散性血管内凝血主要治疗

由于 DIC 的诱发因素以及临床表现的严重程度各不相同，治疗决策应是个体化。

（1）基础疾病治疗：加强基础疾病治疗是消减DIC促发因素，增加患者存活的首要措施。

（2）血液制品的应用：应用血液制品实际是一种替代性治疗。包括浓缩血小板悬液、新鲜冰冻血浆、冷沉淀、新鲜全血、凝血酶原复合物等等。

（3）肝素应用：肝素治疗可使某些慢性DIC患者受益。也用于急性DIC患者，应用时需审慎。

（4）纤溶抑制剂：应用纤溶抑制剂时需慎重。

第七节　应激性溃疡

应激性溃疡泛指休克、创伤、手术后和严重全身性感染时发生的急性胃炎，多伴有消化道出血症状，是一种急性胃黏膜病变。应激性溃疡的发病率近年来有增高的趋势，主要原因是由于重症监护的加强，生命器官的有效支持，以及抗感染药物的更新，增加了发生应激性溃疡的机会。临床上应激性溃疡不严重时无上腹痛和其他胃部症状，常被忽视，明显的症状是呕血和排柏油样粪便；消化道的大出血可导致休克；反复出血可导致贫血。胃、十二指肠发生穿孔时即有腹部压痛、肌紧张等腹膜炎表现。此外必须注意有无合并的肺、肾等病变（即MODS）的表现。

一、应激性溃疡的诊断与鉴别诊断

1. 应激性溃疡的诊断：在严重外伤、烧伤、大手术后或严重疾病过程中突然发生的上消化道出血，或出现急性绞痛和腹膜炎症状等应考虑本病。

2. 应激性溃疡鉴别诊断：应激性溃疡应与急性糜烂性胃炎、消化性溃疡、肝硬化、食管静脉曲张破裂出血等疾病鉴别。一般依靠病史及胃镜检查可作出鉴别。

3. 应激性溃疡并发症：急性溃疡侵犯裸露的血管时，可造成大出血。患者可发生呕血，甚至低血容量性休克。

二、应激性溃疡的治疗

1. 全身治疗：首先是处理原发病，是维持胃内pH在4.0以上。去除应激因素，纠正供氧不足，维持水、电解质、酸碱平衡，及早给予营养支持等措施。营养支持主要是及早给予肠内营养，在24～48小时内，应用配方饮食，从25mL/h增至100mL/h。另外还包括预防性应用制酸剂和抗生素的使用，以及控制感染等措施；

2. 静脉应用止血药：如血凝酶（立止血）、氨甲苯酸（PAMBA）、维生素K_1、垂体后叶素等。另外还可静脉给埃索美拉唑、法莫替丁等抑制胃酸分泌药物；

3. 局部处理：放置胃管引流及冲洗或胃管内注入制酶剂，如埃索美拉唑、凝血酶等。可行冰0.9%氯化钠溶液或苏打水洗胃至胃液清亮后为止。包括胃肠减压、胃管内注入硫酸铝等保护胃十二指肠黏膜，以及注入H2受体拮抗剂和质子泵抑制剂等；

4. 内镜下治疗：内镜下止血，可采用电凝、激光凝固止血以及内镜下的局部用药等；

5. 介入治疗：可用选择性动脉血管造影、栓塞、注入血管收缩药，如加压素等；

6.手术治疗：可进行迷走神经切断术加胃切除术（通常切除胃的 70% ~ 75%），连同出血性溃疡一并切除。残留在胃底的出血性溃疡予以缝合结扎。在老年，危险性较大的患者，可行迷走神经切断术加幽门成形术，并将出血性溃疡缝合。

第八节　呼吸窘迫综合征（ARDS）

呼吸窘迫综合征（acute respiratory distress syndrome，ARDS）包括急性呼吸窘迫综合征和新生儿呼吸窘迫综合征。急性呼吸窘迫综合征是指严重感染、创伤、休克等肺内外袭击后出现的以肺泡毛细血管损伤为主要表现的临床综合征，属于急性肺损伤（acute lung injury，ALI）严重阶段或类型，其临床特征呼吸频速和窘迫，进行性低氧血症，X 线呈现弥漫性肺泡浸润。急性呼吸窘迫综合征与婴儿呼吸窘迫综合征颇为相似，但其病因和发病机制不尽相同，为示区别，1972 年，Ashbauth 提出成人呼吸窘迫综合征的命名。现在注意到本征亦发生于儿童，故欧美学者协同讨论达成共识，以急性 (acute) 代替成人 (adult)，称为急性呼吸窘迫综合征，缩写仍是 ARDS。呼吸窘迫综合征、新生儿呼吸窘迫综合征常见于新生儿肺透明膜病（HMD）。新生儿呼吸窘迫综合征 (简称 NRDS) 多见于早产儿，是由于肺成熟度差，肺泡表面活性物质 (简称 PS) 缺乏所致，表现为生后进行性呼吸困难及呼吸衰弱，病死率高。临床主要表现极度呼吸困难、青紫、心率增速，X 线透视肺部呈弥漫性浸润阴影，病情危重，需要积极抢救。

典型的成人呼吸窘迫综合征常呈现阶段性。第一期，为创伤复苏阶段，呼吸系统症状不明显，或仅有创伤后的反应性呼吸增快。第二期，逐渐出现呼吸急促、胸闷、青紫，但体格检查和 X 线肺部检查，没有异常，及时治疗，可望迅速恢复。第三期，表现为进行性呼吸窘迫和青紫，即使吸入高浓度氧气也不能纠正。第四期，为通气衰竭，有严重缺氧和二氧化碳潴留，合并酸中毒，最终导致心脏停搏。

呼吸窘迫综合征应对措施：在治疗急救中应采取的措施主要是以脱水减轻肺水肿，使用肾上腺皮质激素，可能缓解某些致病因素对肺的损伤。应用氧气疗法和机械呼吸器，以维持机体生命功能，以便为治疗疾病赢得宝贵的时间。输血输液切忌过量，呼吸道必须保持通畅，吸氧浓度不宜过高。其中主要治疗方法为机械通气，选用呼气终末正压通气(PEEP)。

第九节　筋膜间隔区综合征

一、筋膜间隔区综合征的概念

筋膜间隙综合征系肢体创伤后发生在四肢特定的筋膜间隙内的进行性病变，即由于间隙内容物的增加，压力增高，使肌肉与神经干发生进行性缺血坏死。凡可使筋膜间隙内容物体积增加、压力增高或使筋膜间隔区的容积减小，致其内容物体积相对增加者，均可发生筋膜间隙综合征。

二、筋膜间隔区综合征常见的原因

1. 肢体的挤压伤

肢体受重物砸伤、挤压伤或重物较长时间压迫，使受压组织缺血，解除压力后，受伤的组织出现反应性肿胀，使间隔区内容物的体积增加，随之压力增高而发病。受伤组织主要是肌肉组织出血、损伤形成筋膜间隙内容物。

2. 肢体血管损伤

肢体主要血管损伤，受其供养的肌肉等组织缺血在 4 小时以上，修复血管恢复血流后，肌肉等组织反应性肿胀，使间隙内容物增加，压力增高，而发生筋膜间隔区综合征。

3. 肢体骨折内出血

肢体骨折，出血流入筋膜间隙内，由于筋膜间隙的完整性未受到破坏，积血无法溢出而导致筋膜间隙内容物增加，间隙体积增大，压力增高而发病，可见于胫骨骨折及前臂骨折等。

4. 石膏或夹板固定不当

不少文献报道，外用小夹板或石膏夹板固定，由于固定过紧，压力太大，使筋膜间隙容积压缩，损伤软组织肿胀，亦使间隙内容物增加，如不及时调松夹板，可发生筋膜间隔区综合征。

5. 髂腰肌出血

因外伤或血友病出血受肌鞘的限制，出血肿胀，压力增加，可压迫股神经致股四头肌麻痹。

6. 其他

截石位手术时，两小腿置支架上，小腿三头肌受压超过 2 ~ 4 小时，也可致筋膜间隔区综合征。前臂及手部输液渗出过多，积聚在皮下也可致筋膜间隔区综合征。

三、筋膜间隔区综合征诊断标准

1. 病史

有患肢受挤压等受伤史。

2. 伤肢肿胀

伤肢普遍肿胀，并有剧烈疼痛。

3. 疼痛

筋膜间隙触之张力增高，肢体明显压痛；筋膜间隙内的肌肉被动牵拉时也产生疼痛；在前臂掌侧间隙，被动牵拉手指伸直时，明显疼痛，大都不能完全伸直手指。在小腿胫前间隙，被动牵拉足趾跖屈引起疼痛，而在胫后深间隙则被动牵拉足趾背屈引起疼痛。

4. 肌肉活动障碍

在前臂表现为手指伸屈障碍，小腿表现为足趾背屈及跖屈障碍。

5. 功能障碍

通过间隙的神经干有功能障碍，感觉障碍早于运动障碍。符合上述第 1 ~ 5 项的患者可确诊。

四、治疗方案

一经确诊,早期应立即手术切开筋膜减压。

1. 早期手术治疗

(1)手术指征:肢体明显肿胀疼痛;筋膜间隙张力大、压痛;该组肌肉被动牵拉痛;有或无神经功能障碍;筋膜间隙测压在 4.0kPa 以上。具有这些体征者应立即行筋膜间隙切开术。

(2)手术方法:①前臂掌侧减压术:切开筋膜应达肿胀肌组的全长。皮肤切口有两种,一种为行"s"状全长切口,另一种为间断小切口,达全长,使筋膜全长切开。筋膜间隙内组织完全减压,肌肉颜色红润好转,脉搏改善。②小腿筋膜切开术:可采用小腿双切口筋膜切开减压。行小腿前外侧切口近小腿全长,切开胫前筋膜间隙和外侧筋膜间隙;行胫骨内缘后侧切口,切开胫后浅间隙,牵开腓肠比目鱼肌,切开小腿后侧深筋膜间隙。③掌骨间隙减压术:手骨间筋膜间隙综合征常见的受累间隙为第 2、3、4 掌骨间间隙及拇内收肌间隙,对其减压应在手背、第 2 掌骨之间做直切开,使肌肉筋膜间隙减压,对拇内收肌间隙则在虎口背侧切开,稍牵开第 1 背侧骨间肌,切开拇内收肌肌膜,使之减压。

(3)术后处理:创面用大量无菌的大网眼纱布覆盖。在术后 3 ~ 4 天之内,如敷料未曾湿透,则不需更换;如已湿透,则应在手术间条件下更换敷料。术后 4 天如肢体末端呈现皮肤皱纹等消肿现象,则应在手术室打开敷料检查,如已消退,可从切口两端开始延期缝合数针,拉拢皮肤,中间伤口处理同前。到 7 ~ 8 天时再打开敷料,视消肿情况,在两端做早期二期缝合,遗留中间不能缝合的部位,如表面肉芽新鲜,可立即行植皮,或待 10 ~ 12 天时再次缝合或植皮消灭创面。

2. 中晚期治疗

(1)中期治疗:筋膜间隙综合征病例手术至 3 ~ 4 周后,肢体肿胀开始消退,疼痛消失,可视为中期,应尽快进行肌肉活动锻炼,促其恢复,同时仔细检查受累神经的功能,如神经功能无进一步恢复者,应行手术探查,在手术显微镜下做神经松解术。

(2)晚期治疗:晚期治疗的目的有三,即矫正畸形、恢复肌肉活动力量及恢复神经功能。

五、疗效评估

筋膜间隙综合征治愈标准为伤口闭合、肢体无肿胀疼痛、无神经功能和肢体活动障碍。

六、预后评估

一般认为,筋膜间隙综合征在发病24小时内治疗者可以完全恢复。晚期筋膜切开的病例,因时间早晚而预后不同,36 小时切开的病例,前臂、前臂深层肌肉尚未坏死,术后手功能仍可恢复正常;7 ~ 8 天切开的病例,深层肌肉组织已大部坏死,但浅层肌肉尚好,术后留有轻度缺血挛缩畸形;伤后 18 天至 3 个月行切开的病例,对肌肉缺血挛缩无改善。进行手术切开筋膜减压的时间对预后至关重要，早期即 24 小时内行切开筋膜减压的病例，除合并有神经本身损伤外，均获得完全恢复，功能正常。筋膜间隙综合征本身是一种具有恶性循环、进行性坏死的疾患，伤后 24 小时即可形成，故应按急症治疗，不可拖延。筋膜间隙综合征的后果是十分严重的，神经干及肌肉坏死致肢体畸形及神经麻痹，且修复困难，避免此种后果的唯一方法就是早期诊断，早期手术治疗。总之，筋膜间隙综合征系肢体创伤后发生在四肢特定的筋膜间隙内的进行性病变，即由于间隙内容物的增加，压力增高，致间隙内容物（主要是肌肉与神经干）发生进行性缺血坏死。在诊断方面凡具备明确的受伤史，剧烈疼痛；张力增高，明显压痛；肌肉活动障碍；肌肉被动牵拉疼痛；有或无神经干的功能障碍，即可确定诊断。治疗宜采用制动，抬高患肢，甘露醇静脉滴注，引其脱水、消肿，严密观察病情变化；对于有手术指征的应及时行手术切开筋膜减压，做好术后处理，促进患肢的恢复。

第十节　挤压综合征

挤压综合征是指人体四肢或躯干等肌肉丰富的部位遭受重物（如石块、土方等）长时间的挤压，在挤压解除后出现机体一系列的病理生理改变。临床上主要表现为以肢体肿胀、肌红蛋白尿、高血钾为特点的急性肾衰竭。如不及时处理，后果常较为严重，甚至导致患者死亡。人体受挤压伤后局部表现：有皮肤皮下组织受损，血离脉络，淤血积聚，气血停滞，经络闭塞，局部出现疼痛，肢体肿胀，皮肤有压痕，变硬，皮下淤血，皮肤张力增加，在受压皮肤周围有水疱形成，检查肢体血液循环状态时，值得注意的是如果肢体远端脉搏不减弱，肌肉组织仍有发生缺血坏死的危险，要注意检查肢体的肌肉和神经功能，主动活动与被动牵拉时可引起疼痛，对判断受累的筋膜间隔区肌群有所帮助。中医认为：由于内伤气血、经络、脏腑、患者出现头目晕沉，食欲不振，面色无华，胸闷腹胀，大便秘结等症状，积淤化热可表现发热，面赤，尿黄，舌红，苔黄腻，脉频数等，严重者心悸，气急，甚至发生面色苍白，四肢厥冷。

一、临床表现

1. 休克

部分伤员早期可不出现休克，或休克期短而未发现，有些伤员因挤压伤使神经受到强烈的刺激，软组织广泛的破坏，大量的血流丢失，可迅速产生休克，而且不断使伤情加重。

2. 肌红蛋白尿

这是诊断挤压综合征的一个重要条件，伤员在受伤部位解除压力后，24 小时内出现褐色尿或自述血尿，应该考虑为肌红蛋白尿。肌红蛋白尿在血中和尿中的浓度，一般在伤肢减压后 3 ~ 12 小时达高峰，以后逐渐下降，1 ~ 2 天后尿液可自行转清。

3. 高钾血症

因为肌肉坏死，大量的细胞内钾进入循环，加之肾功能衰竭排钾困难，在少尿期血钾可以每日上升 2mmol/L，甚至在 24 小时内上升到致命水平，高血钾同时伴有高血磷，高血镁及低血钙，可以加重血钾对心肌抑制和毒性作用。

4. 酸中毒及氮质血症

肌肉缺血坏死以后，大量磷酸根、硫酸根等酸性物质释出，使体液 pH 值降低，致代谢性酸中毒，严重创伤后组织分解代谢旺盛，大量中间代谢产物积聚体内，非蛋白氮迅速升高，临床上可出现神志不清、呼吸深大、烦躁烦渴、恶心等酸中毒、尿毒症系列表现。所以应每日记出入量，经常测尿比重，若尿比重低于 1.018 以下者，是诊断挤压综合征的主要指标。

二、临床检查

1. 尿液检查

早期尿量少，比重在 1.020 以上，尿钠少于 60mmol/L，尿素多于 0.333mmol/L。在少尿或无尿期，尿量少或尿闭，尿比重低，固定于 1.010 左右，尿肌红蛋白阳性，尿中含有蛋白、红细胞或见管型。尿钠多于 60mmol/L，尿素少于 0.1665mmol/L，尿中尿素氮与血中尿素氮之比小于 10 : 1，尿肌酐与血肌酐之比小于 20 : 1。至多尿期及恢复期一般尿比重仍低，尿常规可渐渐恢复正常。

2. 血红蛋白、红细胞计数、血细胞比容

检测血红蛋白指标可以估计失血、血浆成分丢失、贫血或少尿期水潴留的程度；检测血小板、出凝血时间，可提示机体凝血、溶纤机理的异常；检测谷草转氨酶（GOT）、肌酸磷酸酶（CPK）可以判断肌肉缺血坏死所释放出酶的量与肌肉坏死程度及其消长规律；检测血钾、血镁、血肌红蛋白可了解患者病情的严重程度。

3. 挤压综合征诊断

根据患者病史或受伤经过、临床表现及实验室检查即可作出诊断。此外需要指出的是，在挤压伤后短时间内死亡的患者，往往是因创伤性失血性休克或高血钾致心脏骤停所致；而在数天后死亡的患者，往往是因挤压伤引起的肾衰竭或多器官功能衰竭所致。因此在法医尸检工作当中，如高度怀疑死亡原因系挤压综合征，一定要取肾脏进行病理检查并证实，以防误诊。

三、急救治疗措施

挤压综合征是骨科急重症，应及时抢救，做到早期诊断、早期伤肢切开减张与防治肾衰竭。

1. 现场急救处理

（1）抢救人员应迅速进入现场，力争及早解除重物压力，减少挤压综合征发生机会。

（2）伤肢制动，以减少组织分解毒素的吸收及减轻疼痛，尤其对尚能行动的伤员要说明活动的危险性。

（3）伤肢用凉水降温或暴露在凉爽的空气中。禁止按摩与热敷，以免加重组织缺氧。

（4）伤肢不应抬高，以免降低局部血压，影响血液循环。

（5）伤肢有开放伤口和活动出血者应止血，但避免应用加压包扎和止血带。

（6）凡受挤压伤员一律饮用碱性饮料（每 8g 碳酸氢钠溶于 1000 ~ 2000mL 水中，再加适量糖及食盐），既可利尿，又可碱化尿液，避免肌红蛋白在肾小管中沉积。如不能进食者，

可用 5% 碳酸氢钠 150mL 静脉点滴。

2. 伤肢处理

早期切开减张，使筋膜间隔区内组织压下降，防止或减轻挤压综合征的发生。即使肌肉已坏死，通过减张引流也可以防止有害物质侵入血流，减轻机体中毒症状。同时清除失去活力的组织，减少发生感染的机会。早期切开减张的适用证为：①有明显挤压伤史；②有 1 个以上筋膜间隔区受累，局部张力高，明显肿胀，有水疱及相应的运动感觉障碍者；③尿液肌红蛋白试验阳性（包括无血尿时尿潜血试验阳性）。

3. 截肢适应证

（1）患肢无血运或严重血运障碍，估计保留后无功能者。

（2）全身中毒症状严重，经切开减张等处理，不见症状缓解，并危及患者生命者。

（3）伤肢并发特异性感染，如气性坏疽等。

4. 中医治疗

挤压综合征应根据其临床特点，辨病与辨证相结合，予以中药治疗。

5. 其他疗法

对挤压综合征患者，一旦有肾衰竭的证据，应及早进行透析疗法。透析疗法可以明显降低由于急性肾衰竭的高钾血症等造成的死亡，是一个很重要的治疗方法。有条件的医院可以做血液透析（即人工肾）。腹膜透析操作简单，对大多数患者亦能收到良好效果。

第十一节　脂肪栓塞综合征

脂肪栓塞综合征（FES）是指骨盆或长骨骨折后 24 ~ 48 小时出现呼吸困难、意识障碍和皮肤出现瘀点。FES 很少发生于上肢骨折患者，儿童发生率仅为成人的 1%。随着骨折积极的开放手术治疗，其发生率有大幅度下降。但 FES 仍然是创伤骨折后威胁患者生命的严重并发症。

一、临床表现

脂肪栓塞综合征临床表现差异很大，Sevitt 将其分为三种类型，即暴发型、完全型（典型症状群）和不完全型（部分症状群，亚临床型）。不完全型按病变部位又可分纯肺型、纯脑型、兼有肺型和脑型两种症状者，其中以纯脑型最少见。

1. 皮下出血

皮下出血可在伤后 2 ~ 3 天左右，双肩前部、锁骨上部、前胸部、腹部等皮肤疏松部位出现，也可见于眼结膜或眼底，伤后 1 ~ 2 天可成批出现，迅速消失，可反复发生。因此，对骨折患者入院数天内应注意检查。

2. 呼吸系统症状

主要症状为呼吸困难、咳嗽、咳痰（经常有血性），但湿性音不是特有症状。典型肺部 X 线可见全肺出现"暴风雪"状阴影，并常有右心负荷量增加的影像。但这种阴影不一定都能发现，而且如无继发感染，可以很快消失。因此，对可疑病例，可用轻便 X 线机反复检查。

3. 神经系统症状

神经系统症状主要表现为头痛、不安、失眠、兴奋、谵妄、错乱、昏睡、昏迷、痉挛、尿失禁等症状。虽很少出现局灶性症状，但偶然可有斜视、瞳孔不等大及尿崩症等，因此，当有些骨折病例出现难以解释的神经系统症状时，应怀疑脂肪栓塞。

4. 脂肪栓塞综合征检查及诊断

（1）有严重创伤史，并在受伤后2天内出现皮下出血、瘀点和伴发呼吸困难、咳嗽及神经系统症状者应高度警惕脂肪栓塞综合征。

（2）创伤后3～5天每天定时血气分析，血常规检查。

（3）胸部X线呈典型的"暴风雪"样阴影。脂肪栓塞综合征诊断根据临床表现即可确诊。

二、治疗措施

到目前为止，尚没有一种能溶解脂肪栓子解除脂栓的药物。对有脂肪栓塞征患者所采取的种种措施，均为对症处理和支持疗法，旨在防止脂肪栓塞的进一步加重，纠正脂肪栓塞征的缺氧和酸中毒，防止和减轻重要器官的功能损害，促进受累器官的功能恢复。脂肪栓塞征如能早期诊断，处理得当，可以降低病死率和病残率。

1. 纠正休克

休克可诱发和加重脂栓征的发生和发展，必须尽早纠正。在休克没有完全纠正之前，应妥善固定骨折的伤肢，切忌进行骨折的整复。否则不但会加重休克，而且将诱发或加重脂肪栓塞综合征的发生。在输液和输血的质和量上，须时刻注意避免引起肺水肿的发生，应在血流动力学稳定后，早期达到出入量的平衡。

2. 呼吸支持

轻症者有自然痊愈倾向，而肺部症状及病变明显的患者，经适当呼吸支持，绝大多数可自愈。因此，呼吸支持是基本的治疗措施。一般轻症者，可以鼻管或面罩给氧，使动脉血氧分压维持在70～80mmHg（9.3～10.6kPa）以上即可。创伤后3～5天内应定时血气分析和胸部X线检查。对重症患者，应迅速建立通畅的气道，短期呼吸支持者可先行气管内插管，长期者应做气管切开。一般供氧措施若不能纠正低氧血症状态，应做呼吸机辅助呼吸。

3. 减轻脑损害

由于脑细胞对缺氧最敏感，因此脑功能的保护十分重要。对有因脑缺氧而昏迷的患者，应做头部降温，最好用冰袋或冰帽，高热患者尤应如此。头部降温可以大大降低脑组织的新陈代谢，从而相应减轻脑缺氧状态和脑细胞损害。脱水有利于减轻脑水肿，改善颅内高压状态和脑部的血液循环。有条件的患者可用高压氧治疗。

4. 抗脂栓的药物治疗

（1）右旋糖酐40（低分子右旋糖酐）：静脉滴注10%或6%低分子右旋糖酐有助于疏通微循环，还可预防和减轻严重脂栓征所并发的弥散性血管内凝血。但对伴有心衰和肺水肿的患者，应慎用。

（2）肾上腺皮质激素：效果较好，有减轻或消除游离脂肪酸对呼吸膜的毒性作用，从而降低毛细血管通透性，减少肺间质水肿，稳定肺泡表面活性物质的作用，并减轻脑水肿。用量宜大，如氢化可的松，用 2 ～ 3 天，停用后不良反应很小。

（3）抑肽酶：其主要作用可降低骨折创伤后一过性高脂血症，防止脂 eyeyn 肪栓塞对毛细血管的毒性作用；抑制骨折血肿激肽释放和组织蛋白分解，减慢脂滴进入血流速度；可以对抗血管内高凝状态和纤维溶解活动。

（4）人血白蛋白：静脉滴注人血白蛋白和游离脂肪酸结合，使后者毒性作用大大降低，故对肺脂肪栓塞有治疗作用。

第十二节　血栓栓塞

由血栓或血栓的一部分栓子脱落引起的栓塞称为血栓栓塞（thromboembolism）。

一、诊断要点

1.在高凝状态或无血栓前状态的基础疾病,如动脉粥样硬化、糖尿病、肾病、妊娠、易栓症、近期手术及创伤、长期使用避孕药等都是高危发病的人群，要特别注意此类人群极易发生血栓栓塞。需要注意的是，有的老年人外表健康但存在生理性血栓前状态。

2.各种血栓形成及血栓栓塞性疾病的症状、体征。

3.影像学检查，如血管造影、血管超声多普勒、CT、MRI、电阻抗等检查发现血管内有异常改变。

4.血液学检查，可根据上述血栓形成的高危因素，结合患者病情，择项进行检查。凝血栓形成主要与高凝状态有关者，可行凝血象、凝血激活分子标志物等方面的检测。

二、治疗措施

血栓形成与血栓栓塞治疗的目的在于改善血栓前状态或高凝状态，防止血栓扩大及新血栓形成，溶解血栓，重建血流通道，恢复相关组织、器官供血及功能，其主要治疗原则如下：①治疗基础疾病：如防治动脉硬化、控制糖尿病等；②一般治疗：卧床休息，抬高静脉血栓形成的患肢；③对症治疗：包括止痛、纠正器官功能衰竭等；④药物治疗：血栓药物应用。

对血栓栓塞的治疗，除以上治疗原则外，最重要的仍在于药物治疗，以下重点介绍血栓栓塞的药物治疗。

1.抗凝治疗

（1）肝素和小分子量肝素：主要用于近期发生之血栓性疾病的治疗。初始剂量10000 ～ 20000U/d，每 8 小时静脉滴注 1 次，以后以部分凝血活酶时间（APTT）作为监测指标调整剂量，以使 APTT 延长 1 ～ 2 倍为宜，总疗程不宜超过 10 天。近年推出的作用较强，抗凝血酶作用较弱，对 AT-Ⅲ依赖性较小，较少引起血小板减少，皮下注射生物利用度高（80%）及半衰期较长（24h）等优点，已在临床上广泛应用，剂量 30000U/d，皮下注射，一般用药 1 ～ 2/天。

（2）AT-Ⅲ：主要用于 AT-Ⅲ水平低下者，可增强肝素的抗凝效果，减少肝素的出血并发症，常用剂量 1500U/d，静脉滴注，一般 3 ～ 5 天为一个疗程。

（3）香豆素类：通过与维生素 K 竞争，阻断维生素 K 依赖性引资的生物合成。主要用于血栓病的预防及肝素抗凝治疗后的维持治疗。常用者为华法林，首剂 10 ～ 15mg/d，分次口服，随之 5 ～ 10mg/d，以凝酶原时间（PT）作为监测指标以调节用量，使 PT 延长 1.5 ～ 2.0 倍或国际标准化比率（INR）= 2.0 ～ 3.0 为最佳治疗剂量。

2. 抗血小板药物治疗

（1）阿司匹林：通过抑制环氧化酶，阻断花生四烯酸代谢，减少血栓素 A_2（TXA_2）的释放而发挥抗血小板聚集作用。主要用于血栓病的预防及肝素应用后的维持治疗。常用剂量为 150 ～ 300mg/d，分次服用。

（2）双嘧达莫：通过抑制磷酸二酯酶，或增加腺苷环化酶活性而提高血小板内 cAMP 水平，抑制血小板聚集，并有增加血管前列环素（PGI2）声称及抑制血小板 TXA_2 生成的作用。剂量：200—600mg/ 天，静脉滴入，持续 3 ～ 5 天。一般认为小剂量口服无治疗作用。

（3）噻氯匹定：为特定性抗血小板聚集剂。作用机制为：阻滞性血小板纤维蛋白原受体（GPIb）与纤维蛋白原结合，增强腺苷环化酶活性，提高血小板内环化腺苷酸（cAMP）水平，稳定血小板膜减少 TXA_2 合成。本药可用于血栓性疾病的预防和治疗。常用剂量 250 ～ 500mg/d，顿服或分次口服，可连用 5 ～ 7 天和更长时间。

3. 溶栓疗法

溶栓疗法主要用于新近形成的血栓或血栓栓塞治疗。动脉血栓最好在发病 3 小时之内进行，最晚不超过 6 小时，静脉血栓亦应在发病 24 小时内实施，最晚不超过 5 天。

（1）尿激酶（UK）：从人尿或肾细胞培养液提取的一种丝氨酸蛋白酶，通过激活纤维溶酶原而发挥溶栓作用，由于被其激活的纤溶酶可同时降解血中纤维蛋白原，故限制了其临床应用。常用剂量：首剂 40000U/kg，静脉注射，随之以 40000U/h，持续静脉，滴注 1 ～ 3 天为一个疗程。

（2）SCU—PK：亦称前尿激酶（pro UK）。现已可用积极重组技术制备。本制剂对结合于纤维蛋白的纤溶酶具有较高的亲和力。常用剂量：首剂 80μg，加入 5% ～ 10% 葡萄糖注射液内静脉滴注，60 ～ 90 分钟输注完毕，随后剂量减半，每日 1 ～ 2 次，持续 2 ～ 3 天。

（3）人组织型纤维溶酶原激活剂（t PA）：已可用基因重组技术生产。由于其两个换装结构对纤维蛋白具有强大亲和力，故用药后可选择性激活血栓中的纤溶酶原，进而发挥溶栓作用。常用剂量：首剂 100μg，静脉注射，随之以 50μg/h，持续静脉滴注共 2 小时，第 2 ～ 3 天可酌情减退。

（4）阿尼普酶（APSAC）：本药进入血流时其活性中心被乙酰基封闭，故不能激活血中的纤溶酶原，无降解血纤维蛋白原之不良作用。当弥散至纤维蛋白血栓时，与后者结合，通过去乙酰化而使其活性中心重新暴露，发挥激活血栓中纤溶酶之作用。常用剂量：首剂 30mg，5 分钟内静脉注射，6 小时后可等量重复。

第十三节　创伤性骨髓炎

创伤性骨髓炎是由于各种创伤引起骨组织感染。多见于青壮年长骨骨干，尤以下肢为多。严重的开放性粉碎性骨折或闭合性骨折行手术固定术后骨感染均易引起本病。创伤性骨髓炎多为混合感染，据统计，致病菌中约 80% 以上为金黄色葡萄球菌和溶血性链性菌，少数为铜绿假单胞菌和大肠埃希菌。

一、临床表现

1. 急性期

表现为骨折后或骨骼手术后突然出现高热等急性炎症期所常有的全身症状，同时局部出现红肿，疼痛、凹陷性水肿及压痛等局部症状。创口或骨表面可有脓液溢出或分泌物明显增多。

2. 慢性期

主要表现为伤口不能闭合，可遗留窦道或有骨外露，创口分泌物较多，因在骨端表面感染，故形成无骨痂包围的死腔。

3. 诊断检查

（1）详细询问火器伤或其他开放性骨折、骨损伤的原因、处理过程、伤口愈合情况。有无发热、局部红肿热痛及脓性分泌物病史，并需了解抗生素应用情况。

（2）注意肢体局部炎症情况或色素沉着、慢性窦道以及与骨粘连的瘢痕、邻近神经血管功能情况。

（3）摄取 X 线片，观察骨折连接的情况，有无骨折不愈合、延迟愈合、畸形愈合，有无骨膜反应、游离死骨、骨硬化等情况。

二、治疗措施

1. 创伤性骨髓炎急性期的治疗

（1）开创引流：急性期立即敞开创口引流，以免脓液进入骨髓腔内。

（2）足量广谱抗生素应用：全身性使用抗生素，并按细菌培养及药物敏感试验的结果调整抗生素。

（3）清除异物及坏死组织：分次清创，清除创口内异物、坏死组织及游离碎骨片。

（4）肢体固定、换药：用管型石膏固定，开洞换药；或用外固定支架固定，以便换药。经过处理后疾病便转入慢性阶段。

2. 慢性期的治疗

创伤性骨髓炎在慢性阶段病变的主要特征是：①骨外露：有骨暴露和暴露后的骨密质干燥坏死，使邻近的肉芽组织难以长入；②窦道形成：有感染性窦道及溢液；③其他：可有皮肤缺损及感染性骨不连或骨缺损。创伤性骨髓炎处在慢性期的治疗主要是采取手术治疗。

（1）穿刺吸引术：为减轻骨髓腔压力，防止炎症在骨髓腔上下扩散，对病灶处可进行穿刺吸引，同时还可向腔内注入抗生素作为治疗的一部分。

（2）开窗引流术：在放射科照片显示骨质局部已有破坏及骨髓腔阴影增宽者，可在骨髓腔内积脓的部位进行骨皮质钻孔或开窗，防止炎症扩散，以利分泌物引流。或进行创腔的上下给抗生素闭式灌洗治疗。

（3）死骨取出术：对死骨较大，已具备手术时机，将死骨取出，是治疗慢性骨炎最常见和最基本的手术方法。

（4）消灭骨空洞术：因骨腔大，窦道久治不愈，将较近的正常肌组织有带蒂肌肉瓣充填法、松质骨充填法等。

（5）截肢术：适用于一肢多处骨髓炎，合并多数窦道，久治不愈或因慢性炎症长期刺激局部皮肤发生恶变者。

（6）大块病骨切除术：一般适用慢性血源性骨髓炎，病骨已明显硬化，或局部瘢痕多，久治不愈，某些不负重也无重要功能的慢性骨髓炎患者。

（7）病灶内留置药物链法：将抗生素预制成小球，用细不绣钢丝连起来，手术置于病灶内，每日将抗菌药物球拉入腔内一颗，不断释放治疗法。

（8）应用显微外科技术治疗：慢性化脓性骨髓炎也可采用显微外科技术治疗，用创伤小的骨腔镜手术，目的是改善病灶局部的血液循环。

第十四节　反射性交感神经营养不良综合征

反射性交感神经营养不良综合征（RSDS）是以四肢远端严重疼痛伴自主神经功能紊乱为特征的临床综合征。可发生于任何年龄，成人多见。

一、临床表现

RSDS 主要症状为疼痛、自主性功能不良、水肿、运动障碍及营养不良与肌萎缩，症状常于损伤后几小时内迅速出现，也可于伤后数天或数周逐渐出现，并持续数周至数年。其疼痛具有如下特征：烧灼样疼痛，轻摸或反复轻微刺激皆可引起疼痛剧烈发作，疼痛与损伤的严重程度不成正比，疼痛持续时间超过预期痊愈时间。受累肢体疼痛时常伴弥漫性压痛和肿胀，并出现自主神经功能紊乱的表现，如肢体忽冷忽热，时红时白，干燥或出汗。病变呈缓慢进展，晚期出现皮肤和皮下组织的萎缩与挛缩。

1. 急性期

RSDS 的急性期又为创伤后疼痛期，主要表现为患肢灼性痛和血管收缩紊乱，受累肢体充血、水肿、损伤区皮温改变，X 线可正常亦可显示斑片状骨密度减低，如未经处理 3 ~ 6 个月可进展至营养不良期。

2. 营养不良期

营养不良期突出表现为进行性加重的软组织肿胀、皮肤和关节增厚，肌肉消耗并发展为皮肤僵硬。

3. 萎缩期

RSDS 的萎缩期以活动受限、肩手综合征、手指屈曲、蜡样营养不良样皮肤改变和易碎甲脊为特征，X线可见严重骨质脱失。

二、国际推荐诊断标准

1. 肢体远端疼痛和触痛。
2. 血管舒缩障碍症状及体征。
3. 肢体肿胀，常以关节周围最明显。
4. 常有营养不良皮肤损害。

三、治疗措施

反射性交感神经营养不良综合征应采取综合性治疗，以中西医结合治疗为主，其治疗方法如下。

1. 理疗

冷湿压迫、热疗、蜡疗、星状神经超声疗法、针灸电针等疗法简便易行，可直接改善肢体活动功能。经皮植入电极刺激神经可选择性地刺激较大的有髓神经感觉纤维，激发抑制系统而止痛。

2. 药物或手术治疗

（1）交感神经阻滞或切断术：适用于有皮肤改变或持续活动受限伴交感神经依赖性疼痛的患者。①局麻药或硬膜外阻滞：上肢受累可封闭星状神经节以下的神经节；②药物：最先应用的药物是胍乙啶，上止血带20分钟后局部静脉注入胍乙啶，使之中和去甲肾上腺素，均取得疗效；③手术：对多次交感神经阻滞有效但作用时间短暂者，可考虑做交感神经切除术。

（2）糖皮质激素：皮质类固醇对RSDS有明显疗效，特别对那些拒绝或不能忍受交感神经阻滞疗法者。

（3）硝苯地平：是一种钙离子拮抗剂，可松弛平滑肌，增加周围血循环，能对抗去甲肾上腺素的作用，不但可止痛而且可稳定血管运动。

第十五节　创伤骨病所致的破伤风

创伤骨病多为外力损伤后有明显创口或大面积组织损伤、创口和创面常被泥土或脏物污染，形成特殊性感染，特别是一些创口深的污染常被厌氧菌——破伤风杆菌感染，如未及时处治或清创，很有可能因创伤骨病引发破伤风。

一、临床表现与诊断依据

1. 多有开放性创伤史

包括分娩或流产史、新生儿产伤、脐带处理不当以及天灾、事故和战争等，特别是伤道深而有异物者。破伤风潜伏期自24小时至8周或更长不等，一般为1～2周。

2. 全身性症状

前驱症状表现为乏力、头痛、舌根发硬、咀嚼无力、吞咽不便及头颈转动不自如等。

典型症状为张口困难、牙关紧闭、咀嚼肌紧张，相继脸面、颈项、躯干、四肢肌肉痉挛，面部呈"苦笑状"。全身肌肉阵发性抽搐，可呈角弓反张。喉头痉挛可导致呼吸困难甚至窒息，可有高热，血常规检查显示白细胞、中性粒细胞明显增多，甚至出现核左移。患者其他临床表现可出现对各种刺激，如光线、声响、震动、注射等可诱发抽搐发作。

二、治疗措施

1. 中和毒素

破伤风确诊后，应立即以精制破伤风抗毒素（TAT）10 万 U 加入 5% 葡萄糖溶液 500 ~ 1000mL 静脉滴注，此外，肌内注射 2 ~ 5 万 U，创口周围注射 1 万 -2 万 U。以后每日肌内注射 1 ~ 2 万 U，连续 5-7 天，总剂量可以根据病情轻重和潜伏期长短而定。用药前应做皮肤过敏试验，如为阳性，应予脱敏注射法。如果脱敏注射法仍引起过敏反应，则改用人体破伤风免疫球蛋白深部肌内注射（3000-6000U）。如无精制破伤风抗毒血清或又是对 TAT 过敏的患者，可抽取已获破伤风自动免疫且血型相同的人血液静脉滴注。

2. 控制和解除痉挛

（1）病情较轻者可给予地西泮（安定）、水合氯醛等药物。

（2）病情重者给予氯丙嗪、异丙嗪、哌替啶；严重抽搐不能控制者可用硫喷妥钠。要警惕喉头痉挛，在已行气管切开患者中使用较安全；肌肉松弛剂应在麻醉医师的配合和控制呼吸条件下应用。用药过程中均应警惕血压下降。

（3）有喉痉挛者尽早行气管切开；切开后须保证气道通畅和清洁；气管内每日滴抗生素，雾化吸入，无菌吸痰，定期更换气管导管。合并肺感染者，须行痰细菌培养和药敏实验以选择抗生素治疗。

（4）抽搐严重不能控制者，可在呼吸机控制呼吸下使用肌肉松弛剂。

（5）积极合理地处理伤口，清除毒素来源：①创口处理应在应用抗毒素及使用有效镇静药物后，在局麻下进行；②手术应简单迅速，只需剪除坏死组织，取出异物或做切开引流，不宜做复杂或过于广泛的手术。如创口已愈合则不应清创；③创口不应缝合，但可松填浸透3%过氧化氢或高锰酸钾溶液的敷料，并经常更换；④手术时如有痉挛发作，应暂停操作，以免加重刺激，同时设法控制痉挛。

（6）营养支持：能经口进食者，给高热量、多蛋白、维生素含量高、易消化吸收的流质膳食；张口困难者可用鼻饲，严重者可用全胃肠外营养，同时恢复和维持水、电解质平衡和治疗其他并发症。

（7）应用抗生素，如青霉素和甲硝唑（灭滴灵）等，有利于杀灭破伤风杆菌。

第十六节　气性坏疽

创伤骨科常见的是四肢骨折居多，肢体的创伤、挤压坏死、感染如治疗不当常引起肢体坏疽，其中气性坏疽是最严重的感染之一，应特别引起注意，积极防治。

一、临床表现与诊断依据

1. 常有开放性创伤

特别是大血管伤、大块肌肉坏死、开放性骨折、深部穿入伤及有异物存留的盲管伤等史，潜伏期 1 ~ 4 天。

2. 发病急，病情恶化快

初期伤部突然胀裂样疼痛，明显肿胀。伤口有血性混浊液体，带有气泡并具恶臭味。局部皮肤颜色由水肿苍白，继而变为暗红，最后呈紫黑色，皮下有捻发音，局部肌肉组织广泛坏死。

3. 全身中毒症状明显

高热，体温可达 40℃以上，患者呼吸脉搏持续加快，烦躁不安，迅速出现严重贫血至出现黄疸和意识障碍。

4. 局部 X 线检查可见肌群之间有积气

5. 伤口分泌物涂片检查可发现大量革兰阳性大杆菌

分泌物培养和厌氧菌培养有助于诊断。

二、治疗措施

1. 立即给予抗生素，如大剂量青霉素、甲硝唑、第三代头孢菌素等。

2. 急诊清创，尽早彻底清除一切坏死组织，充分引流，解除梗阻，组织减张，改善循环，开放创面，术中术后用 3% 过氧化氢或 1 ∶ 1000 的高锰酸钾溶液冲洗，或用替硝唑盐水溶液冲洗及湿敷。手术过程中，不可用止血带。

3. 高压氧疗法。

4. 全身支持疗法包括肠内外营养，原发病和合并症的治疗等。给予高蛋白、高热量饮食，必要时多次少量输新鲜血，纠正水与电解质平衡紊乱。

5. 在治疗过程中，应根据细菌学检查及药物敏感试验结果、治疗效果调整抗生素。

6. 血浆置换对严重感染病例此法可清除细菌与毒素。

7. 对于气性坏疽患者，应采取严格隔离措施，一切敷料销毁，器械和用具分别处理。

8. 在肌肉广泛坏死伴有严重脓毒血症威胁生命时，应考虑早期截肢术；截肢后为防止创口周围皮肤收缩，应行皮肤牵引术。截肢平面较高，残端全层敞开，不缝合，创口处理同上，待肉芽组织长好后，再行残端修整缝合。

第十七节　创伤感染

创伤后化脓性感染是创伤感染中较为常见的病证。其中创伤由伤口引起软组织和骨关节的感染最为常见；其次为创伤卧床时间较长而引起的并发感染，如压疮、肺炎、尿路感染等。感染影响了组织的修复、伤口的愈合和骨的连接，甚至威胁患者的生命，应予以控制和积极的预防。

一、临床表现与诊断依据

1. 伤口污染

创伤形成伤口，皮损肉破，或骨端外露与外界相通，污染物从外界带入伤口内，如清创不彻底或处理不及时，邪热蕴结于伤口，热甚则成毒化脓引起感染。

2. 正气虚弱

创伤不仅在局部造成伤口，使皮肉卫外不固，外邪乘伤处而入，而且创伤往往造成失血，发生气血的病理变化和脏腑功能的改变，机体正气下降，邪毒乘虚而入。

3. 瘀血化热

蕴毒成脓创伤可形成伤口，造成失血，亦有不形成伤口，而在组织或脏腑内形成瘀血，大量的瘀血积滞，久而化热，热甚则肉腐，肉腐则为脓。

4. 邪毒内陷

创伤形成伤口，当火毒之邪炽盛，蕴毒成脓，正气虚弱时，毒邪可内陷脏腑，入于心则昏迷，入于肝则惊厥，入于脾则腹痛，入于肺则咳喘，入于肾则目暗、手足冷，入于六腑亦皆各有变象。

5. 诊断要点

（1）病史：创伤感染一般都有创伤病史，由创伤形成伤口，伤口被外界异物所污染；或有伤口清创处理不当、不彻底、不及时而发生感染的病史；

（2）临床表现：创伤后伤口感染均有明显的局部表现，严重者还可出现较明显的全身症状。肺和泌尿系统的感染则会出现相应的呼吸系统和泌尿系统的症状。故临床表现、实验室检查和X线检查是诊断的主要依据。局部表现：凡伤口感染均会出现局部红、肿、热、痛，伤口出现分泌物或流脓。深部感染的伤口，虽开始肿胀不甚明显，但疼痛症状仍在早期可以出现，继而局部灼热、肿胀。全身表现：伤口感染后，患者可出现程度不一的全身症状，多数有较明显的发热、口渴、心烦、食欲不振、尿黄、便秘、苔黄腻、脉弦数或细数等。若属较严重感染还可出现高热、寒战、神昏、谵语，甚则昏迷等中毒症状。

6. 实验室检查

（1）白细胞计数：总数明显升高，且中性白血球增多；

（2）血培养：当感染引起菌血症时，可培养出细菌。

二、治疗措施

1. 一般处理

感染伤口的处理，一方面根据伤口的感染程度和全身反应情况作全身治疗；另一方面要进行伤口的清理和换药。其目的是充分清除伤口内异物和坏死组织，排除脓液，防止炎症扩散，使肉芽组织顺利生长，以争取二期愈合，或为以后的二期缝合、植皮做准备。尽管伤口已发生感染，但换药一般也要求按常规无菌操作。

2. 局部伤口处理

（1）感染轻而又较小的伤口可用四黄散煎水外洗或湿敷，亦可用0.9%氯化钠溶液或0.02%的呋喃西林溶液清洗或湿敷；

（2）感染重而又较深的伤口，化脓趋势较明显，多因引流不畅所致，首先应充分引流，用四黄散加白芥子、王不留行、半枝莲等清热解毒、化腐排脓的中药煎水泡洗伤口。或将胶管置入伤口内冲洗，清除脓液和坏死组织。伤口充分清洗后，置入化腐药条，如九一丹，外贴红油膏。当脓液排尽，伤口内生长出鲜红健康肉芽组织，触之易出血，此时创面可掺生肌八宝丹，外敷生肌膏或用凡士林纱布覆盖。肉芽高出创面时，可用剪刀剔除，再用0.9%氯化钠溶液湿敷。若肉芽组织水肿呈现淡红色，可用3%～5%高渗盐水湿敷，直至肉芽组织正常生长；

（3）创面大且肉芽生长好的伤口：为了缩短愈合时间，应考虑及时植皮；

（4）开放性骨折并发感染的伤口：除按感染性伤口的处理原则外，还要兼顾骨折的治疗，用夹板或开窗石膏对骨折进行适当固定，或进行适当的牵引，并注意抬高患肢，引流通畅，控制感染蔓延，减轻肢体肿胀和疼痛。

3.其他疗法

对严重感染的伤口，全身症状较为严重者，应配合输液、输血，并根据细菌培养和药敏试验，针对性选用抗生素或其他抑菌药。

（缪海雄）

第九章 创伤骨折手术基本技术

第一节 创伤骨折手术的适应证与禁忌证

在临床中，创伤骨折主要以创伤骨折最多，特别是四肢长骨骨折在临床中十分常见，而且各种类型的骨折的处理方式也不尽相同，手术治疗骨折是最常用的方法。所以，在处理各种类型的骨折时，骨科医生必须严格掌握手术指征和禁忌证。

一、创伤骨折手术适应证

1. 移位的关节内骨折，适合手术复位和固定。
2. 经适当的非手术治疗后失败的不稳定骨折。
3. 伴有重要肌肉 - 肌腱单元或韧带断裂并已证明非手术治疗效果不佳的大的撕脱骨折。
4. 非临终患者的移位性病理骨折。
5. 已知经非手术治疗功能会很差的骨折，如股骨颈骨折、Galeazzi 骨折 - 脱位及 Monteggia 骨折 - 脱位。
6. 具有阻碍生长倾向的移位的骨骺损伤（Salter-Harris Ⅲ、Ⅳ型）。
7. 伴有间室综合征需行筋膜切开术的骨折。
8. 非手术治疗或手术治疗失败后的骨折不愈合，尤其是复位不佳者。经手术复位和固定后会有中等程度的可能性使功能获得改善的骨折包括：①不稳定的脊柱损伤、长骨骨折和不稳定的骨盆骨折，特别是发生在多发性创伤的患者时。②适当地试用非手术治疗后发生的延迟愈合。③即将发生的病理性骨折。④不稳定的开放性骨折。⑤伴有复杂软组织损伤的骨折（Gustilo 3B 型开放性骨折、骨折表面有烧伤或原有的皮炎）。⑥患者经长期制动会导致全身并发症增加的骨折（如老年患者的髋部和股骨骨折，患者严重程度评分指数小于 18 的多发性骨折）。⑦不稳定的感染性骨折或不稳定的感染性骨不愈合。
9. 伴有需要手术修补的血管或神经损伤的骨折，包括合并有脊髓、圆锥或近端神经根损伤的长骨骨折。手术后功能改善的可能性较低的情况包括：①为不损害功能的骨折畸形做整形。②因经济上的考虑而进行手术固定，让患者尽快离开急救护理病房，但在功能上与非手术疗法相比并没有明显的改善。

二、创伤骨折手术禁忌证

手术复位及固定的禁忌证是 Body、Lipinski 和 Wiley 指出的基础上所逐步积累形成的，这三位专家认为：好的手术判断来源于经验，而经验则来源于错误的手术判定。正如骨折手术治疗没有绝对的适应证一样，也同样没有绝对的禁忌证，因此当手术发生并发证和失败的机率超过了成功的可能性时，就建议采用非手术治疗。手术治疗有较高的失败机率的情况如下。

1. 骨质疏松骨太脆弱而不能承受内或外固定。

2. 由于瘢痕、烧伤、活动性感染或皮炎导致骨折或计划手术部位的软组织覆盖太差，此时如行手术内固定将破坏软组织覆盖或使感染恶化，这种情况适于外固定。

3. 活动性感染或骨髓炎：对这类情况，目前最流行的治疗方法是外固定，同时结合生物学方法控制感染。偶尔采用髓内钉固定并结合生物学措施控制感染，也能成功地获得骨折的稳定。对这类感染性骨折，由专家采用髓内钉进行固定可以作为最后的手段，但建议不要常规使用。

4. 已不能成功地进行重建的粉碎性骨折。这情况最常见于由冲击暴力破坏了关节面的严重关节内骨折。

5. 一般来说，如果患者的全身情况不能耐受麻醉，那么骨折的手术治疗也是禁忌证。

6. 无移位骨折或稳定的嵌入骨折其位置可以接受时不需做手术探查或复位。但在特殊情况下（如嵌插的或无移位的股骨颈骨折）行预防性固定会有好处。

7. 当没有足够的设备、人力、训练和经验时，也应视为手术复位固定的禁忌证。

第二节　术前准备

一、外科手术常规的术前准备

手术前，医生应通过各种检查方法明确诊断，通过与手术及麻醉有关的检查，如心、肺、肝、肾功能、凝血机制及血糖、血压、血沉等项目的检查，对患者接受手术的能力、手术中、手术后可能发生的问题进行全面地评估，排除手术禁忌证。具体应该做好以下几方面的工作。

1. 明确诊断，严格按照手术的适应证制定手术方案，并评估患者尤其是老年患者的心肺功能以评估手术的耐受力，排除手术禁忌证。

2. 对于一些有内科疾病的患者，请相关的科室会诊，在术前要给与相应的专科处理。随着生活水平的提高，老龄化社会的到来，老年人骨科患者的发病率正在增高，糖尿病并非手术禁忌证，但严格控制血糖的水平是老年糖尿病骨科患者的核心治疗措施之一，有时甚至悠关患者的生命。对于必须要急诊手术的部分糖尿病患者，术前要迅速检测血糖、尿糖、尿酮体、血肌酐、电解质等，要将血糖降至 $6.0 \sim 11 \cdot 1 mmol/L$。临床上将此血糖范围视为可耐受手术状态。在血糖控制后再行手术治疗，手术要遵循简单有效的原则，必要时可分期手术，先做简单的手术处理，待病情稳定后再做延期或二期手术。对于择期手术患者的血糖控制方面，术前每日测 4 次血糖，要将血糖控制在接近正常水平。

3. 对于手术中可能出血较多的患者，应常规备血，并检查与输血有关的项目，如肝炎病毒、人类免疫缺陷病毒（HIV）、梅毒等。对于一些罕见血型（如 Rh 血型阴性等），需提前向中心血站申请，或在术前 48 小时准备自体血，如果条件允许可使用自体血回输等。

4. 履行手术知情同意的程序：随着国家新的医疗法规的颁布，手术前一定要向患者交代清楚与手术相关的事项，如手术中可能出现的危险、手术后可能发生的并发症等。

5.患者应在医务人员的帮助指导下，从心理上认清接受手术治疗的必要性，以及拒绝手术可能出现的后果，尽量使患者从主观上积极地接受手术治疗，对手术要达到的目的及可能发生的并发症与意外事项，有一定的心理准备。

6.营养不良者应在手术前补充营养，以利术后恢复，通常认为清蛋白、总淋巴细胞计数及血红蛋白是评定营养状况的重要指标，而最佳指标为上臂肌腹处的周径测量数据。近年来，对于老年患者围术期的营养评估越来越重视，营养不良常常会导致手术耐受力下降和手术风险及并发症发生率增高。微型营养评估法 (mini nutritional assessment, MNA) 评估内容包括：

（1）人体测量：包括体重指数 (BMI)、上臂围测量指数 (MAC)、小腿围测量指数 (CC) 和近 3 个月体重丢失。

（2）饮食评价：包括食欲、食物类型及液体摄入量、餐次、摄食行为模式、有无摄食障碍等。

（3）整体评价：包括生活类型、医疗和用药情况、活动能力、有无应激和急性疾病、神经、精神异常、对自身健康和营养状况的评价等18个项目。每项有 5 个等级，得分分别为 0 分，0.5 分，1 分，2 分，3 分，总分 30 分。根据评估内容逐项计算 MNA 得分和总分，作出评估和营养诊断。营养评估标准分为三级：a.MNA ≥ 24：营养状况正常；b.17 < MNA ≤ 23.5：潜在营养不良；c.MNA<17：营养不良。MNA 是根据老年人生理特点设计，专门用于老年人营养状况的评价，以量表形式进行检测，有明确的判定标准，尤其是潜在营养不良的评估，能对老年人的营养状况作出早期判断，有利于进行早期的营养护理计划和干预。MNA 不需要生化检测，可在床旁使用，简便、快捷，只需 10 分钟左右即可完成。

二、骨科手术特殊的术前准备

1.在完成各项手术前常规检查外，还应针对具体的手术进行一些与手术部位等密切相关的检查，如脊柱侧弯矫正及经胸腔手术者，术前需检查肺功能。

2.根据骨科手术的具体需要，做好相应的绘图、测量等准备工作。比如测量腰椎椎间的活动度或者Cobb 角，有助于手术方式的选择。另外，如股骨上端截骨术前，截骨线的设计、矫正的角度及矫正后的固定措施等都必须在手术前通过描图、剪纸计划好，以期术中能达到预期矫正的目的。

3.手术部位的定位，在术前要考虑周到，采用何种方法定位才能做到准确无误，特别是胸椎及胸腰段，如无变形或畸形，术中定位标常不明确，易发生错误。目前，许多医院已经具备术中 X 线透视的条件；对于不具备术中定位条件者，可通过术前摄影、体表标记等方法进行，无论何种方法，一定要做到准确无误。

4.为更好地配合手术，患者应在术前进行一些与手术后康复有关的训练，如在术前练习床上饮食及排便；腰椎术后的抬腿、腰背肌训练等；关节置换的患者应准备好持续被动运动（contunuous passive motion，CPM）训练器等。

5.一些手术术中需要患者配合，术前患者应对此有足够的了解，并按医生要求进行训练。如椎间盘造影术，阳性的判断是根据患者的反应，能否诱发出平时类似的疼痛，故术前应与患者进行仔细的交流，让患者了解手术的目的和流程；又如颈椎前路的手术前，患者应练习气管牵拉训练等；局麻、硬膜外麻醉行胸腰椎手术时，患者应俯卧训练。

6. 部分患者术前需要严格的药物治疗或者临时固定、牵引等。比如脊柱结核患者入院后应严格卧床，并适用规则的化疗将血沉控制在 30mm 以下，且患者低热、盗汗等毒血症状消失后，可行手术治疗。而对于髋关节脱位患儿，则往往需要行患肢牵引，试图使髋关节复位，牵引导致的周围软组织松弛也利于术中关节的复位。

第三节　骨折手术与术式的选择及手术步骤

不同创伤骨折采用手术方法和术式不同，实施各种不同的手术式，其手术步骤也不同，有关本节的内容参见第二十一至二十八章。

第四节　术后处理

一、疼痛

麻醉作用消失后，切口皮肤受到刺激会出现疼痛。如咳嗽、翻身时会加剧切口疼痛。因此，患者往往取比较合适的制动体位不愿移动。切口疼痛在术后最初 24 小时内最剧烈，2～3 日后疼痛明显减轻。切口持续疼痛，或在减轻后再度加重，可能是切口血肿、炎症乃至脓肿形成，应仔细检查，及时处理。处理原则：疼痛除造成患者痛苦外，还影响各器官的生理功能，必须有效地解除。首先应指导患者和咳嗽、翻身、活动肢体时应用手按住伤口部位，以减少对切口张力刺激引起的疼痛。一般手术后，可以口服镇静、止痛药物，对皮肤和肌肉性疼痛都有较好效果。大手术后 1～2 日内，常需哌替啶作肌内或皮下注射（婴儿禁用），必要时可间隔 4～6 小时重复使用。

二、发热

发热可能是术后最常见的症状，一般体温升高幅度在 1.0℃ 左右。如体温升高幅度过大，或恢复接近正常再度发热，或发热持续不退，就应查找原因。可能的原因是感染、致热原、脱水等。术后 24 小时以内发热，常常是由于代谢性或内分泌异常、低血压、肺不张和输血反应。术后 3～6 日的发热要警惕感染的可能，如静脉内留置输液导管引起静脉炎，甚至脓毒症；留置尿管并发尿路感染；手术切口和肺部感染。如果发热持续不退，要密切注意是否有更严重的并发症，如腹腔内术后残余脓肿等。处理原则：除应用退热药物或物理降温法对症处理外，应从病史和术后不同阶段可能引起发热原因的规律进行分析，进行如胸部 X 线摄片、取创口分泌液进行涂片和培养、抽血做血培养、尿液检查等，明确诊断后并做针对性治疗。

三、恶心、呕吐

术后恶心、呕吐的常见原因是麻醉反应，待麻醉作用消失后，即可停止。其他原因如颅内压增高、糖尿病酸中毒、尿毒症、低钾、低钠等。处理原则：除应用镇静、镇吐药物减轻症状外，应查明原因，进行针对性治疗。

四、腹胀

术后早期腹胀一般是由于肠道蠕动受抑制、肠腔内气体不能排出所致。随着胃肠道蠕动恢复，肛门排气后，即可自行缓解。如术后已数日而仍未排气兼有腹胀，没有肠鸣音，可能是腹膜炎或其他原因所致的肠麻痹。如发生阵发性绞痛、肠鸣音亢进，甚至出现气过水声或金属音是早期肠粘连或其他原因（如腹内疝等）所引起的机械性肠梗阻。处理原则：可应用持续胃肠减压，放置肛管，以及高渗溶液低压灌肠等。如非胃肠道手术，亦可应用促进肠蠕动的药物，直至肛门排气。对腹腔内感染引起的肠麻痹，或已确定为机械性肠梗阻者，在严密观察下，经过非手术治疗不能好转者，尚需再次手术。

五、呃逆

术后发生呃逆不少见，多为暂时性，但有时可为顽固性呃逆。原因可能是神经中枢或膈肌直接受刺激引起的。处理原则：手术后早期发生者可采用压迫眶上缘，短时间吸入二氧化碳，抽吸胃内积气、积液，给予镇静或解痉药物等措施。施行上腹部手术后，如果出现顽固性呃逆，特别警惕吻合口或十二指肠残端漏导致膈下感染的可能。此时可以做 X 线摄片或超声检查，一旦明确膈下有积液或感染要及时处理。

六、尿潴留

术后尿潴留较多见，尤其是老年患者。全身麻醉或蛛网膜下腔麻醉后排尿反射受抑制，切口疼痛引起膀胱和后尿道括约肌反射性痉挛，以及患者不习惯在床上排尿等都是常见原因。术后尿潴留可引起尿路感染，术后 6～8 小时未排尿或虽已排尿但尿量少，次数频繁，都应在下腹部耻骨上区叩诊。如发现浊音区，表明有尿潴留，应及时处理。处理原则：安慰患者情绪，下腹部热敷，轻微按摩，改变体位，应用镇痛药物，或用促进膀胱壁收缩的药物。如上述方法无效，应在严格无菌技术下进行导尿术。

第五节　创伤骨折并发症的预防与处理

创伤骨病手术后可能发生各种并发症，掌握其发生原因及临床表现，如何预防，一旦发生后应采取的治疗措施，是术后处理的重要组成部分。术后并发症可分为两类：一类是各种手术后都可能发生的并发症；另一类是与手术方式相关的特殊并发症，如胃大部切除术后的倾倒综合征。

一、术后出血

1.病因

术中止血不完善，创面渗血未完全控制，原痉挛的小动脉断端舒张，结扎线脱落等都是造成术后出血的病因。

2. 临床表现

术后出血可发生在手术切口、空腔脏器及体腔内。覆盖切口的敷料被血渗湿时，就应考虑为手术切口出血。此时，应打开敷料检查伤口，如有血液持续涌出，或在拆除部分缝线后看到出血点，诊断即已明确；体腔手术以后出血位置隐蔽，后果严重；腹部手术后腹腔内出血，如果不是较大的血管出血，早期的临床表现不一定十分明显，特别是没有放引流物者，只有通过密切的临床观察，必要时进行腹腔穿刺，才能明确诊断。如果是胸腔手术以后，从胸腔引流管内，每小时引流出血液量持续超过 100mL，则提示有内出血。术后早期出现失血性休克的临床表现：患者烦躁，无高热，心脏疾患等原因的心率持续增快，往往先于血压下降之前出现；中心静脉压低于 0.49kPa；每小时尿量少于 25mL；在输给足够的血液和液体后，休克征象和检测指标均无好转，或继续加重，或一度好转后又恶化者均提示有术后出血。

3. 辅助检查

摄胸部 X 线片提示胸腔积液是重要的术后出血征象。防治原则：手术时务必严格止血，结扎务必规范牢靠，切口关闭前务必检查手术野有无出血点，都是预防术后出血的要点。一旦确诊为术后出血，须再次手术止血。

二、切口感染

切口感染是指清洁切口和可能污染切口并发感染。切口感染的原因除细菌侵入外，还受血肿、异物、局部组织血供不良、全身抵抗力削弱等因素的影响。临床表现一般在术后 3～4 日，切口疼痛加重，或疼痛减轻后又加重，并伴有体温升高，脉搏加速，即提示切口可能感染。体检时，可发现切口局部有红、肿、热和压痛，或有波动感等典型体征。有疑问时，可做局部穿刺抽吸是否有脓液，或拆除部分缝线后用血管钳撑开伤口进行观察。

一旦怀疑或诊断有切口感染时，应进行辅助检查作进一步明确诊断。如血常规示白细胞计数增高，切口有分泌液者，取标本做细菌学检查，可明确诊断。根据切口感染的发生原因，预防应着重于以下几点。

1. 严格遵守无菌技术。
2. 手术操作轻柔精细。
3. 严格止血，避免切口渗血、血肿。
4. 加强围手术前处理，增进患者抗感染能力。如切口已见早期炎症现象，应采取使用有效的抗生素和局部理疗，使其不发展成脓肿。已形成脓肿者，应予切开引流，待创面清洁时，可考虑行二期缝合，以缩短愈合时间。

三、切口裂开

1. 病因

切口裂开一般与营养不良，组织愈合能力差；切口缝合技术有缺点，如缝线打结不紧，组织对合不全等；再则是切口张力增大，不能形成愈合。发生切口裂开的部位多在腹部，任何引起腹腔内压力突然增高的动作，如剧烈咳嗽、便秘或严重腹胀等都可引起腹部切口的裂开。

2. 临床表现

切口裂开常发生于术后 1 周左右。患者往往在一次腹部突然用力时，自觉切口疼痛和突然松开，肠或网膜脱出，大量淡红色液体自切口流出。切口裂开分为完全裂开和部分裂开。前者，切口全层裂开；后者，除皮肤缝线完整而未裂开外，深层组织全部破裂。

3. 防治原则

除根据其原因采取适当措施外，对估计发生此并发症可能性很大的患者，可使用以下预防方法。

（1）在依层次缝合腹壁切口的基础上，加用全层腹壁减张缝线。

（2）应在良好麻醉、腹壁松弛条件下缝合切口。避免强行缝合而造成腹膜等组织撕裂。

（3）及时处理腹胀。

（4）患者咳嗽时，最好平卧，以减轻咳嗽时横膈突然大幅度下降，骤然增加的腹内压力。

（5）适当的腹部加压包扎，也有一定的预防作用。切口完全破裂时，要立刻用无菌敷料覆盖切口，送手术室，在良好的麻醉条件下重新予以缝合，同时加用减张缝线。鉴于切口裂开后常有肠麻痹，所以应采取胃肠减压。切口部分裂开的处理，视具体情况而定。

四、肺不张

1. 病因

老年人、长期吸烟和患有急性、慢性呼吸道感染者。这些患者肺的弹性回缩功能已有削弱；手术后，又由于呼吸活动受到限制，肺泡和支气管内容易积聚分泌物，如不能很好咳出，就会堵塞支气管，造成肺不张。

2. 临床表现

术后早期发热、呼吸和心率增快等。颈部气管可能向患侧偏移。胸部叩诊时，常在肺底部发现浊音或实音区。听诊时有局限性湿音，呼吸音减弱、消失或为管性呼吸音。

3. 辅助检查

血气分析中氧分压下降和二氧化碳分压升高，胸部 X 线检查出现典型的肺不张征象，就可确定诊断。继发感染时，血常规示白细胞和中性粒细胞计数增加。防治原则：保持通畅的呼吸活动是主要的预防措施。①术前锻炼深呼吸。腹部手术者，需练习胸式深呼吸；胸部手术者，练习腹式深呼吸；②术后避免限制呼吸的固定或捆绑包扎；③减少肺泡和支气管内的分泌液。患者如有吸烟习惯，术前 2 周应停止吸烟；④鼓励咳痰，利用体位或药物促进支气管分泌物的排出；⑤防止术后呕吐物或口腔分泌物误吸。术后并发肺不张，要鼓励患者深吸气，帮助患者多翻身，解除支气管阻塞，使不张的肺重新膨胀。帮助患者咳痰的方法：用双手按住患者季肋部或切口两侧限制腹部或胸部活动的幅度，在深吸气后用力咳痰，并做间断深呼吸。如痰液黏稠不易咳出时，可使用蒸汽吸入，超声雾化器吸入或口服氯化铵等，使痰液变稀以利咳出。如痰量持续过多，又不易咳出者，给予支气管镜吸痰；必要时可考虑做气管切开术，便于吸引痰液，同时给予抗生素治疗。

五、尿路感染

1. 病因

尿潴留是术后并发尿路感染的基本原因，感染可起自膀胱炎，上行感染则引起肾盂肾炎。

2. 临床表现

急性膀胱炎的主要表现为尿频、尿急、尿痛（称膀胱激惹症），有时尚有排尿困难。一般都无全身症状。急性肾盂肾炎多见于女性，主要表现为发冷、发热，肾区疼痛。

3. 辅助检查

尿液检查见较多的红细胞和脓细胞，急性肾盂肾炎白细胞计数增高，取中段尿做显微镜检可见大量的白细胞和细菌。治疗原则：术后指导患者自主排尿防止尿潴留，及时处理尿潴留是预防膀胱炎及上行感染的主要措施。尿潴留的处理原则是在膀胱过度膨胀前设法排尿。如尿潴留时应留置尿管做持续引流，要严格掌握无菌技术。尿路感染治疗主要是应用有效抗生素，维持充分的尿量，以及保持排尿通畅。

第七节　手术注意事项

一、保持术后良好体位

手术后，一般中型手术、小手术的患者 即送回原来的病室观察治疗，而大手术或危重手术患者，则送到术后病室 （监护室或观察室），全身麻醉的患者，此时尚未清醒，应平卧，不垫枕头，头偏向一侧，以防唾液或呕吐物吸入呼吸道，引起 呼吸道感染或阻塞。硬膜外麻醉或腰麻的患者，术后要平卧 6 ～ 12 小时，以防术后头痛的发生。颈、胸、腹部手术之后，多采取半坐或半卧位。脊柱手术后的患者，要睡硬板床。四肢手术后的患者，须抬高手术的肢体或进行牵引。

二、观察体温、脉搏、呼吸和血压

如有自我感觉不适、发热和心跳快等，应向医生、护士报告。术后 3 ～ 5 天内，体温常在 38℃左右，这是必然的，叫术后反应热，或吸收热，对此不必紧张。

三、加强饮食配合

手术后要加强营养，以利于身体康复。一般的手术，术后即可进食，腹部手术的患者，要待肠蠕动恢复、产生排气（即放屁）后，方可进液状流食；胃肠手术的患者，先进行胃肠减压，同时应禁食，停止胃肠减压后才能进流食，以后慢慢恢复到正常饮食；大手术或全身麻醉手术后，多有短期消 化功能减退，不想吃饭，甚至恶心、呕吐，可以要求输液。严重时，医生会插胃管，通过胃管注入流食。

四、协助医护人员严格术后的伤口管理

不要乱动，不要随意揭开覆盖伤口的纱布，更不能用手去触摸或用水清洗伤口，要保

持伤口的清洁和干燥。如自己不小心弄湿或污染了纱布，应请求医生护士给予更换，以防切口感染化脓。如发现伤口周围红肿或有血水流出，应及时告诉医生、护士，争取给予及时妥善的处理。

五、术后要早期活动

根据手术的大小和术后的病情，在经过医生准许的条件下，争取早期下床活动。这对于增加呼吸深度，促进血液循环，恢复胃肠功能，增进食欲都十分有利；对于防止并发症，促进伤口愈合，也有着积极的作用。如腹部手术，一般术后 2 ~ 3 天就应该适当下床活动或做床上活动，以防止腹胀和肠粘连。痰多的患者，应多翻身，并用手压住伤口，协助咳嗽排痰，以防肺部感染。肥胖患者应多活动四肢，防止静脉血栓形成。

六、掌握拆线的最佳时间

术后切口的拆线时间，要根据手术部位的不同而决定。一般手术，于术后 5 ~ 7 天拆线；下腹部、会阴部手术的拆线时间适当延长；上腹部、胸部、背部及臀部术后 7 ~ 9 天拆线；四肢手术后 10 ~ 12 天拆线，关节及其附近的手术，于术后 14 天拆线较为适宜；全层皮肤移植术，应于术后 12 ~ 14 天拆线；年老、体弱、贫血或有并发症者，应适当延长拆线时间。

七、其他注意事项

有的患者手术后不习惯卧床小便，或因腰麻后排尿反射障碍，解不出小便。因此，对术后需要较长时间卧床者，术前就应练习卧床小便。如果病情允许，可协助患者坐起，跪着或站着排尿，还可以采取腹部热敷，针灸等办法协助排尿。如果上述措施无效，术后 8 ~ 12 小时仍不能排出小便，应请求导尿。对术后身上所带的各种导管，要注意保持其通畅和清洁，防止导管折叠、堵塞、脱落或污染。术后身体抵抗力相对较差者，应注意保暖，防止感冒。门诊手术的患者，术后要在门诊休息片刻或一段时间，并由医生医嘱患者复诊、换药和拆线时间，按时到医院复诊并接受处置。住院患者出院后，如发现拆线后的伤口崩裂、出血或剧烈疼痛时，应立即到医院进行检查和处理。

（汪曾荣　黄醒中　蔡兆鹏）

第十章　骨折外固定技术和常用外固定物

第一节　骨折外固定器固定技术

技术是人创造的，更是为人服务的。骨折外固定既是一项具有170多年历史的传统骨科技术，又是一项与时俱进并具有全新技术理念的骨科技术科学。当今骨折的外固定器不仅是一种骨科实用技术，而且是一种全新的技术科学和医疗思维模式。在给患者带来福祉的同时，也给医生带来更多的创意空间。对骨折外固定器具有以下几点要求。

一、骨外固定器的要求

1. **患者为本，疗效优先。**

骨折患者是骨外固定技术服务的主体，患者对医疗的效果要求满意，而且对实现与疗效相关的各种因素和最终结果均有生理、心理和社会等不同层面的要求。骨折所使用的外固定架应为倡导以患者为中心、以更小的医疗创伤和代价获取更佳疗效，最大限度实现患者生理、心理和美学的健康需求，并以患者为中心，在整个医疗过程中贯穿最佳医疗思维或学术思想，充分发挥骨外固定优势的中心环节，也是医生的更高境界。

"以患者为本"治疗理念，并非只是一种"口号"和抽象的概念，必须是一种能够践行的技术理论和准则。首先要对系统理论做了解，认识和积累临床经验，更新人们对骨外固定技术的观念，提高骨外固定技术的应用。学习骨外固定技术也要像学习其他骨科技术一样，认真学习基础理论、训练操作技能，直至熟练掌握。千万不要轻易地认为骨外固定技术是一种简单技术，否则既不能应用骨外固定技术处理临床复杂问题，还会质疑骨外固定的疗效，甚至产生偏见。

是否能合理选择骨折骨外固定适应证，是衡量使用者对骨外固定认识水平、技术水平和治疗理念的标准之一。在选择适应证时要避免或克服以下几种不良倾向。

（1）对骨外固定适应证的片面认识，认为骨外固定的适应证只有在内固定方法难以处理或发生感染、骨不连等并发症等，才是骨外固定的适应证。

（2）对骨外固定技术缺少全面了解，将骨外固定作为一种"简单技术"随意的应用，因此而发生一些不该发生的问题。

（3）对骨外固定并发症的片面认识，临床实践中发生一些不该发生的问题时，不要质疑骨外固定技术的有效性，而要寻找技术上的原因。骨外固定实践证明，除了针孔感染外，其他问题均与技术原因有关。即使是因患者配合不当而产生的问题，也必须从管理上找原因。这样才能获得解决问题的正确方法。

Ilizarov认为，任何形式的内固定或其他方法，都不能提供骨折迅速愈合所需要的全部复杂条件，只有骨外固定才能做到。骨外固定条件下，可以通过体外装置实现再生控制对应力方式的静态固定、动态固定、牵伸速度和弹性等应力-应变的控制，为组织再生提供理想的力学与生物学相容的环境，促进组织再生的生物学进程和实现肢体功能的优化重建。从力学效应的角度来看，骨外固定不仅是不可替代的，还是唯一能提供最佳力学环境的有效方法。可在不同的治疗阶段为骨折（截骨）段提供适应性固定刚度，使固定刚度顺应骨再生与功能重建进程的生物学要求，促进骨折愈合的速度，提高骨折愈合的质量，最大限度避免骨折病发生。

骨外固定有多种形式的力学作用，是骨外固定的独特优势和核心技术手段。面对千变万化的临床情况，如何合理选择与实际情况相适应的固定方式，显得非常重要。对于一些特殊复杂伤情，其他固定方法很难奏效时，能否发挥骨外固定的作用，就取决于使用者对骨外固定综合优势了解的程度。外固定器是一种体外桁架式结构，固定方式有很好的灵活性、顺应性。可以为各种复杂骨折和伤情提供有效的固定。对于如严重开放性骨折、严重粉碎性构件骨折、感染性骨折、多发伤骨折、骨质疏松性骨折以及批量伤员等情况，可提供快速固定、局部固定、跨关节固定和多部联合固定等不同方式。除了固定功能外，还可提供有与骨功能重建相适应的各种力学效应，如静态应力、动态应力、弹性功能等有利于骨再生的生物力学效应，如骨折或截骨术选用静态固定、骨不连选用加压固定、骨段延长与加压固定、骨与关节畸形选用牵伸矫正、肢体短缩畸形的延长等，使治疗更加合理。完善的骨外固定力学作用方式是其他任何方法都无法比拟的。充分认识骨外固定各种力学作用方式的科学性和全面性，认识骨外固定的优势，合理选择适应证，是减少或避免骨科临床经常发生的骨感染、骨不连、再骨折等并发症有效的举措，而且可以大幅度降低外伤性截肢率。

2. 优化构型，巧力求稳。

优化构型是指使用了以最简结构、最细最少的钢针，遵循巧力求稳、巧妙穿针和功能可靠构型原则。优化构型的目的在于保证疗效的同时，最大限度方便患者术后的生活自理、功能训练，增加患者对骨外固定治疗的接受度。要减少或避免因结构复杂而导致的长期卧床、行动不便、长期住院等给患者带来不必要的痛苦和恐惧心理。

正确选择外固定器构型将使骨外固定技术的发挥事半功倍。选择时首先要考虑的是外固定器构型的力学环境与治疗病种、目的和解剖学等生物力学的相容性，以确保疗效。选择构型的要求是在确保疗效的前提下，尽可能选择结构简便的构型，如果勉强使用，骨外固定优势的发挥必将受到限制，例如单侧外固定器的结构和钢针布局相对固定，适用于结合简单内固定后的骨干骨折；若在靠近关节部位穿针应用，不仅限制关节运动，也易诱发针孔感染；如果选用环式结构和细直径全针或全针与半针结合，即可克服单侧构型的诸多不足。并非选择结构复杂的构型就安全无事，结构过于复杂，过多的钢针和邻近关节的穿针，不但会影响关节活动和功能训练，也会间接影响肢体血运，造成肢体肿胀（象皮肿），还有可能引起皮肤压迫性损伤，例如在髋关节部位使 Ilizarov 环式外固定器并穿放全针时，不但很容易误伤神经血管，限制髋关节运动，也不便于患者活动，术后易诱发疼痛和针孔感染。如果在股骨近端使用半针，远端使用全针与半针结合的环式三角式构型，上述问题即会随之解决。选择构型时要根据实际情况进行理性分析，灵活选择，在确保骨折固定稳定的前提下，遵循"能简勿繁，繁时求简"的构型原则。选择构型时，可参考以下因素。

（1）优化结构的原则：要符合"最简结构、无多余链接、巧力求稳；动静平衡，动则有度、静则平衡，以及有利功能活动和调控有效的构型优化原则。在治疗中尽可能选择通用性好的功能构件，避免随意增加过多的连接，如为了矫形或骨折复位，而增加过多专用的矫形装置等。

（2）构型与治疗目的相适应：构型是提供与治疗目的相适应的力学环境的基础。不同骨折类型的构型要求各不相同，治疗简单（稳定）骨折时可选用单侧骨外固定器（必要时结合简单内固定）；治疗复杂（粉碎、多段）骨折时要用力学性能好的环式构型。

（3）构型与治疗部位匹配：治疗部位不同，对构型的要求也不同。用于小腿的构型尽可能选择半环式或全环式构型；大腿可选用单侧构型或环式三角型。上肢的构型可以简便一些，如尺桡骨骨折使用单一侧钩型，肱骨可以用半环三角式构塑等。青壮年肌肉发达或肢体较粗的尽可能选择环式、半环式和环式二角式的构型，老年、儿童和体格瘦小者可用结构简单一些的构型。

（4）构型不影响关节活动：在不同的治疗阶段，对构型的要求各不相同。治疗早期的整体构型要紧固一些，在中后期可适当减少某些次要构件，降低固定刚度以便于功能训练，必要时也可替换更为合理的固定方式，为肢体的再生修复创造相适应的力学环境。

（5）构型与治疗时间相适应：由于治疗目的不同，使用外固定器的治疗时间有很大的差异。对于使用时间长的构型，要选择几何形状简便，细直径全针与半针结合的多点多向的钢针布局，以便能最大限度的方便患者院外自理和活动。

经皮骨穿针是骨外固定区别于其他"外固定"方法的决定性因素，也是骨外固定技术的关键性因素之一。在骨外固定发展的不同阶段，学者们非常重视对钢针的研究与改进，从而促进了骨外固定的发展。正确选择和使用钢针，仍是目前应用骨外固定技术的重要技术环节，否则技术水平很难得到提高，更谈不上充分发挥骨外固定的优势。

（6）钢针种类与直径

1）钢针种类

如 Ilizarov 发明的细钢针和橄榄针；Bastiani 发明的自攻式螺纹半针；夏和桃研制的锥形螺纹半针；AO 的无螺纹半针等。不同类型的钢针，既有不同的力学特点、应用价植，又有各自的优缺点，对此应有科学的认识。钢针的设计与设计者对骨外固定技术的理解与理念有关，各种类型的钢针基本都能与所属外固定器的构型相匹配，应用时应严格按照相关技术要求使用，不要为了操作方便而随意改用其他类型的钢针。例如，任意将自攻式螺纹半针改为无螺纹半针；将锥形螺纹半针改为自攻式螺纹半针，或在应用 Ilizarov 技术矫形时忽略橄榄针的使用和原则等，将会发生因钢针使用不当而发生的问题。在急救、急诊情况下应优先选用无螺纹，操作简便快速的钢针类型。单独使用全针布局或半针布局，如传统的 llizarov 的全针布局、Bastiani 的半针布局，也并非是理想的钢针布局力式，多数情况下应尽可能选择全针与半针结合（简称全半结合）的钢针布局为妥。

2）钢针直径

钢针的粗细也与设计者的理念有关，原则上应按照设计和应用要求选用，否则会造成结构繁杂、笨重或固定不稳等问题。细钢针应实施的拉张力不应大于100k，粗直径钢针与针径的比例不能大于20%。在保证稳定性的前提下，钢针直径越细越好。干骺端最好选用细直径全针，骨干部位尽可能使用螺纹半针。

3）钢针的数量

钢针数量既会对固定的稳定性产生影响，也是引发并发症的主要原因，如何处理两者的利弊关系极为重要。不同的构型有与之相应的钢针数量，如果没有充分的理由，原则上不改变设计要求，特别是不要轻易减少钢针数量。为避免或降低钢针引发的问题概率，合理的减少钢针数量是可行的，也符合微创意识。

（7）钢针的布局

钢针布局的合理性如何不仅是影响稳定性的力学要素，也是衡量微创意识的要素之一。对治疗过程的顺利与否，术后功能训练的有效性等问题，均会产生影响。作者根据钢针布局的结构力学、生物力学、局部解剖和治疗要求等综合因素的研究，提出了两端为基、中段调控、全针半针结合、多点多向、巧力求稳的钢针布局原则。这种布局不仅符合稳定性要求，也能最大限度避开神经血管和肌肉及对关节活动的影响，增加穿针安全性的同时，降低了穿针的操作难度。

3. 个性原则，用长弃短。

"法无定法、用长弃短"个性化原则既是骨外固定技术的基本特征，也是所有骨科技术的共有属性。"寸有所长""尺有所短"是一种规律，若能用其长弃其短是一种治疗智慧。骨外固定是一种适应证广、具有多种固定方式，器械构型、钢针布局以及牵伸速度和内外结合等灵活性大、随意性强的骨科技术。可以充分利用这一优势，实施个性化治疗，发挥用长弃短的灵活特点。

（1）分别应用——择长弃短

按照骨折的不同情况，应在各种固定方法中选择最有效而妥善的方法加以应用。如开放性骨折，肢体肿胀又有伤口时，可先利用骨外固定远离创伤处固定的特点实施早期的固定，待伤口愈合后更换内固定也是一种合理选择。又如同侧的股骨胫腓骨多发伤骨折，可以应用外固定器固定股骨，应用髓内钉固定胫骨，既可使骨折达到及时的稳定，也可以缩短手术时间，还可以少输血，并减少出血及对生理功能的干扰，利于相关伤的治疗和术后康复。

（2）结合应用——取长补短

当一种方法不足以完全控制骨折移位时，可同时采用另一种方法弥补其不足。如骨外固定结合简单内固定，不仅能使固定更加可靠，又可简化骨外固定。内固定螺钉与外固定结合、克氏针与外固定器结合、带锁髓内钉与外固定器的结合在四肢骨折中已得到很好的应用。在关节骨折中应用尚欠缺，特别是关节骨折是应用骨外固定的超关节整体固定与关节弹性动态牵伸原理结合简单内固定技术尚未被重视。

（3）阶段应用——以长代短

根据骨折在不同阶段的主要矛盾，及时更换更为妥当的固定，以代替已不起积极作用或不利于肢体功能康复和正常使用的治疗方法。如应用骨段延长与加压固定治疗感染性骨折的后期，原缺损端愈合不确定，在确认感染治愈的情况下，更换带锁髓内钉固定，也是理想的选择。又如钢板固定发生钢板松动，骨不愈合拆除钢板改用外固定加压固定，促进骨折愈合。若勉强再次使用内固定有可能使伤情更加复杂。

（4）同期治疗原则——减少分期治疗

临床中既要遵循基本技术原则，又要发挥人的主观能动性，不被常规束缚，充分发挥骨外固定技术的优点。因此，按常规需要分期治疗的病例进行同期治疗，既能充分体现骨外固定技术灵活性的优势，又可避免分期治疗的不足。使用传统的治疗方法与原则治疗一侧肢体有多个问题，一个部位与邻近部位的问题或双侧肢体多个问题等疾病时，需要分期治疗，要进行多次手术才能完成最终治疗目的。在骨外固定条件下，实施同期治疗不仅能避免多次手术，减轻患者的痛苦，还可获得满意疗效。例如截骨延长与加压固定治疗骨缺损，甚至同期治疗感染性骨与皮肤缺损以及骨不连、内固定折断伴肢体短缩的同期治疗；骨段延长与加压固定即跟腱牵伸术治疗伴有足下垂的胫骨骨缺损等等。还有些复杂的骨与关节畸形，以往需要通过多次手术才能完成治疗任务，而在外固定条件下，一般都能一次手术完成。如多段截骨加压固定，治疗一侧或双侧下肢长骨的严重弯曲畸形；截骨延长与加压固定治疗膝关节内翻与小腿短缩畸形等。

4. 治用并举，自然康复。

骨外固定手术的完成仅仅是治疗的开始，成功的一半。决定疗效优劣的关键环节在于术后管理与摆脱传统治疗理念。治用并举是指根据不同伤情，在手术后的最短时间内，肢体必须进行各种形式的有益和无痛活动。这一治疗原则，意在强化治疗的整体策略，强化"运动就足生命"的真理，因为骨的生长与重建本身就是"运动"，没有很好运动即没有很好的生长，没有足够的运动就没有完美的重建。骨外固定术后，把功能训练放在与手术操作同等重要的位置，既是一种科学理沦，也是经验总结。充分、主动、无痛的活动可使骨骼和软组织的正常血运迅速恢复，同时还将增加滑膜液对关节软骨的营养，肢体的荷载（负重）还会重新获得骨吸收与再生之间的平衡，大大减少创伤后骨萎缩的发生，还会减少因骨外固定术后康复性治疗带来的痛苦、费用和时间。

稳定与结构、穿针与疼痛是骨外固定治疗中很难处理的两对矛盾，优化构型、巧妙穿针的技术原则随之而生。因为优化构型和巧妙穿针，既消除了对固定不稳的担忧，又避免结构复杂带来的不便；巧妙的钢针布局，既避免了钢针穿越肌肉，又避免了运动时钢针引发的疼痛，从而在技术环节上为功能训练和无痛运动创造了条件，使治用并举和自然康复的治疗康复理念得以顺利实施，旨在倡导治疗与康复并重的治疗理念，创建以技术为保证，使用为策略，治用并举、自然康复的骨外固定治疗理念。只有当骨外固定条件下允许骨与关节肌肉进行充分、主动、无痛的活动时才是骨外固定的最高水平，这也正是骨外固定治用并举基本技术保证的要素。

5. 优化重建，功能适应。

功能适应性原则，指在某些特殊情况下的疗效评估原则，即在确保功能优化重建的前提下，不强求所谓的"解剖复位"和原始结构与形态的恢复，是强调以恢复肢体主要功能为原则的疗效评估功能。意在从实际出发，选择以患者为本的科学治疗策略，实现医患双方对治疗策略和最终疗效的评价体系，增进医患双方医疗共识，促进医患和谐的意识，避免盲目追求结构与形态的"完美"。

(1) 功能适应性原理

功能适应性原理是指治疗严重粉碎性骨折、疑难骨病、复杂畸形矫正、复杂性肢体短缩畸形和关节功能重建时，应优先考虑的是如何以最简单有效的方法实现肢体功能的优化重建，而不必强求恢复骨的解剖形态和关节结构的原始状态。要以简便有效、功能优先、自然重建、疗效持久和患者功能与心理适应的疗效评估原则为标准。

(2) 骨功能适应性

强调以恢复正常骨力学强度为主的疗效标准的同时，下肢要以恢复正常机械轴、解剖轴和关节角为目的疗效评估理念。骨功能的重建，是按照应力法则，特别是应力的方向，逐步完成再生与重建。因此从治疗开始，即实施适应性固定刚度非常必要，以免影响骨功能的早期重建；骨功能的优化重建，骨折愈合的骨痂，骨延长的新生骨量，骨痂的多少和新生骨量的多少，密度高低，固然非常重要，但影响骨功能的关键因素，骨的力学强度显得更加重要，因此要重视对骨力学强度的评估，减少骨功能重建缺陷引起的再骨折等并发症。

(3) 关节功能适应性

关节功能适应性是指治疗疑难复杂的关节疾患时，首先要考虑的是对已有功能的保护，而不应追求解剖结构的恢复，牺牲已有关节的功能。有时关节结构紊乱，但却保持较好的功能，此时只需恢复肢体重力线即可，无需强求关节结构的恢复。治疗时，尽可能维持原有关节功能，避免恢复原始关节结构为目的复杂性、替代性、疗效不确切的治疗性措施，以免适得其反，造成更大的医疗风险。倡导以再生修复为治疗理念，功能确切和疗效持久的治疗原则。

(4) 肢体功能适应性

肢体功能适应性是指治疗严重、复杂性肢体疾病时，在确保肢体的连续性，恢复下肢机械轴、关节角和肢体等长的前提下，不强求骨干局部的解剖轴或关节结构的恢复，而是以确保肢体主要功能、疗效持久和患者满意的疗效标准为评估原则。对不影响关节功能的关节结构异常，不宜开展以恢复原始关节结构为目的的关节置换或疗效不确切的手术。

二、骨外固定器的作用及适应证

1. 骨外固定器的适应证

根据骨外固定器的构形可将其分为单边式、双边式、三边式、四边式、半环式和全环式6种类型。其中三边式外固定器极少应用，全环式多被半环槽式外固定器所替代，四边式外固定器已被淘汰。不同构型的外固定器有不同的适应证。

(1) 单边式骨外固定器　单边式骨外固定器是外固定器中最简单的构形，又可分为单平面单边式和双平面单边式2种。

1) 单平面单边式：固定针为半针固定，且所有针体均在沿长骨纵轴的同一平面。

单平面单边式优点：组织损伤小，安装简单，调节方便，轻便，便于患肢关节早期活动锻炼。缺点是对于不稳定型骨折的固定欠稳定，尤其是股骨粉碎性、斜形、螺旋形骨折，容易发生再移位。

　　具有代表性的单边外固定器有：Bastiani 外固定器、钩槽式单边外固定器、AO 单边外固定器和组合式单边外固定器。单平面单边式外固定器又可分为单平面单边单杆式和单平面单边双杆式 2 种。后者利用单边双重连接杆固定可明显增强固定针的固定强度。

　　适应证：①胫骨闭合、开放性骨折及已感染的骨折是首选适应证；②股骨闭合、开放性稳定型骨折；③股骨转子间及转子下稳定型骨折；④尺骨干各种类型骨折；⑤肱骨干、手和足部骨折；⑥植骨术后的外固定。

　　2）平行双平面单边式：此型是单边外固定器中最稳定的简单构形，最典型的代表就是钩槽式单边外固定器，由固定针和双平面钩槽式连接杆组成。固定针为半针固定，沿肢体或躯干一侧的两个平行平面穿入，直至对侧骨皮质，不穿出对侧软组织及皮肤，两排固定针占据的两平行平面相距 2 ~ 3cm(如果骨骼宽大，相距距离可更大)，连接杆置于两平行平面之间将露出皮肤的两排固定针固定连接。

　　平行双平面单边式优点：组织损伤小，安装简单，一根连接杆即可连接两个平面的固定针，调节方便，轻便，固定针之间呈三角构形，十分牢固和稳定，可控制肢体冠状面和矢状面的旋转活动，便于患肢关节早期活动锻炼。缺点是：对于股骨粉碎性骨折固定欠稳定，容易发生再移位；大腿肌肉丰厚，肢体活动锻炼时，固定针眼容易出现流水、流血，容易发生针眼感染。

　　适应证：①胫骨闭合或开放性骨折及已感染的骨折，包括稳定和不稳定骨折均是首选适应证；②股骨闭合或开放性稳定型骨折；③股骨转子间及转子下粉碎性骨折；④尺骨干各种类型骨折；⑤胫骨干和足部骨折；⑥植骨术后的外固定。

　　(2) 双边式骨外固定器

　　双边式骨外固定器也可分为单平面双边式和双平面双边式 2 种。

　　1）单平面双边式：此型构形较单边外固定器多一连接杆，由固定针和 2 根连接杆组成。固定针主要为全针固定，有时也可辅以半针固定，装有调节延长螺杆的双边外固定器尚可进行肢体延长。

　　双边式骨外固定器优点：对于不稳定型骨折固定稳定，尤其是不适合单边外固定器固定的股骨粉碎性、斜形、螺旋形骨折，经双边外固定器固定后不容易发生再移位，尚可对延迟愈合或不愈合的骨折进行一次性加压固定，促进骨折愈合。缺点是：组织损伤较大，安装稍复杂，调节不太方便，不便于患肢关节活动及进行肢体行走锻炼。

　　具有代表性的单平面双边外固定器有钩槽式双边外固定器、钩槽式骨延长器、组合式双边外固定器、Anderson 外固定器和 AO 双边外固定器。

　　适应证：①股骨闭合或开放性、已感染的不稳定型骨折是首选适应证；②四肢延迟愈合或不愈合的骨折；③膝、踝、肘及腕关节邻近的塌陷、粉碎性骨折，骨折线波及或不波及关节面；④膝、踝、肘及腕关节邻近的良性骨肿瘤或瘤样病损，刮除植骨术后；⑤肢体延长。

　　2）双平面双边式：此型构形较单边外固定器多一连接杆，由固定针和 2 根连接杆组成。又可分为平行双平面双边式和夹角双平面双边式 2 种。

　　平行双平面双边式外固定针：为全针固定，即自肢体一侧成平行双平面进针，两平面相距 2 ~ 3cm，经双侧骨皮质穿出对侧软组织及皮肤，在肢体或躯干两侧将连接杆置于两平行平面固定针之间，将露出皮肤的固定针连接固定。有时也可辅以半针固定。

平行双平面双边式外固定针优点：对于靠近关节和骨端的骨折固定稳定，尤其是股骨远端和胫骨近端骨折，股骨髁和胫骨平台骨折段短而前后径宽，难以沿骨长轴纵行平面钻入2针固定，但可在短骨折段前后横形排列钻入2针，分别固定在连接杆的前后两面，与另一针组形成稳定的三角构形，不容易发生骨折再移位，尚可对延迟愈合或不愈合的骨折进行一次性加压固定，促进骨折愈合，可控制肢体冠状面和矢状面的旋转活动。缺点是：固定针距离关节很近，容易影响关节活动及进行肢体行走锻炼。

具有代表性的平行双平面双边式外固定针为钩槽式双平面双边外固定器。

适应证：①股骨远端或胫骨近端骨拆段较短的闭合性、开放性或已感染的骨折是首选适应证；②四肢延迟愈合或不愈合的骨折；③膝、踝、肘及腕关节邻近的塌陷、粉碎性骨折，骨折线波或不波及关节面；④膝、踝、肘及腕关节邻近的良性骨肿瘤或瘤样病损，刮除植骨术后；⑤胫骨近段截骨肢体延长。

（3）夹角双平面双边式外固定针：其固定针为半针固定，先自肢体一侧沿骨长轴成纵行平面进针，直至穿破对侧骨皮质，不穿出对侧软组织及皮肤，在肢体一侧用连接杆将露出皮肤的固定针连接固定。再在肢体另一侧沿骨长轴纵行平面，与前一平面形成一定夹角进针，也为半针固定，两平面夹角为任意大小。

夹角双平面双边式外固定针优点：对于长骨尤其是股骨螺旋形、斜形或有大块骨折片的骨折，可在不同方向和不同平面将两斜形骨折端和骨折片贯穿固定，使其更加稳定，不易滑动移位或缩短移位。而且两平面之间形成稳定的立体三角构形，可控制肢体冠状面和矢状面的旋转活动，不容易发生骨折再移位。缺点是：固定平面较多，固定针穿经的肌肉数目增多，容易影响肤体关节活动及进行肢体行走锻炼。

所有单边外固定器均可组合成夹角双平面双边外固定器，只是 Bastiani 外固定器重量较大，同一骨折段用 2 根 Bastiani 外固定器固定，难以为患者所接受。

适应证：①长骨长斜形、长螺旋形骨折是首选适应证；②有较大骨折片的粉碎性骨折。

（4）三边式骨外固定器

三边式骨外固定器临床极少应用。此型构形较双边式外固定器多 1 根纵连接杆和 4 根横连接杆，由固定针和与肢体平行的 3 根纵连接杆及连接纵连接杆的 4 根横连接杆组成，构成三角构形。固定针以全针固定为主，第三边采用半针单边式。

三边式骨外固定器优点：对于不稳定型骨折固定较为稳定，尤其是股骨粉碎性或股骨斜形、螺旋形骨折，固定后不容易发生再移位，尚可对延迟愈合或不愈合的骨折进行加压固定，促进骨折愈合。缺点是：组织损伤较大、结构复杂、笨重，安装、调节不太方便，不便于患肢关节活动及进行肢体行走锻炼。

一般单边式外固定器均可组合成三边式外固定器。

适应证：①长骨不稳定型多段骨折是首选适应证；②四肢延迟愈合或不愈合的骨折。

（5）单边式骨外固定器

单边式骨外固定器临床上已不应用，属于已被淘汰的一种外固定器形式。此型构形较双边式外固定器多两根纵连接杆和 4 根横连接杆，由固定针和与肢体平行的 4 根纵连接杆及连接二纵连接杆的4根横连接杆组成,构成方框四边式构形。固定针以全针为主,有时辅以半针。

单边式骨外固定器优点:对于不稳定型骨折固定最为稳定,尤其是股骨粉碎性或股骨斜形、螺旋形骨折,固定后不容易发生再移位,尚可对延迟愈合或不愈合的骨折进行加压固定。缺点是:组织损伤较大,结构复杂、笨重,安装、调节不太方便,不便于患肢关节活动及进行肢体行走锻炼。

单边式骨外固定器具有代表性的四边式外固定器,主要有 Hoffmann 外固定器和 Vidal-Adrey 外固定器。

(6)半环式骨外固定器

半环式骨外固定器构形较双边式外固定器多一根纵行连接杆,由固定针、水平槽式大半圆弓环和与肢体长轴平行的3根纵行连接杆组成,构成半环槽式构形。固定针为全针固定,必要时辅以半针固定。

半环式骨外固定器优点:可供多向性穿针,尤其适用于肢体延长,以及对延迟愈合或不愈合的骨折进行加压固定,促进骨折愈合。选用直径较细(2mm)的固定针,可达到相同的固定和骨延长效果,对骨骼损伤小。缺点是:组织损伤较大,结构复杂、笨重,安装、调节不太方便,不适用于股骨近中段的骨折固定,不便于患肢关节活动及进行肢体行走锻炼。

半环槽式外固定器是半环式骨外固定器的典型代表。

适应证:①青少年及脊髓灰质炎后遗肢体短缩的肢体延长是其首选适应证,因为这两类患者的患肢骨骼均较细,仅适用直径较细的固定针作延长固定;②股骨远段、胫腓骨闭合性、开放性感染骨折;③四肢延迟愈合或不愈合的骨折,先无性胫骨假关节;④四肢有骨缺损的长骨骨折或病理性骨折。

(7)全环式骨外固定器

临床上多为半环槽式外固定器所替代,此型构形较双边式外固定器多一根纵行连接杆,由固定针、水平环和与肢体长轴平行的3根纵行连接杆组成,构成圆环构形。固定针为全针固定,必要时辅以半针固定。

其优点为:可供多向性穿针,但不及半环式简便,主要用于肢体延长,以及对延迟愈合或不愈合的骨折进行加压固定,促进骨折愈合。缺点是:组织损伤较大,结构复杂、笨重,安装、调节不方便,不适用于股骨近中段的骨折固定,不便于患肢关节活动及进行肢体行走锻炼。

Ilizarov 外固定器是全环式骨外固定器的典型代表。

适应证:①肢体延长是其首选适应证;②四肢闭合、开放性、已感染的骨折;③四肢延迟愈合或不愈合的骨折,先天性胫骨假关节。

三、骨外固定器的使用方法

1.操作技术的基本要点

(1)术前应根据骨折部位、骨折线形态、骨折端移位改变及周围软组织情况,选择恰当的骨外固定器,确定合理的进针部位与方向。还应了解所选的骨外固定器的结构和力学特性。掌握其操作方法,熟悉穿针部位的局部解剖结构。

（2）穿针部位应在病灶之外，以避免由钢针穿过血肿区，使其与外界相通，招致感染，但为增加固定的稳定性，又要尽可能靠近骨折断端。同时适当增加各骨折端固定针的间距，提高稳定性；固定针的分布应合理可靠稳定，针道应位于骨横断面中央，使钢针的作用力通过骨的轴心，使骨面获得牢固固定，又可得到较为均匀的压应力刺激。

（3）严格遵守无菌操作的原则。手术应在手术室内进行，因针尾暴露在皮肤之外，固定时间较长，稍有不慎，极易导致严重感染，致使治疗失败。

（4）穿刺最好在电视 X 线或透视下监视进行，确保进针部位、方向的准确性。

（5）钢针穿越皮肤的进出孔，要用刀尖切开 0.5 ~ 1.0cm，达深筋膜，减少针、皮肤界面软组织张力，避免炎症的发生。固定钢针直径一般为 4mm，进入骨质时可用连有 3.2mm 直径钻头的手摇钻将其徐徐钻入，不要强力锤击，以防骨干破裂，也不宜用快速动力钻，以免热损伤。

（6）尽管骨外固定器大都可进行必要的调节，能纠正残留的对位对线偏差，但尚未到达完全代替手法复位的完善程度。在将钢针固定于连杆之前，宜用手法将移位的骨折断端整复到比较满意的程度。

（7）穿刺部位。胫腓骨折应在胫骨上穿针。针由外向内穿。股骨以穿半针为好，即穿出对侧骨皮质后，不要再穿出软组织，若须全针固定，应注意避免损伤股骨内侧的股动静脉和神经。肱骨内侧有血管和神经通过。加上上肢重量较小，单侧穿针即可以达到治疗目的，同时也较为安全。

2. 使用骨外固定器后的护理

（1）用湿的 1：1000 氯己定（洗必泰）或 75%乙醇纱布贴置皮肤针孔处，外用无菌干纱布保护，每天检查针孔。在穿针后 1 周内应酌情使用抗生素。若已有感染者，不必急于拔针，可扩大针孔引流，增大抗生素应用剂量，如此处理，浅表组织感染大多可以控制。

（2）每天应检查钢针及其骨外固定器部件有无松动，给予必要的调整。

（3）抬高患肢，以减少肿胀，为防踝或腕关节下垂，可选用合适的夹板、支架或托板进行固定。

（4）尽早开始上下关节的活动，如全身情况许可或骨外固定有足够的稳定性，应鼓励伤员早日下地免负重或负重行走。

（5）骨外固定器固定患肢的时间取决于治疗的需要，一般成人为 10 ~ 14 周，儿童平均 6 ~ 8 周，即软组织创面已愈合，或骨折端位置稳定而无再移位可能时，可改用小夹板或石膏等进行固定完成治疗。

四、骨外固定器的优点和缺点

1. 骨外固定器的优点

（1）穿针方便，创伤小，与切开复位内固定相比，减轻了患者的手术创伤。

（2）闭合性骨折穿斯氏针外固定，几乎没有出血，老弱病残者多能承受此类手术。

（3）不剥离骨膜，保护了骨折端的血供，有利于骨折愈合。

（4）与小夹板、石膏和支具等相比，利用固定针控制、固定骨骼更为稳定、可靠。

（5）外固定器固定开放性骨折便于伤口冲洗或换药处理，有利于软组织修复及伤口愈合，明显优于小夹板、石膏和支具等外固定，也避免了切开复位内固定导致伤口感染的危险性。

（6）可利用固定针对骨折端施加压应力，促进骨折愈合，也可用于治疗骨折延迟愈合或骨折不愈合。

（7）可通过固定针对关节施加牵伸撑开力，增大关节间隙，减轻关节面压力，以利于关节面塌陷骨折的复位和愈合；且可保证关节的早期磨合，有利于关节面骨折线骨痂的早期模造，促进关节面恢复平整，预防创伤性关节炎的发生。

（8）可通过固定针对骨折端施加牵伸力，便于矫正缩短移位。

（9）利用外固定器固定骨折，便于断肢再植手术的尽早实施。

（10）可早期进行关节活动锻炼，避免了关节僵硬的并发症。

（11）住院时间短，减轻了患者的医疗费用。

（12）骨折愈合后无需任何麻醉，即可很容易地取出固定针，无需第二次手术。

2. 骨外固定器的缺点

随着外固定器在我国广大基层医院广泛推广应用，人们对其缺点有了愈来愈深刻的认识。

（1）针眼创伤

与小夹板、石膏、支具和套具等非创伤性外固定方式相比，针眼对于骨骼和软组织均有一定损伤，需在麻醉状态下实施穿针手术，具有一定危险性。

（2）恐惧心理

外固定器经皮穿针至骨内，往往给人以恐惧感，部分患者及其亲属和亲友心理上难以承受，不愿接受这种治疗。

（3）影响美观

骨折愈合后针眼处将遗留下或大或小的瘢痕，如果在肢体显露部位，或十分注重美观的患者，则拒绝接受这种治疗。

（4）技术性强

外固定器的操作虽然简单，但如果没有掌握它的生物力学原理及一些操作原则和技巧，是很容易出现一些并发症的。

（5）针眼异物反应

主要表现为针眼渗液、流水，针眼周围皮肤无红肿，分泌物细菌培养阴性。这主要是针眼异物反应所致，保持针眼引流通畅，几天后即可自愈。

（6）针眼感染

尤其是股骨骨折外固定器固定后针眼感染的发生率很高，因为大腿肌肉丰厚，固定针对肌肉舒缩活动有阻挡作用，肢体活动时针眼容易流水、流血，并出现炎症，导致感染。而胫骨前内侧紧贴皮肤，若自此进针，针眼感染发生率极低。

（7）影响肢体活动

多见于邻近关节的骨折，穿针后使皮肤活动受到限制，影响关节的活动范围，尤以膝关节受限明显，屈膝不到 90° 时影响下蹲、骑车及开车等活动。

（8）固定针松动及脱出

主要见于单边外固定器的半针固定，主要原因有以下几点：①快速电钻钻入固定针，导致针周围的骨质灼伤、坏死；②钻孔的钻头太大，固定针稍细，固定针把持不牢；③固定时间较长，固定针容易松动；④老人骨质疏松或患有骨质疏松症的骨折患者；⑤固定针相互平行，松动后容易脱出。

（9）固定针折断

多为螺纹半针折断，多与钢针制作材料或制作质量有关，或因固定针待续受力导致疲劳性折断。

（10）针眼骨折

多发生于粗大的固定针固定较细小骨骼的骨折之后，尤其是直径 6mm 的固定针用于固定胫腓骨骨折或前臂骨折。快速电钻容易造成骨孔周围骨质灼伤和坏死，导致针眼骨折。

（11）再次骨折

最常见的原因是外固定器拆除过早，或因针眼感染，或因针眼疼痛，或因关节活动受限，往往导致患者要求提前拆除外固定器。也有发生于刚刚拆除外固定器后不慎又滑倒、受伤导致再次骨折。

（12）骨折延迟愈合

在外固定器广泛应用于临床后，骨折延迟愈合的发生率明显增高。其主要原因有以下几点。

1）骨折损伤严重：骨科医师普遍感觉到现在的骨折愈合时间，明显较半个世纪前的骨折愈合时间延长，而骨折损伤程度明显加重是其重要原因之一。机械化程度的提高，行车速度加快，水泥路面坚硬，均导致了骨折损伤程度的加重，粉碎性骨折、开放性骨折的发生率明显升高。粉碎性骨折片血供破坏严重，大部分骨折片完全丧失了血供。外固定器治疗注重保持肢体原正常长度，因此粉碎性骨折的骨折间隙增多、增大，难以固定，导致骨折延迟愈合。

2）软组织挫伤严重：开放性骨折、软组织严重挫伤及大块骨缺损的发生率明显升高，软组织损伤、肿胀，严重影响骨折的血供，使骨折愈合延迟。

3）骨折难愈合部位：骨折延迟愈合最常发生的部位是胫骨中远段骨折，其次是股骨颈头下骨折。

4）外固定器的应力遮挡：粗大的固定针和坚强的外固定确实可以保证骨折固定的稳定性，但应力完全从连接杆上传导，而不通过骨折线，会影响骨折愈合及塑形的速度。

5）外固定器固定欠稳定：固定针过细对骨折把持力不足，骨折端经常发生错动，会严重影响骨折的愈合。

（13）骨折再移位

多见于单边外固定器治疗长管骨不稳定骨折，尤其是股骨斜形、螺旋形和粉碎性骨折，由于大腿肌肉发达，双下肢在会阴部靠得很近，使用双边、全环式或半环槽式外固定器固定很困难，而单边外固定器很容易产生骨折缩短及成角再移位。

（14）骨折畸形愈合

1）不稳定型骨折过早活动或负重，容易发生骨折移位，而患者尚无知觉，最后导致骨折畸形愈合。

2）骨质疏松症患者，固定针在松质骨内发生移位，可造成骨折成角或侧方移位，畸形愈合。

3）外固定器拆除过早，骨折刚刚愈合，骨痂强度小，拆除外固定器后行走造成骨折成角或侧方移位。

五、骨外固定器的并发症及预防

1. 近期并发症

（1）针眼异物反应　使用骨外固定器后出现异物反应主要表现为针眼渗液、流水，针眼周围皮肤无红肿，分泌物细菌培养阴性。这主要是针眼异物反应所致，保持针眼引流通畅，几天后即可自愈。

（2）针眼感染　针眼感染多发生于股骨骨折的外固定器针眼，因髋部及大腿部软组织丰厚，固定针对肌肉舒缩活动有阻挡作用，肢体活动时肌肉及皮肤发生较大位移，针眼极易产生炎症，流水、流血导致感染而流脓。老年患者骨折愈合慢，外固定时间长，针眼也容易发生感染。而胫骨前内侧紧贴皮肤，若自此进针，针眼感染发生率较低。

针眼异物反应和针眼感染的防治方法主要包括：①股骨中上段骨折包括股骨颈骨折，应尽量采用内固定，如股骨中段及近中段横形骨折采用髓内钉固定，股骨颈骨折采用多针内固定；②将针眼暴露，每天用75%乙醇涂擦针眼1次，将针眼处痂皮擦掉，保持针眼通畅，有分泌物尽量挤压，让其自针眼流出. 可预防针眼感染；③针眼一旦感染，应让患肢暂时制动，疏通针眼将脓液引出，并用乙醇纱布湿敷红肿处；④静脉滴注抗生素预防全身感染。

（3）固定针松动及脱出　主要见于单边外固定器的半针固定，主要原因有以下几点：①快速电钻钻入固定针，导致针周围的骨质灼伤、坏死及吸收；②钻孔的钻头太大，固定针稍细，固定针把持不牢；③固定时间较长，固定针容易松动；④老人骨质疏松或患有骨质疏松症的骨折患者；⑤固定针相互平行，松动后容易脱出；⑥进针时有反复进针、退针动作。

固定针松动及脱出的防治方法：①应使用转速在1000r/分钟以下的慢速电钻；②钻孔时在钻孔处滴0.9%氯化钠溶液以防止针眼灼伤；③使用有螺纹的固定针时，钻孔的钻头应较固定针稍细；④无螺纹的斯氏针或克氏针用作固定针时，可采用针的扇形布局，既可防止针的松动，又可防止针的脱出，用于骨质疏松症患者固定也有效。

（4）骨折再移位　骨折再移位多见于单边外固定器治疗长管骨不稳定骨折，尤其是股骨斜形、螺旋形和粉碎性骨折，由于大腿肌肉发达，双下肢在会阴部靠的很近，使用双边、环式或半环槽式外固定器固定很困难，而单边外固定器很容易产生骨折缩短及成角再移位。

骨折再移位的防治方法：①股骨中上段骨折能用髓内针等内固定者，尽量采用内固定；②不适用内固定的不稳定骨折，尤其是股骨粉碎性骨折，应尽量采用双边外固定器固定，股骨上端的固定针可由外上斜向内下，即由大转子进针至小转子下方穿针固定；③对于斜形和螺旋形骨折，可在两骨折端重叠处贯穿一针，效果极佳。若此针贯穿固定后，一与连接杆不在同一平面，可将此针在离皮肤2cm处折弯固定于连接杆上。也可改用夹角双平面外固定器固定。

（5）固定针折断　固定针多为螺纹半针折断，多与钢针制作材料或制作质量有关，或因固定针持续受力导致疲劳性折断。

固定针折断的防治方法：①尽量少用螺纹针，改用不锈钢无螺纹针更为安全一些，因为目前还没有斯氏针或克氏针发生固定断裂的报告；②固定骨折时，骨拆端尽量靠拢，以减少固定针的应力；③不稳定型骨折如粉碎性骨折等，尽量选用双边外固定器固定。

2. 远期并发症

（1）关节功能障碍　关节功能障碍多见于邻近关节的骨折，穿针后使皮肤活动受到限制，影响关节的活动范围，尤以膝关节受限明显，屈膝不到 90°时影响下蹲、骑车及开车等活动。

关节功能障碍防治方法：①固定骨折尽量让固定针远离关节，最好采用扇形布局；②波及关节面的骨折尽量早期牵引复位，利用双边外固定器撑开固定，既可使骨折复位和固定，又可早期活动关节，便于关节面磨合修复。原则是关节早活动，晚负重；③辅助磁疗及促进骨折愈合的药物治疗，加速骨折愈合，尽早去除外固定器，开始关节锻炼活动；④发生关节僵硬不超过半年时，去除外固定器后，可在腰麻下逐渐加大膝关节的被动屈曲活动范围直至正常，然后置于下肢关节活动锻炼器（CPM 机）上进行持续被动活动 1 周。

（2）针眼骨折　针眼骨折多发生于粗大的固定针固定较细小骨骼的骨折之后，尤其是直径 6 mm 的固定针用于固定胫腓骨骨折或前臂骨拆。快速电钻容易造成骨孔周围骨质灼伤和坏死，导致针眼骨折。

针眼骨折防治方法：①身材矮小、骨骼较细小的骨折患者，或少年和幼儿骨折患者，可选用较细的克氏针作为固定针。如 6 岁以下病儿的胫腓骨骨折，可选用直径 2mm 的克氏针固定；成人胫腓骨或前臂骨折可选用直径 3.5mm 的斯氏针固定；股骨粉碎性骨折可选用直径 4mm 斯氏针固定，如果固定强度不够，可改用双边外固定器固定。直径 6mm 的固定针比较适合骨骼粗大的西方人；②采用慢速电钻或慢速气钻进针，忌用快速电钻或气钻，更禁用骨锤击入固定针；③如果是直径 4.5mm 以上的粗大固定针，取针后避免患肢负重行走，休息 3～4 周后再行走锻炼，以免过早行走出现针眼骨折。如果是直径 4.5mm 以下的固定针，取针后可继续行走锻炼。

（3）再次骨折　再次骨折最常见的原因是外固定器拆除过早，或因针眼感染，或因针眼疼痛，或因关节活动受限，往往导致患者要求提前拆除外固定器。也有发生于刚刚拆除外固定器后不慎又滑倒、受伤导致再次骨折。

再次骨折的防治方法：①一定要定期每月复查 1 次 X 线片，检查骨折对位、对线及愈合情况，只有骨折线模糊，临床检查也已达愈合标准，才能拆除外固定器；②当针眼疼痛或感染，可让患者暂时停止患肢的功能锻炼，局部用 75% 乙醇溶液擦洗针眼，擦去针眼处的分泌物、血痂或脓痂，使针眼保持引流通畅。一般不需要拆除外固定器，因此不要轻易拆除外固定器；③如果骨折部分愈合，而外固定器妨碍关节活动，可在拆除外固定器后改用小夹板继续外固定治疗。

（4）骨折延迟愈合　在外固定器广泛应用于临床后，骨折延迟愈合的发生率明显增高。其主要原因有以下几条。

1）骨折损伤严重：骨科医师普遍感觉到现在的骨折愈合时间，明显较半个世纪前的骨折愈合时间延长，而骨折损伤程度明显加重是其重要原因之一。机械化程度的提高，行车速度加快，水泥路面坚硬，均导致了骨折损伤程度的加重，粉碎性骨折、开放性骨折的发生率明显升高。粉碎性骨折片血供破坏严重，大部分骨折片完全丧失了血供。外固定器治疗注重保持肢体原正常长度，因此粉碎性骨折的骨折间隙增多、增大，难以固定，导致骨折延迟愈合。

2）软组织挫伤严重：开放性骨折、软组织严重挫伤及大块缺损的发生率明显升高，软组织损伤、肿胀，严重影响骨折的血供，使骨折愈合延迟。

3）骨折难愈合部位：骨折延迟愈合最常发生的部位是胫骨中远段骨折，其次是股骨颈头下骨折。

4）外固定器的应力遮挡：粗大的固定针和坚强的外固定确实可以保证骨折固定的稳定性，但应力完全从连接杆上传导，而不通过骨折线，会影响骨折愈合及塑形的速度。

5）外固定器固定欠稳定：固定针过细对骨折把持力不足，骨折端经常发生错动，会严重影响骨折的愈合。

骨折延迟愈合的防治方法：①尽量争取骨折解剖复位，可缩短骨折愈合时间；②软组织损伤、肿胀严重者，应注意将肢体抬高，帮助肢体消肿，加速肢体血液循环；③软组织缺损较大者，应行带血管皮瓣移植，尽量恢复骨折的血供；④国人骨骼相对较细，不应使用过粗大的固定针，可通过增加固定针数目达到稳定的固定，当骨折达到一定的愈合程度时，可逐渐拔出部分固定针，以减小应力遮挡；⑤应当保证骨折端对位、对线的稳定性，除了增加固定针数目外，还可采用双平面、双边及多平面固定方式，尽量利用较细的针（直径3mm左右）达到坚强、稳定的固定；⑥已经发生延迟愈合的骨折，可用骨折愈合刺激素注射于骨折断端，以促进骨折愈合。也可用电刺激促进骨折愈合，或利用骨移植治疗骨折延迟愈合。

（5）骨折畸形愈合

骨外固定器所造成的骨折畸形愈合主要有以下原因。

1）不稳定型骨折过早活动或负重，容易发生骨折移位，而患者尚无知觉，最后导致骨折畸形愈合。

2）骨质疏松症患者，固定针在松质骨内发生移位，可造成骨折成角或侧方移位，畸形愈合。

3）外固定器拆除过早，骨折刚刚愈合，骨强度小，拆除外固定器后行走造成骨折成角或侧方移位。

骨折畸形愈合的防治方法：①不稳定型骨折用外固定器固定后，不宜过早活动或下地负重行走。应避免负重，休息4周后摄X线片复查骨折愈合情况，再决定是否开始行走锻炼；②患有骨质疏松症的骨折患者，应卧床休息，并给予补充活性钙及治疗骨质疏松症的药物，可防止骨折移位甚至再骨折；③外固定器的拆除不宜过早，应每月摄1次X线片检查骨折愈合情况，若骨折线模糊，临床检查达骨折愈合标准，方可拆除外固定器。对于关节功能恢复良好，针眼无感染，外固定器对行走及日常生活影响不大的患者，可适当延长拆除时间，确保骨折不再移位。

第二节　石膏外固定技术

一、石膏外固定的适应证、禁忌证

1.石膏固定的适应证

（1）骨科创伤急救：石膏在骨折等现场急救时可作临时固定，以控制患部活动，防止损伤加重。

（2）战伤处理：战场上对一些烧伤、软组织伤及骨折等，在作简便可靠的石膏固定后，可防止瘢痕挛缩，促进损伤修复，有利于伤病员的搬送，减轻痛苦，预防损伤加重，为接受进一步治疗提供安全保证。

（3）闭合、稳定性骨折与脱位的固定：大多数的骨折、关节脱位在复位满意后都可选用石膏固定，维持骨折或关节脱位复位后的体位，有利于修复。

（4）骨与关节化脓性感染的固定：可控制患部活动，降低关节内压，有利于减轻疼痛，促进炎症消退，使病变局限，预防病理性骨折和关节畸形。

（5）骨与关节结核的固定：石膏固定可预防病理性骨折、肢体畸形，有利于使病变局限，减轻疼痛，促进结核早期愈合。

（6）骨性或肌性畸形矫形术后的固定：石膏固定可维持术后矫形位置，防止畸形复发。石膏加牵引治疗关节挛缩，加撑开器治疗膝内外翻畸形，先天性畸形如先天性髋关节脱位手法复位后的固定，还可用于脊髓灰质炎后遗症的畸形预防。

（7）肌腱转位术后的固定：石膏固定可维持肢体体位，保证转位肌腱的修复。

（8）神经、血管或肌腱吻合术后的固定：石膏固定可维持术后肢体体位，保证组织修复和愈合。

（9）关节成形术后的固定：石膏固定可维持术后矫形位置，保证组织修复和愈合。

（10）关节融合术后的固定：石膏固定可维持术后关节位置，保证关节顺利融合。

（11）植骨术后的固定：石膏固定可维持术后植骨块对位，保证骨愈合。

（12）皮瓣移植后的固定：大块带蒂皮瓣、皮管的移植后，为保证其成活，常需在取皮与植皮部位以石膏固定，固定无一定标准，原则上要求固定可靠，不影响皮肤生长即可。

2.石膏固定的禁忌证

（1）全身情况差，不能耐受石膏固定者，应先抢救生命，稳定病情。

（2）创面或创口较大的开放性骨折。如果选择石膏托固定，骨折有可能发生再移位；如果选择石膏夹托或石膏管型固定，则不便于伤口换药等相应处理。

（3）合并大块皮肤挫伤或缺损的骨折。

（4）不稳定性骨折或脱位，包括斜形骨折、螺旋形骨折、粉碎性骨折及双重骨折等。

（5）陈旧性骨折、骨折延迟愈合或骨不连。因原来已有较长病程，如果继续石膏外固定，极有可能造成骨折邻近关节的僵硬和功能障碍。

（6）年老体弱的骨质疏松患者。石膏外固定会加重患者的骨质疏松。

（7）肺心病、哮喘及支气管炎患者的胸椎骨折。

（8）孕妇胸腰椎骨折。

（9）小儿生长发育迅速，长时间石膏固定影响发育者。

（10）伤口发生厌氧菌感染者。

二、石膏材料的种类

1. 普通石膏绷带

（1）普通石膏绷带尺寸多样，一般有 1~6 英寸不同规格的石膏绷带卷和条板等。

（2）石膏绷带卷中普通石膏粉的含量和质量取决于制造商所制造的各种品质的石膏绷带。

（3）普通石膏可用于任何类型的夹板石膏或石膏托。

（4）普通石膏塑形效果较玻璃纤维要好，并且可以作为骨折复位时的材料选择。

（5）普通石膏延展性较玻璃纤维要好，并且更适于紧急固定。

（6）与玻璃纤维石膏不同的是，普通石膏在水中便失去了结构的完整性，因而要保持其处于干燥状态。

（7）普通石膏夹板 / 管形石膏需以 24 小时才能完全固化。

（8）避免普通石膏中内混入气泡，否则会在石膏内形成压力梯度并且导致塑形失败。

（9）避免普通石膏与皮肤直接接触 . 否则可造成皮肤擦伤或撕裂伤。

2. 高分子石膏绷带

新型医用高分子石膏绷带主要由玻璃纤维编织物浸渍水固化聚氨酯制成。其中，玻璃纤维采用无碱低捻玻纤纱，经编织机编织成具有弹性的玻璃纤维基布，将聚氨酯涂覆在玻璃纤维布上收卷，密闭保存。使用时，先浸水，挤出多余水分，再根据患者受伤部位包扎固定，5 ~ 8 分钟绷带即可固化定型，起到支撑及保护骨骼、软组织的作用。

医用高分子石膏夹板主要由多层玻璃纤维编织物浸渍水固化聚氨酯组成，并包裹在无纺布制成的保护层内。使用时，先将不与患者皮肤接触的无纺布面浸水数秒，再把夹板覆盖在需要固定的部位，用纱布绷带或弹力绷带缠绕，数分钟后即可固化定型。

（1）玻璃纤维高分子医用石膏绷带的特点：玻璃纤维高分子医用石膏绷带与其他绷带相比，具有如下特点：①强度高。其强度为石膏绷带 20 倍以上，非支撑部位包扎固定只需 2 ~ 3 层，支撑部位包扎固定只需 4 ~ 5 层。因其包扎体积小，在冬季和寒冷地区不会影响患者穿着；②重量轻。同样部位的包扎固定，其重要比棉质石膏绷带轻 5 倍，因而可减轻患者固定部位的附加负担；③操作简单方便。只需 5 ~ 8 分钟就能固化发挥固定支撑作用；④透气性好。可避免患者在夏天因包扎固定而发生皮肤过敏、瘙痒和感染；⑤不怕水和潮湿。患者可以洗澡，这在夏天对患者尤为重要；⑥ X 射线透过率为 100%。患者复诊摄 X 线片时不必拆除包扎物，既方便医患双方又可减轻患者经济负担。

（2）聚酯纤维编织物为基材的高分子绷带与传统石膏绷带相比有如下特点（见表 10-1）：

表 10-1　聚酯纤维高分子绷带与石膏绷带的性能比较

类型	聚酯纤维高分子绷带	石膏绷带
材料	聚氨酯	$CaSO_4 \cdot 2H_2O$
固化条件	室温水中浸 10 s	室温水中浸 10 s

固化时间	6 min	10 min
承重时间	固化 20 min 后	固化 12 h 后
质量和用量（短臂管型）1	150 克 /4″；1 卷	600 克 /4″；3 卷
压缩强度（8 层）	500 N，不变形	190 N，出现裂痕
透气量（8 层）	1. 15 /m•S － 1	0
抗水性	室温水中浸 24 h 不软化不变形	室温水中浸 2 h 碎裂
X 射线透过性	常规摄片骨痂影形清晰	照射量增加一倍，X 线片模糊
对环境污染	无	部分
有效保存期	24 ～ 30 个月	6 个月

（3）玻璃纤维高分子医用绷带主要规格：玻璃纤维高分子医用绷带宽度有2″、3″、4″、5″和6″五种规格，每卷长度有 1.8 米和 3.6 米两种规格，一般以 3.6 米两种规格，一般以 3.6 米为主。

（4）玻璃纤维高分子医用绷带使用及拆卸方法

1）管形固定支撑的操作：①在患者需固定部位衬垫 1 ～ 2 层纯棉纱布或纱套；②操作者戴上医用手套，打开绷带包装袋，将绷带从包装袋中取出，浸入水中 3 ～ 4 秒，取出挤去多余水分，然后在需固定部位用螺旋式包扎法将绷带缠绕于患者衬垫上。缠绕的两圈之间重叠部分为带宽 1/2。也可从包装袋中取出绷带直接缠绕后用喷水壶向缠好的绷带表面喷水以使其固化加快。

2）非管形支撑的操作：①根据患者受伤部位不同，选择宽度适宜的绷带进行拆、扭转、铺开以制得满意造型。一般 3 ～ 4 层强度就已足够，特殊承重部位可适当加厚；②制作绷带托也很方便，根据患者受伤部位选择合适规格，打开包装袋取出绷带浸入水中 3 ～ 4 秒种，取出挤去多余水分后置于垫好衬垫的部位造型固化再用纱布带缠绕固定之。若使用生产厂家的绷带托操作就更方便。

3）拆卸方法：对用玻璃纤维高分子医用绷带制作的管形固定，其拆卸方法可使用石膏锯、石膏剪和手术刀等工具锯（剪）拆除之。

三、石膏固定的包扎方法

1. 石膏托

按需要将石膏绑带折叠成需要长度的石膏条，置于伤肢的背侧（或后侧），用绷带卷包缠，达到固定的目的。上肢一般 10 ～ 12 层，下肢一般 12 ～ 15 层，其宽度应包围肢体周径的 2/3 为宜。

2. 石膏夹板

不适宜立即行管型石膏固定的骨与关节损伤和伴有软组织肿胀的患者、或不需要管型石膏固定的患者，如骨折内固定手术后的辅助外固定，可采用石膏夹板。它是将石膏绷带根据需要，定出长短宽窄，在平板上铺开，来回重叠，上肢 8 ～ 10 层，下肢 10 ～ 12 层，然后从两头叠向中间用水浸泡后，用手推摸压平，放于置衬垫的肢体的伸面与屈面，然后用湿绷带固定于功能位置。优点为发现肢体肿胀可迅速减压，到肿胀消失再换管型石膏。

3. 石膏管型

先将待固定的肢体置于功能位，由助手扶持，按规定加垫，必要时先制作石膏托，然后将浸透的石膏绷带由上而下，围绕着固定肢体上均匀滚动，绷带边相互重叠1/3，接触肢体的内层石膏绷带平整，不应有皱褶或绷带间遗留空隙，更不要缠绕过紧，其基本手法在于石膏绷带是粘贴上去的，而不是拉紧了再缠上去。为了适应肢体上粗下细，缠绕时应与肢体纵轴呈垂直折叠石膏绷带于石膏托侧，以适应肢体形态。缠绕石膏绷带时，术者应逐层用手掌均匀抚摸，促使各层紧密接触，一般要 5 ~ 8 层，如不放置石膏托，则需 10 ~ 14 层。在石膏绷带边缘部、关节部、骨折部应多包 2 ~ 3 层加固。术者，尤其助手，在缠绕过程中不应中途改变肢体的位置及伸屈度，以防折断石膏，影响固定效果。此外应以手掌托持患肢，禁止抓提，更不应用手按压，以免局部石膏凹陷形成压迫，造成肢体血液循环障碍或产生压迫性溃疡。石膏包扎完毕后，应按肢体轮廓进行塑型，以增强石膏绷带对肢体的固定性能。将边缘多余部分修整，充分露出不包括在固定范围内的关节以及指（趾）以便观察肢体血运、感觉、运动情况，同时有利它们功能锻炼。用红笔注明诊断，受伤日期和石膏绷带包扎日期，有创口的可将伤口位置标明或将开窗位置划好。

4. 躯干石膏

躯干石膏是采用石膏条带与石膏绑带相结合形成一个整体包缠固定躯干的方法。如头颈胸石膏、石膏背心、髋人字石膏等

四、石膏外固定的注意事项

1. 避免石膏外固定带来的二次伤害

（1）确保应用夹板或管形石膏不会造成非常严重的并发症，并确保应用夹板或管型石膏固定利大于弊。

（2）石膏夹板或管形石膏做得不好会导致压疮、神经压迫、关节僵硬以及复杂性区域性疼痛综合征。

（3）不要对进行性肿胀的肢体应用环形硬质敷料或石膏绷带，因为可能造成骨筋膜间室综合征。

（4）肘、前臂、小腿、足部最易在石膏固定后发生骨筋膜间室综合征，因此急诊行石膏固定时要多加注意这类并发症。

（5）由于普通石膏绷带有伸展性，所以急性期固定时最好用普通石膏绷带不要用硬质玻璃纤维石膏材料。

（6）普通石膏绷带以及玻璃纤维石膏在应用时有放热反应；因此衬垫不够、未在空气中充分散热或用高于室温的水均有可能导致热灼伤，甚至皮肤二度烧伤。

2. 固定的范围

（1）对于关节内及关节周围的骨折，关节近端及远端的骨干需固定（上下各一）。

（2）关节外骨折，邻近的上、下 2 个关节均需固定。

（3）固定的关节数量过多可能导致永久性医源性关节活动度减少。

（4）固定的关节数量过少可能导致骨折移位、神经血管损伤以及不必要的伤痛。

举例说明正确的固定方法。

（1）腕部骨折（挠骨远端）石膏外固定：①其上骨骼为挠骨；管形石膏／夹板固定应起自肘关节之上，以防前臂（挠侧）在腕部旋转；②其下骨骼为腕骨；管形石膏／夹板固定应终于接近掌指关节处。

(2) 胫骨干骨折的石膏外固定：①其上关节为膝关节；管形石膏夹板固定应起自大腿以限制膝关节活动；②其下关节为踝关节；管形石膏与夹板固定应终于足趾以限制踝关节活动。

(3) 踝部骨折（腓骨／胫骨远端）的石膏外固定：①其上骨骼为腓骨＋胫骨；管形石膏与夹板固定始于膝关节远端；②其下骨骼为距骨；管形石膏与夹板固定终于足趾近端。

3. 固定的位置

（1）除非有非常紧迫的原因，否则每个关节都应固定于最佳位置以确保解除固定后关节有良好的活动度。

（2）特殊位置：

1) 肩关节：内收内旋位。

2) 肘关节：90°屈曲位。

3) 腕关节：30°背伸位。

4) 拇指：拇指最大伸展和外展位的中间位置。

5) 手：掌指关节至少70°屈曲、指间关节伸直位。

6) 髋关节：外展10°～30°，屈曲20°～45°，外旋15°。

7) 膝关节：屈曲15°～30°。

8) 踝关节：背屈中立位。

4. 管型石膏的拆除

（1）石膏板锯是专门用于切割坚硬的石膏材料同时避免棉衬垫和皮肤等软质材料和组织损伤的工具。使用石膏板锯时应注意：①板锯工作时能够产生相当的热量从而容易灼伤皮肤；②在石膏拆除的过程，大约有1%的比例会出现石膏板锯导致的皮肤灼伤。

(2) 石膏板锯对于玻璃纤维石膏的拆除是不可或缺的。

(3) 由于可能会随时拆除或修剪管形石膏，在没有石膏板锯的情况下请不要制作任何管形石膏。

(4) 建议石膏板据与吸引器合用，以减少操作过程中产生的悬浮粉尘粘在衣服上、吸入肺中。

5. 管型石膏的拆除技术

(1) 切割石膏时着重掌握"向下 - 停止 - 向上"技巧。

(2) 石膏板锯应垂直向下推入石膏。示指收在石膏上避免石膏板锯跑偏。

(3) 直线来回移动板锯。

(4) 然后将板锯纵向移动到石膏上的下一个操作点。

(5) 用相同的方法将石膏板锯再次插入石膏。

(6) 不时地检查一下石膏板锯锯片的温度。可以用乙醇擦拭的方法使锯片降温。

(7) 切勿沿石膏拖动板锯，这样会显著增加皮肤割伤或灼伤的风险。

6. 石膏外固定的常见错误

（1）衬垫应用不当：①衬垫铺垫太少可导致压疮和石膏锯灼伤；②衬垫太多可致固定不充分及不能耐受肢体肿胀；③衬垫褶皱可致压疮。

（2）石膏绷带在热水中软化：①石膏树料绷带在热水中软化可减少石膏的固化时间；②石膏绷带固化越快，释放的热量就越大；③当快速固化的石膏绷带应用于患肢时，释放的热量可导致灼热伤。

（3）石膏材料过厚：石膏材料应用得越多，放热反应越大，皮肤灼伤的风险越高。

（4）夹板石膏完全固化过程中操作不当：①临床医师有时将刚刚制作好的石膏放在枕头或担架上；②枕头或担架的静压可使受力点部的温度升高，从而导致热灼伤；③石膏材料尚未完全变硬，可失去部分塑形作用。这种现象常见于在踝关节应用石膏夹板，最后导致马蹄足。

（5）石膏绷带缠裹过紧：由于石膏绷带缠裹过紧，加上肢体伤后出现肿胀，或石膏绷带定形后压迫肢体的状况，常会引发骨筋膜室综合征。

（6）石膏夹板应用不均衡：

1）容易在创伤的顶点区域应用较多的夹板；

2）打完石膏后复查 X 线片可看到管型石膏或夹板的应用不均衡。

（7）石膏夹板层压不当：

1）层压欠佳可导致石膏夹板力度薄弱；

2）打完石膏后复查 X 线片可见层压欠佳的石膏层样，表现为洋葱皮样外观。而石膏夹板层正常施用后在 X 线片上的正常表现应为一条实线。

（8）关节固定不当或关节固定错位：

1）固定的关节数目过多可导致医源性的关节活动丧失；

2）固定的关节数目过少可导致骨折移位、神经血管损伤以及不必要的疼痛及痛苦；

3）固定的位置不当可导致骨折移位及医源性关节活动丧失。

第三节　小夹板固定技术

一、小夹板外固定的适应证、禁忌证

1. 适应证

（1）现场急救：适用于各种四肢骨折、关节脱位的现场急救，固定患处，以利安全和迅速的转运；适用于闭合性稳定性骨折复位后的固定：①对上肢长骨及胫排骨干稳定性骨折的固定效果较好；②肱骨骨折宜用小夹板加外展支具固定，可防止骨不连或肩关节僵硬；③胫骨或股骨不稳定骨折因肌肉的收缩力，易产生成角或缩短移位，可用小夹板配合牵引治疗。

(2)四肢开放性骨折：①早期不宜采用，因有伤口，局部加压不利于愈合；②但创面小、经处理后创口已愈合者，可考虑使用。

（3）畸形愈合后四肢骨折：适合于手法骨折矫形后，复位满意且稳定者。

2. 禁忌证

（1）患肢严重肿胀，指或趾端苍白或紫红，表现有血液循环障碍危象者。

（2）前臂或小腿肿胀明显，怀疑可能发生骨筋膜间室综合征的尺挠骨或胫腓骨骨折，用小夹板固定易加重肢体肿胀，诱发骨筋膜间室综合征的发生。

（3）创面较大的开放性骨折，术后需经常换药，缠包小夹板十分不便，骨折端也容易发生移位。

（4）患肢伴有较大面积皮肤擦伤的四肢骨折。

（5）伴大面积创面感染、伤口需要换药的骨折。

（6）骨折伴有神经损伤，小夹板固定有可能加重神经损伤。

（7）不能住院治疗，而又不能经常来医院就诊检查的骨折患者。因为小夹板固定的松紧度经常随患肢的肿胀减轻而变化，因此需经常检查其松紧度，防止因过松导致骨折再移位。

二、小夹板外固定的优缺点

1. 小夹板外固定的优点

（1）无创性固定，对肢体组织无损伤，能用于老人、小儿以及不能承受手术治疗的患者四肢骨折的固定治疗。

（2）取材方便，树皮、木板、竹片、胶合板、硬纸板、塑料夹板、铝板、铁丝等均可制成夹板应用。

（3）操作简单，尤其是对于胫骨、腓骨、肱骨、尺骨或挠骨稳定性骨折的固定治疗，在广大基层医院及边远地区医院也均可很好地实施。

（4）不超关节固定时有利于骨折邻近关节的早期活动锻炼，可以避免发生关节僵硬、肌肉萎缩和骨质疏松等并发症。

（5）观察、调整方便，一旦发现骨折对位或对线不良，指或趾端缺血等问题，可随时进行调整。

（6）小夹板固定治疗骨折价格低廉，医疗费用低，患者乐意接受。

2. 小夹板外固定的优缺点

（1）小夹板固定属于间接固定，不适用于斜形、螺旋形和粉碎性等不稳定性骨折。因为小夹板固定这些骨折容易出现骨折再移位，甚至发生骨折畸形愈合。

（2）小夹板的固定把持力有限，不适用于单独固定股骨骨折，因大腿肌肉丰厚，即使小夹板包扎固定很紧，骨折端仍有可能在肌肉内发生移位。因此，股骨骨折需用小夹板固定时，可与骨牵引配合进行治疗。

（3）小夹板固定治疗的患者需经常复诊，由医师经常对小夹板进行调整。这是因为随着肢体固定后肿胀逐渐减轻，小夹板容易发生松散而影响固定效果，甚至造成骨折移位。

（4）小夹板使用不当会出现一些十分严重的并发症和后遗症，如软组织压迫溃疡、骨筋膜间室综合征、缺血性肌挛缩，甚至肢体缺血性坏死。

三、小夹板外固定器材

1. 小夹板材料的性能要求

（1）可塑性要佳：小夹板制作材料能根据肢体各部位凹凸体形，弯曲成各种形状，对于超关节小夹板有时甚至需弯曲 90°～120°。

（2）韧性要好：小夹板应有足够的支撑力和把持力，受力后变形不大，不易折断，不易劈裂，去掉外力后即可迅速恢复原形。

（3）弹性要好：小夹板具有一定的弹性和弹力，在肢体肿胀逐渐减轻时，小夹板的弹性可使其松紧度变化减至最小。

肢体功能锻炼时，肌肉收缩和舒张使肢体内部压力发生变化，肢体形态发生某些改变，而小夹板借助弹性和弹力继续维持其把持固定作用。

（4）吸附和通透性要好：吸附和通透性好的材料有利于肢体表面散热，避免夹板下面集聚汗液，防止发生皮炎、湿疹或毛囊炎等。

（5）质地轻：过重会额外增加肢体重量和负担，增加骨折端的折力和剪力，影响患肢关节功能活动和胶体行走锻炼。

（6）透 X 线性好：小夹板通透 X 线，以利于患肢拍 X 线片检查骨折愈合情况。

（7）价格便宜来源丰富，取材方便，价格低廉。

2. 制作小夹板的材料种类

常用制作小夹板的材料有以下几类。

（1）树皮类：最常用的是杉树皮，其次是黄柏树皮、杜仲皮和桉树皮等。

（2）木板类：柳木、杉木、锻木、榆木、杨木及泡桐木板等。

（3）竹类：毛竹、竹片、竹签及竹条等。

（4）胶合板类：如三合板、柳木板等。

（5）硬纸板类：马粪纸板、工业硬纸板等。

（6）塑料类：近年来已有人用聚氯乙烯树脂为主体制成塑料夹板，用杜仲胶制成可塑形夹板。

（7）金属类：铝板、铁丝及铁丝扶模又称铁丝网格夹板虽不通透 X 线，但遮挡不多，折叠塑型方便，临床也很常用，常与小夹板一起跨关节应用。

3. 小夹板的制作要求

（1）小夹板的长度：小夹板的长度分超关节和不超关节固定 2 种：①不超关节固定的小夹板：适用于长管骨骨干骨折，除靠近关节的骨折外，小夹板的长度以不超出骨折邻近的关节为准。夹板长度等于或接近骨折段肢体的长度，并以不妨碍上下关节活动为度。②超关节固定的小夹板：适用于关节内或关节附近的稳定型骨折，夹板通常超出关节至少 2～3cm。对于邻近关节的干骺端骨折和粗隆间骨折等，可采用超关节小夹板固定，但固定时间不宜超过 3 个月。

（2）小夹板的宽度：宽度总和应小于患肢的最大周径，总宽度相当于患肢周径的 4/5～5/6，每块小夹板的宽度应小于其相应固定面横径的 1/6～1/5，使小夹板两两之间有一定间隙，便于加压。

（3）小夹板的厚度：一般为 3 ～ 4rnm，不宜过薄或过厚，以有足够的支持力和弹力为原则。

（4）小夹板的数量：一般固定四肢骨折的小夹板多为4块，固定小腿时需用5块小夹板，因小腿前面分为前内侧面和前外侧面。

（5）小夹板之间的间隙：小夹板两两之间间隙总和应为患肢周径的 1/6 ～ 1/5，便于各个小夹板之间相互加压。

（6）小夹板的外套：为了不使坚硬的小夹板直接压迫皮肤，可在接触皮肤的肢体面衬以衬垫或毡垫，并在外表套上一层外套衬布。衬垫应柔软、干燥、平整，无折叠，无硬块，厚薄均匀，有一定吸水性能，忌用化纤尼龙材料，以免皮肤过敏。衬垫常用棉花、海绵和棉毡为原材料制成，厚度约 0.3 ～ 0.6cm。外套可用绒布、棉布或弹性好且质地较厚的针织布料制作。

（7）小夹板的质量要求：杉树皮制作时可选取较厚、无虫蛀、无纵或横裂的原材料，削去其表层，按规格大小裁减，四边刨光，夹板两端要剪成弧形，棱角修圆，并稍压软之，以免压坏皮肤。有些超关节固定用的夹板需要弯曲 90°～ 120°，因此为防止断裂可用胶布粘贴后用微火边熏烤边弯曲。

4. 固定垫的制作

固定垫又称压垫和加压垫，安放在夹板与皮肤之间，防止骨折端滑动再移位，维持骨折端良好的对位和对线状态，还有少许矫正轻度残余移位的作用。但应注意不能依赖固定垫对骨折端的挤压作用来矫正较大的骨折移位，更不能用加压垫来代替手法整复，否则将会引起肢体软组织压迫性溃疡，或骨筋膜间室综合征，或神经、血管损伤等不良后果。为了防止固定垫在皮肤与夹板之间滑动，可先比量好固定垫应放的位置后，用胶布将固定垫缠绕在夹板相应的部位。

临床上常根据不同部位的骨折，及其不同的移位情况，应用不同的材料制成各种不同类型的固定垫。可根据制作材料和固定垫的形状对固定垫进行分类。

（1）根据制作材料分类：根据固定垫的制作材料可分为棉花垫、棉布垫、棉毡垫和纸垫4种。

1）将花垫：由脱脂棉花片数层作成，除用作固定垫外还可用于衬垫小夹板易摩擦部位。

2）棉布垫：由数层柔软的棉布片作成，主要起加压垫和衬垫作用。

3）棉毡垫：由数层柔韧的棉毡作成，主要起加压垫和衬垫作用。

4）纸垫：由数层柔韧的卫生纸或皱纹纸做成，主要起加压垫作用。

（2）根据固定些的形状分类：可分为平垫、塔形垫、梯形垫、高低垫、抱骨垫、葫芦垫、大头垫、横垫、合骨垫、分骨垫和空心垫等。

1）平垫：平垫呈长方体形，有时数层平垫可叠加使用，厚薄均匀，平整柔韧，其宽度比夹板稍宽，既可避免夹板边缘对皮肤的压迫，又可扩大夹板与肢体的接触面，减小固定垫局部的压强。平垫一般长 6 ～ 10cm，宽 4 ～ 8cm，厚 1.5 ～ 4.0cm，软组织薄弱处用薄固定垫，软组织丰厚处用厚固定垫，以使固定垫深至软组织深处固定骨折。

用途：平垫多用于肢体平坦的长管骨骨干骨折部位。

2）塔形垫：塔形垫为中间厚，贴夹板层长，贴皮肤层短，两边渐薄，形状似塔形的固定垫。塔形垫一般中间厚 4 ～ 7cm，贴夹板层长 12 ～ 20cm，贴皮肤层长 4 ～ 8cm。

用途：多用于肢体和关节附近的凹陷处。如胫排骨远段骨折超踝关节固定时，跟骨上方的腱处为一凹陷区域，需放置塔形垫固定。

3）梯形垫：梯形垫为一边较厚、一边呈斜坡或阶梯状的固定垫。

用途：多用于肢体斜坡处，如肘关节后下方及肩关节外上方。伸直型肱骨髁上骨折向后移位，可在骨折远端后侧加用梯形垫。内或外踝骨折脱位时也可采用。

4）高低垫：高低垫为一边高、一边低的固定垫。

用途：适用于锁骨骨折及尺挠骨茎突处骨折。

5）抱骨垫：抱骨垫的一侧呈方形，另一侧呈半月状，可用绒毡等剪成。

用途：用于尺骨鹰嘴骨折及髌骨骨折，可使骨折片聚集合拢。

6）葫芦垫：葫芦垫为两头宽大、中间窄小的葫芦状固定垫，平整且厚薄一致。

用途：适用于挠骨小头脱位复位后的固定。

7）大头垫：大头垫是用棉花或棉毡将夹板的一头包裹，做成蘑菇状的固定垫。

用途：适用于肱骨外科颈骨折。

8）横垫：横垫为窄长条形固定垫，平整且厚薄均匀，一般长约 7cm，宽约 2cm，厚约 0.3cm。

用途：适用于挠骨远端骨折。

10）合骨垫：合骨垫为两边厚、中间薄而凹陷的固定垫。

用途：适用于尺挠下关节分离。

11）分骨垫：以一根铁丝为中心用棉花卷成梭形，直径约 1cm，长约 6 ～ 10cm 的分骨垫。分骨垫中放一铁丝的作用是在 X 线检查时便于了解其安放位置是否妥当。分骨垫不宜卷得过硬、过粗，以免引起压迫性溃疡。

用途：适用于尺骨挠骨骨折、拓骨骨折及掌骨骨折。

1）空心垫：将平垫的中央切割成一圆孔即为空心垫。

用途：适用于内、外踝骨折，骨折复位后需在内、外踝处放置固定垫时，为了适应内、外踝的骨隆突外形，防止局部产生压迫溃疡。

5. 扎带的制作及用途

（1）扎带的制作：①扎带又称为加压横带，为捆扎于夹板外层起加压作用的窄布条带；②用 2 ～ 4cm 宽的布带或绷带折叠成宽 1cm 的扎带 3 ～ 4 条，依次捆扎夹板中间和远、近两端；③活结扎在前侧或外侧夹板上，便于松紧，扎带之间距离要均等，扎带的松紧度以包扎后能在夹板面上下移动 1cm 为宜。

（2）扎带的作用：扎带主要是横行加压捆扎，便于调节小夹板松紧，其主要作用：①小夹板固定加压不是借助绷带的包扎，而是靠加压横带的加压捆扎；②这样在调节小夹板固定的松紧度时，只需将扎带捆紧或放松即可，不用松动夹板，重包绷带，十分方便。

四、小夹板固定的包扎方法

常采用的是续增包扎法和一次包扎法。

1. 续增包扎法

续增包扎法即边用绷带缠包患肢，边陆续逐一放置前后、左右、主次不一的各个小夹板。

(1) 经过牵引及手法复位，骨折复位满意后，由助手维持患肢在合适的体位。

(2) 可先敷贴上平整均匀、厚薄适宜的外治药物，也可不敷药物。外敷药物多为中草药或膏药，对皮肤不应有任何刺激性，以免局部皮肤起水泡或破损。

(3) 从患肢远端开始向近端缠包 1 ~ 2 层内衬绷带，保护皮肤不受小夹板摩擦。

(4) 按先后顺序放置固定垫，放置时应使固定垫平整，切勿折叠。根据小夹板放置的部位，也可先用胶布将固定垫粘贴在小夹板上，以免固定垫滑动移位。

(5) 根据骨折移位情况，先安放对骨折起主要作用的两块夹板，使其贴近内层，用绷带缠包稳妥后，再放置起次要作用的小夹板，继续用绷带缠包，以使主要小夹板先发挥作用，而且其作用更为可靠、切实。续增缠包后如出现以下两种情况，应采用相应办法：①如前后方间移位，应先放置股体前后侧两块小夹板，用绷带缠包一圈后再放置肢体内外侧小夹板，然后再松紧适度地缠包两层绷带；②如骨折为内外侧移位，则应先放置内外侧小夹板，缠包一层绷带后，再放置前后侧小夹板，然后再松紧适度地缠包两层绷带。

(6) 在夹板外层用绷带包扎 2~3 层进行覆盖，以维持各块夹板的正常位置，防止相互移动错位。

(7) 从近侧到远侧缚扎带 3 ~ 4 根，每根扎带绕肢体两周后结扎。此法之优点是夹板不易移动，较为牢靠。

(8) 一般肢体需 3 ~ 4 根加压横带，主要靠加压横带施力加压固定。当捆扎过紧，稍放松加压横带即可解除压迫，十分方便。

2. 一次包扎法

(1) 骨折复位满意后先包内衬绷带，一般为 2 ~ 3 层，对患肢皮肤进行适当的保护。绷带缠包应比较松散，不可过紧，以免影响浅静脉的回流。

(2) 放置压垫，放置时应使固定垫平整，面积大于压点部位，勿折叠。也可根据小夹板放置的部位，先用胶布将固定垫粘贴在小夹板上，以免固定垫滑动移位。

(3) 将几块夹板一次性放置于患肢四周，而不是先后逐一放置。小夹板外层也不再用绷带缠包。

(4) 小夹板外层直接用 3 ~ 4 根扎带捆扎，松紧适度，使小夹板不易移位。

(5) 此法使用的绷带较少，夹板的位置容易移动，应经常检查，以免影响骨折的固定。

(6) 在腋窝或腘窝等神经、血管丰富之处行夹板固定时，应加用棉垫衬垫保护。

(7) 夹板松紧度要得宜，既要起到有效的固定作用，也要防止引起皮肤压迫性坏死、缺血性肌挛缩等并发症发生。

五、小夹板外固定的注意事项

1. 小夹板操作的注意事项

(1) 小夹板固定加压不是借助绷带的包扎，而是靠加压横带的加压捆扎。因此，在包扎绷带固定小夹板时，只需稍稍用力扎紧，不可用力加压。

（2）选用小夹板的型号要合适，不宜过长或过短，过长会影响骨折邻近关节的活动，过短会固定骨折不牢。

（3）扎带分布要均匀得当，长的肢体段如股骨和胫胖骨段、一般应捆扎4根扎带。短的肢体段如脸骨和尺挠骨段一般应用3根扎带。

（4）靠近关节段的骨折除了用超关节夹板固定外，还可借用托板或铁丝扶模辅助固定2～3周后，去除托板和铁丝扶模，抓紧关节功能锻炼活动。

2.小夹板固定后的注意事项

（1）适当抬高患肢，应将患肢置于略高于心脏的位置，以利于肢体肿胀消退，可将患肢置于软枕、砂袋或其他支架上。

（2）密切观察患肢血液循环情况，尤其是固定后1～4天内更应注意肢端动脉的搏动，以及皮肤温度、颜色、感觉、肿胀程度、手指或足趾主动活动等。若发现有血液循环障碍.必须及时将扎带放松，如仍未好转，应拆开绷带重新包扎，防止包扎过紧。若不及时处理，肢体继续肿胀造成肢体远端缺血，可能发生缺血性肌挛缩，甚至肢体坏疽，后果极为严重。

（3）若患者不住院治疗，首先教会患者及其亲属观察患肢指（趾）端血运，如果疼痛剧烈，指（趾）端苍白或青紫，均应立即到医院检查和治疗，不能耽误。一定要向患者及其亲属详细交待清楚，并在门诊病历上详细记载。

（4）注意经常调整夹板的松紧度，患肢肿胀消退后，夹板也将松动，故应每天检查扎带的松紧度，及时予以调整。

（5）定期摄X线片检查，了解骨折愈合情况。及骨折是否发生再移位，尤其在复位后2周内要勤于复查，若发现骨折移位，应及时进行再复位。

（6）及时指导患者进行患肢功能锻炼活动，将功能锻炼方法教给患者及其亲属，避免剪力和扭力，发挥其主观能动性，做到医患密切配合。也可将注意事项印刷成宣传册或宣传单，交给患者或亲属随时参照执行。

（黄爱军　胡国清）

第十一章 骨折内固定技术和常用内固定物

第一节 骨折内固定对骨折愈合的影响

一、内固定对局部血循环的影响

一般认为骨折愈合与局部的血液供应，固定方法和是否合并感染等因素有关。对于某些骨折，血供是骨折愈合的决定因素，如股骨颈或腕骨舟状骨骨折，对于另一些长管骨骨折端的稳定性比血液供应相对重要。无论是膜内成骨还是软骨内成骨，都有新生血管参与，成骨组织的生长功能主要取决于血液供给的好坏。有人认为，血管在骨折愈合中已超越被动管道和向骨折修复区域提供血液的作用。有人采用无介质培养基培养主动脉内皮细胞，在培养基中发现有一种生长因子（内皮细胞源性生长因子）可促进鼠颅骨细胞增殖。在实验骨折中，损伤的髓内骨膜成骨细胞增殖很快，但必须从肌肉到外骨膜血管建立的情况下才能实现，切除血管后，骨膜增殖就停止或减慢，这说明血管内皮细胞与成骨细胞关系密切。在实验和人类骨折中，可发现肌肉组织中新生血管向骨折端延伸，因而有人主张采用带血管肌瓣复盖骨折端，也有人认为，骨折端肌肉复盖可提供新生血管床和作为未分化细胞的来源。因此可见，一切影响血液供应的因素，都会造成骨折愈合速度的缓慢。

有人采用双向研究方法，对犬实验性骨折和不同固定方法皮质骨血流进行研究。狗胫骨干正常血流量为 6.1lmL/100g 组织 / 分钟，骨折后立即测得的血流量为正常时的 50%，骨折后 4 小时骨折端血流量下降到 1.7mL/100g 组织 / 分钟。采用髓腔扩大，紧贴皮质骨打入髓内钉固定后，皮质骨血流量下降到 1.15mL/100g 组织 / 分钟；若用接骨板固定，皮质骨血流量为 2.4mL/100g 组织 / 分钟；若采用外固定支架固定，皮质骨血流量为 2.3mL/100g 组织 / 分钟。骨折髓内钉或接骨板固定后 14 天骨折端血流量达到高水平，髓内钉固定骨折端血流高峰期为 42 ～ 90 天，接骨板为 120 天。早期有效的固定对于骨折端血流量的恢复非常重要，且各种固定方法对骨折端血流量影响不一样。

二、内固定物在生物力学方面所发生的影响

应用生物力学的概念和原理解释人体正常和异常的解剖及生理现象，指导骨科医生更好地理解和治疗肌肉骨骼系统的疾病已越来越受到人们的重视。动物实验和临床实践证明，所有的接骨术都必须符合生物学和力学原则，否则将导致失败。基本的生物学原则包括：①保存骨的血液供应；②维持骨的生理和力学环境。骨的力学环境是骨塑形的重要因素之一。早在 1892 年 Wolff 从肉眼改变发现骨的结构适应于力学环境，以后在镜下也证实了这一点。

骨折后刺激骨原始组织修复的机制目前知道得很少，许多关于骨折愈合机制的研究大

多是从生物力学角度考虑的，实验和理论方面的研究还只是推测。骨折端应力理论着重强调各种组织对应力的承受能力，认为在骨折愈合全过程中存在着骨折端局部应力和抵御应力的动态平衡。在骨折端静止状态，在纤维组织和纤维软骨承受应力之前，肉芽组织可抵御100%的骨折端应力，但当骨折端发生移动时，在骨折愈合早期，肉芽组织仍能保持完好，不被吸收，随着纤维软骨的出现，骨折端也越趋稳定。最后随着新骨的形成，骨折端应力作用将渐渐地减少，直至消失，这时肉芽组织则被吸收。骨折端应力的大小与骨折端间隙大小成正比，若骨折端间隙小或骨折端移动很少，所产生的应力相对小。若骨折端间隙大或骨折端移动明显，所产生的应力也相对大。骨折固定的目的，不仅是要维持骨折端良好的接触，而且要消除不利于骨折愈合的应力，即肌肉收缩力、肢体的重力、肢体活动时产生的剪力及旋转应力等。若固定不能制止这种不利的活动，必将影响骨折修复过程。例如股骨颈骨折骨不连，主要是剪力作用的结果，使用三翼钉或 L 型钢板后，消除了骨折端的剪力作用，骨折愈合率提高到80%，AO派学者主张坚强的内固定以及近来梯形加压钢板、角翼状钢板的应用，都是解决不利于骨折愈合应力的措施。

坚硬的内固定取决于植入材料与骨之间以及骨折端之间的密切接触程度，无论发生"压迫性坏死"和骨吸收，都会造成固定稳定性的降低，因而了解骨对不同水平的压应力的反应是很重要的。Perren 等人对羊完整的骨和截骨的骨均采用加压内固定，定期测定固定板的张力，结果表明，无论截骨与否，固定板的张力变化率是相似的。最初固定板张力都有所下降，应用坚硬的内固定后，承受纵向加压，固定板的张力没有明显的降低，不会发生压迫性骨坏死，因而在骨愈合的早期阶段，牢固的内固定有利于骨折的愈合过程。而晚期，这种坚硬的固定板不利于正常的骨塑形，使骨塑形过程减慢。因此，加压固定有利于骨折愈合，但尚不能加速骨折钩愈合，骨折一旦充分愈合，尤其是在骨骼正常的患者，应当尽快地去除骨折固定器械，允许日常活动产生的应力经过骨骼再塑型，这符合 wotff 关于"新骨形成取决于对承受应力的反应"的定律。

采用坚强内固定后，多数不必行外固定，允许手术后数天或立即作附近关节的主动不负重功能锻炼，较早地恢复了关节功能，有利于避免发生"骨折病"。但由于受加压接骨板固定的影响，骨折固定段形成过度应力保存和应力集中现象，骨折段皮质骨缺乏生理性刺激，可引起骨质松变或长骨干的管壁变薄，当去除内固定后，有可能再发生骨折。同时，由于缺乏骨膜的外骨痂形成，愈合不及普通接骨板牢固，不容易确定骨折愈合和去除接骨板的恰当时机，而过度推迟去除接骨板，都又可影响骨的正常生理结构的恢复，造成骨质松变。有人主张，对施行了钢板内固定的病例，至少须在 7 个月后，当钢板下循环重建，患者经功能锻炼，使内外骨痂愈合坚固后，才可移除钢板。目前，对坚硬接骨板的临床应用尚有争论。

已有资料表明，实验中应用钛弹性固定板优于坚硬钢板固定。应用弹性材料固定，符合生物力学原则，允许骨端存在一定量的力学刺激，有利于骨膜骨痂形成，促进骨折愈合，而不损伤血管，使骨折端的固定维持在最低限度。问题是断端间的活动多少才能被接受，有待进一步研究。

三、加压固定对骨折愈合的影响

数十年来，对于软组织处于持续的压力之下时会发生压力性坏死（压力溃疡）的临床观察，导致骨骼也会发生压力性坏死的观念。所观察到的处于搏动性主动脉瘤附近的椎体的吸收，被错误地解释为是"压力所致坏死"的结果。骨骼作为一种组织可以很好地破例地适应于在力学负荷下发挥功能，而不致发生压力性坏死。骨骼中的细胞和血管受到坚固支架的保护。

1. 钢板造成的加压

Perren 等人在应用实验性加压钢板后指出，所应用的静力加压力只有超过数月时间之后才显著减少（图 11-1）。

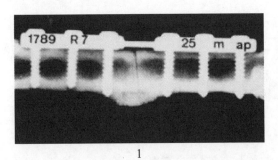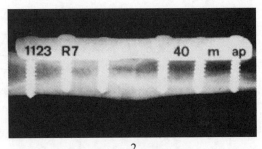

1   2

图 11-1 钢板所造成的弹性固定（Hutzschenreuter 等人，1969）

（1）薄的弹性钢板造成骨痂生成。

（2）厚而更坚固的钢板造成小的、结构更好的骨痂，并且不发生骨折端的吸收。

2. 螺钉造成的加压

螺钉所产生的力量，正如 vonArx 所测得同样的内固定所示，是很大的（螺钉产生 2 ~ 4kN 力而钢板产生 o.6kN 力）并且更为有效（与加压钢板相比）。应用内固定垫圈后，经过很短时间（Blumlein 等人，1977）显示在羊的活骨中的一个很小区域可以维持很大的作用力（图 11-2）。

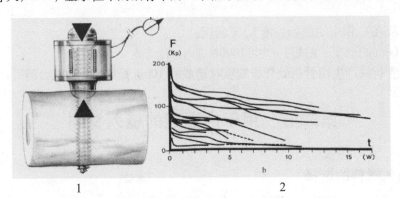

1   2

图 11-2 螺钉加压力测量（Blumlein 等人，1977）

（1）实验性垫圈用以测量螺钉加压力。垫圈与应力机和经皮导线相连。

（2）记录螺钉上存在的加压力。三种初始加压力及其变化以点来描述。经过 16 周后，加压力下降缓慢。

3."压力性坏死"

应用器材性钢板和器材性螺钉的试验中，对于加压后界面上的骨吸收具有对其微量非常敏感的条件。因此，一个骨细胞层厚度的吸收（10μm）便可造成灵敏的、可观察到的加压力丧失（图11-3）。这种力的消失表示在巨大的加压力作用下骨吸收感应的消失。

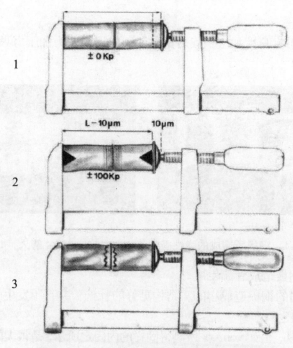

图 11-3　加压情况下加压界面吸收的作用

（1）骨块在 C 钳中的原始长度 L, 无回压。

（2）b10μm 的形变（缩短）产生 1000N 加压力。

（3）当骨折块产生由骨折处骨折端吸收造成的 10μm 短缩时，加压力消失。

第二节　用于内固定的植入材料

一、植入材料的选择

用于内固定的植入材料必须符合以下条件和生物性。

1.生物相容性好，无毒作用及不良反应。

2.有良好的韧性、强度、刚度和抗疲劳性。

3. 与骨折愈合同步降解吸收。

4. 便于消毒而不变形、变性、变质。

5. 轻便、价廉、易加工、可塑形。

完全符合上述要求的内固定材料还未见报道。目前所用的内固定材料有：①金属材料，如不锈钢、钴基合金、纯钛与钛合金、形状记忆合金；②无机材料，如生物陶瓷、碳素纤维等；③有机高分子材料，如超分子聚乙烯、医用骨水泥、人工骨、牛骨等可吸收固定材料。

二、常用植入材料

用于内固定物的材料，首先必须是可以完成对骨折进行暂时的固定，以允许进行功能治疗。为此，这种材料需要有良好的抗疲劳特性，还必须具有韧性以至在贴附于骨骼表面后可能维持强度。内固定物的应力释放应该很小以便维持加压力。这种材料在非控制条件下应不会退变。不仅如此，该材料还必须可以经常获得，保证质量，具有可接受的价格，同时易于加工及在手术中塑形。

金属常用来作为内固定的材料，因为它强硬，有韧性，其形状可被改变以适合骨骼表面，同时具有很高的生物相容性。当今的内固定物，主要由不锈钢或钝钛或钛合金制成。

1. 钢

钢主要含有铁、铬和镍。根据国际标准（ISOTC1505832/1）限定了两级碳含量和四级冷加工工艺，从退火状态到超硬态，钢是当今通用的材料，具有强度、韧性和价格的良好结合。其抗腐蚀性及相容性也不错。

2. 纯钛

商业性纯钛（C.P.Ti）含有钛和氧。钛极其不易溶解，因而具有惰性和相容性。根据Steinemann（1988）的研究，人体对于钛是饱和的，因此没有附加的溶解的钛能够变为具有活性。在只用元素钛作为固定材料时，尚未发现如象对镍所报道的那样有过敏的情况。现在可以得到不同级别的钛，可将强度和韧性很好地结合在一起（ISOTC1505832/2）。然而钛的价格比钢要高。

3. 钛6铝4（Ti6Al4）钒合金

钛6铝4（Ti6Al4V）是一种钛铝钒的合金，具有良好的强度及较好的韧性（ISOTC1505832/3）。这种材料广泛地用于工业中要求结构重量轻而且必须强度大的情况下（如飞机）。Ti6Al4V的腐蚀特性优良。对于合金而言，每一组份敏感的危险性随其数量增加。作为一种元素，已知钒的毒性比镍要高10倍。也有其他种类的钛合金具有高强度（如TiAlFe或TiAlNb）或具有强度与韧性的结合（Ti-beta合金）。

4. 其他合金

铬钴合金已不再广泛用于制造内固定物。钽和银一直被期待作为内固定物材料，但是由于缺乏明显的优点，所以尚未发现有何广泛的用途。

三、其他植入材料

1. 聚合物材料

聚合物材料一直被期待在内固定物方面可以替代金属。如果仅以避免腐蚀为目的的话，同时也必须注意聚合物材料无法控制的成份泄漏（如增塑剂）问题尚未得到解决。聚合物材料的强度可能会很高（如有碳素纤维支持的品种），但同时在维持韧性和避免应力释放方面却不可靠。

2. 生物降解性聚合物材料

一旦骨骼可以负重，常需要通过手术自人体取出内固定物。为了免受二次手术，Rokkanen 等人（1985）试图应用一种生物降解性聚合物材料，这样经过一段时间，内固定物可以在人体中化解。但尚未有这种材料，在用于传统的内固定技术的同时具有良好的强度、韧性、可维持加压力和不伴明显组织反应的降解。组织相容性，特别是在抗感染方面的局部作用，仍然是一个没有解决的问题。据报道，应用某些材料后，"无菌性囊肿"形成的发生率大约占 10%，其中有些会继发感染。Hoffmane 等人（1989）分析了所观察到的合并症的发生率，认为这种材料无法接受。

3. 陶瓷材料

许多不同的材料，如羟基磷灰石和磷酸三钙，根据其各自的力学特性而得以应用。这些材料常被用于替代物和促进骨向内固定上生长。其脆性和有限的强度，使它们作为内固定材料受到限制。

氧化铝陶瓷以及其他金属陶瓷，具有较高的强度及光滑的表面，在假体置换方面十分重要，但很少用于内固定。在组织相容性方面，这些材料相当不活跃，如同商品化纯钛的惰性保护层所具有的特性一样。

四、植入材料引起的合并症

植入材料大多是金属材料。金属内固定材料具有足够的力学强度和一定的抗蚀损性能。其表面有连续而牢固的氧化膜，光洁度好，不起电解作用，无磁性，无毒、无致癌作用和过敏反应。但若选择或使用不当，可发生多种并发症。

1. 植入材料的蚀损

由于氧的浓度差异，或应力集中，形成微电流等原因均可导致蚀损，产生铁锈蚀损产物，造成多种损害，多在 6 个月或更长时间出现局部疼痛、肿胀等症状，使钢板松动或疲劳性折断，或使骨骼局部强度减弱而发生骨折等。

预防措施：

（1）在同一部位避免使用不同成分的金属内固定物，防止发生静电蚀损。

（2）选用耐蚀性能好，强度高，生物相容性好的植入材料，表面涂有一层不导电物质，术中注意保持其良好的光洁度，勿使保护膜损伤，正确操作避免应力集中，内固定物不宜临时折弯，因其会发生应力微电流而发生蚀损。已用过的内固定物最好不再使用。

2. 金属过敏反应

金属碎屑可引起过敏反应，出现皮肤接触性皮炎，深部组织发生过敏反应，主要症状是疼痛、肿胀和植入物松动，取出植入物后，过敏反应立即停止。

3. 废用性骨萎缩

坚强内固定在早期有利于骨折愈合，但在骨折愈合中后期，由于坚强内固定使骨折端产生应力遮挡，从而造成骨吸收和骨质疏松，即废用性骨萎缩。因此，应选择强度合适的植入材料，改进固定方法，减少这些负面影响。

第三节　内固定物和使用方法

一、螺钉

螺丝钉可单独使用，亦可与接骨板配合使用。

1. 螺丝钉的种类

螺丝钉一般分为普通螺丝钉和加压螺丝钉两大类。

（1）普通螺丝钉或称机械螺丝钉，螺纹占螺柱全长，其尖端多有纵行沟槽，便于螺丝钉在骨组织内自行攻出螺纹，因而也称"自攻"螺丝钉，直径一般为 3.3mm，长度从 12mm 起有多种规格。

（2）加压螺丝钉亦称接骨螺丝钉，它是按 AO（ASIF）的技术和原则设计的，因而也称 AO 或 ASIF 螺丝钉。其螺纹比普通螺丝钉更水平且深，前端无沟槽，螺纹不能自行攻出，须用螺丝攻在骨组织内旋出阴螺纹，然后才能旋入螺丝钉。螺钉帽呈六角形凹槽，需与六角形螺丝锥配套使用。加压螺丝钉又有皮质骨螺钉、松质骨螺钉和踝部螺钉的不同。①皮质骨螺钉：AO 皮质骨螺丝钉为螺柱全长螺纹，即可做一般内固定使用，亦可作为骨片间加压的拉力螺丝钉；②松质骨螺钉：这种螺钉半螺柱长螺纹，能牢固地抓住松质骨，常用于干骺端；③踝部螺丝钉：其特点是螺钉顶端是尖的，用或不用预先钻孔都能将螺钉旋入。该螺钉主要为内踝骨折而设计，但也可用于其他部位。

2. 螺丝钉固定的一般原则

（1）少数骨折如内踝撕脱骨折、肱骨内上髁骨折、尺骨鹰嘴骨折，用螺丝钉紧密固定即可取得满意的效果。骨干骨折只有长斜形或螺旋形骨折才能用螺丝钉固定，横形或短斜形骨折螺丝钉必须与接骨板或其它形式的内固定配合使用。

（2）加压固定比常规的定位固定效果满意。螺丝钉为全长螺纹者近侧骨皮质扩孔应比螺纹直径稍粗，使螺丝钉只对远侧皮质起作用，拧紧螺丝钉才能起加压作用（图 11-4）。

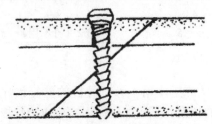

图 11-4　全长螺纹螺丝钉须将近侧骨皮质孔过扩方能起到加压作用

如为半螺纹者，近螺钉头处一部分无螺纹，不需要在近侧皮质钻较大的孔，螺纹部超过骨折线就能产生加压作用，螺纹部不能超过骨折线，拧紧螺钉只会造成骨折块的分离。

（3）长斜形或长螺旋形的骨干骨折用螺丝钉固定时，拧入的螺丝钉最好要与骨干的长轴垂直，但不能与骨折线垂直（图11-5）。蝶形骨折先用一枚螺丝钉与骨干长轴相垂直，将两个主要骨片相互固定，固定蝶形骨折块的螺丝钉应从骨干长轴垂直线和骨折线垂直线之间的平分角线处打入（图11-6）。所用的应为皮质骨螺丝钉，近侧皮质孔应过扩，以发挥加压作用。

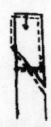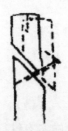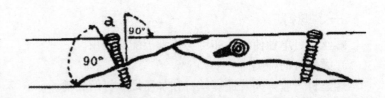

图 11-5　长斜形或长螺旋形骨折，螺丝钉应与骨干成直角进行固定而不是与骨折线成直角　　图 11-6　带有蝶形骨片的螺旋形骨折的螺丝钉固定方法，螺钉 a 处于骨干轴线的垂直线和骨折面的垂直线之间的平分角线上

（4）普通螺丝钉固定前，须在骨组织钻一洞。螺丝孔钻头是一件重要器械，如螺丝钉拧入松质骨内，钻头直径应略小于螺丝钉的直径；如为骨皮质，钻头直径须与螺丝钉相同，用手摇钻钻骨洞时，不可摇晃，以免折断钻头。

（5）加压螺丝钉固定时，应先用钻头钻孔，再用螺丝攻顺钻的孔旋出阴螺纹，然后再拧入螺丝钉。AO螺丝钉及所需钻头和螺丝攻规格见表11-1。常犯的错误是：成套设备不全，或所选用的螺钉长短、钻头和螺丝攻的粗细不合，造成螺丝钉进退两难或松动，难以形成牢固的加压固定作用。

表 11-1　AO　螺钉及所需钻头、螺丝攻规格（mm）

部位	螺丝钉	钻头	螺丝攻
骨皮质	4.5	3.2	4.5
	3.5	2.0	3.5
	2.7	2.0	2.7
	2.0	1.4	2.0
骨松质	6.5	3.2	6.5
	4.0	2.0	3.5
踝部	4..5	3.2（可不用）	不用

二、接骨板

接骨板配合螺丝钉内固定已广泛使用于骨干骨折的整复治疗。普通接骨板以Sherman板常用，它仅起固定骨折断端的作用，不起加压作用。普通接骨板有8孔、长或短6孔、长或短4孔等基本规格。目前最常使用的是加压接骨板，它比普通接骨板要宽、厚且短，特点是具有坚强的固定作用，能使骨折断端相互嵌入或压缩的能力。

接骨板使用的一般原则。

1. 固定骨干骨折的接骨板的长度要求大于所固定骨干直径的4—5倍，对成人而言，股骨干骨折用8孔钢板，胫骨干用长6孔。肱骨干用长或短6孔，尺桡骨干用短或长4孔，术前应备长短不同的钢板多块，以备急用。临床常犯的错误是钢板太短而不是太长。

2. 所选用的接骨板与螺丝钉的材料必须相同，以免发生电解致材料蚀损。术前准备的器械要齐全，质量要可靠，术中操作方能顺利。

3. 遵循张力带固定的原则。尺桡骨骨折应将接骨板放在骨的背侧，肱骨、股骨应将接骨板放在骨的外侧，正常的胫骨各部位所承受的负荷应力不恒定为张应力或压应力，故胫骨骨折不宜作张力带接骨板固定，而需要更坚强的接骨板，以对抗较强的应力。

4. 应根据骨折部位、类型及内固定的强度合理选择外固定。目前所用的加压内固定的要求是：固定牢靠，术后可早期活动关节，不需外固定。但若操作不满意及其他原因，未能达到牢固的固定作用时，应辅以外固定。普通接骨板不能达到牢固的固定，术后的外固定是必不可少的，术后可先用石膏托暂时外固定，待手术反应消失后，再改用小夹板外固定。

5. 接骨板取出的时间应根据具体情况而定。一般股骨2年，胫骨1年，前臂及肱骨1.5～2年，可取出内固定接骨板。但还要结合临床与X线片的情况来考虑，以免取出过早发生再骨折或其他并发症。

三、髓内针

目前应用比较广泛的髓内针形式是"V"形和梅花形两种。"V"形针抗弯曲强度差，术中、术后弯曲、断裂并不少见，难以达到坚强内固定和 jh 早期功能锻炼的目的。梅花形针较前者为优，能达到牢实的固定与早期功能锻炼的目的，故较常用。其他如插销髓内针、弹性髓内针、加压髓内针等在临床上有各自的适应病例。

髓内针内固定的一般原则：

1. 选择最佳的手术病例。髓内针固定于骨髓腔内，通过"弹性紧嵌"的作用，产生良好的骨折固定作用。髓内针最佳适应病例是发生在骨干骨髓腔峡部的横形、短斜形、短螺旋形以及长骨多段骨折，对此类骨折，髓内针不仅能控制旋转，且能消除剪性应力。在髓腔较宽处的各类骨折以及峡部的粉碎性、长斜形、长螺旋形骨折是其禁忌证，行髓内针内固定难以达到确实的固定，影响骨的愈合。对延迟愈合、畸形愈合、不愈合以及病理性骨折，也可采用髓内针内固定。

2. 选择合适的髓内针。在施行髓内针固定之前，先应精确地测量患肢长管状骨的髓腔长度和峡部宽度，选择合适长短粗细的髓内针。髓内针尖端须达骨折线下8～10cm才能起到固定作用。固定股骨骨折的髓内针长度为自健侧大粗隆至股骨外髁的距离减去4～5cm；在肱骨，为肩峰至尺骨鹰嘴的长度减去4～5cm；在胫骨，为胫骨结节至内踝的长度减去2～4cm；在桡骨，为桡骨小头至桡骨茎突的长度减去4～5cm；在尺骨，为尺骨鹰嘴至尺骨茎突长度减去2～4cm。髓内针的粗细，一般要比X线片上的髓腔宽度窄2mm或按10：8比例进行选择。在术前应同时准备好髓内针的专用打拔器械。

3. 尽可能采用闭合穿针。用髓内针治疗的骨折，几乎全是外围性愈合，扩大髓腔插入髓内针会破坏骨皮质内层的血供，血供的损害和髓内针的存在会影响内层骨痂的形成。骨折本身会造成骨膜的损伤，如果采用开放穿针，骨膜剥离总是难免的，加重骨膜血管的损伤，影响骨愈合。因此，应尽可能采用闭合性穿针技术，降低感染率，增加骨愈合率。

4. 开放性骨折不用髓内针固定。髓内针的一般禁忌证为开放性骨折。有资料显示，开放性骨折髓内针固定后发生感染率高达10%，为了预防感染的发生，大多数学者反对在开放性骨折清创术后同时行髓内针固定术，偶尔前臂骨折例外，应延迟几天证实创口无感染后，再决定用髓内针或其他固定方法治疗。

5. 年老和年幼伤员不能将髓内针作为骨折治疗的常规方法。老年人因骨质疏松，髓内针插入过程中，易发生骨干劈裂，固定后易于松动，不易达到牢固的固定。年幼者骨骺生长快，术后一旦未能及时拔针，髓内针相对缩短，针端滞缩于骨内，会造成拔针困难，事实上，年幼者骨干骨折采用闭合方法治疗大多能取得满意效果，即使稍有畸形，也能自行塑形纠正，很少需要髓内针治疗。

四、不锈钢丝

对髌骨、尺骨鹰嘴、股骨大转子等处骨折可用不锈钢丝张力带固定，也可将不锈钢丝与克氏针联合应用（图11-7）。对粉碎性长骨干骨折在髓内针固定后，也可用不锈钢丝环绑大的骨碎片。

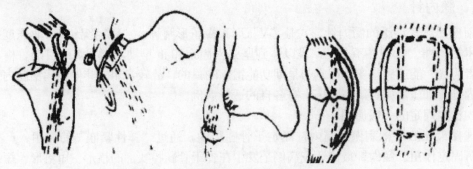

图11-7 不锈钢丝与克氏针联合使用固定法

使用不锈钢丝时不可有扭曲，有扭曲者须将其拉直后再使用。

绕紧不锈钢丝时，须将钢丝两尾端分开成180°，然后以同样的速度将残端弯成圆圈，埋于组织内（图11-8）。使用不锈钢丝时，绝不可用止血钳等手术器械代替钢丝钳和尖嘴钳。

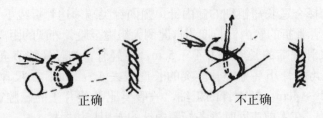

正确　　　　　　不正确

图11-8 不锈钢丝缠绕方法

五、骨圆针

骨圆针，一般小于 1.5mm 直径者称克氏（kirschner）针，粗于此者称斯氏（steinmann）针。它的用途较广泛，除可用于骨牵引外，尚可单独使用固定骨折，例如指骨、掌（跖）骨、尺骨、挠骨、肱骨外科颈、股骨颈等处的骨折。

第四节 内固定的适应证与禁忌证

任何一种精细的内固定术，都不可避免地再增加软组织的损伤，破坏骨折局部的血肿和血液供应，影响骨折的愈合。因此，术者应根据伤员及其骨折的具体情况，结合已有的技术和设备条件，从严掌握手术指征，慎重抉择手术方案。

一、内固定的适应证

1.绝对适应证

（1）手法等闭合方法难以复位，或外固定难以维持复位后的良好位置者。

（2）有移位者，尤其是影响关节面的关节内骨折，内固定术有利于恢复关节面的平整与光滑，防止创伤性关节炎的发生。

（3）严重移位的骨骺分离和骨折。手术整复内固定术可避免畸形愈合及骨骺发育停止。

（4）严重移位的撕脱骨折。

（5）闭合方法或手术治疗引起的骨不连接者。

（6）完全性或部分性的肢体再植。

2.相对适应证

（1）骨折延迟愈合，采用开放复位内固定术和植骨术，以促进骨愈合。

（2）多发性骨折，为了方便治疗、护理及预防并发症的发生，可选择性地对骨折进行内固定。

（3）病理性骨折，内固定术有利于原发病灶的治疗。

（4）严重的颅脑损伤合并大的骨折，行内固定术，能方便护理与治疗。

（5）年老体弱的骨折，通过手术整复，可缩短外固定卧床制动时间，以减少病死率，如老年人股骨转子间骨折。

（6）用闭合方法不能奏效的骨折，可行内固定术，如股骨颈骨折。

二、内固定术的禁忌证

1.活动性感染、骨髓炎是手术整复内固定术的绝对禁忌证。

2.局部软组织条件不良，如严重烧伤、瘢痕或活动性软组织感染等会增加手术的危险性，也是相对的禁忌证。

3.伤员全身情况较差，不适于麻醉或不能耐受手术者。

4.长期卧床，体弱或有严重骨质疏松者，骨质软弱不能行可靠的内固定。

5.骨折块不够大，难以应用内固定或固定不牢靠是相对的禁忌证。

6. 对位好的嵌入骨折或无移位骨折。

第五节　内固定的手术原则

绝大多数骨折可以用开放复位内固定术来治疗，但仍应以闭合整复方法为首选。尽管骨科手术方法在技术上有了较大的发展，使感染、延迟或不愈合的发生率降至最低水平，但应考虑到没有骨科手术就没有手术的并发症。内固定术对骨折局部血肿和血运的损伤，术中的麻醉有一定的危险性，手术切口愈合的瘢疤影响肢体功能与美观，金属内固定物在骨折愈合后再经历第 2 次手术取出，这些都是制约手术成功的因素。施行手术前对这些不利因素应予以全面考虑，权衡利弊，严格掌握手术的适应证极为重要。

一、手术整复时间的选择

手术整复的时间应视伤员情况和局部状况而定。

骨折伤员若合并胸腹部、颅脑损伤，或严重休克，首先应紧急处理危及生命的合并损伤．待生命体征稳定和一般情况改善后再考虑手术整复骨折。

开放性骨折或脱位。伴有撕裂伤或手术野内的深部挫伤，以及较大移位会影响血液循环的骨折脱位，常需要紧急手术。

一般的闭合性骨折，可择期手术整复，延迟 2 ～ 5 天较为合适，在此期间可做必要的全身检查、常规化验、术前皮肤准备、制定手术计划及准备器械，此时骨折端软组织境界间隙尚易识别，操作方便。但局部软组织条件不好时，如水泡、皮肤挫裂伤、水肿等，则应待创面愈合，水肿消退再行手术，有时可延迟 3 ～ 4 天，甚至 2 ～ 3 周。对多发性严重的损伤和大的骨折，延迟 5 ～ 7 天手术整复，脂肪栓塞通常会减少。有些学者认为延迟手术会影响骨折愈合，增加手术操作的难度，但近年来研究表明，延迟 1 ～ 2 周实行内固定，能激发伤员骨折初次应激反应后的第 2 次应激反应，不但增加愈合机会，而且加快愈合速度。

二、严格执行无菌技术

骨折切开复位并发感染的后果极为严重，因此手术需要最严格的无菌技术，骨与关节手术比普外手术无菌标准要求更高。对骨科无菌要求并不因为有效抗生素的发明而有所改变，一般的要求是：术前 2 ～ 3 天做皮肤准备，手术者术前洗手刷手、泡手 7 ～ 10 分钟或络合碘洗手 2 ～ 3 次，切口与周围皮肤严格隔离。尽可能采用不接触皮肤等严格的无菌技术。

三、内固定物的选择

植入人体内的内固定材料须与人体组织相容，并具有抗酸、抗碱、无电解蚀损，亦无磁性，在相当长的时间内有一定的机械强度，不老化，不因长期使用而发生疲劳性折断等。内固定材料一般为金属。对内固定物，要知其成分，谙其性能，熟其技术，各种型号齐全，并需要备齐手术器械，才能进行手术。术者要亲自选择定内固定物和特殊器械，内固定物要准备大中小 3 套，以备术中应急选用。用过的、表面毛糙的及曾经弯折而复杂的内固定物不应再使用。

第六节　内固定的方法选择及术式选择

内固定是骨折治疗的重要组成部分，正确选择与否直接关系到治疗的成败。适宜的内固定方法是指符合生物学和生物力学原理的内固定术，它不仅要求保持骨折段稳定，而且要能促进骨折在良好位置上的愈合，尽可能恢复患肢功能。因此对不同类型、不同部位的骨折选择适当的内固定方法十分重要。

一、内固定方法选择原则

1. 熟悉各种固定器材和方法的特点，以及适应证。

2. 必须严格遵守内固定方法的基本原理，如骨皮质螺钉必须先用丝攻预先攻丝，加压钢板必须先预弯，偏心孔的钻孔要用套管。

3. 术前仔细阅读 X 线片了解骨折的部位、受伤方向及损伤机制等信息，对选择内固定物和内固定方法至关重要。

4. 正确处理生物学和生物力学的矛盾，既要尽可能做到坚强的内固定，又要注意保护血运。

二、内固定器材的准备

1. 椎弓钉棒系统 AF，RF。

2. AO 钢板，张力带，螺丝钉系统。

3. 髓内钉系统，包括带锁髓内钉，γ 钉，GSH 钉，普通髓内钉。

4. 假体置换，主要是人工股骨头、全髋关节置换，膝关节表面置换。

5. 单侧外固定支架。

6. 其他特殊器材加压空心钉，滑动加压角钢板，滑槽髁钢板。

7. 普通器材，如克氏针，斯氏针，骨栓及普通钢板等。

三、以下几种骨折中常用的内固定器材

1. 椎体骨折，胸腰椎椎体骨折：常选用 RF（Redhce-fixationsystem）或 AF（Atlas-fixationsystem）椎弓棒系统器材，效果很好，胸椎可以达到第 5 胸椎（T5）水平，对于颈椎椎体骨折，常采用前路减压植骨，有条件者采用钛合金板内固定，但是如压迫来自后方，也做椎板切除减压。

2. 上肢骨折，不稳定型尺骨、挠骨骨折：多用四孔加压钢板固定。肱骨髁骨折很复杂，必须切开复位尽可能解剖复位，用松质骨螺钉和克氏针固定，部分需用小钢板固定。

3. 髋部骨折，髋臼前柱、前壁、后柱、后壁骨折：应行切开复位，螺丝钉固定。对股骨头骨折，如患者年龄 >60 岁，多行全髋人工关节置换。如患者条件差心肺功能不好或有糖尿病等也可行股骨头置换或用空心加压钉固定，或仅外展位牵引。如年龄 <60 岁还必须

根据部位，用鹅头钉，滑动加压钉、空心钉固定，同时行植骨术。对于基底部骨折不需植骨，可用 γ 钉、角钢板、空心钉固定。对股骨转子间骨折和转子下骨折，加长型 γ 钉和角钢板是最佳选择。

4. 股骨干骨折：在关节上 5cm 的所有骨折，带锁髓内钉固定是很好的选择，特别是对粉碎性骨 r 形骨折。8 孔加压钢板也是一种选择，但必须根据不同情况采用拉力螺钉加固骨折片，并正确选用加压钢板或支撑（Buttress）钢板。

5. 股骨髁骨折：可选用"L"形钢板或滑槽支撑钢板。髁间骨折者要用骨栓。

6. 胫骨平台骨折：必须用"T"型支撑钢板，并用骨栓，最重要的是要纠正内、外翻，保持力线。

7. 胫骨干骨折：可用带锁髓内钉对开放性胫骨骨折，对胫骨骨折的 G-Ⅱ型、G-Ⅲa型、G-Ⅲb型都能用带锁髓内钉固定，而且效果好。G-Ⅲc型要用外固定支架，闭合性骨折用钢板效果也很好。

8. 踝部骨折：我们强调腓骨解剖复位的重要性，腓骨多用 4 孔钢板固定。对后踝骨折，损伤面小于 1/4 者不处理，大于 1/4 者采用外侧入路，用两枚螺丝钉固定，内踝多采用张力带钢丝或空心钉固定，下胫腓骨分离用 1 枚骨皮质螺丝钉固定，3～4 周后取出。

9. 跟骨骨折：闭合复位，恢复跟骨正常宽度，保持贝氏角 >20，然后用 2 根斯氏针交叉固定。

一个好的骨科矫形外科医生，要有全面的生物学和生物力学知识，对前人总结的基本原则要熟练掌握，不能随意"创新"。同时强调灵活运用，不能生搬教条，根据病情，合理选用适宜的固定方法。

第七节　内固定的术前准备

骨科手术的种类很多，范围很广，包括四肢和躯干的骨与关节手术及肌肉、肌腱、韧带等手术。同时，还包括脊髓、周围神经及血管手术以及一些整形手术等，几乎涉及整个运动系统的各种手术。骨科的手术前后处理与外科范围内的其他各外科专业手术既有共同点，又有不同点。

一、内固定的手术时间选择

1. 骨科急症手术：对于骨科的急症应争分夺秒的进行急诊手术，例如骨折合并大血管损伤的止血术、断肢再植术和开放性骨折的清创缝合术等。

2. 可延迟 1～2 天甚至几天后施行的手术，例如股骨颈骨折的三刃钉固定术等。

3. 不计时间的选择性手术。它们的术前准备虽基本相同，但因时间要求不同，术前准备也有所不同。对后两者，可以从容不迫地做好一切全身和局部的术前准备，使患者适合手术要求时才进行手术。但对某些急症手术，要在短促的时间内完成必要的术前准备，以挽救生命和伤肢，所以，对于一个好的、优秀骨科团队，医生与护士以及医疗辅助人员应有高度的组织性、纪律性、责任心和团队协作精神，这与平时的训练必不可分。

二、诊断和手术指征

施术者必须掌握病史、体检、X线检查和化验等全面而重要的资料。只有将这些资料归纳、分析，才能得出正确诊断和手术指征。这是保证患者安全、手术成功的首要条件。节本将重点叙述如下。

1. 病史

病史是疾病或创伤性骨病的发生、发展过程。对损伤要详细询问受伤史（包括时间、地点和发生机制等），并进一步分析受伤暴力的性质、大小和方向等。又需详细询问现场急救和运送过程中的处理。一个断肢浸泡在盐水或冰水中是难于再植成功的；但若维持于干燥低温的条件下，则再植的时间可以适当延长，而且成功机会也较大。对任何创伤都必须注意多发伤和联合伤和既往史。

对骨与关节疾病，必须详细询问起病和发展过程。例如慢性化脓性骨髓炎和关节炎，与骨关节结核的起病和病程是不同的。目前由于抗生素的广泛应用，一些化脓性骨关节炎的病史较不典型，但起病过程仍是诊断的要点。对骨关节先天性畸形需注意其他系统是否有畸形，又需询问家族史。对深部骨骼的持续性严重疼痛，要警惕肿瘤或感染。对四肢或躯干的慢性损伤，必须询问职业、工种和工龄，从而思考与职业的关系。对慢性职业性损伤，如不预防，治疗将无裨益。

2. 体格检查

体征和体格检查是疾病和损伤的主要客观证据。对运动系统的检查，首先要暴露充分，两侧对比，然后按照望、扪、动（主动和被动活动）、量（测量长度、周径、角度等）四诊，再加特殊检查方法进行检查。详细与正确的体格检查对判断创伤骨病和确定手术指征有很重要价值。

3. X线检查

X线检查是骨骼系统疾病和损伤的一项重要的辅助检查方法，但不是唯一的检查法，不能代替病史和体检，骨折的诊断主要靠病史和体检。

4. 化验和其他检查

血、尿、大便三大常规检查是需要的，对某些骨肿瘤和骨病要测验血钙、血磷和碱性磷酸酶。对休克患者要留置导尿管，观察每小时的尿量和比重，并需做一系列血、尿化验。对急性肾衰竭患者，化验更为重要。对脊髓受压的患者，脑脊液动力学和生化检验也极为重要。关节滑液的检验是常被忽视的诊断方法，其实简单实用，尤其对各种关节炎的鉴别诊断颇为有用。其他检查如肌电图、血流量图、放射性核素扫描等对骨科疾患的诊断和治疗都有其应用范围，但应立足于因人制宜，不过于强求。对一些诊断困难的疾病，可考虑活组织检查。

三、手术方法的选择和设计

手术方法的选择和设计是一项重要的手术前准备工作。同一骨科手术常有几种方法可供选择。选择手术方法时要结合全身情况、局部病变、手术组的经验、物质条件以及文献上的经验教训等进行综合分析和考虑，慎重商讨和计划手术中的各环节，并做好多种准备，以备应急。丁焕文等研究出独特的数字化手术新方法，广泛应用于脊柱外科手术、骨关节创伤治疗、韧带重建修复、骨肿瘤切除重建、骨关节严重畸形矫正等骨科各分支领域，实现了骨科手术的数字化、个性化和精确化，从而进一步提高手术安全性，改善临床治疗效果。在选择好手术的基础上，按照手术方式要求，制定手术损伤方案和术中可能估计到的困难。并设计好应对的措施，确保手术能顺利进行。除此之外，还有以下3点需要注意的问题：

1. 手术途径

外科各专业都有手术途径的问题，但手术途径之多莫如骨科。书本上的手术途径都以正常解剖关系为根据，而在临床各位患者机体上，则必须考虑局部解剖常因病理变化而被扰乱。例如陈旧性髋关节后脱位必然伴有臀肌和坐骨神经的移位，髂腰肌和内收诸肌的挛缩，假髋臼的形成，前侧关节囊的移位和挛缩，以及髋臼的瘢痕形成等。若考虑不周，手术将极为困难，或招致失败，或损伤坐骨神经。因此术前必须选择好手术途径，考虑到可能遇到的困难等。

2. 体位

为了显露满意，又须慎重考虑体位和铺无菌巾方法。这也是骨科手术的特点之一。必要时，手术者要自己在手术台上试一下。必须搞清和记住手术侧是左是右，以免发生事故。文献报道手术体位的正确与否直接影响到手术的成败，尤其是骨科手术对体位的要求更高，不但要使手术体位充分暴露，还应便于医生的手术操作，顺应重要的呼吸及循环功能，同时使患者感到舒适和安全。

3. 器械

骨科手术常需一些特殊器械和内固定物。为了得心应手，利于手术，有些器械要手术者亲自选好，交手术室护士灭菌备用。有些器械和设备要按具体情况自己设计，不断革新。袁伟等设计研制一套骨科通用手术器械，包含各类螺丝刀、钻头、环钻、螺钉打滑取出器、骨凿、钢丝剪等工具，解决在无法获得专用配套手术器械时的手术难题，并为脊柱内固定螺钉滑丝、断裂等情况下的取出提供适用的手术工具。

第八节　内固定并发症的预防

近年来，随着交通、建筑业的发展，安全事故对人的创伤增多，人口年龄的老龄化也使骨折发生率呈逐年上升趋势。这种疾病谱促使了骨科技术领域、医疗器械、药品领域飞速发展，新材料、新器械的应用和不断更新换代，特别是大量国际先进的固定器材进入国内市场更新了骨科医疗的理论，手术和技术操作在推动现代骨科临床医疗工作迅速发展的同时，由于国内医疗市场的巨大，创伤骨折的复杂性，医疗条件、患者个体差异的多样性等，影响着骨折的治疗，临床也出现了不少新的问题，例如骨病的致残致死问题，并发症问题，远期疗效追踪问题等。如何在现今条件下对应用骨折内固定术后可能出现的这些问题有高度认识和重视，尽量避免其发生，使患者得到最有效治疗的同时，将其可能带来的危害减到最低限度，对临床工作具有普遍意义。

一、上肢、下肢骨折内固定术后常见并发症

应用于上肢、下肢骨折的内固定物包括各种接骨板、髓内钉，如近几年应用的锁骨钩

钢板、锁定加压钢板（LCP）及螺钉、股骨髓内针、AO 重建接骨板、交锁髓内钉、自动加压有限接触接骨板（LC-DCP）、异形（解剖）接骨板、重建接骨板和动力髁（髓）接骨板等。这些内固定器材的应用大大增加了各类骨折的疗效，但也产生了某些并发症，其主要的常见并发症如下：

1. 感染

感染是肢体固定最严重的并发症之一。开放性及粉碎性骨折术后感染率高，以髓内钉为例，国外报道 524 例手术治疗患者中术后感染发生率为 0.9%，国内为 3.5% ~ 7.6%。目前认为开放性骨折是导致术后感染的主要原因。防治内固定术后感染应严格掌握手术适应证，坚持无菌操作，彻底清创，合理应用抗生素。对开放性骨折如何减低内固定术后感染的发生率尚需进一步探讨。

2. 固定失效与不愈合

目前，由于技术条件和经验的提高，治疗效果有所改善，但还有一定的延迟愈合与不愈合发生率。骨折不愈合包括全身和局部因素，局部因素可产生直接影响，特别是当骨折严重时，固定物的自身设计因素、生物力学因素、固定的方式对稳定性产生影响以及术中广泛剥离，均可影响到愈合情况。肢体内固定钢板、髓内钉、断钉、断板及锁钉断裂可导致固定失效和骨折不愈合，同时骨折不愈合也可引起断钉、断板及锁钉断裂。因此，应严格掌握内固定的适应证，如确定实施内固定手术的患者，医生应仔细、规范操作，术后应避免早期负重。

3. 肢体短缩

Winquist 等报道发生在应用髓内钉治疗下肢骨折的患者中肢体短缩大于 2cm 的占 2%，并认为股骨干粉碎性骨折是造成肢体短缩的直接原因。特别是股骨干粉碎性骨折后患肢肿胀牵引复位困难，不易完全解剖复位。此外，过早拔除远端交锁钉也可引起骨折断端相互挤压导致肢体短缩。应严格掌握适应证，对骨折碎块和缺损进行相应处理，防止肢体短缩发生。

二、脊柱、骨盆内固定术后常见并发症

伴随脊柱生物力学的发展，脊柱内固定技术有了较大进步，以钢板、棍、螺钉为主的固定技术和相应器械得以应用。治疗给脊柱、骨盆骨折损伤患者带来益处，但也引发某些并发症的发生，例如脊柱前路固定手术，在颈椎手术中造成神经损伤仍是最常见的并发症。据文献报道总发生率为 2.66% ~ 3.06%。上颈椎手术易损伤喉上神经，下颈椎手术易损伤喉返神经，对此应提高警惕。术者要熟悉相应的解剖和有可能出现的变异，在行颈椎手术时无需刻意分离，术中仔细操作，在器械使用、牵拉保护上加以注意。

脊髓损伤及神经根损伤是脊柱内固定手术最严重的并发症。损伤有创伤直接因素，也有手术减压后的再损伤等因素。有学者认为当椎管狭窄且椎管横断面狭窄率大于 40% 时，椎管前方突出物与硬膜粘连严重，椎体后缘骨赘刮除，固定物植入失误均易出现再损伤。神经根损伤可源于机械刺激和挫伤，出现神经根相应症状。除创伤骨折直接损伤外，要以预防为主，对患者的病情有全面的评估。手术操作要规范、定位准确、视野显露清晰、直视下操作，患者术后清醒后应进行相应的检查并进行早期处理。

内固定不良：国内有报道手术中内固定物松动或位置不当在颈椎手术中的发生率为

0.73%，脊柱内固定螺钉位置不当主要与操作有关，而钢板、螺钉松动受多因素影响：患者年龄大，骨质疏松，螺钉把持力不够；术中反复调整螺钉方向，操作不当，螺钉位置不良，进入椎间隙等。应规范操作，严格掌握脊柱内固定适应证，遵循手术的生物力学原则。对于内固定不良的患者，要严格制动，防止进一步的并发症发生。固定物的植入尽量在"C"型臂X线机透视下进行和调整位置。

另外，在人工髓核、钛网的应用中并发症的发生与手术技术和术者的认知有关，开展此类手术早期并发症发生率偏高。

内固定失败是骨盆骨折耻骨联合分离的常见并发症。耻骨联合属纤维愈合，在耻骨联合分离的患者中多采用钢板固定，即使螺钉位置正确，亦可能出现退钉，对后果并无太大影响，内固定物可取出。

股神经损伤和骶孔神经根损伤与采取手术入路有关，股神经的牵拉损伤多可自行恢复。在骶髂关节脱位复位后路内固定时可发生骶孔神经根损伤。内固定时向骶骨拧入螺钉定位操作至关重要，可能会损伤神经根，故应规范操作，一旦出现神经根刺激症状，应退出螺钉，改换位置。

三、人工关节置换术后常见并发症

术后感染是人工关节置换术后最严重的并发症之一，常被称为"灾难性的并发症"，可导致手术彻底失败、丧失肢体及生命。人工关节感染不同于一般的关节化脓性感染，一方面人工关节位于骨髓腔之中，与身体内的免疫系统相对隔离，另一方面，细菌在假体周围分泌多糖类、多隐性物质，形成假膜，阻碍炎性细胞和抗生素的进入。对假体感染的易发性、难治性和灾难性后果临床医生应有清醒认识。除此之外，相关感染因素较多，因此，行人工关节置换术应注意系统预防感染，术前要评估全身情况，针对性地进行预防。术中要严格执行无菌操作，彻底止血，防止术后血肿，尽量缩短手术时间。术后应注意体位护理，积极处理任何部位发生的感染，及时应用有效抗生素。

术后关节脱位：脱位是髋关节置换术后比较常见的并发症之一，文献报道其发生率为0.2%～6.2%，假体植入位置不良是发生脱位的主要原因，能否正确植入人工假体与术者对髋关节局部的解剖是否熟悉及术者的临床经验密切相关。关节囊及髋关节周围的肌肉和韧带对髋关节的稳定起着重要作用，对髋关节周围肌力下降的患者，术中应尽量减少髋关节周围软组织的剥离、松解，适当增加假体头臼间的松紧度，假体植入后尽量缝合关节囊及切断的部分外旋肌群。术后的正确护理、指导功能锻炼甚为重要。

假体松动下沉：假体松动下沉是人工髋、膝关节置换术后最严重的并发症之一，也是术后晚期关节疼痛的重要原因和翻修大的最常见原因之二。感染、假体安装不当、骨质疏松、负重过早、组成人工关节的金属及高分子材料和骨组织不能有机地结合、骨水泥聚合不均匀、放置范围不够广泛等是其常见原因。预防关键在于提高手术精确性，安放假体时必须正规操作，骨水泥应按第三代的使用要求操作，假体选择相容性好的材料。宜在术后6～8周获得生物性固定效果或完全骨愈合后下床行走负重。

假体柄周围骨折：主要发生在髋关节置换术后，术中发生的假体柄周围骨折多数为股骨转子间纵形裂纹骨折。全膝关节置换术后骨折可发生在髌骨、胫骨干、股骨干、股骨髁或胫骨髁等。髌骨骨折的发生率为 0.1% ~ 8.5%，胫骨干、股骨干、股骨髁或胫骨髁等骨折的发生率为 0.3% ~ 2.5%。分析其原因主要有：患者骨质疏松、操作不当、术后关节僵硬、暴力手法按摩等。预防的方法是操作应规范准确，不能使用暴力，尽量保留骨皮质；假体选择得当，安装位置正确；术后勿用暴力手法按摩。

术后下肢不等长：股骨距保留过长或选择过长的假体颈是造成术后下肢不等长的主要原因。术后表现为轻微跛行，可出现腰骶部疼痛。防止出现此类情况，术中应严格按照假体要求保留股骨距长度，规范操作。

腓总神经损伤：在全膝关节置换术中发生率为 1% ~ 5%。主要表现为胫前肌和趾长伸肌功能障碍。主要原因：术中器械对神经的直接挤压牵拉，过度牵引或延长下肢，术后局部压迫，止血带使用不当等。应注意严格规范操作，对有严重屈膝或严重膝外翻畸形的患者应充分暴露，松解腓总神经并加以保护，术后制动和使用镇痛泵的患者应注意勿挤压腓总神经。

四、内固定术后全身严重并发症

1. **深静脉血栓（deep venous thrombosis，DVT）和肺血栓栓塞症（pulmonary thromboembolism PTE）是内固定术后比较常见的并发症。**

近年来，随着手术的深入开展和检测手段的不断提高，对 DVT 和 PTE 的认识有所提高。DVT 的形成，是指血液在深静脉内不正常地凝结，属静脉回流障碍性疾病。PTE 堤指来自静脉系统或右心室的血栓阻塞肺动脉或其分支所致肺循环和呼吸功能障碍的疾病，即通常所称的肺栓塞。DVT 和 PTE 是相互关联的，DVT 是肺栓塞栓子的主要来源，是一种疾病在不同部位和不同阶段的两种重要临床表现形式，总称为静脉血栓栓塞症。

DVT 和 PTE 发生的危险因素可为原发性和继发性。骨科手术后发生的 DVT 和 PTE 大多数为继发性。考虑骨折手术不可避免地产生创伤、应用止血带、患者创伤后瘫痪、严重感染、制动、高龄或植入人工假体等因素使 DVT 和 PTE 发生的危险性增高。有关资料显示，50% ~ 80% 的 DVT 患者无临床表现，但是因为 DVT 和 PTE 之间的关系，此类患者随时都有发生致命性 PTE 的可能，即使未发生 PTE 也可导致下肢深静脉功能不全，因其危害极大，及时发现和治疗都依赖于早期正确诊断。

DVT 和 PTE 起病较急，患肢肿胀、发硬、疼痛，活动后加重，偶有发热、心率加快。部分患者有血栓部位压痛，皮肤呈青紫色，皮温降低，足背、胫后动脉搏动减弱或消失等症状，心电图、动脉血气分析、血浆 D- 二聚体检查、X 线、C'T 及 1VIR 脸查、下肢静脉彩色多普勒超声和下肢静脉造影等检查都对 DVT 和 PTE 的诊断有帮助，DVT 特异性诊断主要靠血浆 D- 二聚体检查、静脉超声或静脉造影检查来确立诊断。当合并有 PTE 时，肺 CT 和 MRI 检查具有较高的检出率。

鉴于以上诸多方面原因及无症状 DVT 的发病率，骨科创伤及大手术（脊柱骨折、下肢长骨骨折、人工髋关节置换术、骨盆骨折、全身多发骨折等）后应该将 DVT 的预防性治疗作为常规。可以将其分为基本预防治疗和药物预防治疗，基本预防治疗包括在静脉周围的仔细操作，尽量避免静脉内膜损伤。术后抬高患肢时，不要在腘窝或小腿下单独垫枕，避免影响小腿深静脉回流。鼓励患者尽早开始足、趾主动或被动活动，尽可能早期离床活动，并多做深呼吸及咳嗽动作。药物预防治疗可用低分子肝素或维生素 K 拮杭剂，不建议单独应用低剂量普通肝素、阿司匹林、右旋糖酐等。

2. 脂肪栓塞综合征

脂肪栓塞综合征也是内固定后一种并发症，是因骨髓脂肪侵入血流，形成脏器及组织的脂肪栓塞。临床表现为呼吸急促、困难，呼吸次数增加，心动过速，发绀，皮肤出血点及意识障碍、烦躁、澹妄、昏迷等症状；血常规检查可见血红蛋白含量降低，血小板减少；血气分析可见低氧血症。在临床中并不少见，对骨折患者宜综合防治，早期预防，早期确诊，及时治疗，是降低该综合征发生率、减少病死率、提高治愈率的关键。

3. 应激性溃疡

应激性溃疡并发大出血，病死率较高，发病机制较为复杂，迄今尚未完全阐明，目前认为是多种因素综合作用的结果。近年来对其发病机制的认识有所加深，骨折创伤及手术巨大的创伤可激发机体神经内分泌系统的应激反应，引起急性胃 twtwi 黏膜多发性浅表糜烂和溃疡。有报道其发生率在大手术后较高，但是大多数患者无临床表现，临床上有明显消化道出血者仅占 5%~10%，大量出血者占 2% ~ 5%。应积极采取综合措施加以防治。

总之，骨折内固定术后并发症是临床骨科难以回避的问题。由于创伤个体的差异性和复杂性，机体的机能状态、医疗条件和医生技能与认知等都不同程度地对骨折内固定术后并发症的发生产生影响。骨折内固定术后并发症的发生既有较简单的又有较复杂的，既有个性的又有共性的，也有时代特征性的。相信伴随骨折内固定技术水平的提高，并发症的发生将会进一步得到控制。在目前情况下，提高对骨折内固定术后并发症的重视，对进一步提高内固定治疗效果具有不可替代的作用，应严格掌握内固定适应证和手术规范操作，对减少并发症的发生具有现实意义。

第九节　常用内固定物及使用方法

现代骨折治疗的观念由机械力学向生物学方面发生了彻底的改变，即从解剖复位、坚强固定、骨折一期愈合的力学固定方式（AO）演变为间接复位、弹性固定、间接愈合的生物学固定方式（BO）。必须充分重视局部软组织和骨的血运，固定可靠而无加压。常用的内固定物有以下几种。

一、螺钉

1. 螺钉的命名

螺钉的命名按应用部位分皮质骨螺钉、松质骨螺钉等（图 11-9）；按打入的特点分自攻螺钉、自钻螺钉等（图 11-10）；

按螺钉设计分为如螺空心钉、锁定钉等（图 11-11）；按直径分为如 4.5mm 螺钉等（图 11-12）；不同直径规格的螺钉：如 6.5mm、4.5mm、3.5mm、2.7mm、2.0mm、1.5mm 等不同类型的螺钉。

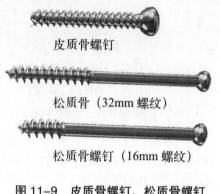

皮质骨螺钉

松质骨（32mm 螺纹）

松质骨螺钉（16mm 螺纹）

图 11-9　皮质骨螺钉、松质骨螺钉

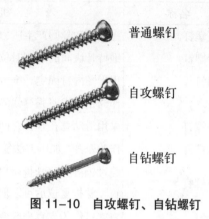

普通螺钉

自攻螺钉

自钻螺钉

图 11-10　自攻螺钉、自钻螺钉

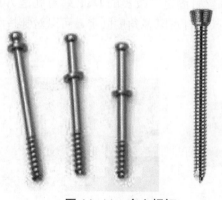

图 11-11　空心螺钉

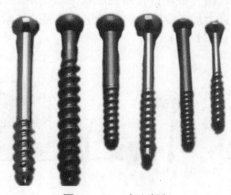

图 11-12　空心螺钉

按功能或机制分为钢板螺钉、拉力螺钉、位置螺钉、交锁钉、锚钉、推拉螺钉、复位螺钉、阻挡钉等；

2. 螺钉的应用

螺钉在内固定手术中应用比较多，常根据骨折类型、病情、个体差异和各种所需选择应用。现将螺钉的应用归纳如下（见表 11-2）。

表 11-2　螺钉的应用

名称	机制	应用举例
钢板螺钉	在钢板和骨间产生压力和摩擦力	前臂 LC-DCP
位置螺钉	维持骨块间的解剖对位但不加压	下胫腓螺钉
交锁钉	用于髓内钉固定，维持骨的长度、对线和旋转	股骨 / 胫骨交锁髓内钉
锚钉	作为钢丝或坚强缝线的固定点	内踝张力带固定的锚钉
拉力螺钉	采用滑动孔在骨折之间加压	蝶形骨块、内踝骨折
推拉螺钉	作为牵开 / 加压方法复位骨折时的临时固定点	用于加压器、撑开器
复位螺钉	经过钢板孔将骨折块提拉靠近钢板的普通螺钉，骨折复位后可以取出或更换	应用微创技术将粉碎骨块复位到 LCP
阻挡钉	将螺钉作为支点来改变髓内钉的方向	胫骨近端骨折应用髓内钉固定时

二、接骨板

1981 年 AO 改良了 DCP 螺钉孔，提出了 DCU 设计概念（dynamic compression unit），从而使接骨板螺钉孔内也能较为自由地进行拉力螺丝钉固定。改良的 DCP 螺钉孔是 AO 首创的动力加压设计，确立创伤骨科界的技术标准，其螺钉可以多角度固定，可以对骨折两端进行加压 (图 11-13）。

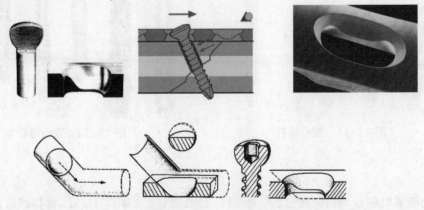

图 11-13　1981 年全球首创 LC — DCP 有限接触动力加压接骨板，其底面切割，与骨有限接触；与骨接触减少，对骨膜血运的干扰减小

为了进一步减少接骨板与骨面的接触，最大程度保留骨皮质的血运，1995 年 AO 提出点接触接骨板 PC — FIX (pointed contact)；1995 年，TepicS 和 Perren.SM 研究的基础上，提出了 Locking 锁定的概念，从而使用锁定螺丝钉和带螺纹孔的接骨板，以期解决常规螺丝钉固定时所产生的问题。

接骨板与螺丝钉锁扣固定的出现是接骨板骨折内固定发展史中的一次革命性的理论变

革，从而出现了内固定器（internal fixator）。内固定器中螺丝钉与接骨板的锁扣固定，接骨板与骨面无紧密接触，最大限度保留了接骨板下方骨皮质的血供。自 PC－FIX 之后，AO 的 R.Frigg 推出了微创固定系统（less invasive stabilization system，LISS）见图 11-14。

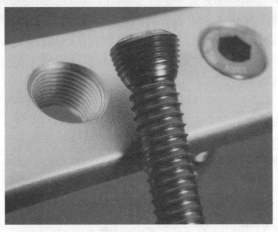

图 11-14　微创内固定器（Internal Fixator）

2001 年，是接骨板材料发展的里程碑，一种新型的 LCP 锁定加压接骨板出现（图 11-15），在同一结合孔内可以完成任何一种成熟的技术。

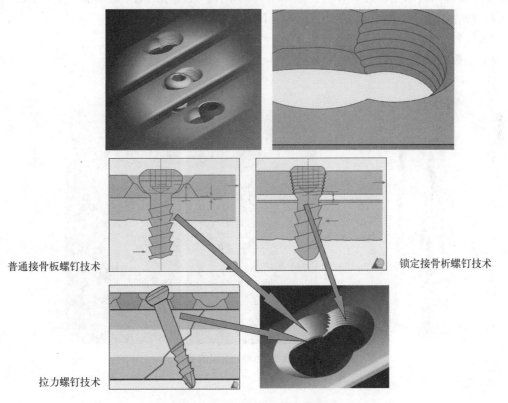

普通接骨板螺钉技术　　　　锁定接骨析螺钉技术

拉力螺钉技术

图 11-15　锁定加压接骨板

三、髓内钉

应用髓内钉治疗四肢骨折已有相当长的历史，早在 100 多年前，就有人用不同的材料的棒状物进行过动物实验和临床观察，如象牙和牛骨。1918 年，Hey-Groves 最早报告利用金属髓内钉固定治疗股骨干骨折。为了解决髓内钉抗旋转能力差及易滑出的缺点，1953 年德国的 Kühtscher 医生设计并使用了第一枚交锁髓内钉，其以适应证广、创伤小、固定可靠、利于愈合、功能恢复快等优点在四肢骨折的治疗中得到广泛应用，在肱骨干、股骨转子间和股骨髁间骨折的应用也越来越多。

在骨折愈合过程中，内固定物的目的在于将作用于骨折一端的力传导到另一端，髓内钉内固定的方式为对称的中央型内夹板式（centralinternalsplint）固定。它不同于钢板螺钉的偏心式固定，对骨折的固定为应力分散式固定，而非应力遮挡式固定，有利于骨痂的塑形。中心固定在理论上优于骨皮质外固定，其可减小力臂，降低内翻、外翻成角及内固定失效的发生率。

髓内钉固定为闭合复位或有限切开复位提供了基础。其对骨折块骨膜和骨折端软组织血运干扰小，避免了不必要的植骨，手术时间短，出血少，感染率低，对患者全身影响小。髓内钉的应该和方法主要在以下方面：

1. 股骨交锁髓内钉

股骨交锁髓内钉常用于股骨骨折，如图 11-16 所示，其应用的适应证有：

（1）股骨粗隆下 2cm 距膝关节 9cm 以上的各种类型骨折。

（2）股骨干中段陈旧性骨折。

（3）钢板内固定失败者。

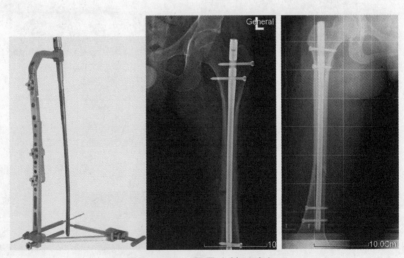

图 11-16　股骨交锁髓内钉

2.PFNA

适应证：适用于几乎所有类型的股骨转子间骨折，特别适合于不稳定型股骨转子间骨折（如反转子间骨折）及合并骨质疏松的股骨颈粗隆间骨折者。

由于 PFNA 的运用在手术后仍有一定的并发症发生率（如穿出股骨头），因此此方法无法取代其他内固定。

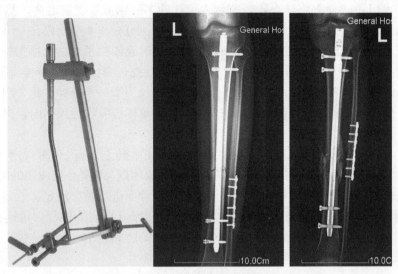

图 11-17　胫骨交锁钉

3.胫骨交锁钉

胫骨交锁钉主要用于胫骨骨折，如图 11-7 所示，其应用的适应证有。

（1）胫骨中 1/3 稳定型骨折，如胫骨横形骨折、短斜形骨折、假关节。

（2）胫骨中部 60% 长度内的不稳定性骨折，如胫骨干骺端附近的骨折、长螺旋形骨折、节段性骨折、粉碎性骨折、骨折伴骨缺损。

第十节　骨黏固剂的使用方法

骨黏固剂常用名为骨水泥，因其属丙烯酸类化合物，又称丙烯酸黏固剂，由粉剂和单体两部分组成。粉剂中含有甲基丙烯酸甲酯——苯乙烯共聚物和引发剂过氧化二苯甲酰，为白色粉末；单体为无色透明液体，含有单体及阻聚剂。骨黏固剂常用于

一、骨黏固剂的临床应用方法

1.骨黏固剂的包装与灭菌

聚合物（粉剂）采用双层塑料袋包装，每个包装的聚合物重 20g，经 γ 射线灭菌。在使用前应将装有聚合物的塑料袋于 75% 的乙醇中浸泡 30 分钟，既可消毒外袋，又可检查塑

料袋有无破损；单体采用棕色安瓿包装，每瓶 10mL，避光保存，使用前用沸水煮沸 20 分钟灭菌，禁用高压灭菌。

二、骨黏固剂的调和

使用时按聚合物粉剂 20g 与单体为 10mL 的比例，将聚合物与单体混合，调和后使用。调和的方法即可以手术台上将聚合物粉剂倒入灭菌的不锈钢或陶瓷容器内，然后将单体注入，用不锈钢或玻璃棒迅速均匀地搅拌，在聚合过程中，可分为 4 个阶段：

1. 粥状期：聚合体与单体混合后，不断地搅拌，这时黏固剂呈灰白色稀粥状。

2. 出丝期：在搅拌过程中，黏度不断增加，由稀粥变成浆糊状，用搅拌棒将黏固剂挑起，可抽出丝，抽丝逐渐增多，预示即将成团，从混合至出丝为 2 ~ 6 分钟，此 2 期内单体与聚合物尚未完全聚合，不能用来黏固植入物与骨质，以免单体被吸收进入体内，引起严重的不良反应。

3. 成团期：将出丝期的黏固剂从容器中移出，放在手套上，有一定的黏附性，经过一段时间的揉搓，变成表面光滑不黏手套的面团状，称为成团期。从混合到成团的时间为 4 ~ 9 分钟，这时是骨黏固剂的应用时期，应尽快对植入物与骨面进行黏合固定。

4. 固定期：放在植入物与骨面之间的骨黏固剂，随聚合反应的进行，可逐渐放热并固化成形，使植入物与骨质牢实固定，从混合至固化成形的时间为 10 ~ 15 分钟，此期间应使用压迫器，压迫植入物直到完全固化为止。

（刘黎军　杨金星　黄俊峰　尤微）

第十二章 骨科牵引技术和常用牵引器械

骨科的牵引技术是临床常用的治疗技术，在骨折和关节脱位的治疗中应用较广，它是利用持续的、适当的牵引力和对抗牵引力的作用使骨折、关节脱位得以整复和复位。同时，牵引技术的应用可以制动、固定肢体，对短缩的肢体可以得到矫正。牵引技术分手法牵引（手法牵引复位后＋外固定）和器械牵引（如皮肤牵引、骨髓牵引）。

第一节 手法牵引技术

手法牵引多适用于骨折移位及关节脱位的整复，以及肌腱、韧带损伤等疾患的理筋治疗，其具有操作时间短，力量大小可随时调节的特点，是骨伤科最常用的牵引方法。

一、手法牵引的作用及适应证

1. 四肢骨折的手法牵引，闭合复位或手术开放复位都需要用此法解除伤肢肌肉的痉挛，而使骨折断端的短缩移位得以纠正。

2. 关节脱位应用手法牵引可以缓解关节周围软组织的痉挛，迫使骨端回复到关节盂附近，为脱位的整复创造条件。手法牵引也可作为治疗陈旧性关节脱位的前期处理，以达到松筋解凝的目的。

3. 在错骨缝的治疗中，手法牵引可以松解软组织痉挛，解除软组织粘连扭绞，加大关节间隙，再辅以其他手法将骨缝错移复正。

4. 筋伤疾患应用手法牵引可以理顺筋络，松解粘连。

5. 手法牵引也是施行其他整骨或理筋手法的基础，其他手法常需要手法牵引的配合得以完成。

6. 开放直视下整复骨折时，手法牵引也经常应用。

二、手法牵引要点及操作方法

1. 手法牵引可由术者与助手，或助手与助手之间进行，这要求术者、助手之间密切配合，动作协调，共同进行。

2. 牵引的着力点应尽量靠近损伤的局部，最大限度发挥牵引力和对抗牵引力的作用。

3. 牵引的方向，手法开始时应按肢体移位的位置顺势用力拔伸，然后沿肢体纵轴对抗牵引。

4. 牵引用力应轻重适宜，平稳实效，切忌冲击式发力。

5. 牵引时以矫正重叠移位或缓解挛缩为度，不可过度牵引，以防止副损伤的发生。

第二节　器械牵引技术

器械牵引是骨科的基本治疗技术之一，经过多少世纪，一直沿用至今仍不失其临床价值，尤其是对骨与关节损伤中的应用经久不衰，在某些骨折或关节损伤中视为首选的治疗手段之一。器械牵引的原理及作用是：

一、促进骨折断端复位的作用

分析骨折断端的移位方向，基本上不外乎以下四种：①短缩移位：主要由于纵向肌群的收缩所致。在牵引状态下，如果纵向的牵引力与肌群的纵向收缩力相平衡，则此种短缩必然随之消失。压缩性短缩者亦具有同样效应。②成角移位：除与暴力的作用方向有关外，大多由于周围肌群的收缩力不对称所致。牵引不仅可纠正因暴力作用方向所致的成角，且由于使周围肌肉得到休息与松弛，加之对牵引角度的调整，以使肌肉作用较强的一侧放松，从而可以获得纠正角度畸形的目的。③旋转畸形：除肌肉作用外，大多因肢体的体位所致。因此，通过正常体位情况下的牵引，首先可以纠正因肢体姿势不当等所引起的旋转畸形。根据肌肉作用特点，按骨折远端对近端这一原则来调整牵引的角度，亦可矫正此种畸形。④侧向移位：这是骨折最常见的畸形，较多见于四肢长管骨骨折者。通过牵引，可以使肢体的纵向肌群的肌张力增加，从而迫使向侧方移位的骨折端回归原位。

根据以上分析及原理，对骨折做器械牵引可以促进骨折断端迅速满意复位。

二、使受损肢体得以休息及固定作用

实验与临床研究结果表明：在任何创伤情况下，局部的制动与固定是其痊愈的基本条件之一。为此，采用持续牵引的方式，将可使伤患部获得较长时间的"静"，不仅使早期的创伤反应迅速消退，且促进后期的修复。

三、预防及矫正畸形

各种伤患，尤其是四肢邻近关节的伤患，因关节的挛缩、肌肉的废用、组织液渗出及粘连的形成等而引起或促使畸形的形成。通过牵引以及牵引状态下的功能锻炼，既有利于创伤的康复，又可避免因长期固定而引起的畸形与关节僵硬等不良后果。

四、便于开放性创面的观察与处理

对伴有创面的骨关节损伤，一般多可采取闭合创面的疗法。但对某些感染性创面，以及需要观察局部皮肤、皮瓣等有无血供障碍的患者，则应将创面呈暴露状。对于此种病例，牵引疗法具有显而易见的优越性，可选用相应之牵引方式。

第三节　常用牵引器械的选择

根据患者的伤情和所处环境不同（和平时期、战争时期与自然灾害时期等均有差异），医生本人的习惯与学派不同，以及其他各种不同的因素，对牵引术的选择、使用与掌握也难以统一，致使牵引用具亦随之而异。现将临床上常用的器具阐述如下：

一、牵引床

除定型的骨科牵引床外，一般医院大多采用普通的医用床垫加木板，再配备相应的牵引装置组合而成（图12-1）。

1. 木架式牵引床

木架式牵引床是由牵引木架、勃朗（Braun）氏架、三级梯、靠背架、牵引重量和脚蹬箱等组成。除勃朗氏架、牵引滑轮及重量外，全系木制品，便于拆卸、调换、维修和增补，且价格合理，较为实用（图12-2）。

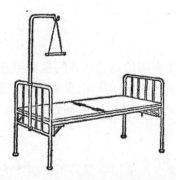
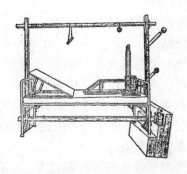

图12-1　可用以牵引的普通骨科床　　　　　图12-2　木架式牵引床

2. 铁架式牵引床

铁架式牵引床为工厂成品，购置方便。牵引床系组合式，易于组合、拆换及调整。

二、牵引支架

常用的牵引支架有以下两种：

1. 勃朗氏架

多用于下肢和骨盆骨折或其他损伤时的牵引与固定，较为舒适、安全和方便，尤适用于平时使用。在战时则由于体积较大、搬运及运输不便而难以广泛使用。此外有许多改良设计，例如村田式、毕洛式等，即将支架的远端延长，并装配滑轮等装置。对一般的下肢骨折可直接进行牵引，从而减少了复杂的大型框架结构。但由于其稳定性较差，对牵引时间长而体重较重的患者则不理想，难以单独选用（图12-3）。

2. 托马斯架

托马斯架结构简单、轻便，尤适用于战时或自然灾害情况下（图 12-4）。但由于属于固定牵引方式，即依靠上端皮环抵于坐骨结节作为反牵引力，易压迫皮肤引起并发症，故平时不宜多用。

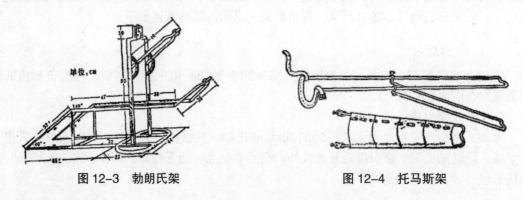

图 12-3　勃朗氏架　　　　　　　　　　　图 12-4　托马斯架

三、牵引附件

牵引附件主要包括以下数种。

1. 三级梯

三级梯的外形与大小如图 12-5 所示，主要用于使床脚抬高，其目的是利用患者身体重量来达到对抗牵引的作用，从而有利于骨折端的复位与稳定。当牵引重量超过体重 1/7 时，一般将床脚置于 50cm 高度。牵引重量为体重的 1/8：～ 1/14 时，床脚置于 30cm 处。而一般维持牵引重量时，则床脚不应超过 10cm。

2. 三高度床脚垫

为改进因三级梯所占面积较大、且存放不便等缺点，采用有三种不同高度的木制床脚木垫（图 12-6）。其长、高、宽、分别为 50cm、30cm 和 20cm，两个为一套。可根据牵引重量不同而选用相应高度的一面。各面的中央部均有一凹槽，以使床脚嵌入，不易滑出。

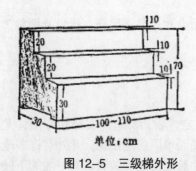

图 12-5　三级梯外形　　　　　　　　　图 12-6　三高度床脚垫

3. 靠背架

靠背架呈合页状，两侧有撑脚以便选择不同的高度，并可完全合拢，呈平板状（图 12-7）。

4. 其他附件

（1）脚蹬箱置于健侧足底部，以便患者功能锻炼时防止身体下滑（图 12-8）。

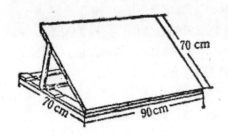
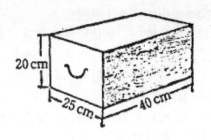

图 12-7　靠背架外形　　　　　　　　图 12-8　足蹬箱

（2）拉手悬于牵引架上，视患者身高而加以调节。

（3）牵引滑轮指牵引架上所配备的牵引滑轮。一般分别置于大腿、小腿及足三者牵引力线所需的部位。大腿与小腿的牵引滑轮多安装于角状木板上，而后再嵌于牵引架的竖档中（图 12-9），以防牵引重量受阻。使用时应经常检查，尤其应注意牵引绳的磨损情况，以防突然断裂。

（4）牵引绳应选择无弹性的蜡线绳，以减少牵引时的摩擦力及阻力。

（5）牵引重量除牵引座（一般为 500g）外，再配备若干 500g、1000g 和 2500g 重量的，以便于选择和调整（图 12-10）。

（6）折叠式饭桌　目前已有成品供应，多呈折叠状，翻开后可置于胸前，以便患者就餐等。

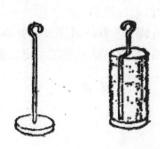
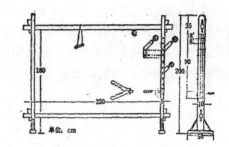

图 12-9　牵引滑轮　　　　　　　　图 12-10　牵引重量

第四节　皮肤牵引

一、皮肤牵引

皮肤牵引包括胶布牵引和皮套牵引，系利用胶布粘贴于皮肤或皮套包压固定于皮肤上，牵引力直接作用于皮肤，间接作用于肌肉和骨骼，而获得牵引效果。此法简单易行，对肢体损伤较小。

1. 皮肤牵引的适应证

（1）12 岁以下的儿童，肌肉不发达的老年人，或移位较轻的股骨干骨折。

（2）需要牵引治疗的上肢骨折。

（3）防止关节挛缩，如化脓性关节炎、类风湿关节炎的急性期，结核性关节炎等。

（4）手术前后的暂时制动与固定，如股骨颈骨折手术前后的制动与固定。

（5）开放截肢后残端皮肤牵引，防止皮办回缩以利愈合。

2. 皮肤牵引的禁忌证

（1）牵引区皮肤有擦伤、裂伤、慢性溃疡、皮炎、血管硬化及静脉曲张。

（2）皮肤对粘胶过敏者。

（3）年轻力壮、肌肉强劲者以及骨折重叠移位严重者。

3. 皮肤牵引的操作方法及要点

用特制皮套进行皮肤牵引常用于下肢疾患，操作方法较简单，需要注意的是在骨突部位，如双踝、胫骨前缘等处，要用软物如棉垫加以保护。为保护良好的牵引效果，常在皮套外用绷带加压包扎，以防其松动。这里重点介绍胶布皮肤牵引的操作方法。

（1）器材。医用胶布、小方木板（扩张板，为 6-10cm 宽，中心有一小孔的方形木块）、牵引绳索、砝码、滑轮、托马斯架、绷带、棉花及安息香酸酊等。

（2）将被牵引患肢局部皮肤用清水洗净、剃毛。

（3）胶布准备。胶布长度，骨折者应在骨折线平面以下计算，脱位者应在关节面以下计算。胶布长度＝肢体牵引部分长度 ×2+ 8cm（扩张板的宽度）。胶布宽度为肢体周径的 1/4。在已准备妥当的胶布粘面的中央放置好扩张板，然后将胶布两端纵行撕开其长度的 1/2。

（4）在受牵引部位的皮肤止，涂以安息香酸酊，帮助粘着，保护皮肤，防止水泡形成，并便于日后揭除胶布。但也有不主张应用者，因其涂抹后有碍于皮肤汗液蒸发。骨突处放置棉花保护，将胶布干贴于肢体两侧，用手舒展均匀（图 12-11）。胶布粘贴不能左右交叉或环绕，也不可另加胶布螺旋缠绕，避免血液循环障碍。

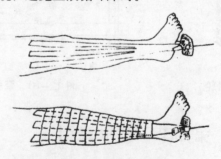

图 12-11　胶布皮肤牵引正确粘贴法

（5）胶布粘贴妥当后，立即用纱布或弹性绷带均匀包绕肢体，上端的胶布尾端要外露于绷带之后 1～2cm，以便观察胶布有无滑脱。

（6）将患肢放于牵引支架上，将牵引绳自扩张板中央穿过，尾端打结使之不能通过圆孔，以便牵引受力，另一端绕过滑轮牵引，在胶布上好1～2小时后，待粘贴牢固后方可加重牵引。

4. 皮肤牵引注意事项

（1）扩张板大小要适中，以使离开肢体的胶布分离，维持一定的宽度，防止胶布条压迫骨隆突部位。

（2）胶布粘着应均匀平整，不宜超过骨折平面或脱位关节面。

（3）牵引重量以2～4kg为宜，一般可维持3～4周，若需继续牵引，必须更换胶布。

第五节　四肢骨牵引

一、四肢骨牵引器材

用于四肢骨牵引包括四肢各种骨折的牵引，其牵引器材准：骨圆针、骨锤、牵引弓或巾钳、骨钻、勃朗氏架、滑轮、砝码、牵引绳索。

二、穿针部位

四肢骨常用骨牵引的穿针点、适应证、牵引重量见表12-1。

表 12-1　四肢骨牵引穿进点、适应证、牵引重量

牵引部位	进针部位及方向	适应证	牵引重量 (kg)	
			开始	维持
尺骨鹰嘴	鹰嘴突下 3cm 的尺骨背侧缘两侧各 2cm 处为进出针点，由内向外进针，勿损伤尺神经	肱骨颈、干、髁上、髁间粉碎性骨折	2～4	1～2
桡、尺骨下端	桡骨茎突上 1.5～2.0cm 处桡侧与骨干垂直进针穿过桡尺骨的远端，由尺骨尺侧皮肤出针	桡、尺骨干骨折，肘关节陈旧性脱位	2～3	1～2
第2、3、4 掌骨	横贯 2、3 或 2、3、4 掌骨干由桡侧向尺侧穿针	前臂双骨折，桡骨下端骨折，腕关节疾患	2～3	1～2
股骨下端	髌骨上缘 2cm 或内收肌结节上二横指处。由内向外进针防止损伤血管神经	股骨的颈、粗隆间、干、髁上骨折，骨盆骨折，髋关节中心性脱位	8～10 或体重1/7～1/8	4～6
胫骨结节	胫骨结节下 1cm 胫骨嵴两侧各 1.5cm 处为进出针点，由外向内进针（老年可偏下）	股骨骨折，骨盆骨折，膝关节内骨折。髋关节脱位	8～10	4～5
跟骨	自内踝下端到足跟后 下缘连线的中点为进 针点，由内向外进针	胫骨骨折，踝关节骨折脱位	4～6	2～3
第2、3、4 跖骨	横贯 1、2、3 跖骨	跗跖关节脱位	2～3	1～2

四肢常见骨牵引穿刺点见图 12-12。

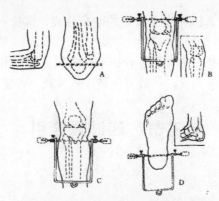

图 12-12　四肢常见骨牵引穿针点

A：尺骨鹰嘴牵引　B：股骨髁上牵引　C：胫骨结节牵引　D：跟骨牵引

三、四肢骨牵引操作步骤

1. 受牵引部位剃去毛发，将患肢置于牵引支架上，用 2% 碘酊、75% 乙醇消毒进出针部位皮肤，铺无菌孔巾。

2. 用 1% 利多卡因在进出针部位进行麻醉，由浅入深直至骨膜。

3. 助手将双侧穿出针部位皮肤向上拉紧，以免牵引肢体伸长后，皮肤牵引过紧。术者找准进针部位，把握进针的方向与角度，一般要求牵引针与骨干纵轴线垂直，与邻近关节面平行。

4. 牵引针经由皮肤、皮下组织、肌肉直至骨膜，由骨锤敲击或用骨钻徐徐钻入，穿过对侧骨质及软组织，最后透出对侧皮肤，使两侧牵引针等长，安放牵引弓，系连牵引绳索绕过床尾滑轮开始加重牵引。

5. 牵引针两端用两个青霉素空瓶（青霉素过敏者禁用）穿放保护，以防刺伤。进出针孔周围的皮肤要调节平整，以免受压坏死，用乙醇纱布保护两侧针孔，每日在保护针孔的纱布上滴乙醇 2 次，以预防感染。

第六节　颅骨骨牵引

一、颅骨牵引适用证与常用器械

1. 适应证

颅骨牵引适用于颈椎骨折工颈椎脱位，特别是伴有颈脊髓损伤者。

2. 常用器械

颅骨牵引钳、特制手摇钻（钻头上栓有安全帽，仅能钻通颅骨外板）、手术尖刀、牵引绳、滑轮和砝码。

二、颅骨牵引操作步骤及要点

1. 颅骨牵引术前准备

常规备皮，剃去全部头发，用肥皂水及清水洗净。准备好牵引器材。

2. 定位标记

选准头部钻孔部位，并做定位标记，用 2% 甲紫在两侧乳突之间画一冠状线，再沿鼻尖到枕后粗隆画一矢状线，将颅骨牵引弓的交叉部对准两线的交点，两端钩尖放在冠状线上充分撑开，钩尖在冠状线上的落点，即为切口钻孔的部位，用甲紫标记好（图 12-13）。

3. 安装牵引装置

常规消毒皮肤后，用 1% 利多卡因在标记点行局部麻醉，在冠状线标记定位处用尖刀片分别作一小横切口，直至骨膜，并略行剥离，用特制手摇钻在切口下颅骨钻孔，方向应与牵引钩尖的方向一致，仅钻穿颅骨外板（成人约 4mm，小儿约 3mm）。

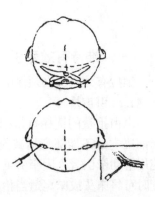

图 12-13　颅骨牵引

4. 钻孔妥当后，安装颅骨牵引弓，拧紧牵引弓上的固定螺丝钮，防止牵引钩松脱或向内挤压刺入颅内。系结牵引绳，通过床头滑轮，加重牵引。

5. 牵引重量要根据颈椎损伤的情况而定，一般为 6 ~ 8kg，如伴有小关节交锁者，牵引重可加至 12.5 ~ 15.0kg，维持牵引重量为 2 ~ 3kg。

第七节　器械牵引的护理

器械牵引疗效的发挥，有赖于牵引技术的正确运用，术后良好的调护则是牵引成功的重要保证，维持有效牵引，避免并发症的发生是术后调护的主要内容。

一、皮肤护理

皮肤牵引易引起施术部位皮肤溃疡、过敏及骨突部皮肤遭受压迫，导致治疗失败，因此对皮肤牵引应定期检查施术部位皮肤状况，防止并发症的发生，如压疮及感染。尤其是骨牵引的皮肤针孔最易感染，要早期发现，及时处理。牵引支架上的托带不宜用纱布绷带代替，其质软而薄，托力不均匀，绷带可因污染而致硬结压迫皮肤，引起压疮。

二、血液循环观察

对新行牵引者，尤其是皮肤牵引，应密切观察患肢的血液循环状态，防止因绷带包扎过紧或其它原因压迫血管引起血液循环不良，或因穿针失误损伤血管。如牵引的肢端出现青紫、发冷、麻木、痛剧、脉搏减弱或消失，应详细检查，及时处理。对秋冬季节行悬吊牵引的患儿，可因双下肢为御寒而包裹严密，妨碍肢端血运的观察，更应注意检查，以防不测。

三、加强患肢功能锻炼

对采用持续器械牵引者，应及时指导他们经常活动其它未固定的关节和健康的肢体，练习肌肉舒缩，防止肌肉萎缩和关节僵硬的发生。

第八节　牵引注意事项

一、维持有效牵引

维持有效牵引必须保证合适的牵引重量、正确的牵引方向和合理的牵引姿式。

1. 牵引重量

牵引重量的选择可根据牵引种类、部位、创伤（病变）、年龄和肌肉发达程度等诸多因素而决定，不能随意增减或移去，牵引砝码接触地面或靠挂在床缘上都会影响牵引效果。使用滑动牵引者，因牵引重量与体重不平衡，常发生身体滑动，同样也会失去牵引的作用，此时可将床头或床尾适当抬高，以保持牵引力与对抗牵引力的平衡。牵引重量开始时宜大，一段时间后再减轻重量，保持合适的维持牵引重量。

2. 牵引方向

牵引力方向的偏移也可以影响牵引效果，这对四肢骨折的治疗尤为重要。四肢骨折的牵引，其牵引力的方向应与骨折近段的纵轴相一致，以利骨折远段的对线对位。单绳牵引力的方向容易掌握，合力牵引应经常检查，必要时可用简易测量尺测量确定。颈椎的枕颌带牵引力应避免在颈椎过伸位牵引。

3. 牵引体位

在行持续牵引时所采取的体位，要以伤员舒适为原则，更主要是服从治疗的需要。小儿自制能力较差，牵引体位较难保持，应注意随时调整，也可采取一些特殊体位进行牵引，如 Bryant 牵引。

二、并发症及其预防

牵引很少发生并发症，其发生原因主要是由于操作不当和护理不周所引起，严格按章操作和良好的术后护理是预防并发症发生的关键。

1. 针孔感染

大多是浅表组织的感染，深部骨骼感染少见。常见的原因有。

（1）牵引针出入口皮肤受压或钢针松动，摩擦过多。

（2）针孔纱布遮盖过厚，渗出物不易蒸发，或用碘酒纱布覆盖针孔，引起灼伤。

（3）钢针穿入血肿内，使骨折端的血肿与外界相通，招致感染。

（4）不严格的无菌操作。

2.关节及骨骺的损伤

骨牵引如穿针位置不当可误入关节腔和损伤骨骺，预防方法是在术前进行准确的定位。

3.血管神经损伤

早期的损伤是由于穿针不当误伤神经和血管，或胶布粘贴欠妥压迫所致。后期损伤主要由于夹板的不平整或体位不妥而引起。

三、牵引的去除

牵引达到预期的效果，就可除去牵引，皮肤牵引最多维持时间为 4 周，骨牵引维持时间以不超过 8 周为宜，如仍需继续牵引者，皮肤牵引可重新更换胶布，骨牵引应改换方法或另换部位牵引。

（丘宇辉　周序玲　王一民）

第十三章　创伤骨科患者的营养支持

第一节　创伤骨科患者营养支持的治疗意义

创伤的发生影响中枢神经系统，发生交感神经损伤，触发体内激素，能量分解代谢增强，体内神经、激素与生化代谢发生一系列复杂的变化。术后早期不能及时补充足够的热能、蛋白质、葡萄糖等营养物质，可引起体重下降、低蛋白质血症、免疫力下降等，从而致术后伤口愈合不佳，患者感染机会增加，影响康复进程。

近年来国内外学者报道住院患者普遍存在着蛋白质－热卡缺乏型营养不良。营养与健康的关系非常密切，对骨科患者尤为重要。骨科手术会对患者造成较大的创伤，且术后的较长时间会影响进食及营养吸收，因而患者术后营养不良的发生率较高。在美国，所有外科住院患者中，有10%由于营养不良而发生获得性医院感染。文献报道，在医院中有50%患者处于营养不良状况，其大致分布是：体重下降（低于正常体重90%）者占21%，皮下脂肪厚度下降者占56%，上臂周径缩小者占48%。也有研究表明，术后营养不良可影响骨科手术患者的手术效果延长患者的住院时间、增加并发症发生率及降低其生活质量。

对创伤骨科患者的营养状况及营养不良的影响因素进行评估，为患者采取合理有效的营养支持和护理干预，降低营养不良的发生率，可更好地促进患者康复，缩短住院时间，减其经济负担，提高生活质量。

第二节　创伤骨科患者营养代谢特点

创伤骨科患者由于创伤出血、内脏破裂急性失血等种种原因可能导致血容量不足、血浆蛋白减少、机体免疫力和抗感染能力减退和肝功能损害，如未及时处理将严重影响内脏器官的有效灌注、供氧能力，使感染率和病死率增加。

创伤诱发的全身炎症反应可导致患者发生不同程度的肝功能不全，肝脏合成白蛋白的能力下降；大量的炎症介质和细胞因子直接损伤毛细血管内皮细胞，造成内皮通透性增加，部分白蛋白渗漏到组织间隙中。同时，创伤患者处于高代谢状态，表现为蛋白分解代谢加速，合成代谢下降，造成持续的负氮平衡。另外，创伤的发生影响中枢神经系统，发生交感神经损伤，触发体内激素，能量分解、代谢增强，体内神经激素与生化代谢发生一系列复杂的变化。

如果术后早期不能及时补充足够的热能、蛋白质、葡萄糖等营养物质，可引起体重下降、低蛋白质血症、免疫力下降等，从而致术后伤口愈合不佳，患者感染机会增加，影响康复进程。研究证明，早期（伤后48小时内）营养支持的益处，特别是中度重度损伤患者和不能期望在7～10天恢复经口摄食的患者，只要能耐受，应尽早给予营养干预。尤其是严重骨创患者，加强营养支持十分重要。

第三节 创伤骨科患者营养状况评价

合理的营养支持基于对患者正确的营养评价。目前,患者营养评价还缺乏一种公认的最佳方法,临床上常采用人体测量、血浆蛋白测定等作为营养状况评定的单一指标,但人体测量在相对短的时间内不敏感,因此可采用体重、BMI、血清白蛋白、前白蛋白等指标来初步评估营养状态。

一、患者营养状况评价单一指标

1. 体质指数

体质指数 (BMI, BMI =体重 (kg) / 身高^2) ,体质指数优点是校正了身高的影响,但缺点是单纯采用 BMI 难以反映近期体重下降量,也不能预见体重的变化趋势。 建议在测定 BMI 的同时评定近期(1 ~ 3 个月内)体重的改变及膳食摄入情况。我国推荐 BMI 正常范围为 18.5 ~ 23.9, 24 ~ 28 为超重, >28 为肥胖, <18.5 为潜在营养不良或体重偏低。

2015 年, ESPEN 发布的最新营养不良诊断标准, 在保留 WHO 制定的 BMI < 18.5 基础上,将体重改变合并 BMI 或去脂体质量指数 (fat free mass index, FFMI) 降低为诊断指标: ① BMI<18.5; ②无明确时间范围内非自主体重减轻 >10%, 或近 3 个月内体重下降 >5%。在②基础上符合以下两点之一即可诊断: Ⅰ. BMI<20(年龄 <70 岁)或 BMI<22 (年龄≥70 岁); Ⅱ. FFMI<15 (女性) 或 FFMI<17 (男性) 。

2. 白蛋白

尽管白蛋白 (ALB) 水平易受诸多因素影响,且低蛋白血症并不能完全提示营养素缺乏,但目前 ALB 仍是一个广泛应用的评定营养状况和预测临床结局的指标,且预测效果优于其他血清蛋白质。一般认为术前 ALB < 3.5g/dL 的患者术后并发症发生率及病死率升高。但是由于 ALB 半衰期较长 (21 天) 不适用于确定营养状况的急性改变。其他半衰期短的内脏蛋白质,如前白蛋白、转铁蛋白和视黄醇结合蛋白等可辅助用于营养状况的评定,也可作为营养支持过程中营养状况改善的标志和预后指标。

前白蛋白目前也越来越受到关注,与白蛋白相比,前白蛋白的生物半衰期短,血清含量少且体库量较小,故在判断蛋白质急性改变方面似较白蛋白更为敏感。应注意很多疾病状态可影响血清前白蛋白浓度。造成其升高的因素主要包括脱水和慢性肾衰竭。降低因素包括水肿、急性分解状态、外科手术后、肝脏疾病、感染和透析治疗等。前白蛋白的正常值: 200 - 400mg/L, 其中 < 200mg/L 判断为存在营养不良。

血清转铁蛋白:血清转铁蛋白在肝脏合成,生物半衰期为8.8天,且体库较小,约为5.29g。在高蛋白摄入后,血清转铁蛋白的血浆浓度上升较快。血清转铁蛋白的测定方法除放射免疫扩散法外,还可利用血清转铁蛋白与总铁结合力的回归方程计算。

血清视黄醇结合蛋白:血清视黄醇结合蛋白在肝脏合成,其主要功能是运载维生素 A 和前白蛋白。血清视黄醇结合蛋白主要在肾脏代谢,其生物半衰期仅为 10 ~ 12 小时,故能及时反映内脏蛋白的急剧变化。但因其反应极为灵敏，即使在很小的应激反应下，其血清浓度也会有所变化。胃肠道疾病、肝脏疾病等均可引起血清血清视黄醇结合蛋白浓度的降低。因此目前血清视黄醇结合蛋白在临床的应用尚不多，其正常值标准也未确定。

3. 人体测量

人体测量是测量人体各部位的长度、体重以及比例常用指标，包括肱三头肌皮褶厚度、上臂肌围等。参考值：

三头肌皮褶厚度 (TST) 正常值：男性 10 ~ 40mm 女性 20 ~ 50mm，其中男性 < 10mm、女性 < 20mm 为消瘦，判断为营养不良。

上臂肌围 (AMC) 正常值：男性 22.8 ~ 27.8cm；女性 20.9 ~ 25.5cm，不足 90% 判断为存在营养不良。

二、复合指标的筛查与评定工具

2015 年初，ESPEN 就营养不良的筛查方法和诊断标准进行更新，全球 300 多位专家参与一致认为因急性、慢性疾病与营养不良的发病密切相关，强调所有患者均应进行营养风险筛查，推荐常用营养筛查量表为 NRS（2002）、简易 MNA(short form MNA, MNASF)、MUST 等。

1. 营养风险筛查（NRS，2002）

NRS（2002）是 ESPEN 推荐使用的住院患者营养风险筛查工具，是基于 128 个随机对照研究，共计 8944 例研究对象为循证基础，其信度和效度已得到验证，且操作简单易行和无创。可先通过 4 个简单问题：① BMI 是否 <20.5；②近 3 个月内是否有体重丢失；③最近 1 周是否有进食减少；④是否患有严重疾病，决定是否对患者行进一步的评估。

（1）NRS（2002）总评分包括三个部分的总和，即疾病严重程度评分＋营养状态低减评分＋年龄评分（若 70 岁以上加 1 分）。

（2）NRS（2002）对于营养状况降低的评分及其定义：

0 分：定义——正常营养状态。

轻度（1 分）：定义——3 个月内体重丢失 5% 或食物摄入为正常需要量的 50 ~ 75%。

中度（2 分）：定义——2 个月内体重丢失 5% 或前一周食物摄入为正常需要量的 25 ~ 50%。

重度（3 分）：定义——1 个月内体重丢失 5%（3 个月内体重下降 15%）或 BMI < 18.5 或者前一周食物摄入为正常需要量的 0 ~ 25%。

（注：3 项问题任一个符合就按照其分值，几项都有按照高分值为准）

（3）NRS（2002）对于疾病严重程度的评分及其定义：

1 分：慢性疾病患者因出现并发症而住院治疗。患者虚弱但不需卧床。蛋白质需要量略有增加，但可以通过口服补充来弥补。

2 分：患者需要卧床，如腹部大手术后，蛋白质需要量相应增加，但大多数人仍可以通过肠外或肠内营养支持得到恢复。

3 分：患者在加强病房中靠机械通气支持，蛋白质需要量增加而且不能被肠外或肠内营养支持所弥补，但是通过肠外或肠内营养支持可使蛋白质分解和氮丢失明显减少。

（4）评分结果与营养不良风险的关系：

总评分 ≥ 3（或胸水、腹水、水肿且血清白蛋白 < 35 g/L 者）表明患者有营养不良或有营养不良风险，即应该使用营养支持。

总评分 < 3 分：每周复查营养评定。以后复查的结果如果 ≥ 3 分，即进入营养支持程序。

2. 营养不良通用筛查工具（MUST）

MUST 是英国肠外肠内营养协会多学科营养不良咨询小组开发，最初用于社区患者营养状况评定，包括 BMI、最近体重丢失和疾病对进食状态的影响三方面。该工具主要用于蛋白质 - 热能营养不良及其风险的筛查，分为低等风险、中等风险和高风险。该工具的优点在于易使用和快速，MUST 适用于所有住院患者。

3. 营养危险指数（NRI）

NRI 由美国退伍军人协会肠外营养协作研究组于 1991 年在《 N Engl J Med》上报道，用于腹部大手术和胸外科手术患者的营养评定。NRI=1.519 × ALB (g/L)+ 0.417(实际 / 平日体重)×100。 NRI<83.5 提示重度营养风险，为体重下降 20%、ALB 为 33.0 g/L （或体重缓慢下降但 ALB<27.8 g/L）。NRI 83.5 ~ 97.5 提示轻中度营养不良，97.6 ~ 100 临界营养风险，NRI > 100 无营养风险。2006 年，有学者对梗阻性黄疸患者的研究表明，NRI 风险升高与住院时间延长和病死率增加相关。

4. 预后营养指数

预后营养指数 (prognostic nutritional index, PNI) 由日本 Onodera 等建立，用于评估外科患者手术前的营养状况、手术风险以及术后并发症，目前在日本胃肠外科及心脏外科应用较多。

计算公式：PNI(%)=158 − 16.6(ALB)(g%) − 0.78(TSF) − 0.20(TEN) − 5.80(DHST)，其中 TSF 为三头肌皮摺厚度 (mm)、TEN 为血清转铁蛋白 (mg%)、DHST 是迟发性超敏皮肤反应试验 (硬结直径 >5 mm 者 DHST=2，硬结直径 <5mm 者 DHST=1，无反应者 DHST=0)。

目前尚无专门针对外科患者的营养筛查和评估工具，与通用患者评估方法相比，PNI 和 NRI 更适用外科手术患者，但 PNI 繁琐且花费高对手术风险及术后并发症的预测有优势，目前国内应用少。NRI 相对简便，根据患者 ALB 及体重减少进行营养风险和并发症的评估及预测，敏感性和特异性较好。

第四节　创伤骨科患者营养治疗的原则

一、尽可能采取简单方式并注意安全

患者自己进食是最简单、经济而安全的营养支持方式。若肠胃功能正常，经口摄入的营养素可满足机体的需要。所以，经口营养是首选的方式。管饲及外周静脉滴注，需要消毒及一定的护理。而安全肠胃营养，尤其是中心静脉插管，不但需要操作熟练、经验丰富的医护人员，并且持续输注，易继发感染。对危重患者，才作此可虑并应注意下列事项：

1. 应激、手术后早期（第 1 ~ 3 天）

机体处于分解代谢亢进状态，负氮平衡不可能逆转。营养支持治疗应避开应激高峰期，并很注意对肝脏功能的保护。

2. 纠正"高营养"的错误观念

择期中等手术后静息能量消耗（REE）仅增加10%。提倡"低热量供给"，1500kacl/d 能满足大多数患者的需要。

3. 首选肠内营养（EN）

EN 符合生理，少有严重并发症，对肠并屏障功能有保护作用。只要患者还存在一定的肠道功能，就有实施 EN 的可能。

4. 应激时的血内葡萄糖测定

应激时葡萄糖代谢率明显下降，为 2 ~ 4mg/(kg·min)

营养支持时建议减少葡萄糖用量，脂肪热量占总热量的30% ~ 50%。

5. 重视外源性胰岛素的补充

任何程序的高糖血症都会使感染性并发症的发生率升高。

二、根据营养具体情况采用适当方式

1. 营养中等能进食的患者

（1）术前：应给予营养丰富的普食，术前 12 小时开始禁食，术前 4 小时禁止饮水（以防麻醉或手术中呕吐而并发吸入性肺炎）。胃肠手术的患者，术前 1 ~ 2 日停止普食，改流食或少渣半流质饮食。

（2）术中：常规外周静脉滴注葡萄糖盐水。

（3）术后：当肠蠕动恢复即可进食（一腹术后第 2 天，腹部手术者约再延迟 1 天），从流质饮食开始，改半流质饮食，约第 3 ~ 4 天，可改为普食。肝胆手术者，应给低脂饮食。大肠及肛门手术者，应给无渣或少渣饮食，以减少排便和刺激。口腔或喉部手术初期，可用冷流质饮食。

2. 营养不良与消化功能不好的患者

为了缩短术前准备阶段，除进食易于消化与吸收的食物外，在有条件的医院，可口服要素膳或辅以外周静脉滴注氨基酸溶液、脂肪乳剂溶液。

3. 神志昏迷或吞咽困难不能进食的患者

不论术前、术后，都应考虑鼻胃管饲，或同时外周静脉滴注营养类注射液。

4. 对于消化道手术患者

术前若已考虑术后需要较长时间管饲时，可手术中做胃造口术留置胃管或空肠管，需要留置胃管或肠管的要根据病情需要逐步减少。

5. 急性胰腺炎患者

对患急性胰腺炎的患者应禁食，由外周静脉滴注所需营养注射液。

6. 各种消化道恶性肿瘤手术后所致瘘的患者

食管癌切除术后吻合口瘘、胃大部切除后、十二指肠瘘以及胃肠吻合瘘的患者可采用外周静脉滴注或要素饮食管饲，以减少刺激消化液的分泌，利于愈合。

7. 身体本已极度虚弱的患者

对极度虚弱又缺乏食欲，但又急需丰富的营养支持的患者；或接受化疗、放疗的肿瘤患者，手术后第 4 ~ 5 天可考虑完全肠外营养。或采用要素膳口服或管饲，也能起到良好的作用。

三、根据病情选择膳食种类

1. 高热量、高蛋白饮食

高热量、高蛋白饮食适用于手术前、手术后的患者及处在分解代谢亢进状态下的患者，如创伤、高热、结核感染等疾病。增加热量的方法：在一般饮食的基础上增加富含热量的食物，如谷类、食糖和植物油等。提高蛋白质的摄入量：适当增加优质蛋白质食物，如牛奶、蛋类及瘦肉类等。

2. 高膳食纤维饮食

高膳食纤维饮食 适用于长期卧床患者，无大肠、直肠或肛门阻塞性病变的便秘患者。富含纤维的食物有芹菜、韭菜、豆芽等蔬菜以及水果和粗粮。此外，如琼脂（洋粉）、魔芋精粉、果胶可大量吸收水制成胶冻等，食用此类饮食时，应注意多饮水，因为高纤维食物是通过增加粪便量以及它的吸水性，助粪便软化且刺激肠蠕动而改善便秘。

3. 富含维生素的饮食

（1）植物性食物：菠菜、杏干、韭菜、油菜、苘菜、莴笋叶、荠菜、苋菜、胡萝卜、红薯等。

（2）动物性食物：动物肝脏、河螃蟹、鸡蛋、黄油、全脂牛奶、鸭蛋、鹌鹑蛋等。

（3）新鲜蔬菜：番茄、大白菜、小白菜等。

（4）新鲜水果：柑、橘、红果、鲜枣、草莓以及猕猴桃、刺梨、沙棘等野果。

4. 富含无机盐及微量元素的饮食

（1）富含铜的食物：瘦肉、肝、水产、虾米、豆类、白菜、口蘑、鸡毛菜、小麦、粗粮、杏仁、核桃等。

（2）富含锌的食物：牡蛎、虾皮、紫菜、猪肝、芝麻、黄豆、猪瘦肉、绿豆、带鱼、鲤鱼等。

（3）富含铁的食物：动物心、肝、肾、血、蛋黄、虾米、瘦肉类、鱼类为首选。其次为绿叶蔬菜、水果（红果、葡萄）、干果（柿饼、红枣）、海带、木耳、红小豆、芝麻酱、红糖等植物性食物，其吸收率不如动物性食物。

（4）富含钙的食物：鱼松、虾皮、虾米、芝麻酱、干豆、豆制品、奶制品等，某些蔬菜也富含钙，如雪里红、茴香、芥菜茎、油菜、小白菜等。

5. 促进伤口愈合的饮食

（1）高热量、高蛋白饮食：骨科患者由于创面出血、渗血、脓液形成、组织坏死等各种原因造成蛋白质大量耗损，需要相应的补充，而且高蛋白可以减轻伤口水肿，防止感染。蛋白质补充，成人每日 2~3g/kg，儿童则为 6~8g/kg，另外，由于糖类能参与蛋白质内源性代谢，能防止蛋白质转变为糖类，因此，在补充蛋白质的同时必须供给足够的糖类。

（2）富含胶原的猪蹄类食物：内含有多种氨基酸成分的胶原纤维和蛋白多糖，且含有较多的锌，以促进伤口愈合。

（3）富含无机盐和维生素的食物：如富含铜锌铁钙，维生素 A 和维生素 C 的食物。

6. 促进骨折修复的饮食

原则上给予高蛋白、高热量、高维生素饮食，并按骨折愈合过程给予调配。对卧床患者，应增加纤维含量高的食物，以防便秘；对不能到户外晒太阳的患者需补充鱼肝油滴剂或维生素钙片，促进患者骨折修复。

第五节　营养支持的途径选择

营养支持的途径包括肠内营养和肠外营养。

一、肠内营养

1. 口服

众所周知，除非不得已，一般主张经胃肠道进行营养支持，其优点在于合乎人体生理功能，肠内营养可改善肠黏膜屏障功能，提供谷氨酸胺等肠黏膜组织所需要的营养，促进肠黏膜功能恢复，供给肠内营养更符合生理，且有助于维持肠黏膜细胞结构和功能，促进肠黏膜细胞的增生和修复，维护肠黏膜屏障，减少肠源性感染发生。

手术或创伤后早期应用即可促进胃肠蠕动的恢复，减轻腹胀，防止肠黏膜萎缩，能预防创伤应激时易于发生的肠道菌群易位，降低感染率，减少胃肠道营养带来的众多并发症，以营养素补给较为完全，因此经肠营养是围术期营养治疗的首选途径。凡能经口进食者力求通过正常胃肠道途径提供高蛋白、高热量膳食，遇到术后产生食欲下降和厌食患者则辅以胃肠外静脉途径进行营养补充。

2. 管饲

对于未能经口进食，但胃肠功能正常者，可以通过经鼻胃管、造口管或者术中在胃肠道置有营养管者给予管饲营养溶液（可按一定比例的配方配制）。在术后早期（有人主张术后 6 小时开始，一般术后 2~3 天）开始静脉滴注 10%~20% 浓度的要素膳，有条件的医院，采用微量输液泵进行定量限速灌注。

二、肠外营养

凡是需要维持或加强营养支持而不能从胃肠道摄入的患者均可采用完全胃肠外营养（total parenteral nutrition，TPN）支持。在一定条件下把它作为肠内营养的补充或全面替代的方法，特别是对处于严重衰竭患者，围术期的营养复苏，有着无可非议的重要性。

1. 肠外营养（TPN）的实施

要主动建立好输入通道，注意选择合适的肠内营养制剂，逐日增加营养液的浓度（从 12% 增加到 24%）和输注速度（从 50mL/h 增另到 100mL/h），输入总量也不要太大（一般不超过 2000mL/d）。提倡采用混合能源，糖脂比为 1 ～ 2：1。要避免脂肪乳剂的单瓶输注。从生理角度，热、氮物质同时输入最为合理。应将葡萄糖、氨基酸和脂肪乳剂等制剂配制成"全营养混合液"（all-in-one)后缓慢输注。

2. 营养支持方法

营养支持方法包括肠内营养和肠外营养。据文献报道，这两种方法均可出现较为严重的并发症。有学者认为，单纯肠内营养 2 周患者可出现肠黏膜细胞绒毛高度降低，腔内免疫蛋白分泌减少，并出现肠黏膜坏死；而单纯肠内营养支持患者易出现能量不足，营养不良，将肠内营养和肠外营养联合应用，在充足能量的基础上促进胃肠道吸收和排泄功能恢复，防止胃肠功能萎缩衰竭。

第六节　营养支持的并发症及处理

几十年来，肠外营养在危重患者的救治方面发挥了重要作用，已成为现代医学不可分割的组成部分。但肠外营养也会引起一些并发症，了解这些并发症的危害、发生机制和防治策略有助于提高肠外营养治疗的安全性。肠外营养的并发症主要可分为代谢并发症和导管相关并发症。

一、代谢并发症及护理

1. 高血糖

糖类物是肠外营养配方中主要的供能物质，而葡萄糖则是肠外营养液中最常用的糖类物。TPN 都会伴随高浓度葡萄糖的静脉输注。但人类利用葡萄糖的能力是有限度的，成人推荐的葡萄糖最大输注剂量为 5mg/kg·min，超过这个剂量时不再会产生更多的代谢益处。此外，TPN 患者往往因原发疾病、糖尿病、应激状态下抗胰岛素激素的分泌等而产生一定程度的胰岛素抵抗。这些因素作用的结果是使患者易于出现高血糖。

葡萄糖过多可导致肝脏脂肪变性、交感神经张力升高和一氧化碳（CO）产生增多。高血糖本身也会给患者带来一系列不良反应，如渗透性利尿、脱水、高渗性昏迷等。最近的研究还发现，TPN 引起的血糖升高与心脏并发症、感染、脓毒症、急性肾衰竭和死亡的风险增加有关，危重患者血糖升高的程度与住院病死率的增加呈显著正相关。而强化胰岛素治疗可明显降低外科危重患者的并发症发生率和病死率。

由于血糖控制对危重患者的重要性，接受 TPN 的患者必须注意监测血糖水平。对于血糖稳定的患者，在肠外营养配方中根据血糖变化额外添加胰岛素常可维持血糖于适宜水平；对于血糖不稳定的患者，可在维持葡萄糖输注速度恒定的同时用另一个注射泵连续输注胰岛素，并根据血糖改变调整胰岛素用量，目标是维持血糖于 4.4 ～ 8.3 mmol/L。对于顽固性高血糖的患者，除控制葡萄糖输注速度、增加胰岛素用量外，还需重视对原发疾病（如糖尿病、脓毒症等）的治疗。

2. 低血糖

低血糖是较为少见的并发症，但糖原异生和血糖稳定机制受损的患者有发生低血糖的

风险。这种情况见于肝衰竭、肾衰竭、肾功能不全、尿毒症、

营养不良、糖尿病患者和婴幼儿，理论上突然终止高糖 TPN 液输注时，机体已受刺激的胰岛素分泌可致突发低血糖或低血糖昏迷。但也有研究发现突然终止或逐渐终止 TPN 输注都不会产生明显的低血糖。尽管如此，肠外营养期间或终止时均应密切监测血糖水平。

3. 水、电解质紊乱

水、电解质紊乱在接受 TPN 的患者中仍然是个值得关注的问题。对接受家庭肠外营养 (home parenteral nutrition，HPN) 患者的调查发现，电解质紊乱的发生率为 0.03/100 天。通常情况下这种紊乱的程度并不严重，但在因营养不良而接受营养支持治疗的初期，严重电解质紊乱 (即再喂养综合征) 的发生率可高达 48%，并可导致明显的住院时间延长和病死率增加。此类患者应严密监测水、电解质平衡情况，并给予及时纠正。

4. 肝胆并发症

首例因肠外营养而出现的肝脏并发症报道于 1971 年，这是一名早产儿，发生了肝内胆汁淤积和早期肝硬化。此后人们发现不仅儿童，成年人同样也会在肠外营养期间出现肝功能异常。多数病例仅表现为无症状的肝酶升高，但有些患者可发生肝脏脂肪变性、肝脏胆汁淤积和胆石症、胆囊炎等，晚期可发展为肝硬化和肝衰竭。接受 HPN 的患者肝脏并发症发生率在 2 年时为 26%，6 年时为 50%；与肝脏并发症相关的病死率为 6.7%。在接受 HPN 的患者中，与 TPN 相关的终末期肝病发生率高达 15%。

(1) 肝脏脂肪变性：肝脏脂肪变性是常见的肝胆系统并发症，常在开始 TPN 的 1 ~ 4 周内发生，多见于成人。患者表现为肝酶升高 (超过正常上限 1.5 倍)、胆红素轻度升高、肝脏增大，超声检查可显示肝脏结构改变。脂肪变性早期发生在门静脉周围，此时一般认为是可逆的，但可进展为整个肝小叶的脂肪性肝炎，伴有不同程度的胆汁淤积和纤维化。肝硬化阶段可出现门静脉高压的症状。肝脏脂肪变性的发生可能主要由于过度喂养特别是葡萄糖过量引起，过量的葡萄糖可在肝脏内转化为脂肪。降低热卡摄入可减少此并发症的发生。对于需要长期 TPN 且已有肝脏损害的患者，早期开始周期性 TPN 输注 (每次间隔 6 ~ 8 小时) 可减少脂肪变性的发生。

(2) 肝脏胆汁淤积：肝脏胆汁淤积是 TPN 的严重并发症，可发展为肝硬化和肝衰竭。该并发症在儿童和新生儿较为多见，特别是长期接受 TPN 治疗的患者。患者出现黄疸、高胆红素血症、血浆谷氨酰转移酶和碱性磷酸酶升高。组织学检查有门静脉周围胆汁淤积浸润和广泛纤维化。疾病终末期有肝硬化表现。此并发症的发生可能与以下机制有关：①胆汁分泌系统不成熟；②肠道细菌移位。这可导致内毒素血症和脓毒症，继而引起胆汁酸分解代谢增加；③氨基酸摄入异常。早产儿肝脏利用蛋氨酸生成牛磺酸的功能不足，导致胆汁酸产生异常；④营养配方中的脂质过量。TPN 配方中脂质 ≥ 1 g/kg·d·1 时显著增加肝脏并发症的发生率；⑤胆汁酸分泌缺乏，这可因胆汁酸盐合成不足所致，或因缺乏收缩刺激而导致胆汁酸盐在胆囊中停留的时间过长，或因基础疾病 (如回肠切除术后的短肠综合征) 而导致的胆汁酸肠肝循环减少所致；⑥与肠外营养配方有关的其他因素，如葡萄糖过量、必需脂肪酸缺乏等。

肠外营养期间监测肝脏功能极为重要。由于该并发症对患者预后的严重影响，应尽可

能预防或减少其发生。以下措施可能有效：①少量给予肠内营养或补充胆囊收缩素，以刺激胆囊收缩、促进肠肝循环；②适当应用抗生素抑制肠道内细菌生长。有研究证明，预防性应用甲硝唑或庆大霉素可减少 TPN 患者肝胆功能障碍和胆汁淤积的发生率；③补充熊去氧胆酸，口服熊去氧胆酸可逆转 TPN 引起的严重胆汁淤积；④应用合适的氨基酸制剂，提供适宜的氨基酸和牛磺酸；⑤应用合适的脂肪乳剂，提供必需脂肪酸，避免剂量过大；⑥其他措施，包括限制葡萄糖的输入以减少肝脏脂肪沉积，周期性肠外营养以减少高胰岛素血症和肝脏脂肪变性等。

（3）胆石症和胆囊炎：TPN 时因缺乏肠道刺激使胆囊运动功能受损，导致胆囊淤积，进一步可发展为胆汁淤渣、胆石症和胆囊炎。该并发症既见于成人也见于儿童。研究发现，TPN 治疗 4 ~ 6 周时，50% 的患者出现胆汁淤渣，而 6 周以后 100% 的患者均出现胆汁淤渣；其中 23% 的患者有胆石形成。补充胆囊收缩素、少量给予饮食或肠内营养可刺激胆囊收缩，对 TPN 相关的胆囊并发症有防治作用。有文献报道，TPN 超过 21 天的成年患者每日静脉补充缩胆囊素八肽可成功预防胆汁淤渣的形成。在研究中，TPN 终止 4 周后所有患者的胆汁淤渣均消失。

5.骨病

骨病在接受 HPN 的患者中很常见。主要表现为骨密度降低、血清碱性磷酸酶升高、高钙血症、骨痛、骨折等。有学者对 165 例接受长期 HPN 患者的调查发现，81% 的患者有骨质减少、41% 的患者有骨质疏松、35% 的患者有骨痛、10% 的患者有骨折。长期 HPN 导致骨病的可能机制包括：原发疾病的影响，如活动减少、性腺功能减退、类固醇治疗以及长期肠道衰竭等；钙、磷、镁缺乏；维生素 D 缺乏或过量。维生素 D 过量通过抑制甲状旁腺激素分泌、刺激骨骼吸收而危害骨骼代谢，此类患者去除肠外营养配方中的维生素 D 反可提高骨骼中的矿物质含量；氨基酸（尤其是含硫氨基酸）过量；铝污染，铝的毒性作用是通过抑制甲状旁腺激素的分泌而导致骨骼矿化程度降低；维生素 K 缺乏；高尿钙症可促进骨病的发生。增加钙、磷、镁摄入，调整维生素 D 剂量，补充降钙素、甲状旁腺激素和适当运动等可能有助于骨病的防治。另一个可能有效的药物是胰高血糖素样肽 -2，前期研究显示它可增加短肠综合征患者的骨密度。

二、导管相关性并发症及护理

1.气胸、血气胸

在置管穿刺前做好心理护理，取得患者合作，并向患者说明深静脉置管的目的、意义，消除患者顾虑，积极配合，提高置管成功率。穿刺成功后立即抽回血，观察是否通畅。肺气肿及极度消瘦者及时观察有无回血，若穿刺时或穿刺后出现胸闷、咳嗽、发热、呼吸困难等症状，甚至严重缺氧、血压下降、休克时，应怀疑气胸的发生，及时停止输液，可行胸部 X 线检查，确诊后可根据气胸的严重程度行胸腔抽气减压或放置胸腔闭式引流管。

2.空气栓塞

置管时患者取头低脚高位，穿刺时嘱患者先呼气后憋气，卸下注射器时随即用戴手套的手指堵住穿刺针接头处，输液时及时排尽空气，紧密连接输液管各部分。拔管时嘱患者保持安静，拔管后应按压穿刺部位 5 ～ 10 分钟。输液过程中患者出现胸前异常不适、呼吸困难，发绀、心动过速、心前区听到搅拌样杂音时，应立即将患者置左侧卧位，给予吸氧、头低脚高 30 度等处理。

3. 静脉炎

静脉炎是经周围静脉插入中心静脉导管输液过程中主要并发症之一。化疗患者静脉炎发生率较高，原因可能是在穿刺送管过程中用力过猛或长期使用化疗药物，其高浓度及酸碱性刺激血管内膜，从而导致静脉炎的发生。有报道表明，静脉炎还可能与患者的特殊体质及导管材料有关。所以，在穿刺送导管的过程中动作一定要轻柔，不可强行插入，以免造成机械性损伤和静脉阻塞。

4. 导管阻塞

导管阻塞主要发生在中心静脉导管用于肠外营养中，因营养液较黏稠，如输入后没有及时冲洗管道或冲洗不完全易引起导管阻塞，而且封管技术不过关也可能造成凝血块堵塞。导管堵塞后用尿激酶溶栓是一种较为有效的挽救方法，但必须及早发现堵塞情况，并尽快给予处理，才能取得较好效果。

三、感染性并发症及护理

1. 营养液污染

配液人员要保持配液室清洁，层流正压风 24 小时开放，进入配液室时要戴好帽子、口罩，更换清洁工作服及拖鞋或穿隔离衣，非配液人员不得进入配液室；配液所需物品，应提前准备好，尽量减少出入配液室的次数；配液前应检查液体、药品的质量和数量，严格三查七对；要求在无菌室层流工作台上配制营养液，并在 24 小时内用完；配液过程中，严格执行无菌技术操作；配液室的无菌物品每周消毒 2 次，空气培养每周 1 次，并记录。

2. 局部感染静脉

据文献报道，皮肤污染是诱发局部感染的主要因素。因此，必须注意穿刺点皮肤的清洁和消毒，操作过程中注意无菌。置管时严格无菌技术，置管后必须密切观察穿刺点皮肤局部情况，如穿刺点局部出现红肿等应立即予以处理，并尽量选用透气性好的透明敷料。穿刺口每日换药 1 次，选用透气性较好敷料，并保持干燥。静脉穿刺处有红肿、压痛时应及时更换穿刺部位。

3. 导管性败血症

导管性改血症主要发生于由深静脉导管营养支持时。因此，要严格导管的无菌损伤，注意防范。

预防措施：穿刺置管时要求严格无菌技术；静脉穿刺部位应远离皮肤损伤或感染部位；避免经导管抽血或输血；输液时加用过滤器；加强导管护理。另外，保证营养液无污染。每日观察有无与导管感染有关的局部体征及全身反应，如导管部位有无红肿及压痛、有无不明原因的发热等；常规隔日消毒并更换穿刺处敷料，如有渗血、渗液及时更换。

在更换输液装置时，以无菌乙醇棉球消毒接头处，再用无菌纱布包裹。输液过程中出现寒战、高热，体温在 38.5℃以上，在排除其他发热原因的基础上，考虑导管感染的可能，应立即停止输液，做血培养。拔除导管后即刻在无菌条件下剪取导管尖端送检，所有标本做真菌与细菌培养，以明确诊断，对症治疗。

4. 肠源性感染

TPN 患者可因长期禁食，胃肠道黏膜缺乏代谢燃料和食物刺激，腺体分泌减少。黏膜萎缩变薄、绒毛缩短，肠黏膜结构和屏障功能受损，通透性增加而导致肠道内细菌移位，并发全身感染。随着对肠源性感染的重视，提倡尽早应用肠内营养支持。有学者认为，在实施肠外营养1周左右开始经空肠造口管配合使用肠内营养，并加用谷氨酰胺，以促进肠黏膜结构和功能的恢复。

TPN 在临床上已被广泛使用并深受广大医务工作者和患者的欢迎，但必须重视治疗过程中的观察和护理，遵循操作规程和无菌操作原则，练好过硬的技术本领，才能有效地防止并发症的发生。

（黄月娇 周序玲 丘宇辉）

第十四章　创伤骨科疾病的药物治疗

第一节　创伤骨科疾病药物治疗的目的和意义

创伤骨科疾病大多系高能量损伤所致的机体损害。在一些复杂的损伤中，有时骨折本身并不重要，重要的是骨折伴有或所致的重要的组织和器官的损伤，甚至危及患者的生命。在骨折的治疗中出现的一些并发症可能严重影响治疗的效果。在针对这一系列并发症的治疗时，除外手术及其他支持治疗，药物治疗将起到重要的作用。

一、创伤骨科早期并发症药物治疗的目的和意义

1. 全身反应

创伤不仅可以造成局部组织的损害和功能障碍，而且可以引起全身性的反应，反应过程与损伤的程度和损伤的部位有密切关系。全身反应包括神经应激反应，内分泌系统反应，代谢反应和血液循环反应等。它们之间有紧密的内在联系，而且互为因果。了解创伤反应的规律及其所处的阶段，应用合适的皮质激素及免疫抑制剂调节机体反应，同时通过补液维持机体内环境的稳定及其重要。

2. 创伤性休克

创伤性休克是由于重要脏器损伤，大出血至有效循环血量锐减，以及剧烈疼痛、恐惧等多种因素综合形成的。治疗时应予以镇静、止痛和积极处理原发疾病控制失血，快速补液以补充有效循环血量，先晶体溶液后胶体溶液，必要时输注血液制品，同时可以应用一些血管活性药物以维持生命体征。

3. 脂肪栓塞综合征

脂肪栓塞综合征是外伤，骨折等严重损伤的并发症，脂肪栓塞的发生，多数人认为与骨折未进行有效的固定、处理粗暴及骨折端不断发生错位使脂肪栓子释放入血有关。脂肪栓塞后果是严重的，在心、肺、脑等重要脏器发生栓塞可能是致命的。到目前为止，尚无一种药物可以直接溶解脂肪、消除脂栓，因此治疗以预防和症状治疗为主，因此应有效固定骨折端维持骨折稳定，在保证充足血容量的同时使用抗凝药物降低血液黏滞度可以有效预防脂肪栓塞综合征的发生。激素有一定的治疗价值，可使血小板膜的稳定性减少血小板的聚集，减少局部的炎症反应。

4. 血管及神经损伤

骨折常伴有周围血管及神经的损伤。血管损伤常导致肢体缺血、坏死，造成严重的伤残。在手术修复断裂的血管后常因血管的痉挛或栓塞而再次出现肢体血供的障碍。术后可以予以解痉和抗凝药物予以预防。神经断裂手术修复后因神经细胞再生困难而恢复较差，可以予以

促神经细胞再生药物辅助治疗。

5. 感染

创伤骨折在局部形成血肿成为细菌的易感因素。开放性骨折常将微生物带入体内，清创时将其清除干净常常是困难的，开放性骨折使感染的发生率较高。所以，及时清创，保持创面干净、干燥、正确处理和包扎，使开放性的创面尽量成为清洁的闭合性创面并及时用抗生素治疗，这一点很重要。在治疗创伤骨折是常需根据经验或病原菌检查结果使用相应的抗生素预防及治疗感染。

二、创伤骨科晚期并发症药物治疗的目的及意义

1. 骨折延期愈合及不愈

创伤骨折因暴力因素导致骨折端血供的障碍，骨折固定不稳定及并发感染常导致骨折延期愈合及不愈。骨折延期愈合及不愈常需再次手术治疗，但仍然有再次发生不愈合风险。术后应同时予以抗骨质疏松治疗促进成骨，中医药辅助治疗也可收到较好疗效。

2. 异位骨化

异位骨化是关节周围的骨折及关节脱位常见的并发症。异位骨化常导致肢体关节的僵直致功能障碍影响疗效。有效的骨折固定后早期功能锻炼是预防异位骨化的最有效手段，在一些异位骨化发生常见骨折治疗中应用非甾体类消炎药物予以预防也是有必要的。

3. 坠积性肺炎，泌尿系感染，压疮

创伤骨折致患者长期卧床导致后期的一些相关并发症：坠积性肺炎，泌尿系感染，压疮，其感染常是在院内发生的。常见的细菌是一些革兰阴性菌及多耐药菌，其抗感染治疗最好能获得病原菌的结果并根据其药物敏感试验结果予以治疗才能获得好的疗效。

第二节 创伤骨科抗菌药物应用原则、用药选择及注意事项

在创伤骨科手术中，除少数为感染性疾病，如急性、慢性骨髓炎、化脓性关节炎、骨关节结核等外，大多数为非感染性的清洁手术。创伤骨科围术期感染的主要途径有：手术环境的污染；不符合灭菌要求的手术器械与敷料；患者本身的常驻细菌；创伤带来的污染；某些侵入性治疗导致的污染等。手术虽是治疗感染的一种方法，但感染也是骨科手术的一种重要并发症，一旦发生感染，不但可造成手术失败，而且可能造成患者肢体功能的丧失，甚至危及生命。因此感染的控制与预防，对于创伤骨科患者来说是非常重要的，而且防高于治，预防是首位的。

一、创伤骨科抗菌药物应用的基本原则

1. 药物可有一定量进入胎儿循环和乳汁中，故孕妇和哺乳期妇女一般不宜采用；有明确指征时选用疗效明显而对胎儿或婴儿潜在危险较小的药物，或在服药期间停止哺乳。

2. 患者对某一品种或某一类药物产生过敏时，应尽量避免再次使用。

3. 有肝肾功能不全者应警惕药物蓄积中毒的可能。

4. 要对因治疗，要根据感染部位、感染发生发展的规律以及病原诊断和／或药物敏感结

果给药。

5. 要熟悉药物的适应证、抗菌活性与不良反应，协同或联合用药时要注意药物之间的相互作用，注意拮抗性与协同性，防止毒性作用及不良反应增强。

6. 老年与儿童用药剂量应低于成年人。

7. 坚决杜绝无指征或指征不强的预防性用药。

二、创伤骨科预防性用药的适应证及注意事项

1. 骨科预防性用药的适应证

（1）手术野有显著污染。

（2）手术范围大、时间长、污染机会大。

（3）异物植入手术如内固定、关节置换术等。

（4）手术涉及重要器官，一旦发生感染将造成严重后果者。

（5）高龄或免疫缺陷者。

2. 作为骨科的预防性用药，选择抗生素时的注意事项

（1）药物有较强的杀菌效果，安全有效。

（2）药物不良反应少。

（3）骨与关节中药物浓度较高。

（4）易于给药，且价格低廉。

（5）用药时间要短。

（6）要用在细菌种植之前，大手术在术前、术中即应使用抗生素。

（7）不能替代仔细的手术操作和严格的无菌技术。

骨科患者发生术后感染的可能病原菌为葡萄球菌属、产气荚膜杆菌等，大肠埃希菌很少见。因此骨科最常见的预防性抗生素包括青霉素、克林霉素、头孢美唑钠（先锋美他醇）等。术后使用抗生素的时间一般为 5 ~ 7 天。

三、创伤骨科治疗性用药适应证及注意事项

1. 适应证

骨科感染性疾病主要有急慢性血源性骨髓炎、化脓性关节炎及创伤后的骨、关节或软组织的感染。

2. 选用抗生素注意事项

（1）所选用的抗生素全身应用后，能在骨组织或关节腔中达到有效治疗浓度。林可霉素、克林霉素、磷霉素和夫西地酸能达到这一要求，且超过其他抗菌药物；青霉素类和头孢菌素类在较大剂量时也可达到这一效果；而氨基苷类、红霉素类、氯霉素等均渗入关节滑囊中的浓度较低。

（2）骨与关节感染，特别是骨髓炎时，常须长期用药，一般在 4 周以上，因此应选不良反应轻或少的药物，青霉素类、头孢菌素类较安全，克林霉素与磷霉素的毒性也不大，可较长期使用，但氨基苷类、氯霉素等均不宜长期使用。

（3）由于细菌的变异，大多数细菌抗生素均易产生耐药性，因此骨科用抗生素应不易产生耐药性。青霉素、克林霉素、头孢类抗生素均易产生耐药性，故应注意联合用药或采用耐酶的药物，非耐酶的药物原则上应可能少用或不用。

（4）全身应用抗菌药物后，可用足够药物渗入病灶内，不宜使用抗菌药物做腔内局部注射，以免引起继发性细菌感染及加速细菌耐药性的发生。

四、常用抗生素的特点与创伤骨科应用抗生素的选择

由于创伤骨科手术大多数为非感染性的清洁手术，因而抗生素的应用主要是感染的预防性用药。而骨与关节感染大多为血源性感染，也可为创伤性感染、骨关节手术后感染或由邻近组织感染直接蔓延达到骨或关节中。其主要致病菌为金黄色葡萄球菌、葡萄球菌，其次有溶血性链球菌、大肠埃希菌属、变形杆菌属、沙门菌属，偶有铜绿假单胞菌和流感杆菌等。

要有效预防和控制感染，必须根据患者的具体情况和药理特性进行用药。以达到合理、有效用药，既提高药物的抗菌消炎作用，又使其毒性作用及不良反应降至最低。

常用的抗生素主要包括青霉素类、头孢菌类、氨基苷类、大环内酯类，其他类抗生素有 β-内酰胺类、喹诺酮类、多肽类等。

1. 青霉素类抗生素

青霉素类抗生素是具有 β-内酰胺环的广谱抗生素，其特点是抗菌活性强、全身分布良好、毒性低、临床疗效好。特别是近年来，改变青霉素侧链产成了许多新的青霉素品种，具有不同的抗菌谱和抗菌作用以及各种临床药理学特征。其主要品种及特点见表 14-1。

表 14-1 青霉素类抗生素的主要品种及特点

品种	类型	应用范围及特点
普通青霉素	青霉素 G 钠、G 钾	主要作用于革兰阳性菌、革兰阴性球菌、嗜血杆菌、各种致病螺旋体。易于产生耐药性
耐酶青霉素	甲氧青霉素、异恶唑类青霉素（包括苯唑青霉素、氟氧青霉素、邻氯青霉素、双氯青霉素、乙氧青霉素）	主要作用于耐青霉素酶的金葡萄菌和表皮葡萄球菌的骨髓炎、败血症等。可有中性粒细胞减少、过敏反应及间质性肾炎等
	氨基青霉素，包括：①氨苄西林；②可水解为氨苄西林的海他西林、匹氨西林、巴氨西林等；③与氨苄西林同类的阿莫西林、依匹西林、环乙西林	对本类抗生素对革兰阳性或阴性菌的 β-内酰胺酶不稳定，对溶血性链球菌、肺炎球菌、金黄色葡萄球菌、放线菌等均有一定效果
广谱青霉素	抗假单胞菌青霉素，包括羟苄西林、替卡西林、磺苄西林、呋苄西林、苯咪唑类西林（美咯西林、阿洛西林）和阿帕西林、哌拉西林等。	本类抗生素对大多数革兰阴性杆菌、革兰阳性菌和厌氧菌皆有效。有过敏反应，消化道反应及嗜酸性粒细胞增多等
	氨基酸型青霉素（阿扑西林）	主要用于呼吸道感染、败血症、胆道感染
作用于革兰阴性菌的青霉素	美西林、匹美西林、替莫西林、福米西林	主要作用于革兰阴性菌，对某些肠埃希菌细菌有较强活性，对革兰阳性菌作用差。有皮疹、消化道反应等

2. 头孢菌素类抗生素

头孢菌素类抗生素是一类广谱半合成的抗生素，头孢菌素具有抗菌作用强、耐青霉素酶、毒性低、过敏反应少及临床疗效高等优点，其品种及特点见表14-2。

14-2　头孢菌素类抗生素的品种及特点

品种	类型	应用范围及特点
第一代	头孢噻吩、头孢硫咪、头孢噻啶、头孢匹林、头孢唑啉、头孢西酮、头孢拉定等	主要用于产青霉素酶金葡萄、其他敏感革兰阳性球菌及某些革兰阴性杆菌感染。仍可为 β-内酰胺酶酶水解，具有肾毒性
第二代	头孢呋辛、头孢孟多、头孢替安、头孢尼西、头孢雷特等	广谱，对青霉素敏感和耐药的金葡萄均有效，对耐甲氧西林金葡萄作用差。对肺炎杆菌、溶血性链球菌、消化球菌、产气荚膜杆菌等敏感。用于治疗呼吸道、尿路、皮肤软组织等的感染及败血症、盆腔炎、腹膜炎等。有皮疹、转氨酶升高、药物热、出血倾向。
第三代	头孢噻肟、头孢匹胺、头孢甲肟、头孢曲松、头孢咪唑、头孢他定、头孢磺啶、头孢哌酮	广谱。对肠杆菌科细菌有强大活性，对大肠埃希菌、变形杆菌、克雷伯菌、溶链、肺炎球菌等有效。但对耐药金黄色葡萄球菌无效。主要用于呼吸道、尿路、胆道感染及败血症、骨关节和皮肤软组织感染。有肠胃反应及短暂肝肾功能损害。
第四代	头孢匹罗、头孢吡肟、头孢克定	对革兰阴性菌作用强，尤其对大肠埃希菌、阴沟埃希菌、铜绿假单胞菌作用强。主要用于改血症、腹膜炎、脑膜炎、尿路、呼吸道感染等。有皮疹、肠胃反应及短暂肝肾功能损害。

3. 氨基苷类抗生素

氨基苷类抗生素主要品种有链霉素、庆大霉素、卡那霉素、丁胺卡那霉素（阿米卡星）、妥布霉素、新霉素、巴龙霉素、春雷霉素、奇放线菌素、福提霉素、西梭霉素等。

氨基苷类抗生素预防性应用的指征不多，一般不宜作预防性用药的首选。

4. 大环内酯类抗生素

大环内酯类抗生素都具有大环内酯结构，主要对需氧革兰阳性菌、革兰阴性菌和厌氧球菌有效，对支原体、衣原体、军团菌属等亦有良好作用。对呼吸道、皮肤、软组织感染的疗效肯定。缺点是口服吸收不完全、应用剂量较大、不良反应较多、抗菌谱较窄。

主要品种有红霉素、阿奇霉素、克拉霉素、罗红霉素、氧红霉素、乙酰麦迪霉素、交沙霉素、螺旋霉素、柱晶白霉素等。

5. 喹诺酮类抗生素

为广谱抗生素，但因含氟，对骨骼系统有一定的影响，且会损害肝肾功能。常用的有氟哌酸、环丙沙星、氧氟沙性、洛美沙星、依诺沙星、培氟沙星等。其不良反应主要为消化道反应。

创伤骨科常见感染首选抗生素见表14-3。

表 14-3　创伤骨科常见感染用首选抗生素

病名		首选药物	注意点
急性骨髓炎	金葡菌性骨髓炎	苯唑西林或氯唑西林，头孢孟多	优选杀菌剂，青霉素类过敏者可选他锋美他醇（头孢美唑钠）、克林霉素或磷霉素。
	沙门菌属骨髓炎	氯霉素、氨苄西林、诺氟沙星	同上
	厌氧菌骨髓炎	克林霉素、甲哨唑	可联合用药
慢性骨髓炎		头孢他定、环丙沙星、克林霉素	可用庆大霉素溶液冲洗或用砂大霉素珠链。
化脓性关节炎		苯唑西林或氧唑西林、头孢孟多、克林霉素、头霉素类，磷霉素	最好根据药敏试验结果确定

第三节　水、电解质平衡失调的治疗

当挤压伤、骨折、挫伤、创伤性休克等严重创伤发生时，常可导大量液体潴留在组织间隙内及创面渗出而导致严重脱水；组织的损伤导致钾、钠、镁、钙的分布及代谢发生异常，从而导致水电解质的平衡失调。

正常成人总体液男性为体重的 60%，女性为体重的 50%，60 岁以上男性为 50%，女性为45%，一般情况下，食物及饮水可以完全达到水的要求，也可达到电解质摄入量的平衡要求。当创伤骨科患者发生水、电解质平衡失调时就要积极进行治疗。

一、钾、钠的异常代谢

钾是细胞内液的主要阳离子，细胞内含量 140～150mmol，有维持细胞内渗透压的作用。血清中钾离子浓度为 3.5～5.5mmol/L，主要起维持神经肌肉兴奋性和维持心肌收缩的协调性的作用。正常饮食不会缺钾，大量注射葡萄糖或胰岛素时钾进入细胞内，可降低血胛浓度。在大面积挫裂伤及休克时，可产生低钾；严重挤压伤、骨折及大手术创伤后可导致肌细胞中钾释入血中增多，产生高钾，要及时进行治疗。

钠是血浆内的主要阳离子，正常值 142mmol/L，是维持血浆渗透压的主要成分。当钠降低或升高时可产生系列症状。正常饮食不会缺钠。当大量注射 0.9% 氯化钠注射液或高渗氯化钠注射液时可致血钠升高，当休克、严重创伤等可致失水。

二、骨科围术期的补液

因为骨科患者择期手术较多，术前发生水电解质失衡的情况很少，一般不需要术前输液。术中输液可根据麻醉情况、术中失血情况等综合分析补充液体。术后输液在麻醉尚未完全清醒之前应予补充维持液、补充液和特殊目的用液体等。维持液主要用于补充尿、粪、肺及皮肤的液体丧失，成人丧失量 2.0～3L/d [1.5～2mL（kg·h）]、儿童按 2～4mL（kg·h）进行补充；补充液主要是用于补充纠正异常的液体丧失，如引流液、创面渗液、间质水肿等，根据需要失多少补多少；特殊目的补液主要是用于纠正脱水，或电解质异常，根据患者情况

－ 261 －

及生化检查结果决定补充多少。

骨科患者补液中，一般补充 5% ~ 10% 葡萄糖液和等渗平衡液（0.9% 氯化钠溶液或林格液）。补充引流或渗出液造成的丢失量时一般使用 0.9% 氯化钠注射液或林格液。在术后 2 ~ 3 天之内，原则上不需补充钾盐。如需补钾，应根据临床表现及生化检查来进行确定，以防人为造成电解质平衡失调；补钾方式以尽可能口服补充，必要时可静脉给予。

第四节　创伤骨科的中医中药治疗

中医中药治疗创伤骨折积累了丰富的临床经验，其中内服与外用药物是治疗创伤骨折的两个重要方法，有其独特的优点。古代医家以"瘀去、新生、骨合"作为理论指导，积累了不少秘方、验方，临床以辨证论治为基础，分为内治法与外治法两种，对纠正损伤而引起的脏腑、经络、气血功能紊乱，对促进骨折的愈合均有良好作用。

一、内治法

内治法是通过服药，使局部与整体得以兼治的一种方法。按患者的具体情况采用先攻后补、攻补兼施或先补后攻等，临床一般采用三期辨证而选择使用。对损伤初期有瘀血者，宜采用攻利法，但血与气二者是互相联系的，有着不可分割的关系，所以在治疗时必须治血与理气兼顾。常的有攻下瘀法、行气活血法、清热凉血法；损伤中期，局部肿胀基本消退，疼痛逐渐消失，瘀未尽去，筋骨未连接，故宜采用和法，以和营生新、接骨续筋。常用的有和营止痛法、接骨续损法、舒筋活络法；损伤后期，由于气血耗损，往往出现虚象，故应采用补法。常用的有补气养血法、补益肝肾法。

1. 攻下逐瘀法

创伤骨折，必使血脉受伤，恶血留滞，壅塞于经道，瘀血不去则新血不生。《素问·至真要大论》说："留者攻之"，故伤后有瘀血停积者宜采用攻下逐瘀法。本法适用于早期蓄瘀，便秘，腹胀，苔黄，脉数的体实患者。常用的方剂有桃核承气汤、鸡鸣子散、大成汤等。

攻下逐瘀法属下法，常用苦寒泻下以攻逐瘀血，药效相当峻猛，临床不可滥用。对年老体弱、气血虚衰、失血过多、慢性劳损、妇女妊娠、产后及月经期间应当禁用或慎用。

2. 行气活血法

行气活血法又称行气消瘀法。《素问·至真要大论》说"结者散之"。气为血之帅，气行则血行，气滞则血滞，气结则血瘀。同时，血不活则瘀不能去，瘀血不去则新血不生。故损伤后有气滞血淤者，宜采用行气活血法。本法适用于气滞血瘀，局部肿痛，无里实热证，或宿伤而有瘀血内结及有某种禁忌而不能猛攻急下者。常用的方剂有以活血化瘀为主的复元活血汤、活血止痛汤；行气为主的柴胡疏肝散、复元通气散；行气与活血并重的膈下逐瘀汤、顺气活血汤等。

3. 清热凉血法

清热凉血法包括清热解毒与凉血止血法。《素问·至真要大论》说，"治热以寒""热者寒之，温者清之"。创伤引起的错经妄行，创伤感染，火毒内攻，热邪蕴结或壅聚成毒等证宜采用清热凉血法。常用的清热解毒方剂有加味犀角地黄汤、清心药、五味消毒饮；清热凉血方剂有十灰散、四生丸、小蓟饮子等。

清热凉血法的方剂以寒凉药物为主，故治疗时应注意防止寒凉太过，引起瘀血内停。血喜温而恶寒，寒侧气血凝滞而不行，所以在治疗出血不多的疾病时常与活血化瘀药同用，出血过多时，须辅以补气摄血之法，以防气随血脱。

4. 和营止痛法

和营止痛法适用于骨折中期，仍有瘀凝、气滞、肿痛尚未尽除，而续用攻下之法又恐伤正气者。常用方剂有和营止痛汤、定痛和血汤、七厘散等。

5. 接骨续筋法

骨折中期，骨位已正，筋已理顺，筋骨已有连接但未坚实，尚有瘀血未去，瘀血不去则新血不生，新血不生则骨不能合，筋不能续，故宜采用接骨续筋法。本法主要使用接骨续筋药，佐以活血祛瘀药，适用于骨折中期筋骨已连接，但尚未坚实者。常用方剂有续骨活血汤、新伤续断汤、接骨丹等。

6. 舒筋活络法

舒筋活络法主要是使用活血药与祛风通络药，并加理气药，以宣通气血，消除凝滞，舒筋通络。适用于骨折的中期而有瘀血凝滞，筋膜粘连，或兼风湿，筋络发生挛缩、强直，关节屈伸不利者。常用的方剂有舒筋活血汤、活血舒筋汤、蠲痹汤等。

7. 补气养血法

补气养血法使用补气养血药物，使气血旺盛而濡养筋骨的治疗方法。创伤骨折，外伤筋骨，内伤气血，以及长期卧床不能经常活动，日久必使体质虚弱而出现各种气血亏损，故宜采用补气养血法。适用于平素气血虚弱或气血耗损较重，筋骨萎软或迟缓愈合者。常用的方剂有四君子汤、四物汤、八珍汤等。

8. 补养脾胃法

脾主四肢、肌肉。《灵枢·本神》说，"脾气虚则四肢不用"。损伤日久，耗伤正气，气血脏腑亏损，加之损伤后缺少活动，可导致脾胃虚弱，运化失职，饮食不消，故出现四肢疲乏无力，形体虚羸，肌肉萎缩，骨折恢复缓慢，脉象虚弱无力等。治疗宜采用补养脾胃，以促进气血化生，使筋骨肌肉加速恢复。常用方剂有参苓白术散、健脾养胃汤、归脾汤等。

9. 补益肝肾法

补益肝肾法又称强筋壮骨法。肝主筋，肾主骨，主腰脚。《素问·上古天真论》说，"肝气衰，筋骨不能动"，故骨折后期，年老体弱，骨折迟缓愈合，骨质疏松而肝肾虚弱者采用补益肝肾法。补肾又需分肾阴、肾阳，但肾阴肾阳又是相互为用的。肝为肾之了，《难经》说，"虚则补其母"，故肝虚者应注意补肾，滋水生肝。常用方剂有壮筋养血汤、生血补髓汤、左归丸等。

以上治法，在临证应用时都有一定的原则，骨折内服药物初期以活血化瘀为主；中期以接骨续筋为主；后期以补气养血、健壮筋骨为主。若骨折后肿胀不严重者，往往可直接用接骨续筋骨法，稍佐活血化瘀之物。内治药物常有汤剂、丹剂、丸剂、散剂、药酒等剂型。

二、外治法

外治法是指对创伤骨折局部运用中药进行治疗的方法。早在《神农本草经》《五十二病方》等著作中就有记载。清·吴师机著《理瀹骈文》说："外治之理即内治之理；外治之药即内治之药，所异者法耳。"临床外用药物大致可分为敷贴药、搽擦药、熏洗湿敷药与热熨药等。

1. 敷贴药

敷贴药是将中药制剂直接敷贴在损伤局部，使药物发挥作用。常用的有药膏、膏药两种。

（1）药膏：将药粉碾成细末，然后选加饴糖、蜜、油、水、鲜草药汁、酒、醋或凡士林等，调成如厚糊状，摊在棉垫或桑皮纸上。配制药膏时多用饴糖，除药物作用外，还取其硬结后有固定和保护伤处的作用。换药时间可根据病情的变化、肿胀的消退程度、天气的冷热来决定，一般2～4天换药一次，后期患者亦可酌情延长，凡用水、酒、鲜药汁敷药时，需随调随用，应勤换药。少数患者对外敷药膏后过敏而产生接触性皮炎，皮肤瘙痒及有丘疹水泡出现时，应注意及早停药。

药膏按其功用可分为。

初期：由于筋骨脉络的损伤，血离经脉，瘀积不散，气血凝滞、经络受阻，故宜以活血化瘀、消肿止痛类的药膏为主，如消瘀止痛药膏、定痛膏、消肿散等。如局部有发热疼痛时可外敷清营退肿膏。如是开放性骨折，早期宜佐以凉血清热、祛风解毒之品，如银花、薄公英、防风等。有伤口者多吞服玉真散。

中期：此期肿胀逐渐消退，疼痛明显减轻，但瘀肿虽消而未尽，骨尚未连接，故治宜接骨续筋类药膏为主，如接骨续筋药膏、外敷接骨散、驳骨散、碎骨丹等。

后期：本期因骨已接续，可用舒筋活络类膏药外贴，如万应膏、坚骨壮筋膏、跌打膏等。如骨折在关节附近，为防止关节强直、筋脉拘挛，可外用熏洗、熨药及伤药水揉擦，配合功能锻炼，以尽快恢复功能。一般常用的熏洗及熨药方有海桐皮汤、舒筋活血洗方、活血酒等。

（2）膏药：是将药物碾成细末配合香油、黄丹或蜂腊等基质炼制而成，是中医外用药物中的一种特殊剂型。膏药按功用可分为：①治损伤者：适用于损伤者，有坚骨壮筋膏等；②治损伤兼风湿者：适用于损伤兼风湿者，有万应膏、损伤风湿膏等。

2. 陈旧损伤者

陈旧损伤者，中医认为属陈伤气血凝滞、筋膜粘连者，适合应用有化坚膏等，其方法有以下几种。

（1）熏洗湿敷药：是将药物置于锅或盆中加水煮沸后，先用热气熏蒸患处，待水温稍减后用药水浸洗患处的一种方法。冬季可在患肢上加盖棉垫，使热能持久，每次15～30分钟，每日1～2次。具有舒松关节筋络、流通气血、活血止痛的作用，用于关节强直拘挛、酸痛麻木或损伤后兼夹风湿者，多用于四肢关节的损伤。新伤瘀血积聚者，用海桐皮汤、舒筋活血洗方；陈旧性损伤风湿冷痛者，用八仙逍遥汤、下肢损伤洗方等。

（2）热熨药：是一种热疗的方法，选用温经祛寒、行气活血止痛的药物，加热后用布包裹，热熨患处，借助其热力作用于局部，适用于不易外洗的腰脊躯体部。主要有下列几种。

①坎离砂：用铁砂加热后与醋水煎成的药汁搅拌后制成，临用时加醋少许拌匀置于布

袋中，数分钟内会自然发热，热熨患处，适用于陈旧性损伤兼有风湿者。

②熨药 将药或粗盐、米糠等置于布袋中，扎好袋口放在锅中蒸气加热后熨患处，适用于各种风寒湿肿痛证。常用的有正骨烫药。

在临床实践中，中医中药治疗创伤骨折，要辨证施治，针对骨折的发生原因、发展规律，筋骨并重、内外兼治，有针对性的选用以上治疗方法，才能达到预期的治疗目的。

第五节 创伤骨科应用免疫抑制剂的原则与选择

免疫抑制剂主要用于防治免疫病理反应类疾病，临床常用免疫制剂剂可分为以下类型：①选择性免疫制剂药，如莫罗单抗、抗淋巴细胞球蛋白、吗替麦考酚酯、来氟米特等；②肿瘤坏死因子 a 抑制药，如依那西普、英利昔单抗等；③白细胞介素受体抑制药，如达利珠单抗、巴利昔单抗等；④钙调节磷酸酶抑制药，如环孢素、他克莫司等；⑤其他，如硫唑嘌呤、环磷酰胺、甲氨蝶呤、沙利度胺、肾上腺皮质激素类、雷公藤总苷等。

应用原则与选择

1. 药物选择

（1）严格掌握适应证，合理用药，尽量使用单一的免疫抑制剂。

（2）免疫抑制剂用于器官移植或治疗自体免疫疾病时，一般将皮质类固醇类药物作为首选药物，若疗效不佳或不能耐受长期大量皮质激素时，可采取合用或改用其它免疫抑制剂。

（3）免疫抑制剂联合用药时应选择作用机制互补，而没有毒性叠加或潜在不良相互作用的不同药物。宜采用多种药物小剂量联合应用以增强疗效，减少毒性作用及不良反应。

2. 给药方式

（1）用于治疗器官移植预防排斥反应，应采用连续给药法。用于治疗自体免疫疾病时，应采用大剂量间歇给药法。剂量应根据病情和患者对药物的反应随时调整。这种大剂量间歇给药法不仅可迅速而有效地杀伤免疫活性细胞，而且可缩短免疫监视功能被抑制的时间。

（2）免疫抑制剂的初始剂量宜小且宜缓慢停药，酌情逐渐减量；尤其是长期应用肾上腺皮质激素，会引起肾上腺皮质萎缩和功能不全，一旦减量过快、突然停药或在停药 6 个月内遇到应激状况（感染、创伤、出血等），可发生肾上腺危象（表现为肌无力、低血压、低血糖、昏迷乃至休克）。

3. 治疗

尽量给予个体化治疗，如环孢素，其药动学个体差异大，与患者的年龄、体重、胃肠肝胆功能、食物等因素有关，须进行血浆药物浓度监测或依据群体药动学模型和参数进行个体化给药，使药物浓度达到最佳治疗窗和防止肝、肾毒性。

4. 疗程

免疫抑制剂治疗时间的长短，应根据不同的疾病、患者的个体情况与药物的毒性灵活掌握。

5. 不良反应

（1）免疫抑制剂会对人体免疫功能产生不同强度的抑制作用，使机体正常的免疫功能也受到影响，可能会造成抗感染免疫力下降和易感性增高，导致机会性感染（细菌、真菌、病毒、肿瘤）的机遇增多，所以，当患者感染病灶尚未完全控制（如结核、严重细菌感染等）时应谨慎应用。

（2）可导致畸胎和不育，影响生殖功，能导致闭经、早产、男性精子缺乏，以烷化剂和抗代谢药最为显著。因此，妊娠及哺乳期妇女、生育期男性需慎用，哺乳期妇女同时宜停止哺乳。

（3）部分药物可产生骨髓抑制，导致白细胞、粒细胞、血小板计数减少或贫血，严重时可出现血红蛋白下降或再生障碍性贫血，所以，近期化疗和放疗患者禁用。肝肾功能不全者慎用和减量，用药期间宜定期监测肝肾功能和血常规。

（4）长期用药可增加肿瘤的发病率。

6. 药物相互作用

（1）应避免与有肾毒性药物联合服使用，包括抗菌药物（氨基苷类、两性霉素 B、万古和去甲万古霉素等）、抗病毒药、抗肿瘤药（苯丙氨酸氮芥、顺铂等）、利尿药等。

（2）避免与乙醇及对肝脏有损害的药品同时应用，饮酒可加重药物品不良反应。

（3）环孢素、他克莫司、西罗莫司、麦考酚吗乙酯等可引起高尿酸血症，痛风者禁用。

（4）合用别嘌醇、秋水仙碱时应减少剂量，避免血液中尿酸水平增高。

（5）避免高钾饮食，不宜与含钾药和保钾利尿药联合应用。

7. 注意事项

（1）免疫抑制剂对抗病原微生物无药理作用，如合并感染和围术期应联合应用抗菌药物，如果并发全身过敏时应同服抗组胺药。

（2）长期服用肾上腺皮质激素者宜同时补充钙剂、维生素 D，以减少骨丢失量。

（3）服用雷公藤多苷者宜同时服用维生素 B6 及维生素 C 等。

（4）服用抗代谢药甲氨蝶呤、硫唑嘌呤、巯嘌呤等宜同时补充叶酸。

第六节　创伤骨科应用激素类药物的原则与选择

激素是一类应用广泛、治疗效果显著的药物。目前，糖皮质激素是临床上激素中应用最广泛的一种，它能够调节糖类、蛋白质及脂肪代谢，抑制免疫功能等，并广泛应用于危重症疾病的抢救。

一、糖皮质激素治疗性应用的基本原则

糖皮质激素属于类固醇激素（甾体激素），由皮质的束状带合成和分泌，生理剂量糖皮质激素在体内作用广泛，不仅为糖、蛋白质、脂肪代谢的调控所必需，且具有调节钾、钠和水代谢的作用，对维持机体内外环境平衡起重要作用。药理剂量糖皮质激素主要有抗炎、免疫抑制、抗毒和抗休克等作用。但是长期应用可引起一系列不良反应，应用糖皮质激素要

非常谨慎。正确、合理应用糖皮质激素是提高其疗效、减少不良反应的关键。其正确、合理应用主要取决于以下两方面：一是治疗适应证掌握是否准确，二是品种及给药方案选用是否正确、合理。

1. 严格掌握糖皮质激素治疗的适应证

糖皮质激素是一类临床适应证尤其是相对适应证较广的药物，若未严格按照适应证给药。

2. 合理制订糖皮质激素治疗方案

糖皮质激素治疗方案应综合患者病情及药物特点制订，治疗方案包括选用品种、剂量、疗程和给药途径等。

3. 重视疾病的综合治疗

在许多情况下，糖皮质激素治疗仅是疾病综合治疗的一部分，应结合患者实际情况，联合应用其他治疗手段，如严重感染患者，在积极有效的抗感染治疗和各种支持治疗的前提下，为缓解症状，确实需要的可使用糖皮质激素。

4. 监测糖皮质激素的不良反应

糖皮质激素的不良反应与用药品种、剂量、疗程、剂型及用法等明显相关，在使用中应密切监测不良反应，如感染、代谢紊乱（水、电解质、血糖、血脂）、体重增加、出血倾向、血压异常、骨质疏松、股骨头坏死等，小儿应监测生长和发育情况。

糖皮质激素的不良反应主要有：

（1）医源性库欣综合征，如向心性肥胖、满月脸、皮肤紫纹淤斑、类固醇性糖尿病（或已有糖尿病加重）、骨质疏松、自发性骨折抑或骨坏死（如股骨头无菌性坏死）、女性多毛月经紊乱或闭经不孕、男性阳萎、出血倾向等。

（2）诱发或加重细菌、病毒和真菌等各种感染。

（3）诱发或加剧胃十二指肠溃疡，甚至造成消化道大出血或穿孔。

（4）高血压、充血性心力衰竭和动脉粥样硬化、血栓形成。

（5）高脂血症，尤其是高甘油三酯血症。

（6）肌无力、肌肉萎缩、伤口愈合迟缓。

（7）激素性青光眼、激素性白内障。

（8）精神症状如焦虑、兴奋、欣快或抑郁、失眠、性格改变，严重时可诱发精神失常、癫痫发作。

（9）儿童长期应用影响生长发育。

（10）长期外用糖皮质激素类药物可出现局部皮肤萎缩变薄、毛细血管扩张、色素沉着、继发感染等不良反应；在面部长期外用时，可出现口周皮炎、酒渣鼻样皮损等。

（11）吸入型糖皮质激素的不良反应包括声音嘶哑、咽部不适和念珠菌定植、感染。长期使用较大剂量吸入型糖皮质激素者也可能出现全身不良反应。

5. 注意停药反应和反跳现象

糖皮质激素减量应在严密观察病情与糖皮质激素反应的前提下个体化处理，要注意可能出现的以下现象：

（1）停药反应：长期中或大剂量使用糖皮质激素时，减量过快或突然停用可出现肾上腺皮质功能减退样症状，轻者表现为精神萎靡、乏力、食欲减退、关节和肌肉疼痛，重者可出现发热、恶心、呕吐、低血压等，危重者甚至发生肾上腺皮质危象，需及时抢救。

（2）反跳现象：在长期使用糖皮质激素时，减量过快或突然停用可使原发病复发或加重，应恢复糖皮质激素治疗并常需加大剂量，稳定后再慢慢减量。

二、糖皮质激素的禁忌证

糖皮质激素类药物，在临床上用途广泛，具有抗炎、抗免疫、抗毒素、抗休克的作用。但是以下情况应慎用糖皮质激素：①对糖皮质激素类药物过敏；②严重精神病史；③癫痫；④活动性消化性溃疡；⑤骨折；⑥创伤修复期；⑦较严重的骨质疏松；⑧严重糖尿病；⑨严重高血压。若有必须用糖皮质激素类药物才能控制疾病，挽救患者生命时，如果合并上述情况，可在积极治疗原发疾病、严密监测上述病情变化的同时，慎重使用糖皮质激素类药物。

三、糖皮质激素在创伤骨科中的应用

糖皮质激素在创伤骨科中的应用主要包括局部和全身两大方面。前者主要指各种运动系统慢性损伤时的封闭治疗，后者则主要用于急性脊髓损伤及创伤性休克

1. 急性脊髓损伤

常因车祸、坠落伤、极限运动、跳水或医源性损伤等意外所致，均有急性脊髓损伤表现，常合并脊柱骨折脱位。糖皮质激素可以减轻水肿和继发性脂质过氧化反应，避免脊髓神经功能进一步损害。但是到目前为止尚无一种药物经过严格的临床试验证明对急性脊髓损伤有确切疗效。但根据已有的研究结果，建议审慎使用甲泼尼龙，分为冲击治疗和维持治疗。冲击治疗时以 30mg/kg 的剂量 15 分钟内快速静脉滴注完毕。45 分钟后以 $5.4mg \cdot kg^{-1} \cdot h^{-1}$ 的速度静脉滴注维持，对于伤后 3 小时以内的患者维持 23 小时，伤后 3～8 小时的患者维持 47 小时，受伤 8 小时以上者无给药指征。同时用药时需注意可能引起的心律失常、消化道出血和重症感染等并发症。

2. 创伤性休克

创伤性休克是由于重要脏器损伤、大出血等原因引起的有效循环血量锐减所致，并有剧烈疼痛、恐惧等多种复杂因素参与。理论上，糖皮质激素能增强机体的应激能力，药理剂量的糖皮质激素具有抗炎、抗中毒、抗休克和抗过敏等作用，创伤性休克，糖皮质激素受体亲和力降低，早期应用糖皮质激素可因负反馈调节作用导致合成减少、亲和力进一步下降，影响预后，因此不建议应用糖皮质激素。

第七节　骨折脱位的药物治疗

骨折是指骨的完整性和连续性的中断，骨折可由创伤和骨骼疾病所致，临床上骨折分类较多，其中根据骨折处皮肤、粘膜的完整性可分为闭合性骨折和开放性骨折，开放性骨折一般需要预防性使用抗生素（详见本章第七节）。脱位是指组成关节的各骨的关节面失去正

常的对应关系，临床上可分损伤性脱位、先天性脱位及病理性脱位，其中损伤严重的开放性脱位也需要预防性使用抗菌药物预防感染。骨折关节脱位后，该部位周围的软组织也有损伤，会出现周围肿胀，可形成血肿，严重时可导致骨筋膜室综合征。

因此骨折脱位的患者，需要积极的进行消肿和促进骨折愈合的药物治疗。外伤后骨折脱位的患者处于高凝状态，尤其是下肢骨折的患者需要肢体制动和长期卧床，因而需要抗凝治疗。当然如果骨折脱位的同时合并血管神经损伤，则需要解痉扩血管和营养神经等相关药物治疗（见本书其他章节）。此外，在我国还有中医正骨的说法，所以对于骨折脱位的患者还可以使用中医中药的治疗方法（详见本章第三节）。

一、消肿治疗

创伤及手术后，机体全身或局部的因素均可导致血管内外、体内外液体交换的平衡失调，使过多液体在肢体组织间隙中积聚，最终导致肢体肿胀。若不能及时消除 则不利于肢体血液循环、营养物质的供给以及创伤或手术的雨后，严重者可致骨筋膜室综合征。所以骨折脱位的早期积极消肿很有必要，消肿有物理方法和药物治疗两张，物理方法有抬高患肢和冰敷。

为预防和治疗创伤及手术后的肢体肿胀，需要常规使用一些有明显消炎、消肿、抗渗出作用的药物，及时迅速消除患肢周围组织的水肿及关节腔内炎性物质的渗出。临床上使用最多的消肿药物为：甘露醇和七叶皂苷钠。

骨科创伤和手术引起的肢体肿胀不仅仅是局部渗出和微循环障碍，而且还包括局部和全身的炎症反应、缺血再灌注损伤等。过去，对于重度肿胀一般加用甘露醇进行脱水治疗。甘露醇是渗透性脱水药，对水电解质平衡和肾脏功能有一定影响，对于骨科创伤和手术引起的肢体肿胀仅仅是治标而非治本。因其有不良反应，损伤较轻的患者不值得应用。而较重的损伤患者常伴有失血性休克，此时脱水往往会加重已经存在的休克和水、电解质紊乱，对患者产生不良后果。

与甘露醇不同，七叶皂苷钠同时具有抗渗出、增加静脉张力和改善微循环、抗氧自由基等作用，而且对水、电解质平衡和肾脏功能没有影响。可见，七叶皂苷钠对于骨科创伤和手术引起的肢体肿胀不仅治标而且治本，基本上没有药物不良反应。 七叶皂苷钠的主要缺点是起效相对缓慢。因此，对于急需消肿的病例，七叶皂苷钠可以和甘露醇联合应用，以取长补短。

二、促骨折愈合

骨折愈合是一个复杂的生物学修复过程，受诸多因素影响现代医学将骨折愈合分为 3 个过程，即血肿机化期、原始骨痂期和骨痂改造期。关于骨折的愈合机理，到目前为止，还处于研究阶段。药物能否加速骨折愈合，也还没有解决。西方学者认为骨折仍然是自然愈合，尚没有一种促进骨折愈合的药物。 但我国的中医、西医学者对此持不同观点，并进行 了一系列的研究。

临床中常用的药物有鹿瓜多肽注射液和骨肽注射液。鹿瓜多肽是从鹿科动物梅花鹿的骨骼和葫芦科植物甜瓜的干燥种子中提出的多肽类活性成分，具有促进成骨、调节骨代谢和促进创伤修复、消炎镇痛等广泛药理作用；骨肽注射液中最主要的成分就是骨多肽，具有骨生长促进作用：骨形态发生蛋白（BMPs）促进其他骨生长因子诱导成骨中的基因表达；促进前体细胞分化、增殖为成骨细胞和成软骨细胞；调节成骨细胞复制和基质合成；调节骨钙磷代谢。

此外还有不少影像骨折愈合的细胞因子，如组织蛋白酶 K 抑制剂、内皮整合素受体阻滞剂、神经肽、丙氨酰组氨酸锌（AHZ）、胰岛素样生长因子（IGFs）、转化生长因子（TGF-β）、骨形态发生蛋白（BMPs）、骨保护素（OPG）等。

对于骨折愈合的中药研究在国内相当多，详见本章第三节。

三、抗凝治疗

骨折患者长期卧床，下肢制动，静脉血回流减慢，同时创伤后患者血液处于高凝状态，容易发生深静脉血栓；骨折脱位大手术术中应用止血带、术中挤压损伤、静脉插管等均可造成静脉损伤，也容易诱发深静脉血栓。深静脉血栓可发生在人体任何部位的静脉，但最常发生在下肢深静脉。骨折脱位围术期深静脉血栓的药物预防包括降低血液黏稠度、减少血小板的凝聚和抗凝等，抗凝治疗是围术期深静脉血栓预防的主要措施，具体药物及用法如下。

1. 急诊手术的骨折脱位患者

（1）低分子肝素：术后 12 ~ 24 小时（硬膜外腔导管拔除后 2 ~ 4 小时）皮下给予常规剂量低分子肝素。

（2）磺达肝癸钠：一种新型高选择性凝血Xa因子抑制剂。因其疗效肯定，价格较低，ACCP 抗栓指南推荐为常规抗栓药物。术后 6 ~ 24 小时皮下注射 2.5mg 磺达肝癸钠。

（3）维生素 K 拮抗剂：常用的药物为华法林，为间接抗凝药，半衰期长，需 5 ~ 7 天疗效方可稳定。术后当晚开始应用，一般成人常用剂量为 10mg/d，口服。因不同患者对此药反应不一，用药一定要注意个体化，要监测凝血酶原时间调整用药剂量，一般维持 INR 在 2.0 ~ 2.5，勿超过 3.0。

2. 延迟手术的骨折脱位患者

自入院之日开始到手术期间应用低分子肝素预防血栓。术前 12 小时停用低分子肝素。磺达肝癸钠半衰期长，不建议术前应用。若术前已用药物抗凝，手术应尽量避免硬膜外麻醉。术后预防用药同急诊手术的骨折脱位患者。

当接诊骨折脱位的患者时，首先需要进行骨折脱位的复位和固定，同时要使用药物进行消肿、促骨折愈合等对症治疗，对于有深静脉血栓高危因素的患者，如无禁忌，还需要进行抗凝治疗。因此，骨折脱位的合理用药非常重要。

第八节　周围神经损伤的药物治疗

周围神经损伤是临床上常见的创伤并发症之一。但由于周围神经解剖结构复杂，特殊的生理机能及其损伤修复的生物学行为特点，导致许多涉及损伤修复及再生重塑的关键性问题仍未取得突破性进展。针对周围神经损伤修复的研究几乎涵盖了从基础研究到临床治疗的所有领域。而目前治疗周围神经损伤主要包括手术治疗、药物治疗及物理治疗，对于缺乏手术适应证以及手术后治疗，药物治疗仍然是周围神经损伤治疗中的重要手段。但目前临床上使用的周围神经损伤修复药物疗效十分有限，缺乏能促进损伤神经快速生长与功能修复的有效药物。近年来，许多学者在此方面做了大量的研究工作，也取得了一定的进展。现在将目前临床常用的药物及其作用予以分类介绍。

一、神经营养类药物

神经营类药物主要是维生素类，如维生素 B_1、维生素 B_6、维生素 B_{12} 及其相关衍生物等，如甲钴胺、腺苷钴胺等，其作用是能够维持神经系统的正常功能，其缺乏时又可出现神经损害症状。神经损伤时外源性给予这类药物通过加速神经纤维合成所需的蛋白质、磷脂等合成从而发挥神经营养作用，促进神经再生，有利于损伤神经的修复。

甲钴胺是一种内源性的辅酶 B_{12}，参与一碳单位循环，在由同型半胱氨酸合成蛋氨酸的转甲基反应过程中起重要作用。体外研究表明，甲钴胺可促进培养的大鼠组织中卵磷脂的合成和神经元髓鞘形成，适用于周围神经病变。临床研究结果表明，甲钴胺能加快感觉神经的生长，对周围神经损伤的恢复有促进作用。

二、外源性神经营养因子

神经营养因子是一组能对中枢和周围神经系统发挥营养作用的特殊物质，常为靶组织产生的特异蛋白分子。神经损伤后，神经元由于轴突的连续性被破坏而无法运输和利用这些物质，因此神经断端局部神经营养物质的总量不足以支持神经轴突的有效存活和再生，此时外源加入神经营养因子，使其保持微环境高浓度状态，能支持神经元存活，还能诱导再生的轴突沿着神经营养物质的浓度梯度生长。

1. **注射用鼠神经生长因子 (mNGF)**

注射用鼠神经生长因子由成年小鼠颌下腺提纯获得，其主要功效为促神经分化、营养神经、保护损伤神经和促神经再生的作用，临床用于神经挫伤、神经断裂、神经再植等骨科周围神经损伤的治疗，疗效优于神经营养类药物。

2. **成纤维细胞生长因子 (FGF)**

成纤维细胞生长因子是一种能促进成纤维细胞生长的多肽类物质。分酸性和碱性两种。目前临床上使用的是基因重组的碱性 FGF(bFGF)，促创伤修复作用明显，对神经系统损伤后的修复也具有独特的疗效。动物实验证明，FGF 除促进神经元存活及突起生长外，还能促进神经胶质细胞的分裂，在神经系统的生长、发育以及损伤修复、促进再生中起着十分重要的作用，具有较为广阔的进一步开发应用的前景。

3. **脑源性神经营养因子 (BDNF)**

脑源性神经营养因子是由猪脑提取液中获得的一种神经营养因子，具有促进神经元存活，调节神经元的分化、增殖等功能。Ikeda 等发现，鞘内注射外源性 BDNF 可提高脊髓损伤 (SCI) 急性期内 Cu^{2+} 或 Zn^{2+} 超氧化物歧化酶和髓鞘碱性蛋白在脊髓神经元和胶质细胞中的活性，从而对脊神经功能的恢复起积极作用。但目前关于 BDNF 对周围神经再生的实验报道并不多，尚未开始临床应用。

4. 胰岛素样生长因子 (IGF)：

是一类广谱性的促生长因子，主要包括 IGF-1 和 IGF-2。在促进神经再生过程中，主要通过 IGF-1 受体介导。大量的研究表明，IGF-1 具有促进施旺细胞增殖和存活，抑制其凋亡；促进神经损伤后轴突再生和髓鞘化，参与神经元的保护和损伤后突触的重建及抑制失神经肌肉萎缩等作用，提示 IGF-1 能有效促进神经损伤的修复与生长又能保证再生神经纤维的功能，因此 IGF-1 有望开发成为具有多途径修复神经损伤作用的安全有效的治疗周围神经损伤药物。

三、神经节苷脂

神经节苷脂是一类含唾液酸的糖鞘脂，广泛存在于脊椎动物各组织细胞膜上，动物实验证明应用外源性神经节苷脂可促进施旺细胞的增殖，为神经再生创造条件并刺激轴突出芽，从而促进周围神经再生，但其作用的分子机制仍不太明了，目前神经节苷脂注射液已应用于临床，用于各种神经损伤神经吻合术后以及多发性神经炎等周围神经病变。

四、免疫抑制剂

周围神经损伤后，由于神经连续性中断，神经性抗原裸露进入体液中，产生特异性抗体，引起自身免疫反应同时，局部水肿及炎性细胞聚集，也可能阻碍神经纤维的再生．因此，在周围神经损伤的急性期及手术后康复期，局部使用免疫抑制剂，可能会有助于周围神经的再生与修复。党育等通过局部应用甲级波尼松龙对周围神经损伤修复后的形态学研究，得出神经损伤后局部应用甲基泼尼松龙可起到促周围神经再生作用的结论。焦兆德等在异种神经移植修复周围神经缺损中应用 FK506 缓释膜片聚乳酸膜片后，发现 FK506 缓释膜片对大鼠坐骨神经异种神经移植的神经再生的速度及质量有促进作用。

五、中草药

创伤骨病的中医学治疗前途是伟大的，我国中医药治疗的方法、方剂在世界处于领先地位，应传承和发扬光大。创伤骨病的中草药主要有当归、桃仁、红花、丹参等，机制可能是早期改善微循环，减轻水肿，后期促进免疫功能，促进神经恢复，多联合用药，临床上多和其他治疗周围神经损伤的药物合用以增强疗效。

六、其他类药物

其他类药物主要有白细胞介素 (IL)，在周围神经损伤后，白细胞介素可激活单核巨噬细胞加速清除退变髓鞘和轴突、扩张血管改善局部血液供应以及和 NGF 协同作用促进神经再生，从而在神经损伤后的修复过程中发挥重要作用，但其促进神经再生的作用是直接的还是间接的还有待证实，疗效也有待进一步研究确认。还有蛋白水解酶抑制剂、Ca++ 拮抗剂、模拟轴突成分的灌流液等局部应用也可促进周围神经再生，临床应用不多，疗效需要进一步研究确证。

（阳春华　向伟能　宋锦旗　蔡汉周　林奇生）

第十五章　人工关节置换术在创伤骨科的应用

第一节　人工髋关节发展简史与研究进展

一、人工髋关节发展简史

第二次世界大战以前，人工关节没有很大的进展。人们从 19 世纪中叶就开始了人工关节置换的探索。目的是缓解疼痛、矫正畸形、重建一个稳定的关节，并恢复和改善关节的运动功能。20 世纪 40 年代起，人工关节的研究得到迅速发展。60 年代，英国 John Charnley 使人工关节置换进入了新的纪元。目前人工关节置换技术已经普及并广泛应用，尤其是人工髋、膝关节。在西方国家，髋关节置换术是继胆囊切除术而占第二位的手术。在美国，每年开展的关节置换术不少于 20 万例，而在全世界每年髋关节置换术就约 50 万例。1950 年，Moore 设计了 Moore 型自锁式钴铬钼合金的股骨头假体。1950 年，Thomp-son 等人认为短柄股骨头假体的缺陷是固定不牢靠，他们设计了长柄的股骨头假体。同年，Eicher 设计了带颈的不锈钢股骨头假体，将颈干角从 125° 增大至 135°，他认为这种设计可防止假体柄产生微动。后来，由于不锈钢柄易发生断裂等并发症，而改用钼铬合金。其后，相继出现过尼龙飘浮型和固定型杯，以及同轴不锈钢双杯假体等等。1951 年，英国的 Mckee 用不锈钢假体进行全髋关节置换术，术后不到 1 年由于假体松动而失败。后来，他改用钴铬钼合金假体，采用 Thompson 股骨头假体模式，这是第一代关节面采用金属对金属组合的髋关节假体。此后，Mckee 假体模式被许多人所借鉴，如 1965 年被 Charnley 用作骨水泥型假体的模式。1966 年，Frank Patterson，1967 年 Philip Wilson Jr. 等人在纽约特种外科医院进行全髋关节置换术时所采用。Mckee 被认为是对现代全髋关节置换术作出 E 大贡献的学者之一。

1959 ~ 1963 年期间，Charnley 用聚四氟乙烯髋臼杯与不锈钢股骨头组合进行全髋关节置换术，并将股骨头直径从 42mm 减至 22.5mm。但是聚四氟乙烯仍然很快产生磨损。由于磨损碎屑过多，这些碎屑聚在骨的周围，产生骨溶解，在人体内应用后，不得不在术后几年内对 300 多位患者进行了再置换术。1962 年，Charnley 根据髋关节低摩擦的生物力学原则，设计出 22.5mm 直径的金属股骨头与高分子聚乙烯髋臼组合的假体，用聚甲基丙烯酸甲酯(骨水泥)固定，从而创建了低摩擦的人工关节置换术 (low frictionar-throplasty, LFA)，这种组合方式减少了磨损的碎屑，延续至今天。Charnley 假体具有低摩擦、稳定和较少发生松动等优点。至今 Charnley 的髋关节置换术仍被作为衡量其他髋关节置髓术的"金标准"。在 60 年代，人工髋关节置换术最严重的并发症是感染，当时 Charnley 关节置换术的感染率为 7%。1966 年，Chamley 首先使用了空气层流净化手术室、个人空气隔离系统和预防性抗生素的应用，使术后感染率大大降低。由于 Charnley 对人工关节作出的巨大贡献，他被公认为现代人工关节之父。

针对年轻患者及活动较多的患者假体置换失败率较高，20 世纪 70 年代出现双杯型表面髋关节置换术。这种关节切除骨质较少，而且更符合人类髋关节生理状况，即使失败了，也能推迟了做普通全髋关节置换的时间等优点。1966~1969 年，瑞士 Mueller 和法国 Gerard 首先开展了非骨水泥型的钴铬髋关节表面置换术。1972 年，Furuya 用超高分子聚乙烯进行髋关节表面置换术。70 年代中期，Amstutz 设计了双杯髋关节表面置换术。但是由于术后假体松动、骨质吸收等并发症发生率极高，多数假体已被放弃使用。目前只有德国的 Wagner 和美国 Amstutz 仍在继续研究和应用关节表面置换术。

由于骨水泥固定在长期使用中所发生的松动、骨溶解及翻修手术困难等问题，人们开始研究"生物学固定"，即设计不同的假体表面，使周围骨质能长入假体表面孔隙中以达固定目的。因而出现了"多孔表面的设计"。多孔表面按其孔隙的大小可分为巨孔型及微孔型。在欧洲 1971 年 Judet 首先应用柄部表面凹凸不平的关节，Lord 设计了珍珠型巨孔表面。他们在设计上的缺点是在柄全长上布满了多孔表面，由于在柄远端孔隙内由于骨长入牢靠而产生应力遮挡效应，使股骨近端骨质萎缩。如发生假体疲劳折断，则不易取出髓腔内断件。1980 年 Lord 又对其做了改进，设计了柄表面为放射状沟槽的假体。这些假体设计的柄部均明显增粗，与髓腔相匹配。有颈托或无颈托。1983 年，Amstutz 最初采用 Ti-A16-V4 材料的表面多孔假体。1988 年改用钴铬钼合金材料。

在 20 世纪 70 年代以后出现了根据严密紧压原理设计的假体，装入后假体与骨质间的距离不超过 1mm。关节设计一般为无颈托；柄的形状上宽下窄，尽量使假体柄表面与股骨小转子以下的皮质骨相接触，与骨腔固定的位置主要在髓腔的峡部及骨干髓腔，而不靠骨水泥或骨内生长固定。如 Zweymuner 型，为多孔表面，带有螺纹旋入装配的髋臼杯，以强固假体的固定。

由于铝陶瓷的耐磨性和优良的惰性，20 世纪 70 年代开始应用铝陶瓷制造髋臼假体、股骨假体或两者均用陶瓷。Boutin、Griss1、Mittelmeier 等先后应用陶瓷假体进行人工髋关节置换。陶瓷材料虽然具有较低的摩擦系数、良好的生物相容性和骨诱导性，但其硬度高、易碎、抗疲劳强度差，不适宜单独作为假体的材料。目前，世界上一些中心开展了假体表面涂层材料技术，以诱导骨组织长入的研究。如应用等离子喷涂技术，将差基磷灰石、三钙磷酸盐等作为金属假体表面涂层材料。认为这种结构不但能诱导骨组织长入，还能阻止假体的金属离子进入邻近的骨组织。

进入 20 世纪 80 年代以来，在人工髋关节的材料、手术技能及器械方面继续改进。钛基假体因易于加工和铸造多孔表面，因而开始广泛应用。但钛制股骨头耐磨性能差，应用后的金属碎屑污染周围组织，并引起组织反应，因而引起人们的注意。一种新的组合钛柄瓷头人工髋关节的应用具有吸引力。例如 Anhropometric ATH 全髋关节就是一种代表。这一类型为第一个代表美洲的全髋关节系统，其头的直径为 28mm 陶瓷制成，柄部设计为无级增长型，即每个型号关节以 1mm 梯度增长，无颈领，钛合金直柄，其内外面及侧面均为楔形。设计的目的是为了减少高分子聚乙烯的磨损，从而减少了骨溶解机会。

20 世纪 90 年代，应用已久、性能优越的超高分子聚乙烯由于发现其碎屑与骨溶解有明显关系，目前正在努力研究解决办法，金属对金属的头臼配伍又复出现。由于人体个体差异较大，要使人工髋关节柄部的表面与股骨上端髓腔达到紧压配合或精确配合及充分填塞是不容易的。解决的办法是按照患者股骨上端的 CT 影像片，应用计算机辅助设计从计算机辅助制造的方法，制出适合具体患者的人工关节。手术时用计算机控制的骨磨钻在患者股骨上端磨出相应空腔以插入假体。这些工作目前都处在实验室研究中，尚未达到临床应用。另一条设计路线是近来已出现组装式的人工髋关节，其构成为出于一些标准部件组装为人工关节，部件根据需要可更换尺寸以适应不同的柄粗细和颈长短。

全髋关节置换发展史上，骨水泥（PMMA）技术固定假体起着关键作用。经历了 30 多年人工关节发展，骨水泥技术得到极大改进，目前大致可将骨水泥技术分为三代。第一代骨水泥技术，即指压式，它依靠术者手指指压骨水泥团填塞在髓腔和髋臼窝内，随后植入假体。长期随访发现，股骨假体松动发生率局部达 29%~40%。目前该方式早已被放弃。第二代骨水泥技术，即使用骨水泥枪。骨水泥注入前，股骨髓腔远端放置垫塞，如此股骨髓腔近端成为一封闭的腔，当向髓腔注入骨水泥时，髓腔内压力增高，有利骨水泥挤入骨小梁间隙内。该技术的应用，提高了手术成功率。近年来，骨水泥技术又有了新的发展，这被称为第三代骨水泥技术。即在第二代技术基础上又有了改进，要求在髓腔扩大到合适宽度后，髓腔壁洗刷，脉冲式加压冲洗髓腔，以便移除血块、碎粒。当髓腔远端放置垫塞后，重复冲洗髓腔，腔内纱布填塞，保持干燥，骨水泥搅拌装入骨水泥枪前，预先离心，达到减少骨水泥团内气泡，增加骨水泥强度的目的。骨水泥注入股骨髓腔后，髓腔近端加压，随后插入预先涂有一薄层聚甲基丙烯酸甲脂的股骨假体柄。有报道表明，术后 20 年股骨假体松动率仅占 3%。

二、我国人工关节置换的发展

1. 人工髋关节置换起步

我国人工髋关节起步于 20 世纪 60 年代初，1963 年以范国声首先报道应用 Judet 型塑料人工股骨头治疗内收型股骨颈骨折。70 年代后期，在王桂生等领导下成立了我国最早的人工关节专业委员会，人工关节置换的知识与经验才在国内逐渐推广，病例数和疗效逐年扩大和提高。人工髋关节的发展，反映了我国人工关节的发展历史。

2. 人工股骨头置换和研究

1965 年，上海最早生产的上海 II 型直柄人工股骨头应用于临床，因短期发现松动和疼痛而放弃使用。后来上海手术器械六厂生产的以钛或钴 铬 钼合金为材质的 Moore 型人工股骨头，采用内锁孔植骨固定。由于假体柄在腔内显得很细，不稳定，在髓腔内易于摆动，其松动率较高。之后，改用非骨水泥固定的粗柄人工股骨头，疗效有了提高。1982 年，北京 18 家医院的 416 例人工股骨头置换病例中，满意率达 86.8%；随诊 3 年以上满意率为 82.7%。

对于在手术适应证的认识上，也体现着时代的烙印，当时认为在治疗骨与关节损伤的疾患时，首先应尽可能保存并恢复损伤前结构的原有形态及功能，其次则争取通过修复而得到较好的活动功能，如果上述两种条件都不具备，则考虑替代或置换已经破坏的结构。目前，人工股骨头置换术在治疗某些股骨颈骨折中已经取得了一定疗效。对人工股骨头组成材料、结构形态、固定方式以及生物力学等方面的研究也逐步取得进展。但人工股骨头毕竟是植入体内的异物，还存在着难以避免的缺陷，可引起不同的并发症，对远期疗效有一定的影响，一旦失败，再次手术治疗将有不少困难。因此，在选用人工股骨头置换术时，必须持慎重的态度，要严格掌握适应证，其中年龄是很重要的一个条件。国内外一般主张人工股骨头置换术适用于高龄且髋臼情况良好的患者，如新鲜的股骨颈头下型或头颈型骨折的老年患者。

3. 人工全髋关节置换和研究

人工全髋关节的发展，应包括髋臼和头柄假体两部分的发展。我国使用人工全髋关节置换治疗髋部疾病起始于 20 世纪 70 年代初。1972 年上海开展人工全髋关节置换，使用不锈钢的髋臼和头柄假体，后改用以钛和钴 铬 钼合金为材料的组合全髋假体，至 80 年代初，采用具有很强耐磨性的高分子聚乙烯材料制作髋臼假体，用钛或钴 铬 钼合金作为头柄假体的材料。早期人工全髋关节的头柄是一体的，由同一种材料构成。由于钛耐磨性较差，现趋向使用钴 铬 钼合金头配以钛颈柄的组合，以提高耐磨性，减少摩擦碎屑脱落。

（1）超高分子聚乙烯髋臼杯：超高分子聚乙烯由于优良的耐磨性及生物相容性，成为制造髋臼杯的主要材料。国内制造工业多采用模压成形及机械加压 2 种。模压成形的髋臼凹球面光洁度好，球圆度也好，但髋臼杯口有缩口现象。国内机械加工多用手控机床加工成髋臼杯。缺点是髋臼凹球面圆度及光洁度均不够理想，磨损率较高。北京应用加压螺钉 + 骨水泥固定，减少髋臼杯与骨水泥之间的扭力，效果较好。为了克服髓臼杯的蠕变及变形而引起的松动。国内产品已在高分子杯外加用金属壳，目的是减少高分子的变形，降低松动率。在术后若干年后髋臼杯发生磨损，可只更换高分子髋臼杯，可以在较年轻的患者中使用。

在固定方法上除了骨水泥固定外，还采用带珍珠面或微孔的金属壳表面生物学固定的方法，用螺钉及突起的方法初期固定，达到生物固定。Harris 认为应用金属壳生物学固定比骨水泥固定好，在珍珠面金属壳的表面上，应用骨水泥涂抹技术可以使骨长入间隙内，起到很好的固定作用。

（2）人工股骨头部分：目前国内生产的人工股骨头部分（包括球、颈、柄）均系钴铬钼合金或钛合金制成。在 20 世纪 70 年代末也曾产生过塑料杯 陶瓷球 金属柄所谓三合一的关节，但因质量不过关，未能成功地在临床应用。由于钛合金的耐磨性较差，为了加强钛的耐磨性能，国内已用表面氮化技术处理钛合金假体。氮化处理后可以大幅度提高表面硬度。上海曾进行氮离子钛合金的生物实验，发现在金属周围骨的有机成分的形成有下降趋势。这样就不利于无骨水泥人工关节的骨内生长的固定作用。故此离子氮只适用于股骨头球部处理，不宜用于柄部。

（3）人工股骨柄：最初国产的金属臼配铜质金属头柄，以不锈钢作材料，应用 3～4 年后，因松动与磨损，这类产品悄然退出临床和市场。之后改用钛合金头柄和钴 铬 钼合金头柄，因钛合金质地不如钴 铬 钼合金硬，耐磨性能亦不如后者，故后者逐渐占据了主导地位。其后，为了使其刚度下降以接近钛合金，并与股骨的刚度相近，将之改为钴 铬合金头柄，从而获得优良性能。以后为了使之更接近临床需求，又进一步降低了柄的刚度，遂出现了钴 铬 钼合金头配钛合金柄。

4. 假体的固定金属柄

假体的固定金属柄方面有 2 种固定方法：骨水泥固定和无骨水泥固定。

(1) 骨水泥固定: 骨水泥固定还是比较好的方法。特别适用于老年患者及骨质疏松的患者。骨水泥固定成功的关键在于骨水泥应用技术: 股骨髓腔骨水泥固定操作要点是骨 gn 与骨水泥交界面应干燥无血; 髓腔远端加栓塞, 防止骨水泥远溢; 骨水泥填塞髓腔后, 加压固定。骨水泥与金属界面的结合强度, 常因血渗入骨水泥或骨与金属界面之间而有所减低, 为了减少骨与金属界面不良因素的影响, 上海进行了骨水泥预涂的实验研究。在人工股骨头部分置入髓腔之前, 用模具加压的方法在人工股骨柄的表面压上 1mm 厚的骨水泥。待其固化后再行骨水泥固定植入髓腔, 这样可减少血液对骨与假体交界面的影响。

(2) 无骨水泥固定: 即生物学固定。在此种关节设计上应达到假体与髓腔紧压配合; 柄要有颈托, 防止下沉达到较好的初期固定; 上段的锥度应与股骨峡部宽度相配合, 柄远段的柄粗要与髓腔相配合, 减少柄在内摆动。这样以保证髓腔的骨质可长入粗糙的表面。目前国内已生产不同型号的髓腔护大器, 也配有不同粗细的人工股骨头柄以适应患者的需要。但关节设计类型的规格尚不齐全, 有待改进。

5. 假体柄表面处理技术

(1) 巨孔型表面: 以珍珠关节表面为代表。珍珠面人工髋关节是在假体柄部上 1/2 处表面和髋臼金属杯表面铸造多粒 1mm 直径的小球, 孔隙率为 50%, 以利骨内生长。动物实验证明假体植入后 2 周即开始有骨长入表面间隙, 2 个月时则珍珠面间隙即充满骨质, 起到内固定的作用。生物力学推出实验表明假体植入髓腔 1 个月后, 骨与假体的抗剪切力即已超过骨水泥固定。这种类型假体已在临床广泛应用。

(2) 微孔型表面: 在假体柄上 1/2 部位采用多层小球钎焊工艺制成。在小球之间留有微孔。

(3) A1203 陶瓷: A1203 陶瓷喷涂面生物相容性好, 可使骨质与金属表面隔开, 其表面的微孔有利于骨长入。上海进行了 ZL(ZrO₂, Cao, SiO₂) 及 BG-6-10(微晶玻璃 +A1203) 涂层材料的动物实验, 结果为 ZL 有降解作用, 对骨组织生长没有抑制作用, 骨组织可以长入涂层。而 BG-6-10 对骨组织有不良影响, 可抑制钙化过程, 使纤维组织及软骨形成不良, 不能使材料与骨组织连接。

(4) 遛基磷灰石 (HA): 广州进行了遛基磷灰石＋自体红骨髓的研究, 单纯将 HA 植入动物体内, 无诱导成骨作用, 只有加用红骨髓后才有新生骨长入植入块中。HA 作为人工关节涂层可有新生骨长入, 起到生物固定的作用。我国已有多家工厂将 HA 喷涂在人工关节柄部, 促进新生骨长入, 起到生物固定的作用。

第二节　人工关节表面置换技术

随着材料学的进步和技术细节的改进, 人工关节表面置换技术临床应用逐渐增多, 取得了令人鼓舞的临床结果, 人工关节表面置换重新引起了学术界的关注。DeSmet 等报道了 310 例髋表面置换术的短期随访结果, 平均随访时间 1.01 年, 假体生存率为 99.7%。Amstutz 等报道 400 例髋表面置换术, 平均随访时间 3.5 年, 假体生存率为 94.4%。

髋表面置换其特点在于保留了股骨颈, 它对下肢生物力学的不利影响是相当小的, 接近于解剖重建。Silva 等对髋表面置换生物力学的专门研究显示, 在股骨水平偏心距方面,髋表面置换要小于 THR 术。髋关节表面置换在旋转中心内移和恢复肢体长度方面的表现更佳，这两点对于手术的预后是有帮助的。Loughead 等的研究结果与其相似，行表面置换的髋关节偏心距要明显小于 THR 术后的测量值。其余如肢体长度，臼杯偏距等方面的表现则十分优异。仔细分析后不难发现，股骨的水平偏心距对于髋表面置换来说是比较难控制的，这主要是因为手术操作范围仅与关节表面相关。

髋表面置换假体材料经历多次的变革才形成目前的形态。与 20 世纪 80 年代相比，它采用金属为接触面，取消了 PE 内衬。使用金属材料的髋表面置换，抗磨损方面的优势无疑是其最大特点。这种优势是其他任何材料的假体所无法比拟的。

髋表面置换需要谨慎地选择合适的患者。从髋表面置换的特点来看，保留股骨侧的骨量以及大直径假体能提供良好的功能。年纪较轻以及对关节活动度有要求的患者是首选。然而不可否认的是，活动量的增加必然是假体使用寿命的影响因素。这与青年患者需要改善髋关节活动功能的迫切愿望是一个矛盾。在缺乏长期随访结果的情况下，仍然需要对如何增加患者活动量，以及增加多少活动量持谨慎的态度。考虑到金属离子的影响，对于肾功能障碍的患者以及对金属材料过敏者应谨慎使用。

综上所述，对于年轻的骨关节炎患者来说，为了同时达到解除疼痛、恢复活动的目的，表面置换是一个值得推荐的手术方式。与传统全髋关节置换术相比，金属对金属的髋表面置换术的优越性在于：脱位发生率明显降低，髋活动度增加；手术失血少，血管栓塞性并发症的发生率下降；肢体长度出现差异的情况减少；磨损颗粒产生较少。因为它最大限度地保留了股骨本身的结构。

第三节　微创全髋关节置换技术

传统的 THR 手术切口通常为 20~30cm，尽管拥有很好的手术野，但失血量也较大。在这方面，微创手术则具有明显的优势。将微创手术方法应用于 THR 是近期才被媒体接受和报道的，美国 ABC 新闻频道曾把微创 THR 誉为 "一种能使患者在术后几小时就能站起和走路的全髋关节置换术，它能带来更少的疼痛和更快的恢复"。与传统 THR 相比，微创 THR 具有诱人的优点：失血少、肌肉破坏少，术后髋关节更稳定、功能恢复更好，更少的术后疼痛，缩短住院时间，医疗费用减少；皮肤切口小、手术瘢痕也小，康复快、能迅速恢复正常工作。Wenz、Waldman 及 Chimento 等的研究证实了它的这些优越性。但是小切口、小瘢痕并不是微创 THR 的主要目的，如果微创手术方式在客观上给手术医生准确处理髋臼和股骨带来很大的困难，或者手术者能力所限而无法顺利地在狭小的空间进行手术，那么盲目的操作必将会导致一系列并发症，如假体放置不合理，骨折或神经损伤，术后关节脱臼或假体关节面过早磨损等。因而在实际操作中，要根据具体情况考虑是否选用微创 THR。

微创 THR 主要适用于初次的髋关节置换。过于肥胖的患者，需要翻修、有内固定要取出和关节屈曲挛缩需做软组织松解的患者都不适合微创 THR，先天性髋关节畸形、髋臼发育不良、严重髋臼骨折，以及骨质疏松需用骨水泥假体的患者也不适用于微创 THR。典型的微创 THR 技术仅需要 6~8cm 的手术切口，手术过程中由微创 THR 改变为传统 THR，多数仅仅需要延长手术切口而已。在整个手术过程中，需要小心尽量地减少周围组织的损伤，臀大肌不切断而是劈开并牵到两旁。避免损伤股四头肌。

同其他微创手术一样，微创 THR 具有很多的优点，但是作为一种新的手术技术，它还需要更多的研究来证实它的有效性。以计算机技术为基础的手术导航系统的发展，将为微创 THR 带来巨大的推动力。

第四节　人工髋关节固定方式

一、髋关节假体的固定

1. 关节假体的固定方式

（1）骨水泥固定：骨水泥化学名为甲基丙烯酸甲酯，其固定作用是通过容积充填微观交锁来实现的。骨水泥充填于假体与骨组织间隙，形成同髓腔骨面不规则外表一致的整块结构，使假体获得固定，应力得到均匀传递。同时，骨水泥还能侵入骨小梁间隙，形成骨—骨水泥界面上交织嵌锁。要实现骨水泥固定作用，骨床条件要好，髓腔干燥、无血，骨水泥黏度低，能进入骨小梁，不能混有气泡或其他异物，厚度均匀，以 4mm 为宜。

（2）非骨水泥固定：多孔表面假体要保证骨长入，必须具备紧密接触和稳固的最初固定这两个前提。生物涂层最常见的材料是 HA，HA 有良好的生物活性，能与周围骨直接紧密地结合在一起。HA 与周围骨的结合主要通过化学键和生物结合两种方式，成骨细胞长入 HA 的微小孔隙中。喷塑不宜过厚，过厚容易剥脱，过薄则容易过早吸收。其他活性的涂层材料有氟磷灰石、生物玻璃涂层、聚合物涂层和等梯度的 HA 涂层。

（3）杂交式固定：髋臼假体和股骨柄假体在发生无菌性松动的机制上有很大的不同。骨水泥固定的髋臼假体松动多与生物效应有关，骨水泥、聚乙烯等磨损碎屑激活巨噬细胞，释放大量的细胞因子，诱发骨溶解，从而影响髋臼假体的稳定。相反，骨水泥固定的股骨柄假体的松动则多与机械效应有关，周围局部骨水泥过薄，孔隙率高影响其强度。因此，股骨假体用骨水泥固定，克服了术后大腿痛、早期假体下沉和松动现象，而髋臼则用非骨水泥固定，可以减少骨水泥固定的术后高松动率。

2. 骨水泥与非骨水泥固定效果的评价

骨水泥在周期性负荷下易发生疲劳断裂，对骨组织的热损伤或微动产生的碎屑激活巨噬细胞，造成假体周围骨溶解、假体松动及应力遮挡。在非骨水泥假体与骨的黏附程度要求较少，HA 能够使骨同时发生向心成骨和离心成骨作用，即使最终经过骨整合作用将会被重吸收，则在假体和骨之间不出现纤维层，使假体在无纤维组织长入的骨性环境中获得良好的固定。

虽然非骨水泥假体短期疗效优于骨水泥假体，但也存在远期骨溶解和假体松动下沉的问题，有报道非骨水泥假体比骨水泥假体发生的概率还要高。第二代、第三代骨水泥技术的产生，使假体固定的效果大大增加。骨水泥假体具有价格低、手术操作难度小、术后获得即时固定、能早期下地负重等优点，使之重新得到人们的重视。

假体固定方式的选择除取决于假体和疾病本身的特点外，很大程度上还应取决于手术医生的技术水平和对某一假体的熟悉程度。

二、人工关节置换的固定技术

1. 骨水泥固定技术

骨水泥是一种用于填充在骨与假体之间隙，以期达到骨与假体之间牢固黏合的生物材料，以甲基丙烯酸甲酯为主体。早期固定效果可靠。依其凝固过程分为糊状期、拔丝期、成团期、固化期。在全髋关节置换过程中，骨水泥液态单体与粉剂搅拌后，在成团期前，将骨水泥嵌入骨面，以期嵌入骨小梁间隙内，然后再置入人工假体从而使人工假体与骨之间通过骨水泥的黏合达到锚固作用，但是人工假体、骨水泥、骨组织三种物质的分子结构不同，也就决定了它们三种物质之间的不相溶性。在实际应用中就产生了骨水泥与骨之间，人工假体—骨水泥之间的界面，当力通过人工假体传导到骨时，必然在假体与骨水泥之间，骨水泥与骨之间产生压应力和剪切力，我们期望这种结合能使力均匀分布到骨面，从而固定假体。但在实际的应用中很难达到目的，所以人工假体置入后在运动过程中，假体、骨水泥、骨之间会产生摩擦和微动。而这种微动必然会产生微粒，微粒的产生，又会在假体周围产生异物反应，激活细胞因子（PGE2、IL、IL6 及 TNF 等），局部因子又加剧微动和关节摩擦，两者相互促进，最终导致假体松动、骨溶解，从而导致置换失败。前人在研究骨水泥技术方面进行了不断的探索和研究。

2. 有关骨水泥应用的几个问题

(1) 骨水泥的生物学特性：聚甲基丙烯酸甲酯（PMMA）是由一连串通过各种不同长短的链将基本碳单元连接在一起。粉末颗粒大小约 30nm 至 50nm，其分子量自 2 万至 20 万。目前主要有 2 种类型，第一种为"面团状"骨水泥，为早期产品，该骨水泥凝固时间短，可流动性差等缺点，临床已较少使用。第二种为"低黏度"骨水泥，在临床应用中以其流动性好，凝固时间长，可塑性好的特点，得到了临床广泛应用。骨水泥聚合作用有 5 个阶段：第一期，颗粒粉末与液体混合，即刻产生单体聚合体，即聚合期；第二期，当液体与粉末颗粒完全混合后即可出现匀质的相对黏稠液体，称液体期；第三期，单体的膨胀，使骨水泥逐渐失去黏稠性而进行面团期；第四期，聚合作用过程使骨水泥变得更坚固，僵硬，即固化期；第五期，骨水泥成团，成为单体 PMMA 聚合体，此期称凝固期。临床上应用以骨水泥进入液体期后即可进行骨表面预涂，并进行假体压配，从而达到锚固作用。骨水泥作为假体与骨相联接的中介黏合作用，应具有一定强度及抗疲劳性。实验证明骨水泥固化后的张力强度为皮质骨强度的 45%，压强度约为皮质骨的 50%，显示了骨水泥固定较坚强的特性。研究还显示，适度地减少应力可以延长它的疲劳寿命，所以良好的骨水泥技术，理想的假体设计都能减少骨水泥应力，可以明显延长假体固定的寿命。在临床实际的应用过程中，也证明了骨水泥作为假体固定材料的稳定性。

(2) 骨水泥单体的毒性作用：骨水泥混合搅拌单体释放的量取决于混合搅拌速度以及暴露在空气中的量。初步估计骨水泥完全凝固后大约仍有 3.3% 残留单体，存放在水中 4 个月后残留单体约 1.4%。因此，真正在全髋关节置换术后存在的骨水泥单体数量很少，并且随着单体残余量的逐渐减少，骨水泥强度将增加。动物实验显示：需要产生血管扩张的毒性作用的单体的量远远超过骨水泥在关节成形术中释放的量。多数学者认为血压的改变与血液中骨水泥单体及其代谢产物无关。Dahl 则注意到骨水泥的化学性细胞毒性，认为骨水泥单体和扩髓过程中释放出的栓子共同引起一种复杂的病理生理改变，从而进一步引起心肺和血管的损害。

3. 生物学固定技术

所谓生物学固定，从理论上讲就是让骨组织长入假体表面微孔内。20 世纪 80 年代初，采用生物固定型全髋关节置换技术开始受到广泛重视，相继出现了各种非骨水泥固定型假体，并广泛应用于临床，成为近 30 年来研究和应用的一个重要方向。目前生物学固定的假体主要有：复合多孔金属表面植入体 (BMP)、多孔金属表面植入体 (PCA)、喷涂 HA 的 PCA 植入体（复合涂层）等。

生物学固定经历两个阶段：初始固定阶段和继发固定阶段。初始固定纯粹是机械性的，依赖于假体的外形，髓腔严格依照假体柄的周径和长度进行磨扩，必须将骨松质对假体无坚强固定能力的部分骨质磨锉殆尽，形成假体与髓腔紧密相配起固定作用。长柄假体可以在至少三个点上获得与髓腔的良好接触，达到满意的初始固定，选择从小号到大号的髓腔扩大器，直到最后最适宜的髓腔锉尺寸。一般比最后该髓腔锉的尺寸大 2mm 的假体，即适合于患者生物学固定的假体柄。继发固定阶段是在假体与髓腔紧密相配的基础上，骨骼借助其骨小梁生长骨化的生物固有特性与假体间紧密结合。

人工关节假体植入体内后，假体多孔表面所发生的骨长入，即是一个骨再生过程。骨修复早期随着组织损伤出血、血肿形成骨干细胞即可以向骨髓和假体周围骨内表面移行浸润到假体表面孔隙内，并且增殖衍化成为成骨细胞，而假体与骨之间界面和股骨皮质骨内骨组织发生适应性变化改变了应力分布，出现应力诱导骨重建现象。所以对于骨小梁生长活跃，并且有再生能力的骨骼在 6~12 周的时间内即可初步达到生物固定目的。

生物性固定技术中的几个问题。

（1）骨长入问题：20 世纪 70 年代末，生物学固定假体理念的迅速崛起，人们开始进行大量的有关生物学骨长入的研究，并把这一技术应用到人工关节假体的固定上。最初生物学固定的假体研究主要集中在假体表面多孔孔隙大小，孔隙百分比、孔隙形态以及制作材料对骨长入的影响，以及多孔骨长入界面强度的评价。

（2）骨吸收问题：从生物学固定技术产生之初，就有人提出在良好固定的临近骨的骨吸收问题，时至今日，人们对此问题有了更深的了解，非骨水泥固定的人工全髋关节术后不论是固定良好或松动的病例均有骨吸收现象。Martell JM 等报道随访 5 年，骨吸收的发生率为 8%。引起骨吸收的原因除了外科技术和固定方法之外，最重要的原因有三个方面，生物力学因素，生物性因素和年龄因素。生物力学因素主要包括应力遮挡和局限性应力集中。所谓应力遮挡是由于假体周围皮质骨机械载荷力的减少，假体承受大部分载荷的传递而使相应部位的骨质萎缩。Wolf 定律认为，当一个植入物承受大部分应力后，邻近骨组织受力减少，即可出现骨重建，而导致部分骨小梁骨量丢失。大量动物实验模型显示，采用广泛多孔涂层生物学固定技术，可出现较广泛范围内骨量丢失。

4. 混合式固定技术

人工髋关节置换术后，如何延长人工假体的使用寿命，改善患者的生活质量，众多学者为此做出了不懈的努力，研究表明，髋臼假体与股骨柄假体发生松动的机制不同。骨水泥固定的髋臼假体松动多与生物效应有关，骨水泥、聚乙烯等磨损碎屑激活巨噬细胞，释放大量的细胞因子，诱发骨溶解。而骨水泥固定的股骨柄假体的松动与机械效应有关，局部骨水泥过薄、骨水泥间隙率影响强度等。因此，在 1989 年提出了人工髋关节混合式固定模式，即股骨柄假体采用骨水泥固定，髋臼假体采用非骨水泥固定。

5. 如何选择人工髋关节假体固定方式

骨水泥的应用对假体植入的早期有着良好锚固作用，但临床发现 10 年以上，假体周围有较高的骨溶解和无菌松动现象，20 世纪 80 ～ 90 年代兴起的生物学固定方式尽管解决了一些骨水泥固定所带来的问题，但同样存在远期假体松动，骨溶解现象。

当前比较一致的意见认为，具体固定方式选择上很大程度上应取决于手术医生和技术水平与对某些特定假体的熟悉程度。一般来说，对年龄过大 (65 岁以上) 骨质疏松症，骨缺陷者以及骨生长功能障碍者，长期癌症与营养不良者，可采用骨水泥固定技术；对于年龄较轻 (60 岁以下或预期寿命在 20 年以上)，活动度较大，骨生长功能良好的患者，可考虑非骨水泥固定或杂交式固定技术。

第五节　人工髋关节置换的手术技术

一、人工髋关节置换的手术入路

1. 外侧入路

人工髋关节置换采用的侧方入路多为 Hardinge 改良的外侧入路，其特点是可以保留臀中肌和股外侧肌功能的完整性。患者侧卧位，于骶骨和耻骨联合分别用支撑垫牢固固定于手术床，切口于股骨大转子下 5cm 开始，沿股骨干纵轴方向向上，经过大转子，然后轻度弧形向后。切开阔筋膜，分离阔筋膜张肌与臀大肌间隙，向前后方向牵开，显露臀中肌止点和股外侧肌起点。保留臀中肌后侧部分肌腱与大转子的附着。自臀中肌止点及股外侧肌起点，将臀中肌前 1/3 止点连同骨膜游离，沿纤维走行方向分别向上、下分离约 6cm。将臀中肌向前牵开，从大转子前方切断臀小肌，屈曲、内收外旋患肢即可将股骨头脱位。

如果臀中肌向近侧劈开过多，可能损伤横过臀中肌的臀上神经。该入路需要分离臀中肌的前侧部分和臀小肌，术后如果不能将臀中肌和臀小肌牢固地修复于原来的解剖位，会影响关节的外展功能和稳定性。

外侧入路可良好的显露髋臼、髋臼前柱、股骨近端和股骨髓腔，但在髋臼前侧放置牵开器时应小心谨慎地避免损伤股神经和血管。

2. 后外侧入路

后外侧入路切口又称 Gibson 入路，是最常用的髋关节外科显露途径，对髋部结构破坏及干扰最少。

体位与外侧入路相同，切口以股骨大转子为中心，近端弧形向后，起自髂后上棘正下方约 6cm 处，顺臀大肌肌纤维方向的大转子后缘方向转向下，远端沿股骨干纵轴方向延伸约 5cm。长 10~15cm。切开阔筋膜，分离阔筋膜张肌与臀大肌间隙，向前后方向方牵开，显露大转子与臀中肌。为增加显露可在距股骨附着 0.5~1cm 处切断部分臀大肌止点，关闭伤口时再将其缝合。将臀中肌向前侧和近侧拉开，内旋股骨，显露梨状肌，闭孔内肌和股方肌，并用缝线将上述外旋短肌标记，便于术后缝合。尽可能靠近止点切断梨状肌和其他外旋短肌，注意避免损伤坐骨神经。显露并切开后关节囊，屈曲并内收、内旋患肢，即可将股骨头脱位。

后外侧入路最大限度地保留了外展肌的功能，能够早期进行康复。但放置后侧牵开器时有损伤坐骨神经的危险。文献报道，后外侧入路术后关节脱位发生率较外侧入路高。田晓斌等对贵州省 178 例人工全髋关节置换术病例进行随访发现，目前国内外最常见的 Gibson 入路，因需部分切断臀中肌、梨状肌，使术后患者髋关节的外展、外旋功能受限。他们大胆改良手术入路，采取将臀中肌、梨状肌拉向外上方而不切断的新法，使患者术后 14 周的前屈、后伸、内收、内旋活动度，特别是外展、外旋活动度明显提高，随访优良率达 88.2%。

3. 前外侧入路

最初由 Smith-Petersen 推广使用，几乎适用于所有的髋关节手术，它利用缝匠肌（股神经）和阔筋膜张肌（臀上皮神经）之间的神经界面，能充分暴露髋关节的前方。采用前外侧入路径时，患者仰卧位，术侧臀下垫枕。切口自髂嵴中点，经髂前上棘，向下沿股骨干 10cm。外旋下肢，牵开缝匠肌，暴露阔筋膜张肌和缝匠肌间隙，找到股外侧皮神经，该神经自髂前上棘远侧 4~5cm 处跨越缝匠肌。向内牵开股外侧皮神经，小心予以保护，自阔筋膜张肌和缝匠肌间隙劈开阔筋膜，结扎并切断及间隙内的血管，切开阔筋膜张肌的髂骨止点并分离，暴露股直肌及其间隙，结扎股外侧动脉的升支，自髂前下棘、髋臼上部及髋关节囊游离股直肌，暴露关节囊，用 Hohmann 拉钩牵开股直肌和髂腰肌，内收、内旋髋关节，以髋臼缘为基底，T 形切开关节囊。继续外旋髋关节，使髋关节向前脱位。手术中定位要准确，在股直肌与阔筋膜张肌之间分离时要仔细处理旋股外侧动脉的升支，切断结扎以避免术中出血。要注意髋关节前面的脂肪组织充分剥离，使髋关节得到充分的显露。

二、假体安装标准

王继芳等认为，为使患者术后获得满意的关节功能，尽可能延长假体使用寿命，减少并发症发生率，人工全髋关节在安装时应达到以下安装标准：

1. 股骨假体安装标准
（1）股骨距的高度：截除股骨头颈后股骨距应根据假体的要求保留 1~1.5cm。
（2）股骨假体柄的轴线与股骨干轴线应重合一致。
（3）股骨假体应保持 5°～10°前倾角。
（4）股骨假体头的中心应与大股骨粗隆顶点在同一水平。

2. 髋臼白假体安装标准髓
（1）髋臼假体的底面应与身体水平面相交为 40°±10°。
（2）髋臼假体沿身体纵轴向前旋转（即前倾角）应为 15°±10°。

（3）髋臼窝应将假体包容 1 安装后假体边缘不应裸露于髋臼窝之外。如有骨缺损使之裸露应做相应的骨修复。前述两项角度综合起来称之为"安全位置"，髋臼假体置于这一安全位置中，髋臼不稳定的发生率为 1.5%，而超出这一范围，不稳定发生率为 6%。

三、全髋关节置换的手术方法

1. 确定股骨颈截骨平面

髋关节脱位前，分别在髋臼上缘和股骨大转子或股骨近端钉 2 枚克氏针作为标记，患肢中立位髋关节完全伸直时，测量 2 枚克氏针之间的距离。术中应保持克氏针位置不变，髋关节试复位后重新测量两者之间的距离，比较前后两次测量结果，作为调整股骨头假体颈长的参考依据。也可用带刻度的克氏针通过臀中肌固定于髂骨，然后折 2 个 90°，使针尖接触大转子，在接触点做标识，以便在安装假体试模后测定股骨偏心距和下肢长度时作为参考。为保证测量结果的准确性和可比性，每次测量时患肢必须置于相同的位置。股骨颈的截骨平面直接影响股骨假体的匹配和安装，准确的截骨平面对恢复或重建患肢的长度非常重要。术中有两种方法可以用来确定股骨颈的截骨平面，一种方法是根据股骨头的旋转中心，另一种方法是通过测量股骨小转子与截骨水平间的距离。术中根据需要，也可以将两种方法结合起来使用。股骨颈截骨位置过高将限制髓腔内试模锉扩大髓腔和假体的正确安装，除非颈的后方已经扩大或造成凹槽。

（1）确定股骨头旋转中心：髋关节脱位后，首先确定股骨头的旋转中心，需要说明的是这个旋转中心很可能不是股骨头的解剖中心。一般情况下，通过股骨大转子的顶点，作一条垂直于股骨纵轴的直线，这条直线与股骨头中心的交点，即为股骨头的旋转中心。根据术前用模板测量的结果，选择股骨颈截骨器，截骨器上合适的刻度槽或孔放在股骨头旋转中心，保持截骨器纵轴与股骨干平行，确定股骨颈的截骨水平和角度。

（2）测量小转子与截骨水平间的距离：髋关节脱位后，根据术前用模板测量的小转子与截骨平面的距离，一般在小转子上方 1.0~1.5cm，由小转子向上标记出股骨颈内侧截骨的部位，再用股骨截骨器确定股骨颈截骨的角度。

截骨平面确定后，利用摆动锯截骨，注意锯片应与股骨颈垂直。为了避免过多截去大转子内侧面骨皮质，通常需要在大转子内侧面向股骨颈截骨面再截一次骨。截断股骨颈后，取出股骨头。

2. 髋臼的显露

用常规方法松解和切除髋臼周围软组织，为髋臼提供最好的暴露，以利于操作。外旋股骨，在髋臼前缘和髂腰肌之间插入 Hohmann 拉钩，将股骨颈断端向前牵开，注意拉钩应紧贴髋臼缘皮质骨，以免损伤股神经及血管。在髋臼横韧带的深面放置另一拉钩，显露髋臼下缘。术中应尽量保留髋臼横韧带，以便髋臼植入时获得最佳的加压作用。牵开后方软组织时应注意避免损伤坐骨神经，也可用 2~3 枚骨圆针钉入髋臼上缘及后柱，将髋臼后上缘软组织牵开，环形显露整个髋臼。如果向前牵开股骨有困难，首先彻底松解关节囊，如果仍不满意，可切断臀大肌的股骨止点。清除髋臼盂唇和残余的关节囊，显露髋臼的骨性边缘。清除关节囊时应保证在髋臼内操作，以免损伤髋臼前后侧的重要结构。

3. 髋臼的处理

不管是否采用骨水泥固定，髋臼的磨削方法都是一样的。切除髋臼卵圆窝内的圆韧带残端及结缔组织，从最小号髋臼锉开始磨削髋臼软骨面，然后按照直径从小到大的顺序用髋臼锉逐渐磨削髋臼，髋臼锉的方向始终保持大约45°外展和20°前倾。植入非骨水泥髋臼假体时，磨削方向与植入假体的最终位置应始终保持一致。有时髋臼横韧带肥厚，影响较大号的髋臼锉进入髋臼，需部分切除或完全切除，切除时应避免损伤闭孔血管的分支。

在开始锉髋臼时应选择比测量的髋臼尺寸小4mm的髋臼锉，磨削过程中应反复冲洗髋臼，了解髋臼磨削的深度，校正髋臼锉的方向。髋臼必须锉磨到足够的深度，既要去除所有的髋臼软骨，又要尽可能多保留软骨下骨板。软骨下骨被认为在负重和支撑方面发挥重要作用，因此应尽可能保留软骨下骨的完整性，此外，一定要注意保留髋臼的前壁的完整。判断磨削是否已达软骨下骨的简单方法是观察髋臼窝是否成为半球形，以及髋臼面是否有均匀点状渗血。髋臼磨削至要求的尺寸后，应检查髋臼内是否有软骨下囊肿。如有囊肿存在，应彻底清除其内容物，取股骨头松质骨植骨。用髋臼假体试模确认髋臼假体包容及与髋臼窝对合情况，并最后确定髋臼假体的型号。

4. 非骨水泥固定髋臼假体的植入

准备好半球形髋臼床以后，用相应的假体外杯试模进行测试，如果髋臼杯的位置不够稳定，可将外杯试模或内衬试模一起置入确定髋臼的最佳位置。根据术中试模测试的髋臼假体大小，通常情况下髋臼假体应比最后一次磨削髋臼的髋臼锉大2mm，假体植入后可获得良好的初期稳定性。但应该注意假体尺寸不能大出太多，否则假体植入困难，假体底部与髋臼底骨面压配不佳，并且容易造成髋臼骨折。

在臼窝内植入磨削的松质骨骨泥，将髋臼假体金属杯安装在打入器上，用髋臼假体植入定位器，确定髋臼假体的外展角和前倾角，一般以外展45°，前倾20°为宜。保持此方向，用力将金属杯打入臼窝内。植入前要注意骨盆的正确位置，其对确定髋臼的外展角和前倾角非常重要。植入过程中，如果假体接触髋臼底面，会有音调变化，呈现实音。去掉打入器后，再通过髋臼假体底部的小孔检查假体与髋臼骨面的接触情况。只要压配良好不用螺钉固定即可获得可靠的初始稳定，不用螺钉可以减少聚乙烯磨损颗粒向髂骨的迁移。如果术中认为有必要附加固定，在金属杯的后上象限内，选择容易操作的螺钉孔，在导钻保护下钻孔，并用手指在髋臼壁外缘指导钻孔方向，以避免损伤血管神经。用测量器探测孔的深度，并以此选择螺钉长度，一般螺钉长为15~30mm，多为自攻螺钉。将螺钉拧入骨内，螺钉尾端应陷入金属杯上的螺钉孔，以免影响聚乙烯内衬的植入。一般拧入2枚螺钉，即可获得稳定。

金属杯髋臼杯植入后，检查其稳定性，冲洗金属杯内面，选择与之相匹配的聚乙烯内衬，轻轻打入髋臼金属杯内。目前多数厂家提供防后脱位的聚乙烯内衬，术中应将聚乙烯内衬加高部分置于髋臼的后上象限内，以保证关节的稳定。

5. 骨水泥固定髋臼假体的植入

髋臼准备好之后，用髋臼试模进行测试，试模型号应和最后使用的髋臼锉相匹配，观察髋臼试模与髋臼匹配程度以及髋臼窝对试模的覆盖情况。

髋臼假体外应有2~4mm厚的骨水泥层，因此在选择髋臼假体时应预留出相应的空间供骨水泥充填，有些超高分子聚乙烯假体背面本身带有突起，以保证骨水泥厚度均匀一致。

在髋臼窝内钻 4~6 个直径为 6~8mm 的锚固孔，锚固孔穿过软骨下骨达松质骨。钻孔时，应注意不要穿透骨盆内壁，否则骨水泥会突入盆腔，损伤血管神经。

脉冲加压冲洗髋臼，去除所有的碎骨片，用干纱布尽力擦净渗血并干燥髋臼骨面。骨水泥至面糊期时，先将骨水泥填塞入锚固孔，然后向髋臼窝内注入骨水泥并加压。用髋臼假体植入器将髋臼假体植入髋臼内，将加压定位器放在髋臼假体上，根据加压定位器上导向杆的方向调节髋臼假体的位置，保持植入髋臼假体外展 45°，前倾 20°。将髋臼假体维持在正确位置直至骨水泥完全凝固，骨水泥完全凝固前，将溢出髋臼缘的骨水泥清理干净。清理骨水泥时，注意不要碰撞加压定位杆，以免引起髋臼松动。骨水泥开始发热后，可注入 0.9% 氯化钠溶液降温，以防止周围组织热损伤。

待骨水泥完全固化后将加压定位器从髋臼假体中取出，将髋臼假体内面冲洗干净，用干纱布填塞保护髋臼假体关节面免受磨损，然后继续处理股骨髓腔。

6. 非骨水泥固定股骨假体的植入

(1) 体形扩髓器扩髓：髋臼假体安装完毕后，在股骨近段下面放一板钩，撬起股骨近端。用髓腔开口器于股骨近端沿大小转子方向开一骨槽，髓腔开口器沿外侧去除股骨近端骨质可更好的保证轴向对线正确。用锥形扩髓钻紧贴大转子内侧皮质骨向股骨内髁方向钻通髓腔，扩髓的深度可通过锥形扩髓器上的刻度来确定。逐号增加锥形扩髓钻的直径，直至与术前计划的尺寸基本一致。随着扩髓钻直径逐渐增大，其远端与髓腔壁接触面也逐渐增大，应最少保证远端髓腔与股骨假体的表面有 3cm 以上的接触。

(2) 髓腔锉扩髓：股骨远端髓腔准备完毕后，用比锥形扩髓钻小 2 号的髓腔锉扩大近端髓腔，然后按髓腔锉的序号逐级增加，直至将预计型号髓腔锉的近端锉齿全部进入股骨颈截骨平面以下。如果髓腔锉还能继续前进，并深入到截骨平面下 3 ~ 4mm，说明还能容纳大 1 号的髓腔锉。如果打击时髓腔锉不再前进，并发出尖锐的声音，而近端髓腔与髓腔锉之间还有间隙，说明远端髓腔扩大不够，用锥形扩髓钻重新扩大远端髓腔后，再继续用髓腔锉扩髓。用最后选定的髓腔锉扩髓时，切忌使用暴力，以免发生股骨近端劈裂骨折。

(3) 试模复位：将最后使用的髓腔锉留在股骨髓腔内，安装对应的股骨颈试模，将髋关节复位，参照脱位前斯氏针的位置评价下肢长度和股骨偏心距，并通过改变股骨头颈长调整股骨偏心距和下肢长度。如复位困难，应首先检查是否有残留的挛缩关节囊，予以松解。如松解后仍不能复位，则应缩短股骨头试模。

复位后检查髋关节的稳定性和活动度以及有无股骨和髋臼的碰撞，一般情况下，髋关节复位后向下牵引股骨，股骨头与髋臼之间的间隙为 0.2~0.5cm 时，髋关节的松紧度适宜。屈曲、内收和内旋评价髋关节后方稳定性，伸直和外旋髋关节评价髋关节的前方稳定性。如果存在髋关节不稳定，应查明原因。如不稳定是由股骨大转子前侧部分与骨盆之间的碰撞所致，可切除突出部分的骨质或通过更换长颈假体来解决。

术前有下肢短缩的患者，需加长股骨颈的长度，才能延长下肢长度。如果髋关节不能完全伸直，可选择短颈股骨头假体。如术前有严重的髋关节屈曲畸形，应松解髂腰肌腱及关节前方挛缩的软组织。

(4) 植入股骨假体：证实下肢长度、股骨偏距和髋关节稳定性满意后，取出髓腔锉。选择与髓腔锉同型号的股骨假体插入股骨，注意保持适当的方向和前倾，通过适当的力量打击植入假体，如果出现刺耳的敲击声，则有可能发生股骨近端骨折。假体插入的深度取决于假体的设计，多数非骨水泥股骨假体为无颈设计，因而可增加插入深度而获得牢固的固定，组合式头颈长度可允许假体插入深度具有一定的弹性。股骨假体植入以后，安装合适颈长的股骨头假体，并复位髋关节。

与骨水泥型假体的髓腔准备不同，有的学者认为髓腔的冲洗及清理有害而无益，并认为血液、骨碎片、骨髓成分可促进骨长入，因而术中可不冲洗髓腔。

(5) 关闭切口：手术切口用大量盐水冲洗，然后用可吸收缝线逐层缝合。将臀大肌肌腱、梨状肌肌腱以及外旋短肌缝回止点处，并放置引流管，留置 24 ～ 48 小时后拔出。

7. 骨水泥固定股骨假体的植入

(1) 锥形扩髓器扩髓：显露股骨近端截骨面，用开髓器去除股骨颈外侧及大转子内侧的骨质。经梨状窝将锥形扩髓器插入股骨髓腔，用"T"形手柄或低速电钻驱动，沿股骨纵轴钻入。为保证股骨假体安装位置正确，扩髓器要始终保持与股骨纵轴方向一致。按型号逐渐增大扩髓器的直径，直到扩髓器与股骨远端皮质骨相接触，股骨假体的尺寸应该小于或等于最后一个扩髓器的尺寸。

对骨质疏松患者使用手动扩髓器扩髓，可以防止穿透股骨骨皮质。对股骨发育不良或解剖异常的患者，最好采用软钻扩髓，以防止发生股骨劈裂或钻头穿透股骨骨皮质。扩髓完毕后，用一个细的弧形刮匙探查股骨髓腔，向各个方向触及股骨髓腔骨皮质内壁以确定是否发生股骨骨皮质穿透。

(2) 髓腔挫扩髓：从比预定使用的假体小 2 号的髓腔锉开始，髓腔锉的横轴应对准股骨颈的轴线，以保持股骨假体前倾 15° 左右。按顺序逐号将髓腔锉打入髓腔，直至预定尺寸。使用髓腔锉扩髓时，髓腔锉必须始终与髓腔的轴线保持一致，向前进方向敲击几次，然后回敲一次，直至达到要求的深度，以防止股骨近端劈裂。最后使用的髓腔锉应与压紧的骨松质紧密相贴，近端锉齿上缘与股骨颈截骨平面平齐。与非骨水泥固定股骨假体不同，骨水泥固定股骨假体扩髓时应保留一定的致密骨松质，以利于骨水泥的"微内锁"固定。

髓腔锉的外部尺寸与所用假体相匹配，因此可根据髓腔锉的位置判断股骨颈截骨平面是否合适。确定合适的股骨距水平后，将股骨颈锉平器置于髓腔扩大器的中柱上，将股骨颈截骨平面与髓腔锉的平面磨削一致。

(3) 试模复位和测试：将最后使用的髓腔锉留在股骨髓腔内，在髓腔锉上安装假体颈试模。根据术前模片测量结果选择股骨头假体试模，安装并调整股骨头假体试模，以恢复正常的股骨头旋转中心和偏心距。复位髋关节，检查关节活动度与稳定性满意之后，再次脱位髋关节，去掉股骨头和股骨颈试模，拔除髓腔锉。

(4) 清洗髓腔和安放骨水泥栓：将股骨髓腔清洗刷插入髓腔后旋转并沿髓腔内壁上下刷洗，刷洗后用加压脉冲冲洗器反复冲洗髓腔，彻底去除松质骨骨屑，以提高骨水泥和骨之间的嵌合作用和骨界面的结合力。

骨水泥栓可以保证骨水泥填充时产生适当的压力并"微内锁"到骨组织中。用骨水泥栓测试杆确定骨水泥栓的直径，使用的骨水泥栓的直径可比测量的直径大 1mm。将骨水泥栓安装到植入杆上，将其放到股骨髓腔远端，可根据植入杆上标记的尺寸判断骨水泥栓插入的深度。当骨水泥栓插入到接近于安放的位置时，会遇到一定的阻力，这时可轻轻敲击植入杆直至需要的深度，然后拔除植入器杆。骨水泥栓放置的深度，应距假体远端 2cm。

（5）干燥股骨髓腔：充填骨水泥前髓腔内壁应尽可能地保持干燥，以避免骨水泥中渗入脂肪或血液而影响骨水泥的强度。可将海绵止血条塞入髓腔，止血条海绵吸水后变软并膨胀，能够吸附周围骨组织中的液体并产生一定的压力达到止血的作用。止血条放置大约 1 分钟，正好在骨水泥充填前将止血条取出。也可用干纱布紧紧填入髓腔，1~2 分钟后更换一次纱布，在骨水泥充填前取出纱布。

（6）填充骨水泥和植入假体：真空或离心状态下在注射筒内搅拌骨水泥，利用骨水泥枪向髓腔内注入骨水泥，将骨水泥枪插入到髓腔最深处，注入骨水泥时，骨水泥枪将借助髓腔内的压力，边注射边后退，直至髓腔近端。

假体植入前安装股骨假体远端中置定位器，有些假体还有近端中置定位器。将假体轻轻插入股骨髓腔离股骨距约 0·5cm 处后，用股骨假体打入器轻轻敲击，直至股骨假体完全进入髓腔。当骨水泥开始发热时，向假体与股骨距交界处注入 0.9% 氯化钠溶液降温，防止骨水泥固化过程中高温损伤周围骨组织，待骨水泥完全固化后，将所选的股骨头安装到股骨柄上，用股骨头打入器轻轻敲击入位。

如果使用的是非低黏稠度的骨水泥时，需用手指填充骨水泥，这时需在髓腔内放置一排气管，插入假体前拔除排气管。

清除股骨颈周围所有的骨水泥碎屑、骨碎屑、脂肪组织及血凝块，检查股骨假体的稳定性，将关节复位，检查关节的松紧度、稳定性和活动度，并确认没有软组织嵌入关节内。

（7）关闭切口：放负压引流管，重新将梨状肌和外旋短肌群缝合到大转子的后面，重新缝合切断的臀大肌止点，修复后方的软组织有助于加强关节后方的稳定性。

8. 术后处理

术后髋关节置于外展 15°位置，足部保持中立位或轻度外旋位，可将一个枕头置于两腿之间保持患肢外展，维持枕头于两腿之间也可向健侧翻身。负压持续引流 24~48 小时，当引流量少于 50mL/d 时，拔除负压引流管。如果能够耐受伤口疼痛，术后第 1 天或第 2 天，可以在床上坐起，或半躺在座椅上，指导患者每小时进行数分钟踝部既屈背伸和股四头肌等长收缩活动。直腿抬高练习会引起腹股沟处疼痛，而且会在术后早期对股骨假体施加不必要的旋转应力，应予以避免。

术后第 3 天可以开始步态练习，老年患者需要借助助行器帮助保持平衡和稳定，年轻患者仅在术后几天内需要借助助行器，然后可用双拐。患肢负重的程度取决于假体的固定方法，以及是否进行了结构性植骨或转子截骨。如果假体为骨水泥固定，可允许患者在能忍耐的情况下早期负重活动。对于使用非骨水泥固定多孔表面假体的患者，许多作者建议应限制负重 6~8 周。

术后 3 个月内应采取保护下负重，第 1 个月使用双拐负重，第 2 个月使用单拐负重，最后 1 个月使用手杖，3 个月后可全部负重。保护性负重的时间取决于骨质质量和假体的稳定性。松质骨质量差的患者，尤其是年龄在 60 岁以上的女性，股骨假体骨长入需要的时间较长。如果同时行结构性植骨或为翻修手术，则需要持双拐 3 个月或更长时间，视移植骨愈合情况来定。只有在疼痛和跛行完全消失后，才允许患者持单拐行走。负重后如出现大腿疼痛，则需要延长部分负重的时间。

第六节　人工膝关节的假体材料及膝关节置换

人工膝关节置换术的目的是完全或部分恢复膝关节的功能，因此需能承受人体的载荷。在负重情况下，假体必须同时承受拉力、压力、扭转和界面剪切及反复疲劳、磨损和综合力量作用，因此要求假体材料必须具有足够的强度、塑型、抗疲劳、抗磨损和抗腐蚀性能。整个关节的安全承载能力至少应大于 7 倍体重。除此之外，由于假体长期植入体内，材料应具有良好的生物相容性、无毒性作用及不良反应、耐体液的化学腐蚀和电化学腐蚀，还希望比重轻，弹性模量接近于人的皮质骨。

鉴于这种情况，目前的生物材料还达不到尽善尽美，只能根据综合性能匹配选用，尽可能满足生理环境、生物力学和关节力学的要求。早期的金属人工关节是用不锈钢制造的，因不锈钢的耐磨性和不能满足需要，已逐渐被其他金属材料所替代。目前膝关节假体所用的金属材料主要有钛合金 (Ti6A14V) 和钴合金 (Co-Cr-Mo)。钛合金因钛元素较活泼，晶体表面极易形成稳定的氧化膜，耐酸、耐腐蚀性和组织相容性好，对人体无毒性，而且质量轻，抗拉强度和屈服强度均较不锈钢和钴合金低，弹性模量接近人体骨骼，故应用较广泛。有资料表明，随着假体在体内的时间延长，钴元素在血液中累积有一定的致癌危险。有关超高分子聚乙烯和聚甲基丙烯酸甲酯的改进仍有待于进一步研究，其他一些等弹性或低弹性材料（如生物陶瓷）也远未成熟。由于证实一种新的材料优于以往材料需要较长时间的观察，因此这些研究结果尚待进一步验证。

一、人工关节材料的主要要求

人工关节作为一种植入器官，对其制作的材料必须满足以下要求。

1. 生物相容性好：所谓生物相容性是指生物材料和人体组织接触后，在材料—组织界面发生一系列相互作用后最终被人体组织所接受的性能。且材料对人体的正常生理功能无不良影响、无毒、无排异反应等。

2. 生物力学相容性好：生物力学相容性是指植入材料和所处部位的生物组织弹性形变特性相匹配的性质，表征在负荷情况下，材料与其接触的组织所发生的形变是否彼此协调。因人工关节在体内所承受的应力，通过人工关节材料—组织界面进行传递，如果两者在应力作用下发生弹性变形不匹配，则将使人工关节松动而导致植入失败。为此，人工关节材料与骨骼的弹性模量、热膨胀性能及其强度应尽量一致。另外，要求材料耐摩擦、耐磨损、耐疲劳、耐腐蚀性好，几乎不产生磨损碎屑。人工关节 1 年内要反复承受 $1.5 \sim 3.5 \times 10^6$ 周次，且数倍于人体体重的负荷，故材料要有足够的疲劳强度。

3. 生物结合性能好、固定好：即要求人工关节与周围的骨组织结合良好、不发生相对移动和下沉等。

4. 寿命长：人工关节一般设计寿命为 20~50 年。

二、常用假体材料的研究

现有人工关节材料主要有金属材料、陶瓷材料、有机高分子材料及复合材料等。

1. 金属材料：奥氏体不锈钢 (3l6L) 自 20 世纪 20 年代开始用于治疗骨折用耐蚀材料，而揭开了金属材料作为医用生物材料的序幕。之后，Co-Cr 合金等钴基合金相继作为牙科、人工关节材料而得到发展。20 世纪 60 年代后，钛及钛合金作为生物材料受到重视后即迅速崛起。

奥氏体不锈钢 (316L) 具有优良的加工性及足够的强度，主要用作关节柄与关节头材料，但临床显示植入体内后，在生理环境中，有时会产生缝隙腐蚀或摩擦腐蚀、疲劳腐蚀破裂等问题。它是因摩擦、磨损等原因释放出 Ni^{2+}、Cr^{3+} 和 Cr^{5+} 等而引起假体松动。因此，最近又问世了 25Cr-7Ni-Mo-N 等奥氏体一铁素体双相不锈钢。它具有优良的耐点蚀、耐缝隙腐蚀及更高的屈服强度。但终因易受到磨损与电化学腐蚀的交互作用影响，以及 Cr、Ni 元素具有一定素性，故在人工关节中已较少使用不锈钢。

Co-Cr 合金早期用作飞机发动机材料，后来被用于牙科铸造合金后在医疗界得到发展。因钴基合金较不锈钢强度高、模量低，且有更优越的耐蚀性、耐磨性等，故在关节置换中得到了充分的应用。作为人工关节材料主要有铸造 Co-Cr-Mo 合金、锻造 Co-Cr-W-Ni 与 Co-Ni-Cr-Mo 合金等。为进一步改善铸造性与加工性 1 将早期的精密铸造制作人工关节改为真空铸造，较好地解决了在大气中出现的铸造缺陷。然而，临床实践表明，钴有时会使临近组织中钴离子浓度增加而引起过敏性反应，所以，临床应慎用。

钛及钛合金相对密度小、弹性模量较低、机械强度高，且耐蚀性和抗疲劳性均优于不锈钢与钴基合金，是人工关节更适宜的金属材料，最常用的钛合金是 Ti-6Al4V。而临床表明，钒对人体有潜在的细胞毒性，因此，各国均在致力于研究和开发无钒的新型钛合金。美国开发了 Ti-6A1-7Nb、Ti-13Nb-l3Zr 和 Ti-12Mo-6Zr-6Fe 等合金。日本开发了 Ti-6Al-2Nb-lTa 等合金。我国研制开发了 Ti-5Al-2.5Fe 等新型钛合金。值得指出的是，Al 的神经毒性亦是不容忽视的问题。另外，为提高抗疲劳性能，最近日本正在研制添加微量氧、氮进行间隙式固溶强化的 Ti-15Zr-4Ta-4Nb-0.2Pa-0.20-0.05N 与 Ti-15Sn-4Nb-2Ta-0.2Pa-0.050-0.004N 等合金。合金经固溶处理和低温人工时效处理后，具有人工关节材料最佳的抗疲劳性能。但作为植入材料的钛合金，在生物体内的耐磨性较之钴合金差，因此，人们正在研究钛合金的表面离子氮化等一系列表面改性技术。

2. 高分子材料：用于人工关节的高分子材料主要有硅橡胶、聚乙烯及超高分子量聚乙烯等。硅橡胶主要用于指关节、肘关节等。

聚乙烯 (PE) 是最早被用于人工关节的高分子材料，以后又采用性能更好的超高分子聚乙烯 (UHMWPE)。它已成功用于人工腕关节、膝关节与髋臼等，较好地解决了人工关节的摩擦、磨损问题，延长了使用寿命。但长期随访病例显示，由于 PE 或 UHMWPE 晚期磨损严重，造成 PE 或 UHMWPE 人工关节出现晚期松动现象等。Chamley 等采用放射法测定 Chamley 型髋臼假体内窝的磨损率为 0.1 ~ 0.19mm/ 年，相当于每年每个人工关节产生 $2 \times 10^7 \sim 4 \times 10^{10}$ 个小于 10mm 的 UHMWPE 磨屑，这些碎屑迁移到骨水泥或骨界面，因巨噬细胞反应引起骨吸收，导致支撑关节的骨恶化、固定消失、无菌松动产生并最终使置换失败。尽管在现有条件下超高分子聚乙烯的使用也许还将持续相当长的时间，但仍需持谨慎态度。

3. 陶瓷：陶瓷与其他材料相比，陶瓷材料强度高、耐磨性好、化学稳定性和耐蚀性强，因而在人工关节上得到应用。用于人工关节的陶瓷主要有氧化铝、氧化锆、差基磷灰石生物活性陶瓷、生物活性玻璃陶瓷及碳素材料等。BoutinP 在 1972 年首先报道了用 Al2O3 陶瓷制作的人体髋关节在摩擦学与生理学方面的优越性及其临床上的应用。高纯 $\alpha \cdot Al_2O_3$ 陶瓷是近于惰性的生理陶瓷，强度大、硬度高、摩擦系数小、磨损率低 (较其他材料至少小 1 ~ 2 个数量级)，主要制作人工关节头和臼等。但 Al2O3 与其他陶瓷一样，韧性低、脆性大，且弹性模量远大于人体自然骨，故生物力学匹配性差，在使用过程中常出现脆性断裂和骨损伤等。近年来，国内外有关学者开展了大量 Al2O3 陶瓷增韧的研究工作，如利用 ZrO_2 相变增韧或微裂纹增韧等等，取得了显著效果。陶瓷全髋关节尚未广泛应用的主要原因是陶瓷人工关节的加工难度大，且植入人体后，克服其脆性及在生理环境下的疲劳破坏仍有待进一步研究。

4. 多孔钽：多孔钽最初由美国新泽西州的 Implex 公司开发，并以 Hedrocel 的商品名应用。早在 1997 年，美国 FDA 就批准了多孔钽在用于人工髋臼假体。2003 年 Implex 被 Zimmer 公司收购，Hedroce1 也被更名为 -Trabecular Metal(小梁金属)，更加速了其在人工关节领域中的应用。

在通常的钴铬钼合金＋聚乙烯组配式胫骨平台假体中，聚乙烯垫的底面磨损及金属托的应力阻挡已成为备受关注的问题。多孔钽一体化胫骨平台恰好针对这两个问题提供了全新的解决方案。

对于髌骨切除术后或髌骨严重缺损的患者，由于固有的伸膝装置结构不全功能不良又排除了置换人工髌骨的可能性，临床上处理起来颇为棘手。而多孔钽全膝髌骨假体为此类病例带来了新的希望。多孔钽全膝髌假体由三部分组成：其一是状如围棋子样的多孔钽。其隆起的一面与残存的髌骨床甚至直接与髌韧带相贴，其平坦的一面则通过骨水泥与常规的聚乙烯人工髌骨相结合；其二是在多孔钽周缘有一圈纯钛的边沿，其上有孔。通过该孔将全膝髌骨假体缝合到髌韧带上，以获得初期的固定；其三则是聚乙烯人工髌骨。

一面与多孔钽相互结合，另一面与股骨滑车相关节。Nasser 等在最初 11 例临床报道中确认了这种多孔钽全膝髌骨假体的安全与有效。

多孔钽还用于定制假体的制作中。主要是各种垫块、组配式外套等。由于多孔钽机械强度的局限，通常不足已成为制造股骨柄、股骨头等本体的材料，但并不影响发挥其独特的局部支撑和传导成骨作用。

5. 复合材料：上述假体的表面处理，虽然在一定程度上解决了假体与骨组织之间的界面结合问题，但并未从根本上解决金属材料与骨组织间弹性模具不匹配问题。解决这一问题的根本出路在于研制弹性模具更近似骨的力学和生物相容性更理想的假体材料，鉴于骨骼本身就是一种由胶原纤维被基磷灰石矿化的复合材料，故各种以 HA 为基础的复合材料及树脂基复合材料的研究逐渐升温。以 HA 为基础，增强体通常为金属、陶瓷、高分子聚合物、生物玻璃以及碳质材料等，其形态有颗粒、短纤维或长纤维状等。另外，高分子基复合材料可通过人为设计达到低模量、高强度，亦是一类具有一定发展潜力的生物复合材料。主要的体系有以下几种。

1）HA/ 金属生物复合材料：已报道的金属增强或增韧的金属生物复合材料有 FeCr 合金金属丝、Ti 颗粒、不锈钢纤维、Tiincone1.601 纤维和 A9 颗粒等。通过对裂纹尖端尾迹处韧性金属相的塑性变形导致裂纹弥合，而避免了 HA 陶瓷的脆性。值得指出的是，Ag 颗粒增强体除了强韧化作用外，还有抗氧化、抗腐蚀及抗菌效果等。

2）HA/ 高分子聚合物生物复合材料：Chak1 等研制的 HA 聚乙烯复合材料，具有与骨近似的弹性模量，生物力学性能亦得到了相应改善。另外，开发了含 HA 的丙烯酸骨水泥作充填物，以促进与骨的结合。但这类复合材料最大缺点是材料中多数 HA 颗粒被聚合物及黏合剂包围，一旦植入后，机体不能直接与 HA 接触，故影响其生物活性。Ver-heyen 研制的 HA 一聚（L 丙交脂，pLLA）复合材料，因其 PLLA 聚合物可生物降解，水解产生的乳酸是碳水化合物，它是新陈代谢的中性中间产物，能排出体外，故不会在活体器官内聚集。因其骨结合特性与再吸收能力以及该材料的高强度、高硬度等良好的机械性能，故有望应用于限制载荷区域的植入材料。

3）HA/ 生物惰性陶瓷生物复合材料：用生物惰性陶瓷，如 Al_2O_3、ZrO_2 等和 HA 生物活性陶瓷制备复合材料可提高其强韧性，而不影响其生物活性。生物惰性陶瓷主要有 Al_2O_3 晶体、纤维或小片、SiC 纤维或小片、Si_3N_4 晶体、ZrO_2 颗粒、TiO_2 颗粒、$3Al_2O_3 \cdot 2SiO_2$ 纤维等。其中以 HA/Al_2O_3 与 HA/ZrO_2 复合材料的研究较多。研究结果表明，HA/Al_2O_3 的生物复合材料具有较好的生物相容性，但两者在高温下会反应生成铝酸钙而影响其生物活性。部分稳定 ZrO_2 作为高性能结构陶瓷，具有高的强度和断裂韧性。ZrO_2 应用于生物医学领域，其生物相容性与 Al_2O_3 相似，但高温化学稳定性较 Al_2O_3 高，且弹性模量更低。HA/ZrO_2 作为人工髋关节，假体直径为 32mm 减小到 22mm 是一种较好的生物复合材料。

4）碳纤维增强高分子基生物复合材料：以碳纤维、聚酰胺纤维等用作增强体、聚砜（PSF）、聚醚醚酮（PEEK）、聚乙烯（PE）等高分子材料，作为基体用作人工髋关节假体的研究在国内外均有一定的报道。最具应用前景的是碳纤维增强 PSF 与 PEEK 复合材料，因 PSF 与 PEEK 基体都是具有生物相容性的高分子聚合物，其强度为 70 ～ 1900MPa，弹性模量为 1.0~170GPa。调整纤维含量，取向与铺展顺序，从而在给定几何形状的前提下，使复合材料具有适宜低的弹性模量和高的强度等性能。

5）碳 碳生物复合材料：Christe1 等研究了几种碳 碳复合材料用作人工关节的可行性。碳 碳复合材料具有生物相容性好、化学性能稳定、不释放可溶性产物、疲劳强度高等特点。研究发现，在几种碳基复合材料中，通过气相渗碳得到的热解碳基复合材料较适用于人工膝关节的置换。它具有关节置换所需的生物相容性与生物力学稳定性等。另外，碳纤维增强碳，其弹性模量与抗压强度均与人骨相近，生物相容性优良，但不足的是抗弯强度低，不能满足人工膝关节的力学要求。再有，碳质人工关节在复杂的生理环境和受力状态下，仍有发生磨损及碳纤维断裂，甚至假体破断的可能。虽然碳质材料属生物惰性，对全身的影响很小，但磨损产生的碳颗粒仍可引起局部组织出现急性炎症反应。故碳质材料作为人工关节仍需进一步探讨。

综合以上所有生物复合材料，均不够完善和理想，大多尚处于实验室研究阶段，即使用于临床的，远期疗效仍存在这样或那样的问题。这对于材料科学是一个严峻的挑战。

三、新型人工关节材料的设计与展望

人工关节作为一种重要的医疗器械，既关系人类的健康，又关系到高新技术经济的发展，因而加速研究和开发具有良好生物相容、耐蚀性、耐磨性、耐疲劳性、强韧性好更低的人工关节材料具有十分重要的意义。未来研究的设想与展望主要集中在以下几方面：

1. 仿生智能化人工骨材料：随着材料科学与生命科学的发展，生物植入材料的研究应从被动适应生物环境，向功能性半生命方向，组织电学适应性及参与生物体物质，能量交换的功能发展。从仿生原理、组织工程、基质控制矿化的思路出发，研制成分、组织与人体自然骨组织相近的生物复合材料。尽管制作具有与人体自然骨同样功能特性的材料非常困难，但它是植入材料十分重要的开发方向。人工关节仿生智能化功能应同时具有五个功能：

(1) 最佳构造。

(2) 功能适应性。

(3) 自愈性 (自修复性)。

(4) 自润滑性。

(5) 运动稳定性等。

利用生物技术，将活体组织，细胞 (如骨胶原、纤维蛋白以及骨形成因子等) 与羟基磷灰石 (HA) 生物活性陶瓷复合，将大大改善生物学性能，并可使其具有治疗功能。HA 和骨胶原复合材料已有初步研究结果。

因自然骨所具有的压电效应能刺激骨折愈合，故有学者试验制备压电陶瓷 HA 复合材料，并利用生物体自身运动使置换的假体产生压电效应，从而刺激骨损伤部位的早期愈合。此外，由于肿瘤血管供氧不足，局部被加热到 43~45℃后，癌细胞很容易被杀死。因此，可考虑将铁氧体与 HA 陶瓷复合体填充在因骨肿瘤而产生的骨缺损部位，填充物在外加交变磁场的作用下，因磁滞损耗而局部发热，则可杀死癌细胞，而不影响周围的正常组织。

2. 生物梯度功能材料：设计一种能调整其结构及相关的组成按梯度规律逐渐变化的整体材料是未来生物植入材料又一重要的研究方向。如把骨胶原纤维与遷基磷灰石制作成成分逐渐变化的功能材料，或表面为生物活性陶瓷而内部为金属的成分逐渐变化的整体材料，可较好解决两者材料性能差异而造成的不匹配问题，为长寿、安全的人工关节提供新型生物材料。

人工关节材料的研究和应用已取得很多成果，未来新型生物材料的研究越来越受到世界各国的重视，我们相信不久的将来为造福人类和发展高技术经济，一定会有更理想、安全、长寿，并具有人生命活力的新一代人工关节问世。

四、快速成型技术在人工关节产品中的应用

快速成型 (Rapid Prototyping，RP) 技术采用材料累加法制造零件原型，根本区别于传统的去除成型 (如车、铣、刨、磨等)、受迫成型 (如铸、锻、粉末冶金) 等加工方法，它的出现是制造领域的一次重大革命，现已广泛应用于汽车制造、航空航天及家用电器等行业。RP 技术采用逐层叠加的方法，能成型任意复杂形状的实体，特别适用于人体器官特殊形状的制造。RP 技术在生物医疗技术领域的应用已成为国际上一个研究热点。

欧洲一些国家在政府的资助下大力开展快速成型（RP）技术的研究，并于 1996 年底完成了名为 Phidias 的研究项目。该项目为基于 X 线片 (CT 或 MRI 扫描) 的人体医学模型快速三维重建系统商业化铺平了道路。在激光固化系统和快速成型技术的支持下，研究人员现在能够用更安全的材料快速制造出头盖骨和其他复杂的骨骼。美国的 Clemson 大学的化学与材料工程学院 CAD/CAM 研究小组目前已利用人体解剖分析技术以及所得到的 X 线片、CT 扫描及其他诊断工具所得的信息，进行分析处理并建立数据库，根据患者的具体情况进行设计、制造、加工人工骨和人工关节，利用数据库为临床医学提供了一些必要的数据和信息。Dayton 大学利用其在图像处理和陶瓷材料方面的技术优势，开展了应用于医学的快速成型技术的研究。他们研究的重点是如何将 CT 扫描数据转化成精确的三维表面模型，便于医生诊断病情以及指导手术过程的实施。上海交通大学机械学院、武汉理工大学等院校的研究人员利用患者的 CT 扫描图生成快速成型机所需的 STL 格式文件。

（王一民　马树强　李中檀）

第十六章 显微外科技术在创伤骨科的应用

　　显微外科是研究利用光学放大设备和显微外科器材进行精细手术的学科。广义上来说，显微外科不是某一门学科所专有，而是各个专业均可采用的一门技术。作为现代外科领域的一项崭新研究成果，显微外科技术当前已经应用到外科各个领域，如妇科显微镜外科、泌尿显微镜外科、神经显微镜外科等。资料显示，将显微外科技术应用于骨科手术中，可大大降低患者的病死率和复发率，提高患者治疗效果。随着显微外科技术的创新发展，显微外科技术在骨科的应用也越来越广泛。显微外科为骨科手术的发展和创新提供了较为广阔的空间，提高了复杂手术的治疗效果，得到了医护人员以及患者的广泛认可。

第一节 显微外科技术在创伤骨科的应用现状

一、显微外科技术在骨折治疗中的应用

　　当前，人们对于骨折治疗，已经不满足于传统意义上的复位固定，更加强调在治疗的过程中满足骨折局部愈合良好的生物学固定以及血液循环，促进患者术后早期康复和功能恢复。简而言之，就是骨折手术不仅仅满足生物学指标，还要合理方便，以促进骨折愈合以及加速关节愈合为最终目的。对于骨折患者（包括四肢长骨骨折、干骺端骨折、关节内骨折、脊柱骨折等）的既往治疗方法有保守治疗和常规手术治疗。保守治疗的复位效果不够理想，且固定时间长，可引起关节僵硬，不利于患肢的功能锻炼和恢复，并给患者的生活带来极大的不便。常规的手术治疗往往需要较大的切口来暴露，并切开肌肉和骨膜，影响骨折的愈合，同时所有手术切开组织的动作，对人体都是一大伤害，被破坏的组织需要复原、保养，受感染机率相对增高，患者被迫承受难以预料的手术后遗症。而采用微创外科技术治疗骨折，其手术创口小，出血少，愈合快，瘢痕不明显，而且能够减轻手术的痛苦，缩短术后功能恢复时间，因此深受患者的青睐。随着各种影像技术和导航系统及骨科器械的更新，微创理论的发展及临床经验的积累，微创手术在创伤骨折治疗中的应用日益广泛。当前，很多医院已经陆续开展外科微创手术治疗各类骨折，包括髓内钉固定、微创钢板内固定、关节镜下骨折内固定术等，给患者带来了更好的治疗效果和预后恢复效果，而在整个治疗过程中，显微外科的技术优势有了极大的凸显，显微外科技术在骨折的治疗过程中得到了较为广泛的应用，当前，很多医院均引入显微外科技术行骨折治疗时的上述微创手术，得到了较为满意效果，可以在临床加以推广应用。

目前，骨折治疗的观点重在强调实施保证骨折局部良好血液循环的生物学固定，实现二期骨愈合，意思是即接骨术既需生物，同时也要合理，以促进骨折愈合、加速关节功能的恢复。外科临床治疗长管状骨骨折的方法多应用微创技术，如闭合复位、经皮钢板、交锁髓内钉等，目的在于实现生物学固定。经皮微创技术在治疗骨折中的临床应用越来越广泛，一般认为经皮微创手术的切口较小，可于骨折端不直接裸露的状况下实施间接的复位，然后予以髓内固定术或者经过皮下隧道，于肌肉下方置入钢板予以实施桥接固定。这种手术方式不仅可使骨折局部周围组织损伤减轻及避免影响骨膜血液供应，且不会造成髓腔内血运障碍，给骨折修复创造了良好的生物学环境。

二、显微外科技术在创伤修复中的应用

由于各种暴力创伤、感染、肿瘤以及先天畸形等各种疾病所导致的皮肤、软组织以及大段骨缺损作为临床外科一种常见创伤性疾病，常常伴有骨关节、肌腱等根深层次组织的外露或者损伤，因此，在治疗时，不但要对缺损的皮肤或者软组织进行修复，更重要的是对创伤骨关节或者肌腱进行修复处理，而这一直是修复外科领域所面临的难题。显微外科技术的发展则使得这一难题得到了有效解决。应用显微外科技术治疗皮肤、软组织以及大段骨缺损时，通过将带有血管蒂的皮瓣移位或者吻合血管的皮瓣移植术，将创伤部位加以修复，结果显示，封闭创面的恢复效果理想，临床治愈率高，未出现排斥现象及皮瓣移植常见并发症，患者术后恢复较快，这大大缩短了其住院时间，节约了医疗成本，减轻了患者的经济负担和社会负担，对于患者以及医院本身而言，均具有重要的现实意义。

由创伤、感染、肿瘤、先天畸形等各种疾病造成的大段骨缺损一直是修复外科领域所面临的难题。显微外科技术可以通过带血管蒂皮瓣移位术或吻合血管的皮瓣移植术进行修复，一期封闭创面效果较为理想，临床治愈率高，患者术后恢复快，从而大大缩短了住院时间，节约了医疗成本，减轻了患者的经济负担。而伴有肌肉、肌腱、血管、神经等多种组织缺损的创面，也可采用带血管蒂皮瓣移位术或吻合血管的皮瓣移植术，以达到修复缺损组织，恢复其功能的目的。

三、显微外科技术在断指（肢）再植中的应用

断指再植这一外科手术成功与否的关键在于新建的血管能够接通和畅通血运。自 1965 年 Kleinert 教授首次应用放大镜接通手指血管，Buncke 教授等人采用显微外科技术成功完成兔耳再植以及猴拇指再植的动物实验后，显微外科的发展得到了长足进步。我国医务人员于 1966 年报告完全离断的拇指再植成功，之后的小儿断指再植术，手指末节再植术，示指离断再植术等高难度手术的陆续成功完成，标志着我国显微外科的技术已经发展大了一个新的阶段。断指再植对于患者而言，不但能够满足手部美观需求，还能够挽救手部运动、灵活功能，获得比假肢更好的手部运动功能，而这对于人们的正常工作和生活具有重要现实意义。因此，面对断指患者而言，一旦具有再植条件，应该尽可能再植。断指再植时应该重点强调其适应证，血管不通是断指再植最为严重的并发症，这是由于一旦发生血管不通，不但会造成断指再植的失败，还会造成原有健康组织出现坏死。因此，行显微外科手术治疗断指再植时，应严格把握适应证以及禁忌证。手术适应证主要包括：①断指在手部功能的发

挥中起到关键作用，患者具有强烈的断指再植意愿；②两端指体结构完整，无明显挫伤及多发骨折或者指体有轻度挫伤，且未伤及两侧血管神经及指背静脉。手术禁忌证：①患有全身性疾病，体质差，或并发有严重的脏器损伤，不允许长时间进行手术者不宜再植；②组成断指功能的重要组织如神经、血管、骨骼、肌肉等已经毁损；③手指血管床完整性破坏程度严重如由挤压伤引起的手指断离，表现为手指两侧皮下瘀血，即使接通血管，因软组织广泛渗血，血栓形成，再植手指仍难存活；④再植时限过分超过，组织已发生变性，则不宜再植，未经冷藏，断指缺血24小时仍可能再植存活，如伤后即予冷藏处理，再植时限可延长至30小时以上，但是缺血时间越短，则再植存活率越高，反之，缺血时间越长，再植存活率越低。

　　断指再植的显微手术应严格把握适应证。为了满足部分人群对手部外观的特殊需求，不论是指别还是离断部位，一旦存有再植条件，均需尽力予以再植。而对于断肢要在再植成活后能够获得比假肢更好的运动功能，提高患者的生存质量。为进一步保证显微外科断指（肢）再植术的成功率，术前应对患者的伤情做科学的估计，了解患者的受伤部位、受伤程度以及手术目的，制定合理的手术方案。于显微镜下进行手术操作时，一定予以彻底、完全的清创，同时要准确判断血管损伤情况，血管精确的吻合是保障断指（肢）再植成活的最关键因素。术后严密观察患者基础生命体征等各项变化，一旦出现血管危象应当迅速予以处理。

四、显微外科技术在带血运骨移植中的应用

　　临床上常常应用骨移植术来治疗股骨头缺血坏死，传统意义上的游离骨移植术，是希望通过移植带有血管（运）的移植骨或肌瓣，能够使其血运在没有血运的股骨头内重新建立起血液供应，但是治疗效果不佳，未得到广泛应用，主要是由于移植骨没有持续的血液供应，移植骨在移植后只能依靠"爬行替代"过程才能达到骨愈合，并且手术技术要求高，手术难度较大，手术时间较长，手术损伤大，患者预后恢复慢，住院时间长。而将显微技术应用于带血运骨移植手术过程中，不但可以吻合血管，并且对远隔部位进行移植的过程中，还可以应用血管蒂向附近组织移动，起到较高的应用效果和价值，不但提高了骨折愈合率，而且还缩短了骨折愈合时间，促进患者预后，降低骨愈合过程中出现的骨不连以及骨折愈合畸形等现象，有助于患者术后早期恢复，具有较高的临床应用价值。

　　因而骨折愈合时间长，患者住院时间和术后恢复时间也相对较长。游离骨的显微镜下移植术，可使得移植骨极快愈合，手术过程中吻合血管也可得到良好应用，在对远隔部位进行移植的同时，尚可利用血管蒂向附近组织移动，甚至对大段骨缺损可起到良好的治疗作用，因此，在一定程度上提高了骨折愈合率，显著改善了患者的预后，促进了术后运动功能的早期恢复。

五、显微外科技术在关节手术中的应用

　　关节镜是显微外科使用最多的辅助治疗方式，关节镜下微创治疗关节骨折作为一种微创手术，一经面世，就得到了广大医护人员和患者认可，在手术过程中，选择关节镜下微创治疗，不但能够彻底清除关节附近的血凝块和骨碎片，减少术后的感染发生；还能够正确选择手术部位，将骨折断裂的部位及时给予平整修复；最重要的是，作为一种微创手术，其能减少患者痛苦，缩短愈合时间，降低医疗费用，大大减轻了患者以及社会负担。目前临

床常用的关节镜包括肩关节镜、肘关节镜、膝关节镜以及髋关节镜等，显微内镜可以通过变焦等技术，将其放大率提高到原有的 20 ～ 60 倍，进而使得窥镜深入到手术部位，清晰显示内在部位的手术视野，对于手术成功具有重要现实意义。

目前，显微外科使用较多的辅助治疗方法是应用关节镜，利用关节镜不仅可经过微小切口，同时可在对组织损伤极其轻微的情况下实施手术操作，有效地减轻了手术创伤和减少了术后并发症，极大程度地缩短了手术时间，从而使得医疗费用降低。目前临床应用较多的是膝关节镜、肩关节镜、肘关节镜以及髋关节镜，镜下能够对关节软骨病灶进行有效的清理以及软骨面的修复，解除关节粘连，清除异物和游离体。

第二节　显微外科技术的基本训练

一、显微外科技术训练要求

根据手术显微镜下手术操作的特点，在显微外科技术训练过程中，应按以下要求去做。

1. 先应将手术显微镜安放妥当，调整目镜与术者瞳孔之间的距离，消除复视，达到手术野的物像清晰，有立体感。

2. 训练手的动作要轻柔、稳健，动作幅度小，避免越出视野范围的抖动。要求对显微镜下看到的组织位置感觉准确，能够很快从视野外抵达视野内的手术部位。

3. 训练切开、缝合、打结、剪线能在一个平面上进行，避免上下移动，出现视物模糊现象。还要求在手术中能够适应多种放大倍数和景深。

4. 训练将前臂靠在手术台面上，通过发挥拇指、示指和手腕的协调动作使用器械。

5. 训练眼睛不离目镜，在镜下练习切开、分离、缝合、打结等基本操作，并训练能迅速定位，掌握多种器械的使用。做到眼不离目镜，双手能更换器械。

6. 训练眼离开和返回目镜时，眼肌有迅速的调节能力。

7. 训练术者与助手之间的配合，两人都应经过显微外科技术的训练，了解显微镜下操作的特点，明确手术的全过程，熟悉手术操作的顺序和方法。

8. 显微外科技术训练要求达到高度微创、高度精细和高度准确。

二、显微外科基本技术

显微外科基本技术有别于一般外科基本技术。外科医生在进行显微外科小管道吻合时，一定要在显微外科基本技术方面有一个适应和再训练的过程。

1. 显微切开和分离技术：为使组织切开时损伤小、准确，一般使用 2 号刀片或 15 号刀片，使切开技术犹如微雕技术一样。显微组织分离以锐性分离为主，用尖头刀片或锐利剪刀分离。

2. 显微组织提持技术：使用尖头、无齿的显微镊子提持组织。显微外科小管道吻合时，只用镊子提持小管道外膜，避免损伤内膜。

3. 显微组织的牵引显露技术：手术野的显露，均采用手外科小拉钩；血管、神经的牵开，常采用薄的橡皮片牵引。血管吻合时，多用小型自动撑开器显露手术野。

4. 显微外科的结扎及止血：止血常应用双极电凝器。所吻合血管的分支的止血则以结扎为主。

5. 显微外科的清创技术：要求尽可能清除坏死组织，创造具有良好血供的血管床和神经床。采用无损伤的清洗可以减少感染。

第三节　周围神经损伤修复术

随着显微血管技术的进步，显微周围神经外科有了新的进展。在显微镜下，可以准确地判断周围神经损伤的性质和程度，并可解剖出每一神经束。采用显微外科技术无疑可使神经缝合进行得更为精细，可以从神经残端分离出各个神经束，进行神经束膜缝合，从而更准确地对合与修复。由于缝合的精确性及密接性，在相当程度上可以防止结缔组织从周围侵入或血液流入缝接处的间隙，避免过多剥离而引起术后神经水肿，有利于神经纤维再生，而获得较满意的神经传导恢复。

实验证明，神经缝合时断端有张力者，断端间形成较长的瘢痕，延长了神经再生的时间，降低了神经再生的速度，甚至发生缝合处不连接，而缝合时无张力者，神经能重建其完整性，并恢复受累肢体的功能。1975 年，Teizfis 等的实验结果说明：无张力的端对端缝合，所获的神经再生效果最好，而神经修复处受高度牵引者，只有极少量的轴索出现生长活动。因此，认为神经缺损段较长者，为减少缝接处的张力，需进行自体神经移植。1972 年，Millesi 报道用显微外科技术成功地进行 202 次束间移植，移植材料为自体腓肠神经和隐神经，可克服巨大神经的缺损。

周围神经损伤的显微外科治疗包括神经束间松解术、神经束膜切开术及神经缝合术（包含神经束间移植）。

一、周围神经显微缝合术的基本要求

神经缝合术有传统的神经外膜缝合术及显微外科的束膜缝合术。前者术后疗效为 50% ~ 70%。后者优良率达 88.9%。采用显微外科技术缝接神经的优点是。

1. 准确地分辨神经断端受损部分，可彻底切除受损神经与瘢痕组织，为神经再生创造有利条件。

2. 手术操作精确、轻柔，可以准确地穿缝神经束膜，不致刺入神经束内，损伤神经纤维（图 16-1）。

3. 可清楚观察神经表面营养血管及神经束走向朝神经断端神经束分布，有利于将两个断面上的运动和感觉神经束做相应的对合缝接。缝合后可使神经束不外露，外膜不内翻。

4. 微型无创缝合针线的表面光滑，组织反应小，可减少瘢痕形成，有利于神经再生。各学者对神经缝合有不同的观点：①认为外膜缝合优于束膜缝合；②认为束膜缝合优于外膜缝合；③认为不论何种缝合法，只要在手术显微镜下精细操作，彻底切除瘢痕，束膜而对合精确，均可提高疗效；④认为应根据不同神经的不同节段，分别采用束膜或外膜缝合。

为提高周围神经缝合的疗效，有些学者研究了周围神经干的感觉和运动神经束的分布

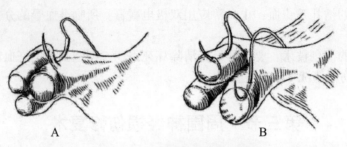

图 16-1　显微缝合神经束膜法

A. 缝合神经外膜；B. 神经束膜缝合：右下角为错误缝合，缝针进入神经束内，损伤神经纤维

状况和鉴别方法，认为在手术显微镜下进行感觉与感觉、运动与运动神经束的对应缝合，其疗效最好。否则，如将感觉与运动神经束错位对合则将导致完全失败。鉴别感觉和运动神经束的常用方法有二：一为生物电刺激法，此法分辨近侧端时，只适用于局部麻醉患者，而对全身或区域阻滞麻醉患者使用有困难；分辨远侧端时，伤后早期尚可观察出肢端肌肉收缩反应，而晚期则肌肉无收缩反应，难以鉴别；二为乙酸阻碱酶酶组织化学染色法，均可分辨感觉和运动神经束，但因操作时间长，且对神经损伤时间较长者不易着色，无法分辨其神经束的特性，因而在临床上未能推广使用。有的学者进一步研究神经干自然分束的解剖特点，主张根据周围神经在四肢不同部段，按其自然分束的特点分别采用束膜缝合与外膜缝合。周围神经的近侧段多为混合神经纤维，难以分出感觉与运动神经来，不适宜外膜缝合，远侧段常可分出感觉或运动神经束，宜于束膜缝合。

如果神经干断端上神经束与结缔组织的分列，以神经束占优势者宜行外膜缝合，以结缔组织比例占优势者适合束膜缝合。无论哪一种缝合，都应采用无创伤针及尼龙线在显微镜下操作。根据周围神经直径大小，可选用 7-0、9-0 或 11-0 的无创伤尼龙针线。

二、周围神经显微缝合方法

根据伤情及损伤段的部位，可有 3 种缝合方式，即神经外膜缝合术、神经束膜缝合术及神经外膜束膜联合缝合术。

1. 神经外膜缝合术

在气囊止血带下进行手术。从正常神经段开始显露神经干直到损伤段神经。切除神经周围的瘢痕，用橡皮片牵引两端正常处．用锋利刀片先切除近端神经瘤，再切除远端的胶质瘤。切神经瘤时，从痛体开始，每隔 1～2mm 切一刀，直到显露出正常神经束，即断面呈现正常神经乳头为止（图 16-2）。为使神经断端对合尽量精确，应根据神经干断端的形状，神经束在断端的布局，神经表团营养血管的部位等作标志，将神经两端对合。在手术显微镜下，用 7-0 或 9-0 无创尼龙针线进行神经外膜缝合。针数根据神经干的粗细而定。以神经乳头不外露为原则。缝合时避免神经扭转和产生张力。在张力下缝合神经或缝合处断端有积血或血肿，形成机化，都会妨碍神经再生（图 16-3）。

2. 神经束膜缝合术

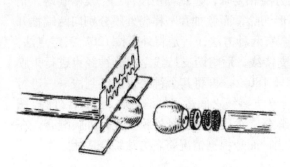

图 16-2　神经瘤切除法

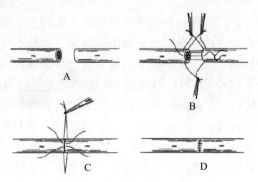

图 16-3　神经外膜缝合法

　　A. 切除瘢痕组织及神经瘤，露出正常神经束；
　　B. 只缝合神经外膜；
　　C. 将远近端靠拢，牵引两支持线；
　　D. 在支持线间做间断缝合

　　手术在气囊止血带下进行。按照上述方法显露损伤神经段、神经干及切除两断端神经瘤，显露出正常乳头后，在手术显微镜下进行操作，环形切除两断端的神经外膜 0.5 ~ 1cm。根据神经干中神经束的自然分布情况分解出神经束或束组。在操作中注意"无创技术"，显微器械的镊子只能钳夹神经束间组织，不可钳夹神经束。在分解束或束组时，注意将各束或束级的断面错开，不使其在一个平面上（图 16-4）。这样缝合后可减少彼此粘连的机会。神经束膜较薄，不能耐受张力。为减少缝合时的张力，可在断端的外膜上向缝合点作减张固定线，用 9-0 或 11-0 的元创伤尼龙针线缝合，注意缝针不可损伤轴索，只缝束膜（图 16-5）。缝线打结不可太紧，防止神经束卷曲，先缝中央束组，再缝周围束组，针数尽量少，以对准为宜。

3. 神经外膜束膜联合缝合术

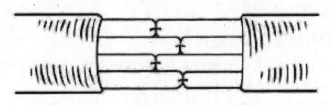

图 16-4　各缝合口不在同一平面

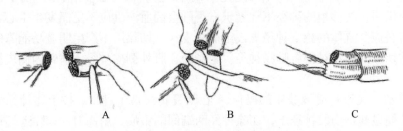

图 16-5　神经束膜缝合

在气囊止血带下进行手术。按照上述两种方法和要求，显露损伤段神经干及两断端。正常处理神经断端，分解出神经束。外膜不做环形切除，而像袖套一样将外膜分别向两端推开 1 cm 左右，在手术显微镜下进行神经缝合。缝合有两种方法，一是将外膜按 120° 三定点法，先将外膜 120° 两点用 7-0 无创尼龙针线缝两支持线，后将两支持线之间的神经束进行束膜缝合，然后将两根支持线对调牵拉，使神经翻转 180°，再将其余神经束由深到浅一一进行束膜缝合。在最后 120° 位外膜缝第 3 支持线，于 3 支持线之间适当加缝 1 或 2 针缝合外膜（图 16-6）；另外一种方法是将各神经束先行束膜缝合，然后再将神经外膜拉拢行外膜缝合。在临床实际工作中，很少单一采用某一定型的方法，而是根据情况将各方法综合应用。

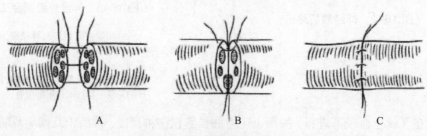

图 16-6　神经外膜缝合法

4. 周围神经缺损的修复缝合术

许多实验研究及临床实践证明，有神经缺损时，在张力下勉强缝合必然影响神经血液循环，有碍神经再生。但对于神经缺损在何长度范围可以直接缝合，超出范围进行神经移植修复，无一定的标准。有的学者主张，神经缺损 2mm 以内者可直接缝合，缺损在 2mm 以上者，需进行神经移植。有的学者进行神经缝合张力测试的实验研究，证明当肢体于屈曲状态下，缝合处的张力在 3.15g 以上时应考虑做神经移植，如果缝合处的张力在 3.15g 以下，可直接缝合。

神经缺损修复的材料，目前有自体神经、钽管、自体静脉、间皮管、基膜管、带血供的骨骼肌、硅胶管及聚四氟乙烯管等。

三、自体神经移植修复神经缺损

自体神经移植修复神经缺损是目前普遍应用的主要方法。自体神经移植有非吻合血管的神经移植和吻合血管的神经移植 2 种。

1. 非吻合血管的自体神经移植术

非吻合血管的自体神经移植术手术目前已习惯称之为神经束间移植术。由于这一方法切断了神经血液供应，故移植的神经不宜太粗，否则会因血液供应不足而发生中心坏死。理想的神经移植材料应是自体的感觉神经支或细而分支少，切除后不产生明显功能障碍的神经干。临床上经常切除的感觉神经有腓肠神经、隐神经、股外侧皮神经、前臂内侧皮神经及桡神经浅支等。

自体神经移植，先进行受区肢体的操作，在气囊止血带下进行。按上述神经缝合术的方法和要求，常规显露损伤段神经干，切除神经两端间的瘢痕，用锋刀片切除近端神经瘤，再切除远端胶质瘤。从神经瘤体开始，每隔 1 ~ 2mm 切一刀，直到断面显露正常神经乳头为止。分离出神经束或束组，采取目前可行的方法（生物电刺激、组化染色、自然分束等）分辨出远近侧端各神经束的性质（感觉束、运动束，混合束），并行标记、测量近远侧神经断端神经缺损的长度。按照缺损的长度、神经干的粗细和束组数，在供应区选择切取所需长度的自体神经。根据受区神经缺损长度和神经干的直径，将切取的神经裁剪成所需束组数，按神经束的性质定位，在手术显微镜下，进行上述束膜缝合或束组缝合（图16-7）。

　　2. **吻合血管的自体神经束间移植术**

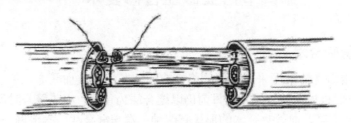

图16-7　神经移植术

　　吻合血管的自体神经束间移植术可保持移植段神经的血液供应，有利于神经纤维再生。除按上述要求缝合神经外，还要吻合血管。

　　吻合血管的自体神经移植术为 Taylor(1976) 首先采用，以桡动脉和桡神经浅支移植修复前臂正中神经缺损获得成功。顾宝东 (1980) 设计小隐静脉动脉化的游离腓肠神经移植治疗神经长段缺损获得成功。Lomlel(1981) 报道吻合尺侧上副动脉的前臂内侧皮神经移植。钟汉桂 (1985) 报道吻合血管的腓浅神经移植修复正中神经长段缺损。张光健等 (1987) 报道吻合血管的腓深神经移植。实验证明，移植神经的血液循环重建。能使移植神经段轴突的演变产生物较快消除，保证神经顺向变性较快完成，为神经轴突的再生提供通路。无血供的神经移植，顺向变性过程受到阻滞，且易发生坏死，特别是较粗的神经干移植更是如此。因此，吻合血管的神经移植有其优越性。尤其是长段神经缺损，且伤区有广泛范围瘢痕者用带血供的神经移植，效果更佳，但此法的神经取材有很大的局限性，适合做此种手术的患者有限。技术也比较复杂，所以临床应用不很多。

　　手术在气囊止血带下进行，受区损伤神经干的显露及断端处理方法同上述神经缝合术。根据神经损伤情况，选择切取供区带血管的神经段。按照带血管的组织移植切取方法，先显露供区主干血管，并保护主干血管至神经段的微细血管支。按所需切取神经段，连同血管支及部分主干血管一起分离，待受区血管及神经断端准备后即可切断血管蒂，移到受区。在手术显微镜下进行神经和血管缝合。移植神经段的缝合，按上述自体神经束间移植术的方法进行。神经上的血管与受区血管之间按吻合血管的组织移植术进行。

四、异体神经及其他材料修复神经缺损

　　周围神经缺损采用异体神经及其他非神经材料修复，目前只见于实验研究，未应用于临床。孔吉明、钟世镇 (1986) 实验观察到，用骨骼肌桥接周围神经缺损。近端再生神经纤维可沿肌桥生长，并向远端神经端延伸。朱盛修等于1985年12月起对4例周围神经损伤伤

员进行了带血管的骨骼肌桥接修复，并于 1987 年 9 月首先报道其治疗的初步经验。经 2 ～ 3 年随访观察，4 例均恢复了痛觉及运动功能，有 1 例肌力达 M IV，感觉恢复 S III，另一例感觉为 S II，其余 2 列肌力为 M I，感觉为 S II。采用带血管的骨骼肌桥接修复周围神经缺损可选择性地应用于临床。

第四节　显微血管修复术

一、显微血管吻合术

显微血管吻合术需视情况而采用不同的修复方法．归纳吻合血管方法有五种，即缝合法、套管法、粘合法、机械法及电凝法。目前仍以缝合法为首选，因为缝合时所需器械简单，操作方便，术后通畅率高。血管吻合术的形式有四种：端端缝合法、端侧缝合法、侧侧缝合法及套叠缝合法，其中以端端缝合法最为常用，缝合血管吻合口易准确对合，操作方法易于掌握，术后通畅率高。血管缝合中，如遇有血管缺损，需进行血管移植术。

1. 端端缝合法

端端缝合法符合恢复血液的正常流向，能保持血液的最大流速及流量。为避免血管缝合时发生扭曲或吻合口对合不良，常采用二定点或三定点端编缝合。前者较易掌握，也必常用；后者适用于管壁薄、内径小、前后壁呈粘合状态的血管缝合，如内脏静脉的缝合等，这是最基本的端端缝合法，遇有不同情况，可随机改变缝合方式，无论哪一种方式，当已进行端端缝合时，必须对断端和外膜进行修整。对断口附近的外膜及其周围的疏松结缔组织，要适当修剪，以免缝合和打结时把它们带入血管腔内，而导致血栓形成。简单的方法是用一镊子将它顺血管方向拉出断口，然后剪断，任其自然回缩。这样使断端 1~2mm 范围内的血管壁显得平滑，否则缝合后难免有血栓形成。

（1）二定点端端缝合法：临床上多采用两定点缝合，先在血管的内、外 0° 和 180° 各缝一针，然后在两针之间平均地缝合数针，完成前壁后，用同样方法缝合后壁。二定点缝合法具有显然清楚，缝合方便利针距、边距容易掌握等优点。

（2）三定点端端缝合法：在两吻合口缘的 0°、120° 及 240° 各缝 1 针，使吻合口妥帖对合后打结，各结均剪去 1 根缝线，留下 1 ～ 2cm 长的尾线作牵引。牵拉 3 个不同方向的牵引线，以使加针缝合时，不致缝到对侧壁上，然后再在第 1、2 针之间，第 2、3 针之间及第 3、1 针之间，视管径大小，各加缝 1 或 2 针（图 16-8）。

（3）翻转端端缝合法：在手术视野小，血管不易翻转显露血管后壁时，可采用此

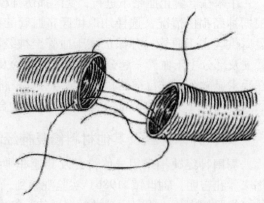

图 16-8　三定点缝合法

法（图16-9）。将两吻合的血管端均侧翻90°，先在后壁中点缝合第1针，在第1针上、下方，分别缝合第2、3针及第4、5针。血管后壁缝合完成后，再缝合前壁，缝合方法同上。

（4）盘端缝合法：这是一种增加血管吻合口直径的方法。当移植组织发自主干血管上

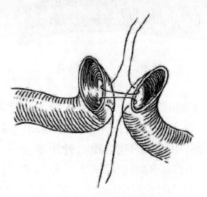

图16-9　翻转端端缝合法

的营养血管细小，又不能切取，利用主干血管时，可在主干血管壁上切取一块盘状血管壁，以增加血管口径，提高血管吻合成功率。主干血管壁缺损处，用6-0或7-0的尼龙线缝合。将带有盘状血管端的组织移植到受区，与受区血管端进行盘端缝合（图16-10）。

（5）Y形端端缝合法：这是另一种增加血管吻合口直径的方法。当有两条并行的细小

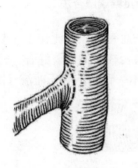
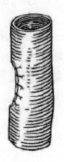

图16-10　盘端缝合法

血管，需要与另一口径较粗的血管吻合时，为提高吻合成功率，可采用本法。Y形端端缝合操作方法为：修整血管外膜，使两根血管口端修剪一样齐，在相邻的血管侧壁制成裂口，其长度约为血管直径的1.5倍。将两血管的侧壁裂口做侧侧缝合，先缝血管裂口的基底部，再缝合后壁，最后缝合前壁，使两个小血管的口合并成一个大的口端，再与另一血管端行端端缝合。缝合完成后，3条血管呈Y形（图16-11）。

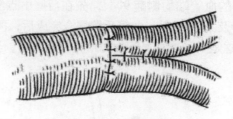

图 16-11　Y 形缝合

（6）等弧度端端缝合法：在临床上，端端缝合的两条血管常遇有血管直径相差较大的情况。如果两条血管的直径相比在 1∶1.5 的范围内，可采用等弧度端端缝合。血管直径较大的吻合缘，针距宽一些；血管直径较小的吻合缘，针距窄一些；但两者针距弧度相等。这样可使较大口径的吻合缘缩小，小口径的吻合缘扩大，使两个口径不等的吻合，妥帖对合，防止吻合口漏血或血栓形成（图 16-12）。

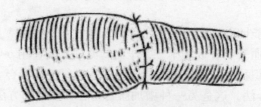

图 16-12　等弧度端端缝合法

（7）斜口端端缝合法：当端端缝合的两条血管口径相比在 1∶1.5 以上时，可将较细的血管吻合缘剪成斜面，以增加吻合周径，再与口径较大的血管缝合。较细血管吻合端斜面以 30°为宜。如果斜面＞45。则粗细血管的纵轴不一致，不利于血流（图 16-13）。

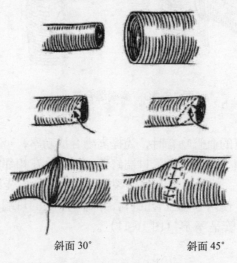

斜面 30°　　　　　　斜面 45°

图 16-13　斜口端端缝合法

(8) 侧裂口端端缝合法：此法类似斜口端端缝合法，用于两条吻合的血管直径相差在 1.5 倍以上时。将较细的血管端侧缘剪成裂口，裂口修剪成半圆形或半椭圆形，以增加吻合口周径，使之与口径较大的血管做对端缝合（图 16-14）。

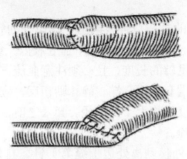

图 16-14　侧裂口端端缝合法

(9) 叉口端端缝合法：对于有分支血管与另一血管吻合时，为了增加血管吻合口的周径，并尽可能避免牺牲吻合血管的长度，可利用分叉基底部血管壁膨出部分，制成喇叭口形，与另一血管做对端吻合或端侧吻合。其吻合方法同上（图 16-15）。

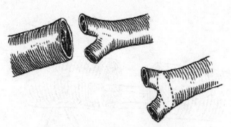

图 16-15　叉口端端缝合法

(10) 斜坡缩口端端缝合法：当两吻合血管直径相差很大，例如超过 1:3 或 1:4 时，很难做端端缝合。为此，可将其中大的血管端吻合口剪成斜面，斜面角度在 45°～60° 为宜，斜面部分予以缝合缩小，余口径与另一需吻合血管口径相适应。斜面缝合宜用间断褥式缝合，或连续缝合，务必使血管壁外翻，防止术后血栓形成。两血管端端缝合，本术式只在特殊情况下使用，对静脉缝合为宜（图 16-16）。

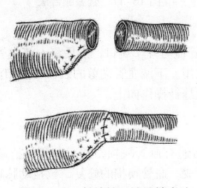

图 16-16　斜坡缩口端端缝合法

2. 端侧缝合法

端侧缝合法主要用于两条血管断端的口径相差太大，或其中一条十分重要而不能进行端端缝合。

3. 套叠缝合法

套叠缝合法是将一输血管的吻合口伸入到另一端血管的管腔内，完成血管缝合。由于吻合时只需缝合3～4针，因此加快了缝合速度，血管腔内无缝合线显露，对血管壁损伤少。但采用此法时，两端血管应有足够的长度，且必须注意血流方向，即将上流血管端套入下流血管端，如为动脉，应将近心端套入远心端，静脉则相反，应将远心端套入近心端，套入血管的长度，应是血管直径的长度或略大于其直径。套入之前，先将忿入血管端的外膜修剪干净，以免外膜带入管腔形成血栓。

缝合方法是在上流血管端外膜剥离处边上缝第1针，自外向内深达外膜与部分中层，不穿过血管内膜，向外穿出。再在下流血管端边缘的适宜处，由内向外穿过全层管壁出针，拉紧缝线打结。距第1针120°处同上法缝针，拉紧打结。在两针间即120°处缝第3针，暂不打结。用微血管镊夹住下流血管断口边缘，使贴紧上流血管开口。用另一微血管镊将上流血管段轻柔塞入下流血管腔内，拉紧结扎第3针，缝合完毕，放开血管来，套入血管顺血流而展平（图16-17）。

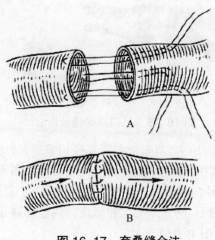

图 16-17　套叠缝合法

剪开套叠法：将下流血管榄剪开1裂口，然后将上流血管端套入。此法操作方便，且可在血管口径略小的情况下采用。下流血管端剪的裂口长度相当于套入血管的长度，第1针子裂口顶角处全层缝合，其他缝针操作向上。

二、血管移植术

在骨科临床实践中，常常遇有血管缺损，常行血管移植修复，否则，将血管勉强在高张力下缝合，必然导致血栓形成。血管缺损的修复，包括动脉缺损和静脉缺损。血管移植材料最常用的是自体静脉移植修复动脉或静脉缺损。也可用"废置"的动脉移植。由于静脉取材方便，切除静脉后对肢体影响较少，目前骨科临床常用的是自体静脉移植。

1. 切取静脉的选择

切取静脉的选择多选用非手术的肢体正常浅静脉进行移植。有时也选用手术野附近的浅静脉，但以不影响手术肢体血液回流为原则。很少取损伤动脉的伴行静脉进行移植。

2. 切取静脉的直径

切取静脉的直径与腔的压力有直接关系。一般选用静脉的直径应等于或略小于需行修补的动脉直径。为避免手术操作引起静脉痉挛而测量不准，最好在移植静脉显露而尚未游离之前，即进行测量。

3. 静脉切取的长度

在切取的静脉做移植时，如移植的静脉切取过短，缝合后会因张力而使静脉腔变扁；切取过长，则开放血流后血管纤曲，影响血流。切取长度可略长于血管缺损长度，在移植缝合之前不予剪裁。将移植静脉一端与损伤血管缝好后，轻轻牵引静脉的另一端，按照血管缺损长度将静脉剪断，再进行另一端的缝合（图 16-18）。

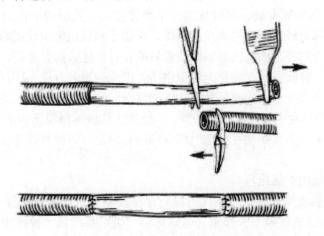

图 16-18　静脉切除长度

4. 移植静脉的处理

将移植静脉的分支用 8-0 缝线结扎。用肝素 0.9% 氯化钠溶液冲洗管腔。如静脉有痉挛时，可用液压扩张法，但压力切不可过大，否则损伤内膜，极易发生血栓。

5. 静脉移植缝合

用静脉移植修补动脉时，应将其近心端倒置，以免静脉瓣阻挡动脉血流。缝合时多采用端端缝合法，应避免移植静脉发生扭转。待两端缝合口均缝合完毕后，同时放松两端的血管夹。如开放血流后移植静脉因动脉压力而发生屈曲，只要不过分严重，不必切断重新吻合，而将屈曲的静脉在局部稍加固定即可。

第五节 游离皮瓣移植术

游离皮瓣移植术是将轴型皮瓣游离移植，其轴心动脉、静脉分别与受区相应的血管进行吻合。由于皮瓣的血管直径在 2mm 左右，需采用显微外科血管吻合技术，进行精密、无创的血管吻合。

一、游离皮瓣、肌皮瓣供区解剖

1. 游离皮瓣、肌皮瓣的供区

由于解剖及临床医学的发展，身体上可供游离移植的皮瓣、肌皮瓣、骨皮瓣、筋膜皮瓣、带感觉神经的皮瓣、静脉皮瓣的供区已近百种，其中可供移植的游离皮瓣供区有 30 余种，肌皮瓣 20 余种，几乎从头到脚都可设计游离皮瓣供区。目前为临床医生广为选用的皮瓣、肌皮瓣有下列几种：颞部皮瓣或筋膜瓣、骨皮瓣，主要用于头面部软组织及骨缺损的修复；颈部筋膜瓣游离移植加植皮可制成薄的皮瓣，作为手、足及四肢软组织缺损修复的供区；上臂内侧皮瓣、上臂外侧皮瓣、肩脚皮瓣、下腹壁皮瓣、大腿内侧皮瓣、大腿外侧皮瓣，以及足背皮瓣等，都是较优良的游离皮瓣供区，可用于四肢软组织缺损的修复；前臂皮瓣、锁骨上皮瓣、耳后皮瓣等是面部软组织缺损修复的良好供区；前臂皮瓣、下腹壁皮瓣还是阴茎再造的优良供区，背阔肌肌皮瓣是大面积创伤软组织缺失的首选供区，特别是用于四肢的大面积皮肤撕脱伤合并开放性粉碎性骨折病例的软组织缺损的修复，正确、及时地采用该肌皮瓣移植，可保存肢体免于截肢。对于严重、广泛挤压的肢体撕脱伤病例，可先做广泛清创，再通过显微外科技术对各类缺损及损伤组织立即进行修复，不但可保存肢体，并有利于挽救患者的生命。

2. 游离皮瓣移植的扩展应用

在游离皮瓣、肌皮瓣移植中，不仅可以对单一皮瓣、肌皮瓣进行游离移植，而且可以将两块，甚至三块游离皮瓣一并移植，这些称为"组合移植""桥接皮瓣"等。即使是单一的游离皮瓣或肌皮瓣。由于皮瓣内的血管分支为树状，可以借助于一对动、静脉蒂所携带的皮瓣，根据其血管分布的特点，制成一蒂多块独立又互相关联的皮瓣，以修复将邻但分开的软组织缺损。现将其称为"分叶皮瓣"和"串联皮瓣"等。穿支皮瓣是近年来发展的新概念，它不牺牲主干血管而利用其皮肤或肌间隔的穿支来设计皮瓣，使皮瓣设计更精确。也最大限度地减少供区的创伤。如腹壁下动脉穿支皮瓣（DIEP）已广泛应用于乳房的再造；大腿外侧皮瓣应用于创面的修复等。

二、游离皮瓣移植术的适应证和优点

1. 适应证

（1）需二期手术：需要二期做游离皮瓣手术的患者，有时甚至是一期覆盖伴有重要结构（如血管、神经、肌腱、骨和关节）外露的大面积皮肤和软组织缺损，需要及时覆盖修复的患者。

（2）覆盖不利于后期重建手术的软组织床（如妨碍肌腱移植、肌腱移位、神经修复或神经移植、骨骼固定和骨移植的瘢痕、慢性溃疡和慢性骨髓炎等）。

（3）替代烧伤、放射、癌根治术和瘢痕挛缩后影响活动部位的瘢痕。

（4）找不到合适的随意皮瓣或轴型皮瓣可用于覆盖。

（5）不希望或不可能将肢体长期固定在不方便的位置上。

（6）为满足功能需要而重建特定组织（如手部或足距侧的感觉，手部手指再造，前臂大块骨骼肌缺损的替代，上肢和下肢骨缺损的替代，手指缺如或毁损关节的替代，手和前臂功能性骨骺的替代，先天性和发育性畸形的矫正，包括桡侧拐棒状手畸形和先天性胫骨假关节）。

2. 游离皮瓣移植术的优点

与较传统的方法相比，游离皮瓣可具有以下优点：

（1）一般情况下可一期完成手术。

（2）供区的选择通常受到较少的限制。

（3）关于供区与受区在颜色、质地、厚度和毛发分布的匹配方面具有更大的灵活性。

（4）许多情况下无需依靠皮肤移植就能够一期闭合供区创面。

（5）大多数供区保留一个可以接受的外观。

（6）能够用有持久血液供应丰富的组织替代缺血的或无血管的组织。

（7）若有适应证，为重建肢体，可在复合组织移植中选择性运用吻合血管的骨移植、有功能的关节、骨髓和骨骼肌。

（8）不需要长期固定在不方便的位置，因而使患者的日常活动更自由。

（9）能够比传统方法更早地活动受区附近的关节，预防关节僵硬和挛缩。

（10）住院时间通常缩短。

三、游离皮瓣移植术的禁忌证和缺点

1. 禁忌证

虽然应用游离皮瓣的绝对禁忌证不多，在下述具体情况下外科医生应有保留地应用游离皮瓣。

（1）外科医生既没有受过显微外科训练，又没有显微外科经验。

（2）缺乏对重建性显微外科项目的保障制度。

（3）需要覆盖或组织重建的部位没有合适的血管可供利用。

（4）受区先前的创伤或放射可能已经严重破坏了受区血管，使其不能用于血管吻合。

（5）如果只有一条大的动脉供应足或手，将其作为游离皮瓣的受区血管，即使采用端侧吻合也可能危及足或手的存活。

（6）年龄本身可能不是一个禁忌证；然而，假如严重的全身性疾病使麻醉意外危险性增大，则应当考虑其他的治疗方法。

（7）假如全身性疾病，如动脉粥样硬化、脉管炎或其他损害，已经引起血管系统的损伤，虽然显微血管手术不一定会失败，但与没有疾患的血管相比，失败的可能性更大。

（8）假如供区以前做过手术，供区血管可能已被损伤，就不能使用该供区。

（9）肥胖使解剖血管蒂困难或者根本不可能。臃肿肥大的皮瓣难于操作，且难以在不引起吻合口的张力、扭转或断裂的条件下植入。有时会由于脂肪组织的阻碍，无法看清血管蒂，因而不能进行满意的吻合操作。

2. 游离皮瓣移植术的缺点

（1）初期手术时间主要取决于所选择的皮瓣和手术小组的经验。

（2）手术可能操作困难而冗长乏味。

（3）通常需要两个手术小组。

（4）假如出现血管内血栓，游离皮瓣完全失败的危险性很大。

（5）据报道，与传统方法相比，游离皮瓣失败的总体风险性更大。Sharzer 等举例，游离皮瓣的失败率为 10% ~ 30%。另外，游离皮瓣移植后再次手术率可以高达 25%。

（6）迟至术后 10 天仍可发生术后血管并发症（通常发生在最初的 24 小时内）。

四、游离皮瓣的选择

在某一具体情况下，供区和受区的血管条件和可用性是确定哪种皮瓣最合适的重要因素。一般说来，应选择能满足特定受区组织要求的最简单的手术。皮瓣的设计应当充分考虑到，一旦皮瓣失败，可以进行满意的补救手术。在大多数情况下，影响皮瓣选择的一个重要因素很可能是外科医生本人应用的某种皮瓣经验。

本节点将讨论复合组织瓣（游离组织瓣）的一期移植在修复和重建上肢或下肢的创伤、感染、肿瘤、先天性和发育性疾病中的应用。应当首先考虑最简单的手术，如局部和远处带蒂皮瓣。在不能采用较传统的方法的情况下，应当考虑显微外科手术；而且，在某些情况下应优先考虑使用游离皮瓣。

1. 上肢

上肢软组织缺损的单纯覆盖、感觉的恢复、骨缺损的重建用无功能骨骼肌单位的替代，以及足趾移植再造拇指和手指方面，游离组织移植是有效的，吻合血管的足趾关节移植至手指关节，以及足趾和腓骨骨骺移植至手指和前臂骨髓，都给处理难度很大的上肢重建问题带来了希望。

目前，最常用于上肢的游离皮瓣包括覆盖软组织缺损的腹股沟皮瓣和足背皮瓣。足背皮瓣还有一个优点：具有来自腓深神经和腓浅神经的神经支配，可用于恢复手部的感觉。对相当大死腔的大面积缺损，尤其是位于肘关节附近者，可用游离肌肉移植，后者包括背阔肌、前锯肌和腹直肌。全部或部分中蹈趾、第 2 和第 3 足趾已被成功地用于拇指和其他手指再造。吻合血管的肋骨、髂嵴和腓骨移植已被用于上肢和手部的骨髓重建。上肢的大多数软组织缺损可用直接关闭、皮肤移植、局部皮瓣或远处带蒂皮瓣治疗；如果技术上可行，这些方法仍然是首选的方法。

2. 下肢

在下肢，治疗骨髓炎时为满足软组织覆盖的需求，已经成功应用背阔肌、前锯肌、腹直肌、股薄肌、阔筋膜张肌、游离腹股沟皮瓣和肩胛皮瓣。足背皮瓣作为一个带神经血管蒂的皮瓣，也被用于恢复足跖侧的感觉功能。虽然肋骨和髂嵴已被用于修复下肢的骨缺损，但这些骨骼的弯曲度和相对脆弱的特点限制了它们的实用价值。吻合血管的腓骨移植已成功地应用于许多下肢骨的问题，这些问题包括肿瘤外科引起的缺损、创伤和先天性异常如先天性胫骨假关节等。虽然吻合血管的腓骨已被用于治疗股骨头缺血性坏死，但由于还没有积累相当数量患者的长期结果，迄今为止其疗效尚未确定。

吻合血管的游离皮瓣、肌瓣或肌皮瓣移植在治疗开放性骨折和创伤后慢性骨髓炎方面将发挥越来越大的作用。对 > 15cm² 的大面积软组织缺损，倾向于选用背阔肌肌瓣。对较小的下肢远端缺损，如骨髓炎的死骨摘除术后，肌瓣（如股薄肌、前锯肌或腹直肌）可能更好。

第六节　游离肌肉 - 肌肉 - 皮瓣移植术

带血管的肌皮瓣游离移植开始于 1973 年，O'Brien 与上海第六人民医院分别游离移植股薄肌及胸大肌。其后陆续出现股薄肌、背阔肌、阔筋膜张肌、腓肠肌内侧头、胸大肌、股直肌、趾短伸肌等肌皮瓣的游离移植。随着技术的成熟与发展，游离肌肉 - 肌肉 - 皮瓣移植术已在许多专业骨科开展，实施这种手术有其严格的适应证与供肌选择。

一、适应证与供肌选择

1. 适应证

（1）外伤或肿瘤切除后：所致皮肤及深层软组织凹陷性缺损，影响功能或外观，局部无适当肌皮瓣可供移位者可用肌皮瓣的游离移穰来修复。移植的肌肉可单纯作为容积性填充物，或同时修复肌肉的功能。

（2）受区条件：受区应具有可供吻合的动脉和静脉。如需修复肌肉功能，还应具有可供吻合的运动神经。如就近没有可供吻合的神经，需行神经游离移植，与较远的运动神经吻合。

2. 供肌选择

（1）被切取的肌肉应没有病变，以保证术后有丰富的血液供给，如为修复肌肉功能障碍，则其功能必须正常。

（2）被切取的肌肉在功能上不甚重要，或失去后可由他肌代偿，以使术后不留下功能影响，或影响较小。

（3）被切取的肌肉要有一组比较恒定的主要神经血管蒂，以保证术中容易暴露，适宜缝合，术后有良好的血供。

（4）被切取的肌肉位置表浅，便于操作。

（5）被切取的肌肉的形态、大小和长度符合受区需要或计划应用的要求。

二、术前准备

为修复肌肉功能，患肢的关节要恢复到最大限度，被切取的肌肉要经过充分的锻炼。

1. 受区准备

如为肢体，则手术要在止血带控制下进行。切除受区瘢痕、病变及变性肌肉。若为修复肌肉的功能，则显露病变肌肉的两端以备与供肌肌腱固定或在骨骼上固定。确定移植肌肉的缝接部，肌肉近端的固定一般为肌腱，变性的腱需切除。如利用游离肌皮瓣填充缺损，则应彻底消除病灶。在受区分出能与移植肌皮瓣吻合的血管，先用无损伤血管夹阻断血流，观察肢体远端血供是否良好，如血供不良只能端侧吻合或做 T 形血管嵌入吻合。有病变的血管要切除，缺损部进行静脉游离移植。

2. 供肌切取

按肌皮瓣的不同，在适当的位置上做切口，结扎血管分支，切断此部肌肉的起止点及周围。一旦分离，肌皮瓣要保湿，持续用 25℃ 0.9% 氯化钠溶液纱布湿敷，发现血管痉挛时，血管蒂敷以 2% 利多卡因溶液。待受区准备就绪后，切断神经血管蒂。

3. 操作要点

主要营养血管切断处应尽量靠近端，以保留足够的长度和较大口径。切断后用肝素 0.9% 氯化钠溶液冲洗血管断端，血管床不得冲洗，将肌皮瓣立即移到受区，先将肌肉两端在一定张力下固定数针，然后再借助于手术显微镜下缝合血管。通常吻合 1 条动脉，2 条伴行静脉，如肌皮瓣中带有较大的皮下静脉，亦予吻合，根据血管口径大小确定缝合针数，选用 9-0 或 11-0 无损伤尼龙丝针线间断缝合。可先吻合静脉，以免渗血过多，若为修复肌肉功能供肌神经与受区神经用 9-0 尼龙丝线做束膜缝合。

三、术后处理与注意事项

1. 术后处理

（1）抗凝药物及解痉药物：术后一般应用低分子右旋糖酐、复方丹参、阿司匹林或双嘧达莫（潘生丁）等，不用肝素。

（2）肢体制动：肢体的肌皮瓣游离移植，术后应用石膏托制动 3 周，防止肌肉回缩或其运动引起血供障碍。

（3）抗生素：预防性抗生素于术前 1 天开始应用，至术后体温正常为止。对局部原有溃疡或炎症患者，抗生素的应用时间要适当延长。

（4）观察病情：严密观察移植组织的变化，如有血供障碍及时处理。

2. 注意事项

（1）注意肌皮瓣的张力和长度：为使游离的肌肉恢复功能，肌端固定时需有一定的张力和长度。如果移植的肌肉张力过大可能发生缺血；张力太小，收缩力不足。肌肉本身的长度不能增减，而其张力大小可由缝合肌肉的长度来控制。

（2）注意运动神经功能：只有恢复移植肌肉的运动神经，方能使移植肌肉有较好的功能。要达到此目的应注意：①移植肌肉的运动神经束与受区的神经束要在粗细及数目上相近似；②缝合时对合要严密；③吻合口无任何张力。

（3）注意止血和缝合肌皮瓣：游离移植后，一定先将肌肉两端固定数针，再缝接血管。防止先缝合血管，再牵挂肌肉或刺激其收缩，引起吻合血管的损伤，发生血供障碍。

四、并发症

1. 出血

游离移植的肌皮瓣下出血，可因肢体活动过早，低分子右旋糖酐用量较多，或静脉回流不畅引起。

2. 血管蒂过长或过短

血管蒂过长引起动脉或静脉扭曲，血流受阻，血管蒂过短张力太大，引起血管痉挛或栓塞。

2. 肌皮瓣坏死

由于各种原因所致主要血管通畅不良，将引起整个移植组织瓣坏死；一旦坏死，补救困难，故术后应严密观察，及早发现并处理吻合血管的痉挛、血栓、出血及血肿等并发症，出现部分皮瓣坏死，则可切除坏死的皮瓣，在移植时防止缺血坏死的发生。若因血管解剖变异可能出肌肉上游离植皮。

第七节　带血管游离骨移植术

自体骨移植虽无排斥反应，但因无血供，移植骨块大部死亡，影响新骨形成及骨愈合。如骨缺损较大（超过 6cm），或受骨床曾经放射治疗或曾有感染或血供不良者，游离自体管移植亦难成功。血管化自体移植骨因带有自身的血供系统，不会发生骨坏死和吸收，不需经过缓慢的爬行替代过程，直接与受区管发生愈合，其修复过程类似骨折愈合，因而能达到愈合快、固定期短、有利于肢体功能恢复的目的。移植骨血供可来自肌蒂或吻合血管，常用的有股方肌蒂骨瓣、缝匠肌股直肌蒂骨瓣、带肌蒂腓骨段转移术和带肌蒂皮质骨片移植术。带血管自体游离骨移植适用于受骨床瘢痕多、局部循环差或常规植管不易愈合时，常用方法有带血管髂骨游离移植、带血管腓骨游离移植和带血管肋骨游离移植，所用血管需有足够的长度和管径，起源及位置较恒定。带血供骨移植操作时间长，技术要求高，并需要一定的设备，故应根据适应证选用。

第八节　大网膜游离移植术

大网膜具有丰富的血管和淋巴管，有较强的抗感染能力；它极易和其他组织粘连而形成丰富的血管吻合，重建患处血运，并挽救患处间的生态组织，故有明显的组织修复能力。大网膜含有较多的脂肪组织，质地柔软，易于修复外形不规则创面，故其还具有较强的可塑形性。所以，用自体大网膜游离移植修复皮肤软组织缺损，已成为外科医生所青睐的方法。

一、大网膜的生理学基础

1. 大网膜的抗感染功能

大网膜的抗感染功能与它具有丰富的血管网及吞噬细胞密切相关。大网膜表面的乳斑是其抗感染的重要部位。它由成丛的各种类型，大小不同的淋巴细胞、未分化的间质细胞和粒细胞等组成。一旦受到刺激，这些细胞即进行分化，发挥抗感染能力。

2. 大网膜的免疫功能

研究证明，T淋巴细胞在大网膜的免疫功能中起了重要作用，从而他认为大网膜具有强大的抗微生物免疫能力。

3. 大网膜的再血管化功能

大网膜与缺血、炎症、受伤的组织粘连后，可迅速发生再血管化。当大网膜与缺血组织接触后，6小时即开始有毛细血管化生现象，并与缺血的组织发生纤维素性粘连。24小时内两者之间粘连逐渐致密。至48～72小时时，已可见肉芽组织生长。当大网膜从腹腔内取出并转移以后，仍能保持这种特点。其机制可能是：网膜组织的内皮细胞能合成碱性成纤维细胞生长因子，刺激各种细胞的生长和分化，诱导超化和促有丝分裂活性，刺激血管新生。

4. 吸收功能

餐后动物腹腔内的浆液性液体增多，而此时大网膜则充血肿胀，淋巴管扩张，呈白色，所以大网膜还具有吸收功能。大网膜的以上生理特点，为其应用于皮肤软组织缺损奠定了理论基础。

二、手术方法及注意事项

1. 手术方法

手术分两组同时进行。一组行腹部手术，做上腹正中或旁正中切口，剖腹后将胃和大网膜提至腹腔外，展平，检查网膜发育情况和血管分布类型。首选胃网膜右动脉做吻合的血管，先将其游离出2.5cm长，并将其外膜剥脱，切断结扎该动静脉在胃壁上的小血管分支，并沿横结肠游离出足够大小的大网膜瓣；根据缺损大小切取大网膜，剩下的网膜组织应展平放回原处。再切断吻合用的胃网膜右动脉，立即用肝素盐水灌注（压力不超过120cm水柱），直到血液排尽后再切断其伴行静脉，将切除的游离大网膜瓣置于湿纱布内待用。另一组手术进行受区的准备。在大网膜瓣转移到受区后，周边作数针固定。吻合血管，供血良好后，一期在网膜上移植中厚皮片，包扎压力不宜过大；亦可用油纱等暂时包扎，3~5天后再移植皮片。

2. 术中、术后注意事项

（1）保证血供是剪裁大网膜的要点，施术时可用血管夹将准备切断的血管暂时阻断，以观察设计方案是否可行。

（2）大网膜每面的血供相同，移植时没有面的区别。

（3）要选择良好的受区血管，必要时可在大网膜血管和受区血管间桥接一段正常的自体血管。

（4）如果大网膜表面所植的是整张皮，宜在该皮片上打孔，以利液体的引流。

（5）术后大网膜成活的观察指征是：连续3天渗出较多，皮片色泽正常，大网膜色泽正常。

（6）大网膜移植成功后，其脂肪组织会逐渐纤维化。如还显臃肿，可在6个月后进行修整。

三、适应证、禁忌证及并发症

1. 适应证

（1）体表各部位较大面积缺损或深部组织外露，无法用一般的皮瓣修复；或因损伤部位血供过度贫乏，无法提供皮瓣移植的血管床者。

（2）用作充填材料修复萎缩性凹陷或腔穴。

（3）严重的四肢外伤，可用"大网膜套"覆盖骨、肌腱和神经等。

2. 禁忌证

（1）大网膜发育不良，解剖异常者。

（2）既往有腹腔感染史或腹腔手术史，可造成大网膜粘连和纤维化者。

3. 并发症

（1）腹部切口感染或裂开；肠粘连、肠扭转或腹膜炎。

（2）网膜血管受压，反折和扭曲，或由于吻合血管不通畅而引起血运障碍，进而大网膜脂肪变性或坏死。

（3）用大网膜修复下肢缺损时，行走或劳动过久会出现肢体水肿，休息后便可消失，可用穿弹力袜预防。

第九节　显微外科技术在创伤骨科中应用的未来与展望

一、显微外科在创伤骨科发展的方向

显微外科技术与微创技术结合是外科发展的方向，这些技术的应用可降低供区的创伤程度，用最小的代价，取得最大的效果。传统治疗方法与前沿科技成果结合，特别是期待干细胞技术与组织工程技术，可用无创修复代替有创修复。这种无创修复将广泛应用于临床，给患者迅速康复。

当前，医学科技与信息技术、数字化技术、自动化技术、超声与影像技术结合，已达到早诊断、精判断、合理选择方案、个体化治疗的新阶段，这些技术的进一步发展，将会对创伤骨科疾病的诊断更准确无误，给临床医生提供更便捷优良的决策。

由于显微外科技术的发展和临床广泛的应用，尤其是采用吻合血管的和带血管蒂的皮（组织）瓣的应用，使各类创伤（面）的修复、重建、整形和再造技术发生变革，过去无法实施的手术，现今获得成功，而且皮（组织）瓣的供区已发展 70 余种，可以说是遍布全身各部，让医生有更多的灵活选择余地。然而科学总是在不断地发展、完善和进化。就皮（组织）瓣而言，将来的发展可能具有以下的特点。

1. 皮（组织）瓣薄型化

由于皮（组织）瓣血供的解剖学研究更加深入细致，尤其是皮肤血供的层次基本清楚，在当前已经熟知的轴型血管、非轴型血管、真皮下血管网与深筋膜层血管网的基础上，期待解剖学家再进一步从解剖学方面研究，皮肤与皮下组织逐层各血管支干的关系研究清楚，以便将来切取皮瓣时可以按解剖层次需要切取，不必像当前那样携带较厚的皮下脂肪等组织显得肥厚臃肿。根据需要可以分层次切取骨瓣（块）、骨膜瓣、肌肉、深筋膜层、皮下脂肪瓣、皮肤瓣等，修复不同层次组织的缺损。

2. 皮（组织）瓣移植小型化

随着解剖学，尤其是细小血管的解剖学等深入细致的研究，分清了各层次各部位组织血管形式，直径为0.4-0.2mm以上小分支血管的情况，临床显微技术都显示得清清楚楚，外科学家可以得心应手进行修补手术，以缺什么补什么，缺多少补多少的手术方式，切取小型组织瓣（块）进行带血管蒂的移位或吻合血管的移植术进行修复小的组织缺损，如此可以大大减少组织的损伤。

3. 皮（组织）瓣组合形式化

根据不同部位、不同组织的缺损程度切取不同的组织瓣（块），然后经过细小血管的吻合形成一个组合的组织瓣（块）进行修复，更接近伤缺组织的解剖功能与外观。例如，切取股前外侧皮瓣与趾间关节经过吻合血管组合修复手背皮肤和某掌指关节缺损。切取第2趾与上臂外侧皮瓣组合再造拇指与虎口成形等。这样可以使皮（组织）瓣优化组合，获得更好的效果，而且减少供区的损伤。

4. 组织工程的研究制备与临床应用

当前组织损伤缺损的修复需要自身组织移植，"拆了东墙补西墙"，患者实在是无奈接受。组织工程的研究开发为组织损伤缺损的修复展现了美好的前景。

二、显微外科在骨移植方面的展望

1. 进一步提高显微外科技术在自体骨移植中的应用

继续开拓新的供骨区。需要强调的是，在开拓新供区，创用新术式时，应本着力求减少供区的损伤和手术创伤，而又能提高手术成功率的原则。切忌为了标新立异而弃简就繁，这是指导我们开展研究的方针。对已有供骨区还有许多问题需要作进一步研究。如对供区血运分布的全面、深入的了解，对切取骨瓣后供区的骨生物力学的测定，移植骨内、外固定方法的设计和改进，对带血管蒂骨膜、骨瓣与人工骨、异体骨、灭活骨的结合应用，筛选操作简便、疗效可靠的优良供区等，这些对临床均有重要指导意义。

2. 早日实现带血管蒂的同种异体骨移植的实际应用

带血管的自体骨移植虽有诸多优点，但也存在着不少问题。以修复大段骨缺损为例，采用带血管的自体骨移植术，在受区、供区均要进行复杂的操作，费时长，创伤大，使患者承受着沉重的手术负担，况且，自体供骨量毕竟有限，事实上没有可供移植的自体整块大管状骨和大关节的实际可能。预计今后随着异体供骨区的开拓，免疫排斥反应的克服，供骨源的解决和保存技术的改进，将使带血管的各种异体骨、关节移植术能得到实际应用与推广。

3. 期盼带血供组织工程骨的突破

组织工程骨同其他类型移植骨一样，充分的血液供应是保证组织工程骨体内存活的决定性因素。因此，如何促进组织工程骨的血供重建是关键所在。应用显微外科技术构建血管化组织工程骨目前在实验研究中已初步取得令人鼓舞的成绩。期盼不久的将来，带血供组织工程骨将为修复人体长管骨节段性缺损提供完善的治疗方法。

三、再植与再造的展望

1. 追求更加优质的再植与再造手术效果

断指再植成活不等于成功，成功再植后的断指应该有满意的外形和良好的功能。断指再植成活已不成问题，但离成功还有一定的距离，需要不断努力。首先在保证成活的前提下，要把追求满意外形和优良功能贯穿在手术过程中，重视骨骼固定、肌腱修复、血管神经吻合及皮肤软组织覆盖等每一个环节，创造良好的条件。其次要有完整系统的术后康复措施。指导患者正规的功能训练，提高断指再植功能效果。

2. 进一步改进小血管吻合修复技术

继续进行改进小血管吻合方法，研究出吻合速度快、通畅率高、质量保证的小血管吻合新技术，使显微外科来一个彻底的革命。以前曾进行过粘合法、套管法等研究，都未得到临床应用，要继续进行研究。此外能否借鉴微创外科的操作模式，利用视屏等高科技手段来进行显微外科的操作。

足趾移植拇、手指再造的方法已被广泛应用，很多单位的医生都能进行，但手术的质量和效果还是有很大差别。该项技术虽然得到了很多创新，但还有很多问题和未知需要我们去探索和解决。

（1）重视再造指外形的改进：如果不注重再造指外形的塑造。与正常手指差别明显。患者不够满意。尤其是多指再造。一堆脚趾挤在一起，外形很难看，不像手。倒很像足。目前虽然报道了很多解决的方法，有了很大进展，可以进行一期或二期修整，但没有得到广泛应用。

（2）组合移植：如何再造一个周径、长度以及关节位置与正常予指近似的手指，这个问题单个足趾移植再造难以解决，需要花大力气研究探索。

（3）重视足部供区的修复：足趾移植拇、手指再造是以牺牲足趾为代价的"拆东墙补西墙"的方法。显然对足部的外形和功能有一定影响，尤其是多足趾的移植影响就更大。我们不能一味的顾手不顾脚．如何将足部的创伤减少到最小程度，是应该重视的问题。目前很多学者已注重足趾移植后的供区修复，不再是以前的简单缝合。

（4）重视功能康复：有些再造指不但外形难看，功能也不佳。主要表现指关节屈曲，肌腱粘连，无主动伸屈功能。与断指再植一样。首先要把功能恢复的要求贯穿手术始终，做好骨、关节、肌腱等各种组织结构的修复，然后是术后正规系统的康复治疗。

（李中檀　马树强　靳松）

第十七章　数字骨科技术在创伤骨科中的应用与展望

第一节　数字骨科技术的概念与起源

一、中国数字人研究发展概况

1. 中国数字人计划

数字人计划源于美国可视人计划，美国可视人计划（Visible Human Project，VHP）是在 1988 年以"研究生物医学图像建立与传播的科技问题"为核心目的会议上制定的，该会议是由美国国立医学图书馆（NLM）召集 8 个相关中心进行。VHP 项目包括一个代表正常成年男性和女性体数据的数字图像库，具体涉及尸体横断面的照片图像及 CT、MRI 的医学图像。该项目获得的标准数据可应用于临床、教育及研究。

数字人（digital human）是比可视人更加先进的虚拟人体形态，利用反馈等设备及虚拟现实技术，不但能在显示设备上看得到，而且能复合声音，从而模仿真人的各种反应，在视觉、听觉及触觉上提供实时反馈，对现代医学的临床、教学及科研有着重大的意义。

中国是继美国和韩国之后，全球第三个开展数字人计划的国家，但发展迅速，在以钟世镇院士为首的科研团队的不懈努力下，中国数字人计划取得了丰硕的成果。

二、香山科学工作会议的历史意义

香山科学会议是我国专门研讨科技发展前沿方向的重要学术会议，在 2001 年及 2003 年，为了探讨中国数字人的研究，专门组织了香山科学会议进行研讨。

2001 年 11 月的香山科学会议对数字人研究的国际进展、国内现有技术基础、开展中国人研究的意义等问题进行了深入的讨论，会议明确了启动中国数字人计划的必要性和重要性，首次确定将把虚拟人打造为生物实验研究的重要平台。

2003 年 9 月的香山科学会议的主题是中国数字化虚拟人体研究的发展与应用。会议对数字人数据的后处理工作进行了广泛交流，将后期的图像配准、分割、可视化、网络数据存储及访问列为重要技术项目。会议肯定了我国数字人计划的成绩，标志着我国已成为继美国、韩国之后，第三个拥有数字化可视人数据集的国家，并且在数据精度和数据提取速度等方面步入世界先进水平。

随着数字化可视人体的基本完成，我国数字化虚拟人体工作在医学和与人体活动相关领域中将取得更广泛的应用及发展。

三、数字骨科概念的提出及意义

根据数字医学和"数字解剖学"在国内外的发展情况，裴国献等将骨科学的基础及临床与数字化技术紧密结合起来，于 2007 年首先在骨科领域提出了一个融汇了多学科交叉的骨科学新分支——"数字骨科学 (digital orthopaedics，DO)"的概念与观点，钟世镇院士等对此涉及面广、内容繁多、新兴交叉的前沿重大技术进行了理论分析、宏观定位与学科归属，希望将数字化技术与骨科学进行有效地结合，利用各自学科的优势，将医学与工业技术进行融合，并系统地研究与应用，最终形成具备完整的学科理论与体系的新型学科，从而促进骨科学的进一步发展。目前，骨科领域的数字化技术应用已深度到诊断、治疗的多个方面，骨科已步入数字时代。

数字骨科学概念的提出，可充分融合数字医学、中国数字人技术、先进数字医疗设备、计算机云平台和医疗专业软件的各自优势，不但可以建立骨科数字化三维解剖图谱、器械信息库，还建立骨科患者的数字化骨科数据库，从而实现信息及资源共享。既利于骨科医生共享医疗经验、成果和最新技术信息，又利于开展标准操作的示范教学。

第二节　数字骨科涵盖的内容

一、可视化技术

可视化技术（visualization technology）是利用计算机图形学和图像处理技术，将数据文件转换成图像或直观图形在屏幕上显示出来，并可进行人机交互处理的理论、方法和技术。它涉及到计算机图形学、图像处理、计算机视觉、计算机辅助设计等多个领域，现已日渐成为计算机信息技术的重要发展方向，是涉及数据表示、数据处理、决策分析等一系列问题的综合技术。

目前，在骨科诊疗中，通过医学三维重建软件处理 CT 或 MRI 等数据后，可通过可视化界面窗口重建出三维模型图像，并提供人机交互平台，实现骨骼模型的可视化操作。

二、模拟手术

通过可视化交互平台，建立骨骼模型后，结合内植物及手术器械的数字模型库，可对骨骼模型及器械模型进行位移、嵌合等操作，实现数字化模拟手术（digital simulated operation）。

例如在骨折治疗的案例中，可通过术前的模拟复位，可对术中复位提供参考；在复位后所得的三维模型上进行测量，可在术前可对内植物的种类及尺寸做出预测，确定钢板的摆放位置后，通过透视模式就可清晰地看到每个螺钉是否通过骨折块，从而确定术中需要钢板上哪些螺钉可达到有效固定。例如肱骨近端的骨折术前模拟手术，采用三维模型测量，模拟钢板、螺钉植入，呈现三维立体图像，可以更清楚的了解到固定的情况，如图 17-1 所示。

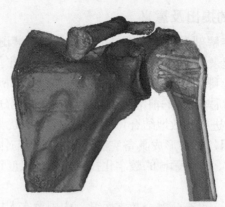

图 17-1　肱骨近端骨折术前模拟手术

模拟手术好处在于可供手术组医生团队进行病例讨论、手术方案制定、手术模拟训练，进一步提高手术治疗团队医生熟练度及医生之间配合的契合度，为患者制定个性化、精准化、合理化的治疗方案，优化手术方式，提高手术成功率，减少并发症，降低手术风险，缩短手术时间、减少对患者、医护人员的辐射暴露伤害及手术、麻醉的不良反应；还可用于术前医患谈话，利于医患沟通，减少医患双方因对病情及手术方式理解偏差导致的纠纷。除此之外还可便捷地应用于医学教学，增强学员的感官认识。

CAOS 技术的广泛应用始于欧洲和北美，从 2000 年 2 月开始联合召开 CAOS 全球年会。由于骨骼刚性结构的特殊性，此项技术在骨科各个领域发展迅猛，在脊柱骨折、关节置换、前交叉韧带重建、骨盆及长骨干骨折治疗等方面开始广泛应用，是数字医学重要的组成部分。

三、3D 打印（快速成型技术）

快速成型技术（rapid prototyping，RP），通俗常称为三维打印、3D 打印技术，这种技术思想起源于 20 世纪末的美国，它是一种新的工业制造技术，是数字技术与制造技术的交叉学科，该技术将计算机辅助设计（computer aided design，CAD）、计算机辅助制造（computer aided manufacturing，CAM）、计算机数字控制（computer numerical control，CNC）、精密伺服驱动、激光学和材料科学等先进技术集于一体。它包含计算机辅助设计与制造、逆向工程、分层制造、增材成型、减材成型等多种技术，其中增材成型制造技术是目前三维快速成型的主要方式。20 世纪 80 年代中期，发明家恩里科·迪尼（Enrico Dini）发明设计了一种的以立体快速成型为制作方式的打印机，从此三维快速成型开启了工业制造的新时代。目前医疗上使用的三维快速成型技术基本为增材成型制造技术。

增材成型制造技术是采用离散与堆积成型原理，在计算机的辅助下，将需要制造模件的 CAD 模型或 CT 等三维空间设计数据导入相应的仪器中，通过软件将模件分割成厚度均匀的薄层的平面二维结构，在数字化系统控制下三维快速成型仪器以平面堆砌的加工方式从支持面到顶，将每个薄层进行堆积及粘结，完成整个三维模型的制作。

根据成型方式不同，三维快速成型方式包含挤压、线性电子束、粒状、粉末层喷头 3D 打印、层压、光聚合。

快速成型堆积技术包括：熔融沉积成型 (fused deposition modeling，FDM)、电子束自由成形制造 (electron beam freeform fabrication，EBF)、直接金属激光烧结 (direct metal laser sintering，DMLS)、电子束熔化成型 (electron beam melting，EBM)、选择性激光熔化成型 (selective laser melting，SLM)、选择性热烧结 (selective heat sintering，SHS)、选择性激光烧结 (selective laser sintering，SLS)、石膏打印 (plaster printing，PP)、分层实体制造 (laminated object manufacturing，LOM)、立体光固化成型 (stereo lithography appearance，SLA)、数字光处理 (digital light processing，DLP) 等。

医学上常使用的 3D 打印技术有 FDM、SLS、SLA 等技术。

熔融沉积成型 (fused deposition modeling，FDM) 是将具有热熔特性的丝状材料通过喷头加热融化喷出，同时喷头在计算机的数字化控制下，根据截面轮廓信息，将材料通过三维信息选择性地喷涂在工作台上，材料经过快速冷却后形成一层切面。每一层切面成型完成后，机器工作台下降一个分层厚度的高度，再循环成型下一层，直至形成整个实体模件。

FDM 技术的优点在于：①操作环境干净、安全，材料无毒，可以在办公室、家庭环境下进行，没有产生毒气和化学污染的危险；②结构中无激光器等贵重部件，因此造价便宜；③材料利用率高，可替代及备选材料种类很多，材料价格也相对便宜；④成型材料多为丝形卷轴式包装，存放空间小，便于搬运和替换。

FDM 技术有以下缺点：①成型精度低，最高精度只能为 0.1mm。成形的模件表面粗糙，有明显线感，需后续抛光处理；②由于喷头做往复机械运动，因此成型速度较慢；③需要耗费成型材料作为支撑结构，成型后需手工去除支持材料。目前，部分医院在设备经费投入较少的情况下所采用的桌面型 3D 小型打印机就是这种打印方式（图 17-2）。

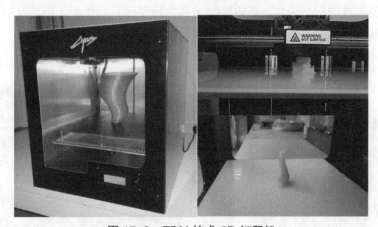

图 17-2　FDM 技术 3D 打印机

选择性激光烧结 (Selective Laser Sintering，SLS) 是通过铺粉装置将粉末材料平铺在工作台或已成型模件的上表面平铺一层，并预先将可烧结的粉末材料加热至恰好低于该粉末烧结点的特定温度，根据该层截面的轮廓数据向控制系统发出相应指令，控制红外激光束在材料粉层上扫描移动，将材料粉末的温度升到烧结点温度，使新增材料与下面模件已成型的部分的接触面实现粘结。每一层完成粘结后，工作台面自动下沉，下沉距离为截面的层厚，铺料装置在其表面再均匀铺上一层材料粉末，进行新一层截面的烧结，直至完成整个模件。

SLS技术的优点包括：①材料种类广泛。其可用粉末材料包括金属、石膏、高分子、陶瓷、尼龙等多种材料。特别是金属粉末材料，是目前骨科临床3D打印个性化内置物技术中最热门的发展方向之一；②制造工艺简单。可以直接生产各种复杂形态的三维模件，包括实心或有灌注空腔的部件及整体模件，由于可用材料比较多，更换粉末材料可实现多种材料的层叠；③无须支撑结构。直接根据模件数据进行烧结，叠层堆积成型过程出现的空层可直接由未烧结的粉末来填充支撑，成型结束后可去除填充粉末，节约粉末材料；④成型精度高。一般能够达到模件整体范围内（0.05-2.5）mm的公差；⑤材料利用率高。由于不需要支撑，无需添加底座，空层填充材料亦可回收，因此是常见的几种快速成型堆积技术中材料利用率最高的，且粉末材料的价格相对便宜。

SLS技术也同样存在缺点：①表面较为粗糙，不光滑。这是由于模件成型是将粉状成型材料经过加热烧融后再冷却来实现逐层粘结的，因此，模件表面从微观上实际是粉粒状的，因而表面仍较粗糙，但相对于FDM技术而言，表面粗糙程度在可接受范围。而且在个性化内植物的制作过程中，金属粉末烧结表面的凹凸不平还有利于增加内植物与骨组织间的摩擦力，利于力学结构的稳定，从这方面来看也不完全是缺点；②烧结成型的过程存在异味。SLS技术中粉末材料需要被激光束将其加热达到熔化状态，当粉末材料为高分子材料、尼龙等材料是，粉末在高温激光烧结时会挥发出具有异味的气体；③无法直接成型制造出具有高性能力学特性的金属或陶瓷零件，而且在制造大尺寸零件时容易发生形变；④加工时间长。加工前，常需要较长时间的预热时间，有些仪器甚至需要2小时的预热；模件成型后，要花更长时间才能达到冷却，要冷却后才能从粉末缸中取出（图17-3）；⑤由于使用了激光发生器，不但增加了仪器本身的制造成本，还需要很多其他辅助配合的保护工艺，仪器整体技术研发难度大，制造和维护成本也非常高，适合大型研究机构或制造公司使用。

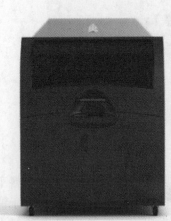
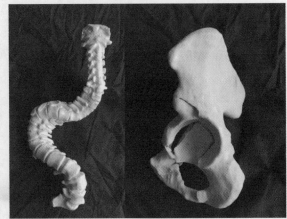

图 17-3　SLS 技术 3D 打印机及打印设计的模型

立体光固化成型（stereo lithography appearance，SLA），现在骨科临床上许多导板或者导向器大部分是通过 SLA 技术制作的，采用 SLA 技术 3D 打印机绘制模拟真实病例的三维图像（图 17-4）。同时它是在设备的材料液储存槽中充满液态光敏树脂，这些液态光敏树脂材料在激光器所发射的紫外激光束（与 SLS 使用是红外激光不同）照射下，会快速固化。在成型制造开始时，成型机的工作台平面位于液态光敏树脂的液面以下，工作台平面与液面高度之间的距离为拟成型模件截面的层厚。聚焦后的激光束通过计算机控制，依据拟成型模件的轮廓数据对材料的液平面进行扫描。激光束所扫描过区域中的液态树脂将产生快速固化反应，从而完成一层截面的成型过程，得到一层薄片。然后，工作台平面继续下降到液面之下，高度仍为一层截面的层厚，再固化成型另一层截面。不断循环叠加直至构建出三维实体模件。

SLA 技术的优点：①该技术在几种常用 3D 打印技术中，发展时间最长，工艺最成熟，应用最广泛。在全世界现有安装的快速成型机中，光固化成型类设备约占 60%；②成型速度较快；③具有高度柔性；④成型精度非常高，可以达到到微米级别，比如 0.025mm；⑤成型模型的表面质量好，光滑度高，适合做精细零件，如椎弓根钉手术导板。

SLA 技术的缺点：①设备造价高昂，而且成型设备的使用和维护成本都较前两种高。由于 SLA 技术需要对液体进行操作，其设备精密度高，对工作环境中的温度和湿度都有严格的要求；②需要额外设计支撑结构，而且这种支撑结构需要在模件未完全固化时去除，因而容易造成模件的损坏；③成型所用的光敏树脂对人体有轻微毒性，部分人体皮肤接触后有过敏反应，在应用于手术导板时应当注意这种不良反应，同时光敏树脂对环境有污染性；④光敏树脂材料价格贵；⑤成型后模件的强度、刚度、耐热性有限，温度过高时会熔化（成型后温度不能超过 100℃），固化后较脆，易断裂，可加工性不好。模件易吸湿膨胀，抗腐蚀能力不强，不利于长时间保存。

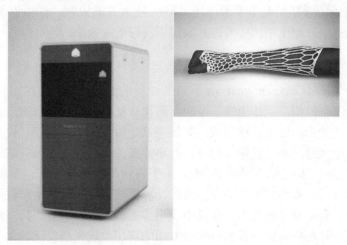

图 17-4　SLA 技术 3D 打印机及打印设计的模型

根据成型过程中所用材料的不同分为三大类：粘接材料、熔融材料和光固化三维快速成型打印材料。现有用于三维打印的材料种类繁多，工业上常用材料有工程塑料、光敏树脂、陶瓷、彩色石膏材料、金属材料（如铝材料、钛合金、不锈钢、金、银等）以及橡胶类物质等。

工程塑料是当前应用最广泛的一类三维打印材料，常见的有 ABS 类材料、PC 类材料、尼龙类材料等，相对于普通塑料，工程塑料有强度大、硬度高、耐冲击、耐高温及不易老化等优势。

光敏树脂（ultraviolet rays resin，UVR），是常用三维打印材料，其化学成分是由聚合物单体与预聚体组成，一般为液态，由于这种材料中加有紫外光引发剂（或称为光敏剂），所以当有波长在 250-300 纳米范围内的紫外线照射时，紫外线能立刻引起材料的聚合反应，快速由液态转化为固态。由于这种材料的化学特性，在工业上常用它来制作温度、强度及防水性要求高的模件。

除此之外，粉末人工骨、生物细胞等原料以及巧克力等食品材料也在三维打印领域得到了应用。三维打印所用的这些原材料与普通工业制造中使用的原料不同，都是根据各种不同类型 3D 快速成型技术和打印设备特点研发出来的专用材料。为了配合不同打印设备和成型技术，成型材料在形态上有多种选择，常见的有粉末状、丝状、层片状、液体状等。医用上多使用 PP 粉末、SLS 粉末、SLA 材料、金属粉末等材料。

四、CAOS 技术

计算机辅助骨科手术（computer assisted orthopedic surgery，CAOS）是一门新兴的多学科综合研究领域，是集计算机科学、数学、机械学、骨外科及生物医学工程学等多学科高技术的结晶。能有效帮助骨科医生合理充分利用术前 CT、MRI 及术中 X 线片、术中 CT 等多模图像数据、红外线立体定位系统和医用机器人，进行配准、定位，制订手术计划，实现手术模拟，进行骨科手术干预。它对于术中提高手术定位精度、选择最佳手术路径、减小手术损伤、执行复杂脊柱、创伤、关节手术和提高手术成功率等具有十分重要的意义。

目前在国内外，脊柱、关节手术使用 CAOS 技术日渐成熟，创伤中像骨盆、髋关节等复杂部位骨折也逐渐开始使用该技术，并取得了良好治疗效果。

五、有限元分析

有限元分析（finite element analysis，FEA）利用数学近似的方法对真实物理系统（几何和载荷工况）进行模拟。它是用较简单的问题代替复杂问题后再求解。它将求解域看成是由许多称为有限元的小的互连子域组成，对每一单元假定一个合适的（较简单的）近似解，然后推导求解这个域总的满足条件（如结构的平衡条件），从而得到问题的解。

有限元分析法从 20 世纪 70 年代开始应用于脊柱生物力学领域，早期的骨科分析受技术条件的限制，分析结果的实用性不强。随着计算机技术、仿真技术和数值分析理论与临床应用的深入结合，有限元分析技术在骨科中使用得更加广泛。目前，其在骨生物力学研究、内固定材料研究、骨科疾病病理机制研究等方面的应用也越来越广泛。

在生物力学中，有限元分析法可根据需要产生各种各样的生物数字模型，根据生物学特性对模型进行实验条件仿真，在不同实验条件下模拟模型的形变（包括拉伸、弯曲、扭转等），从而分析其中的应力应变分布、内部能量变化、极限破坏分析、强度分析、稳定性和疲劳损伤以及寿命的预测等。同一个模型在数字虚拟计算中可反复进行加载或组合，其结果不受其他客观条件的限制，节约成本。因此，有限元法目前已成为骨生物力学、内固定材料、骨科疾病病理机制等方向研究中常用的重要方法之一。

第三节　数字骨科常用软件及设备介绍

一、常用的医学三维数字重建软件

目前在骨科临床中常用的医学三维数字重建软件有：国外的 Mimics、Amira，国内的锋算、旭东等软件。

就现有文献中所报道的软件使用情况来看，Mimics 软件是在绝大多数文献中所提及的医学三维数字重建软件，其应用最广泛。但无论是哪一种软件，原理都是通过 CT 或 MRI 的断层扫描图像，通过计算机叠加算法获得三维数字图像，而这些软件进行各种组织的分辨和分割的方法都是通过对阈值的判断及赋值。由于 Mimics 应用广泛，下面着重以 Mimics 为例介绍医学三维数字软件。

Mimics 软件是比利时 Materialise 公司开发的交互式医学影像控制系统（Materialise's interactive medical image control system, Mimics），是目前医学领域中同时具有三维数字成像、有限元数字建模及模拟仿真治疗等功能模块的常用软件之一（图 17-5）。该软件拥有强大的三维数字建模功能，能通过断层扫描数据对解剖结构复杂的组织进行三维模拟重建及有限元分析建模，同时具有在二维图像及三维模型中进行长度、角度、容积等参数测量的功能，还可进行初步的医用计算机辅助设计 (medical computer aided design, Med CAD) 设计。该软件诞生于 1992 年，在随后的开发过程中，不断拓展新的应用领域，目前已涉及基于医学影像的医学三维建模、计算机辅助设计、有限元和流体力学分析、快速原型制造、虚拟手术规划、人体解剖学测量分析、组织工程支架空隙分析等计算机辅助医学的各个领域。

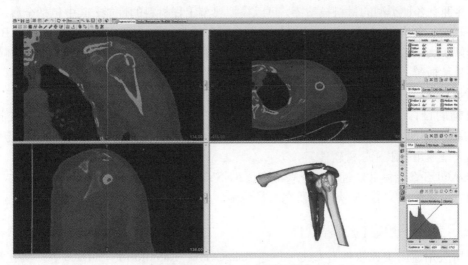

图 17-5　Mimics 软件界面

Mimics 功能丰富，用户导向的界面友好，通过输入 CT、MRI 设备扫描的数据，进行三维重建，例如重建的膝关节骨骼三维模型（图 17-6），不但可提供精确的人体解剖局部显示，而且还是 CAD（辅助设计）、FEA（有限元分析）. RP（快速成形）、FEA（有限元分析）等软件的前处理软件。目前，在全世界范围，许多用户都使用 Mimics 处理医学数据，然后输出到快速成形机器制作实体模型，能让医生发现在 X 线片，CT 或核磁扫描图像等传统影像学图像中不易发现的重大问题，并可进行手术规划。

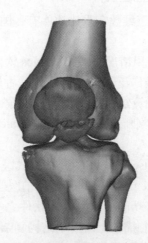

图 17-6　重建的膝关节骨骼三维模型

二、常用医用有限元分析软件

ABAQUS 是一套功能强大的工程模拟的有限元软件，其解决问题的范围从相对简单的线性分析到许多复杂的非线性问题。ABAQUS 包括一个丰富的、可模拟任意几何形状的单元库。并拥有各种类型的材料模型库，可以模拟典型工程材料的性能，其中包括金属、橡胶、高分子材料、复合材料、可压缩超弹性泡沫材料等材料，作为通用的模拟工具，ABAQUS 除了能解决大量结构（应力／位移）问题，还可以模拟其他工程领域的许多问题，例如热传导、质量扩散等。

ANSYS 软件是美国 ANSYS 公司研制的大型通用有限元分析（FEA）软件，能与多数计算机辅助设计（CAD, computer Aided design）软件接口，实现数据的共享和交换，如 Creo, NASTRAN, Alogor, I-DEAS, AutoCAD 等。是融结构、流体、电场、磁场、声场分析于一体的大型通用有限元分析软件。

ABAQUS 在固体非线性方面比较强大，ANSYS 在流体方面比较有优势，因此，在骨科的应用中，选择 ABAQUS 软件的研究人员较多。

三、常用医用逆向工程软件

常用医用逆向工程软件有 Geomagic、Imageware、Rapidform、Surface 等，其在数字骨科中的应用主要在以下几个方面：①植入假体的设计和制作；②手术设计、评估及复杂外科手术教学；③对人体骨的三维模型进行力学分析，建立人体的运动力学模型。通过快速成形技术与逆向工程手段，可以建立骨科手术计划系统 (orthopedic surgical plan system) 进行骨科手术的设计与评估，其内容包括建立常用内固定器械库、骨折-维分类数据库，骨折部位三维承建及复位模拟、内固定器的选择等。

第四节　数字骨科技术在骨科临床应用的进展与未来

对于骨科患者来说，数字骨科技术不但用于术前诊断的明确、个性化手术方案的优选制定、术后内植物生物力学稳定性的评估，而且还可用于内植物的量身定做及生物制造，这都将使骨科治疗微创化、个性化、精准化。

数字骨科研究和应用重点在基础研究与临床研究方向上齐头并进，生物软骨打印、人工骨仿生制造、个性化假体设计与制造等是基础研究的热点，而临床研究主要以骨盆骨折、髋臼骨折、累及关节的复杂四肢骨折、四肢畸形矫形、关节置换、骨肿瘤以及脊柱疾病的治疗为主。

一、计算机导航在骨科治疗中的应用

1. 脊柱外科

计算机导航技术在脊柱外科应用最广泛，而且发展最快，自 20 世纪 90 年代起就正式用于临床，现已拓展到颈椎、腰椎和胸椎。可依赖术前或术中 CT 的导航。如椎弓根螺钉的置入，术前通过 CT 对手术部位脊柱进行三维重建，制定手术方案，术前在脊柱上确定 3 ~ 6 个术中可分辨的标记点。术中找到前述标记点后，通过带有动态参考系统的操作器械进行点对点匹配。当两者完全匹配时再钻孔置入螺钉。CT 良好的三维图像在颈椎和胸椎上段的手术中使用更有优势。随着影像设备及导航工作中心软件的发展，依赖术中 X 线的导航技术也日益成熟。术中通过 X 线获得图像，然后通过计算机工作中心设计引导下置入椎弓根螺钉。不需要术前模拟，而且术中图像可以更新，但是无法得到良好的三维图像。所以更广泛应用于腰椎和下胸椎，不过也有人开始应用于颈椎和上胸椎。目前，除导航螺钉置入手术外，导航下切除脊柱脊髓肿瘤、脊柱侧位矫形手术及经皮椎体成形术也有不少文献报道。

2. 创伤骨科

随着微创的要求变高和 X 线的局限性，计算机导航在创伤骨科的应用将更加广泛，主要集中在骨盆骨折、髋臼骨折、骨折辅助复位及骨折髓内钉治疗。

骨盆骨折和髋臼骨折的有些位置比较深而且移位比较小，X 线片不容易发现，而且微创治疗的手术入路比较困难，很难达到坚强固定。用以 CT 依赖的导航则变的简单方便，将参考架固定于患者骨折肢体表面，术前进行 CT 扫描，手术模拟入路位置术中导航仪帮助引导、配准，经皮即可到达理想部位，达到坚强准确固定骨折。

股骨颈骨折空心螺钉的应用：复位骨折后，牵引床维持复位，C 臂 X 线机照射，将图像传到投射计算机工作站，通过设计轨迹和引导进行螺钉置入。

髓内钉内固定手术中的应用，主要用于骨折闭合复位和髓内钉的固定，首先准确骨折复位,在髓针进入髓腔以后,然后跟踪实时显像指导锁钉入孔。

3. 关节置换

包括髋关节置换(TKA)和膝关节置换(THA)。髋关节置换的应用比较早。通过导航可以准确的确定截骨线、面及截骨量,从而保证假体安装位置和轴线的准确性。计算机辅助骨科技术系统可以在术前用CT或X线片对关节进行扫描及三维重建,设计假体的位置、大小,通过计算机计算出力学轴线和截骨平面,模拟匹配,模拟关节活动。术中通过导航系统的指示,手术医生可在合适的位置安放假体。计算机导航下假体安放位置要优于传统手术,减少了由于位置不合适而造成的假体脱位,良好的运动轴线也保障了手术后患者有效、安全的早期功能康复训练,提高假体生存率。

4. 骨与软组织肿瘤

如何能够精确切除靶区肿瘤组织,肿瘤手术的一大难题。计算机导航在此方面优势明显,术中通过CT定位系统能对高度不规则肿瘤制订精确的三维立体显像,提供肿瘤实际形状,精确定出肿瘤边际,严格区分肿瘤与周围的正常组织,从而达到准确切除同时还可以避免损伤重要组织器官,将提高某些肿瘤的控制率和患者的生存率。

5. 交叉韧带的重建

膝关节交叉韧带的重建关键在于交叉韧带骨孔位置的确定。通过术前模拟来确定合适的钻孔点位置和方向。术中进行图像配准来完成交叉韧带的重建。而且计算机辅助还可以确定交叉韧带合适的张力。通过术中导航和图像重叠技术的融合,外科医生可以在术中清楚看到模拟的膝关节,准确确定交叉韧带的位置,在监控下完成钻孔,并通过模拟膝关节的运动确定交叉韧带的张力。

二、可视化技术及 3D 打印技术在骨科治疗中的应用

3D 打印技术在我国的骨科领域已得到广泛应用,其临床应用在世界上属于领先水平。

国内外多家单位都先后开展了 3D 打印技术在骨折治疗中的应用,具体涉及到骨折实物模型打印、复杂骨折辅助复位、内植物的选择及预制、制作导航模板引导内植物置入、个性支具设计及制作等技术。

通过 3D 打印模型诊断和治疗复杂骨盆、髋臼骨折,术前根据骨折影像学资料制作 3D 打印模型,并依据模型对骨折进行分型及制定手术方案,术前模型上对骨折块进行复位操作和择合适内置物,并根据模型对钢板进行预塑形后置于骨折复位后的模型上并固定,进一步确定钢板放置的合适位置和螺钉数量、方向和长度,与实际手术结果一致,缩短了手术时间和出血。

可视化及 3D 打印技术在累及关节的四肢骨折同样获得良好的临床效果。使用 3D 打印技术制备模型,用于个性化手术方案制定,通过观察模型修正了部分病例从影像学图片得出的骨折分型,有效地解决了 CT 检查在处理累及关节的复杂骨折时信息不完善的弱点,制订了更加完善的手术计划,可获得了理想的术后效果。

3D 打印技术在脊柱骨折临床治疗中的应用主要是用于椎弓根螺钉植入导板设计及制作。先根据 CT 扫描图像获取椎板的表面解剖学数据后,利用逆向工程原理和 3D 打印技术建立

与椎体解剖结构相匹配的数字模板。通过将模板和椎弓根钉模拟叠加获得模拟通道模型，结合光固化成型技术制作出定位导航模板，在手术操作中及术后 X 线片和 CT 扫描进行验证，实践证明通过 3D 打印技术生产出的椎弓根钉导航模板具有较好的准确性，实现椎弓根螺钉的准确置入。

近年来，在国内外逐渐出现采用金属 3D 打印制备特殊部位的肿瘤型假体治疗骨与软组织肿瘤的治疗方式，如北京大学郭卫教授制备骶骨假体治疗骶骨肿瘤、制备人工半骨盆假体重建骨盆肿瘤切除术后骨缺损；深圳市第二人民医院张世权教授制备肩胛骨假体治疗肩胛骨肿瘤；西京医院郭征教授制备骨盆及髋臼假体治疗骨盆肿瘤、制备锁骨假体治疗锁骨肿瘤；上海长征医院肖建如教授制备椎体假体治疗颈胸椎脊索瘤；Aranda 等人应用 3D 打印技术制备胸骨和肋骨假体重建胸壁肉瘤切除术后骨缺损。

随着影像医学的迅速发展以及 CT、MRI 等设备的广泛普及，骨科临床医生可以非常方便获得患者骨组织的三维数据。在计算机辅助下，利用 3D 打印技术可以制造出内、外部三维结构完全仿真的骨组织模型，这种模型的精度高，总体误差不超过 0.1%。使用 1:1 的 3D 打印模型替代传统影像学方法，对复杂骨折直观观察及诊断，可以很好地协助医生进行术前诊断及分型，帮助医生明确骨折的程度、类型及每一个骨折碎片块的移位情况，有助于作出明确的术前诊断、评估中可能存在的风险，制定个体化、精准化的合理化手术方案，手术组医生可以术前在模型上反复模拟手术操作，预先发现术中可能出现的问题，熟悉手术操作，减少手术风险。

3D 打印技术不但在临床诊疗中发挥了非常重要的作用，而且在临床教学中也具有显著的作用。部分院校的医学课堂上已出现 3D 打印的骨骼模型进行教学，并收到了良好的教学效果。

数字技术是改变骨科传统治疗方法的重要技术，符合个性化、微创化治疗的理念，可预见是骨科临床未来的重要发展方向，能为骨科的临床诊疗带来革命性的变革。

（刘黎军　尤微　杨金星　雷青　周伟力）

第十八章　无痛技术在创伤骨科中的应用

第一节　无痛技术的概念

无痛医疗 (painless medicaI service)：是让患者在没有痛苦，没有恐惧的条件下进行安全、准确、舒适、快捷的诊断、检查和治疗的医疗过程。患者到医院看病没有任何心理负担，使医疗成为一个愉快和舒适的过程，是医院提供给患者全新的管理理念和服务模式。无痛医疗技术是当今构建舒适医疗的核心部分，随着卫生系统改革的不断深入，以患者为中心模式已成为医疗服务领域的主流方向。无痛技术可分为两层含义：一是让患者原有的病痛通过治疗减轻或消失；二是医务人员把就诊、检查及治疗过程给患者带来的痛苦和恐惧减低到最低的程度。

疼痛 (Pain) 一词来源于拉丁语 Poena 和希腊语 Poine，意指处罚或惩罚。1986 年国际疼痛研究协会 (IASP) 对疼痛定义为：疼痛是一种令人不快的感觉和情绪上的感受，伴随着现有的或潜在的组织损伤。这里把疼痛与人的感觉、情绪联系起来。1995 年，美国疼痛学会首先提出"疼痛为第五大生命体征"的概念，希望借此提高医护人员对疼痛的认知度。2001年在悉尼召开的第二届亚太地区疼痛控制学术研讨会上提出：消除疼痛是患者的基本权利。2001 年 1 月 1 日美国执行疼痛管理的新标准，并对疼痛管理进行立法，对患者在诊治过程中的疼痛控制提高到人权的高度。国际疼痛研究学会 (IASP) 将 2004 年 10 月 11 日定为首个"世界镇痛日"，主题为"缓解疼痛是患者的一项权利"，把缓解疼痛提高到人权的高度。

如今，随着疼痛知识、技能、管理理念的发展，较完善的疼痛评估体系和先进的镇痛方法为患者提供了更加人性化的服务。随着生活水平的提高，患者对无痛的需求也越来越大，如何为患者在住院期间提供无痛管理迫在眉睫。因此，一种新型的病房工作模式即无痛病房应运而生。

第二节　创伤骨科无痛病房的建立

一、无痛病房的概念

无痛并不是指没有疼痛，而是在无痛的原则下，为患者提供各项医疗和护理工作，尽可能的减少患者的痛苦，使患者舒适、安全的度过整个治疗过程。无痛的工作范畴包括无痛检查、无痛治疗、以及控制疾病伴随的疼痛症状、治疗疼痛疾病。1992 年，加拿大蒙特利尔的 St.Lue 医院率先制定了一项营造无痛环境、改善医院患者疼痛控制的计划，即"towarda painless hospitaI"计划，他们呼吁要对全体医务人员进行培训和教育，建立一个无痛医院，以解决患者目前的疼痛现状。这一计划得到广泛的支持和响应，并在 WHO 泛太平洋分支机构的官方支持和国际疼痛协会的协调下迅速向全球其他国家拓展。

二、无痛病房建立的背景

国外很早就开始关注这一问题，意大利对 20 家医院 4523 例患者的调查结果为，疼痛患者比例竟然高达 91.2%，其中无痛的患者仅占有 8.8%，轻度疼痛患 21.7%，中度疼痛患者 69.6%。西班牙 15 家医院 1675 例患者的调查显示：疼痛患者的比例为 48.5%，而住院期间患者的疼痛比例高达 62%。2013 年华西医院麻醉科首次完成了我国最大规模横断面调查 3248 例住院患者的信息显示：40.7% 的患者入院时有疼痛，22.4% 的患者入院后出现新的疼痛，住院患者疼痛的总发生率为 63.1%。其中：急性疼痛占 68.3%，慢性疼痛患者占 25.8%，亚急性疼痛（病程 1 ~ 3 个月）占 5.9%。由此可见，无论是在医疗条件和技术先进的西方国家，还是地域、经济、教育和医疗发展水平尚不平衡的中国，都有纵多患者的疼痛被忽视和低估。

国际慢性病疼痛协会 (The National Chronic Pain Outreach Association) 认为疼痛远比一个疾病的潜在症状危险。持续性的疼痛会引起神经系统的可塑性改变，加重原发病灶的症状，还可导致焦虑、抑郁和睡眠障碍、精神崩溃甚至人格扭曲等严重后果。对于住院患者而言，疼痛若得不到有效地治疗，可能会影响患者躯体和社会功能，延长住院时间，增加医疗费用，影响患者正常生活和社交活动。

三、无痛病房的模式及人员构成

1. 模式

无痛病房工作模式从以麻醉医师为主体逐步转向以护士为主体的工作模式。在此模式中，医生起主导作用，护士是疼痛状态的主要评估者，也是止痛措施的具体落实者。对无痛病房的管理是多学科合作的过程，护士、医生、麻醉师、心理治疗师、理疗师等共同参与才能有效实施。无痛病房工作由科室主任、骨科医生、护士、患者及其亲属共同完成。

2. 人员安排、分工及责任

无痛病房工作由科室主任、骨科医生、护士、患者及其亲属共同完成。

（1）责任组长由高年资护士担任：①工作主要是指导、协调、督促和评价本组护士对患者无痛治疗的护理工作；②促进护士有关疼痛控制与管理的继续教育，促进疼痛护理的循证实践，回答有关疼痛治疗的问题。

（2）主管护士由注册护士担任：工作职责是与骨科医师共同完成对患者入院到出院的无痛治疗和护理，具体为：①评估患者疼痛状态；②具体落实止痛措施；③与其他专业人员协作；④教育和指导患者及其亲属。

3. 人员培训、教育与考核

（1）根据医护人员对术后疼痛的知识和态度，针对不同层次提出培训要求。内容包括疼痛病理生理、疼痛评估与干预、药物作用与不良反应、人文关怀、疼痛控制理论、患者和其亲属的教育与咨询等相关知识。

（2）护士长通过审核护士主动进行疼痛评估的情况、无痛措施实施情况等综合评价护士的疼痛护理能力。

四、无痛病房的管理

1. 疼痛制度的管理

（1）转变医护人员的疼痛观念，普及医护人员疼痛专业知识，提高医护人员对疼痛管理的认识。开展疼痛知识的专业教育，将无痛理念作为日常的医疗常规，实施有效的无痛治疗和护理。

（2）提高医护人员的专业技能对疼痛患者进行动态评估，切实把握疼痛的过程、性质、强度和相关的伴随症状，对治疗效果实施动态评价，预防和处理不良反应及时调整和补充治疗方案，并且重视心理治疗和疼痛护理工作。完善病室的管理制度制定和完善多学科联合会诊制度，在医院管理上完善相关医疗管理和监督制度，建立相关的医疗法律和医疗保护制度，同时做好宣传和沟通工作，促进医院职能部门及社会对无痛病房的关注，使更多的患者享受无痛病房的服务。

2. 疼痛的评估

对疼痛性质的评估需要患者提供信息来完成，一般采用询问病史、观察和体格检查获得患者疼痛的相关信息。但是疼痛容易受到患者心理、生理、文化、社会环境等主观感受的影响，因此采用准确合适的评估工具是疼痛评估的关键，常用的评估工具有：数字评分法、文字描述评分法、视觉模拟评分法、面部表情图、McGill 问卷表等（详见本章第 5 节）。

3. 疼痛的治疗

临床上常用的镇痛方法有药物止痛、患者自控镇痛法、硬膜外注射镇痛药、区域神经阻滞麻醉法、经皮电神经刺激法、脊髓电刺激疗法、物理止痛法、心理疗法等。无痛病房采用的镇痛方法除常规镇痛方法外，超前镇痛、多模式镇痛方法也在无痛病房广泛应用。

4. 疼痛的教育与咨询

医护人员应在患者入院、手术前、手术后、出院时对患者及其亲属进行疼痛相关知识的健康教育，让患者正确认识疼痛，教会患者自我疼痛评估；辅助的健康教育方法如：利用病区宣传栏对疼痛知识和新技术进行宣传；在病房定期举行疼痛知识讲座；制作和发放疼痛方面的宣传手册等；在患者出院时还应该教会患者及其亲属自我控制疼痛的方法及如何管理疼痛药物，必要时门诊随访。为患者提供疼痛方面的健康咨询是多学科合作的方式之一。这些咨询服务都是以多学科合作为基础的。Bookbinder 和 Vega-Stromberg 等强调患者需要咨询疼痛专家。

第三节 创伤骨科患者的疼痛特点

根据创伤骨科疼痛产生的原因可将创伤骨科疼痛分为：

（1）急性损伤：扭伤、骨折、软组织挫裂伤。

（2）骨病：炎症、肿瘤、骨质增生、颈椎病。

（3）手术后并发症：创伤性关节炎、截肢后神经瘤、幻肢痛等。不同原因导致的疼痛有不同的特点，患者对疼痛的表现及忍受程度也不尽相同，下面我们从主要从六个方面分析创伤骨科疼痛的特点。

一、创伤性疼痛

创伤性疼痛是骨科患者疼痛较常见的原因，创伤不仅包括外力作用下的外伤，也包括手术在内的不同原因所致的创伤。创伤通常是对患者的直接刺激，由于创伤的程度以及创伤的部位不同，患者疼痛的程度也不同，而患者对创伤的接受能力也不同。手术给患者带来的创伤通常患者会有心理准备，所以，对创伤带来的疼痛的比较容易接受，对创伤带来的疼痛的感知度也不很敏感，而外力作用下的外伤给患者带来的疼痛感一般具有突发性。因此，患者面对突发的疼痛难以接受，对疼痛的感知也会因心理因素而使疼痛被扩大化。创伤性疼痛是骨科疼痛的主要原因。

二、炎性疼痛

骨、关节的炎性反应使患者出现红、热、肿症状的同时也会导致患者疼痛。患者的炎性反应的来源不同，患者疼痛程度也随之不同。由风湿导致的关节疼痛会影响患者关节部位的活动，最终会对患者关节的功能造成影响；而坏疽的病理改变会给患者的心理造成一定负担，使患者对疼痛的感觉扩大化。从对近 5 年的文献以及对我院骨科患者的分析看，炎症反应的来源主要有化脓性感染、骨与关节结核、坏疽等，在病变的不同时期，患者的疼痛强度也不一样。

三、神经性疼痛

骨科患者神经性疼痛具有以下特点：疼痛起先局限于某一神经周围，呈放射状逐渐向四周扩散，且疼痛由间歇性向持续性转变，虽时轻时重，但是总的趋势是进行性加重，神经性疼痛的程度常与病变的肢体、位置以及运动有关。

四、功能锻炼引起的疼痛

骨科疾病的病理改变使对其疾病进行治疗的时候，通常会使患者的运动受限制，为了保证患者治疗后肢体部位的功能，患者在治疗的过程中肢体大多保持在功能位。骨科疾病在临床症状消除之后，患者要做功能锻炼，在功能锻炼的时候，由于骨关节长时间处于制动的状态，锻炼时难免有疼痛的感觉，特别是患者进行被动锻炼的时候。

五、缺血性疼痛

骨科疾病在发生病理变化的时候由于组织受到牵拉或是神经受到卡压、动脉痉挛等情况，会引起远端组织缺血，进而使远端组织出现发绀、苍白、肿胀、麻木等症状。在临床上常见的引起缺血性疼痛的原因有患者的固定器具（石膏、支具等）使用不当、止血措施不当、敷料包扎松紧不当等原因。缺血的时间较长会使患者出现疼痛的症状，如不能及时解除导致组织缺血的原因，则会继发组织坏死。缺血性坏死也是骨科患者常见的疼痛原因之一。

六、骨组织的肿瘤

骨组织的肿瘤也是骨科患者疼痛的常见原因。骨组织肿瘤在疾病的发展过程中，肿瘤的增长需要大量的氧分与营养物质，同时，骨肿瘤的生长速度较快，特别是恶性肿瘤，肿瘤在生长的过程中会压迫周围的组织与器官，进而使患者肿瘤周围的组织受压，肿瘤的快速生长与肿瘤周围组织受压均可导致患者产生疼痛的症状。骨组织肿瘤引起的疼痛也是骨组织肿瘤患者就诊的原因，可以提示患者的病变的存在，并提示医生对其进行相应的检查。

在创伤骨科中要充分重视疼痛产生的原因及对患者造成伤害。在分析造成患者疼痛因素时，要针对患者的个体差异寻找解决的办法，最大程度的帮助患者缓解疼痛，提高舒适度，改善患者的生命质量，促进患者康复。

第四节　创伤骨科无痛技术的常用方法

一、疼痛的分类

按照疼痛程度分：轻微疼痛、中度疼痛、剧烈疼痛。

根据疼痛持续的时间和性质，可分为急性疼痛和慢性疼痛。急性疼痛是指新近产生并可能短期存在（<3 个月）的疼痛，持续 >3 个月的疼痛即为慢性疼痛。

根据病理学机制，疼痛可分为伤害感受性疼痛和神经病理性疼痛或包含两者的混合性疼痛。伤害感受性疼痛是指伤害感受器受到有害刺激引起的反应，疼痛的感知与组织损伤有关。

按疼痛部位分类：浅表痛：位于体表或者黏膜，性质大都为锐痛，部位较为局限，定位明确；深部痛：内脏、关节、韧带、骨膜等部位的疼痛，一般为钝痛，不局限，患者常难以明确指出疼痛的部位。

由外周或中枢神经系统损伤或疾病引起的疼痛综合征称之为神经病理性疼痛。

二、疼痛的判断及评估

在疼痛诊断与评估过程中，应通过详细的病史询问、体格检查及辅助检查，确认患者是否存在以下情况。需要紧急评估处理的严重情况，如肿瘤、感染、骨折及神经损伤等。影响康复的精神和职业因素，包括对疼痛的态度、情感、职业特点等。对于上述临床、精神和职业因素需要同时进行干预处理。

三、疼痛的处理目的及原则

1. 疼痛的处理目的

（1）解除或缓解疼痛。

（2）改善功能。

（3）减少药物的不良反应。

（4）提高生活治疗（包括身体状态，精神状态）。

2. 疼痛的处理原则

(1) 重视健康宣教：疼痛患者常伴有焦虑、紧张情绪。因此需要重视对患者进行健康教育并与其沟通，以得到患者的配合，达到理想的疼痛治疗。

(2) 选择合理评估：对急性疼痛而言，疼痛评估方法宜简单，如需要量化疼痛的程度，可以选择量化方法。

(3) 尽早治疗疼痛：疼痛一旦变成慢性，治疗将更加困难，因此，早期治疗疼痛十分必要。对术后疼痛的治疗，提倡超前镇痛，即在伤害性刺激发生前给予镇痛治疗。

(4) 提倡多模式镇痛：将作用机制不同的药物组合在一起，发挥镇痛的协同或相加作用，降低单一用药的剂量和不良反应，同时可以提高对药物的耐受性，加快起效时间和延长镇痛时间。目前，常用模式为弱阿片类药物与对乙酰氨基酚或非甾体类抗炎药 (NSAIDs) 等的联合使用，以及 NSAIDs 和阿片类药物或局麻药联合用于神经阻滞。但应注意避免重复使用同类药物。

(5) 注重个体化镇痛：不同患者对疼痛和镇痛药物的反应存在个体差异，因此镇痛方法应因人而异，不可机械地套用固定的药物方案。个体化镇痛的最终目标是应用最小的剂量达到最佳的镇痛效果。

四、创伤骨科常见疼痛处理方法

1. 非药物治疗

非药物治疗包括患者教育、物理治疗（冷敷、热敷、针灸、按摩、经皮电刺激疗法）、分散注意力、放松疗法及自我行为疗法等。非药物治疗对不同类型疼痛有不同的治疗效果及注意事项，应根据疾病及其进展选择不同的治疗方法。药物治疗在使用任何一种药物之前，请参阅其使用说明书。

2. 局部外用药物

各种 NSAIDs 乳胶剂、膏剂、贴剂和非 NSAIDs 擦剂辣椒碱等。局部外用药物可以有效缓解肌筋膜炎、肌附着点炎、腱鞘炎和表浅部位的骨关节炎、类风湿关节炎等疾病引起的疼痛。

3. 全身用药

(1) 对乙酰氨基酚：可抑制中枢神经系统合成前列腺素，产生解热镇痛作用，日剂量 ≤ 4000mg 时不良反应小，过量可引起肝损害，主要用于轻度、中度疼痛。

(2) 非甾体类抗炎药：可分为传统非选择性非甾体类抗炎药（NSAIDs）和选择性 COX-2 抑制剂，用于轻度、中度疼痛或重度疼痛的协同治疗。目前，临床上常用的给药方式包括口服、注射、置肛等。选用 NSAIDs 时需参阅药物说明书并评估 NSAIDs 的危险因素（表 18-1）。如患者发生胃肠道不良反应的危险性较高，使用非选择性 NSAIDs 时加用 H2 受体阻断剂、质子泵抑制剂和胃黏膜保护剂米索前列醇等胃肠道保护剂，或使用选择性 COX-2 抑制剂。应用 NSAIDs 时，对于心血管疾病高危患者，应权衡疗效和安全性因素。应注意避免同时使用两种或两种以上 NSAIDs。

表 18-1　NSAIDs 危险因素

部位	不良反应危险因素
上消化道	1. 高龄（≥ 65 岁）
	2. 长期应用 NSAIDs
	3. 应用糖皮质激素
	4. 上消化道溃疡，出血病史
	5. 使用抗凝药
	6. 酗酒史
心、脑、肾	1. 高龄（≥ 65 岁）
	2. 脑血管病史（有卒中史或目前有一过性脑缺血发作）
	3. 心血管病史
	4. 同时使用 ACEI 及利尿药
	5. 冠状血管旁路移植术围术期禁用 NSAIDs

（3）阿片类镇痛药：包括可待因、曲马多、羟考酮、吗啡、芬太尼等。阿片类镇痛药最常见的不良反应包括恶心、呕吐、便秘、嗜睡及过度镇静、呼吸抑制等。阿片类镇痛药用于治疗慢性疼痛时，应及时监测患者疼痛程度，以调整其剂量，避免药物依赖。

（4）复方镇痛药：由 ≥ 2 个不同作用机制的镇痛药组成，以达到协同镇痛作用。目前，常用的复方镇痛药有对乙酰氨基酚加曲马多等。在复方制剂中，对乙酰氨基酚日剂量 ≤ 2000mg。

（5）封闭疗法：是将一定浓度和数量的类固醇激素注射液和局部麻醉药混合注射到病变区域，如关节、筋膜等。常用皮质激素有甲基泼尼松龙、地塞米松等。应用于局部神经末梢或神经干周围的常用药物为利多卡因、普鲁卡因和罗哌卡因等。

（6）辅助药物：包括镇静药、抗抑郁药、抗焦虑药或肌松药等。

五、骨骼肌肉疼痛处理流程

骨骼肌肉疼痛处理流程见图 18-1，主要包括。

1. 评估病史、体格检查等。

2. 制定疼痛处理方案。

3. 分析疼痛、镇痛效果和药物不良反应。

4. 必要时修改疼痛处理方案。

5. 健康宣教及反复评估。

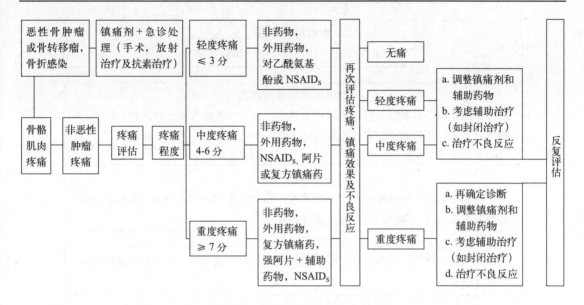

图 18-1　骨骼肌肉疼痛处理流程

六、骨科围术期疼痛处理原则

1. 骨科围术期疼痛

骨科围术期疼痛包括原发疾病和手术操作引起的疼痛，或两者兼而有之。围术期镇痛的目的。

（1）减轻术后疼痛，提高患者的生活质量。

（2）提高患者对手术质量的整体评价。

（3）使患者更早地开展康复训练。

（4）降低术后并发症。

2. 骨科围术期疼痛处理

有效的围术期疼痛处理方案见图 18-2。

（1）术前镇痛：部分患者由于原发疾病需要术前镇痛治疗，考虑到药物对出血的影响（如阿司匹林），应换用其他药物或停止使用。

（2）术后镇痛：术后疼痛强度高，炎性反应重；不同手术的疼痛强度及疼痛持续时间有较大差异，与手术部位及手术类型相关（表 18-2）。术后即可进食者可采用口服药物镇痛，术后禁食者可选择静滴等其他给药方式。

表 18-2　常见骨科手术的术后疼痛强度

疼痛程度	骨科手术类型
轻度疼痛	关节清洗节、局部软组织手术、内固定取出等
中度疼痛	关节韧带重建、脊柱融合术、椎板切除术等
重度疼痛	骨肿瘤手术、关节置换术、骨折内固定术、截肢术等

术前疼痛评估
包括相关病史、药物治疗史、体验结果等

↓

制定围术期镇痛方案
●参考因素：手术类型及预期术后疼痛强度，并综合考虑各种治疗的利益风险
●疼痛治疗计划的制定原则：及早开始镇痛、个体化镇痛、多模式镇痛

↓

术前准备
①药物调整，避免突然撤药；②降低术前疼痛和焦虑的治疗；③术前镇痛；④患者及其亲属教育（包括行为疼痛控制技巧等）

↓

围术期镇痛：评估风险后，可选择硬膜外或内服阿片类镇痛、患者自控镇痛或区域阻滞镇痛

↓

多模式镇痛：①用药多途径：硬膜外、静脉、局部麻醉、口服、外用等；②药物选择多模式：阿片类与 NSAIDs、COX-2 抑制或对乙酰氨基酚联合应用；③个体化镇痛；治疗方案、剂量途径及用药时间应个体化
关注特殊人群：①儿童；②老年人；③疾病晚期；④认知、交流有障碍者

↓

再次评估疼痛、镇痛效果及不良反应，调整镇痛方案

图 18-2　有效的围术期疼痛处理方案

第五节　无痛技术的效果评价

疼痛是骨科医生常面临患者的问题。如果不在初始阶段对疼痛进行控制，持续的疼痛会引发中枢系统的重构，同时，急性疼痛也有可能发展为迁延持久的慢性疼痛，疼痛不仅是一种主观上的感觉，而且会影响患者社会交流及正常的生产生活活动。因此，正确的对患者疼痛进行评估，并予以及时有效的处理，是骨科乃至术科急需解决的问题。

一、创伤骨科患者疼痛控制的目标及处理原则

1. 目标

（1）最大程度的镇痛（术后即刻镇痛，无镇痛空白期；持续镇痛；避免或迅速制止突发性疼痛；防止转为慢性疼痛）。

（2）最小的不良反应（无难以耐受的不良反应）。

（3）最佳的躯体和心理功能（不但安静时无痛，还应达到运动时镇痛）。

（4）最好的生活质量和患者满意度。

2. 原则

（1）重视健康教育：通过沟通交流，减轻患者的焦虑情绪，有助于疼痛缓解的治疗，达到理想的效果。

（2）选择合理评估方法：良好的方法能够有效的帮助医护量化的评判疼痛，从而选择合适的治疗方案。

（3）尽早治疗疼痛：尽早的针对疼痛进行处理，可以减轻患者的痛苦程度，从而使患者更加舒适的度过治疗期。

（4）提倡多模式镇痛：将多种机制的药物及作用部位累加到一起，可以增加镇痛效果，并且减少毒性作用及不良反应的发生。

（5）注重个体化镇痛：个体化镇痛的最终目标是应用最小计量但达到最大效果。

二、疼痛评估的意义

1. 术前尽早的治疗疼痛，疼痛一旦转为慢性，治疗将更加困难，因此，早期治疗疼痛非常必要。提倡超前镇痛，即在伤害性刺激发生前给以镇痛治疗。

2. 术中舒适安全麻醉：局部麻醉、全身麻醉、硬膜外麻醉、联合麻醉。

3. 术后提倡多模式镇痛及个体化镇痛：术后疼痛强度高，炎症反应较重；不同手术疼痛强度及疼痛持续时间有较大的差异，疼痛程度与手术部位及手术类别有关。

三、常用的疼痛评估工具

通用作为一种主观感受，难以被衡量和描述清楚，因此，良好的疼痛评估量表可以很好地量化疼痛的程度，帮助医生对患者进行疼痛评估，以下介绍几种常用的单维度疼痛评估量表供参考。

1. 数字等级评定量表（numerical rating scale, NRS）

用 0 ~ 10 数字的刻度标示出不同程度的疼痛强度等级（图 18-3）

0 为无痛，10 为最剧烈疼痛 < 4 为轻度疼痛（疼痛不影响睡眠），4 ~ 6 为中度疼痛（疼痛影响睡眠，但仍可入睡），≥ 7 以上为重度疼痛（疼痛导致不能睡眠或从睡眠中痛醒）

2. 语言等级评定量表（verbaldescriptionscales，VDS）

语言等级评定量表是患者描述自身感受的疼痛状态，一般将疼痛分为四级。

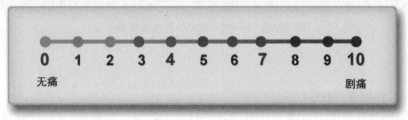

图 18-3　数字评分量表

注：应该询问患者疼痛的严重程度，作出标记，或者让患者自己圈出一个最能代表自身疼痛程度的数字，此方法目前在临床上较为通用。

（1）无痛。

（2）轻微疼痛。

（3）中度疼痛。

（4）剧烈疼痛：每级 1 分，如为"剧烈疼痛"，其评分为 4 分。此方法简单，患者也较容易理解，但缺点是不够精确。

3. 视觉模拟评分法 (visual analogue scales, VAS)

视觉模拟评分法（VAS）是一条 0～100mm 的直线量尺（图 18-4），0 表示无痛，100 表示剧痛。使用时由患者将疼痛感受标记在直线上，线左端至患者所画竖线之的距离即为该患者主观上的疼痛强度。他具有简单，准确，方便的特点，临床上被广泛应用。但其主要的缺点是不能用于精神错乱或服用镇静药的患者；以及视觉和运动功能基本正常的患者，另外需要由患者估计，医生或护士测定，不能自己独立完成。如果照相复制长度出现变化，则比较原件和复制品测量距离时有困难。

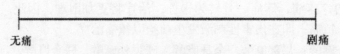

无痛　　　　　　　　　　　　　　　　　　　　剧痛

图 18-4　视觉模拟评分卡尺

4.Wong–Baker 面部表情量表 (facesratingscale，FRS)

Wong-Baker 面部表情量表（FRS）由六张从微笑或幸福直至流泪的不同表情的面部像形图组成，适用于交流困难患者，如用于儿童（3～5 岁）、老年人、意识不清或不能用言语准确表达的患者。

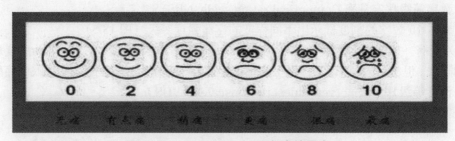

图 18-5　Wong–Baker 面部表情量表

5.McGill 调查问卷 (MPQ)

McGill 调查问卷 (MPQ) 主要目的在于评价疼痛的性质，它包括一个身体图像指示疼痛的位置，有 78 个用来描述各种疼痛的形容词汇，以强度递增的方式排列，分别为感觉类、情感类、评价类和非特异类。此为一种多因素疼痛调查评分方法，它的设计较为精密，重点观察疼痛性质、特点、强度、伴随状态和疼痛治疗后患者所经历的各种复合因素及其相互关系，主要用于临床研究。

6. 海痛尺疼痛评分法

"长海痛尺"综合了 NRS 和 VRS 两者的优点，基本可以满足临床一线的要求。有资料显示使用"长海痛尺"进行疼痛评分时容易对患者宣教，一目了然，评分结果相对比较准确，没有出现疼痛剧烈的患者评分值明显偏差。由于"长海痛尺"使用比较便捷，使医务人员能够及时了解患者围术期的疼痛程度，并做出相应镇痛处理，有利于患者康复。但是长海痛尺的文字内容较多，这种评分法不适于文化较低者，有时需要医护人员向患者解释几遍后患者才能做出疼痛评分。此外，还有 price-henry 评分法，FAS 功能活动评分法（FAS），五指法，长海痛尺，hester 扑克牌法。

疼痛量表多种多样，不同的疼痛量表其优缺点也不完全相同，由于疼痛具有主观性和特殊性，相同损伤，不同的患者对其的感受也不一样，单一的疼痛评估工具很难准确判断患者的疼痛情况，因此，医生们在选择疼痛评估量表时需要充分考虑患者的自身情况，从而选择合理的量表进行评定。

四、疼痛治疗效果的评估原则

1. 评估静息和运动时的疼痛强度，只有运动时疼痛减轻才能保证患者躯体功能的最大恢复。

2. 在疼痛未稳定控制时，应反复评估每次药物治疗／方法干预后的效果。原则上神经阻滞即可，静脉给药后 5 ～ 15 分钟、肌内注射 30 分钟，口服用药后 1 小时、药物达最大作用时应评估治疗效果；对于自控镇痛（PCA）患者应该了解无效按压次数、是否寻求其他镇痛药物。

3. 疼痛和对治疗的反应包括不良反应均应清楚记录。

4. 对突如其来的剧烈疼痛，尤其是生命体征改变（如低血压、心动过速或发热）应立即评估，同时对可能的切口裂开、感染、深静脉血栓等情况作出新的诊断和治疗。

5. 疼痛治疗结束时应由患者对医护人员处理疼痛的满意度及对整体疼痛处理的满意度分别作出评估。可采用 VAS 评分，0 分为十分满意，10 分为不满意。

五、疼痛治疗管理

为达到疼痛控制的目标，应定期有人或者有专门人员对病患的镇痛效果情况进行观察与登记，并及时处理不良反应；疼痛患者的监护指定专门的或参与疼痛治疗工作的医务人员记录患者镇痛前后生命体征改变、镇痛效果、不良反应及处理方法和结果。监测和记录每天不应少于 2 ～ 3 次。在每次变更镇痛药或镇痛方法后至少应监测一次药物达最大作用时的镇痛效果和不良反应（静脉镇痛药达最大作用时间一般为 3 ～ 20 分钟，口服药为 1 小时）。术后镇痛药的配方、术后镇痛观察记录表和给药记录表、合并使用镇痛药的给药记录可参考表 18-3 ～表 18-5 制定，常见不良反应的处理原则见表 18-6。

表 18-3　术后镇痛药物配方（静脉、硬膜外神经阻滞）及给药记录表

术前	镇痛药	药物名称	
		剂量	
		给药时间	
术后镇痛配方	镇痛药	药物名称	
		浓度或剂量	
	镇痛药	药物名称	
		浓度或剂量	
	其他	药物名称	
		浓度或剂量	
术后镇痛模式	负荷量（mL）		
	持续输注（背景）剂量（mL）		
	冲击（单次追加）剂量（mL）		
	锁定时间（min）		
	开始 - 结束治疗时间（min）		
	给药总量（mL）		

表 18-4 术后镇痛观察记录表

时间（h）	1	3	6	9-12	18	24	36	48
生命体征监测								
血压（mm Hg）								
心率（次 / 分）								
呼吸频率（次 / 分）								
脉搏血氧饱和度（%）								
体温（℃）								
VAS 评分（0 ~ 10 分）								
静息								
运动								
镇静状态评分（0 ~ 3 分）								
不良反应								
恶心评分（分）								
呕吐评分（分）								
瘙痒评分（分）								
尿潴留								
运动障碍评分（分）								
感觉障碍								

注：镇静状态评分：0 分，清醒；1 分，呼之睁眼；3 分，不能唤醒。恶心、呕吐、瘙痒评分：以 VAS 法评为 0 ~ 10 分，1 ~ 4 分为轻度；5 ~ 6 分为中度；7 ~ 10 分为重度。运动障碍评分：0 分，无，可抬腿；1 分，可屈膝、轻度抬腿；2 分，可弯脚趾，感觉障碍：感觉消失、感觉减退、痛觉高敏、痛觉异常。

表 18-5 镇痛药给药记录

治疗药物	给药时间、给药途径							
合用其他 药物								
不良反应及其治疗 的药物								
PCA泵故障的原因、 （时间）及处理								

表 18-6 不良反应处理原则

不良反应		处理原则
镇静	评分 =3 分	立即停用阿片药物，紧急呼叫麻醉科医师
呼吸	呼吸频率≤ 8 次 / 分 或 SpO_2 < 90%	立即停用阿片药物，强疼刺激，给氧，机械通气，静 注纳洛酮，每次 0.1 ～ 0.2mg 直到呼吸频率 > 8 次 / 分， SpO_2 > 90%
循环	血压或心率变化 > ±30% 基础值	清除原因，对症处理
恶心、呕吐	VAS 评分≥ 4 分	地塞米松 2.5mg 2 次 /d 或甲泼尼龙 20mg 2 次 /d 或氟哌 利多 1 ～ 1.5mg/d 或 5-HT$_3$ 受体阻断药
瘙痒		抗组胺药或小剂量纳洛酮（< 0.05mg）或布托啡诺 1mg
运动障碍	评分≥ 1 分	停用硬膜外镇痛，评估所用镇痛药物和方法是否恰当， 排除其他可能原因并严密观察病情
感觉异常	有	
尿潴留	有	对症处理

综上所述，通过患者主诉、护理评分记录、医护交班、护理查房，综合评价患者的镇痛情况是否得到缓解、心理状况是否平稳，能否积极配合治疗和护理等等，最终的目标使患者达到满意的镇痛效果。

第六节　无痛技术应用中的风险评估

当今社会，无痛技术已经广泛应用于各大医院和病房，鉴于当今医学科技水平的限制和患者的个体差异以及病情轻重等不可预见性因素，所有的止痛技术和止痛药品都存在一定的风险，风险可能发生在无痛技术应用中的各个环节，对骨科疼痛患者进行风险评估，对术前、术中、术后围术期全过程进行的综合考量，这是为了防患于未然，保障患者医疗安全，使手术顺利进行的重要举措之一。

一、无痛技术应用中的相关危险因素

风险分析包括风险识别和风险估计，也就是评估和分析问题。每一个问题的产生都潜伏着风险，在事故未发生前我们应提前发现风险因素，并分析这些因素产生的原因，首先解决哪些可以预防的、常见的和较严重的问题。

1. 术前患者的状态

在创伤骨科中，患者是无痛技术应用中的承受者。患者的年龄、病情的严重程度、病变性质以及主要脏器功能状态、潜在疾病以及患者对治疗、操作和各种处理措施的反应等均可影响无痛操作技术的安全性和有效性。

（1）年龄：儿童的器官稚嫩，尚未很好的发育。无痛技术应用中，止痛药物需要在身体器官代谢，有麻醉研究表明 4 岁以下小儿麻醉所致心搏骤停的发生率为 12 岁以上小儿的 3 倍；1 岁以下者发生率比年长儿高 10 倍。器官功能状态大大衰减，其脏器储备与代偿能力显著降低且并存疾病较多，其麻醉风险亦增大。70 岁以上患者的心源性死亡高于常人 10 倍，并且风险程度随年龄增长而增加。

（2）疾病：于患者本身而言，大部分疾病本身是造成死亡的原因，其中心血管疾病为多，若为此类危重疼痛患者实施无痛麻醉，其风险性相当大。创伤骨科患者中，对于围术期内患者疾病与并发症的严重程度与控制程度对于术中麻醉止痛的产生和术后发病率有密切联系。老年人因器官功能衰退、并发症等，使手术麻醉耐受性明显降低、术后恢复变慢、并发症增加、病死率明显增加，其中患者本身疾患是围术期死亡的主要原因。近几十年的研究显示，疼痛处理中，对患者的优化治疗，对患者术后的疼痛发生率有这重要影响。

2. 无痛操作过程中的意外损伤

于术中而言，麻醉诱导期和麻醉维持期患者死亡和心脏骤停的概率明显高于围术期。加强两期的监测和管理，尤其是呼吸、循环的调控和各种突发事件的处理，对确保患者安全至关重要。

3. 无痛操作技术使用设备

由于机器的原因，可引起医疗设备不稳定工作，发生故障，这些情况一旦发生都会影响无痛效果及患者的生命情况。在无痛操作过程中，特别是在围术期的术中，如果发生设备故障其后果十分严重。因此，麻醉设备的风险评估也相当重要。相关医务人员应对正在使用的医疗设备进行分析，定期进行风险评测，建立档案，制定相应的管理措施，保证设备应用的安全性，降低使用风险。

二、风险评分

风险评分又被称为危险评分，一般是根据疾病的严重程度，在入院后通过可获得数据对患者出现的并发症、无痛操作风险进行评估。通过评估能对患者的病情及整体状况和治疗方案进行初步了解，从而准确估计患者的预后、并发症及病死率，对选择监护等级、实施无痛技术方案有一定的指导意义。

1. 对患者的状态评分

目前国际上有许许多多的评分系统，对无痛操作技术一定程度上是麻醉技术的延伸，因此可以借助于麻醉评分系统进行评分操作。

(1) 美国麻醉医师学会体格情况分级：1941 年由 Skald 提出，1963 年 Dripps 修改的麻醉评分系统，分级标准被美同麻醉医师学会 (AmericanSocietyofAnesthesi0109ists, ASA) 采用，命名为"ASA 体格情况分级"，ASA 体格情况分类简单，应用方便，适用于每一位患者的风险评估（见表 18-7）。

表 18-7　美国麻醉医生协会 ASA 风险评估表

分级	定义
1 级	正常健康
2 级	轻度系统疾病，无功能受限
3 级	重度系统疾病，功能部分受限
4 级	重度系统疾病，随时存在生命危险（丧失生活能力）
5 级	无论手术与否，都会在 24 小时内死亡
6 级	脑死亡患者，正在接受供体器官摘除手术

注：一、二级患者麻醉和手术耐受力良好，麻醉经过平稳。三级患者进行无痛操作有一定危险，操作前准备要充分，对无痛技术应用期间可能发生的并发症要采取有效措施，积极预防。四级患者无痛麻醉危险性极大，即使准备充分，围术期病死率仍很高。五级为濒死患者，无痛麻醉和手术都异常危险，不宜行择期手术。

(2) 生理学和手术严重性评分系统：生理学和手术严重性评分系统 (physiological and operative severity score for enumeration of mortality and morbidity, POSSUM) 评分系统由 12 项术前生理学评分和 6 项手术严重性评分组成，是由 Copeland 等在对大量手术资料进行同顾性研究的基础上提出来的。分标准依据各个指标的程度可以分为 4 级，对应的分数为 1，2，4，8 分；被修正后成为了 P-POSSUM 和 Cr-POSSUM 系统。以便增加预测并发症发生率和病死率的准确性。

(3) 急性生理学与慢性健康评分系统评分：Knaus 等在 1985 年提出的急性生理学与慢性健康评分系统 II (acute physiology and chronic healthe valuation II, APACHE II)，评价指标包括 3 个部分：急性生理学评分指标、年龄指数与慢性健康状况，依据得分的高低来对患者的病情严重程度进行评估，得分越高，提示患者的病情越严重。另外，此系统依据分值预测患者死亡危险性 (R)，计算公式为 $\ln(R / 1 - R)= -3.517+(\text{APACHEII 得分} \times 0.146)+0.603(\text{仅限于急诊患者手术})+\text{患者入住 ICU 的主要疾病得分}$。

2. 设备评分

无痛技术使用设备的评分借助参考麻醉科设备评分，果旭等根据多年来对麻醉科手术室设备的管理和维护相关事宜，结合美国 David.Yadin 博士的风险管理理论及加拿大弥尔顿市立医院医工部主任 MikeCapuane 等人的风险管理模型，制定出适应麻醉科手术室设备特点的风险评分方法，包括已使用时间、月累计使用时间、维修史和正常工作时间；将静态风险分为 4 项，包括属性、用途、特征和安全自检报警等 4 项内容。风险值在 20 分以下说明该设备出现故障的概率比较低，在这月的维护计划中可以暂不考虑；风险值在 30 ~ 40 分说明该设备有可能出现故障，需要安排在这个月的维护计划中；风险值 > 40 分说明该设备在使用中存在风险，需要马上做维护。

三、骨科无痛技术风险管理

无痛技术的运用并不是完全安全的，通过多模式镇痛及患者自控镇痛虽然在一定程度上大大减少了无痛技术应用的毒性作用及相关危险因素，增加了镇痛的疗效，但是，目前其镇痛机制尚未阐明，不可控因素有待研究。另一方面，因疼痛的产生和程度，受躯体刺激、医源性、个体耐受程度、心理学等多因素的影响，个体间势必存在差异。

因此，在对患者进行无痛诊疗前，应充分对患者的基本情况进行了解，做好相关准备工作。常见不良反应及处理措施（见表 18-8）。

表 18-8　常见不良反应及处理措施

不良反应		处理原则
镇静	评分 =3 分	立即停用阿片药物，紧急呼叫麻醉科医师
呼吸	呼吸频率≤8 次 / 分 或 SpO_2 < 90%	立即停用阿片药物，强疼刺激，给氧，机械通气，静注纳洛酮，每次 0.1 ~ 0.2mg 直到呼吸频率 > 8 次 / mim，SpO_2 > 90%
循环	血压或心率变化 > ±30% 基础值	清除原因，对症处理
恶心、呕吐	VAS 评分≥ 4 分	地塞米松 2.5mg 2 次 /d 或甲泼尼龙 20mg 2 次 /d 或氟哌利多 1 ~ 1.5mg/d 或 $5-HT_3$ 受体阻断药
瘙痒		抗组胺药或小剂量纳洛酮（< 0.05mg）或布托啡诺 1mg
运动障碍	评分≥1 分	停用硬膜外镇痛，评估所用镇痛药物和方法是否恰当，排除其他可能原因并严密观察病情
感觉异常	有	
尿潴留	有	对症处理

（罗令　雷青　周伟力）

第十九章 骨科术后快速康复

第一节 术后快速康复的概念及在外科的应用

一、术后快速康复的概念

围术期是围绕手术的一个全过程，从患者决定接受手术治疗开始，到手术治疗直至基本康复，包含手术前、手术中及手术后的一段时间，具体是指从确定手术治疗时起，直至与这次手术有关的治疗基本结束为止，时间约在术前 5～7 天至术后 7～12 天。随着生物 - 心理 - 社会医学模式的提出和应用，一种新的治疗理念——加速康复外科（FTS, Fast-track-surgery）逐渐成为热点话题。FTS 又称术后快速康复（enhance recovery after surgery, ERAS），是指在围术期采用一系列优化措施减少应激和并发症，加快患者术后康复。1997 年，丹麦哥本哈根大学 Kehlet 教授首次提出 FTS，2005 年欧洲营养和代谢学会（ESPEN）制订了 ERAS 围术期规范化整体方案。目前，FTS 在中国已有十多年的发展历史。

FTS 则是指在围术期实施各种已证实有效的方法以减少手术患者的应激及并发症，缩短住院时间，加快患者的康复速度，主要内容包括：对患者的进行术前教育；优化麻醉，减少应激反应，减轻疼痛；强化术后康复治疗，包括早期下床活动及早期肠内营养。可以说，FTS 挑战了长期以来遵循的围术期护理观点，是外科界乃至医学界的一个重大改变。FTS 最早在普外科实施，近年来范围不断扩大，在胃肠外科、肝胆胰外科、骨科、泌尿外科、妇科等领域都有所应用，并获得了较好的临床效果。例如，南方医科大学珠江医院黄宗海教授等人纳入了七篇高质量文献进行 Meta 分析，发现与接受常规围术期护理的胃癌患者相比，FTS 组患者术后住院时间更短，住院费用更少（P<0.01），生活质量更好。在肝胆胰外科方面，《肝胆胰外科术后加速康复专家共识（2015 版）》，详细介绍了肝胆胰外科 FTS 的术前、术中、术后项目以及出院标准，为实现肝胆胰外科手术 ERAS 的规范化、标准化提供参考依据。

ERAS 意在减少医疗措施给患者带来的应激反应。根据上述内容，ERAS 除使用微创技术外，其余各项均未对手术技术进行改变或创新，主要目的是改善围术期的处理，采用各种已被证实有效的方法减少并发症，减轻患者的痛苦，加速康复的进程。任何医疗措施既有正面的效应，也会对患者产生负面的影响，每一个治疗措施对人体都是一次刺激，会引起不同程度的应激反应。机体因此产生的效应同样也存在着两方面的作用。手术治疗是为去除病灶，修复组织与重建功能，是机体先经过病变的损害后，再接受治疗所致的创伤—应激，然后再进行修复和康复的过程。手术创伤通常不可避免地使机体产生应激反应，过度的应激及炎性反应有可能导致器官功能不全及并发症，这将严重降低患者的康复速度。ERAS 不只是简单地使手术操作快捷，而是应用目前临床上成熟的理论减少患者的应激，降低不必要或过多的应激给机体带来的不良反应。病理生理学的核心原则在于减少创伤和应激，这可以通过 ERAS 的各项措施得以实现。

二、术后快速康复（ERAS）方案在外科领域的应用

目前，ERAS 主要应用在外科领域，尤其是在胃肠外科中，患者受益最为突出。根据国外报道，对于接受结直肠手术的患者，ERAS 的各项措施可以缩短平均住院时间 2.5 d，降低并发症发生风险达 47%，降低患者再入院风险 20%，降低患者死亡风险达 47%。有研究认为，患者对 ERAS 依从性越高，受益越多。Ionescu 等报道，接受 ERAS 治疗的结直肠手术患者，术后制动时间、禁食水时间以及住院周期均显著缩短。莫晓东等对结直肠癌患者的研究认为，经过 ERAS 方案的治疗，患者术后康复加快，住院时间缩短，医疗费用下降，平均总住院天数从 18.1d 下降至 12.6 d，平均术后住院天数从 11.3d 下降至 5.9d，住院费用下降约 15%。在外科的其他领域，ERAS 同样作用不凡。Gralla 等报道，在前列腺切除病例中，采用 ERAS 措施可以缩短平均住院时间 3.1d，并且显著降低了术后并发症的发生，大幅度地节约了医疗开支。在小儿外科中，ERAS 措施同样缩短了患儿的住院时间，降低了术后并发症的发生，提高了患儿家长的满意度。

第二节　术后快速康复（ERAS）方案在创伤骨科的应用

一、术后快速康复方案在骨科的应用

加速康复在关节外科中的应用较早且较成熟。其临床应用效果也获得了较多的循证医学证据支持。Auyong 等学者通过对比实施 ERAS 路径前后的患者再入院率从 5.6% 降低至 2.4%，术后疼痛反应更轻，阿片类药物使用更少，术后功能恢复更好。加速康复关节外科在减少平均住院日的同时，另一重要目的在于改善患者围术期的主观体验，提高患者满意度。Jones[14] 通过对 8 项临床研究进行系统评价后指出，ERAS 髋、膝关节置换术后患者的生活质量及患者满意度均比传统关节置换术后高。

国内 ERAS 的临床应用起步于 2007 年，南京军区总医院黎介寿院士领导的团队首先在结直肠手术中进行了探索。华西医院关节外科，于 2012 年开始进行髋、膝关节置换术 ERAS 的临床研究及应用，2015 年 7 月，卫生计生委行业科研专项（关节置换术安全性与效果评价）项目组成员，在上海成立关节置换术加速康复协作组。随之发布了《中国髋、膝关节置换术加速康复 - 围术期管理策略专家共识》。2016 年以来，通过对专家共识的区域巡讲、视频会议和学术会议交流等形式发布的推广会 92 场次，参会医师、护士达 10 000 余人次，目前，骨科加速康复工作已在全国已逐渐开展。2016 年 2 月 16 日在成都召开首届全国关节置换术加速康复围术期管理学术大会，参会专家 100 多人，参会医生 1000 多人。中国首部加速康复外科专著《现代关节置换术加速康复与围术期管理》于 2017 年 3 月由人民卫生出版社出版，受到了广大骨科医生的青睐。

ERAS 在髋、膝关节置换术中采用各种微创理念与优化手术操作技术，同时术前正确评

估与处理患者并存疾病,提高患者对手术的应激保护,是保证手术安全的前提。另一方面,髋、膝关节置换手术出血量较大,术前术后疼痛反应明显,睡眠质量较差,完善的围术期患者宣教、血液管理、限制性输液、疼痛管理、减少引流管、尿管及止血带的应用和加强睡眠管理可降低手术应激,显著减少并发症,加速术后关节功能恢复,缩短住院时间,提高患者满意度。

　　加速康复外科在关节置换术中的实施涉及到术前、术中、术后的方方面面,同时在实施过程中需要关节外科医师、内科医师、麻醉医师、护士、物理治疗师、心理治疗师等多个学科的协作配合。尽管 ERAS 在关节外科领域已取得长足进步,但在骨科的其它领域尚处于萌芽阶段,对于骨科手术加速康复仍面临着很多问题与困难,包括骨科术后患者应激反应的病理生理机制研究,如何协调各科室间合作,如何破除固有思维与习惯的壁垒等。但令人鼓舞的是,越来越多的医务人员开始关注疾病治疗过程中患者的自身体验,以患者为中心,致力于研究与发展加速康复外科。在现代新技术、新理念、新方法的支撑下,随着骨科手术围术期相关研究不断地深入,从而进一步优化围术期管理流程,逐步减少手术及手术相关处理所致的应激、减少并发症,加速患者康复,保障医疗安全,提高医疗质量及患者满意度,降低医疗费用。这不仅是管理人员、医务人员喜闻乐见的,同时也是患者所期待的。

二、术后快速康复(ERAS)在创伤骨科应用

　　虽然 ERAS 在众多外科领域中已达成共识并很好地普及,但是在创伤骨科领域,关于 ERAS 及 fast-track surgery 的报道和系统研究甚少。由于创伤骨科有患者年龄跨度大、病种多及病情复杂等特点,系统性分类较复杂。对于绝大多数患者,原始损伤造成的应激会一直持续至麻醉之前,而麻醉恢复后,手术造成的创伤可能会带来更大程度的应激反应,并将持续于功能锻炼的全过程。因此,创伤骨科的 ERAS,应当更加注重围术期及术后的康复。另外,创伤骨科患者中很大一部分最终选择非手术治疗方案,这些患者的康复也应当统一至创伤骨科的 ERAS 范畴。Gholve 等建立了一多学科整合的治疗模式,对收治的股骨颈骨折患者进行临床前瞻性的试验,比较试验组与传统方法处理组的入院至手术时间、总住院时间、30d 内并发症和死亡率等,发现多学科整合模式较单纯的快速治疗组平均住院时间缩短,30d 内并发症和死亡率低,从而提示多学科整合的快速康复模式改善了患者预后,较单纯提早手术时间和出院时间的处理方法更安全。Rasmussen 等修改优化了髋部骨折围术期处理方案,包括采取连续硬膜外麻醉,早期口服营养,补充氧疗,限制输血输液量,加强物理治疗和活动。选取 100 例髋部骨折患者实施上述快速康复处理措施,对比以往常规处理患者组,发现平均住院时间从 21d 下降至 11d,术后并发症率低,而出院后家庭护理需要未增加。

　　在创伤骨科领域,目前发展相对较快的是老年髋部骨折的 ERAS。老年髋部骨折包括股骨颈骨折、股骨转子间骨折和股骨转子下骨折等,此类骨折的发病率、骨折人群的特点及治疗原则均相似,通常统一研究和论述。由于延期手术会增加老年髋部骨折患者的并发症,延缓康复时间,因此 ERAS 对于此类患者有较为重要的意义。瑞典学者研究发现,通过 ERAS 措施,可以缩短患者等待手术的时间,减少并发症的发生,减轻痛苦的程度。英格兰已将 ERAS 作为老年髋部骨折的标准化处理流程,根据大宗病例报道,ERAS 可以显著缩短患者的住院时间(平均缩短 3d 以上),减少医疗开支。Hansson 等对 664 例髋部骨折患者研究发现,

ERAS 措施使伤后 24h 内接受手术的比例从 62% 提升至 78%。但也有文章指出，近年来人工髋关节置换术后感染性翻修的发生率较先前有所增加，通过统计学分析认为，ERAS 可能与其存在相关性。随着我国老龄化进程的加快，对老年髋部骨折的研究和治疗也逐渐与国际接轨。常志泳等对老年股骨颈骨折的患者进行临床研究，结果 ERAS 组术后住院时间明显低于普通处理组，手术期中枢神经系统并发症发生率及恶心、呕吐发生率明显低于普通处理组，但两组患者关节功能评分及并发症发生率差异无统计学意义。杨明辉等在对老年股骨转子间骨折患者的研究中采用 ERAS 措施，将术前等待手术的时间缩短了 5d，治疗费用下降 4000 余元，深静脉血栓、褥疮及泌尿系感染的发生率亦较传统治疗组有不同程度的降低，但差异无统计学意义。具体措施包括：减少不必要的检查项目，缩短术前检查的周期；协调内科对基础合并症进行快速评估和会诊；麻醉科成立专门治疗组负责麻醉；同手术室协商建立手术"绿色通道"；术后 3d 内开始部分负重及功能锻炼等。Moran 等对 2660 例老年髋部骨折手术患者进行前瞻性研究发现，对于身体状况适合手术的患者，与 24h 内接受手术相比较，伤后 1 ~ 4d 接受手术并不增加病死率，而推迟手术时间（> 4d）则导致术后 3 个月及术后 1 年病死率显著升高。至于老年髋部骨折早期手术治疗可以降低病死率的原因，上文提到原始损伤造成的应激会一直持续至麻醉之前，缩短等待手术的时间将降低这一应激反应的程度。如果应激反应持续时间过长，老年患者机体调节能力下降，对应激的反应将转变为负效应。

第三节　快速康复外科在骨科手术中应用的内容和方法

快速康复外科模式由一系列围术期处理组成，具体包括术前、术中、术后各时期的各项治疗措施。

一、术前措施

1. 患者评估

术前对患者进行全面系统的评估，包括对现有疾病严重程度和其他系统疾病如心血管疾病、糖尿病、慢性阻塞性肺病 (COPD) 等的评估，对器官功能障碍的控制将有助减少术后并发症率。此外患者的心理精神状态以及治疗配合程度亦需进行了解。

2. 术前教育及心理准备

良好的术前教育及心理准备可减轻紧张和焦虑情绪，影响患者对疼痛的耐受程度，减轻术后疼痛，减少镇痛需要，提高患者满意度。有研究表明，人工关节置换术前详细全面的病员教育可降低患者焦虑程度，虽然不直接改善预后，但可明显缩短住院时间并且影响止痛药的使用模式。另外，采取快速康复外科的治疗模式，一些围术期的处理措施可能与传统的方法有很大的不同，因此有必要向患者详细说明将采取的治疗方案，详细地告知其治疗各阶段可能的措施、时间以及对促进康复的各种建议，鼓励早期进食和下床活动，积极取得患者和其家属的支持和配合。患者教育可以缩短住院时间，降低手术并发症，同时缓解患者的术前焦虑和抑郁症状，增强信心，并提高患者满意度。推荐：

（1）向患者及其家属介绍手术方案和加速康复措施，达到良好沟通，取得患者及家属的积极合作；

（2）强调主动功能锻炼的重要性，增强肌力和增加关节活动度。

3. 术前营养与术前禁食

术前营养支持虽只对严重营养不良患者（大于 15% 的体重下降）有明显降低并发症率的作用，但目前普遍认为围术期的营养状态对于并发症率、医疗费用及住院时间都有统计学关联，因此术前给予优良的营养是十分必要的。另外，通常术前 6h 需要严格的禁食，但有研究显示术前给予含碳水化合物饮品可减轻术后内分泌应激，提示常规术前口服含糖饮品可改善预后。低蛋白血症易导致切口延迟愈合，增加感染风险。Berend 等 [35] 证实白蛋白水平低是延长术后住院时间的独立危险因素。髋部骨折患者中 27% 存在不同程度的低蛋白血症，其程度与年龄呈正相关（> 60 岁）。围术期给予高蛋白饮食，提高白蛋白水平，可明显降低手术风险、减少并发症。

（1）纠正低蛋白血症，鼓励患者进食高蛋白食物（鸡蛋、肉类），必要时输注白蛋白，以纠正低蛋白血症。

（2）食欲欠佳者可使用胃肠动力药及助消化药。

4. 术前贫血的处理

（1）第三届国际健康与营养学会（NHANES Ⅲ）调查显示老年贫血主要有 3 种原因。

1）营养缺乏性贫血（约占 34%）：属于造血原料缺乏所致贫血，以缺铁性贫血（iron-deficiency anemia, IDA）最为常见，叶酸、维生素 B12 缺乏导致的巨幼细胞性贫血较少见。

2）慢性疾病性贫血（约占 32%）：指在一些慢性疾病过程中出现的以铁代谢紊乱为特征的贫血。常见于慢性感染、炎症、肿瘤等慢性疾病合并的贫血。

3）原因不明性贫血（约占 34%）：可能涉及多种复杂致病机制及共病状态。

（2）围术期贫血的危害： ①增加术后感染率：Rasouli 等纳入 6111 例 THA 和 TKA 患者，术前 $Hb \leq 100$ g/L 患者手术部位的感染率最高（4.23%），术前 Hb 为 120~130 g/L 患者手术部位的感染率最低（0.84%）。②延长住院时间：围术期贫血状态可延长患者的住院时间，无论是入院时贫血还是术后贫血均明显延长住院时间 [39, 40]。③增加术后死亡率：研究发现术前贫血 [41] 和术后贫血均显著增加术后死亡率。④影响患者术后活动和功能恢复：骨科手术后较高 Hb 水平有助于患者的功能恢复，贫血是影响术后功能活动和正常行走的独立危险因素。⑤术后 Hb 水平与患者生活质量（quality of life, QOL）呈正相关：研究发现出院时的 Hb 水平与术后 2 个月时的 QOL 评分存在正相关 [44]。

（3）围术期贫血的一般治疗措施

贫血的病因和种类复杂，诊断与治疗常需要多学科共同合作，针对 IDA、营养性贫血及术后失血性贫血的患者要早介入，纠正贫血，减少输血，提高手术安全性，对于复杂病因的贫血则需与血液科专家共同协商诊治。

1）治疗出血性原发疾病：贫血患者有慢性出血性疾病如胃出血、肠息肉出血或痔疮出血等，应先治疗出血性原发疾病，同时纠正贫血 [45]。

2）营养指导与均衡膳食：根据患者贫血程度和患者饮食习惯等进行个体化营养指导和

均衡膳食，促进造血原料的吸收和利用 [46]。

3）输血治疗：输血是治疗中重度贫血的有效方法，可有效改善微循环、维持组织供氧。建议根据《围术期输血的专家共识》[47] 掌握输注红细胞制剂的指征：Hb > 100 g/L，可以不输血；Hb < 70 g/L，应考虑输血；Hb 为 70~100 g/L，根据患者的贫血程度、心肺代偿功能、有无代谢率增高以及年龄等因素决定是否输血。

5. 超前镇痛

大多数骨科患者术前即存在不同程度的疼痛，超前镇痛是在术前采用镇痛剂预防精神上的疼痛意识，从而降低术后对镇痛剂的需求量，从而减轻患者的应激反应，提高对治疗的满意度 [48, 49]。注重个体化镇痛：不同患者对疼痛和镇痛药物的反应存在个体差异，因此镇痛方法应因人而异，应根据患者应用预防性镇痛药物（措施）后，按时评估，调整药物（措施）。个体化镇痛的最终目标是应用最小的剂量达到最佳的镇痛效果。

（1）术前疼痛评估

根据患者病史、手术创伤的程度和患者对疼痛的耐受程度，结合患者既往药物使用史，对患者的关节疼痛程度及患者对疼痛的耐受度进行评估。

（2）制定围术期镇痛方案

根据术前患者疼痛程度、患者对疼痛的耐受程度、手术方式及复杂程度和心血管、胃肠道、肝肾并存疾病的风险等参考因素，并综合考虑各种镇痛方式的利益风险，制定合理的围术期镇痛方案。镇痛方案需要遵循预防性镇痛、多模式镇痛和个体化镇痛三大原则。

（3）术前镇痛

作为多模式镇痛中重要一环，术前镇痛的目的在于治疗术前由疾病引起的疼痛；降低术中和术后由手术刺激引起的疼痛，达到预防性镇痛作用。主要包括。

1）选择不影响凝血功能的镇痛药物，如对乙酰氨基酚、塞来昔布、帕瑞昔布或普瑞巴林。

2）催眠或抗焦虑药物，如采用苯二氮䓬类药物地西泮、氯硝西泮或阿普唑仑、艾司唑仑等，或非苯二氮䓬类药物唑吡坦、扎来普隆或氟西汀、帕罗西汀等。

3）对患者及家属进行健康教育，包括行为疼痛控制技巧等。

6. 围术期睡眠障碍的诊疗

（1）睡眠障碍的定义

睡眠障碍通常是指失眠、过度睡眠障碍、睡眠节律障碍及特定睡眠阶段的睡眠障碍4 大类睡眠疾病的总称。根据睡眠障碍的国际分类标准（international classification of sleep disorders, ICSD），睡眠障碍主要包括睡眠的发动与维持障碍、过度睡眠障碍、睡眠节律障碍以及特定睡眠阶段的睡眠障碍四大类型。临床上最常见的睡眠障碍为睡眠的发动及维持障碍，即"失眠"。失眠也是围术期患者最主要的睡眠障碍类型，它的实质是个体对睡眠需求量的相对 / 绝对增加以及对睡眠状态的焦虑。

（2）围术期患者失眠的常见原因

1）人文心理因素：患者缺乏医学知识，对麻醉和手术过程及预后担心担忧；

2）家庭支持系统和社会支持系统的影响：如家庭生活和谐，亲属关注恰当与否，社保是否完善等；

（3）医院住院条件之医护人员的工作态度

1）环境因素：医院住院条件之住院环境的舒适度、安静度、拥挤程度等。

2）生物学因素：包括术前损伤及体位不舒适；手术麻醉药物的使用导致术后腹胀、尿潴留等躯体不适；合并有其他躯体疾病的患者；既往或现在合并有焦虑、抑郁、精神活性物质有害使用病史等精神疾病的患者等。

（4）失眠的常见临床表现

根据"国际疾病分类（ICD-10，International Classification of Disease）"标准中的睡眠障碍的定义和分类标准，失眠的常见临床表现主要有以下 7 种表现，但表现的最核心定义强调病患个体的主观感受及患者过去与现在睡眠状态的比较。

1）入睡困难：入睡时间客观延迟 30 分钟或以上；也可与过去常态相比较，个体主观感受有入睡困难，且伴有对此感受的担心或影响社会功能。

2）入睡后觉醒次数增加：平均每晚觉醒次数客观大于等于 2 次；也可与过去常态相比较，个体主观感受到夜里易醒，并且体验此给自身带来影响。

3）多梦：个体主观体验到梦境造成了对自身心情、精神状态影响的情况。

4）早醒：觉醒时间客观提早 60 分钟或以上的情况；也可与过去常态相比较，个体主观感受有早醒，且伴有对此感受的担心或影响社会功能。

5）眠浅：个体主观体验到睡眠不深，且对自己心情 / 精神状态影响的情况。

6）缺乏睡眠感：即个体体验到的睡眠时间和实际睡眠时间存在明显差异的情况。极端案例可表现为"自己感到一夜未眠，而其鼾声吵得别人整夜不能入睡"。

7）醒后不适感、疲乏或白天困倦。

（5）围术期患者失眠的早期评估

1）具有境遇性失眠、慢性失眠及其它类型失眠家族史的患者。

2）具有伴有失眠症状的精神疾病既往史的患者。

3）有超过常态的焦虑表现的患者，具体表现为：灾难性思维：遇到什么事都往坏处想；发作或持续出现心慌、坐立不安或烦躁等体验；发作或持续出现出汗、肢体振颤、肌紧张、尿频、夜尿增多、心悸、呼吸急促等症状。符合上面 3 条中 1 条或多条的患者。

4）有亚失眠表现的患者，具体表现为：在过去一月或更长时间里，平均每周大于等于 2 个夜晚，在睡眠中感到呼吸不畅、寒冷或发热、疼痛等；难以在社交活动及工作中保持较情形的状态。符合上面 2 条中 1 条或 2 条的患者。

5）神经内分泌轴以及糖耐量试验有"异常趋势"的患者，其中主要指标包括：下丘脑 - 垂体 - 甲状腺功能轴指标（TSH、FT3、FT4、TT3、TT4）、下丘脑 - 垂体 - 肾上腺皮质轴指标（ACHT、PTC、UFC、DST）以及 OGTT。

6）多导睡眠脑电图（Polysomnography, PSG）相关指标异常趋势者，主要为睡眠潜伏期（SL）及觉醒次数（AT）增加，总睡眠时间（TSA）、睡眠效率（SE）及睡眠维持率（SMT）减少，以及睡眠结构的紊乱可见于失眠患者。

7）符合上述 6 项中任何一项或多项的围术期患者均需按"境遇性失眠"推荐方案治疗。

（6）围术期患者失眠的用药原则

1）由于术前、术中及术后相关环境因素导致的单纯性失眠患者推荐使用镇静催眠药物，本文推荐单独使用"苯二氮䓬类药物（氯硝西泮/地西泮/阿普唑仑/艾司唑仑片）"或"非苯二氮䓬类药物（思诺思或扎来普隆）"。

2）失眠患者伴有明显焦虑情绪患者建议以抗焦虑治疗为主（抗焦虑药物主要使用选择性5羟色胺再摄取抑制剂类药物（SSRIs类），包括帕罗西汀、氟西汀、舍曲林），镇静催眠药物为辅（推荐苯二氮卓类药物，包括氯硝西泮、地西泮、阿普唑仑、艾司唑仑片）。

3）既往有失眠病史的患者建议直接重复使用既往用药方案，若既往用药无效或此次用药无效，需转诊或请专科会诊。

4）既往有其它重性精神疾病病史的患者，先处理精神症状后，再进行手术。若原专科方案用药有效，可使用原方案，若此次用药无效或原治疗效果差或无效，需转诊或请专科会诊。

二、术中措施

1. 麻醉方法的选择

良好的麻醉可减轻患者应激，促使患者早期活动及锻炼，增加患者满意度并可提早出院，是快速康复外科中最为重要的环节之一。目前已有越来越多研究提倡使用多模式的围手术麻醉方式[50]，此方法可产生协同效应以降低各种麻醉剂的用量。全身麻醉因其并发症较多将不作为首选，区域麻醉如外周神经置管阻滞、脊神经阻滞、硬膜外麻醉不仅麻醉满意，而且还有其他的优点，包括有利于保护肺功能，减少心血管负担，减少术后肠麻痹，更有效地止痛等[51]。Mai 等[52]报道在下半身手术（下肢和盆腔）局部或区域麻醉对抗应激的全身效应中的表现要比在上腹部和胸部手术中的表现明显，区域麻醉效果也通过肺功能改善、心血管并发症减少和疼痛缓解表现出来。使用硬膜外腔给药或利用局部麻醉技术施行区域麻醉能够减轻垂体-肾上腺皮质-交感神经链对手术打击的反应，神经阻断可以改善术后氮平衡和糖代谢的状况，可以促进早期康复。Rodgers 等[53]通过荟萃分析研究表明，使用硬膜外麻醉与全身麻醉相比，可以使下肢手术术后并发症的发生率下降约30%。

2. 微创手术

采取微创的术式是快速康复外科的重要环节，手术创伤大小对于术后的康复速度有很大的影响，目前认为，使炎性反应最小化的最佳方法就是采用微创技术，因此，其效果和优越性现已受到广泛的认可。微创手术除关节镜技术外，也包括微创化手术（如小切口技术）和规范化手术技巧。近年来，微创技术的进步给患者带来了更加有效的治疗手段，许多研究表明微创小切口技术治疗可以减少软组织损伤、缩短手术时间、减少术中出血、减轻术后疼痛、加速康复、早期出院以及改善美观[54, 55]。Berger 等[56]运用微创髋关节置换技术结合快速康复方案，结果显示住院时间、术后停用止痛药及辅助行走支具时间和恢复正常生活时间皆有缩短，并且无不良并发症，证实快速康复采取微创术式安全有效。另外，不论采用何种术式，规范化手术技术和对组织轻柔的操作是实施快速康复的关键。

3. 术中保温

在国外术中保温技术已逐渐受到重视，Donnino 等 [57] 研究证实，术中及术后早期的保温不仅可使术后切口感染率降低 3 倍，而且降低室性心动过速发生率，减少氮分解并减轻患者的不适感。Marianne 等 [58] 就髋关节置换患者术中保温问题进行了研究，通过将术中体温提高 0.5℃，结果发现术中失血量显著减少。术中保温的具体措施包括：提高手术室事温、患者头部及下肢保暖、输入液体和腹腔灌洗液加温，甚至麻醉气体都需要加温。

4. 不放置引流

大量的临床对照研究证实术后无需放置引流管，最新的报道中 Parker 等 [59] 应用荟萃分析就此问题总结了 36 个临床研究共 5697 例伤口，得出结论即伤口感染、血肿、伤口裂开等并发症与是否放置引流管无关系，且放置引流管增加了需要输血的概率。其他临床研究认为，伤口持久引流是关节置换术后出现感染的原因之一，伤口引流期延长 1 d，全髋关节成型病例伤口风险增加 42%，全膝关节风险增加 29%，可导致患者住院时间延长，并需要进行相应的外科处理，加重卫生保健的经济负担。因此术中必须仔细充分止血，不常规放置引流，这样不仅不会增加并发症的几率，而且利于患者早期下地活动锻炼，加速康复过程。

5. 术中预防性镇痛

术中预防性镇痛包括。

（1）根据患者疼痛严重程度，决定是否选择椎管内麻醉以及术后是否采用持续性椎管内镇痛；

（2）术前采用外周神经阻滞镇痛，髋关节置换可选择腰丛神经阻滞，膝关节置换可选择股神经或隐神经阻滞；

（3）术中采用"鸡尾酒"镇痛，于伤口周围局部注射镇痛药物；

（4）尽量缩短手术时间，减少术后由创伤引起的炎症反应；

（5）手术结束后，根据麻醉清醒后患者疼痛情况，可予以阿片类镇痛药或选择性 COX-2 抑制剂静脉注射或肌肉注射镇痛。

三、术后措施

1. 术后镇痛

快速康复要求良好的围术期疼痛管理理，良好的止痛不仅是快速康复计划中一个重要环节，也是有利于早期下床活动及早期功能锻炼的必要前提，是减少手术应激反应有效的方法 [60]。目前多提倡多模式的术后疼痛控制，包括联合应用口服镇痛药、股神经置管阻滞、切口局部浸润麻醉等。口服药要求尽量给予非甾体类镇痛药如布洛芬、痛立克等，而减少阿片类镇痛药的使用。使用非甾体类镇痛药，一方面可以取代部分阿片类镇痛剂，达到有效的镇痛效果，另一方面可以减轻术后炎症反应。

术后镇痛包括。

（1）选择 NSAIDs 类药物或选择性 COX-2 药物镇痛，包括口服给药（双氯芬酸钠、塞来昔布、洛索洛芬钠等）、静脉或肌肉注射（帕瑞昔布、氟比洛芬酯等）；

（2）根据情况选择 PCIA 镇痛；

（3）使用镇静催眠抗焦虑药物，如地西泮、氯硝西泮、阿普唑仑、艾司唑仑或唑吡坦、帕罗西汀、氟西汀、舍曲林等；

（4）疼痛重时联合阿片类药物镇痛，包括曲马多、羟考酮口服或吗啡、杜冷丁肌肉注射；

（5）其他围术期处理，包括采用冰敷、抬高患肢等措施减轻肿胀和炎性反应；早期下地活动，减轻患者心里负担等。

2. 术后营养

骨科手术术后营养问题常不为人所重视。对于骨科手术来说，虽然不像腹部手术等术后禁食需要静脉营养支持，然而加强术后营养对加快术后康复有积极的作用。Prodger 等 [61] 研究表明关节置换围术期的营养状态对于并发症率、医疗费用及住院时间都有统计学关联。营养对于机体从手术的打击中恢复有十分重要的作用，充足的钙质和维生素 D 是成骨必需元素，良好的营养摄入可影响预后的效果和时间。尤其对于老年骨折患者，通常存在营养状况较差的情况，给予优质蛋白和充足热量支持对于他们就显得尤为重要。Eneroth 等 [62] 研究表明对于老年髋关节骨折的患者加强静脉营养可降低骨折的并发症。

3. 早期活动及康复锻炼

骨科术后康复锻炼与最终预后有着直接的密切联系，因此术后康复训练是快速康复最主要的部分之一，术后需要周密的计划与组织护理，确定每天的康复目标。快速康复外科强调早期下床活动，因其可增加肠蠕动和肺活量，提高抗病能力，加快体质恢复，同时加速切口部位的血液循环，促进切口愈合及下肢静脉回流，预防术后深静脉血栓的形成，减少术后并发症的发生旧…多学科快速康复模式下，微创术式减少创伤和应激，优化麻醉方式及良好的疼痛控制，均有利于患者尽早的开始活动和康复训练。尽早的锻炼不仅使患者卧床时间缩短其心理满意度提高，而且能尽快达到治疗目标，恢复生活功能，加快出院时间。

四、其他措施

1. 防止过量补液

手术日及术后控制过多的液体输入是快速康复外科中重视的问题。为了维持一个理想的血压，传统方法在围术期往往给予大量液体输入，这会使身体处于一种过度补液、水中毒状态，由于心脏负荷加大，势必增加心肺功能障碍的发生率；此外大量的液体进入循环系统，同时加上术中失血，会造成血浆胶体渗透压下降以致组织间液积聚、肠壁水肿等。

2. 感染的预防和控制

当前的资料支持最大限度地缩短抗生素的给药时间，抗生素应当在术前 1 h 使用，理论上越接近划皮时间给药越好，如果手术时间超过抗生素半衰期 1—2 倍，则术中追加一次抗生素。Nicholas 等 [64] 研究结果显示全髋关节及全膝关节成型术后预防性抗生素使用只要 24 h 即可。另有多项研究显示延长预防性抗生素的用药时间事实上增加了引起耐药性肺炎和其他全身细菌感染的风险。

3. 特殊用药

围术期使用 β 受体阻滞药可能成为快速康复治疗中一个重要的组成部分，Schmidt 等 [65] 研究显示，围术期使用 β 受体阻滞药，可以减少交感神经兴奋，减轻心血管负担，从而减少心脏并发症，在烧伤患者中还发现可以降低分解代谢。对于高龄或营养不良的患者，通过营养支持、使用促合成药（氧甲氢龙、胰岛素、生长激素等）可促进蛋白质的合成，Vander 等 [66] 对因髋关节骨折而进行手术的老年患者，使用小剂最生长激素 20 mg ／ (kg·d) 干预，结果与对照组相比骨折术后恢复更快。

五、快速康复外科模式的组织管理

1. 医护团队

快速康复模式的实施有赖多学科的医护人员良好的协作，团队应由有经验的外科医生、麻醉师、物理治疗师和护理团队组成。护理在快速康复外科具有重要地位，包括围术期的教育和心理护理，重点在于鼓励患者尽快地恢复正常饮食及下床活动，术后护理需要很好地计划与组织，制订护理计划表，确定每天的康复治疗目标。另外，医院为患者提供专门的绿色通道和独立病房也是必要的。

2. 出院计划及标准

出院标准同一般常规手术，例如：进食固体饮食、无需静脉补液、独立挂拐行走、自行上下床、自行坐立、术区疼痛在患者可耐受范围内并口服止痛药控制疼痛良好等，快速康复计划的一个重要目标是缩短住院时间而不影响预后，应当严格规定出院标准，不能单纯为了缩短住院时间而降低标准。因此出院计划及标准应在入院及术前时就告知患者，仔细与详细地制订出院计划是减少再住院率，增加患者安全及满意度的一个重要措施。由于患者术后有不同程度的不适，在出院后许多治疗仍应继续进行并能得到支持服务，定期的随访计划是必要的。

3. 效果评价指标

快速康复外科模式最突出的效果体现在其"快速"，因此住院时间是其首要的评价指标，然而其本质绝不仅此而已，最根本的目的还在于取得更好的预后效果，因此，患者的早期及晚期并发症率、再入院率、术后功能评分、生活质量评分以及患者满意度评分都是应当记录和随访的指标。

第四节　快速康复外科的展望与未来

快速康复外科模式已经在许多疾病中得到应用并且取得了很好的效果，尤其最早开始进行的腹部外科是比较成功的典范。在其他许多学科领域也有尝试，大多取得了肯定的效果，通过一系列针对性的围术期处理优化，明显减轻手术造成的应激反应，缩短了术后恢复时间，使患者获得更好的预后及满意度。在国外有日间手术的概念，即对一定适应证的患者当日完成入院、手术和出院。快速康复的理念与之有相似之处，然而快速康复绝不仅仅为了缩短患者住院时间，其所采用的干预手段均是经过多年实践经验证实有效的改善围术期生理状态的措施，如最佳麻醉方法、疼痛控制、微创术式等等，多学科手段的有机结合目的在于使其作用更大化，优于单一干预，从而提供更好的预后。目前，国内也有越来越多的医疗机构重视并开始尝试采取快速康复外科模式进行患者围术期处理。骨科手术大多创伤较大，患者有时需要较长的术后康复时间，患者对术后功能恢复的要求高，尤其重大创伤患者易发生各种并发症，这些特点决定了快速康复模式在骨科有很大的应用前景。已有一些快速康复的相关研究旨在改善预后，降低术后并发症率，取得了许多令人鼓舞的结果。目前研究的重点在于：一是要进一步研究各疾病围手术生理状态变化动态过程，以整合各种有效的措施；二是要应用各种先进技术如导航技术结合微创手术，将应激反应最小化；三是要建立有针对性的快速康复流程，并通过临床随机对照研究检验其效果和安全性。综上所述，通过多学科快速康复外科模式在骨科手术的应用，有望革新现有治疗模式，实现加速患者康复，改善预后，提高行业整体医疗服务质量的目的。

（黄爱军、王一民、邓雪峰）

第二十章 创伤骨科患者的护理技术

第一节 创伤骨科患者的护理特点

一、创伤骨病的护理特点

创伤骨科患者创伤大多为意外事故所致，发病急，病情复杂，有不同程度的暂时或永久性的功能障碍，卧床治疗时间长。患者担心今后的功能障碍、手术疼痛、经济负担等诸多因素，容易产生抑郁、焦虑、恐惧、悲观等一系列心理问题。创伤给患者心理、生理方面造成不同程度的伤害，因此在护理方面有其特殊性。

二、创伤骨病常见护理问题

创伤骨病患者常见护理问题包括以下内容。

1. 焦虑。
2. 恐惧。
3. 自理缺陷。
4. 睡眠紊乱。
5. 便秘。
6. 躯体移动障碍。
7. 疼痛。
8. 体温升高。
9. 有废用综合征的危险。
10. 有皮肤受损的危险。
11. 皮肤受损。
12. 有发生失血性休克的可能。
13. 有肢体血液循环障碍的可能。

护理人员在加强各种基础护理的同时，还应对患者采取积极有效的护理干预，以增强患者治疗康复的信心，使其积极配合治疗。

第二节 创伤骨科患者常见问题的护理程序

一、焦虑

1. 相关因素

(1) 预感到个体健康受到威胁，形象将受到破坏，如截瘫、截肢等。

(2) 疾病预后不佳，如脊髓或神经受损等。

(3) 担心社会地位改变。受伤后可能遗留不同程度的残疾或功能障碍，工作将可能改变。

(4) 不理解手术程序，担心术后效果。

(5) 不理解特殊检查与治疗，如 CT、MRI 检查等。

(6) 已经或预感到将要失去亲人，如家庭车祸、患者自身病情危重等。

(7) 不适应住院环境。

(8) 受到他人焦虑情绪感染，如同病室住有焦虑的患者。

(9) 经济困难。

2. 主要表现

(1) 循环改变：脉搏、呼吸均增快，血压升高，面色潮红或苍白。

(2) 肌肉紧张，头痛，出汗多。

(3) 心理活动增加，精神不集中，失眠、健忘。

3. 护理目标

(1) 患者能说出焦虑的原因及自我感受。

(2) 患者能运用应付焦虑的有效方法。

(3) 患者焦虑有所减轻，表现在生理上、心理上的舒适感有所增加。

4. 护理措施

(1) 耐心倾听患者的诉说，理解、同情患者感受，与患者一起分析焦虑产生的原因及不适，尽可能消除引起焦虑的因素。

(2) 对患者提出的问题（如手术、治疗效果、疾病预后等）给予明确、有效和积极的信息，建立良好的护患关系，使其能积极配合治疗。

(3) 正确地引导患者正视伤残现实，与其共同探讨人生目标，使之身残志坚。

(4) 争取患者亲属、朋友、工作单位及社会有关方面的理解和支持，使其解除因受伤（或疾病）后对社会地位、生活能力及经济状态等发生影响的后顾之忧。

(5) 向患者婉言说明焦虑对身心健康可能产生的不良影响。

(6) 帮助并指导患者及其亲属应用松弛疗法如按摩、听音乐等。

(7) 为患者创造安静、无刺激的环境，限制患者与具有焦虑情绪的患者及亲友接触。

(8) 允许患者来回踱步或哭泣，以帮助其祛除肌肉紧张。

(9) 当患者表现为愤怒时，除过激行为外不应加以限制。

(10) 帮助患者总结以往对付挫伤的经验，探讨适合个体的应付方式。

(11) 对患者的合作与进步及时给予肯定和鼓励。

(12) 利用护理手段给患者身心方面良好的照顾，从而使焦虑程度减轻。

5. 重点评价

(1) 患者焦虑是否减轻或消除。

(2) 护理措施是否适合患者个体。

二、恐惧

1. 相关因素

（1）死亡的威胁，如高位颈椎损伤、复合伤、骨折有严重并发症者。

（2）不理解手术程度及效果。

（3）不理解特殊检查、治疗，如牵引、石膏固定等。

（4）环境刺激，如对陌生的病室、抢救室、手术室及诊室感到害怕。

（5）对疾病预后担忧，如可能致残。

（6）同陌生人相处（如小儿看到穿白衣的医务人员）感到害怕等。

2. 主要表现

（1）自诉有恐慌、惊惧、心神不安。

（2）有哭泣、逃避、警惕、挑衅性行为。

（3）活动能力减退，冲击性行为和疑问增多。

（4）躯体反应可表现为：颤抖、肌张力增加，四肢疲乏，心博加快，血压升高，呼吸短促，皮肤潮红或苍白，多汗，注意力分散，易激动，记忆力减退，失眠多梦，瞳孔散大。严重者可能出现昏厥、胃肠活动减退、厌食等。

3. 护理目标

（1）患者能说出恐惧的原因及自我感受。

（2）患者能运用应付恐惧的有效方法。

（3）患者恐惧有所减轻，恐惧的行为表现和体征减少或消失。

4. 护理措施

（1）耐心听取患者的倾诉，理解、同情患者的感受，并共同分析恐惧产生的原因，尽可能消除其相关因素。

（2）尽量减少、消除引起恐惧的医源性因素：①耐心详细地介绍特殊检查、治疗（如牵引、石膏固定）、手术等环境、程序及配合要点；②对疾病的预后多给予明确、有效和积极的信息，可让治愈效果较满意的患者与其交流配合治疗的经验；③危重患者抢救时，护士以娴熟的抢救技术和恰当的心理支持，给患者治疗信心与安全感；④同病室有危重患者抢救时，用屏风遮挡，或尽可能转移至单间，以避免刺激；⑤在病室进行严格的消毒隔离措施和及时的卫生常识宣教，以消除患者被交叉感染的疑虑；⑥给小儿患者以慈爱、亲切的关怀与照顾，使其消除陌生感。

（3）鼓励家庭成员参与，共同缓解患者的恐惧心理，如适当的陪伴与按摩，转移注意力的交谈。

（4）根据患者病情和兴趣，鼓励参加一些可增进舒适和松弛的活动，如练习深呼吸、气功等。

（5）鼓励患者参加文化娱乐活动，如读书报、听音乐、看电视及下棋等。

（6）对患者的合作与进步及时给予肯定。

（7）利用护理手段给患者身心方面良好的照顾，从而使恐惧程度减轻，安全感增加。

5. 重点评价

（1）与患者恐惧相关的医源性因素是否及时消除。

（2）患者安全感是否增加，恐惧心理是否减轻或消失。

三、自理缺陷

1. 相关因素

（1）骨折。

（2）医疗限制：牵引、石膏固定等。

（3）瘫痪。

（4）卧床治疗。

（5）体力或耐力下降。

（6）意识障碍，如合并有脑外伤。

2. 主要表现

不能独立饮食、洗漱、沐浴和入厕。

3. 护理目标

（1）患者卧床期间生活需要能得到满足。

（2）患者能恢复或部分恢复到原来的自理能力。

（3）患者能达到病情允许下的最佳自理水平，如截瘫患者能坐轮椅进行洗漱、进食等。

4. 护理措施

（1）备呼叫器，常用物品置患者床旁易取到的地方。

（2）及时提供便器，协助做好便后清洁卫生。

（3）协助洗漱、更衣、床上擦浴、洗头等。

（4）提供合适的就餐体位与床上餐桌板。

（5）保证食物温度在 38℃左右，软硬适中，适合吞咽和咀嚼能力。

（6）指导患者及其亲属制订并实施切实可行的康复计划。

（7）协助患者使用拐杖、助行器、轮椅等，使其能进行力所能及的自理活动。

（8）及时鼓励患者逐步完成病情允许下的部分或全部自理活动。

5. 重点评价

（1）患者的生活需要（卫生、进食、排泄等）是否得以满足。

（2）患者自理能力是否逐步在恢复或部分恢复。

四、睡眠紊乱

1. 相关因素

（1）疾病引起的不适：疼痛、呼吸困难、尿潴留、尿失禁等。

（2）治疗：持续牵引，尤其是颌枕带、颅环弓牵引。

（3）焦虑或恐惧。

2. 主要表现

主诉难以入睡，间断睡眠，早醒，有疲乏感。

3. 护理目标

（1）患者能讲述有利于促进睡眠的方法。

（2）患者自诉已得到充足的睡眠，表现出睡眠后精力较充沛、精神较饱满。

4. 护理措施

（1）积极配合医师处理引起睡眠紊乱的客观因素，如疼痛、呼吸困难、尿潴留、尿失禁等，减轻由于疾病引起的不适。

（2）因持续牵引而不能入睡时，可适当减轻牵引重量，并在床旁设置挡板，防止碰撞。

（3）指导患者促进睡眠：①舒适体位；②睡前减少活动量；③睡前避免喝咖啡或浓茶水；④睡前热水泡脚或洗热水澡，做背部按摩；⑤听优美的音乐，看娱乐性的读物。

（4）创造有利于睡眠和休息的环境：①保持室内温度舒适、盖被厚薄适宜；②避免大声喧哗，保持睡眠环境安静；③在患者睡眠时关好门窗，拉上窗帘，夜间使用地灯。

（5）尽量满足患者的入睡习惯和方式。

（6）建立与患者以前相类似的比较规律的活动和作息时间。

（7）有计划地安排好护理活动，尽量减少对患者睡眠的干扰。

（8）指导患者使用放松术，如缓慢地深呼吸及全身肌肉放松疗法等。

（9）限制晚餐后的饮水量，睡前排尿，便器放在床旁以便于取用。

（10）尽可能消除引起焦虑、恐惧的因素。

（11）必要时遵医嘱给予镇静催眠药，并观察疗效。

5. 重点评价

（1）患者睡眠紊乱的相关因素是否消除。

（2）患者睡眠紊乱是否纠正，感觉是否良好。

五、便秘

1. 相关因素

（1）长期卧床，缺少活动。

（2）中枢神经系统引起排泄反应障碍，脊髓损伤或病变。

（3）肠蠕动反射障碍：①骨盆骨折；②谷类、蔬菜摄入不足；③轻泻剂使用时间过长。

（4）机械性障碍：①腹部、盆腔及横膈肌等肌肉软弱；②年老体弱，缺乏 B 族维生素，低钾。

（5）排便环境改变。

（6）液体摄入不足。

（7）摄入纤维素不足。

（8）心理因素：担心排便导致邻近会阴部的伤口受影响（搬动后移位、出血、疼痛），担心床上排便污染房间空气而遭他人嫌弃或不愿给人添麻烦等而未能定时排便。

2. 主要表现

(1) 患者主诉排便费力，有疼痛感。

(2) 粪便干、硬或秘结成团。

(3) 大便次数减少。

(4) 腹胀不适，痉挛性疼痛，头痛，食欲缺乏及恶心。

3. 护理目标

(1) 患者便秘症状解除，不适感消失。

(2) 患者已重建正常排便形态。

(3) 患者身体清洁，感觉舒适。

4. 护理措施

重建正常排便原则：定时排便，注意便意，食用促进排泄的食物，摄取充足水分，进行力所能及的活动等。

(1) 定时排便：在早餐后立即协助患者排便。因在餐后，尤其是早餐后，由于肠蠕动刺激而产生多次的胃结肠反射。

(2) 可于早餐前适当饮用较敏感的刺激物，以促进排便（如咖啡、茶、开水或柠檬汁等热饮料）。

(3) 给患者合适的环境（如用屏风或布帘遮挡）、充足的时间排便。

(4) 利用腹部环状按摩协助排便。在左腹部按摩，可促进降结肠上端之粪便往下移动。

(5) 轻压肛门部位促进排便，人工挖取粪便。

(6) 使用甘油栓塞肛刺激肠壁引起排便反应并起局部润滑作用，以协助和养成定时排便的习惯。

(7) 使用轻泻剂，如口服缓泻剂以软化大便而排出秘结成团的粪结石。

(8) 告诉患者在排便时适当用力，以促进排便。协助进行增强腹部肌肉力量的锻炼（病情允许时）。

(9) 协助患者建立食物型态：①多食植物油，起润肠作用。②选用富含植物纤维的食物，如粗粮、蔬菜、水果、豆类及其他粗糙食物。这些不易被消化的植物纤维可增加食物残渣，刺激肠壁促进肠管蠕动，使粪便及时排出。③多食果汁（如梅子果汁）、新鲜水果及果酱等食物，蜂蜜、凉拌黄瓜、萝卜、白薯等食物也有助于排便。④多饮水和多喝饮料，每天饮水3000mL，可防止粪便干燥。⑤必要时少食多餐，以利于消化吸收。⑥多食酸奶，以促进肠蠕动。⑦避免食用刺激性食物如辣椒、生姜等。

(10) 协助医生积极为患者消除引起便秘的直接因素，如妥善处理骨盆骨折、痔疮局部用药、手术解除脊髓压迫症状等。

(11) 解除不适症状：①肛门注入开塞露；②肛管排气；③油类保留灌肠；④戴手套用手指挖出粪便。

(12) 维持患者身体清洁和舒适，如大便后清洁肛门周围并洗手，更换污染床单，倾倒大便并开窗排异味等。

5. 重点评价

（1）患者是否了解重建正常排便形态的有关知识并付诸实践。

（2）患者是否了解食物、水分与排泄的关系，能否选择适当的食物与水分。

（3）患者是否已消除心理顾虑，并定时排便。

（4）患者便秘的直接因素是否消除。

六、躯体移动障碍

1. 相关因素

（1）骨折。

（2）治疗受限，如牵引、石膏固定等。

（3）神经受损。

（4）体力和耐力下降。

（5）意识障碍，如合并有脑外伤等。

2. 主要表现

（1）不能有目的地移动躯体。

（2）强制性约束，包括机械原因和医疗限制，如牵引、石膏固定。

（3）肢体瘫痪。

3. 护理目标

（1）患者卧床期间生活需要得到满足。

（2）患者未出现或较少出现因缺少活动而发生的合并症。

（3）患者在帮助下可以进行局部活动。

（4）患者能独立或部分独立进行躯体活动。

4. 护理措施

（1）协助卧床患者洗漱、进食、排泄及个人卫生活动等。

（2）移动患者躯体时，动作稳、准、轻，以免加重肢体损伤。

（3）告诉患者疾病康复过程，如成年人骨折后一般2～3个月后愈合，使患者心中有数，增强自理信心，并逐渐增加自理能力。

（4）指导并鼓励患者做力所能及的自理活动，如瘫痪患者用吸管吮吸饮用水及漱口。

（5）指导并协助患者进行功能锻炼，预防关节僵硬或强直：①制动的关节作等长收缩运动（关节在静止不动的状态下，作肌肉收缩活动），防止肌肉萎缩、软组织粘连；②未制动的关节至少每天做2～3次全关节活动。

（6）骨折患者功能锻炼的原则。

1）早期：伤后1～2周，尽早开始作伤肢肌肉的等长舒缩活动，避免骨折端上下关节活动，其他部位关节照常活动。

2）中期：伤后2周后，骨折端上下关节开始活动，活动范围由小到大，速度由慢到快，强度由弱到强。

3）后期：骨折临床愈合后，除去固定，在床上运动1～2周后，用拐杖下床活动，循序渐进，防止跌伤，直到完全康复。

(7) 指导患者康复训练及使用助行器。

(8) 防止由于缺少活动引起的并发症：①视病情使用气垫、气圈等抗压力材料，每2～3小时翻身并按摩骨突处，以防止压疮；②观察患肢有无受压及末梢血运情况，防止压迫性溃疡等异常情况发生；③每天按摩不能移动的肢体2～3次，以促进血液循环，防止血栓形成；④鼓励患者深呼吸和有效咳嗽，防止肺部感染；⑤进食充足的水分（每天＞3000mL）和粗纤维食物以防便秘。

(9) 保持肢体于功能位，预防肢体畸形。

1）肩关节：外展45°，前屈30°，外旋15°；

2）肘关节：屈曲90°；

3）腕关节：背屈20°～25°；

4）髋关节：前屈15°～20°，外展10°～20°，外旋5°～10°；

5）膝关节：屈曲5°～10°左右，或伸直0°；

6）踝关节：根据情况，可跖屈5～10°。

5. 重点评价

(1) 患者躯体移动障碍程度是否减轻。

(2) 患者有无并发症出现：褥疮、血栓性静脉炎、便秘等。

(3) 患者肢体是否处于功能位。

(4) 患者肢体是否出现由于护理不当而致的畸形和功能障碍。

七、疼痛

1. 相关因素

(1) 化学刺激：炎症、创伤。

(2) 缺血、缺氧：创伤、局部受压。

(3) 机械性损伤：体位不当，组织受到牵拉、收缩。

(4) 温度不宜：热或冷。

(5) 心理因素：幻觉痛，紧张。

2. 主要表现

患者主诉疼痛或不适，可伴有痛苦表情、烦躁不安，活动受限乃至被动体位。

3. 护理目标

(1) 患者疼痛的刺激因素被消除或减弱。

(2) 患者痛感消失或减轻。

4. 护理措施

(1) 观察记录疼痛性质、部位、程度、起始和持续时间、发作规律、伴随症状及诱发因素。

(2) 减轻或消除疼痛刺激。

1）当患者咳嗽或深呼吸时，用手托住伤口或用枕头抵住伤口

2）当伤口外固定过紧时，调整到能耐受的程度；

3）当伤口有炎症时，配合医生及时换药；

4）当患者下床活动时，用吊带托起受伤或手术肢体；

5）维持良好的姿势与体位，以减轻卧床过久引起的不适；

6）对需翻身的患者，应妥善保护好伤肢和术肢，避免对伤肢和术肢的过度转动及被褥对创面的直接压迫；

7）帮助患者保持身体凉爽舒适，去除刺激物；

8）进行适当的背部按摩以分散注意力；

9）创造条件使患者有足够的休息和睡眠。

（3）减轻疼痛：①心理方法：催眠与暗示，以分散注意力，减轻焦虑与不适；②生理方法：热、冷敷，按摩，治疗性的沐浴，必要时使用镇痛药，注意观察其疗效和不良反应。

5. 重点评价

（1）患者疼痛的诱发因素是否消除。

（2）患者在应用护理措施后疼痛减轻的程度。

1）是否感觉舒服；

2）能否入睡或安静休息；

3）能否进行日常活动。

八、体温升高

1. 相关因素

（1）体温调节中枢功能失调：颈部外伤、脊髓受伤或病变、中暑、脱水。

（2）机体对手术创伤的反应：外科热。

（3）感染：感染性疾病（结核、骨髓炎）、感染性伤口、切口感染等。

（4）某些疾病：恶性肿瘤。

（5）变态反应：输血、输液反应，药物疹，排斥反应。

2. 主要表现

（1）患者主诉发热、不适。

（2）体温高于37.5℃。

3. 护理目标

（1）患者发热的相关因素消除。

（2）患者体温正常。

4. 护理措施

（1）配合医师积极查明发热的原因，观察热型的变化，有针对性地给予治疗。

（2）减少体热产生及增加体热散失。

1）置空调房间，保持室温18～22℃，湿度50%～70%，通风透气；

2）温水擦浴；

3）乙醇擦浴；

4）冰敷；

5）冰盐水灌肠；

6）遵医嘱使用冬眠疗法；

7）遵医嘱使用退热剂。

采取降温措施半小时后复查体温，并继续观察其变化：>37.5℃，每天测 3 次；>38.5℃，每天测 4 次；>39℃，每天测 6 次。

（3）减少发热给身体造成的影响。

1）做好个人清洁卫生：沐浴、擦浴、更衣、换床单，避免着凉和压疮；

2）保证水分的补充；

3）保持口腔清洁，口唇干燥时涂石蜡油或护唇油，以防口腔炎及口唇干裂；

4）给予清淡且易消化的高能量、富含维生素的流质或半流质饮食，保证营养的摄入；

5）高热者卧床休息，吸氧。

九、有废用综合征

1. 相关因素

（1）神经受损：瘫痪。

（2）局部大范围的创伤。

（3）活动受限、减少。

（4）缺乏功能锻炼。

（5）剧痛。

（6）长期卧床。

（7）高度营养不良。

2. 主要表现

骨骼、肌肉运动系统功能退化的表现：肌肉萎缩、关节僵直、足下垂。

3. 护理目标

（1）患者不出现、少出现废用综合征。

（2）患者能正确使用康复训练器具。

（3）患者能主动进行康复训练。

4. 护理措施：

（1）评估患者引起骨骼、肌肉、运动系统功能退化的危险因素与程度，以预测废用综合征的发生。

（2）向患者及其亲属反复讲解废用综合征的不良后果，使之积极锻炼。

（3）计划并实施功能锻炼。

（4）经常翻身并检查皮肤受压情况，以防压疮发生。

（5）做好皮肤、头发、口腔、会阴等个人清洁卫生。

（6）及时镇痛。

（7）经常与患者沟通，帮助树立战胜疾病、争取最大程度地恢复现有肢体功能的信心。

（8）预防长期卧床患者易发生的几种畸形。

1）用支被架、预防垂足板、砂袋等防止足部受压，以保持踝关节功能位，每天数次按摩踝关节和足背、足趾，以预防足下垂畸形；

2）每天数次将腘窝下垫枕拿开，进行膝关节伸屈活动，以防止膝关节屈曲、挛缩畸形；

3）睡硬板床并进行伸髋锻炼，以预防屈髋畸形；

4）患者仰卧时，两臂离开躯干位置，以防肩关节内收；全臂用枕垫起，以防肩关节后伸；在病情允许下，指导和协助患者自行梳头、扣后背纽扣、拉住床头栏杆向床头方面移动身体，以使上肢外旋外展，从而避免肩内收畸形。

5.重点评价

（1）患者有无明显肢体畸形。

（2）患者康复训练器具是否适合于个体。

（3）患者是否掌握康复训练及预防畸形的方法。

十、皮肤受损

1.相关因素

（1）局部持续受压：瘫痪、牵引、石膏、大手术后不能自行变换体位。

（2）皮肤感觉障碍：神经受损后。

（3）体液刺激：大小便、汗液、伤口渗出液等。

（4）摩擦：床单不平整、有碎屑，移动患者拖、拉、推。

（5）剪力：半坐卧位＞30°且时间较长时。

（6）皮肤营养不良：骨折合并糖尿病等。

（7）恶病质：恶性肿瘤、结核、急性化脓性骨髓炎等。

（8）皮肤脆弱：老人，小儿。

（9）皮肤水肿：受伤后肢体肿胀，严重创伤后并发症（如肾衰竭时全身浮肿）。

（10）保暖措施使用不当：当体温不升、瘫痪患者使用热水袋时烫伤。

（11）意识障碍：躁动时抓伤。

（12）搔抓：当出现变态反应或皮肤切口在愈合过程中自行搔抓时损伤。

（13）降温措施使用不当：冰敷时冻伤。

2.主要表现

存在下述高危因素时：

（1）不能自行翻身。

（2）夹板、石膏外固定。

（3）床单不清洁，潮湿。

（4）皮肤不清洁，大小便污染。

（5）半坐卧位＞30°且时间较长。

（6）营养不良。

（7）复合伤。

（8）其他：如老人、小儿。

3. 护理目标

（1）患者未发生皮肤损伤。

（2）患者及其亲属熟知造成皮肤损伤的危险因素。

（3）患者及其亲属掌握皮肤自护方法。

4. 护理措施

预防压疮是护理中最关键的问题，原则是预防为主，防止组织长时间受压，立足整体治疗：改善营养、血循环状况；重视局部护理；加强观察，对发生压疮危险度高的患者不但要查看受压皮肤的颜色，而且要触摸皮肤的质地。具体措施为。

1）舒适、平整、柔软、清洁的卧床器具及用品；

2）经常翻身、按摩，避免皮肤长时间受压；

3）勤换卧具用品，保持皮肤清洁；

4）及时处理压疮；

5）对容易受压的臀部应安放垫圈。

十一、失血性休克

1. 相关因素

（1）开放性损伤。

（2）闭合性损伤。

（3）手术后切口渗血。

2. 主要表现

（1）伤口出血，局部肿胀。

（2）脉数、气促、血压下降、面色苍白、四肢冰凉、末梢发绀、躁动不安等。

3. 护理目标

（1）有可能失血过多的患者能得到监测。

（2）患者一旦休克能得到及时处理。

4. 护理措施

（1）判断受伤性质、程度、部位，以估计失血量。下面是成人骨折失血量的估计：①骨盆骨折：>1000mL；②四肢动脉损伤：>1000mL；③大面积软组织挫伤及剥脱：1000～2000mL；④股骨干骨折：800～1000mL；⑤小腿骨折：600mL；⑥前臂骨折：200～400mL。

（2）严密监测患者体温、脉搏、呼吸、血压、神志、尿量，并进行血色素、红细胞及血细胞比容的追踪检测。

（3）了解手术情况，尤其是手术中失血；严密观察伤口渗血量(伤口敷料渗血及引流量)。

（4）警惕休克先兆出现。休克先兆表现为：精神紧张或烦躁，面色苍白，手足湿冷，心率加快，过度换气，血压正常或稍高，脉压差小，尿量正常或减少等。

（5）一旦出现休克先兆，迅速建立有效静脉通路，遵医嘱扩容（输血、输液等），先输晶体液和全血；高流量吸氧。

（6）在扩容治疗同时果断采取止血措施：①表浅伤口用砂袋或敷料压迫止血；②四肢动脉出血：上止血带；③活动性出血点：止血钳钳夹；④遵医嘱使用止血药物：血凝酶（立止血）、氨甲苯酸（PAMBA）、氨基己酸（EACA）、维生素K等。

（7）可对疑内出血患者，在扩容、止血的同时积极完善术前准备。

（8）妥善固定骨折，减少搬动，以免加重损伤，增加出血量和疼痛，从而引起或加重休克。

5. 重点评价

（1）有可能失血过多的患者是否得到重点观察。

（2）患者是否有休克先兆。

（3）患者一旦出现休克，是否得到及时抢救。

十二、血液循环障碍

1. 相关因素

（1）骨折。

（2）外伤：如骨筋膜室综合征。

（3）血管损伤。

（4）局部受压。

2. 主要表现

若出现下列情况，则表示有肢体血液循环障碍。

（1）持续性剧痛。

（2）患肢肿胀。

（3）皮肤温度较健侧低，甚至冰冷。

（4）皮肤颜色改变：苍白为动脉供血受阻；青紫色为静脉回流受阻。

（5）感觉障碍：肢端麻木，感觉迟钝或感觉消失。

（6）活动障碍：手指或足趾肌肉力量减弱、活动受限，严重时手指（趾）呈屈曲状态，被动牵伸时可引起剧痛。

3. 护理目标

（1）四肢损伤、手术患者肢体血液循环能得到重点观察。

（2）患者一旦出现血液循环障碍能得到及时处理。

4. 护理措施

（1）对四肢损伤、手术患者床头交接班。密切观察肢端颜色、温度、毛细血管充盈度、脉搏、疼痛性质及有无被动牵拉指（趾）痛，异常时及时报告医生。

（2）采用预防性措施，以避免血液循环障碍：①受伤手术肢体局部制动，避免继发出血或加重损伤；②抬高伤肢、术肢15°～30°，以利静脉血、淋巴液回流减轻疼痛和肿胀；③听取患者对伤肢及术肢疼痛、麻木等的倾诉，及时调整外固定物和伤口敷料的松紧度。

（3）一旦出现血液循环障碍及时处理：①对缺血肢体，禁止做按摩、热敷，防止增加局部代谢，加重组织缺血；②迅速解除外固定及敷料；③必要时协助医师做好紧急手术探查准备。

第三节　创伤骨科患者的一般护理常规

一、创伤骨科患者临床特点及术前、术后中的护理问题

1. 临床特点

（1）自理障碍。

（2）心理障碍。

（3）病程时间长。

（4）合并伤多见。

2. 术前的护理问题

（1）急性意外损伤不利于全面各项检查。

（2）开放性伤口需彻底清创。

（3）手术入路复杂，皮肤准备难而范围大。

（4）手术部位不同，麻醉方式多。

（5）常需进行其他方式的术前治疗。

3. 术后的护理问题

（1）了解和掌握各种麻醉的护理。

（2）切口愈合时间长。

（3）术后仍需其他方法进行治疗。

（4）预防感染。

（5）正确的功能锻炼。

二、医疗和护理目标

1. 医疗目标

（1）减轻疼痛，促进骨质愈合。

（2）择期完善手术。

（3）预防或减少并发症。

（4）恢复肢体功能、提高生活质量。

2. 护理目标

（1）使患者身心处于最佳状态接受手术。

（2）解除患者的焦虑、恐惧心理。

（3）维持手术后的有效内固定。

（4）减少因卧床而引起的各种并发症。

（5）尽早使患者恢复生活自理。

（6）患者能掌握功能锻炼的简要方法。

三、护理问题

1. 疼痛：与创伤有关。

2. 知识缺乏：与角色突变、未接受过此类知识有关。

3. 焦虑、恐惧：与意外受伤时无思想准备，担心不良后果有关。

4. 自理缺陷：与疾病和治疗限制有关。

5. 躯体移动障碍：与受伤后肢体功能障碍及治疗限制有关。

6. 有皮肤完整性受损的危险：与长期卧床、局部持续受压、恶液质及营养不良有关。

7. 便秘：与长期卧床、活动减少和肠蠕动减慢有关。

8. 有废用性综合征的危险：与创伤、长期卧床、神经受损、活动减少及营养不良有关。

9. 睡眠型态紊乱：与疾病。心理因素、治疗限制有关。

10. 体温升高：与体温调节中枢功能失调、手术创伤、感染等因素有关。

11. 潜在性并发症：休克、肢体血循环障碍、感染、深静脉栓塞、肢体功能障碍。

四、专科评估

1. 患者的评估：有无合并神经损伤；保持功能位置；末梢血循环情况；感觉及运动情况。

2. 心理评估：患者和其亲属对疾病和意外创伤的心理承受能力及经济承受能力。

3. 合并症的评估：生命体征；有无合并脏器损伤；有无严重创伤综合征；有无感染、压疮。

4. 术前专科评估：患者和其亲属对手术的思想准备情况；既往病史；患者对手术的耐受能力；患者对术前准备工作的重视程度；手术区域内的软组织损伤程度；术前已进行的治疗。

5. 术后专科评估：患者麻醉苏醒情况；术区引流管通畅情况；指端血运、感觉、运动情况；患肢是否保持功能位置；牵引重量；肿胀程度；患者对疼痛耐受力的程度；有无合并症的发生；深静脉血栓；切口感染；肺部感染；肌腱粘连导致功能障碍。

五、护理措施

1. 常规护理

做好心理护理；根据病情选择饮食：卧位：卧硬板床，抬高患肢，移动时制动。预防感染发生。

2. 术前准备

完善各项化验检查；练习床上大小便；按医嘱完成配血、备皮、灌肠、留置导尿、术前给药等；术日早备好病历、药品、X线片等，并将患者的贵重物品妥善保管；准备床单、抢救药品及器械，消毒房间。

3. 术后护理

根据麻醉方式进行护理；脊柱手术后，每2小时翻身一次；四肢手术后抬高患肢。

4. 疼痛的护理

仔细寻找原因应用有效止痛药。

5. 病情观察

严密观察生命体征的变化，及时做好记录；观察末梢血运；伤口出血时加压包扎止血，渗湿多时更换敷料；保持大小便通畅。

6. 健康教育

（1）环境舒适，避免干扰和刺激。

（2）根据病情，做好饮食指导 保证充足睡眠，讲明术前禁食的重要性，告诉其戒烟戒酒的重要性。

（3）心理指导，介绍疾病有关知识，交代用药注意事项和检查禁忌证及护理措施的目的等。卧床休息的重要性和必要性。早期功能锻炼的意义。

（4）早期功能锻炼，指导正确的锻炼方式和姿势。

（5）医疗护理措施的配合，指导患者早期床上大小便的必要性和方法，描述手术室的环境和麻醉大致过程，术后疼痛的解决办法。

六、骨折一般护理常规

医生和护士应向患者宣教骨折方面的基本知识，例如骨折的基本概念是什么，骨折后有何临床特点，如有畸形，反常活动，骨擦音，疼痛、肿胀、瘀斑等症状，同时，应向骨折患者介绍骨折为什么要复位，骨折大致的愈合过程，骨折后的医疗目标是什么，护理的目标是什么，例如，讲解护理的目标是减轻疼痛，避免并发症，促进骨折愈合。

1. 护理问题

（1）焦虑：与担心愈后有关。

（2）疼痛：与骨折或手术有关。

（3）自理障碍：与骨折后患者功能受限有关。

（4）便秘：与卧床、活动受限有关。

（5）有皮肤完整性受损的危险：与卧床和治疗限制有关。

（6）潜在的并发症：周围神经血管功能障碍。

（7）有感染的危险：与手术切口有关。

（8）有废用综合征的危险：与患肢制动活动受限有关。

2. 专科评估

（1）骨折的类型。

（2）骨折的稳定程度。

（3）患肢感觉及运动情况。

（4）局部症状。

（5）是否合并血管、神经损伤。

（6）X 线片示骨折移位程度。

3. 护理措施

（1）常规护理。

1）心理护理 耐心倾听患者的诉说，理解、同情患者感受，与患者感受，与患者一起分析焦虑产生的原因及不适，尽可能消除引起焦虑的因素，满足患者卧床期间生活需要；

2）饮食 给予骨质愈合所需的营养需要。

（2）病情观察。

1）密切观察患肢感觉、运动、皮稳、血运情况；

2）如有疼痛，查明原因，及时给予处理；

3）注意外固定处的松紧，应随时调整；

4）抬高患肢，促进静脉回流，预防肿胀；

5）外固定期间应注意未被固定的关节的活动，解除外固定后再行整个肢体的活动；

6）预防卧床引起的各种并发症。

（3）健康教育。

1）环境　应安静舒适，为生活不能自理的患肢提供方便；

2）心理指导　讲解疼痛的原因和解决方法。说明外固定的意义和抬高患肢的目的。介绍功能锻炼的意义，教会正确的方法；

3）饮食　做好饮食指导。

第四节　创伤骨科院前急救护理

创伤后的第 1 小时在临床上被称为"黄金 1 小时"，这个阶段现场急救、中途转运、急诊救治情况直接决定了创伤患者的救治效果。休克后 1 小时内得到抢救的病死率为 10％，超过 1 小时则增加明显，超过 8 小时病死率达到 75％。

一、病情评估

接诊急性创伤患者后应迅速对患者病情进行评估。急救人员按照 ABCDE 5 个步骤评估伤情，做出初步判断。A(呼吸道)：观察呼吸道是否通畅；B(呼吸)：呼吸频率、节律，有无胸部损伤影响呼吸功能；C(循环)：血液、脉搏，判断有无大出血；D(神经系统)：有无颅脑损伤及脊柱脊髓损伤；E(肢体活动)：判断四肢骨折情况，有无畸形、伤口出血。

二、保持呼吸道通畅

严重多发伤患者常伴有呼吸道阻塞以致窒息，导致呼吸道阻塞的原因多数为异物、血块、分泌物等。必须及时清理。迅速清除口、鼻内分泌物及异物，遇有喉头水肿或昏迷患者舌后坠可用舌钳夹出，必要时立即进行气管插管，给予氧气吸入，及时改善缺氧状态。

三、恢复有效循环

早期、快速、足量扩容是抢救休克成功的关键。1 名护士负责静脉通道管理，快速补充血容量。判断患者血容量不足后立即快速建立 2 ～ 3 条静脉输液通路，用于输液和输血。静脉输液部位的选择：腹腔、盆腔出血宜用上肢和颈静脉，上肢、头部出血宜用下肢静脉，避免在受伤肢体补液。在急诊急救中宜选用动静脉留置针穿刺，对穿刺困难者，应果断进行静脉切开，置管补液。

在事故发生的现场，坚持早期发现、及时转送的原则。

四、出血类型与出血程度判断

1. 判断出血的类型

（1）动脉出血时，出血呈搏动性、喷射状，血液颜色鲜红，可在短时间内大量失血，造成生命危险；

（2）静脉出血时，出血缓缓不断外流，血液颜色紫红。

2. 判断出血的程度

成人一次出血量不超过400mL时，可由组织液及脾脏储血所补充，一般不引起全身症状。出血量超过400～500mL，可出现头昏、心悸、乏力等全身症状。短时间内出血量超过1000mL，可出现周围循环衰竭。

快速判断：血压和心率是快速判断的关键指标，需动态观察，综合其他指标加以判断。如果患者由平卧位变为坐位时出现血压下降（血压下降＞15～20mmHg）、心率加快（上升＞10次/分），提示血容量明显不足，是紧急输血的指征。如心率＞120次/分、收缩压低于90mmHg，伴有面色苍白、烦躁不安或神志不清、四肢湿冷则已进入休克状态，属大量出血，需积极抢救。

五、常用的止血方法

1. 指压止血法

指压止血法是常用的止血方法，指压止血是用手指把出血部位近端的动脉血管压在骨骼上，使血管闭塞，血流中断而达到止血目的。以下介绍几种常见部位出血的指压止血方法。

（1）颞动脉止血法：一手固定伤员头部，用另一手拇指垂直压迫耳屏上方凹陷处，可感觉的动脉搏动，其余四指同时托住下颌；本法适用于头部发际范围内及前额、颞部的出血。

（2）颌外动脉止血法：一手固定伤员头部，用另一手拇指在下颌角前上方约1.5厘米处，向下颌骨方向垂直压迫，其余四指托住下颌；本法适用于颌部及颜面部的出血。

（3）颈动脉止血法：用拇指在甲状软骨，环状软骨外侧与胸锁乳突肌前缘之间的沟内搏动处，向颈椎方向压迫，其余四指固定在伤员的颈后部。用于头、颈、面部大出血，且压迫其他部位无效时。非紧急情况，勿用此法。此外，不得同时压迫两侧颈动脉。

（4）锁骨下动脉止血法：用拇指在锁骨上窝搏动处向下垂直压迫，其余四指固定肩部。本法适用于肩部、眼窝或上肢出血。

（5）肱动脉止血法：一手握住伤员伤肢的腕部，将上肢外展外旋，并屈肘抬高上肢；另一手拇指在上臂肱二头肌内侧沟搏动处，向肱骨方向垂直压迫。本法适用于手、前臂及上臂中或远端出血。

（6）尺、桡动脉止血法：双手拇指分别在腕横纹上方两侧动脉搏动处垂直压迫。本法适用于手部的出血。

（7）股动脉止血法：用两手拇指重叠放在腹股沟韧带中点稍下方、大腿根部搏动处用力垂直向下压迫。本法适用于大腿、小腿或足部的出血。

（8）动脉止血法：用一手拇指在腘窝横纹中点处向下垂直压迫。本法用于小腿或足部出血。

（9）足背动脉与胫后动脉止血法：用两手拇指分别压迫足背中间近脚腕处（足背动脉），以及足跟内侧与内踝之间处（胫后动脉）。本法适用于足部出血。

（10）指动脉止血法：用一手拇指与食指分别压迫指根部两侧，适用于手指出血。

2. 加压包扎止血法

伤口覆盖无菌敷料后，再用纱布、棉花、毛巾、衣服等折叠成相应大小的垫，置于无菌敷料上面，然后再用绷带、三角巾等紧紧包扎，以停止出血为度。这种方法用于小动脉以及静脉或毛细血管的出血。但伤口内有碎骨片时，禁用此法，以免加重损伤。

3. 填塞止血法

用无菌的棉垫、纱布等，紧紧填塞在伤口内，再用绷带或三角巾等进行加压包扎，松紧以达到止血目的为宜。本法适用于中等动脉。大、中静脉损伤出血，或伤口较深、出血严重时，还可直接用于不能采用指压止血法或止血带止血法的出血部位。

4. 止血带止血法

四肢较大动脉出血时救命的重要手段，用于其他止血方法不能奏效时。如使用不当可出现肢体缺血、坏死，以及急性肾衰竭等严重并发症。

（1）结扎止血带的操作方法。

1）充气止血带　如血压计袖带，其压迫面积大，对受压迫的组织损伤较小，并容易控制压力，放松也方便；

2）橡皮止血带　可选用橡皮管，如听诊器胶管，它的弹性好，易使血管闭塞，但管径过细易造成局部组织损伤。操作时，在准备结扎止血带的部位加好衬垫，以左手拇指和食、中指拿好止血带的一端，另一手拉紧止血带围绕肢体缠绕一周，压住止血带的一端，然后再缠绕第二周，并将止血带末端用左手示指、中指夹紧，向下拉出固定即可。还可将止血带的末端插入结中，拉紧止血带的另一端，使之更加牢固；

3）绞紧止血法　如无橡皮止血带，可根据当时情况，就便取材，如三角巾、绷带、领带、布条等均可，折叠成条带状，即可当做止血带使用。上止血带的部位加好衬垫后，用止血带缠绕，然后打一活结，再用一短棒、筷子、铅笔等的一端插入活结一侧的止血带下，并旋转绞紧至停止出血，再将短棒、筷子或铅笔的另一端插入活结套内，将活结拉紧即可。

（2）注意事项。

1）止血带不宜直接结扎在皮肤上，应先用三角巾、毛巾等做成平整的衬垫缠绕在要结扎止血带的部位，然后再上止血带；

2）结扎止血带的部位在伤口的近端（上方）。上肢大动脉出血应结扎在上臂的上 1/3 处，避免结扎在中 1/3 处以下的部位，以免损伤桡神经；下肢大动脉出血应结扎在大腿中部；

3）结扎止血带要松紧适度，以停止出血或远端动脉搏动消失为度。结扎过紧，可损伤受压局部，结扎过松，达不到止血目的；

4）为防止远端肢体缺血坏死，原则上应尽量缩短使用止血带的时间，一般止血带的使用时间不宜超过 2 ~ 3 小时，每隔 40 ~ 50 分钟松解一次，以暂时恢复远端肢体血液供应。松解止血带的同时，仍应用指压止血法，以防再度出血。止血带松解 1 ~ 3 分钟后，在比原来结扎部位稍低平面重新结扎。松解时，如仍有大出血者或远端肢体已无保留可能，在转运途中可不必再松解止血带；

5）结扎好止血带后，在明显部位加上标记，注明结扎止血带的时间，尽快运往医院。

6）解除止血带，应在输血输液和采取其他有效的止血方法后方可进行。如组织已发生明显广泛坏死时，在截肢前不宜松解止血带。

六、包扎

包扎是外伤现场应急处理的重要措施之一。及时正确的包扎，可以达到压迫止血、减少感染、保护伤口、减少疼痛，以及固定敷料和夹板等目的；相反，错误的包扎可导致出血增加、加重感染、造成新的伤害、遗留后遗症等不良后果。

1. 包扎器材

三角巾急救包、绷带、四头带、外伤急救包，紧急条件下，干净的毛巾、头巾、手帕、衣服等可作为临时的包扎材料。

2. 包扎方法

（1）绷带包扎法

1）绷带环形法：这是绷带包扎法中最基本最常用的，一般小伤口清洁后的包扎都是绷带。它还适用于颈部、头部、腿部以及胸腹等处。方法是：第一圈环绕稍作斜状，第二圈、第三圈作环形，并将第一圈斜出的一角压于环形圈内，这样固定更牢靠些。最后用粘膏将尾固定，或将带尾剪开成两头打结。

2）绷带蛇形法：多用在夹板的固定上。方法是：先将绷带环形法缠绕数因固定，然后按绷带的宽度作间隔的斜着上缠或下缠成。即成。

3）包扎绷带螺旋法 多用在粗细差不多的地方。方法是：先按环形法缠绕数圈固定，然后上缠每圈盖住前圈的三分之一或三分之二成螺旋形。

4）包扎三角巾头部包扎：先把三角巾基底折叠放于前额，两边拉到脑后与基底先作一半结，然后绕至前额作结，固定。

5）包扎三角巾风帽式包扎：将三角巾顶角和底边各打一结，即成风帽状。包扎头面部时，将顶角结放于前额，底边结放在后脑勺下方，包住头部，两角往面部拉紧，向外反折包绕下颌，然后拉到枕后打结即成。

6）包扎胸部包扎：如右胸受伤，将三角巾顶角放在右面肩上，将底边扯到背后在右面打结，然后再将右角拉到肩部与顶角打结。

7）包扎背部包扎：与胸部包扎的方法一样，唯位置相反，结打在胸部。

8）包扎手足的包扎：将手、足放在三角巾上，顶角在前拉在手、足的背上，然后将底边缠绕打结固定。

9）包扎手臂的悬吊：如上肢骨折需要悬吊固定，可用三角巾吊臂。悬吊方法是：将患肢成屈肘状放在三角巾上，然后将底边一角绕过肩部，在背后打结即成悬臂状。

（2）三角巾包扎法：对较大创面、固定夹板、手臂悬吊等，需应用三角巾包扎法。

1）普通头部包扎：先将三角巾底边折叠，把三角巾底边放于前额拉到脑后，相交后先打一半结，再绕至前额打结。

2）风帽式头部包扎：将三角巾顶角和底边中央各打一结成风帽状。顶角放于额前，底边结放在后脑勺下方，包住头部，两角往面部拉紧向外反折包绕下颌。

3）普通面部包扎：将三角巾顶角打一结，适当位置剪孔（眼、鼻处）。打结处放于头顶处，三角巾罩于面部，剪孔处正好露出眼、鼻。三角巾左右两角拉到颈后在前面打结。

4）普通胸部包扎：将三角巾顶角向上，贴于局部，如系左胸受伤，顶角放在右肩上，底边扯到背后在后面打结；再将左角拉到肩部与顶角打结。背部包扎与胸部包扎相同，唯位置相反，结打于胸部。

3. 注意事项

（1）一般家庭没有三角巾，但其在急救时用途较广，应配备。制作很简单，用一米见方的布，从对角线剪开即成。

（2）三角巾除上述用法外，还可用于手、足部包扎，还可对脚挫伤进行包扎固定，对不便上绷带的伤口进行包扎和止血。

（3）三角巾另一重要用途为悬吊手臂，对已用夹板的手臂桢固定作用；还可对无夹板的伤肢想到夹板固定作用。

七、固定

骨折的固定是临床最基本的治疗原则，无论是最初接诊到的骨折患者，还是直接完成骨折治疗后的患者，其固定、制动的原则都必须遵守。骨折固定的一般常用器材为夹板。

骨折固定的急救原则和注意事项：

（1）要注意伤口和全身状况，如伤口出血，应先止血，包扎固定。如有休克或呼吸、心脏骤停者应立即进行抢救。

（2）在处理开放性骨折时，局部要作清洁消毒处理，用纱布将伤口包好，严禁把暴露在伤口外的骨折端断送回伤口内，以免造成伤口污染和再度刺伤血管和神经。

（3）对于大腿、小腿、脊椎骨折的伤者，一般应就地固定，不要随便移动伤者，不要盲目复位，以免加重损伤程度。

（4）固定骨折所用的夹板的长度与宽度要与骨折肢体相称，其长度一般应超过骨折上下两个关节为宜。

（5）固定用的夹板不应直接接触皮肤。在固定时可用纱布、三角巾垫、毛巾、衣物等软材料垫在夹板和肢体之间，特别是夹板两端、关节骨头突起部位和间隙部位，可适当加厚垫，以免引起皮肤磨损或局部组织压迫坏死。

（6）固定、捆绑的松紧度要适宜，过松达不到固定的目的，过紧影响血液循环，导致肢体坏死。固定四肢时，要将指（趾）端露出，以便随时观察肢体血液循环情况。如发现指（趾）苍白、发冷、麻木、疼痛、肿胀、甲床青紫时，说明固定、捆绑过紧，血液循环不畅，应立即松开，重新包扎固定。

（7）对四肢骨折固定时，应先捆绑骨折断处的上端，后捆绑骨折端处的下端。如捆绑次序颠倒，则会导致再度错位。上肢固定时，肢体要屈着绑（屈肘状）；下肢固定时，肢体要伸直绑。

八、搬运

1. 搬运法

（1）单人搬运法：适用于伤势比较轻的伤病员，采取背、抱或扶持等方法。

（2）双人搬运法：一人搬托双下肢，一人搬托腰部。

（3）3 人搬运法：对疑有胸、腰椎骨折的伤者，应由 3 人配合搬运。一人托住肩胛部、一人托住臀部和腰部、另一人托住双下肢，3 人同时把伤员轻轻抬放到硬板担架上。

（4）多人搬运法：对脊椎受伤者，向担架上搬动时应由 4~6 人一起搬动，2 人专管头部的牵引固定，使头始终保持与躯干成直线的位置，维持颈部不动。另 2 人托住脊背，2 人托住下肢，协调地将伤者平直放到担架上，并在颈部放一小枕头，头部两侧用软垫沙袋固定。

2. 危重伤病员的搬运

（1）脊柱、脊髓损伤：采用四人搬运法，一人在伤员的头部，双手掌抱于头部两侧纵向牵引颈部，有条件时戴上颈托；另外三人在伤员的同一侧（一般为右侧），分别在伤员的肩背部、腰臀部、膝踝部，双手掌平伸到伤员的对侧；四人单膝跪地，同时用力，保持脊柱为中立位，平稳地将伤员抬起，放在脊柱板上，头部固定；6 至 8 根固定带将伤员固定在脊柱板上。

（2）骨盆骨折的搬运：采用三人搬运法，先固定伤员的骨盆，三名救护员位于伤病员一侧，一人位于伤病员的胸部，伤病员的手臂抬起置于救护员的肩上。一人位于腿部，一人专门保护骨盆，双手平伸，同时用力，抬起伤病员放于硬板担架上，头部、双肩、骨盆、膝部用宽布带固定于担架上，防止途中颠簸和转动。

（3）颅脑损伤：颅脑损伤者常有脑组织暴露和呼吸道不畅等表现。搬运时应使伤病员取半仰卧位或侧卧位，以保持呼吸道通畅；脑组织暴露者，应保护好脑组织，并用衣物、枕头等将伤病员头部垫好，以减轻震动，注意颅脑损伤常合并颈椎损伤。

（4）胸部伤：胸部受伤者常伴有开放性血气胸，需包扎。搬运已封闭的气胸伤病员时，以座椅式搬运为宜，伤病员取坐位或半卧位。有条件时最好使用坐式担架、折叠椅或能调整至靠背状的担架。

（5）腹部伤：伤病员取仰卧位，下肢屈曲，以防止腹腔脏器受压而脱出，脱出的肠管要包扎，不要回纳，此类伤病员宜用担架或木板搬运。

（6）休克患者：患者取平卧位，不用枕头，或取脚高头低位，搬运时用普通担架即可。

（7）呼吸困难患者：患者取坐位，不能背驮，用软担架（床单、被褥）搬运时注意不能使患者躯干屈曲，如有条件，最好用折叠担架（或椅）搬运。

（8）昏迷患者：昏迷患者咽喉部肌肉松弛，仰卧位易引起呼吸道阻塞，此类患者宜采用平卧位并使头转向一侧或采用侧卧位，搬运时用普通担架或活动床。

3. 搬运注意事项

（1）先止血、包扎、固定，然后搬运：见到明显的出血应立即行止血措施，血止住后再进行包扎固定，然后选择搬运方法。伤病员四肢骨折时，由于骨折断端比较锋利，容易刺破血管和刺伤毗邻的神经，前者损伤易出现大出血，后者损伤易出现相应的肌肉和肢体的瘫痪，这两种状况对于伤病员来说都是致命的二次伤害。

（2）昏迷伤员要注意保持呼吸道通畅，防止窒息。

（3）颈椎伤应有人协助牵引、固定伤病员头部。

（4）脊椎、脊髓伤要避免伤病员身体弯曲、扭转，忌用一人抬肩、一人抱腿的错误搬运方法。应平抬平放，并宜用平板担架和仰卧姿势。

4. 颈椎骨折的固定

颈椎骨折，宜用头颈部徒手固定手法，具体方法如下。

（1）头锁：主要用作固定头部。伤者仰卧位，术者双膝跪在伤者头顶位置，并与伤者身体成一直线，先固定自己双手手肘（放在大腿上或地上），双掌放在伤者头两侧，拇指轻按额，示指和中指固定其面颊，无名指及小指放在耳下，不可盖住耳朵。助手示指在胸骨正中，以便术者调整颈部位置。

（2）后头锁：伤者坐位，术者立于伤者后侧位置，并与伤者身体前后成一直线，先固定自己双手手肘（紧贴躯干或置于靠背），双掌放在伤者头两侧，拇指至于枕骨两侧，示指和中指无名指固定其面颊，小指放在下颌角下托住下颌，调整颈部为正中位置。

（3）胸锁：用作转换其他制动锁或放置头枕时的制动手法。伤者仰卧位，术者跪于伤者头肩位置，一手肘及前臂紧贴伤者胸骨之上，手掌固定伤者面颊。另一手肘稳定后，手掌固定伤者前额。不可遮盖伤者口鼻。

（4）胸背锁：用作把坐着的伤病者躺卧在脊椎板上或脱除头盔的头颈胸背固定法。术者位于伤者身体一侧，一手肘部及前臂放在伤者胸骨之上，拇指及示指分别固定于面颊上，另一手臂放在背部脊柱上，手指锁紧枕骨上，双手调整好位置后同时用力。手掌不可遮盖伤者口鼻。

（5）斜方肌挤压法（双肩锁）：主要用作把伤病者向上下或横移的头肩固定方法。伤者仰卧位，术者位于伤者头顶部，与伤者身体成一直线，先固定双手肘（放在大腿或地上）。双手在伤者颈部两侧，拇指和四指分开伸展至斜方肌，掌心向上，手指指向脚部，锁紧斜方肌，双手前臂紧贴伤者头部使其固定。

（6）改良斜方肌挤压法（头肩锁）：利用整体翻身法来翻动伤病者时之头部固定手法。伤者仰卧位，术者双膝跪于伤者头顶部，与伤者身体成一直线，先稳定自己双手手肘（放在大腿或地上），一手如斜方肌挤压法般锁紧其斜方肌，另一手则像头锁般固定伤者头部，手掌及前臂须用力将头部固定。

九、离断肢体的保存

在现场如有伤员有离断的手指或肢体，要随同伤员一同送到医院，尽管医生再造技术高超，但还是患者原断离的肢体、指（趾）最好。

现场处理的步骤：

（1）现场首先止血，一般需要上止血带。

（2）多数肢体离断伤组织碾挫较重，血管很快回缩，并形成血栓，出血并非喷射性，这时，仅行残端包扎即可，如果出血多，呈喷射状，先用指压止血法止血，然后上止血带，再行包扎。

（3）用大量纱布压在肢体残端，用回返式包扎法加压包扎。

（4）用宽胶布从肢端开始向上拉紧粘贴，以加强加压止血的效果和防止敷料脱落。

（5）离断的肢体要用布料包好，外面套一层塑料袋，放在另一装满冰块或冰棍的塑料袋中保存（见图20-1）。

（6）如果离断的肢体尚有部分组织相连，则直接包扎，并按骨折固定法进行固定。

（7）如有大的骨块脱出，应同时包好，一同送医院，不能丢弃。

（8）千万不要用任何消毒剂对离断的肢体进行消毒，千万不要用棉花、卫生纸等

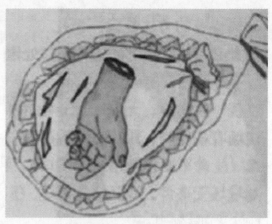

图 20-1　断手保存法

包扎离断的肢体。千万不能放乙醇等，否则会导致离断的肢（指）体失去活力，导致再植的失败。

第五节　创伤骨科院内急救护理

院内急救护理流程包括病情评估→开通绿色通道→充分氧合→建立静脉通道→酸中毒的纠正→监测生命体征→心理护理 7 个流程。

一、病情评估

创伤患者抢救成功的前提是快速而准确地判断伤情。按照"CRASHPLAN"程序 [C（cirulation，心脏及循环系统）、R（respiration，胸部及呼吸系统）、A（abdomen，腹部脏器）、S（spine，脊柱脊髓）、H（head，颅脑）、P（pelvis，骨盆）、L（limb，四肢）、A（arteries，动脉）、N（nerves，神经）] 检查及评估患者，进行胸腔、腹腔穿刺等检查；也可按 ABBCS 法检查患者：A（airway，气道）有无堵塞，是否开放；B（breathe，呼吸）深度和频率；B（bloo-ding，出血）出血主要部位；C（circulate，循环）脉搏血压及末梢循环；S（sense，感知觉），患者意识情况。故需尽快判断患者致伤原因、部位、伤情、出血量、意识等，随时做好急救准备。

二、开通绿色通道

严重创伤患者应当在受伤 1 小时内实施急救，对患者开通绿色通道，规划及时有效的诊疗方案是抢救成功的前提，依据患者受伤部位进行分别处理，如患者出现开放性气胸，应当及时在呼气末封闭患处，腹部内脏脱出患者应当避免腹腔纳回，以降低感染对患者造成的生命威胁。

三、充分氧疗

医护人员对待严重创伤患者应当明确供氧意识，熟练掌握吸氧疗法的急救操作，尽快为患者提供氧气吸入，为进一步抢救和护理提供安全保障。保持呼吸道通畅是急救护理过程中最重要的护理措施。当患者为创伤休克或颅脑损伤时，因病情较重需做好呼吸道处理，迅速清除呼吸道内异物及分泌物，及时输氧。

根据情况使用纱布清理，有舌后坠的伤者可应用口咽通气管，必要时行气管插管或气管切开以及呼吸机辅助通气。医护人员应熟练运用气道开放的方法，对于吸痰器、气管插管、氧气面罩、呼吸器等抢救设备要操作熟练，注意保持患者呼吸道通畅，认真检查并清除患者呼吸道分泌物及异物，对于出现舌后坠的患者及时使用口咽通气，谨防患者出现气道阻塞后呼吸骤停。

四、建立静脉通道

扩容液体是抢救严重创伤患者的重要治疗方法，依据患者有效血容量的状况，及时予以止血并建立静脉通道，持续给予静脉输液补充血容量，能够有效降低休克的发生。普通创伤患者可快速建立 1 条静脉通路；如果是严重创伤，那么快速补充有效血容量是其重要措施，可根据病情建立至少 2 条及以上静脉通路。首选肘静脉或颈内静脉，采用 1 8 G 静脉留置针，以保证输血、输液的通畅，维持机体基本灌注。医护人员应严格检查静脉通道的通畅情况，谨防输液阻塞引发的皮下肿胀，为抢救和护理措施提供保障。

五、酸中毒的纠正

依据医嘱使用 5% 碳酸氢钠注射液纠正酸中毒，配合激素类药物，改善患者抵抗休克能力，记录患者每小时尿量，对于胸部外伤的患者应当在医生配合下完成胸腔闭式引流术，并仔细记录引流液体的颜色、性质及量，消化道损伤的患者应当予以胃肠减压。

六、监测生命指征

加强对创伤患者的生命体征监测，包括：神志瞳孔、体温、心率、呼吸、血压、血氧饱和度及尿量，警惕脑疝和肾功能的早期损害，如有异常及时通知医生并处理。减少对患者的搬动，及时排查可疑受伤部位，必要时进行相关影像学检查，熟悉患者病情，如患者出现腹腔内脏损伤会表现为面色苍白、肋骨触痛、脉搏细弱、出血性休克体征等，患者出现意识模糊、昏迷时应当立即予以气管插管。

七、术前准备流程

危重创伤患者的手术率可高达 79.35%，护理人员应做好急症手术者的术前准备，与手术室取得紧急联系，确保手术顺利进行。

积极配合医生进行诊断性操作，对有手术指征的患者做好配血、皮试、血气分析、备皮、留置尿管等术前准备。

尽可能缩短创伤至接受决定性手术的时间，能够改善预后，提高存活率。解除危及生命的原发伤，这在抢救中具有举足轻重的地位。只要病灶已构成严重威胁、手术指征明确，就应果断手术。没条件的也应创造条件尽快进行手术。如严重颅脑伤应及时手术减压，血肿清除；腹腔脏器和大血管破裂应及时修补和摘除；气胸和血胸的充分引流；粉碎性长骨干骨折的整复固定等，必要时可边补液抗休克边进行手术。

迅速补液扩容改善微循环是抗休克的重要环节。可首选平衡液，再辅以适当的红细胞悬液和血浆、代血浆等胶体。适量使用胶体液，用量过大可能使组织液过度丢失，发生出血倾向，胶体液用量一般不超过 1 500 ~ 2 000mL。一般情况下，复苏液中晶体液与胶体液的比例为 2 ~ 4：1。补液的速度和总量要根据患者的休克程度、失液量、血流动力学改变、心肺肾功能、微循环灌注的现状等具体情况综合考虑。

八、心理护理

严重创伤患者病情急骤，其致残率和病死率较高，患者及其亲属容易出现急躁、恐惧的情绪，医护人员应当主动进行沟通，告知患者当前病情，安慰患者，避免不良情绪的刺激，获得患者及其亲属的信任，使其积极配合治疗，提高临床工作的效率，顺利进行抢救及护理相关对策。

急诊创伤中多发伤者较多见，多发伤又累及多个系统器官，需多专科协同处置。为确保不耽误抢救，护理人员要有预见性的协调好与其他科室的相关工作，联系各专科及时会诊快速处理。

第六节　创伤骨科 ICU 监护患者护理

一、患者循环系统的临床观察和监测

1. 临床观察的内容

（1）意识：意识是反映中枢神经系统血液灌注量的直接指标。颅内轻度缺氧时，患者可出现烦躁不安、胡言乱语；随着病情加重，脑灌注不足，可出现表情淡漠、反应迟钝、意识模糊甚至昏迷。

（2）尿量：排除肾脏或肾后性原因后，尿量 < 30mL/h，表示灌注不足。

（3）皮肤色泽：皮肤色泽可反映外周循环状况。微循环灌注不足时患者口唇、甲床发绀、皮肤色泽暗淡。皮肤干燥、有皱褶提示脱水，而表面张力高、皮肤发亮提示水肿。

2. 监测指标包括：

（1）生命体征：选用动脉内置管连续监测动脉压、平均动脉压。动脉压和平均动脉压可以迅速而直观地反映瞬时动脉压力，较无创压力监测更为精确。

（2）中心静脉压：中心静脉压监测时休克时的重要监测项目，可反映静脉回流血量是否足够以及右心的扩展性和收缩性，有助于判断有无心脏压塞、张力性气胸。

二、患者呼吸系统的临床观察与监测

1. 临床观察

（1）呼吸变化：用观察呼吸频率、节律、方式和呼吸困难程度及其与体位、病情的关系。

（2）神志变化：患者出现神志改变，如烦躁不安、嗜睡等提示存在缺氧和二氧化碳潴留。

（3）肤色变化：缺氧可使皮肤暗淡发绀；④痰液的颜色、性状、量的变化。

2. 监测内容

（1）气管插管或气管切开的患者：监测其呼吸机参数，根据不同的呼吸机模式或监测不同重点参数，例如气道峰压、潮气量、分钟通气量、平台压等，了解肺的顺应性、弹性回缩力，使患者尽快脱离呼吸机，从而减少VAP的发生。

（2）监测实验室指标：对有急性肺损伤、ARDS的患者遵医嘱查血气分析，监测其氧合指数的变化；关注痰标本回报结果，及时报告医生，调整抗生素。

三、患者神经系统的临床观察与监测

监护内容主要包括对意识、瞳孔的观察。瞳孔主要看瞳孔的大小、双侧瞳孔是否等大对称、对光反射是否灵敏。正常人双侧瞳孔等大，呈圆形，直径2.5~4mm，当直径<2mm或>6mm时为异常；一侧瞳孔对光反射消失和意识障碍，提示可能发生脑疝；双侧瞳孔大小多变、不等圆、对光反射差，提示有脑干损伤；双侧瞳孔散大、对光反射障碍，多表示生命末期症状。

四、患者消化系统的临床观察与监测

监测内容是对于无消化系统损伤者，留置胃管，观察胃液的颜色、性质、量的变化，以及有无应激性溃疡的发生。早期给与肠内营养观察内容：喂养管位置的监测、胃肠道耐受性的监测、营养及代谢方面的监测。对于有消化系统损伤者临床检测内容：胃管及引流管的位置、各管路引流液的颜色、性质、量的变化，肠外营养监测及代谢方面监测。

五、患者肾脏变化的临床观察与监测

（1）尿量：尿量是估计肾流量和肾排泄功能的有效指标。24小时尿量少于400mL为少尿，少于100mL为无尿。

（2）尿比重和尿渗透压：其反映肾小管对水和钠的重吸收能力。尿比重正常为1.003～1.025。

（3）内生肌酐清除率：正常为80～120mL/分钟。

第七节 手术患者的护理

手术是骨科的重要手段，其种类很多，范围很广，包括了四肢与躯干的骨、关节、肌肉、肌腱以及脊髓、周围神经和血管的各种手术，甚至涉及整个运动系统。手术能否取得预期效果，不仅仅取决于手术本身的成功，手术前后的准备与护理是否正确完善，都影响手术成败，因此必须引起重视。

一、手术前的护理

1. 一般护理

（1）对新入院患者详细介绍病房情况，使患者熟悉适应新的环境。

（2）对患者全身情况进行评估，来确定护理级别，制订护理计划。

（3）指导患者进高营养饮食，增强患者体质，提高组织修复和抗感染能力。

（4）协助患者完成术前各种检查，注意观察患者特殊项目检查后的不良反应。

（5）配合医生对患者及其亲属进行必要的科普宣传。

（6）进行手术后适应性锻炼，如让患者了解咳嗽咯痰的重要性，教会咳嗽咯痰的方法。多数患者不习惯在床上大小便，术前应充分锻炼并掌握。吸烟的患者应在手术前 2 周忌烟。

2. 皮肤准备

（1）备皮目的：是在不损伤皮肤完整性的前提下减少皮肤细菌数量，降低手术后感染率。

（2）备皮范围：手部手术皮肤准备范围从肘上至手指末梢；足部手术从膝上至足趾末梢；前臂及肘关节手术，上起肩关节，下至手指末梢；膝关节及小腿手术，上起髋关节，下至足趾末梢；肩关节手术，应包括肩关节前后侧躯干，上起颈部，下至肋缘，肢体至前臂中段；髋关节手术上至乳头联线水平，下至踝部，并包括躯干部会阴处皮肤；脊柱、骶尾手术的皮肤准备范围也应广泛。

3. 术前一日的准备

（1）术前一日测 4 次体温，观察患者的体温变化，如发现患者发热、咳嗽、女患者月经来潮时应推迟手术日期。

（2）备皮，督促患者做好个人卫生，理发、洗澡、剪指（趾）甲、更换干净内衣等。

（3）根据医嘱做好输血前配血准备，完成药物过敏试验，将试验结果记录在病历上。

（4）对术后长时间卧床患者做好清除肠道粪便的准备。

4. 手术日晨护理

（1）手术日早晨测血压、脉搏、呼吸、体温。

（2）患者手术前 12 小时禁食，术前 4 小时开始禁水。如需插胃肠减压管、留置尿管，须在术前半小时完成，并固定牢固。

（3）取下患者非固定性义齿，以免术中脱落或咽下。患者随身携带的珍贵物品如现金、存单、首饰、手表、发夹、眼镜等在术前由患者委托家属保存。

（4）术前留置尿管，未留置尿管者去手术室前，让患者排尿，以免术中膀胱膨胀或在手术台上排便。

（5）按病种需要将病历、各种检查片、药品及腹带，颈托等随患者一起送手术室。

二、手术后的护理措施

1. 患者术后床单位的准备

病床单位按麻醉床准备，同时根据不同手术准备所需要的牵引架、抬高固定肢体所用的沙袋、枕头等。

2. 患者的搬运

搬运患者要尽量减少震动，以免因体位改变起血压下降。同时患肢常有牵此、石膏、外固定器等装置，要注意防止因搬运不当而致手术失败。搬运时应采取 3 人平托法。搬运时不要压迫手术部位，注意保护输液肢体，并注意固定引流管，勿使牵拉或脱出，保持通畅。

3. **患者的卧位**

全麻患者在未清醒前应去枕平卧，头偏向一侧。四肢手术后，用支架、枕头、沙袋等抬高患肢，以利于血液回流，促进消肿。

4. **护理**

（1）术后当日定时观察血压、脉搏、呼吸，每 15～30 分钟 1 次，至病情稳定为止。对较大型手术及较重的患者还应详细记录液体出入量、输血输液、各种抗生素、镇痛药及其他药物的使用等情况。

（2）手术后 4～6 小时后根据手术部位和麻醉情况指导患者进餐。

（3）观察患肢血液循环，对肢体缺血的症状和体征，最有临床价值的早期症状为患肢疼痛、肿胀、肢端麻木。检查时可发现患肢张力增高，触压痛明显，被动牵拉手指、足趾时疼痛加剧。一旦出现上述症状体征，须立即解除所有外固定物，暴露伤肢，如果以上症状仍得不到缓解，应高度警惕发生骨筋膜室综合征。

（4）预防患肢血液循环障碍，除要求手术中操作仔细、轻柔、止血彻底、不损伤主要血管外，还需注意。

1）绷带石膏包扎不可过紧，如加压包扎时须清楚交班，并加强观察；

2）固定伤口敷料的胶布严禁横行、环形粘贴；

3）石膏内衬垫适当，不可出现皱折或向内突，以免形成局部压迫；

4）术后抬高患肢（疑有血液循环障碍者除外）；

5）及早恢复患肢功能锻炼，加强肌肉主动收缩活动，促进静脉血液回流，有利消肿。

（5）注意观察术后伤口感染征象。伤口感染多在术后 3～7 天表现明显，如伤口疼痛或呈与脉搏跳动一致的搏动性疼痛，局部经、肿、压痛，一旦形成脓肿则局部出现波动感。如脓液较多时患者可表现发热、白细胞计数增高。如果脓肿破溃，伤口敷料可有脓性渗出。如伤口位于石膏管形内可有石膏内潮湿感觉，并可嗅及异味或臭味。怀疑伤口感染时，及时打开敷料检查确诊，积脓时须切开排脓引流，对伤口进行换药治疗，换药时注意严格无菌操作。

（6）口腔卫生：手术后协助患者做好口腔护理，预防口腔炎、化脓性腮腺炎。

（7）会阴擦洗：手术后做好留置尿管的护理及会阴擦洗，根据情况及时拔除尿管。

三、康复指导

1. **功能锻炼指导**

（1）功能锻炼的原则包括以下几个方面。

1）全身和局部情况兼顾；

2）以恢复患肢的固有生理功能为主：上肢锻炼以恢复手指的抓、捏、握等功能为中心，同时注意肩、肘、腕关节的功能锻炼，这些关节屈伸都是为手的灵活使用而服务。下肢锻炼应以围绕负重、站立、行走为中心；

3）功能锻炼以主动活动为主；

4）辅以必要的被动活动；

5）锻炼活动应循序渐进。

（2）术后锻炼可分为三期：

1）初期：术后 1 ～ 2 周。患者应以休息为主，锻炼以患肢肌肉收缩活动为主，或在医护人员辅助下活动；

2）中期：从手术切口愈合、拆线到去除牵引或外固定物一段时间，这段时间也是骨、关节、韧带、肌腱等组织的愈合过程。在初期锻炼的基础上及时增加运动量、运动强度、运动时间，并配全简单的器械或支架辅助锻炼；

3）后期：从骨、关节等组织的伤病已经愈合起到全身、局部恢复正常功能。在此期间所需要对症加强锻炼，并配合理疗、按摩、针灸等，使肢体功能尽快得到恢复。

（3）饮食指导：骨科患者的饮食调养是关键，注意保持饮食营养平衡，应多食用高热量、高蛋白、高钙、低脂肪富含纤维素的食物。合理的饮食，既能增进患者食欲，又能促进组织修复、有利于伤口和骨折的愈合，尤其在恢复健康中起到药物所起不到的作用。

第八节　石膏固定护理

石膏绷带固定是用粉末状的熟石膏撒于特制的稀孔纱布绷带上．做成石膏绷带。用温水浸泡后．包于患肢上，对患肢起到有效的固定作用的四肢骨折外围定的传统方法。

一、石膏的种类

石膏的种类较多，按形状可分为石膏托、管型石膏、石膏围领等几种，按有无衬垫又可分为有垫石膏与无垫石膏两种，按固定部位可分上臂石膏、前臂石膏、上肢肩人字形石膏、小腿石膏、大腿石膏、下肢髋人字形石膏等。

二、打石膏需准备的材料

1. 厚度

在使用石膏固定的石膏厚度上，作者所在医院选择上肢一般是 12 ～ 14 层，下肢 14 ～ 16 层，太胖的患者另当别论，具体情况具体分析。石膏太薄了容易断裂，且不美观，且起不到固定效果。全国各个地方应该都不一样，但应该不会差的太大，基本原则不会变。

2. 宽度

包围肢体周径 2/3 为宜。

3. 衬垫、绷带

衬垫石膏主要用于创伤后和手术后可能发生肿胀的固定，对于肢体肿胀有缓冲余地，因为是在急诊，我们是常规打衬垫石膏的。至于无衬垫石膏，多用于损伤较轻或手术较小，一般肢体不会发生严重肿胀的肢体固定。对新鲜骨折、软组织损伤或感染有肿胀趋势者及术后有预期的反应性肿胀等均不能用无衬垫石膏。而且对技术要求相对要高。

4. 生石膏（$CaSO_4 \cdot 2H_2O$）

生石膏加热到 107 ～ 130℃，失去 3/4 的结晶水即为熟石膏，熟石膏接触水份后可较快的地重新结晶而硬化，石膏干固定型后，如接角水分，可以软化，由于石膏有吸水后再硬固及再柔软的可塑性，在骨科领域中，常补用作维持骨折或手术修复后的固定，封闭伤口，做患部的牵引或伸展，治疗矫正关节畸形等。

三、石膏护理

1. 石膏包扎前

（1）患者的体位：一般将肢体放在功能位。

（2）皮肤的护理：肢体皮肤清洁，但不需剃毛。若有伤口，则用消毒纱布、棉垫覆盖，避免用绷带环绕包扎或粘贴橡皮胶。

（3）骨突部加衬垫：常用棉织套、纸棉、毡、棉垫等物，保护骨突部的软组织，保护畸形纠正后固定的着力点，预防四肢体端发生血循环障碍。

2. 石膏固定石膏包扎后

（1）患者的搬动：石膏未干透时，不够坚固，易变形断裂，也容易受压而产生凹陷，因此石膏须干硬后才能搬动患者，同时搬动时只能用手掌托起石膏而不能用手指，以免形成压迫点。

（2）患肢抬高，适当衬垫给骨突部减压：如下肢石膏固定后要用硬枕垫在小腿下使足跟部悬空，上肢石膏固定后，可用绷带悬吊将前臂抬高。

（3）加快石膏干固：夏季可将石膏暴露在空气中，或用电扇吹干，冬天可用电灯烘架，使用时注意让石膏蒸发的水蒸汽散出被罩外，注意用电安全，灯的功率不可过大，距离患者身体不可太近，照身 1 ～ 2 小时应关灯 10 ～ 15 分钟，以免灼伤患者。神志不清，麻醉未醒或不合作的患者在使用烤灯时要有人看护，以免发生意外。

（4）患肢的观察：石膏固定后，即要用温水将指（趾）端石膏粉迹轻轻拭去，以便观察。①观察肢体末端血循环，颜色是否发紫、发青，肿胀，活动度、感觉有否麻木、疼痛；如有须及时报告，可采取石膏正中切开，局部开窗减压等措施，不要随便给镇痛药；②观察出血与血浆渗出情况。切口或创面出血时，血渍可渗透到石膏表面上，可沿血迹的边缘用红笔划图将出血范围定时作标志观察，伤口出血较多时可能从石膏边缘流出，因此要认真查看血液可能流到外面，棉褥是否污染；③有无感染征象。如发热，石膏内发出腐臭气味，肢体邻近淋巴结有压痛等。

四、注意事项

1. 预防石膏压迫压疮及"开窗减压"

石膏包扎固定后，特别是管形、人字形石膏固定后，要警惕不在伤口或患处的压痛点，可能是石膏包扎太紧对局部压迫，不能随意用止痛药，以免引起石膏压迫压疮，必要时做石膏开窗减压。开窗减压后局部用纱布、棉垫垫在窗口皮肤上，外再覆盖原石膏片后用绷带包扎，避免组织水肿。

预防石膏边缘压迫而致神经麻痹。如小腿石膏位置高可压迫腓骨小头致腓总神经麻痹，应观察有无足下垂、足背麻木等症状。

2. 压疮的预防

（1）定时帮助患者翻身。下肢人字形石膏干固后即要帮助患者翻身俯卧，每日 2 次。

（2）加强局部皮肤按摩。用手指沾乙醇伸入石膏边缘里面进行皮肤、尾骶部、足外踝未包石膏的骨突部位的按摩。

（3）床单保持清洁、平整、干燥、无碎屑。

3. 石膏型的保护

（1）防折断，帮助翻转髋人字形石膏时，应将患者托起悬空翻转。

（2）保持石膏的清洁，不被大小便污染，可在臀部石膏开窗处垫塑料布，可引流尿液入便盆，大便污染后应及时用清水擦去。

（3）下床行走和功能锻炼：石膏固定，未固定的关节应尽量活动，早期可作被动活动，按摩帮助退肿，但尽量应鼓励患者作主动锻炼。

第九节　牵引患者护理

牵引疗法是通过牵引装置，悬垂之重量为牵引力，重量为反作用力，达到缓解肌肉紧张和强烈收缩，整复骨折、脱位，预防和矫正软组织挛缩，以及对某些疾病术前组织松解和术后制动的一种治疗方法。主要用于四肢和脊柱某些疾病的治疗，或者作为术前准备、术后制动的手段。

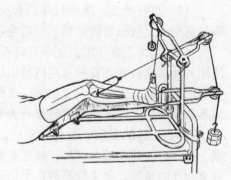

图 20-2　胫骨牵引

一、牵引用具

包括牵引床架、牵引支架（布朗氏架）、牵引附件（三级梯、三高度床脚垫、靠背架、足蹬箱、牵引工具）等。

二、牵引的类型

牵引疗法分为皮肤牵引、骨牵引及布托牵引等。

1. 骨牵引

（1）骨牵的优缺点及适应证、禁忌证

骨牵引，又称直接牵引，系利用钢针或牵引钳穿过骨质，使牵引力直接通过骨骼而抵达损伤部位，并起到复位、固定和休息的作用。

骨牵引的优点是可承受较大的牵引重量，阻力较小，可以有效地克服肌肉紧张，纠正骨折重叠或

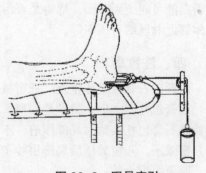

图 20-3　跟骨牵引

关节脱位所造成的畸形；牵引后便于检查患肢；牵引力可以适当增加，不致引起皮肤发生水泡、压迫性坏死或循环障碍；保持骨折端不移位的情况下，可以加强患肢功能锻炼，防止关节僵直、肌肉萎缩，以促进骨折愈合。

骨牵引的缺点是钢针直接通过皮肤穿入骨质，若处理不当可引起针眼处感染；进针部位不准确，可损伤关节囊或神经血管；儿童采用骨牵引容易损着骨骺。

1）骨牵引适应证。

①成人肌力较强部位的骨折；

②不稳定性骨折、开放性骨折；

③骨盆骨折、髋臼骨折及髋关节中心性脱位；

④学龄儿童股骨不稳定性骨折；

⑤颈椎骨折与脱位；

⑥皮肤牵引无法实施的短小管状骨骨折；

⑦手术前的准备；

⑧关节挛缩畸形者；

⑨其他需要牵引治疗而又不适于皮肤牵引者。

2）骨牵引禁忌证。

①牵引处有炎症或开放创伤污染严重者；

②牵引局部骨骼有病或严重骨质疏松者；

③牵引局部需要切开复位者。

3）骨牵引前的准备　包括骨牵引器械包、牵引弓、局部麻醉用品、皮肤消毒剂、患肢皮肤准备及甲紫等。

（2）肢体各部位的骨骼牵引

1）颅骨牵引

①适应证：颈椎骨折脱位。

②牵引弓系牵引绳通过滑轮和重锤进行牵引。抬高床头，注意调整牵引方向。牵引重量一般第1、2颈椎用4kg，以后每下一椎体增加1kg。复位后维持牵引重量为3～4kg。为了防止弓滑脱，于牵引后第1、2天内，每天将牵引弓的螺丝加紧。

2）尺骨鹰嘴牵引

①适应证：适用于难以整复或肿胀严重的肱骨髁上或髁间骨折、粉碎性肱骨下端骨折、移位严重的肱骨干大斜形骨折或开放性骨折。

②以乙醇纱布覆盖针眼处，安装牵引弓进行牵引。儿童患者也可用大号巾钳钳夹牵引。牵引重量一般为2～4kg。

3）股骨下端（髁上）牵引

①适应证：股骨干骨折、粗隆间骨折、髋关节脱位、骶髂关节脱位、骨盆骨折向上移位、髋关节手术前需要松解粘连者。

②牵引重量一般为体重1/6～1/8，维持重量为3～5kg。

4）胫骨结节牵引（见图20-2）

①适应证：适用于股骨干骨折、伸直型股骨髁上骨折等。

②牵引重量为 7 ~ 8kg，牵引量 3 ~ 5kg。

5）跟骨牵引（见图 20-3）

①适应证

胫骨髁部骨折、胫腓骨不稳定性骨折、踝部粉碎性骨折、跟骨骨折向后上移位以及膝关节屈曲挛缩畸形等。

②牵引重量为 3 ~ 5kg。

（3）护理评估

1）骨牵引前评估

①患肢活动及血液循环情况，包括有无肿胀、皮肤温度、感觉、动脉搏动、活动障碍等情况。

②查看患肢是否清洁。

③了解患者对骨牵引的认知，有无恐惧、害怕心理。

④评估牵引装置及相关用物是否完好，包括牵引床、骨牵引包（内含骨圆针）、局部麻醉药、皮肤消毒液、无菌小瓶、无菌手套和注射器等。

2）骨牵引期间评估

①固定松紧度是否适宜；

②患处血液循环，包括肿胀、皮肤温度、感觉、动脉搏动等情况；

③有无疼痛及活动功能障碍。

（4）护理措施

1）骨牵引前清洁患肢皮肤，向患者及其亲属解释骨牵引的目的、方法和注意事项，消除患者心理顾虑，以取得配合。

2）帮助患者取合适的体位，配合医生进行骨牵引。

3）维持骨牵引的效能

①每班检查患者体位及牵引装置是否合适，不得随意改变体位。

②保持牵引锤悬空、滑车灵活，牵引绳与患肢长轴平行。

③牵引绳不能受压，不得承受任何物品。

④牵引重量依患者的体重及牵引部位而定，不可随意增减，否则造成牵引失败。

⑤牵引时间一般为 6 ~ 8 周，不得擅自终止。

4）预防骨牵引针眼感染。针眼处应用无菌纱布或碘仿纱条缠绕，保持周围皮肤清洁，用 75% 乙醇滴针眼 2 次 /d。一旦发现针眼处敷料被血迹等污染，应及时更换。

5）严密观察牵引肢体血液循环和活动情况。观察包括肢端皮肤颜色、皮肤温度、桡动脉或足背动脉搏动、毛细血管充盈情况、指（趾）活动。询问患者有无患肢疼痛、麻木、感觉障碍等。一旦发现异常，应及时报告医生。

6）预防并发症

①指导患者深呼吸、用力咳嗽、定时拍背，用拉手练习起坐等，改善呼吸功能，预防坠积性肺炎。

②保持床单位平整、清洁和干燥,定时按摩骨隆突部位,避免拖、拉、久压局部,发生压疮。

③鼓励多饮水,多食含丰富粗纤维食物,按摩腹部,防止便秘。

④注意牵引肢体保暖,协助功能锻炼。早期主要进行肌肉的等长收缩,2周后练习关节活动,逐渐增加活动度和范围,以活动后不感疼痛和疲劳为宜,防止肌肉萎缩。必要时应用足底托板或穿丁字鞋或用沙袋垫起足底,保持踝关节于功能位,指导患者主动伸屈踝关节或行被动足背伸活动,防足下垂和关节僵硬。

⑤牵引期间,宜进软食,且进食时应缓慢,以防窒息。

7) 协助生活护理和给予心理支持。保持个人卫生,如帮助患者洗头、擦浴等。病情许可,教会患者床上使用便盆。指导患者保持良好心态。

（5）健康指导

1) 嘱咐患者牵引期间应维持牵引体位,切勿自行增减牵引重量。

2) 指导患者功能锻炼。

3) 告知患者若出现牵引肢体局部疼痛、麻木等,应及时向医护人员反映。

2. 皮牵引

皮牵引是使用胶布或皮套等包裹患侧肢体进行牵引,进而维持骨折的复位和稳定。主要用于12岁以下儿童,老年人的稳定的粗隆间骨折或手术前后的辅助固定治疗等。牵引重量不超过5kg,随时观察血运神经症状改变。一般维持3~4周。

（1）护理评估

1) 患肢末梢血:观察足背动脉、皮肤温度和色泽。

2) 牵引状态是否正常。

3) 有无并发症如坠积性肺炎褥疮、足下垂、肌肉萎缩等。

（2）护理措施

1) 观察肢端皮肤温度.桡动脉或足背动脉搏动、毛细血管充盈情况指活动情况及倾听患者主诉,如有无疼痛、麻木的感觉等。

2) 协助患者生活护理,定期为患者做清洁卫生护理,如洗头、擦浴等,病情许可,可教会患者在床上借助拉手利用便盆大小便等。

3) 冬季注意肢体保温,可用棉被覆盖或包裹患肢,防止受凉。

4) 做好患者心理护理,对不良的心态反应及时疏导和帮助,使之愉快地配合治疗,可引导患者开展读书活动及音乐等,以丰富其文化生活。

5) 保持牵引锤悬空、滑车灵活、牵引绳与患肢长轴平行、牵引绳上下不能放置枕头、被子等物,以免影响牵引效果。

6) 牵引的重量应根据病情需要调节,不可随意增减,告诉患者及其亲属,不能擅自改体位,不能自己增减重量,否则易造成牵引失败而影响治疗。

7) 指导患者练习深呼吸,用力咳嗽,定时拍打背部,用拉手练习起坐等,防止发生坠积性肺炎;保持床铺干燥、清洁,在骨突出部位安置棉圈、气垫等,并定时按摩,防止发生褥疮;鼓励患者多饮水,多吃粗纤维食物,定时按摩腹部,以防止发生便秘;保持牵引针眼干燥、清洁,针眼处不需要覆盖任何敷料,每日滴乙醇2次,以防止发生针眼感染。

（3）健康教育

1）向患者说明功能锻炼的重要性，以取得合作。

2）早期主要进行肌肉的等长收缩，2周后开始练习关节活动，逐步增加活动范围，增大活动强度，以防止肌肉萎缩，但要以活动后患者不感到疼痛、疲劳。

3）应用足底托板或沙袋将足底垫起，以保持踝关节功能位，鼓励患者主动伸曲踝关节，或被动做足背活动，以防止足下垂和关节僵硬。

4）病情许可时应做全身性活动，如扩胸、深呼吸、用力咳嗽、抬起上身等，改善呼吸功能。

第十节　疼痛患者护理

创伤骨科患者多为急诊入院，从患者受伤到创伤愈合过程中始终伴随着疼痛，急性创伤引起的疼痛可导致血压增高、心率加快、尿潴留及恶心呕吐等，严重时危及生命。且急性疼痛可能发展为难以控制的慢性疼痛，从而影响患者康复，增加医疗费用，延长住院时间。由于疼痛因素存在，患者往往惧怕功能锻炼，活动减少，伤肢血流减慢，可导致肌肉萎缩、关节僵硬及下肢静脉血栓等并发症发生，延长住院时间。

一、疼痛的评估方法

疼痛的评估包括患者病因的评估，疼痛类型的评估，发病部位的评估，重要脏器功能的评估，发病的时间、诱因、疼痛缓解因素的评估，静吸和运动时疼痛强度的评估，治疗效果和不良反应评估以及治疗费用和患者满意度的评估。

目前测定疼痛强度的方法主要有四种，都需由患者主观评估。疼痛强度评估不但应在安静时评估，还应在患者运动时评估，因为运动时不痛，才能达到躯体锻炼，及早恢复功能的目的。

1.VAS 视觉模拟评分法

VAS 视觉模拟评分法 (visual analogue scale/score，简称 VAS) 是在纸上面划一条 10 cm 的横线，横线的一端为 0，表示无痛；另一端为 10，表示剧痛；中间部分表示不同程度的疼痛。让患者根据自我感觉在横线上划一记号，表示疼痛的程度。轻度疼痛平均值为 1~3 分；中度疼痛平均值为 4~6；重度疼痛平均值为 7~10 分。简单有效、客观准确，但因为文化背景和患者理解的原因，有时使用不易，需向患者进行多角度的解释和说明。

2. 疼痛强度简易描述量表

疼痛强度简易描述量表（VRS）是将疼痛测量尺与口述评分法相结合而成。分为五级：无痛、轻度痛、中度痛、重度痛、剧痛。

（1）轻度指患者疼痛完全不影响睡眠。

（2）中度痛指疼痛影响睡眠，但仍可自然入睡。

（3）重度痛指疼痛导致不能睡眠或睡眠中痛醒，需用药物或其他手段辅助睡眠。

（4）剧痛指痛不欲生、生不如死的感觉。

3. 数字疼痛强度量表

数字疼痛强度量表（NRS）是 VAS 的数字直观表达法，患者被要求用"0 ～ 10"的数字表达疼痛的强度，优点是更为直观，患者易于理解和表达，已成为应用最广和简单有效的疼痛评价方法。此法不足之处是患者易受到数字的干扰，降低了准确性。

4. Wong　Baker 面部表情量表

Wong-Baker 面部表情量表（wong-baker faces pain rating scale）由六张从微笑或幸福直至流泪的不同表情的面部像形图组成，适用于交流困难，如儿童（3 ～ 6 岁）、老年人、意识不清或不能用言语表达的患者（见图 20-4）。

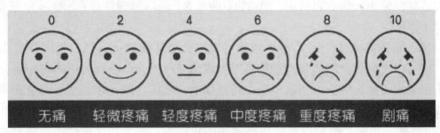

图 20-4

二、评估的时机

在患者入院 2 小时内完成首次评估，评估分值≤ 3 分的患者此后每天 9：00 进行疼痛评估。对于手术后患者采用术后患者疼痛护理记录单，对全身麻醉、硬膜外麻醉、蛛网膜下腔麻醉或臂丛神经阻滞麻醉术后患者分别每 1，4，6，8 小时评估 1 次；另外对于疼痛评估≥ 4 分者，报告医生，给予镇痛处理后半小时再评估 1 次，疼痛＜ 4 分则之后每 4 小时对患者进行 1 次评估。

三、疼痛干预措施

疼痛干预措施包括非药物干预措施以及药物镇痛措施。

1. 非药物措施

（1）环境护理。嘈杂烦乱的环境会诱发和加重疼痛。因此将患者安置在舒适整洁的病床上，室内具有良好的采光和通风设施，适宜的室内温湿度能使患者心情愉快，消除紧张心理，减轻疼痛。

（2）体位护理。正确的体位和制动是止痛的最好方法。骨折初期局部疼痛往往非常明显，且活动时加重，合理制动能有效减轻疼痛，减少局部软组织损伤。抬高肿胀的肢体，并保持外展中立位，有利于改善血循环，起到消肿止痛作用。

（3）骨折早期合理使用冰敷。合理使用冰敷可减轻局部充血水肿和出血，热敷患肢可减轻肌肉痉挛，增加局部血供，减轻疼痛。

（4）指导患者疼痛时听音乐。音乐疗法可减轻患者的抑郁情绪，稳定血压，减轻疼痛，增加患者的舒适感，通过慢呼吸运动可减轻肌肉收缩引起疼痛及松弛紧张，达到控制疼痛目的。

2. 药物治疗措施

药物治疗镇痛措施主要指三阶梯止痛法。

第一阶梯，轻度疼痛给予非阿片类（非甾类抗炎药）加减辅助止痛药。注意：非甾类止痛药存在最大有效剂量（天花板效应注）的问题。常用药物包括扑热息痛、阿司匹林、双氯芬酸盐、加合百服宁、布洛芬、芬必得（布洛芬缓释胶囊）、吲哚美辛（消炎痛）、吲哚美辛控释片（意施丁）等等。

第二阶梯，中度疼痛给予弱阿片类加减非甾类抗炎药和辅助止痛药。弱阿片类药物也存在天花板效应。常用药物有可待因、强痛定、曲马多、曲马多缓释片（奇曼丁）、双克因（可待因控释片）等等。

第三阶梯，重度疼痛给予阿片类加减非甾类抗炎药和辅助止痛药。强阿片类药物无天花板效应，但可产生耐受，需适当增加剂量以克服耐受现象。以往认为用吗啡止痛会成瘾，所以不愿给患者用吗啡，现在证明这个观点是错误的，临床实践证示，使用吗啡的癌痛患者极少产生成瘾性。此阶梯常用药物有吗啡片、美菲康（吗啡缓释片）、美施康定（吗啡控释片，可直肠给药）等等。但是，哌替啶这一以往常用的止痛药，由于其代谢产物毒性大等因素，未被推荐用于控制慢性疼痛。

3. 疼痛干预措施的注意事项

（1）多模式镇痛是在神经阻镇痛泵或静脉镇痛泵的基础上联合静脉、口服用药。

（2）当疼痛评分≤3分时实施非药物干预措施；当疼痛评分为4～6分时，实施非药物、弱阿片类药物与非固醇类抗炎药等联合干预措施；当疼痛评分>7分时实施非药物、强阿片类药物与非固醇类抗炎药等联合使用干预措施，达到最佳的镇痛效果。

（3）实施疼痛管理时，必须转变患者及其亲属疼痛理念，改变患者及其亲属在疼痛控制上对疼痛认识存在误区，认为创伤后及手术后疼痛是不可避免的，同时害怕麻醉镇痛药对伤口愈合影响或产生的毒性作用及不良反应，针对这一情况，首先要转变患者理念，加强与患者及其亲属的沟通交流，让他们认识到疼痛对机体是有害的，疼痛是可以避免的，从而让他们主动配合疼痛治疗。

（4）对疼痛的处理采取主动预防用药。止痛药应有规律按时给予，而不是必要时才给，下一次用药应在前一次药物药效消失之前给予，得以持续镇痛。通过正确治疗，除少数病例外都能得到良好的控制。

第十一节　心理护理

随着社会现代化、工业化程度的不断提高，车祸、工伤等意外事故所致创伤随之呈现上升趋势，创伤事件本身及其伴随的抢救过程、手术、疼痛、入住 ICU、康复锻炼、身体和形象改变、社会地位的变化等，均易引发遭遇意外创伤者特别是平素健康个体的严重心理创伤。若应对不当，可引发伤者的心理危机或影响其身心康复进程，甚至导致其心理疾患、永久性身心残障等。

美国精神病协会将创伤性事件描述为"超出常规人类体验范畴之外"的生活事件。创伤，是指这类生活事件导致个体心理的特殊反应。若创伤性反应囊括创伤的 3 大核心病理，称为创伤后应激障碍；若创伤性反应只体现某一病理特征，称为创伤后综合征；即使事件本身可能并不严重，但遭受事件个体的主观感受是危及生命的灾难性事件，该事件被认为是创伤性事件。"强烈的恐惧、无助、失控和被消灭的威胁"的感受是创伤幸存者普遍的心理反应。

一、创伤早期的心理反应

1. "情绪休克期"

意外创伤给个体造成的"打击"，通常比罹患疾病更为严重。特别在受伤早期，遭遇创伤者对毫无先兆、突如其来的意外伤害完全没有心理准备，大多无法面对瞬时由充满活力的健康人变成不能动弹、身不由己的伤残者的现实。

在此超强度应激源的作用下，伤者经短暂的应激或激情状态后，其心理防御机制濒临"崩溃"，部分伤者可持续数天处于"情绪休克期"。情绪休克是一种超限抑制的心理防卫机制，"情绪休克"期间，伤者的反应阈值提高、速度变缓、强度减弱，对治疗的反应平淡。如伤者可表现得异常平静或冷漠、表情漠然、寡言少语，任由医护人员救治，对各种医疗处置反应平淡、无动于衷等。这种心理反应有时可持续数天。"情绪休克"虽可减少伤者因焦虑和恐惧所致过度身心反应，在一定程度上对个体起保护作用。但是，医护人员切不可被伤者看似"安静"的表面现象所迷惑，以较好地把握危机干预的恰当时机。

2. "情绪休克复苏期"

随着伤者从"情绪休克期"逐渐复苏，部分伤者在其躯体创伤日渐康复的同时，其心理创伤却趋于加重。当意外创伤所致死亡威胁一天天远离伤者时，伤者对创伤可能造成其终生残障的担忧却可显著增强。任何一个意外创伤前身体状况健全、完好的个体，都难以承受因"飞来横祸"使其成为躯体功能缺陷或失能的残障者的沉重打击。

有些伤者伤后即陷入昏迷期，恢复意识时可能面对截肢、损毁性器官被摘除等难以接受的状况。面对身体的伤残，想到日后生活可能面临的困境，有些伤者可因无以应对而产生复杂的情绪反应。有的伤者突然变得性情怪僻、易激惹、好冲动，常常怨天尤人，无端发怒；有的伤者沮丧绝望，悔恨交集，整日沉默不语、厌世、甚至萌生轻生念头等。

二、创伤康复期的心理反应

创伤结果所致心理反应，是指与伤者的创伤所致残障程度密切相关的不良心理反应。一般创伤后不遗留任何躯体功能残障者，因创伤所致心理失衡大多会随其身体状态的复原得以改善；而那些因意外创伤造成其躯体功能永久性严重残障者，则可能从心理上被彻底击垮。特别是面部毁容或肢体残缺的年轻未婚伤者，其负性心理反应最显著，有的伤者无法承受"面目全非"等残疾给其未来人生造成的重大挫折，对如何度过漫长且艰难的人生感到茫然，自暴自弃，结果导致"小残大废"，使本来并无大碍的局部残疾成其背负终生的沉重包袱。有的伤者则因丧失信心而放弃必需的功能锻炼，伤后的功能恢复及适应过程显著延长，身心康复的光明前景也遥遥无期。

三、特殊患者心理反应

创伤患者截肢

创伤患者截肢的主要原因是由各种突发的意外事件如交通事故、工伤事故、火器伤、高压电击伤等引起，具有很强的突发性，患者及家属毫无思想准备，刚刚经历过意外事故的震惊、恐惧场面，紧接着又被医生告知需将肢体截除，内心倍感痛苦失落，不肯接受现实，从而产生严重的抑郁情绪、焦虑反应，严重者可有自杀倾向。患者一方面渴望保住肢体，另一方面又担心不截除患肢会引起严重的后果甚至危及生命，决定截除肢体又怕造成终生残疾，难以适应社会，面对亲朋等。

因此，接受肢体截除手术是一个痛苦矛盾的过程，矛盾心理是产生焦虑的一个重要原因。另外，不同年龄阶段思想顾虑也有所不同，如中年人面对上有老下有小的家庭义务感，未婚青年面对幸福婚姻及美好前程的影响等，都加重了患者的焦虑和抑郁的情绪。

外伤性截瘫是由于脊柱受外力而导致脊髓损伤平面以下的肢体感觉运动消失大小便障碍的一种病症，多由交通事故和建筑事故引起 由于事发突然，损伤严重，给患者和其亲属带来沉重的负担，对患者的心理也是一个严重打击。

由于事发突然，有的患者不相信事情发生在自己身上，表现出震惊和恐惧。而且外伤均为急诊，事发当时多是工友朋友目击者或警察将患者送至医院，不能得到其亲属及时的照顾，患者多表现为沉默无助和恐慌。另外，由于事发突然，患者及其亲属没有心理准备，并且多存在救治急切心理，表现出情绪不稳定，易怒，对护理高要求。

最重要的是，面对突然截瘫，生活不能自理，患者表现出否认和期望，否认已发生的事实。外伤性截瘫康复是一个漫长的过程，长时间卧病在床，生活不能自理，对患者的心理是个严重打击患者多是青壮年，家庭的主要劳动力，突然瘫痪，家庭角色的转变，让患者感到自卑，感叹命运的不公，因而自暴自弃，态度消极，不主动进食，不配合治疗老年绝治疗，甚至有轻生的念头。有部分患者自暴自弃使患者凡事依赖其亲属进行，不愿进行主动的锻炼。面对将来的生活，身体的残疾让患者感到自卑，他们不知如何去面对众多的亲人同事和朋友，如何适应以后的生活使患者感到焦虑。

四、护理人员的心理护理

护士通过医疗护理等活动与患者建立起良好的护患关系，能给患者创造一个有利于康复的和谐安全支持性的治疗环境；能明显提高护患之间的合作程度，利于诊断治疗护理的进行；能为患者提供有效的心理和社会支持；能使患者尽快恢复或保持良好的心态，最大限度地调动患者的主观能动性。

1. 对焦虑患者

医护人员应有针对性地进行心理疏导和心理安慰，主动和患者进行有针对性的技巧性谈话，并随时给予情绪的支持与行为的指导 恐惧者护士应以自己特有的专业成熟性与权威感，对患者产生情绪感染力，使患者产生依赖感信任感，在任何情况下护士都应做到和蔼耐心沉着冷静稳重自信操作娴熟准确，真正使患者得到心理上的支持。

当患者有抑郁心理时，应对患者充满同情心，努力使患者改变想法，及时向患者提供积极的信息，提供热情周到耐心细致的服务，让患者树立信心，使其看到希望。

2. 对孤独患者

医护人员应理解患者的心情，主动关心患者，耐心安慰患者，尽量满足患者的心理需要，有组织地安排亲人探访和陪伴，组织病友间交谈，促进心理积极转化。

3. 对出现愤怒的患者

护理人员要理解体谅冷静处理引导宣泄，并注意观察以防意外发生。

4. 对存在依赖心理的患者

医护人员要尽量发挥患者在疾病过程中的积极主动性，让患者参与到自我护理中来，激励患者主动进行自我照顾，并且要善于发现患者一点一滴的进步，抓住时机，即时给予肯定和鼓励。

5. 当截瘫患者生活不能自理有自卑时

作为护士应及时给予患者应有的生活护理，还应注意协调患者与周围人群的系，工作要主动不怕脏不怕臭，要使患者在生活上感到有依靠，感情上有温暖，心理上有支持和同情。

6. 家庭社会支持家庭干预

对家庭成员进行培训，通过他们的细微关怀和精心照顾，增强患者的意志和信心。单位干预：与患者单位的同事或领导进行沟通，取得配合，积极创造条件，支持、鼓励患者，给患者送去关心和温暖，可以减轻患者来自社会的心理压力，消除孤独感，从中得到安慰，增强其战胜疾病的信心。如患者存在经济困难者，除了对患者的遭遇表示同情，尽量为其提供实用又价格低廉还不影响病情的内固定材料及药物等，或寻求社会爱心基金或善心人士捐款等经济帮助。

7. 出院指导

患者加强功能锻炼，预防下肢肌肉萎缩关节强直 提供一些介绍身残志不残的先进人物的有关报纸书籍给他阅读，使其在心理上战胜伤残，树立正确的人生观，面对伤残现实。

经过护理人员精心的护理，家属的细心照顾，疾病的好转，大部分患者树立战胜疾病的信心，进而积极主动配合治疗和护理，愿意尝试一切可以恢复的方法，想了解更多疾病相关信息，愿意和医护人员沟通，愿意主动进行功能锻炼，以最佳的状态回归社会。

第十二节　康复护理

世界卫生组织总干事布伦特兰博士指出，21 世纪对人类最大的挑战是改善生活质量，而健康则是人们享受生活的前提，良好的生活质量与人们的功能状况息息相关。骨科创伤患者不同程度的功能障碍均影响着患者的生活质量，对骨科患者及时进行正确的康复训练能有效降低并发症、增强患者的身体功能、促进患者早日恢复健康，是骨科患者获得良好生活质量的关键。

康复训练是骨科创伤治疗中关键的组成部分，是恢复各种身体功能不可缺少的手段，通过预防功能障碍、促进功能恢复、进行功能代偿或代替，达到恢复运动系统功能的目的。

一、康复护理的意义

1. 护理有助于患者心理恢复

在交通事故频繁发生的今天，意外骨折患者的数量呈上升趋势，治疗和护理这类患者的过程当中，心理障碍是一个比较棘手的问题。在这个阶段，护士一定要加倍关心并设法帮助他们，努力了解掌握患者的心理活动，对患者做好心理护理，使其保持心理平衡，进而使患者以主观努力的积极心态取代悲观失望的消极心态，勇敢面对现实，树立自己新的生活目标和自我价值实现的愿望。

2. 有助于治疗效果的提高

为达到患者的康复目标，促进患者功能的恢复，必须对患者进行积极的康复护理。康复护理作为一切医学疗法的延续，护理人员在工作中处理对患者做好基础护理外，还需要与医师紧密配合，做好康复护理的治疗及评定，积极防治各种并发症的发生。

在患者康复过程中，护理人员应充分发挥自身作用，协调好患者内部因素（即患者生理状态、情绪、现实理解力等）和外部因素（康复治疗、生活环境、亲属支持等）的关系，努力扮演好照顾者、健康教育者、督促继续康复治疗的执行者、患者与其亲属的咨询者的重要角色，为康复护理工作的顺利展开起到推动作用。

3. 使患者顺利重返社会

在骨科患者中，尤其是对于因为交通事故或者工伤等导致残疾的患者，他们的生活都会受到不同程度的影响，不论是家庭、还是社会，都带着沉重的经济负担。从心理上来将，残疾人员还是希望尽可能的提高生活能力，扩大活动范围，能够融入社会，参与到社会工作中去。所以，在护理的过程中，护理人员需要迎合社会的发展，满足人们对卫生保健日益增加的需要。对待患者，需要进行科学的、完善的、准确的康复护理，让患者身心均获得平衡，使其拥有最大的生活的资历能力，并且拥有立足于社会的平等资格。所以，对患者加强针对性护理是非常重要的，使患者能够面对现实、重振精神，重新鼓起生活的勇气，以良好积极的心态重新回到社会中去。

二、目的

保持和恢复关节运动的幅度，防止关节僵硬。骨和关节不断的运动，才能保持活动自如。当骨关节损伤后，如保持不动，渗出液、血液发生机化，使骨、关节、关节囊、韧带粘连最后僵硬，为此要进行功能锻炼。保持和恢复肌肉力量及耐力，防止肌肉萎缩。肌肉组织完全不活动时，24 小时开始萎缩，肌肉强度每日下降 3%，力量每周下降 8%，可见肌肉萎缩速度是很快的，必须尽早开始功能锻炼。防止骨质脱钙，预防骨质疏松。

骨骼因活动，承受重量而新陈代谢，反之新陈代谢停止，骨的生成停止，而骨仍不断的破坏，钙的排泄率大于沉降率，使钙流失，骨质脱钙。促进血液循环改善局部条件，促进骨质痊愈。骨折的生长靠许多因素，其中局部血液循环是重要因素，功能锻炼的最终目的是恢复正常的工作和生活。

三、原则

1. 分阶段护理

早期（伤后1～2周）：早期局部肿胀疼痛主要任务是促血液循环，消肿胀，防止肌萎缩。运动重点是患肢肌肉收缩锻炼，固定范围以外的部位在不影响患肢固定的情况下进行锻炼；

中期（伤后2～3周）：此期患肢肿胀已消，骨折处已纤维连接，主要任务是防止肌肉萎缩和关节粘连，运动重点是患肢骨折的远近关节运动；

晚期（伤后6～8周）：已达到骨折的临床愈合，外固定已拆除，任务是促使功能全面恢复，运动以重点关节为主的全身锻炼，此期是功能锻炼的关键阶段，前两期的不足此期给以弥补。

2. 功能锻炼的原则

功能锻炼要遵循动静结合，主动、被动结合，早期适当助力运动、循序渐进的原则。

（1）被动运动：完全靠自身以外的力量进行运动，适应于瘫痪严重的患者，主要依靠他人或健侧肢体带动。被动运动的方法有按摩、理疗、推拿、针灸、借助器械和被动活动。被动活动力量要柔和，不要过累，防止损伤，以患者不痛或轻痛为度。

（2）主动锻炼：依靠患者自身力量进行锻炼，是功能锻炼的主要方法，适应于有活动能力的患者，对主动运动的患者多指导、多鼓励，指导患者进行有利于骨折愈合的运动，鼓励患者微小的进步。

（3）助力运动：自身力量不足，需要外力协助，尤其在起床时需要帮助。外力可以是他人，也可以是健侧肢体或运动器。护理时指导、鼓励和协助。运动器用前检查，确保安全。

四、肌肉锻炼的形式

1. 等长收缩

等长收缩是在保持关节不动的前提下，进行肌肉的舒缩运动，是肌肉锻炼的初期阶段，护士指导患者肌肉收缩方法。

2. 等张收缩

等张收缩是指肌肉收缩时张力不变而肌肉长度改变。

3. 等动收缩（等速收缩）

等动收缩是指在整个关节范围内肌肉以恒定的速度进行最大用力收缩

五、术后肢体功能康复护理措施

1. 早期进行功能锻炼

骨科创伤患者的早期功能锻炼的主要目的是维持患者一定量的关节运动，防止关节僵化，保持和恢复肌肉力量，防止其萎缩。早期康复术后在加强病情观察和心理康复的同时，肢体康复应在临床处理的早期开始介人．若长期固定不动则会导致肌肉萎缩、关节内粘连、关节僵硬等。但早期由于疼痛等或担心伤口裂开、内置物断裂骨折移位等原因患者大都不愿意进行康复训练，往往只在意手术的成功与否，把手术成功视为肢体"康复"。

医护人员要对患者和其亲属进行积极的宣传和培训，让他们了解康复训练的重要性和必要性，并掌握正确的锻炼方法。患者术后回科给予舒适体位，抬高患肢，略高于心脏水平，患肢下衬软枕，以有利于静脉回流促进消肿。术后前期要认真评估，教会患者做一些简单有效的功能锻炼。如：麻醉清醒后（一般6小时）就可指导患者进行远端指（趾）关节屈伸运动。主动活动与被动活动相辅。术后第1天，可指导患者做肌肉收缩运动、踝泵运动、主动握拳伸指、肘屈伸等。早期进行功能锻炼既可以促进局部的血液循环，使新生的血管得以较快的生长，又可以通过肌肉等长收缩运动保持骨端的良好接触。但要注意，开始活动量要控制在患者接受的轻微疼痛为止，不可急于求成。后期康复应主动活动和被动活动仍要并行，遵循循序渐进的原则，在前期锻炼的基础上扩大活动范围和力量。

2. 骨科锻炼器材配合功能康复

积极采用恰当的仪器及设备进行协助。

1）骨科牵引床的使用，患者可以借助床上的拉环抬起臀部和上身，加强深呼吸，促进血液循环，也可预防压疮的发生；

2）CPM机的使用可以辅助患者做关节的屈伸运动，起到消肿、防止关节粘连及预防关节僵硬等作用，每日2次．每次30分钟；

3）骨折治疗仪的使用既可以消肿又可以促进骨痂生成，每日1次，每次30分钟，但要注意儿童一般不用；

4）AV泵气压治疗可以促进血液循环预防深静脉血栓的发生。在康复过程中不可忽略健侧肢体康复。

3. 出院康复

为了保持康复的持续性和有效性，在患者出院前责任护士就应做好出院康复指导及注意事项宣教，不能淡化或中断康复训练，必要时建立护患联系卡，定期随访，以免前功尽弃，延长康复时间。

六、几种常见类型骨创伤的康复锻炼

1. 肱骨髁上骨折的康复锻炼

肱骨髁上骨折在群体中发生较多，通常会损伤患者的上肢神经及血管，后遗症较为严重，所以康复锻炼首先要检查后遗症情况。在部位固定初期，由于患者的肩肘关节不能活动，康复锻炼应主要考虑静力性活动，还要加强腕关节及手指的锻炼，在部位固定中期，可以增加肘关节的运动量，并加强前臂旋转练习19°。

2. 肩关节骨折的康复锻炼

肩关节骨折通常要2～3周的固定期，固定初期主要锻炼腕关节，1周后则可以锻炼肘关节，2周后可以锻炼肩关节，包括双手托天、手指爬墙等多方位运动110°。

3. 锁骨骨折的康复锻炼

锁骨骨折在术后通常采用局部固定的方式，患者的康复锻炼有后伸和外展肩肘关节、握拳、挺胸、叉腰等，固定夹板不能对皮肤过度压迫，拆除夹板之后，可以增加双臂划船、前屈肩关节等动作。

4. 腰椎骨折的康复锻炼

腰椎骨折的患者有背部肌肉痉挛情况，比较容易发生二次损伤，所以初期康复锻炼主要活动腰背部肌肉，以增强肌力，防止发生骨质疏松，确保脊柱平衡，中后期则可以做抬腿运动、多点支撑运动等。

5.股骨颈骨折的康复锻炼

股骨颈骨折在老年患者中较为常见，通常要做髋关节转换手术，所以术后卧床时间较长，并发症也多，外固定初期应锻炼患肢肌肉，上肢锻炼主要活动肩、肘、腕关节，下肢锻炼主要屈曲踝关节，术后1～2周才可以下床行走，且负重应集中在健康的下肢上，此时可以增加各个关节的活动量，但要避免拉伤关节。

6.膝部骨折的康复锻炼

膝部骨折主要是对患者膝关节功能造成影响，在手术之后，患者容易发生严重的膝关节粘连，所以初期主要锻炼髋、踝、趾关节，以促进下肢血液循环，尽快恢复关节功能。

（黄月娇　周序玲　丘宇辉　李秋青）

第二十一章　脊柱骨折、脱位与脊髓损伤

第一节　寰枕关节脱位

寰枕关节脱位（occipitocervical dislocation）分创伤性和非创伤性两种。创伤性寰枕关节脱（tuaumatic occipitocerv-ical dislocation）是指由于外伤导致的寰椎和枕骨分离的一种病理状态，是一种并非罕见的致命性外伤，伤者多在事故现场由于脑干横贯性损伤而死亡。非创伤性寰枕关节脱位或不稳定的原因目前尚不清楚。

一、病因病理与分型

1. 病因病理

枕骨髁与寰椎侧块的上缘相吻合，被疏松的关节囊包围，形成寰枕关节。寰枕关节活动度大，颈部可借此做一定的俯、仰和侧屈活动。枕颈部一些特别的韧带组织是脊柱其他部位所看不到的。这些特别的韧带包括：齿状韧带、翼状韧带、横韧带、副韧带和覆膜，这些韧带是枕颈部稳定性的主要来源。

寰枕关节脱位是高致死率的高能量损伤，常由诸如交通事故、高处坠落等严重创伤引起，外界暴力使头颈部过度伸屈或侧屈，造成损伤。寰枕关节脱位发生后，几乎所有的稳定韧带均会受损。

2. 创伤性寰枕关节脱位分型

Traynelis 等分析总结以往文献报道的病例，以 X 线侧位片为依据，提出以下分型。

Ⅰ型：前脱位，枕骨髁相对于寰椎侧块向前移位，是最多见的类型，侧见单侧脱位。

Ⅱ型：纵向脱位，枕骨髁相对于寰椎侧块垂直向上移位≥ 2mm。多因牵拉损伤所致，由于枕骨与枢椎间的韧带受到损伤，会同时发生寰枢椎间分离。

Ⅲ型：后脱位，枕骨髁相对于寰椎侧块向后移位，此型相对少见。

有学者主张将枕骨髁相对于寰椎侧块向侧方移位的列为第Ⅳ型。

二、临床表与与诊断标准

1. 临床表现

寰枕关节脱位常为致命损伤，患者常常当场死亡。幸存者也常因脊髓直接受压发生高位颈髓损伤，表现为四肢瘫痪、呼吸困难。多数患者可有低位颅神经损伤的表现，合并颅脑损伤时可出现意识障碍。

寰枕关节脱位的诊断主要依赖影像学资料。临床上常用一些影像学指标来判断寰枕关节脱位。

（1）Powers 比率测量法，由 Powers 等人提出。他们根据矢状位上 2 条径线的长度差来诊断寰枕关节脱位。第 1 条（a）为枕骨大孔前缘到第 1 颈椎（C1）后弓的距离，第 2 条（b）为枕骨大孔后缘到 C1 椎体前弓的距离。当两者比值 > 1 时，应考虑存在寰枕关节脱位。

（2）Kaufman 提出一种较为简单的诊断方法，仅需测量枕骨髁到 C1 关节突上缘的距离，被称为枕骨髁间隙法。他们认为两者之间的距离 > 5mm 即为异常。

（3）也可以用枕骨大孔前缘到齿状突尖端的距离来判断是否存在寰枕关节脱位，该距离被称为"枕骨大孔至齿状突间隙"，在成人这两者之间的距离不应 > 10mm，儿童不应 > 12mm。

（4）"枕骨大孔至轴间距"，为枕骨大孔前缘到第 2 颈椎（C2）椎体后缘的水平距离，枕骨大孔前缘与 C2 椎体后缘的相对水平距离，在前方不应超过 12mm，在后方不应超过 4mm。上诉方法的敏感性和特异性各异，单独应用来判断寰枕关节脱位可能会不准确，联合应用，综合判断可提高准确率。

单纯性寰枕关节脱位因其没有骨质破坏，临床表现多样，常较难诊断。同时，寰枕关节脱位产生的枕颈部不稳可使影像学数据易受体位变化影响。X 线片检查又容易忽视寰枕关节脱位，而且患者常有意识障碍。因此，寰枕关节脱位漏诊比较常见。CT 扫面虽可减少漏诊率但仍无法避免。因此在诊治高能量创伤的患者、高位颈椎损伤伴有颅神经损伤的患者以及枕颈部创伤性蛛网膜下腔出血的患者时，医生应警惕有无寰枕关节脱位的可能。

2. 诊断标准

创伤性寰枕关节脱位易被漏诊或误诊，以下任何一种情况都要考虑创伤性寰枕关节脱位的可能性：交通伤死亡者、下颌骨骨折或颌下软组织挫伤者、伤后急性心肺功能不全者、X 侧位片显示咽后壁软组织明显肿胀者。

（1）头颈部的外伤史，主要是车祸。

（2）临床表现差异很大，可以没有任何神经症状和体征，也可以表现为枕颈部剧烈疼痛、颈椎活动受限、低位脑神经麻、单肢瘫、半身瘫、四肢瘫和呼吸衰竭。

（3）常见的 X 线测量方法。

Basion-Dens 距：是测量颅底点与齿状突尖中点的间距。正常人平均是 9mm，成人如 > 15mm，或儿童 > 12mm 应视为异常。

Power's ratio：是两条线的长度比：颅底点与寰椎后弓间的连线为 BC 线，颅后点与寰椎前弓的连线为 OA 线。正常人 BC/OA=0.77，如果比值 > 1.0 即可诊断前脱位。这种方法不能应用于儿童或颅椎区先天畸形的病例，当存在纵向及后脱位时可以表现为假阴性。

BAI-BDI 法：BAI 是表示枕大孔前缘中点与枢椎体后侧皮质线间距，应小于 12mmc。BDI 是表示枕大孔前缘中点与齿突间距，正常值为：2 ~ 15mm。此种方法的优点是，不需特殊拍摄体位，最适合于急诊室里需制动和仰卧位拍摄的患者；所需要的解剖标志少，容易确认，减少了因辨认过多的解剖标志带来的误差；不受颈部屈伸、旋转和侧屈体位的影响；所需的定位标志先天变异少。

（4）对可疑病例应行颅椎区的 CT 及 MRI 检查，三维 CT 重建特别是冠状面的 CT 对侧方脱位有决定性的诊断作用。MRI 虽然不能清楚显示骨的解剖结构，但它可以确定颅椎区广泛的韧带和软组织损伤，可以估计脊髓和脑干的完整性。

三、治疗方法

1. 治疗原则

一旦诊断为寰枕关节脱位，急诊处理的以稳定颈椎为主，禁止对这类患者进行颈部牵引，因其会重复致伤机制，加重脊髓及血管结构的损伤。初步稳定后，绝大多数寰枕关节脱位的患者需要进一步行寰枕融合。

2. 非手术治疗

通常采用颌枕带牵引复位、颅骨牵引复位和石膏外固定。

3. 手术治疗

（1）经皮后路关节突螺钉内固定 此种方法为近年来出现的微创技术之一，由温州医学院附属第二医院池永龙首创。经皮后路关节突螺钉内固定的适应证、禁忌证和手术方法如下。

适应证：寰椎前脱位合并或不合并齿状突骨折，经颅骨牵引复位者。

禁忌证：①椎动脉解剖结构变异者；②螺钉置入处骨折者；③术前薄层 CT、扫描证实颈 2 椎弓根过小者；④其他疾患不能耐受手术者。

手术方法：俯卧位，颅骨牵引下，在双 C 臂 X 线机全程监测操作，在第 2 颈椎棘突旁开 2cm 处进针，证实导针及扩张导管位于侧块下缘后透视下插入导针、扩孔，拧入直径 3.5mm 中空拉力螺钉，螺钉进钉角度．：向内侧与中线交角 $15° \sim 20°$，向头端交角 $35° \sim 45°$。术后颈托制动。

（2）后路切开复位、寰枢椎融合

适应证：①经牵引石膏外固定后反复脱位者；②寰椎前脱位合并前方骨一韧带复合体损伤者。

禁忌证：①寰椎后弓骨折者；②合并枕颈不稳者。

（3）Aprofix 椎板夹法：请参考相关专业资料。手术方法：请参考《实用骨科手术学》相关章节。

（4）后路经关节突螺钉固定法：请参考《实用骨科手术学》相关章节。

（5）后路枕颈固定融合

适应证：①寰椎前脱位合并枕颈不稳者；②陈旧性寰椎前脱位不能复位，颈髓后方存在骨性压迫者。

禁忌证：①能采用寰枢椎固定融合者均应视为该术式的禁忌证，至少应为相对禁忌证；②全身情况差，不能耐受手术者。

主要术式：① U 形 Luque 棒＋椎板、颅外板下钢丝法固定，颅外板及椎板植骨；②各种颈椎侧块螺钉＋钢板或杆系统，颅外板及椎板植骨；③后路钩一杆系统固定，颅外板及椎板植骨。

四、疗效判断标准与康复指导

1. 疗效判断标准

（1）治愈标准：脱位已整复，症状消失或基本消失，功能完全恢复正常或基本正常。

（2）好转标准：寰枢关节仍不稳，症状基本消失，功能部分恢复。

2. 康复指导

非手术治疗患者应在早期开展四肢抗阻力性锻炼，头颈胸石膏固定后可望进行日常生活自理；手术患者，早期均需戴颈托或头颈胸石膏制动 3 个月，同时进行四肢抗阻力锻炼或日常生活自理；伴有神经损伤患者，早期协助翻身防止褥疮，被动四肢功能锻炼，鼓励咳嗽排痰。

五、诊疗注意事项

（1）外伤后出现枕颈部疼痛、颈部活动受限患者不应作简单颈部扭伤处理，应警惕寰椎前脱位的发生，伤后立即进行颈部制作，到具备条件的大医院就诊。

（2）手术日益成为治疗寰椎前脱位的主要手段，微创上颈椎内固定技术发展很快，国内采用经皮后路经关节突螺钉内固定、植骨融合术，取得满意疗效。

第二节 寰椎骨折

寰椎骨折（fracture of the atlas）是一种少见的脊柱损伤，常伴发颈椎其他部位的骨折或韧带损伤。寰椎骨折后椎管变宽，一般不会出现脊髓损伤。

一、病因病理与分型

1. 病因病理

寰椎与其他颈椎不同，寰椎没有椎体和关节突，仅由一骨性环构成。寰椎在环内与枢椎齿状突形成寰齿关节，其两侧块上缘与枕骨髁形成寰枕关节，下缘与枢椎侧块上缘形成寰枢关节，是枕颈部移行的重要结构。寰椎横韧带是维持寰枢关节稳定最重的结构，其与寰椎前弓一起包绕枢椎齿状突，限制寰枢关节过度前屈和寰椎过度前滑移。寰椎骨折主要由交通伤或高处坠落伤引起，也可由少数运动伤引起。一般认为头部的轴向暴力传导至寰椎时，作用于两侧块的垂直压力转变为离心力，致使其相对脆弱的侧块与前后弓连接处发生骨折，形成 1 前弓、1 后弓、2 侧块的特定骨折模式，即 Jefferson 骨折。现实情况下，寰椎骨折常由多种外界暴力共同造成，致伤机制复杂，骨折模式常不典型。寰椎骨折常合并有横韧带损伤，可导致寰椎关节不稳。

2. 寰椎骨折 的分型

寰椎骨折可分为五型。

Ⅰ型：横突骨折，为稳定骨折，比较少见。

Ⅱ型：后弓骨折，为稳定骨折，最为多见。

Ⅲ型：侧块骨折，为不稳定骨折，比较多见。

Ⅳ型：前弓骨折，为不稳定骨折，非常少见。

Ⅴ型：爆裂性骨折（Jefferson 骨折），此型骨折的特点是发生四处骨折，其中前弓两处，后弓两处。

二、临床表现与诊断标准

1. 临床表现

颈枕部疼痛，颈椎活动受限为其主要临床表现。咽后劈头肿胀时可有吞咽困难；合并枕大神经损伤时可有枕颈部麻木疼痛；涉及低位颅神经损伤时可引起 Collet-Sicard 综合片；合并椎动脉损伤时可出现恶心、呕吐、神力减退等基底动脉供血区低灌注的表现。约 40% 患者合并其他部位的骨折，单纯性寰椎骨折常不伴有脊髓损伤的表现，但合并枢椎骨折时，多数患者可有四肢瘫痪，呼吸困难等严重脊髓损伤的表现，甚至呼吸衰竭当场死亡。

2. 诊断标准

（1）头颈部有外伤史。

（2）颈椎部疼痛，活动受限。

（3）X 线检查在颈椎侧位片上可以看到寰椎后弓的骨折。如果是前弓骨折，可以在侧位片上看到咽后壁肿胀。在开口位 X 线片上观察寰枢椎侧块的对位情况，如果寰椎侧块向外移位说明有寰椎骨折。当左右两侧寰椎侧块移位达到 6.9mm 时提示寰椎韧带已断裂。有时在开口位片上还可以看到横韧带在侧块附着点的撕脱骨折。CT 扫描可以显示寰椎的全貌，可以看到骨折的位置，以及是否有横韧带的撕脱骨折，从而确定寰椎的稳定性。

三、治疗方法

治疗目的为恢复枕颈部稳定，防止进一步神经受损，促进骨折愈合。治疗措施的选择取决于骨折稳定性以及是否同时伴有其他部位的骨折。对于无横韧带损伤、稳定的寰椎骨折，或寰椎骨折伴有横韧带损伤时建议用 Halo 支具进行颈部固定。不稳定性寰椎骨折，或寰椎骨折伴有横韧带损伤时建议用 Halo 支具制动，或行手术治疗。中国医师协会骨科医师分会对于寰椎骨折手术固定的选择原则如下：①对于寰椎前弓加后弓骨折两侧块劈裂骨折可采用寰椎单椎节复位固定术；②对于颈制动未愈合或不宜行寰椎单椎节复位固定的患者可行寰枢椎固定融合术；③导致寰枕关节破坏或不宜行上述手术者建议型枕颈固定融合术；④对于性寰枢椎固定融合术者，固定方式宜选手寰枢椎经关节螺钉技术或寰枢椎钉棒固定技术，入路可选择前路或后路。石膏拆除后，摄枕颈部伸屈动力片判断寰枢关节稳定性，有不稳定征象者考虑手术治疗。

四、疗效判断标准

1. 疗效判断标准

治愈标准 寰椎解剖结构的稳定性的生理功能得到恢复，解除了神经压迫以及有效防止迟发性损伤。

2. 康复指导

非手术治疗患者应在早期开展四肢抗阻力性锻炼，头颈胸石膏固定后可望进行日常生活自理；手术患者，早期均需戴颈托或头颈胸石膏制动 3 个月，同时进行四肢抗阻力锻炼或日常生活自理；伴有神经损伤患者，早期协助翻身防止褥疮，被动四肢功能锻炼，鼓励咳嗽排痰。

五、诊疗注意事项

（1）寰椎骨折的患者多数无法通过临床表现来诊断，其诊断有赖于影像学资料。张口位片可发现寰椎侧块相对于枢椎上关节突外移，侧位片上寰齿前间隙增宽 > 3mm 时提示不存在横韧带损伤。在颈椎侧位片上仅能发现寰椎后弓的骨折，而前弓或侧块的骨折常难以发现。螺旋 CT 扫描及三维重建可极大提高诊断率，并能清晰地显示寰椎骨折的情况。MRI 可评估横韧带损伤情况，并能发现是否存在脊髓损伤。

（2）外伤后出现枕颈部疼痛、颈部活动受限患者不应做简单颈部扭伤处理，应警惕寰椎前脱位的发生，伤后立即进行颈部制动，到具备条件的大医院部诊。

第三节　枢椎椎弓骨折

枢椎椎弓骨折（Hangman 骨折）又称"绞刑者"骨折，原来是指被执行绞刑时发生的颈部损伤。现在此类骨折多见于交通事故以及坠落伤的患者，因此，又称为创伤性枢椎滑移。

一、病因病理与分型

1. 病因病理

枢椎椎体仅有下终板，原为上终板的部位与来自齿状突的下终板融合。其上关节突比较靠前，位于齿状突两侧，这便使得原本为椎弓根的部位被上下关节突之间的连接部位取代。该部位是一受力集中点，又是一个力学薄弱区域，因此骨折概率较大。

Hangman 骨折即为枢椎椎弓骨折，准确含义是指发生在枢椎上下关节突之间的骨质连接区域的骨折，典型的骨折部位位于横突孔后方与下关节突之间，通常同时累及椎弓两侧，伴或不伴有脱位。Hangman 骨折最早发现于被执行绞刑的死刑犯，目前多见于高能量交通或高处坠落。颈部过伸合并轴向压缩暴力使其主要致伤机制，少数也可由颈部过屈引起。

最常见的原因是机动车事故时头部相对于颈部过伸造成的，80% 见于摩托车交通事故。头部受创伤相对于颈部过伸进，枕骨受力撞击寰椎后弓，而后者又撞击 C2 的椎弓，C2 的上下关节间部位最为薄弱，因而造成关节岬部骨折。经常合并前纵韧带，后纵韧带，C2 ~ C3 椎间盘的损伤。由于此处椎管腔比较宽大，不容易造成脊髓的损伤，但是常合并寰椎和中部颈椎棘突的骨折。

2. 枢椎椎弓骨折分型

枢椎椎弓骨折常用 Levine-Edward 分型。

Ⅰ型：为稳定型骨折，无移位或移位很小（＜3mm），无成角畸形。C2～C3椎间盘及前、后纵韧带保持完整。

Ⅱ型：为不稳定型骨折，移位＞3mm，C2～C3椎间隙有成角，提示椎间盘和前、后纵韧带损伤。

ⅡA型：为不稳定骨折，有明显的成角而无移位的枢椎椎弓骨折。前纵韧带完整。

Ⅲ型：为不稳定骨折，双侧枢椎椎弓骨折合并有一侧或双侧小关节的向前脱位。C2～C3间有明显的移位有成角。前、后纵韧带及椎间盘均有明显的损伤。

二、临床表现与诊断标准

1. 临床表现

绝大多数患者有明确外伤病史，合并头面部外伤者多见，颈部疼痛僵硬，活动受限是常见的局部表现。典型的Hangman骨折很少发生神经功能损伤，这可能与骨折脱位造成椎管扩大相关。然而Hangman骨折常合并颈椎其他部位骨折（25%），如合并寰椎骨折和齿状突骨折，较之单纯性Hangman骨折，这种损伤的患者常伴有从枕神经痛到四肢瘫痪等不同程度的神经系统损伤症状。Hangman骨折患者伴有椎动脉受累时，可出现脑后部缺血或脑部栓塞的表现。

2. 诊断标准

（1）有外伤史。

（2）颈枕部疼痛酸胀僵硬，活动受限。

（3）Hangman骨折的诊断主要依靠侧位X线片，可以清楚地显示骨折移位及成角情况。CT能够更清晰显示骨折线、移位情况、成角情况以及与椎管的关系。CT三维重建有助于了解骨折的全面信息。MRI可以了脊髓损伤和受压情况。

三、诊疗方法

枢椎椎弓骨折要根据骨折的分型来制定治疗方案。保守治疗包括颈托和Halo支具等外固定架。手术治疗的目的是减压、复位及恢复稳定性，手术方式包括C2～C3前路椎间盘切除融合术、C2侧弓修复术、C2～C3后路关节融合术和C3～C3后路关节融合术。

Ⅰ型骨折通常被认为是稳定的，行颈托或外固定架制动等保守治疗便可获得良好的效果。另外，为了预防不融合或骨折块位置不良，密切随访同时X线片动态观察也是必不可少的。

Ⅱ型骨折治疗通常情况下可先行牵引复位。起始2kg，逐渐加重到4-5kg，时间3-6周。如果牵引治疗后，骨折快移位＜5mm，成角＜0，后续治疗可采取颈托或外固定架维持颈椎制动。如果牵引复位效果不佳，无法达到上述标准，则应尽快采取手术复位固定。

多数学者建议对ⅡA型和Ⅲ型Hangman骨折行手术治疗。与其他Ⅱ型Hangman骨折不同，ⅡA型骨折行牵引治疗可加重C2～C3的分离和移位。正确的治疗是Halo支具制动并在影像学监测下施行轻度的加压，以取得和维持解剖复位。之后可根据骨折复位情况选择继续Halo支具制动或手术治疗。对于Ⅲ型骨折，牵引往往是无效的，应尽早行手术复位固定。

对于Ⅲ型骨折，单纯前路手术有时不能解决关节脱位的问题，后路手术复位是最佳的选择。如果影像学提示 C2 ~ C3 节段椎间盘突出压迫脊髓或椎间盘损伤严重，还需在后路复位的基础上行前路减压和稳定手术。于术后可辅以必要的外固定，定期 X 线观察骨折愈合情况。

四、疗效判断标准与康复指导

1. 疗效判断标准

治愈标准：枢椎椎体结构的稳定性和生理功能恢复，骨折愈合，症状消失。

2. 康复指导

非手术治疗患者早期开展四肢抗阻力锻炼，瘫痪者勤翻身防压疮、辅助排尿、四肢被动活动等；手术治疗患者，早期戴颈托下床活动，瘫痪者开展四肢被动活动。3 个月后 X 线观察骨折愈合情况。

五、诊疗注意事项

（1）头面部损伤伴颈项疼痛及活动受限者，应警惕创伤性枢椎滑脱的发生，常规行上颈椎摄片，伤后立即戴颈托制动，送具备技术条件的医院就诊。

（2）创伤性枢椎滑脱很少伴有脊髓损伤，在早期确实牢靠的固定下，迟发性脊髓损伤发生度不高，预后较好；不典型骨折常伴有脊髓损伤，手术减压及牢固内固定可为脊髓损伤的恢复创造条件，恢复的程度与脊髓原发与继发损伤密切相关，部分病例可因脊髓损伤平面上移导致呼吸抑制而死亡。

第四节　齿状突骨折

一、病因病理及分类

1. 病因病理

枢椎齿状突骨折是一种涉及寰枢椎区稳定的严重损伤，由于局部解剖学上的特殊性，其不愈合率较高，日后不稳定的持续存在，可能导致急性或迟发性颈脊髓压迫，甚至危及生命。

齿状突为枢椎椎体上缘一锥形突起，长 14 ~ 16mm，为枢椎所特有。齿状突是枕颈交界区不可缺少的结构，其顶端有尖端韧带与枕骨大孔前缘相连，两侧有翼状韧带与枕骨髁相连，前方与寰椎前弓后缘形成寰齿关节，后方与横韧带相邻，对寰枢椎稳定起重要作用。齿状突骨折较为常见，约占成人颈椎损伤的 8% ~ 18%，也是枢椎骨折最常见的类型。齿状突骨折的损伤机制主要为伴有水平剪切的过伸、过屈运动伤，轴向压缩暴力较为少见。齿状突骨折可发生于任何年龄段，青壮年以交通伤为主，老人和儿童则以跌倒等低速损伤为主。在儿童人群，齿状突骨折与枢椎椎体和齿状突基底部骨性连接不牢固相关，骨折线通常位于基底部的软骨板骨化处。而在老年人群，骨折则可能与齿状突基底部骨质流失相关。

2. 分型

齿状突骨折有多种分型方法，较常用的有 Abderson-D'Alonzo 分型。该方法根据骨折线所在的位置将齿状突骨折分为 3 型。

Ⅰ型：为齿状突尖部斜形骨折，极为罕见，占 0～3%，主要由翼状韧带及尖部韧带牵拉所致，属于稳定性骨折；

Ⅱ型：为勾齿状突和枢椎椎体结合部骨折，最为多见，由颈过伸、过屈运动引起横韧带或寰椎前弓剪切作用所致，为不稳定性骨折，Grauer 等人又根据骨折线的形态将Ⅱ型骨折分为 3 个亚型：ⅡA 型骨折线几乎为水平，ⅡB 型骨折线从齿状突前上部延伸至后下部，ⅡC 型骨折线从齿状突后上部延伸至前下部；

Ⅲ型：为经枢椎椎体的骨折，也可称为枢椎椎体骨折。

二、临床表现与诊断标准

1. 临床表现

头颈部损伤后颈部疼痛，活动受限。约25%的患者有神经损伤，一般能够运送到医院的患者，神经损伤症状多数较轻。这是由于齿状突所对应的部位是脊髓的呼吸及心搏中枢，如果神经损伤较重，往往会在事故发生的当时死亡。应当注意的是多发伤及神志不清的患者，检查一定要仔细，以免漏诊。

椎侧位和开口位 X 线片检查可以清楚地显示齿状突的骨折。对于无明显移位的患者，颈椎侧位和开口位 X 线片有时无明确异常发现，CT 和 MRI、三维重建是确诊的方法。对于有脑干或脊髓损伤的患者 MRI 可以清楚地显示脑干和脊髓损伤和脊髓损伤和受压的情况。

2. 诊断标准

（1）有暴力外伤史。

（2）颈部疼痛和压痛明显，颈部活动明显受限（尤其是旋颈活动），双手托头被迫体位。

（3）可伴有脑震荡或颈脊髓受压的症状。

（4）X 线或 CT 可见枢椎齿状突有骨折线。

Anderson-D'Alonzo 根据齿状突骨折的 X 线解剖部位将齿状突骨折分为三种类型。

Ⅰ型：齿状突尖部（翼状韧带附着点）斜形骨折，有时也表现为撕脱骨折，约占 4%，较为稳定，因而并发症少，预后较佳。

Ⅱ型：齿状突于枢椎椎体连接处骨折（基底部或腰部骨折），多见，约占 65%，该处血供不佳，愈合率约26%左右，因此宜采取手术治疗。

Ⅲ型：骨折线波及枢椎椎体的骨松质，是一种经过椎体的骨折，骨折线常延及枢椎椎体上部骨质及寰枢关节，约占 31%。

三、治疗方法

应根据齿状突骨折分型、患者年龄、神经损伤情况以及患者合并症，综合决定治疗方案。

1. 非手术治疗

适用于Ⅰ型、Ⅲ型骨折，一经确诊，应立即行枕颌带牵引或颅骨牵引，牵引重量1.5～2.0kg，牵引 4～6 周，床旁或牵引下 X 线片检查证实骨折与脱位已复位时，改用头颈胸石膏固定 3 个月，直至骨折愈合。Ⅰ型、Ⅲ型骨折即使无明显移位，至少需行枕颌带牵引 3 ~ 6 天，对于缓解枕颈部疼痛、防止颈椎反曲有积极意义。

2. 手术治疗

Ⅱ型骨折采用非手术治疗骨不连的发生率较高，多数学者主张手术治疗，国外学者较早采用前路 1 或 2 枚齿状舞螺钉固定，提高了骨折愈合率。

头颈胸支具同定的保守治疗方案即可取得较好的疗效。也有学者认为Ⅰ型骨折绝大多数情况下只是枕颈脱位局部表现，应按照枕颈脱位的处理方法处理。Ⅱ型齿状突骨折有较高的不融合率，可能与以下因素相关：①骨折两端接触面小；②血供较差；③尖端韧带或翼状韧带牵拉，导致断端接触筹：④年龄越大，不融合的概率约高。常用的颈托以及头颈胸支具等治疗Ⅱ型骨折融合率较低。因此对于Ⅱ型骨折，若存在明显骨折移位，或患者年龄较大，应尽早行手术治疗。Grauer 等建议对于上诉Ⅱ A 型骨折，由于骨折线几乎水平，移位较少，可采用头颈胸支具制动；对于Ⅱ B 型骨折，采用前路齿状突螺钉可取得较高的融合率；Ⅱ C 型患者则应采用后路融合技术。Ⅲ型齿状突骨折融合率较高，头颈胸外同定架即可取得较好的效果。

四、疗效判断标准和康复指导

1. 疗效判断标准

1.治愈标准：骨折愈合、脱位已整复，恢复脊柱颈段的正常生理曲度，症状消失或基本消失，功能完全恢复正常或基本正常，无颈脊髓受压的表现。

2.好转标准：骨折对位满意，骨折线基本消失，症状基本消失，功能部分恢复。

2. 康复指导

非手术治疗患者早期开展四肢抗阻力锻炼，瘫痪者勤翻身防褥疮、辅助排尿、四肢被动活动等；手术治疗患者，早期戴颈托下床活动，瘫痪者开展四肢被动活动。3 个月后 X 线观察骨折愈合情况。

五、诊疗注意事项

（1）头面部损伤伴颈项疼痛及活动受限者，应警惕枢椎齿状突骨折的发生，常规行上颈椎摄片，伤后立即戴颈托制动，送具备技术条件的医院就诊。

（2）头颈部明确外伤史，枕颈部疼痛或枕顶部疼痛患者应高度注意枢椎齿状突骨折的发生。儿童患者应与齿状突二次骨骺相鉴别。

第五节　下颈椎骨折与脱位

下颈椎损伤骨折与脱位是指直接或间接暴力所致的第 3 颈椎至第 7 颈椎（C3-C7）骨、关节及韧带的损伤，也包括颈胸交界处及第 7 颈椎至第 1 胸椎（C7-T1）的损伤。下颈椎是颈椎损伤的高发部位，约 50% 以上的颈椎损伤发生于 C5-C7，较大的活动度是其易受损伤的原因。下颈椎损伤常伴有严重的脊髓损伤，可造成四肢瘫痪、二便失禁以及永久伤残。

在下颈段损伤中以脱位为多见,其中60%～70%合并有脊髓及脊神经根等受压或受刺激症状。这主要是由于颈椎的稳定性较差,一旦骨关节损伤,其易引起椎管狭窄,以至出现椎管内的神经组织受损。

一、病因病理与分型

1. 病因病理

颈椎独特的解剖特点在赋予其巨大活动度的同时,也让其易收到外伤和不稳的影响。各个下颈椎的前后方骨性结构、椎间盘、关节囊、韧带和周围神经血管组织较为相似。椎体两侧的横突内有横突孔,其内有椎动脉通过第1颈椎至第6颈椎(C1-C6),下颈椎骨折或脱化均可引起椎动脉的损伤。颈椎后方的重要软组织包括关节囊、黄韧带、棘突间韧带以及棘上韧带。这些结构起到稳定颈椎,限制其过度屈曲的作用。若这些结构因为外伤或医源性损伤而遭到破坏,则可造成颈椎的后突畸形。

在确定下颈椎损伤的治疗方案时,首先要考虑的是稳定性因素。脊柱的稳定性是由White和Panjabi提出的,他们关于稳定性的定义是:脊柱在生理负荷下,能够限制自身活动范围以使脊髓、神经根免受损害,以及防止因结构和形态变化而导致畸形和疼痛的能力。他们将脊柱的稳定系统分为3类,即被动系统、主动系统及中枢控制系统。被动系统包括椎体、小关节、关节囊、间盘、脊柱的韧带以及被动收缩的肌肉肌腱群。主动系统包括脊柱周围的肌肉和肌腱。中枢控制系统是综合主动和被动系统的信息以此来维持脊柱的稳定性。目前认为,颈椎的稳定性,尤其是其限制后突畸形的能力主要来自后柱关节韧带结构。

下颈椎损伤大多由间接暴力所引起,亦有少数如火器伤、钝器伤造成直接损伤。

2. 下颈椎骨折与脱位的分型

(1) Allen方法分型

颈椎骨折与脱位最常用的是以Allen的方法进行分型,其主要是根据影像学和受伤机制提出一种分型方法,该方法将下颈椎损伤分为6种类型,每种损伤类型又分为若干种损伤程度。

1)压缩屈曲损伤:1度,椎体前上缘变钝,无明显后方韧带结构复合体损伤;2度,在1度基础上,椎体前缘高度丢失,前下缘呈"鸟嘴状";3度,骨折线自椎体前缘斜行通过椎体直至下方软骨板;4度,椎体变形和"鸟嘴样"骨折,椎体后下缘向椎管内移位<3mm;5度,椎体后缘骨折碎片后移位≥3mm,椎弓完整但后纵韧带撕裂。

2)屈曲牵张损伤:1度,关节突关节半脱位,棘突间分离,椎体前上缘变钝;2度,单侧关节突关节脱位,后方韧带损伤;3度,双侧关节突关节脱位,椎体前移约50%,关节突交锁;4度,椎体完全性前脱位,或活动阶段完全不稳。

3)乖直压缩损伤:1度,上或下椎板中央的杯状骨折;2度,同1度,但为上下终板同时骨折,骨折线通过椎体,椎体移位较轻;3度,椎体粉碎性骨折,骨折块有移位。

4)伸展压缩损伤:1度,单侧椎弓骨折,骨折可经关节突、椎弓根或椎板可有旋转性滑脱;2度,两侧椎板骨折,可为多发连续性;3度,两侧椎弓(关节突、椎弓根或椎板)骨折,不伴有椎体前移;4度,两侧椎弓(关节突、椎弓根或椎板)骨折,椎体前移;5度,整个椎体移位。

5)伸展牵张损伤:1度,前韧带复合体损伤,可为椎体中央横形骨折或椎间隙增宽,无椎体变形；2度，椎体前缘撕脱性骨折，上位椎体的后移位提示后韧带复合体损伤；屈曲位时骨折复位。

6）侧屈损伤：1度，椎体中央非对称性压缩骨折，伴有一侧椎弓骨折，前后位片提示无移位；2度，前后位片见一侧椎弓骨折移位，韧带牵拉性损伤克制对侧关节突关节分离。

（2）SLIC分型

SLIC分型方法是以患者的脊柱损伤形态、椎间盘病变进行分型：以韧带复合体的功能以及神经系统损伤情况分别进行分类评分，根据总分来指导诊疗决策和判断预后。其中脊柱损伤形态分值由0分到4分，分为：无异常、压缩型、爆裂性、牵张型（关节突跳跃、过伸伤）和旋转/平移型（关节突脱位、不稳定泪滴骨折）；椎间盘韧带复合体功能由0到2分，分为：无损伤型、不确定型（单纯棘突间隙增大及MRI信号改变）和断裂型（椎间隙增宽、关节突跳跃脱位）；神经功能由0到3分，分为：无损伤、神经根损伤、完全性脊髓损伤和不完全性脊髓损伤，另外，若存在持续性脊髓压迫则得分+1。对于评分≤3分的患者可行建议行保守治疗；≥5分者应考虑行手术治疗；而对于得分为4分的患者，医生可根据患者的具体情况并结合自身经验来决定采取手术或保守治疗。

鉴于SLIC分型在损伤形态的分类上过于简单，AOSpine小组于2015年提出了AOSpine下颈椎分型方法，该方法包括4个部分：①损伤形态；②关节突关节损伤状态；13.神经功能状态；④个案处理建议。该方法突出强调了关节突关节损伤的分类。损伤形态分为三种：A型，前柱的压缩性骨折，后柱张力结构完整，或仅有功能正常的微小破坏，如椎板骨折或棘突骨折；B型，前后柱张力结构和功能均遭到破坏但影像学显示脊柱序列正常，无脱位和移位；C型，相邻椎体之间存在任何方向的移位。每一类形态组又可根据具体的损伤机制分为几种亚型。关节突关节损伤的分类是以损伤严重程度决定的，当有一种以上损伤类型同时存在时，以最严重的损伤类型分类。关节突关节损伤可不伴有A，B，C三种类型的的骨折而单独存在，这类骨折则以关节突关节损伤类型分类。这些亚型的范围从轻到重包括稳定无移位骨折（F1）；不稳定骨折，如移位>1cm或40%以上侧块受累（F2）；侧块浮动（F3）；半脱位或关节突脱位（F4）。神经损伤情况分为：N0，无损伤；N3不完全损伤；N4完全脊髓损伤。当神经损伤情况无法判断时可用NX表示。该分类方法还包括了一些特别的修正参数，如M1代表后柱韧带复合体不完全损伤；M2代表严重的椎间盘突出；M4代表椎动脉损伤；而M3代表脊柱存在其他合并症，如骨质疏松、后纵韧带钙化、强直性脊柱炎等，这些代谢性疾病的存在会对于术前决策产生重大影响。

（3）颈椎脊髓神经损伤分类：1969年由Frankel提出的Frankel脊髓损伤分级法将损伤平面以下的感觉和运动存留情况分为五个级别，至今仍广泛应用（表21-1）。1982年美国脊髓损伤学会（ASIA）在其基础上提出了新的脊髓损伤评分标准，并吸收了包括美国国立急性脊髓损伤研究会（NASCIS）、国际截瘫医学会（IMSOP）及美国的一些专业学会在内的多家专业组织的意见，用积分的方式来表述脊髓损伤严重程度，将脊髓损伤程度量化，便于统计学处理，便于比较，被认为是迄今最先进的脊髓损伤评分方法，并于1992年在巴塞罗那被IMSOP批准使用，在北美、欧洲及亚洲推广使用（表21-2）。

表 21-1　Frankel 脊髓损伤分级法

分级	脊髓损伤类型	运动感觉功能状况
A	完全性损伤	运动、感觉功能全部丧失
B	不完全性损伤	仅有感觉残留，无自主运动
C	不完全性损伤	残留无用的运动功能，感觉或有或无
D	不完全性损伤	保留运动功能
E	完全恢复	运动和感觉功能完全复原，但可有异常反射

表 21-2　美国脊髓损伤学会（ASIA）分类法

分类	脊髓损伤类型	运动感觉功能状况
A	完全性损伤	在骶段（S4～S5）无任何感觉及运动功能丧失
B	不完全性损伤	在神经平面以下包括骶段（S5～S5）存在感觉功能，但无运动功能
C	不完全性损伤	在神经平面以下存在运动功能，且大部分关键肌的肌力小于 3 级
D	不完全性损伤	在神经平面以下存在运动功能，且大部分关键肌的肌力 t≥3 级
E	正常	感觉和运动功能正常

在临床上，神经损伤平面的确定最重要。通过系统地检查皮区和肌节，可以判断脊髓损伤所影响的脊髓平面，通过几种神经根损害的测量，可以发现神经元损害平面、感觉损害平面、运动损害平面、感觉评分、运动评分及部分残留区域。

皮区（dermatome）：指多个神经节段（神经根）内感觉神经轴突所支配的皮肤区域。常代表一块独立而又与其他相连的皮肤区域。

肌节（myotome）：指受每个节段神经根运动轴突所支配的一群肌纤维。多数神经根支配一块以上的肌肉，同时大部分肌肉受多个神经根支配。

神经平面、感觉平面和运动平面：神经平面指脊髓具有身体双侧感觉、运动功能的最低节段。事实上身体两侧神经节段的正常感觉和运动检查时常常有所差别，因此用左、右感觉节段、运动节段这个四个节段来判断神经平面，并分开记录，而不采用单一平面，以免造成误解。感觉平面指身体两侧正常感觉功能的最低脊髓节段。运动平面也指两侧正常运动功能的最低脊髓节段。脊髓平面由神经检查来确定，包括检查身体两侧各自 28 个皮区的关键感觉点 (key sensory point)，见表 21-3 和 10 个肌节的关键肌 (key muscle)，见表 21-4。

表 21-3　感觉检查的关键点（双侧）

神经节段	检查部位	神经节段	检查部位
C2	枕骨隆突	T8	第 8 肋间 *
C3	锁骨上窝	T9	第 9 肋间 *
C4	肩锁关节的顶部	T10	第 10 肋间（脐）*
C5	肘关节的外侧面	T11	第 11 肋间 *
C6	拇指	T12	腹股沟韧带中部
C7	中指	L1	T_{12} 和 L_1 之间上 1/2 处
C8	小指	L2	大腿前中部
T1	肘关节的尺侧面	L3	股骨内髁

神经节段	检查部位	神经节段	检查部位
T2	腋窝	L4	内踝
T3	第 3 肋间 *	L5	足背第 3 跖趾关节
T4	第 4 肋间（乳线）*	S1	足跟外侧
T5	第 5 肋间 *	S2	腘窝中点
T6	第 6 肋间（剑突水平）*	S3	坐骨结节
T7	第 7 肋间 *	$S_{4\sim5}$	肛门周围（作为一个平面）

注：* 代表位于锁骨中线上的关键点

表 21-4 运动检查的关键肌（双侧）

神经节段	相应的检查肌群
C5	屈肘肌（肱二头肌、肱肌）
C6	伸腕肌（桡侧伸腕长、短肌）
C7	伸肘肌（肱三头肌）
C8	中指屈指肌（固有指屈肌）
T1	小指外展肌（小指外展肌）
L2	屈髋肌（髂腰肌）
L3	伸膝肌（股四头肌）
L4	踝背伸肌（胫前肌）
L5	长伸趾肌（踇长伸肌）
S1	踝跖屈肌（腓肠肌、比目鱼肌）

二、临床表现与诊断标准

1. 临床表现

（1）颈椎局部疼痛、活动受限：椎体爆裂伴小关节脱位者可有颈后部及上肢明显疼痛及活动受限，这是由于脊神经根受压或受刺激而引起的。

（2）脊髓损伤症状：由于爆裂的骨片易同空虚的椎管方向移位而造成脊髓损伤，轻者表现为受损平面以下感觉、运动功能障碍，重者可完全性四肢瘫痪，并伴有呼吸衰竭。

（3）X 线检查：摄 X 线片包括正位、侧位、开口位、双斜位片。颈胸交界处摄"泳姿"位片可以显示更为清楚。正侧位片可以显示大多数颈椎骨折脱位，开口位片可以显示齿状突骨折，双斜位片可以显示关节突对顶或绞锁。

（4）MRI：MRI 可以很好显示软组织影像。脊髓受压、水肿、血肿、韧带损伤或椎间盘突出均可在 MRI 中显示。T2 加权像可以很好显示软组织损伤。

（5）CT：CT 诊断骨折非常敏感。对椎板、关节突等后柱结构的骨折较 X 线片清楚。

2. 诊断标准

第 3 颈椎至第 7 颈椎（C3 ~ C7）的下颈椎骨折脱位包括多种损伤，任何一种损伤均有可能伴发颈脊髓或脊神经根损伤，各种损伤分述如下：

（1）颈椎椎体楔形压缩性骨折：①外伤史主要为屈曲纵向暴力所致；侧方楔形压缩者，颈椎多处于侧弯状态下发生；②临床上多见于颈 5、6、7 椎节，主要表现为屈颈被迫体位、抬头困难，并于受损椎节后方小关节处伴有压痛。除非严重压缩，一般少有明显的脊髓受累症状；③ X 线或 CT 可见椎体呈前低后高的楔形改变，严重压缩者可引起椎节后方小关节咬合变异（半脱位），可分为 5 度。

（2）颈椎爆裂性骨折：①外伤史主要为纵向垂直压缩暴力所致，因此多见于施工现场及坑道作业时；② X 线或 CT 可见椎体成爆裂性破坏，有多块碎骨片，椎管内多有骨折片占位；③临床上好发于颈 5、6 椎体，除一般颈椎外伤的表现的颈部疼痛，活动障碍外，其主要特征如下：① 伤情较重：由于造成此种损伤的暴力较重，且直接作用于头颈部，因此颈椎受累严重，易合并有颅脑伤。② 瘫痪发生率高：由于爆裂的骨片易向空虚的椎管方向移位而造成脊髓损伤，因此，其瘫痪发生率多在 60%～80%，有时高达 90% 以上。③颈部症状严重：由于椎体爆裂后后方的小关节亦随之移位，从而造成颈椎椎节的严重不稳，以致颈椎局部症状较一般损伤为重。

（3）颈椎骨折伴脱位之损伤：

为颈椎损伤中的严重者，即在椎体骨折的同时，伴有椎节脱位，多伴有脊髓损伤。

三、治疗方法

1. 治疗原则

稳定脊柱，尽可能保护和改善残存的神经系统功能，良好的康复训练，最终回归社会。治疗方法分为非手术治疗、手术治疗和康复训练。

2. 非手术治疗

（1）适应证：稳定的骨折，或预计经非手术治疗愈合后能获得稳定的骨折，同时椎管内无明显占位者。

（2）非手术治疗的方法：①常用的有颌枕带牵引，颅骨牵引，颈围外固定，Halo 支具固定；②药物治疗。

药物治疗主要有以下方法。

（1）脱水疗法：各种急性脊髓损伤都会产生不同程度的脊髓水肿，水肿可使脊髓所受到的压迫加重。在损伤的初期或手术后，立即使用药物进行脱水治疗，可减轻脊髓水肿，减少神经元的破坏，对脊髓功能的保护和恢复均有一定的好处。

（2）利尿药物：利尿药与脱水药物并用可提高后者的作用也可单独用于轻症患者。

（3）肾上腺皮质激素：肾上腺皮质激素在治疗脊髓损伤时有以下几种作用：预防或减轻脊髓水肿，以减少神经组织的损害；在组织的血流灌注量不足时，能保护细胞膜使之不受损害；保护血管的完整性；有防溶酶体及其他酶释放的作用；能保持神经细胞的通透性，防止钾的丢失，故能保持细胞内钾的含量使之接近正常；抑制损伤组织内儿茶酚胺的代谢与聚积；对脊髓白质有显著的稳定作用。美国第二次国家急性脊髓损伤研究结果提出在脊髓损伤 8 小时内静脉应用大剂量甲基泼尼松龙（MPSS）可有效改善神经系统功能。首剂为 30mg/kg，在随后的 23 小时内剂量为 5.4m/（kg·h）。

3. 手术治疗

不稳定的骨折手术治疗适应证 不稳定的骨折，或预计经非手术治疗后仍残留慢性不稳定的骨折，或（和）椎管内有明显占位者。如 A3 型、部分 B1 和 B2 型、B3 型、所有的 C 型损伤者。由于椎间盘韧带损伤后的愈合能力较差，为防止出现慢性不稳定，因此，凡有椎间盘韧带损伤者，均应考虑手术固定及植骨融合。

不稳定的骨折手术治疗方法 根据不同的需要，可选择前路手术、后路手术或前后路联合手术，其内容包括神经减压和颈椎稳定性重建。

4. 现场救治

颈椎损伤常因合并颈脊髓损伤而出现呼吸功能障碍，危及生命，因此疑有颈椎损伤在未明确排除之前应按照有此损伤处理：①迅速将伤员撤离现场。搬运时用颈托和硬板或无弹性担架固定脊柱，避免重复损伤或加重损伤；②保持呼吸道通畅，必要时给予机械辅助呼吸。首选经鼻气管插管，可避免因放置喉镜时颈椎过度活动加重颈髓损伤。

5. 急诊救治

很少有疾病像颈椎损伤一样，一旦在初次评估时遗漏诊断，便可能造成突然的、灾难性的、永久性的残疾。因此，对于可能存在颈椎损伤的患者，仔细全面的临床和影像学评估非常重要。

在妥善处理呼吸、循环障碍的同时，应尽早对患者进行体格检查。在对颈椎后部棘突和椎旁及进行触诊前，应特别小心地取下患者颈托。触诊的范围应包括整个脊柱，手法正确，力度适中。近期的大样本量研究表明，意识清醒的患者，若无颈后部疼痛，其发生颈椎损伤的可能性较低。检查者应留意患者是否有用手托住头部的姿势，仔细观察是否有成角或旋转畸形。仔细检查患者的面部和头皮，根据头面部外伤的部位和数量，初步判断损伤机制。

以下几方面可提供重要信息，临床医生应认真记录。①患者受伤的细节，致伤机制和能量大小；②患者受伤时的一般情况；③是否存在神经功能损害的症状。高能量外伤病史或短暂的神经损伤症状等表现高度提示患者可能存在颈椎损伤，但在首次诊疗时，这些重要信息却容易遗漏。事故的详细经过常可提示暴力作用于颈椎引起损伤的机制（如老年人跌倒的致伤机制为过伸性损伤）。

除了与创伤相关的外伤病史外，医生还应该重视其他对损伤本身或之后的治疗措施有影响的情况或合并症。对颈椎损伤的诊疗有影响的情况包括：强直性脊柱炎（AS），弥漫性特发性骨质增生（DISH），颈椎融合病史（先天性或后天获得性），以及可导致韧带松弛的结缔组织疾病。

6. 关于闭合复位

颈椎损伤的闭合复位应尽早进行。有效的闭合复位可使后续的手术准备更为充分，但下颈椎脱位多合并椎间盘突出或纤维环破裂，复位可能使椎间盘突入椎管加重脊髓损伤。因此，进行闭合复位时，应对患者进行严密监测，一旦复位过程中出现神经功能恶化应立即停止复位，待生命体征稳定后做 MRI 检查，计划手术治疗。常用的复位方法有露骨牵引或枕颌带牵引。在进行牵引时应注意牵引重量不应过大，可从 5 ~ 6kg 开始，逐渐加大，至多不超过 10kg。复位后，根据 MRI 影像所显示的结果，决定是否进行手术治疗。

7. 脊髓损伤的药物治疗

美国国立急性脊髓损伤研究会的试验认为损伤后 8 小时内大剂量应用甲泼尼龙（MPSS）

对运动恢复有效（开始15分钟静脉推注30mg/kg，随后23小时静脉持续滴注量为5.4mgkg-1小时 -1），损伤后 3 小时内开始治疗的只需维持 24 小时，伤后 3 ~ 8 小时开始治疗的需维持 24 ~ 48 小时，但 48 小时大剂量治疗会使各种并发症增加。所以 MPSS 可以作为急性脊髓损伤治疗的药物选择使用，但应明确其不良反应，并且在衡量利弊后使用。

神经节苷脂（GM-1）可模拟内源性神经营养因子的作用，促进神经生长和修复，并且可减少谷氨酸介导的兴奋毒性，对神经功能恢复有一定帮助。

8. 保守治疗与手术治疗

对于颈椎损伤，手术治疗和保守治疗的选择需要根据患者的一般请情况、临床与影像学资料以及医生经验综合决定。总的来说，在选择时应考虑以下问题：①损伤是否存在力学不稳，是否需要手术处理？②是否存在需要于术减压的：直接或间接神经压迫？③患者是否存在影响治疗方法选择的情况？颈椎损伤患者，其不稳定程度的判断常非常具有挑战性。尽管神经损伤的表现常预示着患者存在不稳定，但仅仅神经损伤不能作为手术的绝对指征。在决定治疗选择时，需要考虑的患者因素包括：合并损伤、非连续性脊柱损伤、吸烟史、合并症等。

9. 具体损伤类型的治疗

（1）爆裂性骨折：下颈椎的爆裂性骨折常伴有骨块向后突入椎管造成神经压迫，这类损伤通常由轴向的压缩暴力引起。存在脊髓压迫的爆裂性骨折，是手术的绝对指征，颈前路椎体切除植骨融合内固定术是常用的手术方式。而对于不伴有脊髓压迫的爆裂性骨折，是否进行手术取决于其稳定性。椎体前脱位或后突畸形、椎体高度丢失、后柱骨折（椎弓或关节突）、棘突间隙增宽等情况高度提示颈椎不稳。Koivikko 等人报道了 69 例神经功能完整的颈椎爆裂性或泪滴型骨折患者的治疗效果，该研究显示，手术治疗的效果明显优于保守治疗。尽管单节段椎体切除融合可恢复颈椎曲度，提供可靠的稳定性，但是对于年轻患者，失去 2 个椎间盘所提供的活动度以及其可能带来的一系列问题也是医生在决定治疗方法时所需要特别注意的。

（2）屈曲压缩性骨折：屈曲压缩性骨折与垂直压缩性骨折的区别在于前者具有叫显的前屈暴力，可造成后部韧带复合体结构的严重破坏。这类损伤轻者可只有椎体前缘上终板的微小压缩性骨折，只需颈托固定便可恢复；重者可出现椎体爆裂性骨折并伴有后部韧带关节结构的破坏或脱位。这类骨折被称为泪滴骨折或四方骨折。前者指严重的前屈暴力造成椎体前角分离的三角形骨折块，常伴有椎体向后方移位并进入椎管；严重者指大的四方形骨折块分离，除椎体后移还有后凸畸形、周围软组织撕裂，损伤程度更为严重。分离骨折块后方的椎体都有矢状面的劈裂性骨折，两者都属于不稳定性骨折，均需要手术治疗。

（3）关节突关节骨折和脱位：关节突关节脱位或骨折是由屈曲分离暴力造成的，伴或不伴有旋转暴力。它是轻至单纯韧带性脱化，重至关节突关节或侧块骨折的一系列疾病的总称。单侧或双侧关节突关节脱位首选颅骨牵引闭合复位。对因伴有关节突或侧块骨折而闭合复位失败或复位过程中神经症状恶化的患者应手术复位治疗。前路手术可切除椎间盘，撑开椎间隙，使交锁脱位的关节突关节复化。后路手术可通过棘突间或椎板间撑开，使关节突关节复位。复位后的制动可根据情况选择外围定或内固定。对于移位≤ 1mm 的关节突关节骨折，可先选用 Halo 环固定，待骨融合后，便可长久稳定。对于韧带性脱位，外固定常无法提供可靠的稳定性，应尽早行融合手术。椎间盘切除 + 自体或异体植骨钢板固定是常用的前路手术方式。后路常用的有侧块螺钉和钢丝连环结扎固定。

（4）过伸性损伤：过伸性损伤多见于老年患者，常因为向前摔倒，头部受力，使其僵硬后凸的颈椎过伸。过伸时颈椎管矢状径明显减少，及时无骨折或韧带损伤，后凸的椎间盘与皱褶的黄韧带从前后方同时对脊髓挤压也容易导致中央型脊髓损伤，如果患者已经存在经椎管狭窄及后纵韧带骨化等疾病，更易造成损伤。若患者颈椎可保持中立屈曲位，闭合复位 +Halo 架制动治疗过伸性损伤是安全有效的。对颈椎过伸损伤引起的无放射异常的脊髓损伤是否需要早期减压一直有争议。有研究指出，早期手术减压（<24 小时）对于存在骨折块或椎间盘突出压迫脊髓的年轻患者是有效的，而对于患有颈椎病的老年患者无益。手术入路的选择主要取决于后柱韧带复合体的完整性。若后柱韧带复合体完整，单纯前路减压融合即可使患者得到恢复；若不完整，则建议选择前后路联合手术。

10. 颈髓损伤的治疗

颈椎外伤引起的颈髓损伤可分为原发性损伤和继发性损伤，前者是由颈椎过度的伸、屈、旋转、压缩、剪切以及骨折脱位、韧带撕裂和椎间盘突出引起的。这些原发性损伤使机体进入应激状态，产生一系列生化、血管及生物力学变化，可使颈髓损伤进一步加重称为继发性损伤。因此，治疗颈髓损伤在解除持续性损伤因素的同时，更应注意预防和处理继发性脊髓损伤。

（1）急诊救治：颈髓损伤的急诊救治主要包括以下几点：①迅速全面地评估患者的全身情况，动态监测患者生命体征，第一时间处理危及患者生命的内脏器官损伤、失血性休克以及其他部位的合并伤；②立即应用颈托或外固定架保持颈部制动，防止进一步脊髓损伤；③保持气道通畅，持续吸氧；④建立静脉通道，纠正缺血缺氧，纠正水、钠电解质紊乱，维持有效循环血容量；⑤损伤程度和神经功能评估。

（2）早期药物治疗

1）甲泼尼龙冲击治疗（MPSS）：用于颈髓损伤后 8 小时内入院的患者，使用方法为：首剂 30mg/kg，15 分钟内静脉注射，45 分钟后以 5.4mg·kg-1 ～ ·h-1 连续静脉滴注 23 小时。其主要作用为稳定溶酶体膜、抑制细胞毒性物质释放、改善血液循环、减轻脊髓水肿，可减少颈脊髓的二次损伤。

2）神经节苷脂（GM 1）：研究表明 GM 1 可促进神经修复、改善神经传导速度、减少损伤后神经病变。应用方法为每天 100mg 静脉滴注，18 ～ 23 天后改为维持量，每天 20 ～ 40mg，维持 6 周。

3）维生素 B12：可促进髓鞘内卵磷脂的合成、利于受损神经纤维的修复。

4）脱水药：可排除脊髓组织内多余的水分，减轻脊髓水肿，对减轻继发性脊髓损伤有一定作用。常用方法为：20% 甘露醇 250mL/ 次，于 30 分钟内滴注完。4 ～ 6 小时可重复使用一次。

（3）手术治疗：手术治疗的主要目的为：①减压受损脊髓，为神经功能恢复创造条件；②稳定颈椎防止颈脊髓的继发损伤；③重建颈椎稳定，使患者可早日活动，改善患者的生活质量，有利于脊髓神经恢复。

颈椎手术的常见指征为脊髓压迫和进行性脊髓功能损害。研究显示脊髓损伤后 24h 内行手术减压可提高术后近期的神经功能。手术减压在解除持续的脊髓压迫的同时，可减少缺血水肿和细胞毒性物质坞脊髓的进一步损伤。

（4）高压氧治疗：高氧环境可增加脊髓内的含氧量，改善脊髓组织的缺氧状态，减轻继发性脊髓损伤，对神经功能恢复有一定作用。

四、疗效判断标准与康复指导

1. 疗效判断标准

治愈标准：骨折愈合、脱位已整复，症状消失或基本消失，神经功能完全恢复正常或基本正常。

2. 康复指导

（1）临床上一般主张伤后早期使用高压混合氧疗法，认为早期突击短程治疗的疗效显著，即每天 2 次，每次用 2ATA 的高压混合氧治疗 2 小时，连续 3 天。

（2）颈前路手术内固定后早期进行四肢主动功能锻炼，鼓励排痰，早期如有明显颈部不适多因颈部手术牵拉所致，可行雾化吸入，一般数天后即可恢复，四肢瘫痪患者应在其亲属帮助下时行四肢关节被动锻炼，鼓励早期采用半坐卧位。

五、诊疗注意事项

1. 注意颈椎爆裂骨折的诊断

颈椎暴裂骨折是一种严重的颈椎损伤，出现此类损伤后的早期急救相当重要，任何不正确的搬运及企图手术复位都可能加重颈髓损伤，建议尽早到有条件的医院就诊；颈椎暴裂骨折多数需手术治疗，早期颅骨牵引只是为手术服务的一个辅助手段。

2. 严格手术指征及医源性损伤

在做颈椎稳定性重建手术和神经减压手术时要严格掌握适应证，要注意防止损伤甲状腺上动脉、髓内血管、甲状腺下动脉、椎动脉、颈动脉和喉返神经。

3. 注意防治并发症

常见的并发症有：

（1）短暂的言语困难和声音嘶哑：最常见，常发生于前路手术后，原因主要为软组织水肿所致，其次由于气管插管导致，声音嘶哑的发生率 15% ~ 20%，一般为短暂性的，2 ~ 4 天即可缓解，若症状严重，则应注意密切观察，防止气管堵塞，可短期使用类固醇激素治疗。

（2）喉返神经损伤：右侧比左侧多见，原因是左侧喉返神经较长，且靠近颈中线走行，位于甲状腺后面，在手术中易于牵开，从而避免或减少损伤的机会。

（3）Horner 综合征：损伤位于颈长肌腹外侧的颈交感链所致，防止发生的办法是避免切开颈长肌并将拉钩放在肌肉下方。

（4）创口内血肿：防止的办法就是放置引流物。

（5）脑脊液漏：多发生于颈椎后纵韧带骨化患者，手术切除后纵韧带时，由于后纵韧带骨化常侵蚀硬膜或与硬膜粘连严重，使硬膜连同后纵韧带被切除，造成硬膜缺损。前路闭合硬膜囊常较为困难，需筋膜移植。

（6）脊髓、神经根损伤：对于严重颈椎管狭窄的患者，应先行后路椎管扩大后，再考虑是否行前路减压手术。

（7）植骨相关的并发症：

供骨区疼痛、骨不连、假关节形成、椎间高度丢失等。

（8）术后神经系统功能恶化：除手术损伤神经、减压不彻底、术后硬膜外血肿形成外，手术相邻节段存在不稳定等均可能影响手术疗效，甚至使神经功能恶化，避免的关键在于术后密切的随访。

（9）与脊髓损伤后相关的并发症：感染、压疮、呼吸困难、体温异常、大小便功能障碍、性功能障碍、腹胀、异位骨化、痉挛、疼痛等。

第六节　胸腰椎骨折

胸腰椎骨折多由高能损伤导致，多见于 15 到 29 岁的中青年人。导致骨折的常见原因为交通事故和高空坠落。对于骨质疏松、肿瘤、感染和长期使用激素等骨质质量差的患者，轻微暴力也可导致胸腰椎骨折。由于胸腰交界段是脊柱最不活动的胸段脊柱向最为活动的腰椎过度区域，因此胸腰交界段第 10 胸椎至第 2 腰椎（T10 ~ L2）骨折最易发生，受伤的机制决定骨折稳定性以及是否合并脊髓神经损伤。仅仅累及椎体前半部分的压缩性骨折通常是稳定性骨折；压缩爆裂骨折碎骨片仅凸向前纵韧带通常也是稳定性骨折。过伸过屈损伤通常同时损伤前纵韧带和后纵韧带，这类骨折多为不稳定骨折。

一、病因病理与分型

1.病因病理

造成胸椎骨折的主要暴力包括间接暴力和直接暴力，常见于坠落伤、车祸和重物打击伤后。常见的暴力类型有以下数种：

（1）屈曲暴力：屈曲暴力致伤，脊柱的前部承受压应力，脊柱后部承受张应力。主要造成椎体的前缘压缩骨折，当暴力很大时椎体前缘压缩超过其高度的 1/2，常伴有椎体后上缘骨折块突入椎管。

（2）压缩暴力：在轴向压缩载荷的作用下椎体产生爆裂骨折，横断面上整个椎体的各径线均增大。骨折块向椎体左右和前后碎裂，椎体后部碎骨块突出进入椎管，造成脊髓神经不同程度的损伤。

（3）屈曲分离暴力：常见于车祸中，又名安全带损伤。高速行驶的汽车发生车祸时，由于安全带的作用，下肢和躯干下部保持不动，上半身高速前移，造成以安全带附近脊椎为支点，脊柱后部结构承受过大的张力而撕裂，受累的结构以后柱和中柱为主。

（4）屈曲扭转暴力：屈曲和扭转两种暴力同时作用于脊柱，损伤严重，椎体旋转、前中柱骨折，单侧或双侧小关节突交锁。

（5）水平暴力：水平剪力往往较大，造成上下位椎体前后脱位，对脊髓和马尾神经的损伤严重，预后差。

（6）伸展分离暴力：主要造成脊柱前部张力性破坏，黄韧带皱褶突入椎管，压迫脊髓。

2. 胸椎、腰椎骨折的分型

（1）Denis 分型：随着三柱理论的提出，医生对脊柱的解剖结构及其功能单位有了更加准确的认识。Denis 分型将胸椎、腰椎骨折分为 4 大类：

A 类：压缩性骨折；

B 类：爆裂性骨折；B 类分为 5 个亚型 :B1 上下终板型；B2 上终板型；B3 下终板型；B4 爆裂旋转型；B5 爆裂侧屈型。

C 类：安全带骨折；C 类骨折分为骨折线单水平型和双水平型，每型又有骨性损伤和软组织性损伤之分，合为 4 型。

D 类：骨折脱位；D 类则分 3 种亚型 :D1 屈曲旋转骨折脱位；D2 剪力性骨折脱位；D3 屈曲牵张性骨折脱位。

（2）Afee 分型：根据 CT 提供椎体横断面影像，医生能够更准确地评估胸腰椎骨折的损伤程度以及三柱损伤的状况。因此 McAfee 等提出根据 CT 影像学表现和中柱受力的状况胸腰椎骨折分型：①楔形压缩骨折；②稳定性爆裂性骨折；③不稳定性爆裂性骨折；④ Chance 骨折；⑤屈曲牵张性损伤；移位性损伤。其中移位性损伤中包括"切片"骨折、旋转性骨折脱位和单纯脱位。

（3）AO 分型：Magerl 等在双柱基础上，结合 AO 学派长骨骨折分类原则，将胸腰椎骨折分为 3 类 9 组 27 型，多达 55 种。主要包括：① A 类：椎体压缩类：A1：挤压性骨折；A2：劈裂骨折；A3：爆裂骨折。② B 类：牵张性双柱骨折：B1：韧带为主的后柱损伤；B2：骨性为主的后柱损伤；B3：由前经椎间盘的损伤。③ C 类：旋转性双柱损伤：C1：A 类骨折伴旋转；C2：B 类骨折伴旋转；C3：旋转剪切损伤。

二、胸椎、腰椎损伤评分系统

1. 胸椎、腰椎损伤评分系统

美国的脊柱创伤研究会（the Spine Trauma Study Group, STSG）提出的 胸椎、腰椎损伤评分系统（Thoracolumbar Injury Severity Score，TLISS）主要依据三个方面：

（1）基于 CT 和 MRI 影像学资料判断骨折的受伤机制。

（2）椎体后方韧带复合体结构的完整（包括棘上韧带、棘间韧带、黄韧带和小关节囊）。

（3）神经功能受累情况。

各项分别评分之和记为 TLISS 总评分，用以指导制定治疗策略。后来 STSG 改进了 TLISS，把带有主观色彩的受伤机制改为更为客观的骨折形态描述，并称之为胸腰椎损伤分型及评分系统（thoracolumbar injury classification and severity Score，TLICS）。具体标准是。

（1）骨折的形态：压缩性骨折 1 分；暴裂性骨折 2 分；旋转型骨折 3 分；牵张性骨折 4 分。同时出现多种损伤时，取最高分。

（2）椎体后方韧带复合结构的完整性：完整者 0 分；完全断裂者 3 分；不完全断裂者 2 分。

（3）患者的神经功能状态：无神经损害者 0 分；完全性脊髓损伤者 2 分；不完全损伤

者或马尾综合症者 3 分。

各项分值相加即为 TLISS 总评分，总分大于或等于 5 分者推荐手术治疗，小于或等于 3 分者推荐非手术治疗，4 分者应根据患者具体情况可选择手术或保守治疗。

2. 脊柱载荷评分系统

脊柱载荷评分系统（load-sharing scoring system）是基于骨折椎体的 X 线和 CT 三维重建的影像学分型系统。评分主要包括三个维度：

（1）伤椎粉碎程度：椎体粉碎小于 30% 为 1 分；30%~60% 为例分；大于 60% 为 3 分。

（2）骨折碎片相对位置：碎片相对位移 0 到 1mm 为 1 分；位移大于 2mm，但是范围小于 50% 为 2 分；碎片位移大于 2mm 合并范围大于 50%，或者 CT 提示脊髓神经受压为 3 分。

（3）需要后凸矫形的程度：1 分为小于 3 度；2 分为矫正 3~9 度；3 分为大于 10 度。三个维度评分之和为最后总体评价指标，分数越高表明该阶段脊柱对脊柱轴向应力耐受越差。小于 6 分的患者可以行单纯后路手术，7 分以上患者需要前柱支撑。

三、临床表现与诊断标准

1. 临床表现

（1）明确的外伤史：是诊断胸腰椎损伤的前提。创伤后背部疼痛为最常见的临床症状，疼痛程度可表现为轻微疼痛到极度疼痛，脊柱活动会加剧背部疼痛，患者往往处于被动或者强迫体位。肢体麻木，下肢皮肤刺痛，肌力减弱以及大小便功能障碍提示有神经根或者脊髓损伤。不同节段胸腰段神经脊髓损伤会产生不同临床表现，脊髓通常终止于腰 1 椎体上 1/3，该节段以上胸腰段脊髓损伤表现为上运动神经元损伤临床表现，以下表现为下运动神经元损伤。神经损伤大多在受伤当即出现，椎体瞬间移位程度往往大于影像学表现。同时椎体后方结构损伤高度提示脊髓神经损伤。

（2）查体。观察躯干、胸廓和腹部皮肤有无肿胀、瘀斑及淤血；脊柱有无畸形。触诊可疑受伤节段时手法轻柔，轻微叩诊。棘突间皮肤存在明显水肿或者血肿，而且合并棘突间距增大或者前后移位时，提示过伸过屈损伤或者脊柱爆裂骨折。由远及近的评估神经根的感觉运动功能。双下肢皮肤广泛的麻木、无力、反射消失、踝阵挛或者 Babinski 征阳性提示脊髓损伤。怀疑脊髓损伤的患者应该检查鞍区感觉状态和肛门括约肌功能。同时注意检查胸腹部及其他部位有无合并伤。

2. 医学影像学检查

（1）X 线片检查：常规拍摄胸腰椎正侧位 X 线片，有条件可以拍摄全脊柱正侧位 X 线片。影像学上提示某一节段骨折时，应该注意其邻近节段有无骨折。拍摄斜位片能够发现椎弓根峡部骨折。在矢状位 X 线片上，椎体压缩和椎体暴裂骨折都可以表现为椎体前部高度丢失，脊柱成后凸畸形。当侧位片发现邻近棘突间距增加，提示脊柱的不稳定的过伸过屈位损伤。正位片上应注意椎体轮廓是否正常，棘突间隙，椎弓根间距等改变。

（2）CT 检查：CT 检查比 X 线检查能够更为准确的发现脊柱骨性结构的损伤，可以间接反映椎间盘、韧带和关节囊性结构的损伤。对于暴裂骨折，CT 能够显示骨折块突入椎管的程度。根据骨折块占椎管前后径的比值，椎管狭窄分为 3 度，Ⅰ 度狭窄其比值小于 1/3，Ⅱ

度狭窄其比值小于 1/2，大于 1/2 为 III 度狭窄。II 度和 III 度狭窄提示脊髓受压风险。CT 对椎板等椎体附件骨折检出率高，CT 矢状面三维重建能够更加直观的显示椎体骨折。

（3）磁共振（MRI）检查

1）椎体骨折损伤 MRI 表现：椎体暴裂骨折表现为正常结构消失、椎体形变，可见骨折线贯穿椎体前后缘，可见游离碎骨片，向后嵌入椎管。骨折处 T1WI 为低信号影，T2WI 为高信号影；部分骨折处 T1WI 可为高信号，这与骨折出血相关。压缩骨折矢状面表现为椎体楔形变，压缩骨折线在 T1WI 和 T1WI 可呈现为线样、带状高信号改变。

2）椎间盘损伤：椎间盘损伤后可表现为低信号或信号消失；正常结构消失，纤维环破裂。碎裂的髓核和纤维环可向后方嵌入椎管和椎间孔，压迫脊髓和神经根。椎间盘损伤后椎间盘在 T2WI 可呈现为高信号。

3）椎体附件损伤：棘突、椎板、横突或上下关节突骨折在冠状位呈现较为清楚，骨折线呈现为长 T1、短 T2 信号特征。

4）软组织损伤：正常椎体前纵韧带、后纵韧带及棘间韧带在 MRI 信号上都呈现为低信号黑色影。韧带损伤或断裂后，由于渗血渗液在 T2WI 上呈现为长 T2 影；在 T1WI 表现为正常黑色条纹影中断或皱缩黑色条带影。肌肉水肿淤血，在 T1、T2 均为长信号；若为陈旧性损伤可表现为短 T1 信号特征。

5）脊髓损伤的 MRI 表现：脊髓受伤可表现为脊髓受压、脊髓挫伤和脊髓横断。骨折碎片、椎体脱位、外伤性椎间盘突出和椎管内血肿等都可以造成脊髓受压。当椎管内占位超过椎管 1/2 时，对应节段硬膜囊在 T2WI 像上课呈现为 "S" 型或 ">" 形状，局部硬膜囊弧形下陷。T2WI 可见脊髓受压弯曲，相应节段蛛网膜下腔变窄。脊髓挫伤可表现为受伤节段单纯性水肿，受伤节段增粗。在 T1WI 可见受累节段脊髓中央有团块或条带状信号影，T2WI 表现为长 T2 高信号。在 T1WI 出现水中区域中央点片状高信号影，提示脊髓水肿合并出血。对于脊髓横断患者，T1 和 T2 相上均表现为髓腔扭曲、变形、脊髓横断及断端不同程度分离。断端间隙出现黑色低信号影，而脊髓断端因出血水肿可表现为长 T2 短 T1 信号。

3. 诊断标准

胸腰椎损伤是严重的外伤，但损伤的部位、程度、范围及个体特性不同，临床症状和体征有相当大的差别。

（1）有严重的伤病史：如从高空坠下，或弯腰工作时，头颈及胸背部被重物打击，或有严重的交通、工伤事故等。

（2）疼痛：局部疼痛程度往往剧烈，不能起立，翻身困难，搬动时患者常感疼痛程度增剧。

（3）患者骨折部分均有明显之压痛及叩击痛：若棘突骨折、棘间韧带断裂，而局部有血肿形成者，其压痛程度尤为明显；若单纯椎体骨折者，其压痛往往稍轻，但一般叩击痛较为明显，尚必需注意在多发性损伤病者，有时因注意力集中在其他部位，胸腰椎损伤的压痛可以不明显，或甚轻，易被漏诊。

（4）腰背部活动受限，肌肉痉挛体征：重患者不能站立或坐起，轻者亦应有明显的活动受限、腰背部肌肉痉挛，是临床重要的体征，细心检查是不难发现的。

（5）腹胀、腹痛：胸腰椎损伤后，常因后腹膜血肿刺激自主神经，导致肠蠕动减弱，常出现损伤以后数日内腹胀、腹痛、大便秘结等症状。

（6）神经症状：胸腰椎损伤患者可能同时损伤脊髓或马尾。其主要症状是损伤平面以下的感觉、运动和膀胱、直肠功能均出现障碍，其程度随脊髓损伤的程度和平面而异，可以是部分性，可以是完全性，也可以是单纯马尾损伤，个体差异性大。

（7）X线、CT等影像学检查：见胸腰椎成骨折样改变。1983年Denis提出脊柱的三柱学说，即将胸腰椎分成前柱、中柱、后柱，前柱包括前纵韧带、椎体和椎间盘的前1，2，中柱包括椎体和椎间盘的后1，2以及后纵韧带，后柱包括椎弓、黄韧带、椎间小关节、棘间韧带和棘上韧带。可归纳为以下5种类型。

1）屈曲压缩骨折：临床上最为多见。前柱在压力下崩溃，后柱受到牵张，中柱作为活动枢纽，椎体后缘的高度保持不变，Ferguson把侧屈压缩型另列为独立的一类。他又提出把屈曲压缩骨折分为3类：Ⅰ类为单纯椎体前方楔形变，压缩不超过50%，中柱与后柱均完好。Ⅱ类为椎体楔形变伴后韧带复合结构破裂，并有棘突间距离加宽、关节突骨折或半脱位等。Ⅲ类为前、中、后三柱均破裂，椎体后壁虽不受压缩，但椎体后上缘骨折，骨折片旋转进入椎管，侧位x线照片上可见到此骨折片位于上位椎与骨折椎的椎弓根之间。

2）爆裂型骨折：此为垂直压缩暴力所致，受伤的瞬间脊柱处于直立位。伤椎前柱与中柱均崩溃，椎体后壁之高度降低并向四周裂开，两侧椎弓根的距离加大，椎体后壁骨片膨出或倾斜进入椎管，常致硬脊膜前方受压，但后纵韧带有时仍完整。其后柱亦可受累，椎板发生纵行骨折。爆裂型骨折可表现为一个椎体的全面破碎，或只是椎体的上半部或下部粉碎，也可能合并旋转移位，或表现为椎体一侧严重压缩。

3）屈曲牵张型损伤：此类损伤见于乘坐高速汽车腰系安全带，在撞车的瞬间患者躯体上部急剧向前移动并前屈，以前柱为枢纽，后柱与中柱受到牵张力而破裂张开。此即为典型的Chance骨折。骨折线横行经过伤椎棘突、椎板、椎弓根与椎体，骨折线后方裂开。亦可能是经过韧带结构破裂，即棘上韧带与黄韧带断裂，关节突分离，椎间盘后部破裂。此型损伤也可见于高处坠落者。

4）屈曲旋转型骨折脱位：较为常见，其前柱受到压缩力与旋转力，中柱与后柱受到牵张力与旋转力，常致关节突骨折或脱位。下一椎体的上缘常有薄片骨折随上椎体向前移位，前纵韧带从下椎体前面剥离，后纵韧带亦常破裂，椎体后方骨折片可进入椎管。极不稳定，几乎均伴有脊髓或马尾损伤，常发生进行性畸形加重。

5）剪力型脱位：或称为平移性损伤，椎体可向前、后或侧方移位。常因过伸使前纵韧带断裂，椎间盘前方撕裂，发生脱位而无明显椎体骨折。移位超过25%则脊椎的所有韧带均断裂，常有硬脊膜撕裂和瘫痪。

四、治疗方法

1.胸腰椎骨折的治疗原则

胸腰椎骨折治疗的目的在于防止神经损害、重建脊柱稳定和恢复正常功能。在制定脊柱骨折的治疗方案前，首先要明确骨折是否合并椎管受压，是否有脊髓和神经损伤。假如合并有脊髓神经损伤，应该明确评估脊髓神经损伤的程度，是完全性损伤还是不完全性损伤。

还要明确，脊柱是否存在不稳定性。一般存在两柱以上的损伤均可认为脊柱不稳定，根据骨折受伤机制和临床表现，Vaccaro 等提出三种稳定性解释：①即刻稳定性，主要由骨折形态所决定；②长期稳定性，主要由椎体后方韧带复合体结构支撑；③神经稳定性，根据是否有神经症状判断。通常对于没有脊髓神经压迫临床症状，CT 及 MRI 提示其没有压迫或者轻微压迫的患者，保守治疗能够取得良好疗效。对于明确诊断不稳定性骨折的患者，早期手术固定能够对患者更加有利。

2. 非手术治疗

适应证：用于稳定性脊柱骨折，如椎体前部压缩 < 50%，且不伴神经症状的屈曲压缩骨折，脊柱附件单纯骨折。

绝大部分胸腰段脊柱骨折为稳定性骨折，不需要手术固定。常用的非手术治疗方法为支具和石膏背心，国内外许多报道都支持两者的有效性。早期活动有助于患者康复，老年患者应避免长期卧床。对于单纯压缩骨折和没有韧带复合体损伤的简单暴裂骨折，佩戴支具或者石膏背心能够保证良好的活动。有研究认为，稳定的爆裂骨折能够在没有支具和石膏背心支持的情况下早期下地活动。还有研究认为，即使对于严重的狭窄达到 70% 爆裂骨折，保守治疗与手术治疗具有类似的疗效。保守治疗的适应证：①单纯压缩性骨折（A1，A2 型）不伴有神经根是功能损害，后凸成角小于 35 度；② TCLIS 评分小于 4 分；③全身状态不适合手术治疗。

3. 手术治疗

胸腰椎骨折的手术治疗有许多明确的优点，能够使患者早期活动，有助于患者早期的康复训练，以及矢状面序列的重建。对于脊髓神经受到压迫的患者，及时手术减压能够有效的解除神经压迫，有助于重建神经根功能和改善预后康复。需要注意手术相关并发症，在急性创伤人群中，传统的前路或者后路开放手术相关并发症必须重视，比如出血、感染以及手术操作相关损伤。

（1）手术目的：①脊髓和神经根减压；②恢复矢状位序列，③早期下地活动，进行功能锻炼；④阻止脊柱畸形进展；⑤稳定融合脊柱，保持脊柱功能。

手术适应证：①不能够忍受长期佩戴支具和石膏的患者，比如上肢损伤、皮肤破损、肥胖等；②压缩骨折（A3，A4 型）或者合并脊髓神经压迫症状；③后凸成角大于 35 度以上，畸形进展风险高；④ TCLIS 评分大于 4 分。

（2）适应证：适用于多数不稳定性骨折与伴脊髓有明显压迫的骨折、陈旧性骨折椎管狭窄、后凸或侧凸畸形者，近年来，随着微创脊柱外科技术的发展，适应证已进一步扩大，包括单纯压缩骨折、骨质疏松症所致压缩性骨折等。

（3）胸腰椎骨折术式选择：根据骨折的分类、影像学所示椎管占位情况、椎体后方韧带复合结构的完整性、患者的神经功能状态等方面选择手术方式。通常采取前路减压、后路手术及前后路联合手术。Vaccaro 等认为，椎体后方韧带复合结构的完整性及神经系统功能状态是决定手术方式选择的两个主要因素。其基本原则为：前路减压适用于压迫来自前方合并不完全神经功能损伤；对有椎体后方韧带复合结构破坏者，通常需要后路手术；对两种损伤均存在者通常需要前后路联合。

前路手术能够在直视下切除椎管致压物，实现完全减压。前路手术能在损伤节段上下相邻椎体间进行支撑植骨，恢复了椎体高度和脊柱矢状平衡，提供了利于神经恢复的椎管和椎间孔的最大空间，同时能够使脊柱恢复接近正常的载荷分布。前路内固定可有效增加脊柱融合节段的稳定性，促进植骨融合。前路手术的缺点包括不能有效的矫正侧凸、后凸畸形；不能处理骨折脱位合并小关节绞锁；固定节段相对较短，不适用于多节段骨折。前路手术的适应证为：①胸腰椎陈旧性骨折，脊柱前方受压；②严重骨折脱位椎管侵占 50%，椎体高度丢失 70%，后凸 20°～30°；③后路内固定复位不满意，脊髓前方压迫未解除；④后路内固定失败，脊髓重新受压；⑤陈旧性胸腰椎骨折后凸畸形并发迟发性截瘫。

后路椎弓根内固定术，通过椎弓根达到三柱固定，对胸腰椎骨折可利用韧带整复原理，即通过恢复脊柱前、后纵韧带及椎间纤维环的张力使压缩或爆裂的伤椎恢复高度，达到复位效果。后路手术对于伤椎的处理，推荐伤椎椎弓根螺钉植入，伤椎置钉能有效减少螺钉悬挂效应，避免了对正常椎间盘的牵张，有利伤椎形态恢复，分散钉棒连接的应力，减少了椎体间的位移。图 21-1～图 21-3 为后路手术置钉病例。

选择后路手术时，应根据患者具体情况决定是否需要椎板减压；选择合适的融合节段，是短节段固定还是需长节段固定的问题；是否需要植骨融合。符合以下情况者可行单纯椎弓根内固定而不做后路椎管减压：①椎体前沿高度丢失 50%，椎管占位 20% 的压缩性骨折；②术前 CT、MRI 证实椎体后方韧带复合结构完整；③无脊髓神经功能损害表现。对于伴有严重脱位的暴裂性骨折或跳跃性骨折，建议采用 3 到 4 个节段以上的长节段固定，以达到脊柱的稳定。

前后路联合入路：单纯的前路或者后路手术对于大多数患者能够实现有效神经减压、骨折复位和固定。对于如下情况的患者：①屈曲或者垂直暴力致胸腰椎爆裂骨折，椎管内占位明显并伴有椎板塌陷者；②牵伸暴力致脊柱后方结构断裂，伴椎体骨折且椎管骨性占位明显者；③轴向旋转暴力致脊柱前方和后方结构损伤伴旋转脱位者；④单纯前路或者后路手术复位固定失败者。

4. 胸腰椎骨折的微创治疗

近年来，脊柱微创手术发展迅速，目前常用的微创手术包括：微创经皮椎弓根螺钉内固定术，PVP，PKP 等。微创手术相较传统开放手术具有创伤小，背部肌肉破坏少等优点。

（1）经皮椎弓根螺钉内固定术（minimally invasive percutaneous pedicle screws osteosynthesis，MIPPSO）：手术策略通常为附加伤椎椎弓根螺钉内固定的 3 椎体 6 钉内固定；后路短节段跨伤椎的 2 椎体 4 钉椎弓根螺钉内固定术。

MIPPSO 适应证：第 10 胸椎至第 2 腰椎（T10~L2）椎体暴裂性骨折不伴椎管占位脊髓受压者；T10~L2 单纯性压缩性骨折；T10~L2 骨质疏松性骨折。

AO 分型：① A 型损伤且突入椎管骨块小于椎管矢径 1/3，无神经损伤表现；② B2.1 型损伤。

MIPPSO 禁忌证：伴有多个椎体压缩骨折者；伤椎至相邻椎的椎弓根有骨折者；有出血倾向的骨折患者；不能耐受手术者。

AO 分型：① A 型损伤伴神经压迫表现，需要手术减压者；②除 B2.1 型损伤以外的

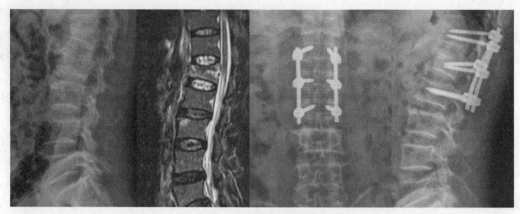

图 21-1　后路手术置钉病例

患者 58 岁，男性，腰 1 椎体压缩骨折，不能够忍受佩戴支具、石膏及卧床，要求手术治疗，予伤椎置钉。

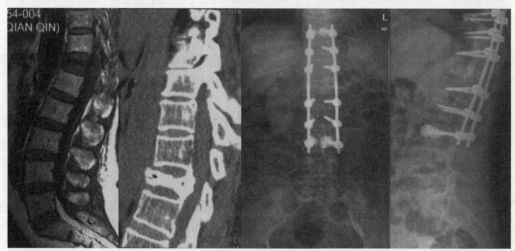

图 21-2　后路手术置钉病例 2

患者 72 岁，女性，胸 12 椎体病理压缩性骨折伴不全瘫，骨质疏松症；行后路减压内固定术，最下端螺钉强化。

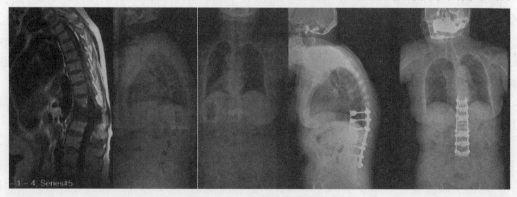

图 21-3　后路手术置钉病例 3

患者 64 岁，女性，腰 1 椎体陈旧性压缩骨折合并脊髓受压，第 11、12 肋神经受压症状；既往有骨质疏松病史；行腰椎后路椎板减压内固定术，全钉强化。

B 型损伤；③ C 型损伤；④陈旧骨折需要手术治疗者。

（2）经皮椎体成形术：PVP 或 PKP 手术适应症为具有疼痛症状的原发或继发性的胸腰椎骨折；骨质疏松性压缩骨折；有症状的椎体血管瘤；椎体浆细胞瘤、椎体骨髓瘤或淋巴瘤、溶骨性椎体转移瘤等；姑息性治疗胸腰椎创伤性骨折。禁忌证为：无痛的骨质疏松椎体压缩骨折；椎体骨折不是主要疼痛原因；感染性疾病或全身性感染的存在；存在向后方凸出的骨块，或者是位于后方的可能危及椎管的肿瘤团块，术前必须对凸出的骨块或肿瘤进行评估，是否在球囊扩张时会被挤压入椎管；病变椎体后壁骨质破坏或不完整者，也是相对禁忌证；手术是应该评估患者出凝血功能、有无出血倾向者，以及全身情况对手术的耐受。骨髓渗漏为最常见并发症，最严重并发症为肺栓塞。图 21-4 为椎体骨折经皮椎体成形术病例。

五、疗效判断标准与康复指导

1. 疗效判断标准

治愈标准：骨折愈合、脱位已整复，症状消失或基本消失，神经功能完全恢复正常或基本正常。

2. 康复指导

患者伤后 1 ~ 2 周疼痛症状基本消失，此时即应积极行腰背肌功能锻炼。具体做法是：开始时采用俯卧位抬高上半躯体和双下肢（燕子背飞）的方法；腰部力量有所恢复后采用双肩（力量较强者头顶）顶住垫在床头板的枕头上，双手扶床，膝关节屈曲，双足着床，挺腹，将躯干中部上举，以获脊柱过伸，使压缩的椎体前部在前韧带、椎间盘组织的牵拉下复位，每日 3 次，每次 5 ~ 10 下，开始数和高度要求不过于勉强，循序渐进，并定期摄片，观察骨折复情况。练习间歇期间，坚持腰背部垫枕，维持脊柱过伸位。3 个月后，可下地练习行。过早下地活动的做法极易造成患者畸形加重并导致远期顽固腰背疼痛。

对胸腰椎椎体爆裂骨折多伴有完全性或不完全性截瘫的患者，康复治疗不应局限于手术恢复后，早期的主动功能锻炼及水疗、高压氧治疗、药物治疗及针灸均占据重要地位。鼓励咳嗽排痰，勤翻身防压疮。

对胸腰椎骨折脱位的患者，2 小时翻身 1 次，防止并发症，1 周后半坐位，鼓励咳嗽排痰，加强四肢功能锻炼，尽早使用轮椅。

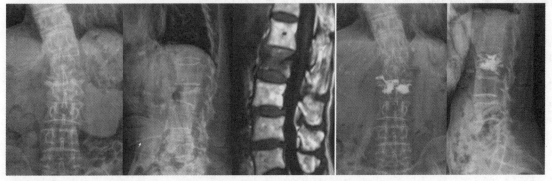

图 21-4 椎体骨折经皮椎体成形术病例

患者 79 岁，女性，腰 2 椎体压缩骨折，既往冠状动脉粥样硬化性心脏病，骨折疏松症病史；行经皮椎体成形术。

六、诊疗注意事项

根据外伤史及外伤后的症状、体征可一般确定为胸腰椎骨折或脱位。X线片是胸腰椎骨折的最基本的影像学检查手段，应常规应用，单纯压缩骨折正位片可见椎体高度变扁，左右横径增宽，侧位片可见椎体楔形变，脊柱后凸畸形，椎体后上缘骨折块向后上移位，处于椎间水平。暴裂骨折侧位片显示椎体后上缘有大块骨块后移，致伤椎椎体后上部弧形突向椎管内，小关节正常解剖关系破坏。骨折脱位者侧位片显示两椎体相对位置发生明显变化，以上位脊椎向前方或前方偏一侧移位最常见。CT扫描比普通X线检查能提供更多的有关病变组织的信息。CT片可以显示骨折的类型和损伤的范围，用于单纯椎体压缩骨折，可以显示椎体后缘有无撕脱骨块，骨块是否对硬膜囊形成压迫，有助于决定治疗方法。爆裂骨折CT扫描可以观察暴裂的椎体占据椎管的程度，有助于决定采用何种手术方法减压，并为术中准确解除压迫提供依据。MRI能够较清楚地显示椎管内部软组织的病损情况，在观察脊髓损伤的程度（水肿、压迫、血肿、萎缩）和范围方面较CT优越，对脊柱后柱结构的损伤亦有良好显示，有助于判断脊柱稳定性。

过去胸腰椎椎体单纯压缩骨折的治疗一直主张非手术治疗、卧床为主。近年来，压缩骨折后顽固性腰背痛的报道较多，过去较容易忽略的问题摆上了脊柱外科医生的工作日程，传统手术治疗因其较大创伤难以取得理想的疗效，微创脊柱外科技术的发展使单纯压缩骨折后期腰背痛的解决成为可能，经皮椎体成形强化、经皮椎体后凸成形等技术较好地解决了晚期后凸畸形和顽固性腰背痛的问题，使早期能够下床活动、防止肺部并发症的出现成为现实。

胸腰椎暴裂骨折的治疗方法较统一，大多数学者一致认为首选手术治疗，但在术式的选择上争议较多，后路椎弓根螺钉系统的出现解决了脊柱三柱稳定性重建的问题，术后短期稳定性由坚强内固定提供，虽然通过后路椎弓根途径行椎体减压已不是问题，但后路内固定的植骨融合效果不确切，吕国华等认为前路内固定更能满足椎间融合的生物力学要求，传统的侧前方减压植骨内固定创伤较大，采用胸腔镜或腹腔镜下辅助或不辅助小切口技术行侧前方减压、植骨、内固定取得良好疗效，且创伤较小。谭军等认为，使用后路椎弓根螺钉系统仅仅能撑开暴裂骨折椎体；迟永龙等则采用后路微创技术行经皮椎弓根螺钉系统内固定，利用后路撑开技术使椎体高度在韧带张力作用下恢复，病椎以磷酸钙骨水泥加强；或采用经椎弓根椎体环形减压、椎体加强以重建脊柱稳定性。

胸腰椎骨折脱位是一种较严重的损伤，治疗的难度高，单纯后路短节段椎弓根螺钉系统复位内固定往往难以达到重建脊柱稳定性的目的。丘勇等使用后路钉钩系统联合复位内固定，取得较好的早期和远期疗效，解决了短节段固定脊柱骨折脱位力学强度不足的问题。与胸腰椎单纯骨折不同的是本类型损伤脊柱三柱均严重损伤，无论内固定的强度多高，远期疲劳无法避免，植骨融合显得尤为重要，远期骨性融合是骨折节段稳定的根本保障，融合的方法包括后外侧横突、关节突、椎板间融合，融合的材料以自体颗粒状或火柴棒式松质骨最好，也可采用大块H形单面皮质骨材料。

第七节 胸腰段脊髓、马尾损伤

脊髓损伤或马尾神经损伤是脊柱骨折最严重的并发症，全世界每年脊髓损伤的发生率为 15 ～ 40 例/百万。最常见的损伤原因为交通事故（40% ～ 50%），坠落伤（20%），暴力损伤（10% ～ 25%），工伤（10% ～ 25%）和运动损伤（10% ～ 25%）。脊髓在横切面上可见"H"型的灰质，外周为白质。灰质主要包括神经细胞、树突和神经末梢，并且血管数量多，外观为灰红色。白质主要由有髓纤维构成。脊髓损伤后最常见的病理改变为灰质出血，暴力可以直接导致灰质中央血管破裂，也可仅仅使薄壁血管损伤导致红细胞漏出。根据出血严重程度，灰质出血分为点状出血、小片状出血和大片状出血。在完全性脊髓损伤，大约损伤 12 小时后白质中呈现出血。创伤后脊髓神经元细胞会出现水肿，尼氏体淡然，可观察到核溶解、核固缩和核碎裂。白质中神经纤维可出现轴索水肿、髓鞘退变，损伤后期，神经根组织坏死后可出现大量胶质细胞浸润。脊髓损伤的程度和脊髓承受压力的大小以及时间的长短有明确相关性，压力越大和作用时间越长，损伤越大。

一、病因病理与分类

1. 病因病理

脊髓马尾损伤主要由外力作用所致，有直接暴力和间接暴力。但脊柱脊髓先天性发育性椎管狭窄、椎间盘退性改变、脊柱先天畸形及其他脊柱疾患等内在因素也可加重脊髓损伤。

（1）直接暴力

直接暴力指外力直接作用于脊髓而致的损伤，多为开放性脊髓损伤。

1）脊髓火器伤：多见于战时子弹或弹片入椎管损伤脊髓，或损伤脊髓，或损伤脊柱或其近旁，由于冲击压力波损伤脊髓，特别是椎旁伤，而脊髓损伤。

2）锐器性损伤：多由金属刀刃穿透椎体或椎板间隙等进入椎管损伤脊髓，偶见木、竹器致伤。

（2）间接暴力

间接暴力指外力不直接作用于脊髓而致脊髓损伤。多为闭合性损伤，见于房屋倒塌、矿井塌方、高处坠落、跳水意外、交通事故或运动中的物体直接打击脊柱。导致脊髓损伤的主要因素有。

1）椎体骨折：爆裂性骨折，骨折片进入椎管压迫脊髓，也可见于单纯椎体后缘骨折向后移位导致脊髓后压，造成脊髓神经细胞和传导束直接损伤，或引起脊髓血运障碍、继发脊髓灰质和传导束损伤等。

2）脊椎脱位：向前脱位椎的椎板或原位椎的椎体向上缘压迫脊髓。脊髓损伤主要决定于暴力作用于脊柱发生脊椎骨折或骨折脱位的瞬间骨性结构对脊髓的毁灭性打击。

3）关节突骨折：如向椎管内移位，可破坏椎管形态，使其容积减小，出现脊髓压迫。

4）脊椎附件骨折：如椎板、椎弓、棘突骨折等，骨折块向椎管内移位。

5）软组织压迫：如椎间盘：损伤后致破裂、突出或膨出并突向椎管压迫脊髓。常见于屈曲性颈椎损伤。

2. 分类

（1）按伤后病理改变分类：根据伤后病理改变演变趋势分为完全性和不完全性两种，两者在开始时都表现为脊髓灰质出血，前者出血早而多，并逐渐出现中心坏死，进而发展到脊髓坏死，后者出血而少，且很快停止发展，并逐渐恢复正常。

（2）按原发性病理改变分类

1）脊髓震荡：系脊髓的功能性损害，脊髓实质无明显病理阳性改变，或有少许渗出或渗血。受伤后表现为不完全性截瘫，24 小时内开始恢复，在 3～6 周完全恢复。其早期的表现不易与不完全性损伤鉴别，所以脊髓震荡系回顾性诊断。

2）脊髓休克：是指脊髓损伤后在损伤平面以下脊髓功能立即完全丧失，其临床特征为损伤水平以下运动功能丧失，呈弛缓性瘫痪，多种感觉和反射包括病理反射均消失，以及括约肌功能丧失。脊髓休克是脊髓损伤后产生的一个暂时的过渡状态，其特征是时限性，伤后立即开始，持续 1～6 周。脊髓损伤平面以下脊髓反射的恢复是脊髓休克结束的标志，其中球海绵体反射和肛门反射恢复最早。

3）脊髓挫裂伤：是指脊髓不完全性损伤，脊髓内有点状出血、水肿、软化和坏死。在损伤平面以下包括最低位的骶髓，存在部分感觉和运动功能，根据脊髓损伤节段和范围的不同，不完全截瘫的程度也轻重不一，又可分为：

脊髓中央综合征：多见于颈椎过伸伤，颈髓中央区出血水肿为主，程度常不太严重，预后较好。表现为四肢瘫，上肢重于下肢，运动障碍重于感觉障碍，括约肌功能障碍常见。神经恢复常从下肢开始，继之膀胱功能逐渐恢复，最后上肢功能恢复，但手内侧肌常遗留功能障碍。

脊髓半切综合征：脊髓丘脑束进入脊髓后先交叉再上行，而深感觉传导路则先上行后交叉，因此损伤侧出现运动和本体深感觉丧失，但痛、温觉及粗触觉存在，呈上运动神经元痉挛性瘫痪。

前脊髓损伤综合征：脊髓前半部损伤，损伤平面以下运动功能障碍为主，浅感觉消失或减退，深感觉存在。

后脊髓损伤综合征：脊髓后半部损伤，损伤平面以下深感觉障碍，浅感觉减退，运动功能存在。

4）完全性脊髓损伤：脊髓完全断裂，或尽管解剖学上有连续性，但脊髓传导功能完全丧失，脊髓坏死代之以胶质细胞形成的瘢痕组织。损伤平面以下感觉和运动功能完全消失。

1987 年饶书城将 Denis 与 Ferguson 等对胸腰椎损伤的分类法归纳为 5 种类型。

Ⅰ型，屈曲压缩骨折：在损伤中最多见。在屈曲压力下前柱崩溃、塌陷，后柱受到伸拉损伤，中柱可有各种不同变化，椎体后缘保持原有高度。

Ⅱ型，爆裂骨折：脊柱在直立位接受垂直压缩暴力损伤，前柱与中柱崩溃塌陷，椎体向四周分散裂开，椎体后壁亦塌陷裂开，骨折片侵入椎管。后纵韧带或离断或完好。椎体爆裂骨折有时表现为椎体上半部或下半部粉碎塌陷，有时合并旋转移位或椎体一侧严重压缩，这些情况应与屈曲压缩型加以区别。

Ⅲ型，屈曲牵张型损伤：前柱屈曲，骨折线可横贯棘突、椎板、椎弓根与椎体，后柱与中柱被拉开牵张而破裂。有时可产生棘上、棘间韧带及横韧带断裂、关节突分离。例如 Chance 骨折及坠落伤等。

Ⅳ型，屈曲旋转型骨折脱位：临床上较为常见。前柱被压缩力与旋转力所损伤，中柱与后柱接受牵张力与旋转力，导致关节突骨折或脱位。前纵韧带被旋转力所掀起，后纵韧带离断，骨折片可被压入椎管，常合并脊髓或马尾损伤。

Ⅴ型，剪力型脱位：临床上较为少见。常在椎间接受平移性损伤，使前纵韧带及椎间盘断裂，椎体脱位可前可后，椎体移位在 25%以上时，因全部韧带离断常有脊髓损伤导致瘫痪。

二、临床表现与诊断标准

1. 临床表现

脊髓损伤通常具有明确的外伤史，患者会有胸背部疼痛、典型的活动受限，患者可处于强迫体位。损伤节段皮肤可表现为肿胀、淤血、疼痛和压痛。脊髓损伤的早期，患者表现为脊髓休克。自损伤节段以下感觉运动功能完全消失，弛缓性瘫痪，神经反射消失，大小便潴留。如果损伤为脊髓震荡，患者脊髓无明显病理改变，临床症状多可以在数小时或数日内消失。脊髓挫裂伤患者，脊髓功能可以部分缺失或者完全缺失，提示患者脊髓不完全损伤或者完全不可逆损伤。早期脊髓休克消失后，脊髓损伤平面以下肌张力增加，腱反射亢进，病理征阳性。对于不完全损伤患者，部分感觉运动功能及大小便功能可能会恢复；对于完全性脊髓损伤患者，损伤平面以下感觉运动功能完全消失，可以出现肛门反射。球海绵体反射，但是骶尾神经支配区域，感觉运动功能完全缺失。

不同平面胸腰段脊髓伤的特点。

（1）胸髓损伤的临床表现：胸髓损伤多由胸 1-10 椎体骨折、脱位导致。胸椎管容积相对较小，脊髓压迫损伤多为不可逆，为完全性损伤。早期表现为脊髓休克，双下肢感觉运动功能完全消失。脊髓休克消失后，双下肢表现为痉挛性瘫痪，损伤平面以下感觉功能消失。当损伤节段在胸 6 平面以上时，可表现为 Hornor 综合征，这主要与交感神经在该段脊髓中段传出冲动。

（2）腰骶髓损伤的临床表现：腰骶髓损伤多由胸 11-12 椎体骨折导致。损伤后患者双下肢感觉运动功能障碍、括约肌功能障碍，下腹部器官麻痹，双下肢腱反射减弱或者消失，腹壁反射功能受不受影响。

（3）脊髓圆锥和马尾神经损伤：脊髓圆锥损伤一般不会出现下肢瘫痪，可出现臀肌萎缩，肛门反射消失，会阴区感觉呈现马鞍状消失。脊髓圆锥为排尿控制中枢，损伤后膀胱反射消失，括约肌松弛，二便失禁，性功能障碍。脊髓最下端一般终止于第 1 腰椎体上 1/3。通常第 1 腰椎体以下椎体骨折只损伤马尾神经，腰椎管容积相对较大，因此马尾神经损伤多为不完全性损伤。马尾神经损伤后症状多不对称，多表现为疼痛剧烈和感觉障碍，括约肌功能损伤多为不完全性损伤。

2. 神经系统查体

医生接诊患者后，排除威胁生命体的呼吸、循环风险后，应该尽早全面系统评估神经系统功能，初次查体对评估病情和制定治疗方案都非常重要，查体内容主要包括：深、浅感觉功能状态、肌力、生理反射、病理反射和肛门直肠括约肌功能，推断脊髓截瘫平面及脊髓受伤程度。神经系统查体应多次反复进行，复查时注意观察脊髓截瘫是否加重，截瘫平面是否升高，动态评估判断病情变化，患者短期内截瘫加重往往提示脊髓受压加剧。进行神经反射检查是，应使患者处于合适体位，肌肉不宜紧张，同时分散患者注意力，以排除精神紧张。医生检查时，叩诊部位要准确、力度适中、均匀用力，左右对比检查，双侧反射的不对称以及反射亢进或消失提示存在脊髓神经损伤。

（1）深反射：临床常用深反射来定位脊髓损伤的节段，其检查方法如表 21-5。

表 21-5　深反射定位节段的检查方法

反射	检查法	反应	肌肉	神经	节段定位
二头肌反射	叩击置于二头肌腱上的拇指	肘关节屈曲	二头肌	肌皮神经	C5~6
三头肌反射	叩击鹰嘴上方的三头肌腱	肘关节伸直	三头肌	桡神经	C6~7
桡骨膜反射	叩击桡骨茎突	前臂旋前、屈肘	肱桡肌	桡神经	C5~8
膝跳反射	叩击髌腱	膝关节伸直	四头肌	股神经	L2~4
跟腱反射	叩击跟腱	足向跖面屈曲	腓肠肌	胫神经	L2~S2

（2）浅反射：腹壁反射，被检者仰卧位，双下肢屈曲并拢，放松腹部肌肉，由外向内轻划腹壁皮肤，查看腹壁肌肉收缩情况。检查者用钝针或木签分别在肋缘下，其反应节段相当于胸髓第 7 ~ 8 节；脐水平节段定位相当于胸髓第 9 ~ 10 节；腹股沟上，其节段定位相当于胸髓第 11 ~ 12 节。提睾反射，其定位节段在腰 1~2 水平。肛门反射，其定位节段在骶 4~5 水平。

（3）病理反射

1）霍夫曼征（Hoffmann）：检查者以食指、中指夹住患者半伸的中指，同时使患者其他手指微屈，腕关节稍背屈，前臂旋前，手放松，迅速弹拨夹住手指的指甲；患者各指掌迅速屈曲运动，即为阳性。

2）巴宾斯基征（Babinski）：用较尖锐的刺激物从足底沿足趾外缘向前划，直至母趾附近，阳性反映为蹰趾背伸。

（4）神经检查：腹壁反射、提睾反射、霍夫曼征、巴宾基征、奥本海姆征等浅反射和病理反射阳性。对瘫痪患者下肢进行捏压或针刺或强力屈曲足趾，髋、膝、踝三关节发生屈曲。

1）奥本海姆征（Oppenheim）：检查者用拇指沿胫骨前面自上个而下用力下压，阳性体征为蹰趾背伸。

2）戈登征（Gordon）：检查者以手指捏压腓肠肌，阳性为蹰趾背伸。

3）查多克征（Chaddock）：自外踝下方沿足外缘由后向前压过，蹰趾背伸为阳性。

4）X 线片、CT、RMI 检查：有影像学改变。

同时患者还可出现排便、血压升高等现象，这是脊髓反射中枢脱离高级中枢的控制，兴奋性增强和扩散的结果。此种反射多见于腰骶段脊髓以上完全横断性损伤而腰骶段未受影响者。

髌阵挛：患者仰卧，下肢伸直，检查者用手按压患者髌骨上缘，迅速有力的向下推动患者髌骨，持续维持合适大小推力，阳性反映为股四头肌节律性收缩并髌骨急速上下跳动。

踝阵挛：患者仰卧，检查者一手托住患者膝窝，膝关节处于半屈位，另一手托足底，迅速有力推动足底背伸，并维持合适大小的推力，阳性反映为踝关节节律性屈伸运动。

（5）影像学检查

1）X线片检查：目前对脊柱骨折的影像学检查，最常用的仍为X线片检查，对椎体骨折脱位多能很好显示；上胸椎骨折由于肩胛骨遮挡，X线片往往显示不清（图21-5）。

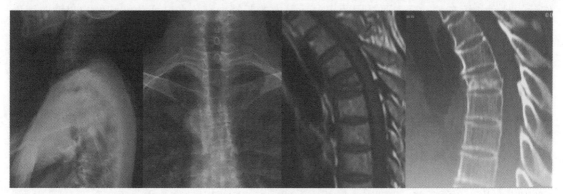

图21-5　脊柱及脊髓损伤病例

患者男性，坠落伤致胸4椎体压缩骨折。侧位X线片显示不清，正位片可见椎体压缩；MRI可见骨折线及椎体压缩；CT可见椎体骨密度不均匀改变。

常规拍摄脊柱的正侧位X线片，侧位片意义更大，它能显示出脱位和骨折损伤的程度。腰骶椎损伤一般通过前后位及侧位片即能显示，斜位片能够更好发现关节突、椎弓峡部有无断裂和移位。

2）计算机断层扫描：计算机断层X线扫描（CT）广泛应用于脊柱损伤的诊断，对椎体附件损伤及椎管情况能清楚地显示这些结构复杂的解剖关系。对于由于肩胛骨的阻挡，X片上显示不清楚上端胸椎，CT能有很高的检出率。CT能显示椎间盘突出与硬膜囊的关系，对椎体、椎弓根、椎板及小关节是否有骨折、脱位及移位情况都能很好的显示，对了解外伤后椎管破坏情况和损伤累及范围、脊髓或神经根是否遭受压迫均能提供更可靠的根据。CT三维重建图像及其图像三维打印等比例实体模型能够使医生全方位观察脊柱损伤的情况，并可以测量所需要的数据，模拟手术，对制定手术方案和选择手术入路有很大的帮助。图10为胸椎骨折脱位的CT表现（图21-6）。

3）磁共振成像（MRI）：MRI具有无创性、多方位成像的能力和良好的软组织分辨力，对于存在脊髓水肿、脊髓挫伤、脊髓断裂和硬膜外血肿等，MRI具有高敏感性，能够直接反映脊髓受压情况。MRI对于含水丰富的

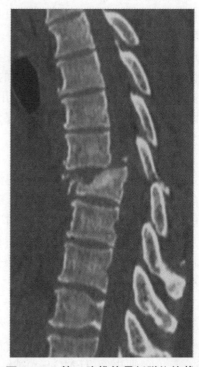

图21-6　第7胸椎体骨折脱位伴截瘫

脊髓、椎间盘、黄韧带等软组织损伤检出率非常高，同时能很好鉴别脊髓软化、囊肿、创伤性脊髓空洞症及创伤后脊髓黏连，血管改变、脊髓萎缩、硬膜外血肿等。在急性脊髓损伤中，MRI 能提示脊髓水肿、髓内出血、脊髓断裂等。脊髓水肿是损伤的早期表现，在 T1WI 上呈稍低信号或等信号，T2WI 上呈均匀高信号。髓内出血多伴有神经挫伤，其信号强度与受伤后的时间长短有关，这主要是因为出血后髓内的脱氧血红蛋白转变为细胞外的变性血红蛋白，影响信号的强度。出血早期，T1WI 呈等信号，3～4 天后变为高信号，而 T2WI 为低信号，因此 T2WI 对区分出血和水肿很有价值。细胞坏死在 T2WI 上呈高信号；由于变性、出血、水肿混杂，信号可不均匀。MRI 在制订治疗计划中，是任何其他影像检查所不能替代的。脊髓受压变形在脊柱脊髓损伤中占很大比例。因此，根据 MRI 表现，及时手术减压是治疗的关键。相反，若临床上有神经损伤表现，但 MRI 仅提示脊髓水肿，无骨折移位及血肿等征象，则应保守治疗。另外，MRI 在制定具体手术方案中亦有很大的参考价值。脊髓损伤后残留神经结构的多少与以后的功能恢复有较密切的关系。MRI 能显示脊髓的病理变化，所以对脊髓损伤的预后评估亦有很大帮助。Kularni 等曾将脊髓损伤的 MRI 表现分为三型：I 型以出血为主，预后差；II 型以水肿为主，预后好；III 型以挫伤为主，预后介于 I、II 之间。

3. 电生理检查

（1）体感诱发电位（SEP）：体感诱发电位是连续刺激感觉神经纤维在中枢神经系统任何部位诱发的综合电位活动。用 SEP 检查能够通过评价周围神经、脊髓和脑干的传导时间来测试经过脊髓（主要是脊髓背索）和周围（周围神经、神经丛）神经系统的躯体感觉神经纤维冲动传导的完整性。通过中枢（脊髓圆锥、颈髓、大脑皮质）和周围（神经丛）神经结构受累的感觉神经纤维 SEP 的联合检查，能够明确脊髓损害的水平。该检查不受脊髓休克的影响，甚至对应用镇静药和无意识的患者也适用。SEP 有助于判断脊髓损伤的预后。脊髓损伤后，SEP 多立即明显减弱或消失。伤后仍有或伤后不久既有 SEP 出现者，其恢复的可能性较大，根据其出现的时间，可大致估计脊髓功能恢复的可能性。SEP 对脊柱脊髓手术能起到监护脊髓功能的作用，还能判断脊髓减压的效果。在术中监测中，SEP 幅度下降 30% 可能代表脊髓传导功能部分阻滞，幅度下降超过 50% 或一个成分完全消失，可以认为有脊髓损伤的可能。

（2）运动诱发电位（MEP）：运动诱发电位是指应用电或磁刺激皮质运动区，产生兴奋，通过下行传导径路，使脊髓前角细胞或周围神经运动纤维去极化，在相应肌肉表面记录到的电位。用于评估皮质和脊髓运动束纤维的完整，直接反映椎体束的功能情况。经皮刺激的 MEP 能检查上下肢远、近端不同肌肉，因此能用于评估脊髓损伤的水平和范围。采用皮质和周围神经结构（脊神经根、神经丛、周围神经）的联合磁性刺激，能鉴别脊髓和（或）周围神经支配下的肌肉瘫痪。对于术中监护和预后判断也有一定帮助。虽然 SEP 仅能检测感觉通路是否完整，但因多数脊髓损伤感觉和运动功能丧失一致，单纯 SEP 检测即能反映其损伤程度，但如感觉与运动功能受损不一致，则需补充作 MEP 检测。MEP 不能引出提示完全性瘫痪，能引出但不正常者为不完全性瘫痪。一般 MEP 较 SEP 对脊髓损伤更加敏感，恢复也较 SEP 快。两者结合能全面反映脊髓的功能，对判断预后有更大的帮助。

（3）肌电图（EMG）和神经图检查：肌电图（EMG）和神经图检查有助于评估在多发

性创伤性 SCI 患者中，上下肢肌肉的肌电图和神经图检查是必须的，以便评估伴随的周围神经损害。此外，也能诊断伴随 SCI（包括脊髓圆锥或马尾运动纤维）的前角细胞和脊髓前神经根的损害。运动和感觉神经图的联合检查能鉴别脊髓前角细胞、脊髓前神经根损害或周围神经（神经丛，周围神经）损害引起的肌肉瘫痪。后者的周围感觉和运动神经纤维均受损。而前者运动神经纤维受损，而感觉神经纤维仍是无损的。H- 反射和 F- 反射的研究可以评估由于创伤、脊髓休克和痉挛的进展引起的运动神经元兴奋性的损害。H- 反射（1918 年首先由 Hoffman 报道）是一种电刺激引起的单突触反射，包括传入、脊髓部分和传出通路的功能。周围混合神经传入纤维的最大电刺激引起的冲击波兴奋了支配同一肌肉的运动神经元、兴奋的传入纤维是以单突触传递开始。相反，F- 波为周围神经超最大电刺激引起 α 运动神经元的逆向传导而引起的后运动反应。因此，F- 波显示了沿周围传出运动通路的保护性传导，对近端神经损害有诊断价值，与脊髓节段运动神经团的兴奋性有关。

4. 脊髓损伤的评估量表

（1）Frankel 法脊髓损伤的分型

Frankel 法 1969 年由 Frankel 提出。其将损伤平面以下感觉和运动存留情况分为五个级别。Frankel 法对脊髓损伤的程度进行了粗略的分级，对脊髓损伤的评定有较大的实用价值，但对脊髓圆椎和马尾损伤的评定有一定的缺陷，缺乏反射和括约肌功能判断，尤其是对膀胱、直肠括约肌功能状况表达不够清楚。

Frankel 分级。

A：损伤平面以下深浅感觉完全消失，肌肉运动功能完全消失。

B：损伤平面以下运动功能完全消失，仅存某些包括骶区感觉。

C：损伤平面以下仅有某些肌肉运动功能，无有用功能存在。

D：损伤平面以下肌肉功能不完全，可扶拐行走。

E：深浅感觉、肌肉运动及大小便功能良好，可有病理反射。

（2）美国脊髓损伤协会评定法

美国脊髓损伤协会（American Spinal Injury Association，ASIA）在 Frankel 分级的基础上进行了修订。ASIA 评定法与 Frankel 法最大区别是对 C 级和 D 级从肌力的角度进行了量化：ASIA C 为损伤平面以下半数以上的关键肌的肌力 < 3 级，ASIA 评定 D 级为损伤平面以下超过 50% 关键肌的肌力 ≥ 3 级；ASIA 脊髓损伤分法与 Frankel 都是划分等级的方法，各等级间的界限不十分的清楚，ASIA 并不能很好地克服 Frankel 法的缺点；没能将脊髓损伤的严重程度加以量化，其结果为各级损伤间划分界线模糊，所得资料可比性差。

（3）国际脊髓损伤神经分类标准

国际脊髓损伤评分标准是参照美国国立急性脊髓损伤研究会（NASCIS）评分标准制定出的一种用积分的方式来表达脊髓损伤严重程度的方法。其将脊髓损伤程度进行量化，并于 1992 年 9 月在巴塞罗那被国际截瘫医学学会批准采用。国际脊髓损伤神经分类标准的神经检查包括：感觉检查、运动检查及肛门指检，测试肛门外括约肌。感觉检查主要是检查身体两侧各自的 28 个皮区的关键点，在每个关键点上检查 2 种感觉，即针刺觉和轻触觉，并按 3 个等级分别评定打分（0 为缺失；1 为障碍；2 为正常。不能区别钝性和锐性刺激的感觉为 0）。检查结果每个皮区感觉有四种状况即：右侧针刺觉、右侧轻触觉，左侧针刺觉、左侧轻触觉。把身体每侧的皮区评分相加即产生两个总的感觉评分（针刺觉评分和轻触觉评分）用感觉评分来表示感觉功能的变化。运动检查主要检查身体两侧各自 10 对肌节的关键肌。检查顺序为从上到下，各肌肉的肌力均使用 0 ~ 5 临床分级法。选择进行检查的这些肌肉与相应节段的神经支配相一致，并且便于临床做仰卧检查（脊髓损伤时其他体位常常禁忌）。按检查结果将两侧肌节的评分集中得到总的运动评分，用这一评分来表示运动功能的变化。

5. 定位诊断

美国脊柱损伤协会（ASIA）列出了判断运动损伤水平的关键肌肉和感觉损伤水平的关键感觉分布区（表 21-6）。

表 21-6　判断运动和感觉平面的关键肌肉和感觉分布区

关键肌肉	脊髓节段	关键感觉分布区
腹肌	胸 2	腋窝顶
	胸 3	第 3 肋区
	胸 4	第 4 肋间区（乳头连线）
	胸 5	第 5 肋间区
	胸 6	第 6 肋间区（剑突水平）
	胸 7 ~ 9	季肋区
	胸 10	脐水平区
	胸 11	下腹区
	胸 12	腹股沟韧区
	腰 1	股前上部
屈髋肌	腰 2	股前中部
伸膝肌（股四尖肌）	腰 3	股骨内髁
踝背伸肌（胫前肌）	腰 4	内踝
伸𧿹长肌	腰 5	第 3 跖趾关节背侧
踝跖屈肌（腓肠肌）	骶 1	足跟外侧
	骶 2	窝中点
	骶 3	坐骨粗隆
	骶 4 ~ 5	肛周区

正常四肢肌肉均由 2 个或更多神经根支配，肌力在Ⅳ级以上，当支配的下位神经根损伤，则肌力降为Ⅲ级或以下，此即为运动损伤平面，感觉分为减弱、障碍与消失，障碍即为损伤平面。

6. 分级诊断

临床上简单分为完全性和不完全性损伤。完全性损伤指损伤平面以下感觉：运动、反射和自主神经功能完全丧失；不完全损伤指神经损伤平面以下存在非反射性神经功能。

Frankel 系统分级法是根据神经损伤水平以下神经功能保留程度来判断脊髓损伤程度，分级标准如下：

（1）Frankel A：完全性损伤，骶节骶 4 ~ 5，无任何感觉或运动功能。

（2）Frankel B：损伤平面以下保留有感觉功能，并扩展到骶节骶 4 ~ 5，但无运动功能。

(3) Frankel C：损伤平面以下保留运动功能，大部分关键肌的肌力＜Ⅲ级。

(4) Frankel D：损伤平面以下保留了运动功能，大部分关键肌肉肌力至少Ⅲ级。

(5) Frankel E：运动和感觉功能正常。

7. 诊断标准

(1) 脊柱骨折诊断

1）有严重外伤史，如高空落下，重物打击头颈、肩背部、塌方事故、交通事故等。

2）患者感受伤局部疼痛，颈部活动障碍，腰背部肌肉痉挛，不能翻身起立。骨折局部可扪及局限性后突畸形。

3）由于腹膜后血肿对自主神经刺激，肠蠕动减慢，常出现腹胀、腹痛等症状，有时需与腹腔脏裂损伤相鉴别。

(2) 感觉及运动障碍：损伤平面以下的痛觉、温度觉、触觉及本体感觉消的减弱或消失。

(3) 运动障碍脊髓休克期：脊髓损伤节段以下表现为软瘫，反射消失。休克期过后若是脊髓横断伤则出现上运动神经元性瘫痪，肌张力增高，腱反射亢进出现髌阵挛及踝阵挛及病理反射。

(4) 括约肌功能障碍：脊髓休克期表现为尿潴留，系膀胱逼尿肌麻痹形成无张力性膀胱所致。休克期过后，若脊髓损伤在骶髓平面以上，可形成自动反射膀胱，残余尿少于100ml，但不能随意排尿。若脊髓损伤平面在园锥部骶髓或骶神经根损伤，则出现尿失禁，膀胱的排空需通过增加腹压（腹部用手挤压）或用导尿管来排空尿液。大便也同样可出现便秘和失禁。

(5) 不完全性脊髓损伤：损伤平面远侧脊髓运动或感觉仍有部分保存时称之为不完全性脊髓损伤。临床上有以下几型：

1）脊髓前部损伤：表现为损伤平面以下的自主运动和痛温觉消失。由于脊髓后柱无损伤，患者的触觉、位置觉、振动觉、运动觉和深压觉完好。

2）肾髓中央性损伤：在颈髓损伤时多见，表现上肢运动丧失，但下肢运动功能存在或上肢运动功能丧失明显比下肢严重。损伤平面的腱反射消失而损伤平面以下的腱反射亢进。

3）脊髓半侧损伤综合征（brown-sequard's symdrome）：表现损伤平面以下的对侧痛温觉消失，向侧的运动功能、位置觉、运动觉和两点辨觉丧失。

4）脊髓后部损伤：表现损伤平面以下的深感觉、位置觉丧失，而痛温觉和运动功能完全正常。多见于椎板骨折患者。

(6) 其他检查

1）X线检查：常规摄脊柱正侧位X线片，必要时摄脊柱斜位。X线片基本可确定骨折部位及类型。

2）CT检查：有利于判定移位骨折块侵犯椎管程度和发现突入椎管的骨块或椎间盘。

3）MRI磁共振检查：对判定脊髓损伤状况极有价值。MRI可显示脊髓损伤早期的水肿、出血，并可显示脊髓损伤的各种病理变化，如脊髓压迫、脊髓横断、脊髓不完全性损伤、脊髓萎缩或囊性变等。

4）神经肌电图检查最近有替代SEP的趋势。

三、治疗方法

1. 脊髓损伤的治疗原则

（1）早期治疗：脊髓受压损伤后，其病例生理改变迅速，研究表明 6 小时内即出现灰质出血，12 小时可出现灰质坏死，出血累及白质，白质轴突退变，伤后 24 小时脊髓受压节段出现大部分坏死。通常伤后 2 小时，邻近部位的脊髓组织开始出现继发损伤。早期治疗的目的主要是尽可能保护受伤节段的白质，减少邻近脊髓组织激发损伤，尽量防止脊髓神经元脊髓传导束继发损伤。越早开始治疗，患者神经根功能的到恢复可能性越大。美国 ASIA 认为，3 小时以内对脊髓损伤患者进行甲基泼尼松龙冲击治疗效果最好，最晚不宜晚于 8 小时。

（2）恢复脊柱稳定性：脊髓损伤多继发于脊柱骨折导致的脱位，椎管压迫。受伤即刻脊柱的移位，往往比后期在 CT 上表现的要大，不稳定的脊柱在后期还会加大脊柱损伤的风险。因此，伤后必须注意维持脊柱的稳定性，搬运时尤其注意二次损伤。尽早的手术减压内固定有助于患者神经根功能的康复，最好 24 小时内完成手术。稳定的脊柱，还有助于翻身护理，早期康复等。

（3）综合治疗脊髓损伤：脊髓损伤中除了急性暴力导致的神经组织损伤，更多的为继发性细胞反应所致。

（4）预防和积极治疗并发症：胸腰段脊髓损伤后大多导致瘫痪，绝大部分患者没有生命危险，但是瘫痪带来的并发症是威胁患者生命最重要原因，同时给家庭和社会带来严重经济负担。因此，并发症的防治在脊髓损伤患者综合治疗过程中具有重要意义。常见的并发症包括膀胱正常排尿功能的缺失以及尿路感染；呼吸系统相关并发症，比如肺不张和肺部感染等；消化系并发症主要为应激性溃疡，胃肠动力紊乱等；长期卧床可能会导致下肢深静脉血栓；压疮、顽固性疼痛、性功能障碍、肢体痉挛等。

（5）康复治疗：脊髓功能康复重建时后期治疗的主要任务。有效地康复训练能够预防下肢肌肉萎缩，功能重建等。

2. 药物治疗

（1）激素类药物：类固醇类药物是明确有效的药物，能够通过多种机制阻止脊髓继发性损伤。第二次美国国家畸形脊髓损伤协会（the National Acute Spinal Cord Injure Study，NASCIS）推荐，脊髓伤后 8 小时内，在心电监护下每千克体重应用甲基泼尼松龙 30mg 的计量，15 分钟内静脉快速冲击使用，采用 25mg/ml 的注射用水，时间间隔 45 分钟，之后采用 5.4mg/（kg.h）静脉滴注，维持 23 小时。第三次 NASCIS 细化了甲基泼尼松龙的使用，推荐伤后 3 小时内给药者采用 24 小时给药方法；伤后 3～8 小时的患者，维持计量可以持续到 48 小时；但是不推荐给伤后 8 小时患者使用激素，甚至伤后 8 小时给药会加重病情。人工合成非糖皮质激素药物 21- 氨基类固醇 U-74006F 具有强抗脂质过氧化效果，明显好于甲基泼尼松龙，还能够与自由基结合而清除自由基，并且没有糖皮质激素的不良反应。美国第三次全国急性脊髓损伤研究报道，每 6 小时采用 2.5mg/kg 大剂量冲击治疗维持 48 小时，其疗效等同于采用甲基泼尼松龙。

（2）脱水药和利尿药：脱水药和利尿药能够清楚脊髓组织损伤后细胞外液中的水，减轻脊髓水肿。常用 20% 甘露醇 250 ~ 500mL 静脉滴注，间隔 6 小时 1 次，疗程为 5 ~ 7 天。也可以采用呋塞米 20mg 静脉滴入或者肌内注射，每天 1 ~ 2 次。治疗过程中注意观察患者尿量改变和患者水、电解质平衡。

（3）神经营养药：神经节苷脂对脊髓康复具有显著的意义，能够对抗兴奋性氨基酸毒性，具有抗脂质过氧化的作用，减少自由基生成，能够防止钙离子过度向细胞内转移，直接修复损伤的神经细胞膜，还能够促进神经生长因子作用，调节炎性反应因子等。

（4）其他药物：神经生长因子能够促进神经细胞生长发育、分化和再生等；研究表明胰岛素样生长因子具有促进神经纤维生长、分化和修复的作用；阿片受体拮抗剂能够拮抗内源性阿片肽过量释放所导致的脊髓继发性损伤；兴奋性氨基酸受体拮抗剂对阻止神经继发性损伤具有重要意义；此外钙离子通道拮抗剂，一氧化氮合成酶抑制剂，抗氧化剂和自由基清除剂等对神经继发损伤具有一定的疗效。

3. 手术治疗

胸腰段脊髓损伤的治疗方法分为保守治疗和手术治疗。手术治疗的目的是解除脊髓压迫，尽量减轻脊髓原发损伤，预防和减少继发性脊髓损伤。

（1）脊柱损伤的复位减压内固定：脊髓损伤的治疗要求减轻脊髓的原发损伤，防止和减少脊髓的继发性损伤。尽早进行脊柱骨折脱位的整复、椎管内减压和维持脊柱的稳定性是临床治疗的一项重要原则。在患者全身条件允许的情况下，脊柱整复减压内固定的手术干预越早越好。对于无骨折脱位的脊髓损伤，其损伤机制为脊髓在椎管狭窄的情况下，外力使之发生猛烈撞击所致，早期手术行椎管内减压，有利于释放肿胀的脊髓，解除脊髓的压迫出血。对于严重脊柱骨折错位而发生脊髓完全横断的情况，手术可以使脊柱恢复稳定，避免对神经根的牵拉导致的疼痛，而且使椎管和脊髓断端对合，有利于将来可能的修复。稳定的脊柱也有利于康复训练。手术以受压部位为中心，可经前方或后方入路减压整复骨折脱位，然后加用可靠的内固定器并行自体骨或人工骨移植，确保脊柱的复位和稳定。减压的措施，包括整复骨折脱位，摘除突入椎管内的骨片，椎板切除，切除挤入椎管内的黄韧带、椎间盘，清除血肿。硬膜下变色脊髓肿胀时，可切开硬膜减压，最少需要切除 3 ~ 5 个椎板，直至看到正常的硬脊膜搏动。

（2）脊髓切开：闭合性脊髓损伤患者，应当根据对脊髓损伤程度的决定是否行脊髓切开，脊髓切开的目的在于减低脊髓中央压力，减轻水肿坏死。对于脊髓挫伤，解剖结构存在，可能发生脊髓中央坏死、囊腔形成，形成从内部对脊髓的压迫和损害，可行脊髓切开。满足以下条件可以考虑脊髓切开：完全性瘫痪；影像学检查和临床体征支持非横断性损伤的诊断，MRI 发现脊髓出血水肿；椎板切除减压见硬膜完整，切开硬膜时，蛛网膜下腔因脊髓肿胀而消失，脊髓实质较正常硬，张力增加；脊髓内形成囊腔。一旦决定脊髓切开，切开时机越早越好，最好在 24 小时内完成。脊髓切开应该在显微镜下操作，由背侧后正中沟沿着水肿中心区纵行切开直达中央管，不可过深，清除积血积液。切口位置偏向可能会伤及薄束和楔束。

（3）马尾神经吻合术：马尾神经吻合术需要在手术显微镜完成神经外膜缝合，能够促进马尾神经恢复。近端马尾神经尚未分散，可用脑棉填入蛛网膜下隙，吸除脑脊液，用 0.9%

氯化钠溶液冲洗找出断裂的马尾神经，用尼龙线缝合神经外膜。马尾神经的前根即运动神经沿腹侧走行，后根靠向背侧，两者往往贴在一起走行，前根细圆，后根扁宽，前根表面较后根有丰富的血管，术中加以辨认，并根据椎间孔出口的位置判断神经根的节段，为了恢复功能尽量吻合运动的前根神经。

4. 高压氧治疗

早期高压氧治疗能够改善脊髓损伤区域氧供，改善脊髓神经组织缺氧。高压氧治疗最好在损伤后 6～12 小时开始，伤后 24 小时可多次治疗，最少 2 次，采用 2 个大气压，每次疗程为 2 小时，间隔 6 小时 1 次，避免氧中毒，连续 2 天的高压氧治疗后应检查是否有氧中毒现象。

5. 其他治疗方案

其他治疗方法包括细胞移植，神经修补，基因治疗等。

四、疗效判断标准与康复指导

1. 疗效判断标准

（1）治愈标准：脊髓压迫、断裂解除，脊髓感觉及运动障碍消失或基本消失，功能完全恢复正常或基本正常。

（2）好转标准：脊髓压迫解除，症状基本消失，功能部分恢复。

2. 康复指导

（1）康复治疗：康复治疗可提高脊髓损伤患者的生存质量，延长寿命，应自脊髓损伤后即开始，贯穿在治疗的全过程。包括心理康复、护理康复、理学康复（包括理疗、按摩、被动运动训练和医疗体育等）、生活和社会活动训练等内容。应遵守循序渐进的原则，有计划、有步骤地进行。

（2）综合治疗

1）改善全身各个关节活动度和残存肌力增强训练，以及平衡协调运动和体位交换及转移运动，如从卧位到坐位、翻身、从床到轮椅、从轮椅到厕所马桶等移动动作。

2）对日常生活运动如衣、食、住、行的基本技巧，职业性劳动动作，工艺劳动运动如编织等的训练，使患者出院后能适应个人生活、家族生活、社会生活和劳动的需要。另外，作业部门还给患者提供简单的辅助工具，以利家庭生活运动的顺利完成。

3）针对心理不同阶段，如否认、愤怒、抑郁、反对独立、求适应等各个阶段的改变制订出心理治疗的计划，可以进行个别和集体、家族、行为等多种方法。

4）订做一些必要的支具来练着站立和步行，也可配备一些助行器等特殊工具，靠这些工具来补偿功能的不足。

5）利用文娱、体育手段使患者进行全向综合训练及轮椅的使用训练，如耐力和技巧训练等，并且为进入社会活动做出适应训练。

6）利用水疗、光疗、生物反馈等有针对性促进康复。

7）利用针灸、按摩、电针、中药离子导入等手段，促进康复。

8）制定合理食谱，加强营养以适应康复训练的需要。

五、诊疗注意事项

1. 注意防止把脊髓不完全性损伤误诊为完全性损伤

脊髓的完全性损伤或不完全性损伤的诊断极为重要，因为这不仅对治疗方案的选择提供依据，而且可以大体推测今后脊髓功能能否恢复的预后。CT 和 MRI 检查不能分辨脊髓完全性损伤或不完全性损伤，即使是横断损伤也难以完全清晰显示。脊髓被诊为完全性损伤时，以往的观点大多采取保守治疗，一般不主张增加脊柱不稳定的手术治疗。但有时在已被诊为完全性损伤的病例中，根据临床检查和影像学分析，若能解除脊髓致压物，重建脊柱的稳定性，可能对脊髓的恢复有利，也应早期解除对脊髓的压迫，重建被破坏的脊柱的稳定性。如将脊髓不完全性损伤诊为完全性损伤（包括横断损伤），使本来通过及时正确的治疗可能将截瘫减轻甚至完全恢复的大好时机丧失殆尽。

2. 注意区分脊柱稳定与不稳定

胸腰椎损伤后区分脊柱是否稳定十分重要，这与治疗方案的选择和预后具有很密切的关系。若脊柱稳定，但有脊髓损伤，在治疗上可选择既能重建脊柱稳定又要解除对脊髓的实质性损害的方法。

3. 要重视脊髓、马尾神经损伤的内科治疗

胸腰椎骨折脱位合并脊髓损伤，手术治疗的确是重要的治疗手段，但不应忽视一切有效的内科保守治疗。

脊髓损伤内科治疗方法较多，疗效较好的有脊髓冷疗、高压氧治疗、药物激素治疗等。

脊髓冷疗可以减少氧耗和降低组织代谢，可以减少组织出血及水肿。

有学者认为冷疗的灌注方法能够部分冲出脊髓损伤所形成的坏死毒性物质，减少并延缓脊髓损伤后的恶性病理进展，保护白质神经纤维，帮助神经功能得以恢复。有人统计，脊髓冷疗的有效率在 87% 左右。

脊髓冷疗的治疗方法有硬膜外连续冷疗和硬膜下冷疗。两者均以一条塑料管作为入管置于硬膜外或硬膜下，另一条塑料管为出管。入管连接冷盐水灌洗系统，将 0 ~ 4℃冷盐水灌至硬膜外，流出管外约为 10℃，连续灌洗 24 小时。硬膜下冷疗时间宜控制在 20 ~ 30 分钟。

冷疗时机须在伤后 4 ~ 8 小时方为有效。冷疗的适应证主要是完全性脊髓损伤或严重不完全损伤者。

4. 关于重建脊髓神经传导功能问题

脊髓损伤病理生理机制的研究表明，脊髓损伤的病理机制决定脊髓损伤的性质与脑损伤不一样，脊髓损伤除损伤前、后角神经细胞外，还损伤脊髓长传导束，神经细胞的损伤导致其支配节段的感觉、运动障碍，长传导脊髓损伤则导致损伤平面以下所有感觉、运动、反射障碍。因此，脊髓损伤的修复主要是传导束即神经纤维损伤的修复，已有较多的体内外实验研究证实神经细胞轴突具有再生能力，目前较多的实验研究主要集中在通过外科手术的方法恢复或重建脊髓神经传导功能，并有望取得突破，这些研究包括胚胎神经组织、脊髓组织、周围神经组织移植，异体或自体干细胞移植是近年来研究的一个热点，并取得了许多令人鼓舞的成果，但距离成功再造脊髓组织及功能尚有漫长的道路。

5. 注意掌握脊髓、马尾神经手术治疗的适应证

胸腰椎骨折脱位合并脊髓损伤，是否选择手术治疗，至今仍有不同观点，对手术适应证的看法，各家也不尽相同。较为一致的看法是脊髓休克恢复前，匆匆忙忙进行手术治疗，从术中所见和术后证实，这类手术本来完全可以避免。

手术治疗的目的是解除致压物包括骨折片、椎间盘和血肿等对脊髓的压迫，为恢复脊髓功能创造条件。重建脊柱的稳定性，预防各种并发症是手术的重要目标。

胸腰椎骨折或骨折脱位合并脊髓损伤是否采用手术治疗，下列各项适应证可供选择和参考。

（1）开放性脊柱、脊髓损伤。

（2）急性胸腰椎损伤合并不完全性脊髓损伤。

（3）完全截瘫，脊髓完全性损伤，估计脊髓并未横断，需要对脊髓进行探查或减压者。

（4）腰椎严重骨折脱位合并完全截瘫，根据检查估计马尾神经横断，拟行复位及马尾神经缝合者。

（5）影像学显示椎管内有骨折片、椎间盘等致压物。

（6）小关节交锁。

（7）奎肯试验有梗阻。

（8）不稳定的新鲜、陈旧性骨折或骨折脱位。

第八节　腰部扭挫伤

急性腰扭伤是腰部肌肉、筋膜、韧带、椎间小关节、腰骶关节的急性损伤。属于中医闪腰、岔气范畴。

急性腰扭伤是临床上常见病，易发生于下腰部，以青壮年和体力劳动者多见；但平素缺乏劳动锻炼者，偶然参加劳动也易发生急性腰扭伤。本病多见于男性患者。

一、病因病理与分型

1. 病因病理

腰部扭伤多为突然遭受间接外力所致，多发生在腰骶关节、椎间关节或两侧骶棘肌及腰背筋膜。当脊柱屈曲时，两旁的伸脊肌（特别是骶棘肌）收缩，以抵抗体重和维持躯干的位置，这时如负重过大，易使肌纤维和筋膜损伤；当脊柱完全屈曲时，主要靠韧带（尤其是棘上韧带、棘间韧带、髂腰韧带等）来维持躯干的位置，这时如负重过大，易造成韧带损伤。若腰部扭伤，闪腰或弯腰后立即直腰，则可导致腰椎后关节的滑膜嵌顿。

（1）动作失调：数人抬起重物时动作不协调，或其中一人突然失足。患者瞬间处于姿势不当且毫无思想准备的状态下，身体为了保持平衡，反射性引起腰肌强烈收缩，导致腰肌及胸腰筋膜损伤。

（2）姿势不良：猛然搬提过重物体或搬物时姿势不正确，所提物体的重心离躯币的中轴线过远，使腰部肌肉负荷过大，或腰肌收缩运动不协调，常可使腰骶部肌肉、筋膜受到过度的牵拉或撕裂。

（3）重心失衡：不慎摔倒时，身体重心突然失去平衡，腰肌骤然收缩；或跌倒时腰部屈曲，下肢伸展，造成腰骶部肌肉及筋膜损伤。

（4）腰部活动准备不足：日常生活中，如泼水、弯腰、起立，甚至挂手巾、打喷嚏、打哈欠等，由于准备不足，可造成腰肌及筋膜扭伤，即"闪腰"。

2. 分型

（1）腰骶关节扭伤：腰骶关节一侧，或两侧压痛明显，骨盆旋转试验阳性。

（2）骶髂关节扭伤：多为一侧的骶髂关节部位压痛，少数可两侧损伤。

（3）骶棘肌扭伤：压痛点在损伤的骶棘肌处，常可触及条索样硬结。

（4）棘上韧带、棘间韧带扭伤：在损伤的棘上、棘间韧带处有明显的压痛。

（5）小关节紊乱：腰后小关节紊乱扭腰常可引起腰后小关节的紊乱。

（6）腰椎滑膜嵌顿症：腰部疼痛剧烈，活动受限，患腰不能行走。需要他人的搀扶，嵌顿的腰椎压痛明显，腰部肌肉痉挛。

二、临床表现与诊断标准

急性下腰痛的患者通常有负重病史，有些患者仅仅为一些平常的腰部活动，比如弯腰捡起一张纸。疼痛可以向臀部和大腿后侧放射，患者不能直立或者处于被动体位。这种症状最开始多发生在青年时候，第一次出现症状的患者通常表现为非器质性病变的体征。患者往往过度反应，轻微触及疼痛部位皮肤，面部痛苦表情非常夸张。

1. 体格检查

下腰部和腰骶部弥漫触痛，脊柱活动障碍，尤其是脊柱后伸障碍，脊柱活动会引出腰痛或者加剧腰痛。患者腰椎伸展活动范围是评估患者腰痛严重程度和进展的重要参数。通常这类患腰骶神经的感觉运动功能没有受到影响。

2. 影像学检查

X线片对下腰痛的诊断意义不大，通常只能够显示患者脊柱年龄相关改变。对于青少年和青年人，X线片上通常不会显示椎间隙变窄，但是对于30岁以上人群，通常会出现椎间隙变窄和棘突间隙变窄。对于症状不典型的患者，比如夜间痛、休息时疼痛或者明确创伤病史，这类患者需要拍摄腰椎正侧位X线片或者全脊柱正侧位X线片。腰椎平片有助于排除肿瘤、感染、骨折和腰椎滑脱。

CT和MRI检查通常也不一定能有阳性发现，与X线片相比，但CT和MRI检查能够提供横断面的信息，同时MRI能够提供软组织受累情况。因此，CT和MRI能够更好的排除脊柱退变性疾病，脊柱肿瘤等疾病。

3. 诊断标准

（1）病史：有明确的外伤史。

（2）疼痛：多为持续性疼痛。

（3）压痛：局部压痛最明显之处，多为损伤的部位。

（4）功能活动：腰部功能活动受限。

（5）肌痉挛：腰背部肌肉痉挛。

三、治疗方法

腰部扭挫伤采用综合非手术治疗方法，以手法治疗为主，症状重者可配合封闭及药物治疗。

1. 手法治疗

（1）按揉法：患者俯卧位，尽量使肢体放松。医者用两手拇指指腹或掌根先自大杼穴开始由上而下按揉。再点按环跳、承扶、委中、承山、昆仑等穴，以膀胱经腧穴为主，目的在于舒通经脉。

（2）调理腰肌：患者俯卧位，滚推两侧腰肌，着重于痉挛一侧。由周围逐步向痛点推理，再在痛点上方，将竖脊肌向外下方推理直至髂骨后上棘，反复操作 3 ~ 4 次。

（3）捏拿腰肌：医者以两手拇指和其余四指对合用力，捏拿腰肌。捏拿方向与肌腹垂直，从腰 1 起至骶部臀肌。重点是两侧竖脊肌和压痛点处，反复 2 ~ 5 分钟。

（4）按腰扳腿：患者俯卧位，医者一手按住患者腰部，另一手前臂及肘部托住患者一侧小腿上段，并手反扣大腿下段。双手配合，下按腰部及托提大腿相对用力，有节奏地使下肢起落数次，随后摇晃、拔伸，有时可闻及响声。两侧均做。

（5）揉摸舒筋：医者以掌根或小鱼际着力，在患者腰骶部行揉摸手法。以患侧及痛点处为主，边揉摸边滑动，使局部感到微热为宜。

2. 针灸

一般以痛为俞，可采用针灸方法配组合穴位治疗，可选取肾俞、志室、大肠俞、阳关、委中穴或耳穴腰骶区，有腿痛者则配以环跳、秩边、承山等穴，钉刺手法用平补平泻或泻法。

3. 封闭

用醋酸泼尼松龙 25mg 或康宁克通 A20mg 配入 2% 利多卡因 3 ~ 5mL，做痛点封闭注射。

4. 药物治疗

急性期宜活血祛瘀，行气止痛，外敷消瘀止痛类膏药，内服消肿止痛丹，后期肿痛消减，宜舒筋活络，强壮筋骨，内服正骨伸筋胶囊。

四、疗效判断标准与康复指导

1. 疗效判断标准

治愈标准：腰部疼痛消失，无压能，伸腰、弯腰、负重功能活动正常。

好转标准：腰部疼痛、压痛等症状减轻，伸腰、弯腰等活动基本恢复正常。

2. 康复指导

腰部扭挫损伤早期不宜强行锻炼，应卧硬板床休息，防止进一步损伤，并有利于组织修复。疼痛缓解后宜做背伸锻炼。后期宜加强腰部的各种功能练习，以防止粘连，并增强肌力。手法治疗或复位后，宜卧硬板床休息 1 ~ 2 周，下地活动时宜腰围固定，待症状减轻后再进行飞燕式、拱桥式等腰背肌功能锻炼。

五、诊断注意事项

对出现腰痛的患者，要注意与脊柱损伤、腰椎间盘突出、泌尿系统结石等疾病进行鉴别，必要时可做 X 线片、CT、超声等影像学检查。

（陈自强　赵云飞　赵检）

第二十二章　上肢骨折与脱位

第一节　肩胛骨骨折

肩胛骨由肌肉包绕，因邻近胸壁，在受到暴力时能得到很好的保护。创伤患者中，肩胛骨骨折只占所有骨折的0.4%～1%。在多发创伤患者中，肩胛骨骨折往往提示有严重的胸部损伤，有时包括胸主动脉的破裂。单独的肩胛骨骨折很少见，常因背面的直接暴力打击肩胛部位所致。在所有的肩胛骨骨折中，有25%伴有同侧锁骨骨折，导致飘浮肩。肩胛盂前下方的骨折由盂肱关节前下方脱位造成，是完全不同的骨折类型。

整个上肢通过肩胛骨由（和）强大的肌肉以及肩锁关节与躯干相连，肩锁关节是唯一的骨性连接。锁骨是划分躯干与肩胛骨的前方边界。

一、病因病理与分类

1. 病因病理

肩胛骨为一扁宽而不规则骨，位于胸廓两侧偏后，在肩关节活动中起重要作用，上附着许多肌肉，只有高能创伤才是肩胛骨骨折的主要原因。暴力创伤所致肩胛骨骨折后，所表现的病理状况与其他骨折相同。

2. 分类

肩胛骨骨折按临床分为5个类型，主要根据解剖部位分类，具体分型可参考表22-1内容所示。

表 22-1　肩胛骨骨折按解剖部位分类

类型	骨折的解剖部位
A 型	肩胛骨体部骨折
B 型	肩胛骨突起部骨折
C 型	肩胛颈骨折
D 型	累及关节面的骨折（盂肱关节）
E 型	肩胛骨和同侧锁骨骨折

二、临床表现与诊断标准

1. 临床表现

肩胛骨骨折的临床症状相当不典型，常常被一些伴随损伤所掩盖。肩胛颈骨折时，走行于肩脚上切迹中的肩胛上神经有损伤的危险。通过肌电图 (EMG) 检查可以确诊有无肩胛上神经损伤。怀疑腋神经损伤时也可用肌电图来协助诊断。

肩关节损伤的摄片检查包括 3 个位置（肩胛骨平面的前后位、侧位和腋位片）。累及肩盂的骨折需要进行 CT 检查，以明确骨折块的大小、数目和关节面移位的程度。应该对锁骨进行常规评估，因为肩胛骨骨折合并锁骨骨折并不少见。

2. 诊断标准

（1）有外伤史。

（2）局部可有挫伤或皮下血肿，肩部活动受限。

（3）注意有无肋骨骨折。

（4）摄肩部 X 线片可确定骨折情况。

三、治疗方法

1. 肩胛骨体部骨折（A 型）

绝大多数的肩胛骨体部骨折可以采用保守治疗，只需制动肩关节直到疼痛消失。尽快开始肩关节钟摆式练习，随后进行主动活动。只有少数骨折块明显移位且影响肩胛骨或盂肱关节活动的病例，才采用手术治疗。

2. 肩胛骨突起部骨折（B 型）

肩胛骨突起部骨折，如果无移位的骨折可以采用保守治疗。移位的肩胛冈骨折有较高的不愈合率，且骨折愈合不良可能造成功能受限，所以移位的肩胛冈骨折需要手术治疗，其手术一般从后方入路到达肩胛冈，在肩胛冈后方放置 2.7mm 的重建钢板来达到稳定的固定。

单独的喙突骨折可以发生在喙锁韧带起点的中央或周围。在更常见的中央型骨折中，喙锁韧带常常是完整的。如果伴有肩锁关节脱位，喙突骨折块会随着锁骨外侧端移位。在这种不稳定的情况下，可以用 3.5 mm 的拉力螺钉来固定喙突骨折，肩锁关节也同时进行固定。周围型骨折中，除非喙肱肌向下牵拉骨折块，使骨折端完全分离，否则可以进行保守治疗。

单独的喙突骨折因为畸形愈合会产生肩峰撞击症，移位的肩峰骨折需要进行复位和固定。可以使用 2.7 mm 拉力螺钉或张力带固定。

3. 肩胛颈骨折（C 型）

肩胛颈骨折时肩盂骨折块通常向内侧移位，从而导致肩袖张力和工作长度的下降，肩关节功能受限。此外，肩盂骨折块会发生旋转移位。由于肱三头肌长头腱的牵拉作用，肩盂关节面通常朝向下方。根据一些作者的报道，这样可能导致盂肱关节的不稳定。另有作者提出，短缩超过 1cm 和旋转超过 40° 应该考虑进行切开复位内固定，通常可经后方入路在肩胛骨外侧缘使用 3.5 mm 的重建钢板进行固定。

4. 累及关节面的骨折（D 型）

前下方的肩盂骨折发生移位时（Bankart 骨折），需要手术治疗来重建其关节面，即使是很小的骨折块也需手术治疗，以避免盂肱关节不稳定的发生。通过三角肌胸大肌切口，在直视下复位骨折块，用 2.7 mm 的拉力蝶钉在关节囊外固定骨折块。由于骨质较差，需要使用长螺钉拧入肩胛颈后方骨皮质以获得良好的把持力。

大多数作者建议对于肩盂的移位骨折（移位大于 2 mm）要进行切开复位内固定治疗，治疗目的是恢复关节面的完整性，避免创伤后关节炎的发生。

肩盂的移位性骨折可根据 CT 影像片上的骨折形态选用上方或后方入路。关节面骨折块用 2.7mm 或者 3.5mm 的拉力螺钉固定。在同时伴有肩胛体部和肩盂粉碎骨折时，只要解剖复位关节盂和重建肩盂、肩胛骨外缘的正常解剖关系就可以了，粉碎的体部骨折不需要处理。

5. 肩胛骨和同侧锁骨骨折（E 型）

肩胛颈骨折和同侧锁骨骨折说明肩关节悬吊复合体（SSSC）至少有两处受损。如果骨折出现移位，即造成飘浮肩，肩盂关节面会旋转向下，不论初始的移位情况如何，为了避免肩脚带严重短缩，以及由于外展乏力、活动度下降造成的肩关节功能受限，均建议行切开复位内固定治疗。但新发表的文章报道，进行保守治疗也可获得相同的良好结果。

如果具有手术指征，通常对锁骨骨折进行切复位内固定治疗就足够了，因为肩胛颈骨折的复位可以通过完整的喙锁韧带和喙肩韧带的牵拉来达到并维持。

6. 手术入路

肩胛骨骨折有 3 种不同的标准手术入路，到底选择哪种入路应根据骨折的形态而定。

（1）三角肌胸大肌入路：如需实施手术内固定治疗，该入路可以用于肩盂前下缘的骨折，因为肱骨头在术中可以向后部分脱位来暴露肩盂边缘。骨折固定后肩关节的稳定性即可得到恢复，不需紧缩缝合关节囊。需仔细地缝合肩胛下肌肌腱，这样可以避免日后肩关节活动受限。

（2）上方入路：这一入路适合肩盂上方的骨折固定，皮肤切口位于锁骨和肩胛冈的正中，尽量向外侧延伸，劈开斜方肌纤维，根据骨折块的位置将冈上肌向后或向前牵开。仔细辨认肩胛上切迹，不要损伤肩胛上神经。为了方便平行于盂肱关节面的螺钉固定，可以部分切除锁骨外侧端后部。

（3）后方入路：这一经典的手术入路是由 Judet 提出的，可以暴露肩胛骨体部、肩脚颈和肩盂的后方。患者置于侧卧位或俯卧位，上臂消毒铺巾后能被动活动不受限。皮肤切口始于肩峰的后角，沿着肩胛冈下缘至肩胛骨内缘，转弯后沿着肩胛骨内缘向下直达肩胛骨下角。在肩胛冈上剥离三角肌，冈下肌可以完全从它的外侧起点处剥离并从肩胛骨的后面提起。但是这种广泛的显露只适用于复杂的肩胛骨骨折。

在大多数的情况下，只需显露肩盂的后缘、肩胛颈以及肩胛骨的外侧缘就足够了。简化的后方八路的皮肤切口起自肩峰后角内侧 2cm（图 22-1、图 22-2），平行于肩胛骨的外侧缘向下。仔细辨别并提起三角肌的下缘。从冈下肌和小圆肌的间隙中进入并显露肩胛骨和后方关节囊。外展上臂可以提起三角肌的下缘，这样可以显露关节囊的上方。仔细操作，避免损伤肩胛上切迹中的肩胛上神经和四边孔中紧贴着小圆肌下缘的腋神经。

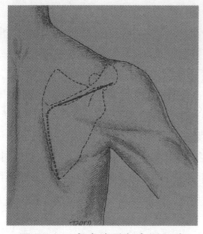

图 22-1　自肩峰后角内侧入路

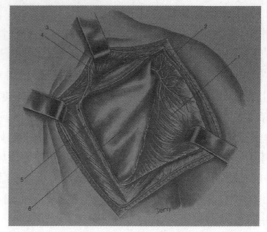

图 22-2　后方入路

7. 术后治疗

术后第一天就开始进行主动活动。如果通过三角肌胸大肌入路治疗肩盂前缘骨折，术后 6 周内只限外旋肩关节至中立位，肩胛骨平面的外展活动限制在 90° 之内。

四、疗效判断标准与康复指导

1. 疗效判断标准

（1）治愈标准：骨折全部愈合，骨折线消失，症状消失或基本消失，功能完全恢复正常或基本正常，无需外固定保护。

（2）好转标准：骨折对位线满意，症状基本消失，功能部分恢复。骨折线基本消失。

2. 康复指导

肩胛骨血运丰富，一般均能愈合。其功能恢复程度与患者原始创伤程度、治疗方法及患者锻炼的情况有关。肩胛体、肩胛冈、喙突、肩峰等处的骨折，一般移位不多，功能恢复一般较为满意，但有移位的肩胛颈及肩胛盂骨折，由于关节发生了改变，畸形愈合后可能遗留肩关节功能障碍，少数患者甚至会形成冻肩，但如果移位不多，如患者能较好地进行功能锻炼，由于肩关节有一定代偿功能，功能亦可满意恢复。

五、诊疗注意事项

1. 注意手术治疗的适应证选择

肩胛骨骨折，学者大多数主张运用非手术方法治疗，肩胛骨血运丰富，骨折愈合较快。只有在下列情况下才主张手术治疗。

（1）在冠状面和横截面超过 40° 成角或移位超过 1cm 不稳定的肩胛盂，肩胛颈骨折。

（2）不稳定的肩胛颈骨折受到同侧移位的锁骨骨折的影响时。

（3）肩峰和喙突的骨折移位超过 5 ~ 8mm。

（4）关节内骨折或喙突骨折产生不稳定者。

2. 非手术治疗的适应证及方法

非手术治疗适用于绝大部分 A 型和 B 型肩胛骨骨折及移位不大的 C 型肩胛颈骨折。

（1）三角巾悬吊：肩胛体部、肩胛冈部骨折无移位，用三角巾悬吊成功能位 2 ~ 3 周。

（2）手法复位：肩胛体部骨折有明显移位时可根据不同移位将上臂外展或内收，配合牵引上臂使骨折复位。肩峰基底骨折向下有移位时，将患肢屈肘 90°向上推顶肘关节，以使肩峰复位。

（3）外固定：肩胛体部骨折复位后，用外展支架或牵引维持上臂在适当位置 3 ~ 4 周。肩峰骨折复位后，以胶布条自骨折处内端至肘关节环绕固定 3 ~ 4 周，同时以三角巾兜住伤肢。

（4）牵引治疗：肩胛颈移位明显或严重粉碎性骨折；肩胛盂粉碎性骨折，可采用外展位牵引治疗，重量 2.5 ~ 5kg。前者持续 3 ~ 4 周，换三角巾保护；后者时间为 6 ~ 8 周，牵引中随疼痛减轻而逐渐开始上肢及肩关节活动。

（5）练功：复位固定后即练习握拳及肘部活动，中后期练习肩关节活动。

（6）中药：骨折早期宜活血化瘀，行气止痛为法，以桃红四物汤加味，肿甚者加五皮饮，痛甚者加乳香、没药、玄胡；年老体虚者宜补肝肾、强筋骨、通经络，以独活寄生汤加味；脾虚者宜健脾益气为法，以参苓白术散加味。

第二节　锁骨骨折

锁骨骨折（fracture of clavicle）是临床比较常见的骨折，特别是暴力直接撞击锁骨或上肢支撑落地都很容易导致锁骨骨折。锁骨是上肢与躯干的连接或支撑装置，呈 S 型，近端与胸骨柄形成胸锁关节，远端与肩峰形成肩锁关节。外侧有喙锁韧带固定锁骨。外伤致锁骨骨折常好发于青年人。

锁骨是上肢与躯干的连接和支持装置，桥架于胸骨与肩峰之间，位置表浅，故其骨折较为常见，锁骨呈"～"形，内侧段前凸，有胸锁乳突肌和胸大肌附着，与胸骨柄形成胸锁关节，外侧段后突，有三角肌和斜方肌附着，并有喙锁韧带固定，与肩峰形成肩锁关节（图22-3），其骨折多发生于中外 1/3 处，尤以幼儿多见。

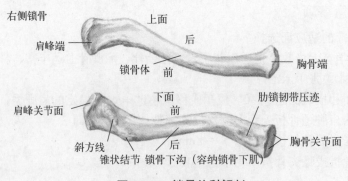

图 22-3　锁骨外科解剖

一、病因病理与分型

1.病因病理

多因肩部外侧或手掌先着地跌倒，外力经肩锁关节传到锁骨而发生骨折，以短斜形骨折为多。直接暴力多引起横断或粉碎骨折，相对少见。骨折移位严重时，可合并臂丛神经和锁骨下动、静脉损伤。根据暴力作用的大小、方向等，骨折可发生在锁骨外端，可合并肩锁关节脱位，更多发生在中段，此时外段常因肩部的重力作用，使骨折远段向下移位近端由于胸锁乳突肌牵拉向上移位，移位多者，应怀疑喙锁韧带损伤，儿童锁骨骨折多为青枝骨折，成人多为斜形、粉碎性骨折。发生开放性锁骨骨折的机会较少。

2.分型

根据损伤机制及预后的不同，可分为三种类型：

Ⅰ型：骨折无移位，喙锁韧带完整。

Ⅱ型：骨折有移位，喙锁韧带损伤，远折端向下移位，并随上肢与肩胛骨的活动而活动，因此容易发生延迟愈合或不愈合。

Ⅲ型：锁骨外端关节面的骨折，易漏诊，常导致创伤关节炎。

Allman 把锁骨骨折分成 3 个部分，Ⅰ组表示锁骨中 1/3 骨折，Ⅱ组表示锁骨外侧 1/3 骨折，Ⅲ组表示锁骨内侧 1/3 骨折。每一组又分 3 个亚组 "a" 代表骨折无移位，"b" 代表骨折有移位，"c" 代表粉碎骨折（见表 22-2）。

表 22-2　锁骨骨折的 Robinson 分类

```
    Ⅰ型－近端骨折
    A－未移位
        A1－关节外
        A2－关节内
    B－移位
        B1－关节外
        B2－关节内

    Ⅱ型－中段骨折
    A－皮质连接
        A1－未移位
        A2－成角
    B－移位
        B1－简单或单一蝶形骨折
        B2－粉碎性或节段性骨折

    Ⅲ型－远端骨折
    A－未移位
        A1－关节外
        A2－关节内
    B－移位
        B1－关节外
        B2－关节内
```

二、临床表现与诊断标准

1. 临床表现

锁骨位置表浅，伤后局部肌肉痉挛、肿胀、疼痛、瘀斑，肩关节活动时使疼痛加重，常以健手托着患侧肘部，头向患侧倾斜，下颌编向健侧以使胸锁乳突肌松弛。可触及移位的骨折端。有局限性压痛及骨擦感。

2. 诊断标准

（1）有明显外伤史，多为间接暴力引起。常见的受伤机制是侧方摔倒，肩部着地，力传导致锁骨，发生斜形骨折或横行骨折也可因手或肘部着发，暴力经肩部围导致锁骨，发生斜形或横行骨折。

（2）骨折处出现肿胀，瘀斑，肩关节活动使疼痛加重，常用健手托住肘部，减少肩部活动引起的骨折端移动所致的疼痛，头部向患侧偏斜，可扪及骨折端，有局限性压痛，骨擦感。

（3）摄 X 线片示锁骨骨折。

三、治疗方法

1. 非手术治疗

锁骨骨折即便错位愈合，仍不影响功能，治疗以闭合复位外固定早期活动患肢为主，但在有些情况下也主张手术治疗。

锁骨骨折的非手术治疗是常用的选择方案，主要有以下几种固定方法。

（1）三角巾悬吊患肢

1）适应证：无移位的中 1/3 骨折患者，以及 Ⅰ 型及 Ⅲ 型的外 1/3 骨折和内端骨折患者。

2）方法：三角巾悬吊患肢于胸前，3～6 周后可开始肩关节功能活动。

（2）手法复位"8"字绷带固定

1）适应证：锁骨的中 1/3 骨折。

2）方法：①复位：取患者坐位，挺胸抬头，双手叉腰，术者以膝部顶着背部正中，双手握其两肩外侧，向背徐徐牵引，使之挺胸，即可复位。②固定：可采用锁骨固定带"8"字形绷带及双圈固定患者于挺胸位，注意两侧腋下放置棉垫，卧位时使后背正中垫一压垫，维持其对位，固定时间 4～6 周。固定期间去枕平卧，肩胛中区垫高，并须注意有无血管、神经受压现象并及时调整。

（3）手法复位胶布固定

1）适应证：Ⅱ型锁骨外端骨折。

2）方法：先行手法复位后，在锁骨外端与肘下方各放置一块保护垫，用胶布条固定控制使锁骨外端向下，上臂向上固定 3～4 周，2 个月内避免提重物或剧烈运动。

2. 手术治疗

锁骨骨折的手术治疗在临床上比较少见，需要手术治疗的伤者其适应证选择较严格，一般有以下情况者可考虑手术治疗复位。

适应证：适于不稳定型骨折，多发骨折，多段骨折，开放骨折及合并锁骨下血管，神经损伤患者，或复位后再移位，患者难以忍受绷带固定痛苦者，以及陈旧性骨折不愈合者，锁骨外端骨折，合并喙锁韧带断裂者。

（1）克氏针髓内固定

方法：采用臂丛神经阻滞麻醉，常规消毒铺巾，以骨折处为中心切开皮肤 4 ~ 5cm，逐层分离至骨折处，清除骨折端淤血后，选取粗细适当（比骨髓腔稍粗）之克氏针自外侧骨折端髓腔以手摇钻逆行钻出，并穿破肩部皮肤，使骨折复位，再将克氏针旋入内侧段髓腔 3 ~ 4cm，将露于皮外的克氏针尾部折弯、剪断，埋于皮下。

（2）开放复位钢板内固定

方法：同上。将骨折对位后，选取合适长度钢板，一般选用的钢板应可以预弯以适应锁骨形状，钢板为 4 孔或 5 孔，将其固定。手术后一般主张 3 周内悬吊患肢 2 ~ 3 周。

（3）记忆合金环抱式接骨板内固定

方法：取仰卧位，患肩垫高，头偏向健侧，臂丛阻滞麻醉，以骨折为中心，取锁骨表现与其平行皮肤切口，显露骨折处，清除淤血后进行复位，选取内径小于骨干直径 10% ~ 20% 的接骨板，置于 0 ~ 5℃灭菌冰盐水中浸泡 2 ~ 3 分钟以撑开钳逐渐均匀地撑开四对环抱臂，使环抱臂的开口距离略大于骨干直径，将接骨板迅速安放在已整复的骨折端，待其硬化固定，如硬化固定不牢，可以用冷盐水冰敷，将其取出，重新选取另一接骨板固定。

（4）锁骨外端骨折张力带钢丝固定

方法：在锁骨外端作长度 5cm 的切口，依次剥离直至锁骨外端骨膜，暴露出突出肩锁骨关节上部。如锁骨外端骨折侵犯肩锁关节，需将骨折点妥善复位，并用张力带钢丝结合用克氏针作内固定。先用克氏针固定小骨片，将针尾弯曲成钩状，以供张力带钢丝挂住，然后在锁骨外端骨折处的内侧钻一小骨孔，用不锈钢丝交叉扎紧。最后在肩关节极度外展情况下缝合喙锁韧带锥状韧带；再在肩极度内收情况下缝合喙锁韧带的斜方韧带。

（5）胸锁关节脱位的治疗：锁骨胸骨端的骺板最晚闭合，所以胸锁关节脱位也可能是骨骺损伤，属于 Salter-Harris Ⅰ 型或 Ⅱ型损伤。从普通 X 线片上诊断胸锁关节脱位是非常困难的，仔细地体格检查发现压痛和胸锁关节不对称是至关重要的。只有 CT 检查可以提供胸锁关节脱位程度的详细信息，也可显示合并的损伤。胸锁关节可以向前脱位或者向后脱位，向后脱位可能产生呼吸系统问题。后脱位可以通过闭合复位或使用点状持骨钳经皮复位。在复位后，胸锁关节通常是稳定的，也不需要额外的固定。相反，前脱位复位较容易，但是复位后通常不稳定。因为持续性的脱位不会产生任何功能损害，因此手术治疗只适用于有美观要求的患者。如果有手术指征的话，可使用可吸收缝线或游离肌腱移植（如掌长肌腱），运用改良的张力带技术来固定锁骨的胸骨端和胸骨，加固缝合的关节囊。用克氏针固定是非常危险的，因为即使是克氏针的尾部进行折弯处理后，发生游移的风险仍然很高。大多数文献报道，由于术后瘢痕而导致的美观问题发生率很高，高达 50% 的患者仍会再次脱位。

四、疗效判断标准与康复指导

1.疗效判断标准

（1）治愈标准：骨折全部愈合，骨折愈合，骨折线完全消失，症状消失，功能完全恢复正常，无需外固定保护。

（2）好转标准：骨折端对位线满意，骨折线基本消失，症状基本消失，功能部分恢复。骨折症状基本消失。

2. 康复指导

骨折复位固定后即可做手指、腕、肘关节的屈伸活动和用力握拳等，2 周后鼓励患者作肩关节后伸扩胸运动，幅度由小及大，以促骨折愈合；4 周以后如骨折处疼痛减轻，应加强肩关节的外展和旋转活动，对于外段骨折患者尤为重要，以降低其创伤性肩关节炎症状的严重性。

五、诊疗注意事项

1. 治疗方案的选择

锁骨骨折选择哪种治疗方案，应当根据患者的骨折情况而定。无移位的稳定型骨折非手术治疗。对于多发损伤患者合并锁骨骨折者，及双侧锁骨骨折患者，应结合其具体情况，手术有利于早期活动。

近年来，使用重建钢板和半环抱式钢板内固定的治疗方法逐渐得到推广，有人采用镍钛记忆合金环抱式接骨板治疗锁骨中段粉碎性骨折，取得满意疗效。

2. 注意防治并发发症

一般来说，锁骨骨折均能较好的愈合，预后良好，但也常出现以下并发症。

（1）畸形愈合：常见于非手术治疗的患者，但如果是儿童，其塑形能力较强，常可自行塑形矫正，成人虽不能自行矫正，一般不影响功能。

（2）延迟愈合或不愈合

延迟愈合或不愈合比较少见，究其原因：①骨折间有软组织嵌入；②外固定或内固定不牢固，影响骨折愈合；③少数采用钢板固定患者，骨膜剥离较多影响骨折愈合。

（3）肩锁关节或胸锁关节创伤性关节炎：常见于锁骨外端或内端骨折，合并喙锁或胸锁韧带损伤的患者。

对于上述情况，畸形愈合常不影响功能，可不予处理；发生延迟愈合的患者可加强外固定，确定软组织嵌入骨折断端或不愈合者，宜手术治疗，延迟愈合患者应找明其原因，术后患者二次手术时当谨慎进行。

第三节　肱骨干骨折

肱骨干近端起自外科颈，远端到达肱骨髁。近端为圆柱体，中间段为圆锥体，远端 1/3 则渐变为前后扁平形。肱骨头位于髓腔近端且与其位于一条直线上。肱骨髁与髓腔远端不在一条直线上，而是有 45° 前倾。肱骨远端背侧面为三角形，由两侧的内外髁上嵴和下方的鹰嘴窝构成。

肌肉可以分为伸肌和屈肌两个肌群。如果骨折位于肩袖与胸大肌之间，肱骨头外展外旋；如果骨折位于胸大肌与三角肌止点之间，骨折近端内收，远端外侧移位；如果骨折位于三角肌止点的远端，骨折近端外展；如果骨折位于肱桡肌和伸肌起点的近侧，骨折远端外旋。

肱动静脉、正中神经和尺神经行走于前侧肌筋膜间隔内，近端位于喙肱肌内侧，远端位于肱肌内侧。

腋神经和旋肱后动脉起自后方，在肩峰下方 5 ～ 6cm 处绕过外科颈。桡神经穿过肱三头肌，在肱骨干自干中段的后方行走于桡神经沟内。

一、病因病理与分类

1.病因病理

肱骨干骨折约占全身骨折的 1%，多为典型的直接暴力所致，但在一些旋转暴力较大的运动中也可发生，如棒球或摔跤。肱骨近端骨折可以造成腋神经损伤。股骨中下 1/3 段骨折容易造成桡神经损伤。在极少数情况下肱骨干骨折可以造成血管损伤。在检查时需要注意整个上肢的肿胀、淤血情况，是否存在畸形，以及是否存在开放伤口等。而且要仔细检查整个上肢的血运、神经的变化。复位前检查桡神经情况至关重要。

肱骨干骨折易发于骨干的中部，其次为下部，上部最少。中下 1/3 骨折易合并桡神经损伤，下 1/3 骨折易发生不连接。肱骨干为一长管状骨，中段以上呈圆形，较粗，以下逐渐变细，至下 1/3 逐渐变成扁三角状，并稍向前倾。营养动脉在肱骨中段穿入，向远近两端分布，所以中段以下发生骨折，常因营养而影响骨折愈合。肱动脉、肱静脉、正中神经及尺神经均在上臂内侧，沿肱二头肌内缘下行。桡神经自腋部发出后，在三角肌粗隆部自肱骨后侧沿桡神经骺，紧贴肱骨干，由内后向外前绕行向下，故当肱骨中下 1/3 交界处骨折时，易合并桡神经损伤。

上臂有内侧和外侧两个肌间隔，前有肱二头肌、肱肌及喙肱肌，后有肱三头肌和桡神经。肱骨干有许多肌肉附着，三角肌止于肱骨干外侧的三角肌粗隆，胸大肌止于肱骨大结节嵴，背阔肌止于肱骨小结节嵴以及肱骨前后的肱二头肌、肱三头肌、喙肱肌及肱肌等。以上各肌肉部位、附着点的不同，牵拉作用力不一，所以在不同平面的骨折,骨折的类型及暴力的方向,可引起各种骨折移位。

（1）直接暴力：如打击伤、挤压伤或火器伤，多发生于中 1/3 处，多为横行骨折、粉碎骨折或开放性骨折，有时可发生多段骨折。

（2）传导暴力：如跌倒时手或肘着地，地面反击暴力向上传导，与跌倒时体重下压暴力相交于肱骨于某部位发生斜形骨折或螺旋形骨折，多见于肱骨中下 1/3 处。

（3）旋转暴力：如投掷手榴弹、标枪或翻腕赛扭转前臂时，多可引起肱骨中下 1/3 交界骨折，所引起的肱骨骨折多为典型螺旋形骨折。

肱骨干骨折后，由于骨折部位肌肉附着点不同，暴力作用方向及上肢体位的关系，骨折可有不同的移位情况。如骨折于三角肌止点以下者近侧骨折端因受三角肌和喙肱肌的牵拉作用而向外向前移位；远侧骨折端受到肱二头肌和肱三头肌的牵拉作用，而发生向上重叠移位。

2.分类

肱骨干骨折的分类方法较多，临床上按骨折部位可将其分为上 1/3 骨折、中 1/3 骨折、下 1/3 骨折。AO/ASIR 的分类方法也较常见，它根据骨折的粉碎程度将其分为 A 型: 简单骨折；B 型：具有蝶形骨片；C：粉碎骨折。

二、临床表现与诊断标准

1. 临床表现

局部疼痛、肿胀明显，压痛剧烈和伤肢肢体有环形压痛，有上臂成角畸形，触摸有异常活动和骨擦音。如骨折合并桡神经损伤，可出现典型垂腕和垂拇指及伸掌指关节功能丧失。

2. 诊断标准

（1）上臂肿胀、疼痛、上肢活动受限。

（2）有挤压痛、反常活动，骨擦音和肘部冲击痛。

（3）正侧位 X 片，可明确骨折部位，类型及移位程度。

（4）肱骨干骨折的分型 AO/ASIF 对肱骨干骨折的分类是基于骨折的粉碎程度：A 型属于简单骨折；B 型有蝶形骨块；C 型呈粉碎状，进一步将每一类型再依骨折形态分成不同的亚型。

（5）并发症的诊断：①桡神经损伤，肱骨干中下 1/3 骨折易合并桡神经损伤，可致伸腕肌及伸指肌瘫痪，临床表现为"垂腕"；②肱桡肌瘫痪影响屈肘力，旋后肌瘫痪可导致前臂旋后功能减弱，但肱三头肌无损害。神经肌电图可为诊断提供有力证据。

三、治疗方法

1. 非手术疗法

肱骨干骨折有很多方法治疗，包括管形石膏，夹板功能支具固定等非手术疗法，取得了满意疗效。许多闭合性肱骨干骨折可以采用非手术治疗，一些非手术治疗的方法被认为非常有效。固定应注意肱骨干骨折的以下特点。

（1）上臂肌肉不如下肢强壮，骨折后，两骨折端很少有重叠倾向，相反在治疗中发生两断端分离而引起连接迟缓者却常见。因此，牵引疗法及悬垂石膏疗法除斜形或螺旋骨折外均不宜采用。

（2）上臂肌肉不如大腿丰富，骨折复位后，外固定时不必固定断端下一个关节，肱骨干骨折只需用局部夹板固定。

（3）肱骨干的血供较为丰富，骨痂形成较多，即使固定不十分完善，大多数肱骨干骨折仍能在 6 ～ 8 周迅速连接。

（4）肱骨干骨折断端牵引过度发生或骨干中、下 1/3 段骨折，其远端固定不牢者，可连接迟缓甚至不连接。

2. 手术治疗

（1）手术指征：肱骨干骨折手术治疗的绝对和相对手术指征见表 22-3，治疗时需考虑患者年龄、骨折类型、伴发损伤和合并症，以及患者对手术的耐受能力。几乎所有肱骨骨折都可以使用钢板固定，特别是伴有关节面粉碎骨折的肱骨远端和近端骨折。

表 22-3　肱骨干骨折的手术指征

绝对指征	相对指征
开放骨折	节段骨折
飘浮肩或飘浮肘	保守治疗无法维护复位
血管损伤	横行骨折
双侧肱骨骨折（多发伤）	肥胖
继发性桡神经损伤	病理性骨折
	骨折不愈合
	神经系统功能障碍，帕金森病
	臂丛神经损伤
	原发性桡神经损伤

　　医生使用钢板可以复位并固定关节周围的骨折。尽管钢板内固定手术技术要求较高，要求医生有一定的经验，但其手术效果好且可以预知。使用钢板进行固定，肩、肘关节僵硬发生率较低。此外，钢板仍是肱骨骨折畸形矫正及治疗骨折不愈合的最好方法。

　　肱骨骨折治疗的另一种选择是髓内钉。最近设计的髓内钉直径更小，具有弹性更好、多重锁定及可以加压的优点。可以顺行或逆行插入，有扩髓和非扩髓两种选择。肱骨髓内钉仅适用于治疗肱骨外科颈至骨干与远端干骺端移行部之间的骨折。髓内钉还可以用于病理性骨折以及节段粉碎性骨折的治疗。通过娴熟的技术，髓内钉可获得良好的骨折对线和稳定性，以保证良好的术后功能及预后。

　　外固定架极少用于肱骨骨折的治疗，主要应用于一些大面积软组织损伤、大段骨缺损、广泛污染或感染的病例。

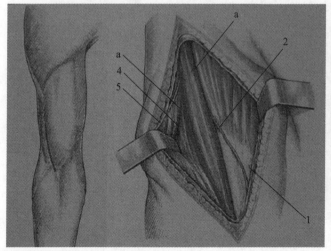
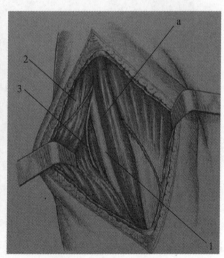

1. 肱二头肌肌腱　2. 前臂外围皮神经　3. 肱肌　4. 肱桡肱
5. 前臂后侧皮神经　a. 切口

1. 桡神经　2. 牵开的肱桡肌
3. 桡侧腕长伸肌肌支　a. 切口

图 22-4 前外侧入路

（2）手术入路：肱骨干骨折使用钢板固定可以采用前外侧入路、内侧入路和后侧入路；使用髓内钉固定可以采用近端经三角肌入路和远端经三头肌入路。

1）前外侧入路：肱骨干近段骨折使用钢板固定可以采用前外侧入路。此入路可以延长用于肱骨干中 1/3 骨折。患者采用仰卧位，最好是使用可透 X 线的手术床。远端骨折使用此入路时需在直视下分出桡神经（图 22-4）。

2）内侧入路：此入路不常使用。当上臂前方与外侧软组织条件较差或有血管损伤时，可以选用此入路。还可以用于肥胖和骨折不愈合患者。尺神经向后牵拉保护，正中神经和血管向前牵拉保护。

3）后侧入路（Henry）：此入路最常用于肱骨干远端骨折，一旦桡神经被显露清楚后，此入路就可很容易地向近端延长来处理近端骨折。患者可以取俯卧位或侧卧位。俯卧位时，患侧上臂置于可透 X 线手术台上，而患侧前臂悬于床边。侧卧位时，患者需要用垫枕或真空包支撑躯体。

采用逆行髓内钉进行固定时，在肱骨远段背侧部分，自鹰嘴尖起向上做一长约 8 cm 的切口。肱骨髁上区域的背侧皮支神经可通过劈开肱三头肌入路显露（图 22-5）。

（3）复位技术与器械：使用钢板时复位需无创操作，尽可能少地破坏软组织。通过仔细牵引维持长度，对于斜行或螺旋骨折，可以使用点式复位钳维持。横断骨折可使用钢板维持复位。钢板应置于骨膜外，以保护骨膜血供。还可以采用微创技术，但是术者必须要有良好的解剖知识且熟知神经血管结构，避免损伤，如桡神经。闭合髓内钉固定时，部分插入的

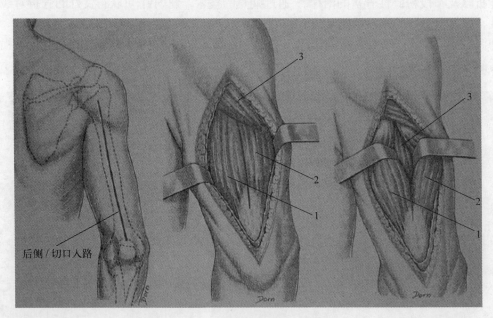

后侧 / 切口入路

1.肱三头肌长头	1.牵开的肱三头肌长头
2.肱三头肌外侧头	2.牵开的肱三头肌外侧头
3.三角肌	3.肱三头肌内侧头

图 22-5　肱骨后侧入路

髓内钉可以帮助进行复位。将它作为一种复位工具，把住另一端即可完成复位。其他的复位方法也可以帮助完成。

（4）内植物的选择：内植物需根据患者的特定情况进行个体化选择。创伤较大的患者需使用宽 4.5mm 的 LC-DCP，而创伤较小者可以使用窄 4.5mm 的 LC-DCP 或 LCP。对于所有病例，为了使力臂最长，需要选择 8 孔或更多孔的钢板。这些钢板可以很好地紧贴肱骨的后面、前面和外侧面。重要的是螺钉应多方向固定，而不是平行顺序固定，可避免在旋转暴力下发生疲劳骨折。锁定钢板 (LCP) 可以用于骨质条件较差的患者。由于旋转外力的存在，锁定螺钉必须是双皮质固定。

实心肱骨髓内钉 (UHN) 有许多不同的直径和长度。在插入髓内钉之前必须确定其直径和长度，术中可以使用透射线的尺子测量长度和直径。

（5）手术技巧：为了获得充分的钢板固定，在骨折两端螺钉各需穿过 6 ~ 8 层皮质（通常 3 ~ 4 个孔）。在任何可能的情况下，手术的目的都是骨折块间加压固定，可以使用拉力螺钉（最好与钢板一起使用），通过加压孔轴向加压固定，也可以使用张紧器进行固定。无论是钢板还是螺钉固定都不建议剥离骨膜。直视下检查桡神经，确保其不被压在钢板下面。术中还可以使用神经刺激装置来帮助找到桡神经。

顺行髓内钉固定时，患者采用仰卧位或半坐位，躯干前倾 30°。通过前外侧经三角肌入路进行暴露。该入路起自肩峰的前外侧缘。显露肩袖并顺着纤维走行切开，从牵开的冈上肌肌腱纤维之间可见肱骨头关节软骨。理想的进针点位于大结节内侧的结节间沟，与骨髓腔在同一直线上。将髓内钉插入肩袖在大结节的止点处进入髓腔，应注意避免造成肩袖损伤。有两种不同类型的髓内钉。为了骨折块间加压和增加旋转稳定性，对横断骨折和短斜行骨折可以使用特殊的加压装置。该装置必须在一开始时就与插入手柄和髓内钉相连。如果不需要额外加压，只需将插入手柄与髓内钉相连即可。骨折复位后，小心地旋转髓内钉而不要使用手锤，髓内钉即可手动越过骨折线。插入时不需要很大的外力，整个过程都可以在影像增强器透视下进行。如果髓内钉在插入过程中有明显阻力，有 3 种选择：扩大入口、使用手动的扩髓钻扩大髓腔、更换直径较小的髓内钉。近端与远端锁定有许多组合。有学者建议近端和远端各锁 2 枚螺钉。无论顺行还是逆行髓内钉，最靠近进针点的锁钉都需要通过瞄准装置进行锁定，而最靠近针尾的锁钉则可以徒手进行锁定。

逆行髓内钉：针尾需要插入肱骨头。逆行髓内钉进行内固定时，患者采用俯卧位。进针点位于鹰嘴窝近端，需仔细暴露，并依次使用 3.2mm 与 4.5mm 的钻头进行开孔，然后用逐渐加粗的扩髓钻进行扩髓，避免发生髁上骨折。髓内钉插入应该轻柔并保证最后针尾少许插入肱骨头。

采用单边或半针外固定架也可充分固定骨折端。由于血管和神经的走行并不一致，因此建议有限切开置入外固定针，即经小切口行钝性分离至骨面后置入外固定针。

四、疗效判断标准与康复治疗

1. 疗效判断标准

治愈标准：临床症状基本消失，功能完全或基本恢复正常。

2. 康复指导

肱肌干骨折后，须进行功能锻炼，早期可作掌腕关节活动，骨折初步稳定后，上臂肌肉收缩练习，同时注意肩，肘关节活动，防止关节僵直。

五、诊疗注意事项

1. 肱骨干骨折

最常见的并发症是骨折延迟愈合或不愈合。其原因，除与骨折本身的严重性、患者体质差等因素有关外，往往与骨折复位不佳（如过牵分离）、固定不可靠有关。故为防止肱骨干骨折出现延迟愈合或不愈合，复位时切忌过牵或反复复位，如行内固定，必须坚强固定。

使用钢板进行固定时，最重要的原则是注意保护周围软组织。使用逆行髓内钉最严重的并发症是肱骨髁上骨折。因为无弹性的髓内钉需通过一个偏心的进针孔插入髓腔，因此进针点一定要足够大才能顺利插入所选的髓内钉。此外，髓内钉一定要徒手插入，而不能使用手锤打入。

另一种严重的并发症桡神经麻痹。如果患者一开始就是闭合伤伴桡神经损伤，那么仅仅可能是神经的麻痹，而且并不一定需要早期探查。超过 95% 的神经损伤会自愈，患者可以进行随访和电生理检查。继发性桡神经麻痹（进行性丧失功能）或伴发开放性损伤的患者则需要探查桡神经。

顺行髓内钉固定时，为了避免腋神经损伤，建议局部小切口，钝性分离至骨丽，钻孔时要使用钻头套袖保护，锁定螺钉不能穿过对侧皮质 2 mm 以上。逆行髓内钉固定时，需注意保护周围软组织，以降低关节后方关节周围骨化的风险。

2. 并发桡神经损伤的新鲜肱骨干骨折

对新鲜肱骨干骨折，并发桡神经损伤的肱骨干骨折一般不可匆忙手术，因为一部分桡神经损伤常为挫伤或过度牵拉所致，往往在 1 ~ 3 个月可望恢复；桡神经断裂并不多见，即使断裂，晚期缝合的疗效同样满意。因此可用小夹板将骨折固定，加外展支架，定期复查骨折愈合和神经恢复情况，然后决定进一步治疗方案，但怀疑桡神经被夹在骨折断端之间，应作神经探查和切开复位内固定术，这种情况多见于肱骨中下 1/3 交界处的螺旋骨折或长斜骨折，对此类骨折，骨折部向外成角，手法复位时应警惕桡神经被卡在断端之间，引起继发损伤，主张作神经探查和切开复位。

肱骨干横断骨折或短斜骨折可用加压钢板固定，长斜骨折可用螺丝针横贯，对于肱骨干骨折很少使用传统髓内针固定，因为骨折断端沿着髓内钉分离的现象较其他骨折为多，肱骨髓内针可从近端或远端钉入，由近端顺行钉入者，易造成肩袖损伤，甚至形成肩凝（冻肩）。

第四节　肱骨近端骨折

一、病因病理与分类

肱骨近端骨折是指肱骨外科髁颈以上部位的骨折，占全身骨折的 4% ~ 5%，75% 发生于老年骨质疏松的患者，25% 发生于暴力损伤后的年轻人。旋肱前动脉是肱骨头的主要供血动脉，其进入骨内的分支成为弓形动脉，为整个肱骨头供血。旋肱后动脉只供应关节面下的一小部分，通过肩补贴附着点进入肱骨头的血管同样重要。

二、分型

Neer 的分类是现在骨科医生最广泛使用的肱骨骨折分类标准。这种分类是根据骨折块的数量和它们彼此之间的移位进行的。在这种分类体系中，移位的定义是 45 度成角或者骨折块间超过 1cm 的移位。如果移位没有达到标准，无论骨折线的数量，骨折都将被视为无移位。

二部分骨折意味着只有一个骨折块移位，最普通的类型是肱骨外科颈骨折。其次是肱骨大结节骨折。二部分骨折很少涉及小结节或者肱骨解剖颈。三部分骨折包括从大结节（更普遍）或者小结节产生的肱骨干和肱骨头的移位。畸形的类型取决于附着在骨折块上的肌肉牵拉作用，正如前面描述的。

四部分骨折使肱骨关节部和结节及肱骨干分离。典型的情况是肱骨脱位离开关节盂，并且没有软组织附着。在 Neer 经典分类之后，将提到所谓的外翻压缩型的四部分骨折。这是一种重要的变异体，因为它预后比经典的四部分骨折要好。这种骨折，尽管超过 45 度的肱骨头成角移位和大小结节的移位，通过完整的肱骨内侧软组织袖套，依然能保证关节部的血液供应。因此，骨坏死率要小于典型的四部分骨折。

三、临床表现与诊断标准

1. 临床表现

患者伤后肩部外侧疼痛，活动上臂疼痛加重；局部肿胀、压痛，上臂外展受限。

2. 诊断标准

（1）局部有明显外伤口，伤后肩部疼痛，肿胀畸形，瘀斑，上肢活动障碍。

（2）局部明显压痛和纵向叩击痛；摄 X 线片显示骨折存在移位，肱骨大结节与肩峰的间隙增宽，肱骨头旋转，远折端肱骨外侧骨皮质插入近端髓腔，也可能远折端向内，上移位呈重叠移位，合并向内，向前的侧方移位和成角畸形。

四、治疗方法

1. 手术治疗

手术指征及非手术指征：手术指征取决于全身和局部损伤的情况，骨折的类型和稳定性，骨质的情况（骨质疏松的程度），以及患者的年龄和全身情况。

稳定性和移位程度常常是相互依赖的。在很多情况下骨折块由于肌肉、肌腱（包括肩袖）和骨膜的作用而聚拢在一起。对于这些骨折的治疗，尤其是老年患者，选择非手术治疗，肩关节功能的优良率可达到 88%。

然而，非手术治疗对于一些骨折而言会导致不良的后果。约 20% 的患者有进行切开复位内固定手术治疗的指征。这一组患者主要包括年轻患者，或活动度较大的老年患者，合并下列至少一种骨折情况：①结节移位超过 5mm；②骨干骨折块移位超过 20mm；③ 肱骨头骨折成角大于 45°。

在决定是否进行手术时，患者的功能期望是一个非常重要的考虑因素，年轻患者希望重新达到受伤前的功能水平，活动量较大的老年患者希望能继续进行伤前的体育运动，其他患者则希望能恢复正常的 日常生活。

2. 手术治疗方法

（1）总体策略：期望获得最好的效果，则骨折块都应解剖复位并维持复位到骨折愈合。治疗方法包括非手术治疗、闭合复位内固定或微创手术内固定、切开复位内同定手术及假体置换术。总体而言， 尽可能选用创伤最小的手术方式。

合适的治疗方法应依据骨折类型、骨质、造成畸形的力量、手术医生的技术（经验和偏好）、患者的依从性和期望值而定。

3 个部分骨折块（结节、骨干和关节面）受到 3 种不同致畸力量的作用。 内固定必须对抗这些致畸作用力 。 结节受到肌肉的牵拉，骨干受到弯曲和扭转的作用力，关节骨折块受到压缩作用力。现在有许多复位和固定技术可以提供足够的稳定性，并能允许早期康复训练。

锁定钢板可以提供角度稳定性，能提供软组织缝合孔，使得骨科医生对使用螺钉、钢板固定肱骨近端骨折产生了新的兴趣。 如果切开复位内固定不能达到充分稳定的固定，则选择关节置换。

（2）手术入路

1）三角肌胸大肌入路：切口始于喙突，向肱骨的三角肌粗隆部方向延伸。 在近端找到头静脉后向外侧牵开，暴露三角肌胸大肌界面。 在联合腱外侧切开锁胸筋膜，保留近端的喙肩韧带，从胸大肌止点上缘向远端切开 1 ～ 2 cm 找到骨折块，清除血肿。 在胸大肌深方可找到肱二头肌长头腱，这是辨认大、小结节及其附着的肩袖组织的重要参考标志。通过外展肩关节，暴露三角肌下间隙可以进行骨折近端的操作。 骨折向远端延伸要使用长钢板时，需要分离三角肌远端止点的前 1/2。 在近端骨折块的后方要小心放置拉钩，勿要损伤腋神经。 在保护骨折块血供的前提下复位骨折。 如果使用钢板，钢板要置于结节间沟的外侧，防止损伤旋肱前动脉的升支（图 22-6）。

2）经三角肌外侧入路：这一入路用于单独的大、小结节骨折或肩袖损伤。 切口起自肩峰前外侧角的远端，向下不超过 5 cm(用"安全缝线"标记，以免损伤腋神经)，

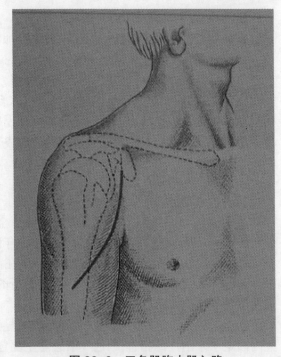

图 22-6 三角肌胸大肌入路

沿三角肌前束和中束间分离到达三角肌下滑囊。近端需要延长切口时可以在锁骨外侧端和肩峰部锐性分离三角肌的前部和斜方肌的最前缘。在关闭切口时需要将其缝合到原先的止点处。内旋和外旋上臂可以探查大、小结节或肩袖，以及复位和固定。

3. 手术器械和内植物

接骨术是为了使肱骨干和肱骨头、大小结节之间达到解剖愈合，从而允许早期活动和康复训练。肱骨近端骨折有多种内植物和内固定方法可供选择。术前对于每个骨折块及其移位作用力的仔细分析可以帮助医生制订详细的内固定计划。下列的内固定器材被证明是有效的：克氏针，空心螺钉，可吸收的高强度编织线，以及 1 mm 钢丝。在骨质疏松患者中，骨折块的嵌插将减小缺血坏死的机会，限制内植物的突出，避免螺钉把持不良。使用较粗的可吸收缝线或不可吸收缝线经骨隧道缝合、张力带或不常使用的螺钉将提供相对的稳定，这些都能让患者进行早期的康复训练。

（1）钢板和螺钉固定：由于暴露广泛，可能造成内固定穿出关节面与肩峰撞击，因此不推荐使用 4.5 mm 的内植物，例如 T 型钢板，使用 3.5 mm 和 2.7 mm 的内植物可以获得较好的效果。例如改良的可固定小骨折块的三叶草钢板，可以获得良好的把持力。由于锁定钢板技术的发展，钢板固定在治疗肱骨近端骨折方面又开始流行起来。锁定钢板的设计通过使用汇聚和分散固定的锁定螺钉来增加骨质疏松性骨的把持力和抗拔出力。在肱骨外科颈粉碎性骨折中可以用作桥接固定，肩袖可以通过钢板上的缝合孔作固定。

也可使用肱骨近端角钢板刀刃沿着克氏针的方向插入，螺钉可以拧入肱骨头或内侧骨皮质。由于可以同时使用张力装置进行加压操作，这种钢板在骨折延迟愈合和不愈合的患者中特别有用，有时也用于新鲜骨折的加压操作或用作桥接钢板。由于生物力学机制，常可使用张力带钢丝固定大、小结节的骨折及附着于其上的肩袖。

（2）髓内钉固定：髓内钉固定的主要指征是外科颈和干骺端的多节段粉碎骨折，而大、小结节和肱头完整。第二个重要的指征是已经或将要发生的病理性骨折。

顺行或逆行髓内钉（单根和多根）已被证实为十分成功的手术技术，顺行髓内钉的主要并发症是肩关节疼痛和肩袖损伤。

（3）内固定的补充：自体骨移植用于治疗萎缩性骨折不愈合或通过充填解除嵌捕后骨折遗留的空腔来获得进一步的稳定性。如果螺钉拧入后稳定性欠佳，可以在钉孔中或骨折间隙中注入骨水泥或人工骨以增强固定效果。

4. 假体置换

在复杂的累及关节面的骨折中，或在严重骨质疏松患者中，预期内固定把持力不够，手术医生应该准备进行假体置换术。

对于那些主要关节面骨块没有或仅有很少软组织附着的老年患者，也建议使用假体置换术。在这些情况下，一期行半肩置换的效果比二期行半肩置换的效果更好。成功因素与手术时机、技术和假体位置相关。

半肩置换术预后不佳的因素：

（1）手术延迟超过 13 天。

（2）结节问题：复位丢失，骨块吸收和愈合不良。

（3）假体位置不良。

假体位置不良的评判。

（1）高度：肱骨头至大结节的距离，变长（装填过度）：大于 10-14mm；变短：大结节在假休下方小于 10 mm ，或在假体上方小于 5mm。

（2）偏距：肱骨头至大结节外侧皮质的距离：小于 23 mm。

（3）倾角：后倾小于 10°，或后倾大于 40°。

对于某些严重的肱骨近端骨折，肩关节破坏严重，已不适应内固定手术，可考虑行肩关节置换术。

在决定不做切开复位内固定后，必须确定肱骨大、小结节的位置，并要用粗的缝线固定。找到关节面骨折块，其骨松质留作植骨用。骨干近端关节面下的内侧皮质（骨矩）要保留，复位，并临时固定在邻近的骨干上，作为长度的参照物。在髓腔内置入假体试模来评估长度和后倾角度。可用以下的方法估计长度：内侧皮质的完整性、肱二头肌长头、肩袖和三角肌的张力、肱骨大、小结节的解剖复位（大结节的顶端在肱骨头假体最高点下 5 ~ 10 mm）。特别值得注意的是，冠状面上假体要与肱骨髁平面保持 30° ~ 40° 的后倾。

5. 术后治疗

在肱骨近端骨折后，不管是采取手术治疗（内固定或关节置换）还是采取非手术治疗，其目的是要最大限度地恢复患者的肩关节功能，必须进行适当的康复训练。内植物结构必须足够稳定，以允许患者术中或术后马上可以开始康复训练所需的被动活动。对于非手术治疗和手术治疗患者而言，康复训练计划是一样的，必须在术后 10 ~ 14 天开始进行。

五、疗效判断标准与康复指导

1. 疗效判断标准

（1）治愈标准：骨折完全愈合，骨折线完全消失，骨折愈合，症状消失，功能完全恢复正常，无需外固定保护。

（2）好转标准：骨折端对位线满意，骨折线基本消失，症状基本消失，功能部分恢复。

2. 康复指导

非手术治疗的患者，只要骨骺分离处达到临床愈合条件，就可开始进行主动的功能活动。手术治疗的患者，若骨折获得确实的内固定，通常在术后第 2 周或 3 周允许做钟摆式活动，第 3 ~ 4 周可以做轻柔的被动前屈和内、外旋活动。第 4 ~ 6 周允许做一些主动或对阻力的功能获得。

骨折后的恢复是一个缓慢的过程，只要进行有规律的和持续的伸展和增强肌力的锻炼，在数月内关节活动范围和肌力将不断增强，关节运动范围也会接近正常。

六、诊疗注意事项

1. 注意骨折合并神经血管损伤的治疗

肱骨近端骨折为肱骨大结节，小结节移行为肱骨干的交界部位，是松质骨和密质骨的交接处，位于解剖颈下 2 ~ 3cm，有臂丛神经、腋血管在内侧经过，诊疗过程中要特别注意骨折合并神经血管损伤的诊断与治疗。

肩关节外伤和切开或经皮手术时，腋神经是最常受到损伤的周围神经。在切开复位时，牵开器或拉钩非常容易损伤腋神经。在骨折脱位时，邻近的臂丛神经也存在损伤的风险，要特别引起注意。

2. 僵硬

肩关节损伤后，僵硬是最常见的并发症。只有少数患者可恢复到正常的活动度，大多数患者存在外展和外旋活动受限，就像"冻肩"一样。这些问题可以通过早期的物理治疗来尽量避免，对一些患者可以在全麻下对僵硬的关节进行手法松解，但必须牢记这样做可能会导致内植物松动或骨折。关节镜下松解甚至切开手法松解在某些情况下也可以考虑，尤其是年轻患者。

3. 内植物的位置

可能会发生内植物位置不良和骨折块移位或内植物移位，尤其是骨质疏松的患者。我们常常对肌肉的活动和长力臂外力作用估计不足。螺钉的长度和位置以及固定的稳定性必须在缝合伤口前通过术中透视来检查确认。如果发现固定不牢靠，应该使用大一号的螺钉或在螺钉周围使用骨水泥，或考虑进行关节置换。

4. 畸形愈合和不愈合

如果以上所说的问题都注意到的话，愈合不良和不愈合很少会发生。如果患者有明显疼痛和功能丧失等不良症状，且骨质和软组织条件较好，还是建议切开复位和进行内固定，这样对患者有利。在特殊的肱骨近端骨折不愈合的患者中，用张力带（钢丝或钢板）进行肱骨大、小结节和（或）外科颈的切开复位内固定，把它们固定到骨干上去，效果较好。

5. 缺血性坏死

肱骨头缺血性坏死相对来说还是时常发生的，总体发生率约35%（报道范围6%～75%）。最重要的预后因素包括：①背内侧受累干骺端的长度；②内侧骨膜"合页"的完整性；③骨折类型。

尽管缺血性坏死发生率很高，但77%患者常没有症状，仍然表现出良好的功能结果。而在有关一期关节置换的文献中，该比例为80%。

缺血性坏死的功能结果明显受到骨折愈合不良的影响，骨折愈合不良伴有缺血性坏死的患者功能更差。缺血性坏死的患者进行关节置换，如果伴有愈合不良或不愈合，效果也会很差。如果能够获得稳定的解剖重建，切开复位内固定治疗是最合适的选择。缺血性坏死最佳的治疗方法是通过保留血供的技术来预防。肱骨头缺血性坏死出现疼痛，需要手术治疗，如果无愈合不良，关节置换会缓解一定的疼痛。筛选适合行一期关节置换的患者是非常困难的，因为可以指导手术医生的科学证据还不多。内植物和技术的进一步发展需要在前瞻性随机试验中进行评估，从而为治疗方案提供合理的科学依据。

6. 感染

在置入克氏针时，克氏针通常埋于皮下。当肿胀消退后，克氏针会产生刺激症状和感染，不论是否刺破皮肤。如果克氏针在术后突出于皮肤外，感染可能通过针道扩散。

如果手术治疗后出现深部感染，必须积极治疗。冲洗和清创感染的软组织和骨组织。

通过细菌培养寻找病原体，用敏感的抗生素治疗。如果骨折固定仍然稳定，骨折还有机会愈合，感染可能消失。在少数患者中，整个肱骨头骨折块将发生感染和坏死。这时应该取出感染坏死的肱骨头，并置入用抗生素骨水泥制成的内置物，为感染控制后进行假体置换提供可能。

第五节　前臂骨干骨折（尺桡骨双骨折）

前臂骨干骨折可分为尺桡骨双骨干骨折、桡骨干骨折、尺骨干骨折、孟特吉亚(Monteggia)骨折和盖莱职齐（Galeazzi）骨折。本节重点论述尺桡骨双骨骨折。

一、尺骨、桡骨的解剖学特点

尺骨和桡骨都为长管状骨，有一体和两个端。桡骨上端为桡骨头、桡骨颈和桡骨粗隆。桡骨体呈三棱柱形，下端宽而上端窄，桡骨干正面观时，有约成 9.3°突向桡侧的弧度（图22-7）。与尺骨相对缘称骨间缘。桡骨体掌面的上中 1/3 交界处可见滋养孔。体的上 2/3 被一肌鞘包绕，解剖比较复杂，当分离肌肉时，容易损伤骨间后神经。桡骨下端宽厚，近似四边形，有尺骨切迹、茎突及腕关节面。因桡骨下端突然变宽，松质骨较多，形成薄弱点，是桡骨下端骨折的易发部位。尺骨与桡骨相反，尺骨上端粗大，包括鹰嘴、冠突、滑车切迹及尺骨粗隆。尺骨体上部呈三棱柱形，下部为圆柱形，尺骨体掌面中部稍偏上方有 1～3 个滋养孔。尺骨体的外侧缘为骨间缘，与桡骨的骨间缘相对，前臂的骨间膜附着于此相对的两缘。尺骨下端较窄，包括尺骨头和尺骨茎突。尺骨有一个全长能摸及的皮下缘，因此手术达到尺骨比较简单，不会损伤其他结构。从侧面看，尺桡骨均有 6.4°的弧度突向背侧（图22-8）缘，前后与关节滑膜连贯。三角软骨横膈于桡腕关节与下尺桡关节之间而将此两滑膜腔完全分隔。三角软骨在下尺桡关节的稳定中起着重要作用。上、下尺桡关节的联合活动，构成了前臂所独有的旋转功能。

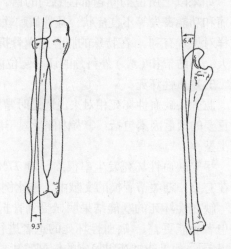

图 22-7　前臂正面观　图 22-8　前臂侧面观

二、病因病理与分型

1. 病因病理

（1）直接暴力：多见于打击或机器伤。骨折为横形或粉碎性，骨折线在同一平面。

（2）间接暴力：跌倒手掌触地，暴力向上传达桡骨中或上 1/3 骨折，残余暴力通过骨间膜转移到尺骨，造成尺骨骨折。所以，骨折线位置低。桡骨为横形或锯齿状，尺骨为短斜型，骨折移位。

（3）扭转暴力：受外力同时，前臂又受扭转外力造成骨折。跌倒时身体同一侧倾斜，前臂过度旋前或旋后，发生双骨螺旋形骨折。多数由尺骨内上斜向桡骨外下，骨折线方向一致，尺骨干骨折在上，桡骨骨折在下。

2.分型

（1）根据骨折后的稳定或不稳定分型，尺桡骨双骨折分为稳定型与不稳定型骨折，前者指青枝、裂缝骨折以及横断型骨折；不稳定型则为斜形、螺旋形以及粉碎性或多段骨折。

（2）根据骨折部位分型：①上 1/3 骨折，骨折线在旋后肌止点水平，桡骨近端因旋后肌牵拉而产生旋转畸形；②中 1/3 骨折，骨折线处于旋前圆肌水平，桡骨近段由于旋前圆肌及旋后肌相互牵拉而处于中间位，远折端则受旋前方肌的作用而发生旋转移位；③下 1/3 骨折，骨折线位于旋前方肌的上缘水平，桡骨远端则因旋前方肌的牵拉发生旋转畸形。

在上述这三种分型中，尺骨骨折的移位主要受到成角应力的影响而发生成角畸形。

（3）根据瑞士骨折内固定学会分型：①简单骨折：即较稳定的横行骨折；②楔形骨折：为骨折端有呈楔形骨折块的粉碎骨折；③复杂骨折：为较严重的粉碎骨折或多段骨折。

（4）根据软组织损伤程度分型：分为闭合与开放性骨折。

三、临床表现与诊断标准

1.临床表现

前臂受到外伤后出现前臂的肿胀、疼痛，其功能活动严重障碍，局部压痛明显，被动活动前臂时则疼痛明显加剧；若骨折有明显的移位时，外观上可出现短缩、扭转或成角的畸形。如检查肢体，可触及到骨折端的异常活动或骨擦音，部分严重移位者可触摸到骨折端。严重的创伤所导致的前臂开放骨折时，可能出现复杂的软组织损伤，甚或殃及神经血管，此时可能会出现神经受损和出血过多而出现相应的全身症状，出现休克。

2.诊断标准

（1）患者多有直接或间接暴力引起的外伤史。

（2）具有局部肿胀，疼痛，可见缩短，成角，侧方移位或旋转畸形；明显压痛，纵轴叩痛，前臂异常活动，骨擦音及旋转功能丧失。

（3）X 线摄片可明确骨折和移位情况；所摄 X 线片必须包括腕关节及肘关节，并需摄正侧两个位置的 X 线片。X 线片包括腕及肘关节，既可避免遗漏上下尺桡关节的合并损伤，又可判断桡骨近折段的旋转位置，以利整复。

（4）临床检查中容易遗漏对上下尺桡关节的检查和对手部血运、神经功能的检查。

四、治疗方法

1.闭合手法整复复位

（1）闭合手法整复加外固定

1）适应证：①所有闭合的非多段、复杂的粉碎性前臂双骨折；如有开放创口，其创口不超过 3cm，通过清创缝合后不影响放置压垫者。

2）整复方法：在带电视 X 线机直视下进行，对于发生在上 1/3 的骨折，宜先整复尺骨，后整复桡骨；下 1/3 的骨折，则先整复桡骨，再整复尺骨；中 1/3 骨折，视具体情况先整复稳定性较好的骨干。施手法时应尽量彻底纠正成角和旋转畸形，矫正重叠和侧方移位，其侧方移位的矫正应使对位达 2/3 以上。整复时先施局部麻醉或臂丛麻醉，取坐位或卧位，置肩外展屈肘 90°位，上 1/3 骨折者置稍旋后位，余置中立位，一助手握肘上，一助手握手部作对抗牵引以纠正重叠和成角畸形；在维持牵引下，术者两手拇指及示指、中指、环指紧扣骨折断端部之掌侧、背侧施夹挤分骨法以挤开紧靠的两骨断端，使骨间膜张力得以恢复。如断端重叠不能完全纠正，则可采用折顶手法以纠正残余的重叠畸形，若有残余侧向移位时，在夹挤分骨的同时，还应施以端挤、提按手法，对于斜行或螺旋形骨折，则应施以回旋手法迫使骨折断面紧密接触。儿童青枝骨折出现成角畸形时，可置前臂旋后位于桌面上，突起部在掌面时，对准突起部用力挤压以迫使成角矫正，如在背侧时，则以突起部作支点，术者在掌面按压两端，以杠杆原理迫使成角矫正复位。对于小儿尺桡骨下 1/5 段骨折（多为同平面横断），复位时不必牵引，术者一手拇指捏住桡骨骨折近端背侧，余 4 指在掌侧；另一手拇指捏住桡骨骨折远端背侧，余 4 指在掌侧，双手同时捏紧两断端并向掌侧折顶，加大成角（术者两拇指相对），骨折即可对位，此时两手复平并对向挤压，再向背侧略行反折，纠正残余移位，骨折端即可达到解剖对位，尺骨骨折亦因骨间膜和肌肉等牵拉，在桡骨复位的同时，按上述手法的带动而达解剖对位。

3）固定：复位后前臂置中立位固定。对不稳定者用前臂四合一夹板加分骨垫固定：即在维持复位效果时，前臂先敷活血消肿药膏或不敷药，缠绕绷带后将 2 根分骨垫分别置于掌面、背面的两断端骨间，并根据骨折侧向移位的情况放置压垫后再放置掌、背及尺、桡侧夹板，其夹板上达肘部鹰嘴，下至腕关节尺侧板要达第 5 掌指关节，以 4 条束带缚紧后再以三角巾悬吊于胸前。而对较稳定的骨折，也可采用石膏托等作固定器材。

（2）经皮穿针内固定

1）适应证：①不稳定的前臂双骨折，如骨折端的长斜形、螺旋形等；②若经手法整复后难以维持对位的稳定型骨折。

2）方法：患者取仰卧位、手臂外展、屈肘 90°位，施行臂丛麻醉后，在 X 线下行牵引手法整复并维持对位，分别常规消毒穿针部，一般宜选用 2 ~ 3mm 骨圆针或三角针，先从尺骨鹰嘴处穿入尺骨髓腔并穿过骨折断端最少达 2cm，再将另一根骨圆针经桡骨茎突处进入桡骨髓腔，亦穿过桡骨断端 2cm，分别将过长的针尾剪掉，再将余下的末端折弯后埋于皮下或露于皮外均可，然后以无菌纱布包扎。

3）固定：术后可用小夹板或石膏作外固定 4 ~ 6 周，2 ~ 3 个月后摄 X 线片确定骨折部骨痂生长牢固后方可拔掉髓内针。而在此疗法中，尺骨的稳定尤为关键，因此选择髓内针时应根据尺骨髓腔大小来使用粗于桡骨髓内针的针具。

（3）外固定器具固定

1）适应证：①前臂双骨折不稳定者；②经手法整复夹板固定不成功者；③前臂双骨折合并有开放性损伤者；④软组织损伤严重，前臂肿胀剧烈，不利于作夹板捆扎固定者。

2）方法：经臂丛麻醉后，如有开放性损伤时可一并清创处理。两助手作对抗牵引以纠正短缩或成角畸形并尽量使两断端对位，在维持对位下，常规消毒皮肤并铺无菌巾，然后于前臂旋转主轴骨尺骨的上端即鹰嘴下 2cm、下端尺骨茎突上 2cm 处自尺侧向桡侧各穿入直径为 1.5mm 克氏针 1 根，其下端克氏针应横穿尺桡两骨，从桡侧皮肤穿出，穿出的两针呈平行状态，再安装复位固定器；拧紧固定器上固定克氏针的螺丝，再根据骨折移位情况分别调节纵形螺杆，通过撑开的牵引作用来达到纠正骨折重叠和成角畸形。对于需要缝合的新鲜创口可固定好复位器具并使骨折对位满意后再做缝合处理。

　　3）固定时间：一般需要固定 8 ～ 12 周方可拆除固定支架，但拆除前应摄 X 线片确定骨折部是否稳定。

　　2. 切开复位骨固定

　　（1）适应证

　　切开复位骨固定手术适应证：①骨折合并有严重的开放性损伤；②多段的粉碎性骨折；③手法复位或其他治疗不满意或失败时；④陈旧性骨折畸形愈合或手法不能处理时；⑤骨折不愈合或伴有神经血管等损伤时。

　　（2）术前计划

　　体位与手术入路：患者取仰卧位，患肢置于手术台上，将手臂上举约 1 分钟后，上止血带。止血带应尽可能放置于上臂近侧，以便必要时向近侧延长切口。 也可以选择当术中出血比较严重时再上止血带。 如果需要植骨，一侧的髂棘需要提前做好准备。 如果只需要少量的植骨，肱骨外侧髁和鹰嘴可作为取骨部位（图 22-9）。

　　几种前臂骨干骨折常用的手术入路。

　　1）尺骨干显露沿皮下尺骨棘做一直切口，钢板放置于尺骨的后外侧（伸肌侧）或前侧（屈肌侧）。

　　2）桡骨干显露：采用前侧 Henry 切口，钢板放置于桡骨前方（屈肌侧）。

　　3）桡骨干中 1/3 显露：常选用后外侧入路，钢板放置于桡骨后侧（伸肌侧）。

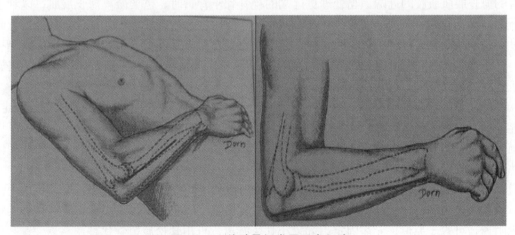

图 22-9　前臂骨折常用手术入路

作为常规，固定尺骨、桡骨双骨折时需分别做手术切口，两切口间的皮肤需保留一定的宽度。

(3) 尺骨的手术入路

标志点：鹰嘴和尺骨茎突，皮肤切口沿尺骨棘走行。通过尺侧腕屈肌和尺侧腕伸肌之间的间隙进入，直到尺骨干，钢板可放置于尺骨后方(张力侧)或前方。若钢板放置于后侧，需要将伸肌从骨面剥离。若将钢板置于前侧，则需牵开尺侧腕屈肌。无论采用哪种方法，在切口的远端都要注意避免损伤尺神经的背侧皮支。它在距腕横纹 5 ~ 8cm 的水平由尺神经前支分出并向背侧走行。

(4) 桡骨的前侧入路 (Henry 切口)：将肘关节伸直，前臂完全旋后宜于支架或手术桌上。标志点近侧的标志点为肱桡肌和远端肱二头肌腱(覆盖桡骨小头)之间的间隙。远端标志点为桡骨茎突。在前臂前侧做一直切口，如需向近侧延长切口，可将切口向近端弧形延长，绕过肘关节。然后向远端切开肱桡肌和桡侧腕屈肌之间的筋膜，向近端切开肱桡肌和旋前圆肌之间的筋膜。前臂外侧皮神经走行于肱桡肌的表面，而桡神经的浅支在肱桡肌的深面走行。将桡神经浅支向桡侧牵拉，桡动脉向尺侧牵拉，两者之间的间隙即为入路。在显露近端深层结构时，必须仔细结扎供应肱桡肌的桡动脉返支。将肱桡肌牵向桡侧，桡动脉和伴行的静脉牵向尺侧。分离深层结构时，应依据需要显露的桡骨节段，从桡骨上分离 5 块肌肉。其由远及近分别为：旋前方肌，拇长屈肌，旋前圆肌，指浅屈肌，旋后肌。如需向近侧显露桡骨颈，需在前臂完全旋后位时将旋后肌由内侧向外侧牵开：千万注意保护桡神经深支。手术过程中，可以通过旋转前臂来改善手术野的显露。旋前位时可以更好地显露桡骨近端，但必须记住旋后位能更好地保护桡神经深支。

(5) 桡骨背外侧入路

标志：肱骨外上髁，桡骨茎突。皮肤切口位于肱骨外上髁和桡骨茎突之间。通过桡侧腕短伸肌和指伸肌之间的间隙进入，显露桡骨干。沿肌间隙分离这两组肌肉，直至位于切口远端的拇长展肌肌腹的近端。当处理更远端的桡骨骨干骨折时，需要游离拇长展肌，以利于钢板经其深面穿过。应注意避免损伤桡神经浅支，该神经位于切口远端内沿肱桡肌走行并穿过拇长展肌。显露桡骨干近端时，应注意保护垂直穿过旋后肌的桡神经深支(骨间背侧神经)，于桡骨头下三横指处触及肌肉内的桡神经深支，确认后(必要时劈开肌纤维)，将旋后肌连同桡神经深支一起从桡骨剥离。

(6) 复位器械与技巧：简单骨折(A 型)和楔形骨折(B 型)最好采用绝对稳定的方法固定，可能的话，采用 1 枚拉力螺钉固定。粉碎性骨折可使用相对稳定的桥接钢板固定，但为了恢复前臂的功能，仍需维持前臂尺桡骨的长度、旋转对位和对线。一般来讲，建议切开复位来达到精确的骨折复位。尽量减少骨膜的剥离(每个主要骨折块断端剥离在 1mm 左右)，必须避免环绕骨干完全剥离骨膜。较大的游离骨块可以通过小拉力螺钉固定于主要骨折块上。可单独置入拉力螺钉，或经钢板置入。在主要骨折块复位固定后，如果小骨折块有良好的软组织附着，可置于原位，无需固定。如果小骨块游离，可用骨松质植骨代替。

简单的横行骨折可以借助 2 把复位钳牵引主要骨折端，恢复对线。在进行骨折块复位的时候须谨慎，不要剥离骨块上的软组织。可以使用点式复位钳并且避免术中过多的徒手复位。必须将 2 个骨折端的齿状骨折线精确对合，以完全纠正旋转移位。通常情况下，当简单横行骨折或短斜行骨折不能用复位钳维持复位时，可将钢板先固定于一侧主要骨折块上（一般是近端骨折块），然后将另外一个骨折块固定于钢板上，达到骨折复位。

如果骨折类型允许，可以先用拉力螺钉将骨折块固定在一起。如果已达到了稳定固定，可以松开复位钳，辅以钢板固定。也可以采用推拉技术复位骨折，先将钢板固定于一个主要骨折块上，在离钢板另一端有一小段距离的部位打入 1 枚螺钉。在钢板和螺钉之间放置撑开器。打开撑开器牵开骨折端，逐渐复位骨折。推拉技术对于粉碎性骨折(C 型)的复位非常有用。对于这些骨折，预先使用单边外固定架牵开骨折端，也有助于骨折复位。

（7）内植物的选择　多年的临床经验证实，3.5mm 钢板最适合前臂尺桡骨骨折固定。一般来说，我们推荐使用 LC-DCP 或 LCP(锁定加压钢板)。尽管关于 LCP 用于前臂骨折的临床数据较少，但是临床效果与传统钢板 (例如 LC-DCP) 相当。

只要有可能，应于骨折块间置入拉力螺钉，可以单独置入或经钢板置入。一般情况下，可使用 3.5mm 的骨皮质螺钉作为拉力螺钉，但对于骨折块较小或细小的骨块，可能需要 2.7mm 甚至 2.0mm 的螺钉。

LCP 可作为传统加压钢板或保护钢板，用于固定前臂骨折。如果使用锁定螺钉，需事先计划好置入螺钉的顺序并置入螺钉。一旦置入锁定螺钉后，就不能再使用传统螺钉。根据内固定架原理，LCP 中单纯置入锁定螺钉，将作为桥接钢板使用。然而，这个技术不能用于简单骨折的固定。此技术容许微创插入钢板，特别适合用于复杂骨折区域不需暴露时的桥接固定。带锁髓内钉控制骨折端旋转的能力仍然被人质疑。弹性髓内钉治疗儿童前臂骨干骨折效果较好，但由于不能可靠地控制骨折端的旋转，因此是否适用于治疗成人骨折仍存在争议。

（8）手术治疗：如果为尺骨、桡骨双骨折，应该先复位相对简单的骨折。简单的骨折复位容易，并且可为另一个骨折提供正确长度和旋转对位的参考。先用钢板暂时固定骨折，霄折两端各置入 1 ~ 2 枚螺钉，然后显露和复位另一骨折。如果后者复位困难，可拆除或松开固定前一骨折的钢板，帮助复位。当固定双骨折后，需检查前臂的旋转功能。

在用钢板固定前臂简单骨折时，常需要对钢板进行塑形，以防止骨折端在钢板对侧出现间隙。可以在钢板的一侧或两侧偏心钻孔以轴向加压骨折端。对于斜行骨折，利用钢板进行轴向加压必须在置入拉力螺钉之前进行。如果用 LCP 钢板固定简单骨折，可先单独置入 1 枚拉力螺钉对骨折块进行加压固定，然后将 LCP 作为单纯内固定架使用，以保护拉力螺钉对骨折块的固定。

通过影像增强器确认复位情况和内植物位置。需获得前臂全长的正侧位影像，确认骨折是否精确对位、对线，以及近、远端尺桡关节是否正确复位。微型影像增强器所获得的图像不能达到上述目的。

切口的关闭：不缝合筋膜。极少有必要让皮肤敞开，除非出现严重的肿胀。如果出现上述情况，可于 48 小时后行二期闭合伤口、负压封闭或植皮。

既往在前臂骨折治疗中植骨的需要可能被高估了。通过有限切开显露骨折，并尽量避免游离骨折块等，植骨的作用变得越来越小。小的骨折块往往参与了骨痂的形成。假如仍需要植骨，例如复杂的 C 型骨折，则需将移植骨块置于远离骨间膜的区域。

（9）术后处理：稳定固定骨折后主要是功能锻炼，早期主动活动手指、腕关节、肘关节和肩关节，以减少复合性局部疼痛综合征的发生。术后第1周可以使用前方夹板或掌托来减少疼痛，对于依从性较差的患者可以持续更长的时间。应避免使用管型石膏固定。于术后第6周和第12周进行X线摄片。一般术后6～8周开始持重。

五、疗效判断标准与康复指导

1. 疗效判断标准

（1）治愈标准：疼痛、肿胀、反常活动等症状消失，伤口愈合良好，骨固定已取出，骨折对位对线良好，骨折已愈合，前臂旋转功能完全或基本恢复。

（2）好转标准：疼痛、肿胀、反常活动等症状基本消失，伤口愈合较好，骨固定已取出，骨折对位、对线较好，稳定，前臂功能基本恢复。

2. 康复指导

骨折整复后，即使在固定期间，也要注意加强伤肘的功能锻炼，早期且进行手部的抓握运动，以避免出现手部关节废用性僵硬，而肘、腕关节的活动应主动地进行，范围由小到大，但应避免前臂的旋转运动，特别是经闭合手法整复者更应谨慎，一般应在5周以后方可缓缓进行。功能锻炼是通过运动来促进患部的血液循环，也可促使肿胀消退。在固定中期，应逐步练习肩、肘关节的活动，如做小云手动作。至中后期时，可从小云手到大云手动作，通过加大对全身各大关节活动量来加速骨折的康复和功能的正常恢复。

六、诊疗注意事项

1. 开放性骨折

假如能遵循开放性骨折处理的一般原则，前臂开放性骨折急诊一期内固定效果则与闭合性骨折的治疗效果相当。只有当软组织缺失不能覆盖钢板时，才应当考虑钢板固定以外的技术。当前臂双骨折有一处骨折缺少软组织覆盖时，采用临时的外固定架，而前臂另一骨折立即做内固定术也是一种选择。尺骨可以在其皮下表面经皮拧入固定针，而桡骨则推荐切开拧入固定针，以免损伤神经血管。外固定架的固定针之间，通过单管或碳纤维棒相连，或者用三根管通过管夹钳连接形成一个单边支架，单用外固定架达不到骨折的稳定固定，有相当的骨折不愈合和旋转畸形发生率，因此，我们推荐外固定后应早期更换为钢板内固定，有时需一期行骨松质植骨。如果骨缺损超过5cm，有必要做吻合血管的游离腓骨移植来修复骨缺损。大面积软组织缺损需要用带血管的肌瓣或筋膜瓣修复。

2. 避免漏诊

如果X线片没有包括腕关节和肘关节，前臂的骨折脱位很容易漏诊。所以，受伤部位的X线摄片范围很重要，应避免前臂的某些骨折、脱位的漏诊。

（1）孟氏骨折：对于孟氏骨折，强烈推荐立即行内固定手术，因为延迟固定会影响术后的功能。如果尺骨已正确复位及固定，大多数情况下，桡骨头都能自动复位。临床上，还要检查前臂的旋前和旋后功能。如果桡骨头仍然脱位或半脱位，往往是尺骨复位不良引起的。需要仔细检查和纠正。如果上尺桡关节仍不稳定，则需行手术探查。可以通过外侧再做一手术切口探查桡骨头；或延长原切口，剥离旋后肌和肘肌的尺骨止点进行探查。取出嵌插于关节内的碎骨块，缝合修复环状韧带。术后用可活动的支具将前臂固定于旋后位 3 周，允许进行可控的肘关节功能锻炼。

（2）盖氏骨折：正确复位和固定桡骨骨折后，下尺桡关节一般可自行复位。必须通过查体和术中 X 线片来检查复位情况。同样，如果尺骨头仍有脱位或半脱位，常由于不易察觉的桡骨复位不良所致。需要不断地评估确认反复纠正。如果下尺桡关节可以复位但是不稳定，则需用 1.6mm 的克氏针在前臂轻度旋后位或中立位跨关节固定。这种情况下需要使用支具制动前臂及肘、腕关节，以防止旋转和克氏针断裂。但是，可在有经验的治疗师的监督下进行轻柔的肘关节屈伸活动。只有在骨折固定后下尺桡关节仍不稳定或闭合复位无法维持时，才需要从背侧切口探查腕关节。

（3）Essex-Lopresti 损伤：解剖复位桡骨头、桡骨颈和近端桡骨骨干对于维持前臂的稳定性非常关键。即使是桡骨近端轻微的移位也能导致下尺桡关节的不匹配。通过患侧和健侧腕关节前后位和旋转中立位 X 线片，可以比较尺骨的长度。可用小拉力螺钉（桡骨头）、带锁定的 T 形微型钢板（桡骨颈）或 3.5mm 钢板（桡骨干）进行复位固定。

3. 注意防止交叉愈合

创伤后尺桡骨之间交叉愈合虽然并不常见，但是一旦形成则难以处理。据文献报道，交叉愈合的发生率为 2.6% ～ 6.6%。

可能的危险因素有：尺桡骨骨折发生于同一水平、骨间膜损伤、严重的软组织损伤和粉碎性骨折、骨折延期固定、单一切口同时固定尺桡骨双骨折、骨松质植骨、术后石膏制动、合并颅脑损伤而增加异位骨化倾向。

4. 注意防止骨折不愈合

文献报道的骨折不愈合发生率为 3.7% ～ 10.3%。其中最常见的原因是手术操作失误，往往是因为骨折块间没有进行加压或没有达到足够的稳定性。

锁定钢板有利于对骨质疏松骨骼的固定。然而利用内固定架原理，采用桥接固定对于简单骨折是不合适的，这种骨折需要解剖复位绝对稳定。

5. 注意防止内植物取出后再骨折

再骨折的发生率为 3.5% ～ 25%，尽管有证据表明，使用 3.5mm 的钢板后可显著降低再骨折的发生率。复杂骨折、开放性骨折、骨缺损以及手术操作不当（过分剥离、加压不充分）是发生再骨折的诱因。另一因素为骨折初始移位程度。过早取出内植物（术后 12 个月内）也可增加再骨折的风险。除非患者坚决要求取出内植物，否则不应取出前臂的内植物。

第六节　肱骨远端骨折

肱骨远端骨折占成人全身骨折的 2% ～ 6%，占成人肘部骨折的 30%。此处骨折的发生率在年龄和性别分布曲线上有两个高峰，即年轻男性和老年女性。

一、病因病理与分类

1. 病因病理

肱骨远端由两个骨性柱和肱骨滑车构成一个三角形结构，三角形的中心为尺骨窝。肱骨远端的三角形结构的任何一条边受到破坏时，肱骨远端的稳定性和强度都会被削弱。

在直接暴力或间接暴力的损伤下可发生髁上骨折，髁间骨折、髁骨折、关节内骨折以及内外上髁骨折。

2. 分类

AO/ASIF 分类：

A= 外节外骨折

A1 骨突撕脱

- 1 外上髁；

- 2 非钳闭型骨折，内上髁；

- 3 钳闭型内上髁骨折。

A2 简单干骺端骨折

- 1 骨折线斜向内下；

- 2 骨折线斜下外下；

- 3 横形骨折。

A3 干骺端粉碎骨折

- 1 有一个完整的楔形骨块；

- 2 楔形骨块粉碎；

- 3 复杂骨折。

B= 部分骨折，涉及关节面

B1 外侧矢状骨折

- 1 肱骨小头骨折；

- 2 经滑车简单骨折；

- 3 经滑车粉碎骨折。

B2 内侧矢状骨折

- 1 经滑车内侧壁简单骨折（MILCHI 型）；

- 2 经滑车沟简单骨折；

- 3 经滑车粉碎骨折。

B3 冠状骨折

- 1 肱骨小头骨折；

- 2 滑车骨折；

- 3 肱骨小头＋滑车骨折。

C= 完全骨折涉及关节面

C1 关节部分简单骨折，干骺端粉碎骨折

•1 有一完整楔形骨块；

•2 明显移位；

•3T 形干骺部骨折。

C2 关节部分简单骨折，干骺端粉碎骨折

•1 有一完整楔形骨块；

•2 有一粉碎的楔形骨块；

•3 复杂骨块。

C3 粉碎骨折

•1 伴干骺部简单骨折；

•2 干骺部呈楔形；

•3 干骺部粉碎性骨折。

二、临床表现与诊断标准

1. 临床表现

关节肿胀、功能障碍、疼痛剧烈。在移位骨折可见畸形，丧失肘关节骨性标志等腰三角形，并可触及骨擦音和异常活动。并可能有血管神经损伤。

2. 诊断标准

（1）有明显的外伤史。

（2）关节肿胀、疼痛、功能障碍。

（3）X 线检查、CT 检查，影像显示有骨折或移位。

（4）有移位骨折可见畸形，丧失肘关节骨性标志等腰三角形，并可触及骨擦音和异常活动。

三、治疗方法

1. 非手术治疗

（1）适应证

1）没有移位或可以满意复位的关节外单柱骨折。

2）内外上髁骨折。

3）多发性创伤患者不宜接受手术治疗者。

4）复杂骨折难以手术治疗者，一般应将肘关节弯曲 90°，行石膏或夹板固定。外柱骨折时，前臂应维持在旋后位，而内柱骨折，前臂应维持在旋前位。在粉碎性骨折而不易手术时，可行过头牵引。

（2）非手术治疗的治疗方法

非手术治疗包括石膏固定，牵引等方法。对肘关节的长期制动，可能造成肘关节的僵硬，同时也可能发生骨折的再移位，而关节面的不吻合更可能造成关节不稳定和创伤性关节炎。所以非手术治疗的方法在肱骨远端骨折的治疗中受到一定限制。

2. 手术治疗

(1) 经皮穿针固定术: 对高龄患者、骨折疏松或其他不适合采用切开复位内固定方法治疗的情况下, 不涉及关节面的骨折可考虑采用经皮穿针固定术, 术后应采用适当的外固定。这种方法潜在的缺点是肱骨肘关节制动时间过长, 可能导致肘关节僵硬, 骨折发生移位的可能以及医源性尺神经损伤。

(2) 切开复位内固定术: 单柱骨折: 如没有手术禁忌证, 切开复位内固定 (open reduction with internal fixation, ORIF) 对于有移位的单柱骨折是最好的治疗方法。ORIF 允许术后早期活动, 能够最大程度的恢复肘关节功能, 防止和减少肘关节病发的发生。手术入路和手术方法以及术后处理基本上和下一节描述的双柱骨折的处理相似。在治疗外柱骨折时, 不需要行尺神经前置。一般一块钢板和一枚横针贯穿滑回的螺钉能够提供可靠的固定作用。在分离骨折的情况下, 应使用骨折块间隙加压螺钉固定, 以防止骨折再移位。

(3) 体位与手术入路: 手术体位需根据患者的全身情况、并发伤及骨折类型决定。侧卧位和俯卧位都可以充分显露肘关节的后方。侧卧位时, 手臂放在顶端加垫的直径为 4cm 的支撑架上, 这样可以允许 120° 的屈肘, 患者也可以采用仰卧位, 轻微侧身, 将手臂置于躯干上。仰卧位将手臂置于支撑台上更适用于 B3 型骨折, 尤其是当侧方切口需要延长时。如果发现骨折情况比预想的复杂, 则可以将手臂放在躯干上, 行尺骨鹰嘴截骨术。手术很少需要植骨, 但在复杂骨折, 仍需向患者说明植骨的可能性并准备好供骨的部位。

大多数情况下, 可将消毒止血带置于上臂近端, 只有在手术野出血过多妨碍操作时 (如尺神经分离时) 才需充气止血。如果肱骨过短或骨折线向近端延伸, 可不用止血带。任何情况下, 止血带的使用时间最长不得超过 2 小时。

关节外骨折一般采用劈肱三头肌入路, 即从后正中线纵行劈开肱三头肌并将其从肱骨后方和鹰嘴上拉起。也可以通过肘后内外侧两个小切口将肱三头肌从肱骨后方提起来进行暴露, 即不破坏肱三头肌在鹰嘴上的止点。对于关节面骨折的最佳显露方法目前还有争议。尺骨鹰嘴截骨可以提供极佳的视野, 但截骨、固定和愈合过程中都会有并发症发生。其他手术显露方法还包括翻转肱三头肌显露法和肱三头肌蛇形瓣显露法。尽管一项关于鹰嘴截骨显露和纵劈肱三头肌显露方法的比较性研究表明两种操作都不会明显影响伸肘功能, 但是这些操作可能存在肱三头肌撕裂或者伸肘受限的风险。

由于鹰嘴横行截骨术造成骨折不稳定, 所以尖端向下的楔形截骨术效果较佳。首先用摆锯开口, 逐渐截肯至软骨下骨, 然后用骨刀撬开截骨端。由于骨折块相互交错, 因此便于复位并增加内固定的稳定性 (图 22-10)。

(4) 复位技术和工具: 针对肱骨远端骨折有两种复位和固定方法。传统的方法是先修复关节面, 用螺钉将关节面碎骨块拼凑成一个整体, 然后将拼装好的关节部分与骨干复位固定。另一种方法是先使用多枚克氏针将关节面所有骨折块依次固定到主骨后, 再使用螺钉钢板固定所有骨折块。一般来说先复位骨折类型比较简单的柱。因为 λ 形骨折中有一个柱位置较另一侧高所以对于 λ 形骨折可以考虑这种复位方法将较大的骨折块先固定到骨干上, 此后再将小的骨块依次复位固定。

术中肢体的位置、手法以及使用复位钳可有助于复位。使用平滑克氏针临时固定时需

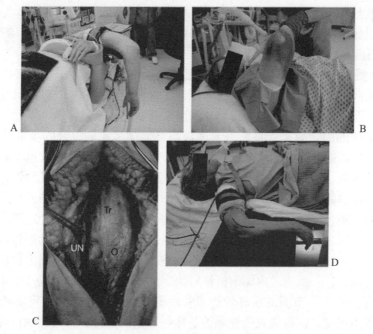

图 22-10 在术中常用的患者体位

A. 后路侧卧位；B：后路仰卧位，患臂横贯于胸前；C：右肘后侧入路术中所见。
O 为鹰嘴突，Tr 为肱三头肌；UN 为尺神经；D：直接外侧入路的仰卧位，需要用
到一块延伸的臂板

要考虑到随后内固定物的放置。非常小的关节面和干骺端骨折块对关节而形状的维持很重要，所以可以使用小的螺纹针或可吸收钉逐一固定。

（5）内植物的选择 依据骨折类型及部位可以有不同的内植物选择：

1）A1 型骨折：因为 A1 型骨折主要损伤为脱位，所以很少需要固定。对于较大的骨折块，3.5mm 或 4.0mm 螺钉固定较克氏针固定可靠。空心钉更易于固定。

2）B 型骨折：对于单纯部分外侧柱或内侧柱骨折可以使用 1 块钢板或螺钉固定。肱骨小头以及肱骨滑车前部的关节面撕脱骨折可以使用诸如无头钉、埋头钉、小的螺纹针以及可吸收钉等固定。

3）A2，A3 及 C 型骨折：双柱骨折或完全关节内骨折需要 2 块钢板固定。3.5mm 重建钢板更易贴附骨面。但是有限接触动力加压钢板 (LC-DCP) 更为坚强。对于相对较弱的 1/3 管型钢板只能作为固定内侧柱的支撑钢板，但它也可与另一块更为坚强的钢板联合使用。平行放置 2 块钢板 (内、外侧直钢板) 作为一种选择有多种优点，尤其适用于位置较低的骨折，或伴有较大关节骨块的骨折。一般认为，2 块钢板垂直放置是一种最强的固定方式，但有生物力学证据更支持平行放置钢板的固定方式。

4）全肘关节置换术：早期报道结果令人满意，手术操作简单，功能恢复迅速，肘关节活动度较内固定方法好，但是人们对全肘关节置换术的热情随着以下情况的出现而减弱：①

严格的活动限制（限制小于 5kg 的负重）；②随时间最终不可避免的假体失效；③潜在的严重并发症，例如深部感染、晚期骨溶解（多次翻修后严重的骨量丢失）。到目前为止对假体周围骨溶解还没有任何有效的治疗方法。

（6）手术处理技巧：肘关节骨折需要绝对稳定的内固定，采用"极微创"的技术，例如单用 1 枚螺钉将无法满足早期活动的需要，常常会导致失败。儿童对肘关节制动的耐受能力相对较强，因此对于儿童患者进行简单的固定通常已经足够。

为达到最佳的固定效果，整个手术过程都要遵循术前制定好的手术计划。力争每一块钢板都要在骨折远近端拧入 2 枚螺钉，最好是 3 枚螺钉。尺骨鹰嘴窝里不能有任何金属内固定物。如果有可能，2 块钢板彼此呈直角放置，形成房梁样结构，以加强固定的效果。首先进行后外侧钢板的固定，在屈肘时发挥张力带作用，并应根据骨骼的外形对其进行塑形以重建尺骨小头的前倾。这可能需要钢板的下端达到关节面水平。对肱骨远端三角形区域的固定应仅作为临时性固定。肱骨滑车骨折块复位稍差就会妨碍整个肱骨远端骨性三角结构的良好复位，所以需要对初始的内固定进行精细的调整。只有在内侧钢板固定满意后才可对外侧钢板进行最终的固定。一枚通过内侧钢板横行固定的长皮质骨螺钉可以产生牢固的加压作用。然而，如果存在中央关节面的粉碎骨折或骨块间隙，这枚拉力螺钉可能造成肱骨滑车变窄或是肱尺关节不匹配。钢板位置的准确性是良好固定的关键。每一枚螺钉应该尽可能地长，以便能够有效固定，每一枚螺钉应尽可能固定较多的关节骨折块。手术过程中不应轻易丢失任何骨折块，因为每一个骨折块即使很小都可能有助于骨折的复位。当其他较大的骨折块固定稳定后，小的骨折块也要有效地固定于原解剖位置。小的关节骨折块可以使用 1.5mm 或 2.0mm 埋头螺钉、无头钉、小的螺纹针固定。对于关节面的缺损极少需要植骨。

直接放置于外侧柱的钢板必须塑形，使钢板远端向前成角贴附骨面以恢复肱骨的正常形态。如果采用直钢板，则其近端将向后成角离开肋骨。试图使这块直的钢板直接与外侧柱近端接触，可能导致肱骨远端的复位丢失。

肱骨远端内侧柱是直的。对于低位骨折，为了增加对远端骨折块的螺钉置入数量，将内侧钢板贴附于内侧髁骨面会有助于维持复位。

当使用 LCP 钢板固定关节内骨折块时，首先应采用传统的螺钉恢复关节面的形态。可以使用克氏针将关节骨折块临时固定于主骨上。LCP 钢板可达到几近解剖形态地贴附于骨面上。内固定物大都存在对软组织的刺激，传统的螺钉可以有助于将钢板尽可能地贴近骨面。在内固定结束前可以用锁定螺钉替换传统的螺钉。LCP 钢板的潜在弊端是螺钉置入的方向是事先决定的。新近设计的解剖型 LCP 钢板 (LCP-DHP) 试图解决这一问题。

如果前方的关节骨折块（肱骨小头和滑车）固定欠佳，则可能是由于肱骨远端外侧柱存在一定的压缩，需要复位。重新复位压缩的外侧柱或肱骨滑车后部一般可以保证前方关节骨折块的复位，之后再进行钢板固定。大多数开放骨折可以在对伤口充分清创后即刻进行内固定治疗。小的穿刺性皮肤伤口不需特殊处理。大的开放伤口不要一期闭合，48 小时后延期关闭伤口较为安全。

固定完成后对肘关节进行无限制的关节活动，包括前臂的旋前和旋后。仔细检查是否存在螺钉或钢针穿出关节面而发生撞击的情况，并检查骨折块之间是否存在活动。尺神经可以置回原处或前置于皮下组织。并在手术记录中仔细地记录对其处理的情况。

四、术后处理

因为肘关节术后恢复伸肘功能相对较困难，所以有部分医生喜欢术后用夹板将肘关节固定于伸直位一段时间。无论夹板固定的位置如何，术后最好即刻开始辅助性主动活动和轻度功能训练。

如果骨折固定并不牢固，可能是由于骨折复杂粉碎、骨量丢失或两者兼而有之，则建议术后制动保护肘关节4周。毕竟处理肘关节僵硬要胜过处理复位的丢失。此外，还有一种选择就是全肘关节置换。

在骨折愈合明显进展之前，即至少要到术后6周才开始抗阻锻炼。可活动或渐进型肘关节支具有助于恢复肘关节的活动度。

五、疗效判断标准与康复指导

1. 疗效判断标准

（1）治愈标准：骨折完全愈合，骨折线已消失，症状消失，功能恢复正常。

（2）好转标准：骨折对位线满意，骨折基本消失，症状基本消失，功能部分恢复。

2. 康复指导

肱骨远端骨折，初步稳定后要进行功能锻炼，早期可做肩、肘、腕关节活动，上臂肌肉收缩练习，防止关节僵硬。

第七节　桡骨远端骨折

桡骨远端骨折是指桡骨远侧端3cm范围以内的骨折，又称辅骨下端骨折、桡骨下端骨折。桡骨远端骨折比较常见，多见于青壮年及老年人。

一、病因病理及分型

1. 病因病理

（1）直接暴力：可引起粉碎或横形骨折

（2）间接暴力：由滑跌时手部着地引起。手掌着地，腕关节处于背伸位，在桡骨远端处形成掌成角应力，引起伸直型骨折。手背着地，腕关节处于屈曲位，形成背成角应力，引起屈曲型骨折。无明显成角应力时，多引起裂纹或嵌插型骨折。

2. 分型

Fermamded根据损伤机制将桡骨远端骨折分为五种类型。

Ⅰ型骨折：是关节外干骺端的折弯骨折，如Colles骨折（背侧成角）或Smith骨折（掌侧成角）。一处皮质骨被折断，其对侧的皮质骨粉碎并嵌插。

Ⅱ型骨折：是关节内骨折，由于剪切应力所致。这些骨折包括掌侧Barton骨折、骨侧Barton骨折及桡骨茎突骨折。

Ⅲ型骨折：是由于压缩性损伤所引起的关节内骨折和干骺端嵌插，包括复杂的关节骨折和桡骨 Pilon 骨折。

Ⅳ型骨折：桡腕关节骨折 - 脱位并有韧带附着处的撕脱骨折。

Ⅴ型骨折：是由于多个力和高速度造成的广泛损伤。

二、临床表现与诊断标准

1. 临床表现

外伤后腕关节上方肿胀疼痛，肿胀严重时，可有皮下瘀斑，桡骨下端压痛明显。

休息时，不敢握拳，做握拳动作时疼痛加重。有移位骨折常有典型畸形。伸直型骨折常有"餐叉样"畸形与"枪刺状"畸形。屈曲型骨折常有"锅铲状"畸形；劈裂状骨折常有"枪刺状"畸形。

2. 诊断标准

（1）Colles 骨折：多有较明显的外伤史，腕部肿胀，腕部功能明显障碍或丧失，桡骨远端压痛明显。手向桡侧偏斜，腕部出现"餐叉样"或"枪刺样"畸形，尺侧直尺试验阳性。摄 X 线片后可明确诊断，老年人 Colles 骨折远断端压缩常较严重。

（2）Smith 骨折：部位与 Colles 骨折相同，但因外伤机制不同，骨折的移位与其相反，骨折远端向掌侧移位，桡骨远端关节面向掌侧倾斜，骨折近端向背侧移位，手外观呈钟状畸形。根据其临床表现及 X 线片不难作出诊断。

骨折均有不同程度的移位以及关节面倾斜角度减少或消失。

三、治疗方法

外敷活血化瘀中药，绷带包扎固定，1 ~ 1.5 周开始患腕功能锻炼。先矫正嵌插、成角移位，再矫正掌背侧及尺桡侧移位。

1. 手法整复位

（1）伸直型骨折

1）牵引：近端助手牵引前臂上 1/3 部，术者握住患手大小鱼际进行对抗牵引。牵引 1 ~ 2 分钟，矫正嵌插、重叠、成角移位。

2）成角反折：术者双手拇指移至骨折远端，示指移至掌侧的骨折近端处，先加大成角，再骤然反折。反折时，拇指压远端向掌侧，fi 示指顶近端向背侧。

3）尺偏：术者牵引小鱼际之手，以虎口部顶住尺骨下端，牵大鱼际之手使腕关节向尺侧极度偏移。

整复时，成角反折、尺偏等手法须一气呵成。

（2）屈曲型骨折

1）牵引：患肘屈曲，前臂施后位。术者与近端助手的牵引部位同伸直型骨折。

2）成角反折：术者双手拇置于远折端的掌侧，示指置于近折端的背侧，先加大成角，再骤然反。反折时，拇指压远折端向背侧，示指顶近折端向掌侧。

3）尺偏：同伸直型骨折手法。

2. 固定方法

（1）范围：超腕关节固定。伸直型骨折，背侧、桡侧夹板超腕关节。屈曲型骨折，掌侧、桡侧夹板超腕关节。

（2）位置：伸直型骨折，腕关节屈曲、尺偏位固定；屈曲型骨折，腕关节背伸、尺偏位固定。

（3）压垫：伸直型骨折，远折端背侧放平垫，远折端掌侧放平垫；屈曲型前折，远折端掌侧放平垫，远折端背侧放平垫。

（4）时间：固定 3 ～ 4 周。

3. 手术治疗

（1）手术治疗的目的：手术治疗的目的是恢复正常解剖关系（桡骨长度和角度、关节面平整性以及下尺桡关节，从而恢复功能。对于简单病例，标准的前后位与侧位 X 线片已能提供术前计划所需的所有信息。 对于关节内和部分关节内骨折病例，通常需要行额外的CT 检查。 CT 检查能确认是否存在关节内骨折块尺背侧、尺掌侧、过伸的掌侧骨块、桡骨茎突和压缩的关节内，骨折块。三柱理论有助于在术前计划时指导如何复位及坚强固定每一关节内骨折块。中柱的稳定对于桡腕关节至关重要。 如果需要直接复位压缩的骨块，可经背侧入路，有限切开，显露桡腕关节中柱关节面。 如果 CT 或牵引位 X 线片提示存在重要的韧带撕裂， 则需术中行关节镜探查或延长背侧关节囊切口，以便于直视下操作。

外固定架极为有用， 既可用于术中临时复位， 也可作为其他固定方法失败时的退路。术中需借助 C 臂 X 线机确认复位情况、内植物的位置以及内固定物与腕关节的动态稳定性。

（2）手术入路

1）背侧入路：沿 Lister 结节做直切口。远端跨过桡腕关节线， 止于第 2 掌腕关节基底部近端 1cm 处。近沿桡骨干延伸 3 ～ 4cm。通过第 3 伸肌间隙底部显露中柱。沿拇长伸（EPL）肌腱切断伸肌支持带，游离、保护该肌腱。 "Y" 形切开支持带远端，以便使拇长伸肌腱的远端可以保持原有的径路， 也可稍后作为软组织瓣较盖钢板。沿骨膜下剥离显露中柱。沿骨膜下剥离第 2 伸肌间室显露桡骨远端的背侧面。上述入路路可用于放置标准背侧钢板。但如要放置两块钢板，需经皮下达第 2 间室后，打开第 1 间室充分显露桡侧柱。桡侧（支撑）钢板可以放置于拇长展肌（APL）和拇短伸肌（EPB）肌脆深面。注意保护皮瓣中的桡神经浅支，手术过程中不需要打开第 2 和第 4 间室。沿桡骨背侧缘横行有限切开部分关节囊，显露及复位关节内骨折块，同时检查近排腕骨，明确有无合并韧带损伤。重建关节面后，用背侧钢板固定中柱。钢板可再塑形，如果掌侧皮质完整，可仅作支撑板使用。关闭切口时，可用支持带的 "Y" 形瓣对部分拇长伸肌肌腱作皮下转位。

1）掌侧入路：桡侧腕屈肌腿做纵行切口。打开桡侧腕屈肌腱鞘，将其向桡侧牵拉以显露桡骨远端的尺侧角（可延长切口行腕管松解）。将桡侧腕屈肌腱向尺侧牵拉，显露桡骨茎突和舟骨窝。注意避免挤压正中神经。

拇长屈肌腱位于桡侧腕屈肌腱深面，将其向尺侧牵拉以显露旋前方肌。在桡侧起点处切断旋前方肌，并向尺侧牵拉显露桡骨远端。如果骨折靠近桡骨最远端，则不必完全切断旋前方肌。不可剥离挠腕关节掌侧的外在韧带以显露关节面，因为这样可导致腕关节的不稳定。掌侧的骨折块很少是单一的，大多为粉碎骨折。必须确认每一骨折块，将其撬拨复位。桡骨远端的掌侧面较为平坦。将平的钢板放置在其表团就可以自动纠正骨折块的旋转移位。

1）术后处理：术后患者必须锻炼肩肘关节和活动手指。经皮穿针固定的关节外和简单关节内骨折使用石膏固定 6 周。支架外固定的患者必须掌握如何进行钉道护理。除非有植骨或骨延迟愈合，否则固定时间均为 6 周。内固定的稳定性须在术中进行评估，在伤口愈合之前腕关节使用夹板固定。术后只要内固定稳定，即可开始活动和物理治疗。

四、疗效判断标准与康复指导

1. 疗效判断标准

（1）骨折复位标准：①桡骨茎突低于尺骨茎突 1～2cm；②桡骨远端背侧须平坦无骨突起，掌侧孤形凹陷恢复；③手不桡偏，尺骨头轮廓正常，患手指活动良好；④ X 线显示桡骨远端关节面向掌面倾斜。

（2）治愈标准：疼痛、肿胀、反常活动等症状消失，伤口愈合良好，内固定已取出，桡骨骨折部位对位对线良好，骨折已愈合、腕关节面平整，关节活动无明显受限。

（3）好转标准：疼痛、肿胀、反常活动等症状消失，伤口愈合良好，桡骨骨折部位对位对线较好，骨折愈合可，腕关节面尚平整，关节活动基本恢复。

2. 康复指导

（1）无移位骨折：外敷活血化瘀中药，绷带包扎固定后，1～1.5 周开始患腕功能锻炼。

（2）移位骨折：骨折复位固定 2～3 周后，可于患手掌、背及手指处行拿法、擦法、理筋手法以消散瘀肿。拆除夹板后可于伤处行分筋、指揉、摇腕、板腕手法，以促进关节功能恢复。进行伸指、握拳功能锻炼。

五、诊疗注意事项

1. 诊疗方面注意事项

桡骨远端骨折患者在接受治疗前，必须防止无移位骨折漏诊，在检查时要提高警惕，必须摄足够范围的 X 线片，以防漏诊。在桡骨远端骨折再移位倾向力小，夹板固定不不必太紧；固定时间不可太长，以免影响腕和手部关节功能的恢复；伤处粘连重关节活动障碍者，可配合推拿、熏洗治疗。

2. 注意预防并发症

（1）正中神经激惹是常见的并发症。总的来说，症状较轻微，且随抬高患肢后逐渐消失。持续的麻痹可能是由骨折部位的神经失用，或者是急性腕管综合征。必要时，可减压和探查上述可能潜在损伤神经的部位。

（2）骨筋膜室综合征总是个令人担心的问题，尤其是在挤压伤后、长时间麻醉和关节镜辅助复位的情况下。如果临床征象可疑，可测量筋膜室压力，但对于更严重的情况，必须急诊切开减压。

（3）腕关节骨折后关节僵硬比较多见，但可能不会限制腕关节功能。在稳定固定的前提下，抬高患肢、积极进行手指活动和腕关节的早期功能锻炼可以减轻僵硬的程度。

（4）骨关节炎在关节损伤后更为常见，尤其是在关节面残留 2mm 或以上台阶的情况下。

骨关节炎表现可为纯粹的放射学征象，与临床症状的轻重没有必然的联系。

（5）畸形愈合也很多见，尤其是在采用保守治疗移位骨折的情况下。老年患者常能很好地耐受程度较轻的畸形，很少造成功能障碍。严重的畸形意味着握力的下降、外观畸形、僵硬、前臂旋转功能受限和疼痛。由于与尺侧相邻，症状通常发生于尺侧。

（6）骨折不愈合非常少见，通常发生于合并尺骨远端骨折的病例。

（7）外固定架的并发症包括针道感染、复位丢失、桡神经感觉支损伤，通过切开拧入外固定针的方法可以少上述并发症。外固定还可伴发复合性局部疼痛综合征 1 型 (CRPS 1)，尤其在外固定架被用作长期、大力牵引的情况下。复合性局部疼痛综合征 1 型并不仅局限于使用外固定架固定的病例，任何桡骨远端骨折病例都有可能发生。

切开复位内固定通常是安全的，很少发生感染。背侧钢板固定可并发腱鞘炎和肌腱断裂。在骨质疏松病例中可能发生复位丢失。通过良好的术前计划和锁定内固定系统的应用，复位丢失的风险已明显下降。

第八节　掌骨骨折

掌骨骨折是常见的手部骨折之一，又称为驻骨骨折、雍骨骨折，多见于成人，男多于女。

一、病因病理与分类

1. 病因病理

掌骨骨折是较为常见的手部骨折，多为直接暴力所致，暴力多种多样，如重物压砸伤、机器绞伤等。此种力量往往造成手部皮肤、神经、肌腱的组织复合性损伤。骨折多为粉碎性，有明显的移位、成角、旋转畸形，此类损伤较难处理。有的损伤较为简单，如多发生在拳击运动员身上的"拳击骨折"，是发生在第 5 掌骨颈的骨折，当握拳做拳击动作时，暴力纵向施加在掌指关节上，传导到掌骨颈造成骨折。发生在掌骨基底部的骨折为腕掌关节的骨折，多由于纵向撞击力量作用在掌骨，传导到腕掌关节，造成腕掌关节骨折脱位。第 1 掌骨短而粗，骨折多发于基底部，可合并腕掌关节脱位；第 1、3 掌骨细而长，拳击时受力点多落在第 2、3 掌骨而易骨折；第 4、5 掌骨易受直接打击而致掌骨颈骨折。

2. 分类

（1）掌骨头骨折

1）单纯掌骨头骨折：损伤多为闭合性，骨折可有斜形、横形、纵形，愈合后，如关节面不平整，可影响关节活动。

2）关节软骨骨折：这种损伤多由于握拳时拳击锐利的物体，致使关节内软骨破碎。损伤多为开放性。

3）掌骨头粉碎性骨折：多发生于较大暴力的损伤。常合并有相邻的掌、指骨骨折及严重的软组织损伤。

（2）掌骨颈骨折：正常掌骨颈向背侧成角，称为颈干角，约 25°。有人认为，颈干角在 30° 以内者对手的外观及功能没有明显影响，如果掌骨颈骨折所致颈干角 >30° 即为手术或整复的适应证。

（3）掌骨干骨折：掌骨干骨折发生在第 3、4 掌骨者较多。如作用在手或手指上的旋转暴力，常导致斜形或螺旋形骨折。暴力沿纵轴方向传至掌骨上时，多造成掌骨干横行骨折。

（4）掌骨底骨折：掌骨底骨折多为腕掌关节的骨折脱位，常发生在第 1、4、5 腕掌关节。

二、临床表现与诊断标准

1. 临床表现

伤处疼痛、肿胀；局部压痛、纵向叩击痛；第 1 掌骨骨折可有拇指活动受限；手部正斜位 X 线片通常能很好地显示骨折情况。

2. 诊断标准

（1）有外伤史。

（2）疼痛，肿胀活动受限 患侧手局部肿胀，压痛或纵轴叩痛。

（3）功能障碍：①第 1 掌骨基底部骨折：第 1 掌腕关节处瘀肿，压痛，腕关节活动障碍；②第一掌骨基底部骨折脱位：第 1 掌腕关节处瘀肿，压痛，骨折远端向桡侧，后侧与近侧移位，腕关节活动明显障碍；③掌骨干骨折：掌骨中段瘀肿，压痛及纵轴叩痛，骨折端常向背侧成角及向侧方移位；④掌骨颈骨折：掌指关节畸形，掌指关节过伸，掌骨头向掌侧屈曲；⑤掌骨头骨折：掌指关节淤肿，压痛，掌指关节活动障碍。

（4）X 线检查：患手正斜位片影像显示有骨折。

三、治疗方法

1. 掌骨头骨折

（1）无移位骨折：如横形骨折或斜形骨折，无明显移位，关节面平整，可用石膏托固定掌指关节于屈曲位，3 周后拆除石膏进行功能锻炼。

（2）移位骨折：因骨折块在关节内，无韧带或肌腱牵拉，复位比较容易。屈曲掌指关节，牵拉该指，轻轻挤压掌骨头，可使两侧移位的骨块复位；向背侧推顶掌骨头，可使向掌侧移位的骨块复位。如手法复位失败，可行切开复位及克氏针内固定术。

（3）关节软骨骨折：彻底清创，脱入关节内的小骨片应摘除，较大的骨折块可行手法复位石膏外固定。

（4）掌骨头粉碎性骨折：骨折移位不明显，关节面尚平整者可做石膏托固定 3~4 周后开始功能锻炼。有移位者可行切开复位。

2. 掌骨颈骨折

对于掌骨颈的稳定性骨折，颈干角在 30°以内者，对手的外观及功能都没有明显的影响，可用石膏托固定腕关节于轻度背伸位，掌指关节屈曲 50°~60°，指间关节休息位固定 6~8 周。掌骨颈不稳定骨折，常有较大的成角畸形，可行手法复位。整复时，必须将掌指关节屈曲 90°，使掌指关节侧副韧带处于紧张状态，使近节指骨基底托住掌骨头，再沿近节指骨纵轴向背侧推挤，同时，再在骨折背部向掌侧加压，骨折可复位。整复后，用背侧石膏托将掌指关节制动于屈曲 9o° 及握拳位，4 周后拆除石膏，开始活动。复位后还可用经皮克氏针固定，用相邻的正常掌骨头固定。如掌骨颈有较多的骨质，还可使用微型钢板固定。

3. 掌骨干骨折

掌骨干的稳定性骨折可用石膏托固定腕关节轻度背伸，掌指关节屈曲，指间关节休息，6~8 周后去除石膏，开始功能锻炼。若骨折有短缩或旋转时可先行手法复位石膏托外固定，但很多斜形骨折或螺旋形骨折，复位后石膏固定后骨折端又有移位，应行切开复位内固定。常用的有微型钢板。

4. 掌骨基底部骨折合并腕关节脱位

掌骨基底部骨折合并腕关节脱位在早期容易复位，手法复位后短臂石膏托外固定，第 2、3 腕掌关节因活动度小，骨折后很少移位，容易固定；而第 4、5 腕掌关节活动度大，虽手法复位容易，但固定困难，可行经皮或切开复位。

四、疗效判断标准与康复指导

1. 疗效判断标准

（1）治愈标准：疼痛、肿胀等症状消失，腕关节、拇指活动功能正常，伤口愈合良好，内固定已取出，桡骨骨折对位对线良好，骨折已愈合；下尺桡关节复位，稳定，腕关节屈伸、旋转及环转活动良好；手及前臂功能完全或基本恢复。

（2）好转标准：疼痛、肿胀等症状消失，伤口愈合良好，骨折愈合尚可；腕关节及拇指屈伸、旋转及环转活动尚可，手及前臂功能基本恢复。

2. 康复指导

固定后应鼓励患者作握拳及患肢肩、肘锻炼。固定 3 周内，应 3 ～ 4 天复查 1 次固定情况，及时调整至适当的松紧度。拆除固定后逐步加强患肢肩、肘、腕的锻炼。

五、诊疗注意事项

（1）对于有移位的掌骨骨折，若手法复位不满意或固定不牢固，应切开复位＋微型接骨板螺钉固定，新近的临床研究证明：掌骨骨折的成角、短缩或旋转移位，将影响掌骨部位的肌肉、肌腱的张力，导致手指活动的力量和耐力的下降。掌骨骨折后，若向背侧成角 > 30° 或短缩 > 4mm 或旋转移位必须矫正，因为即使是 5° 的旋转，则手指活动时便可出现 1.5cm 的手指重叠。

（2）固定时要注意夹板或石膏的松紧度，尤其是弧形夹板固定时第 1 掌骨基底部的固定垫不宜过厚，掌骨干骨折时的分骨垫不宜过厚过硬，以免引起压疮。固定时手指要维持在合适的位置，如掌骨颈骨折要保持掌指关节和近侧指间关节在屈曲 90° 位，第 1 掌骨基底部骨折时要保持第 1 掌骨外展，拇指对掌位等，以免再移位，造成骨折畸形愈合及关节僵硬。

第九节　指骨骨折

指骨骨折是手部最常见的骨折，占四肢骨折的首位。指骨骨折又称为竹节骨骨折，骨折可发生在近节，中节或末节，多见于成人。

一、病因病理与分类

1. 病因病理

指骨骨折多为直接暴力所致，骨折后移位明显，可呈明显畸形。近节指骨骨折形成掌侧成角畸形；中节指骨骨折骨折断端可向掌侧成角，也可向背侧成角；远节指骨骨折多为直接暴力如挤压、致伤等所致，常为横形或粉碎性骨折。

2. 分类

按照解剖部位分为。

（1）近节指骨骨折：骨折端受骨间肌的牵拉，远折端向掌侧移位，远端受指总伸肌腱牵拉向掌侧移位，骨折断端形成掌侧成角畸形。

（2）中节指骨骨折：若骨折线位于指浅屈肌附丽点近侧，受指浅屈肌腱牵拉，骨折远端向掌侧移位，近端向背侧移位。若骨折线位于指浅屈肌附丽点远侧，受指浅屈肌腱牵拉，骨折断端往往向掌侧成角。

（3）远节指骨骨折：节指骨骨折，多为直接暴力，如挤压、致伤等所致，常为横形或粉碎性骨折。

二、临床表现与诊断标准

1. 临床表现

外伤后手指局部肿胀、疼痛，局部压痛明显。手指伸屈活动受限，被动伸屈手指可引起剧烈疼痛。骨折移位明显时，手指可呈现成角畸形。并可触及骨擦音及异常活动。末节指骨骨折时，甲下可见黑色血肿，如远节指骨基底部撕脱骨折，可出现锤状指畸形。

2. 诊断标准

（1）有手指外伤史。

（2）伤处疼痛、肿胀。

（3）患侧伤指有纵向叩击痛。

（4）手指畸形、反常活动。

（5）手部正、斜位 X 线片可明确诊断。

三、治疗方法

1. 非手术治疗

对于无移位的指骨骨折，可用石膏或铝板外固定。对于远节指骨末端粉碎性骨折者，可视为软组织损伤处理，仅予以外固定治疗。

（1）手法复位外固定

1）近节指骨骨折的复位及外固定：复位时，术者一手握住患指近端，另一手拇指及示指捏住骨折远端手指，拇指顶住掌侧成角处作为支点，牵引下屈曲指间关节，拇指轻轻用力向背侧挤压骨折部，纠正成角。如有侧方移位，则在牵引下，捏住近端的拇指、示指对捏断端，纠正侧方移位。整复时宜将腕关节尽量背伸，掌指关节屈曲 30°～40° 近侧指间关节屈曲

80°。如为斜行骨折伴有侧方移位，于指骨侧方加小垫，并用侧方微型夹板固定。如为横断骨折，于原来常侧成角处放一薄垫，胶布固定，掌背侧各放一瓦形小夹板（竹、木或铝制），长度不超过指间关节，然后用胶布固定。

2）近节指骨颈骨折：整复时，应先用反折手法加大畸形，将骨折远折段呈90°向背侧牵引，然后迅速屈曲手指，将近端的掌侧向背侧推，可使之复位。复位后屈曲位固定。采用手握绷带或其他小圆锥状固定物，以此作为力的一个支点，指尖向舟骨结节，其背侧用胶布固定后，外用绷带包扎固定3周。

3）中节指骨骨折：如向掌侧成角，其整复方法与近节指骨骨折基本相同。如向背侧成角，方法为术者一手拇指、示指扣住患指末节，另一手拇指和示指捏住骨折近段固定患指，在对抗牵引下，使患者近节指间关节过伸，拇指按于骨折部背侧作为支点，轻轻按压使之复位。如有侧方移位，拇指和示指改为对捏骨折端，可纠正侧方移位。

4）远节指骨骨折：远节指骨骨折无明显移位，无须复位，可用竹夹板或铝制夹板固定2周。如明显畸形或断端间有空隙，可轻轻按压手法纠正，然后用小竹夹板托于掌侧稍加包扎固定。

5）远节基底背侧撕脱骨折引起锤状指的整复：牵引下，术者拇指按压住背侧移位的骨块，同时使远侧指间关节逐渐过伸位，让断面接触复位。然后用匙形铝夹板固定末节于过伸位和近侧指间关节屈曲位，使靠近止点处的伸指肌腱处于松弛状态，以利于愈合。3周后取掉固定近节的铝板，保留远节固定铝板，6周后去除所有外固定。

（2）外固定器固定及经皮穿针内固定：对严重粉碎骨折或由于挫裂伤造成的复杂骨折，一种较理想的方法是用外固定器。方法即在骨折断端两侧经皮各穿2枚克氏针，安置外固定器进行牵引、整复及外固定。

1）适应证：经皮穿针内固定适合于近、中节不稳定骨折。方法是在复位后，在透视下经皮穿针固定。

2）方法：①于指骨头打入1枚克氏针，行髓内穿针固定，虽简单，但固定后不稳定，且易引起指间关节僵硬，现已少用；②在距骨折远、近端0.5～1cm处，于背侧的尺、桡缘交叉打入2枚细克氏针。此方法固定牢固，但穿针角度不易掌握，技术难度较大。

（3）牵引疗法

1）适应证：骨折整复后固定困难或不能手法复位的复杂骨折。

2）方法：将手及前臂放在托板上，用胶布、指甲或末节指骨穿针牵引。经验表明，应慎重采用此方法，原因是牵引疗法不但不能复位，还有因血循环障碍发生指坏死的可能。

2. 手术治疗

（1）适应证

1）不稳定骨折手法复位困难或复位后固定不稳定。

2）指骨基底关节囊内较大骨折，关节面破坏且合并脱位。

3）陈旧性骨折畸形愈合或不愈合。

（2）方法：手术从背侧入路简便易行，但颈部骨折除外。于手指背侧作一纵行或S形切口，将指伸肌腱正中切开或拉向一侧，显露骨折部。骨折整复后用细克氏针斜向或横向穿入2枚克氏针，并使2枚克氏针交叉呈X形。也可用张力带钢丝或微型钢板内固定，术后不用外固定，可早期进行功能锻炼。

四、疗效判断标准与康复指导

1. 疗效判断标准

(1) 治愈标准: 疼痛、肿胀等症状消失, 手指伸屈活动正常, 伤口愈合良好, 内固定取出, 骨折对位、对线良好, 骨折愈合, 骨折线消失, 前臂旋转功能完全或基本恢复。

(2) 好转标准: 疼痛、肿胀等症状消失, 伤口愈合良好, 骨折对位、对线较好, 手指伸屈功能基本恢复。

2. 康复指导

复位固定后, 未固定手指需经常活动。骨折一旦愈合, 患指即应及早进行功能锻炼, 以免关节僵硬。关节内骨折固定 3 周后, 即应开始功能锻炼。

五、诊疗注意事项

1. 因手是非常精细的运动器官, 所以应对指骨骨折进行早期治疗、有效固定、早期活动。治疗中, 既要充分固定又要适当活动。固定时, 尽量避免累及未受伤指。固定后, 要抬高患肢, 以利于消肿。

2. 对于指骨骨折, 单纯的克氏针固定仍然是指骨骨折的常用固定方法。对于长斜形骨折可用微型加压螺钉固定; 对于有移位、粉碎性骨折, 可用微型接骨板固定; 对于靠近短板处的骨折, 无法使用钢板, 用克氏钉既损伤关节面, 又无法固定小骨折块, 此时, 外固定支架固定是一个不错的选择。

3. 指骨骨折处理不当, 可出现骨折畸形愈合、关节囊挛缩、肌腱粘连, 引起关节功能障碍, 甚至关节僵硬, 严重影响手的功能。开放性指骨骨折或切开复位的指骨骨折, 如处理不当, 可发生指骨骨髓炎, 要特别引起注意。

(缪海雄　刘志彬)

第二十三章　骨盆损伤

骨盆骨折在躯干中仅次于脊柱损伤，骨折的发生率占全身骨折的 3.5%~5%，主要包括骨盆环骨折和髋臼骨折。骨折主要由于压砸、挤撞或高处坠落等损伤所致，多系闭合伤，亦可因肌肉剧烈收缩发生撕脱骨折。枪弹等火器伤所致者为开放性骨盆骨折，常合并有腹腔脏器损伤。

骨盆位于躯干与下肢之间，是负重的主要结构；同时盆腔内有许多重要脏器，骨盆对之起保护作用。骨盆骨折可造成躯干与下肢的桥梁失去作用，同时可造成盆腔内脏器的损伤。盆壁的血管及静脉丛很多，骨盆骨折常合并有大量出血，休克发生率很高。不稳定骨折虽经积极治疗，但其致残率与病死率仍较高。

随着现代工农业的发展和交通的发达，各种意外和交通事故迅猛增加，骨盆骨折的发生率也迅速增高，在所有骨折中，骨盆骨折占 1%~3%，其病死率在 10% 以上，骨盆骨折是目前造成交通事故死亡的主要因素之一。

骨盆由两侧髋骨（髂骨、耻骨、坐骨）、骶骨、尾骨以及骨连结构成。骨盆腔是一个前壁短，侧壁及后壁较长的弯曲的骨性管道。前面为耻骨联合连接的耻骨支和坐骨支环，两侧坐骨支与耻骨下支连成耻骨弓，纤维软骨盆分开两耻骨体。后面的骶骨和两个髋骨经骶髂关节连接，骶髂关节由骨间骶髂韧带、前后骶髂韧带、骶结节韧带、骶棘韧带和相关的髂腰韧带组成。这些韧带的复合提供了后方骶髂复合体的稳定性，而骶髂关节本身无内在的骨性稳定性。不同平面骨盆的稳定性依赖于不同的韧带，主要限制半骨盆外旋的有耻骨联合韧带、骶棘韧带、前骶髂韧带。骶结节韧带可阻止矢壮面的旋转；半骨盆垂直移位受所有上面提到的韧带结构控制，但当其他韧带缺乏时，可由完整的骨间骶髂韧带、后骶髂韧带以及髂腰韧带以及髂腰韧带控制。通常，旋转不稳定的半骨盆，由于这些完整韧带结构的存在可仍保留有垂直稳定。

一、病因病理

骨盆骨折大多数为高能量直接暴力所致，如交通事故、地震、土方塌方、矿井塌陷、枪弹、弹片火器伤等；少数为肌肉强力收缩所致肌肉附着点撕脱骨折。如髂前上下棘撕脱骨折，坐骨结节撕脱骨折等。直接暴力作用方向不同可造成不同的骨折类型。

1. 前后暴力或外旋暴力损伤

对人体前后暴力或外旋暴力损伤可造成耻骨联合分离，骨盆和骶髂前韧带撕裂，直到髂骨和骶骨后面相碰撞，此时如暴力停止，则骨盆因骶髂骨间韧带完整而处于部分稳定状态。如暴力较大，髂骨继续外旋，造成骶棘韧带和骶髂前韧带撕裂，骨盆呈"开书状"分离。如暴力继续进行，则耻骨联合继续分离，髋骨继续外旋，进而造成骶髂后韧带全部撕裂，使骨盆不稳定。

2. 侧方挤压暴力或内旋暴力损伤

对人体侧方挤压暴力或内旋暴力作用于骨盆，造成前方耻骨支骨折，后方骶骨嵌插骨折，骨盆后环部分结构撕裂，但由于骨盆底完整和骶骨压缩骨折，骨盆仍维持部分稳定状态。如暴力继续增大，将发生同侧或对侧的髂骨翼骨折，或耻骨支骨折或耻骨联合分离。如暴力使髋骨内旋加剧，可使骨盆后韧带完全撕裂，形成不稳定骨折。

3. 纵向剪切暴力损伤

对人体纵向剪切暴力损伤作用于骨盆造成耻骨联合分离，后方结构完全撕裂分离和骨盆底肌肉、韧带损伤，引起关骨盆处于完全不稳定状态（旋转和纵向不稳定）。

4. 复合暴力损伤

复合暴力作用于骨盆由前后、侧方和纵向剪切暴力联合损伤，骨折和移位的程度决定于外力作用的大小、方位及骨质疏松的程度。

骨盆骨折的严重性取决于骨盆环的破坏程度及是否伴有盆腔内脏、血管、神经的损伤。

二、分类分型

1. 依据骨盆骨折后的形态分类

（1）压缩型（compressiontype）：骨盆侧方受到撞击致伤，例如机动车辆撞击骨盆侧方，或人体被摔倒侧位着地，夜间地震侧卧位被砸伤等骨盆受到侧方砸击力。先使其前环薄弱处耻骨上下支发生骨折，应力继续使髂骨翼向内压（或内翻），在后环骶髂关节或其邻近发生骨折或脱位。侧方的应力使骨盆对侧挤压并变形。耻骨联合常向对侧移位，髂骨翼向内翻，伤侧骨盆向内压、内翻使骨盆环发生向对侧的扭转变形。

（2）分离型（separationtype）：系骨盆受到前后方向的砸击或两髋分开的暴力，例如摔倒在地；俯卧位骶部被砸压；或地震俯卧位时骶后被建筑物砸压。两髂前部着地，两侧髂骨组成的骨盆环前宽后窄，反冲力使着地的一侧髂骨翼向上翻，先使前环耻坐骨支骨折或联合分离，应力继续使髂骨更向外翻，骶髂关节或其邻近发生损伤，骨盆环的变形使伤侧髂骨翼向外翻或扭转，使之与对侧骨盆分开，故称分离型或"开书"型，由于髂骨外翻使髋关节处于外旋位。

（3）中间型（neutraltype）：骨盆前后环发生骨折或脱位，但骨盆无扭转变形。

2. 依据解剖结构的稳定性及治疗观点分型

从解剖结构的稳定性及治疗观点出发，将骨盆骨折分为以下 3 大类：

（1）稳定性骨盆骨折：骨盆环的一处或几处发生骨折，但骨盆环的稳定性未遭受破坏。

1）前环耻骨支或坐骨支骨折：耻骨支是骨盆环的弱点，骨盆受损伤时，耻、坐骨支骨折发生率最高，约占骨盆骨折的 3/5 ～ 2/3。

2）撕脱骨折：髂前上棘、髂前下棘、坐骨结节等处可因肌肉强力收缩，发生撕脱骨折，对骨分的稳定性没有影响。

3）髂骨翼裂纹骨折：常因直接打击所致，一般无明显移位。对骨盆环的稳定无大影响，但出血较多。

（2）不稳定性骨盆骨折：骨盆的前后环联合损伤并发生移位，使骨盆稳定性遭受破坏，常伴有盆壁软组织损伤，如尿道、直肠、膀胱、阴道、神经等。

1) 骶髂关节脱位：常见骶髂关节脱位又分为3种：a. 经耳状关节与韧带关节脱位。b. 经耳状关节与第1骶椎（S1）、2侧块骨折发生脱位；c. 经耳状关节与髂翼后部斜形骨折发生脱位。

前后两种损伤的骨折线与身体长轴平行，移位的半侧骨盆受腰肌及腹肌牵拉，向上移位，很不稳定，不易保持复位。后一种髂翼后斜骨折线，对脱位半侧骨盆向上移位有一定阻力。

2) 骶髂关节韧带损伤：施加于骨盆的暴力使骨盆前环发生骨折，同时使骶髂关节的前侧韧带或后侧韧带损伤，该关节间隙张开，但由于一侧韧带尚存在而未发生脱位，骨盆的稳定性部分破坏，发生变形。

3) 髂翼后部直线的骨折：骨盆后环中，骶髂保持完整，在该关节外侧髂翼后部发生与骶髂关节平行的直线骨折，骨折线外侧的半个骨盆受腰肌、腹肌的牵拉，向上移位。

4) 骶孔直线骨折：骶髂关节完整，在其内侧4个骶骨前后孔发生纵形骨折，各骨折线连起来使上4个骶骨侧翼与骶骨管分离，该侧半骨盆连同骶骨侧被牵拉向上移位，由于S1侧翼上方为第5腰椎（L5）横突，该侧骶骨翼上移的应力，可撞击L5横突发生骨折。此类型骨折损伤，骨折线与身体纵轴平行，靠近体中线，向上牵拉的肌力加大，故很不稳定，该侧骨盆上移位较多，可达5cm以上，复位时需要强大的牵拉力。

(3) 骶骨骨折：为直接打击所致，骶骨发生裂隙骨折，未发生变位者不影响骨盆的稳定性。由挤压砸击所致，严重者亦发生变位及前环骨折，就成为不稳定骨盆骨折。由于骶骨管中有马尾神经存在，移位骨折可致马尾损伤。Denis将骶骨骨折分为3区。Ⅰ区为骶骨翼骨折，L5神经根从其前方经过，可受该骨折的损伤。Ⅱ区为骶管孔区，第2骶椎、第3骶椎孔型骨折，可损伤坐骨神经，但一般无膀胱功能障碍。Ⅲ区为骶管区，骶管骨折移位可损伤马尾，其表现为骶区、肛门会阴区麻木及括约肌功能障碍。

三、伤后骨盆的稳定性分型（Tile 分型）

根据伤后骨盆的稳定性分型（Tile 分型）是目前骨盆环骨折最常用的分型方法。

A 型：稳定型。

A1 型：骨盆边缘撕脱骨折，不累及骨盆环。

A2 型：稳定的髂骨翼骨折或移位较小的骨盆环骨折。

B 型：部分稳定型（旋转不稳定，纵向和前后方稳定），损伤的特征是后部张力带完整以及骨盆底光整。

C 型：不稳定型（旋转及纵向都不稳定），后弓完全撕裂。

四、临床表现与诊断标准

1. 临床表现

伤后疼痛严重，翻身及肢体活动困难。骨折或脱位部位压痛明显。

撕脱骨折常可触及骨擦音及活动的骨块。如骨盆环有移位，骨盆畸形明显，两侧有时不对称，伤侧髂骨嵴升高，下肢短缩。脐棘距不等，"开书"型骨折患侧大于健侧；外侧压缩型则小于健侧。骨盆挤压、分离试验阳性，并可提示骨折、脱位所在。直腿抬高试验可引发骨盆部疼痛。如仅局部疼痛而下肢尚能抬起，说明骨盆环尚完整，或仅有一处裂纹骨折，未影响骨盆的稳定性；如局部疼痛且下肢不能抬起，则提示有骨盆环两处断裂或关节错位。

2. 诊断标准

（1）有暴力冲击或挤压的外伤史，活动下肢时整个骨盆疼痛明显，不能抬高下肢。

（2）局部伴有较广泛的肿胀淤斑，不稳定的骨盆骨折可有骨盆明显变形、双下肢不等长或明显的旋转畸形、两侧的脐 - 髂前上棘间距不等、耻骨联合间隙显著增宽或变形；局部压痛明显，可触及骨擦感；骨盆挤压与分离试验在骨盆环连续性未受损害的患者呈阴性，否则为阳性。

（3）X 线片表现：①侧方压缩型骨折：X 线示骨盆压缩变形，向健侧旋转，骨折端重叠移位，伤侧髂骨内旋髂骨翼影像显示变窄，闭孔变大，耻骨联合向对侧移位，耻骨支骨折端重叠；②前后压缩性骨折：X 线片示骨盆张开，伤侧髋骨外展外旋，髂骨翼影像显示变宽，闭孔变小，耻骨联合或耻骨断端互相分离，髂骨与骶骨影像重叠，坐骨结节异常隆突，股骨外旋；③垂直压缩性骨折：X 线片示伤侧半骨盆向上移位，无髂骨翼扭转变形。

五、治疗方法

1. 紧急处理

骨盆骨折的类型和严重程度不一，治疗方法的选择主要取决于骨盆环的稳定性和有无脏器合并伤。治疗原则为首先制止威胁生命的大出血与内脏器官损伤，也要对不稳定的骨盆骨折进行早期复位和固定，以利控制骨折的大出血，减轻疼痛，减少脂肪栓塞综合征、弥散性血管内凝血和急性呼吸窘迫征的发生率。

各种危及生命的合并症应该首先处理，有休克时应积极抗休克；对腹膜后出血，因腹膜后间隙是一个疏松的间隙，可以容纳多量血液，出血量巨大时应密切观察腹膜后间隙的变化，如遇大出血应及时输血补液。必要时可行单侧或者双侧髂内动脉栓塞。有腹腔内脏器官损伤或者泌尿道损伤者应请相应科室协同处理。

2. 骨盆骨折本身的处理

合理的治疗必须依赖于正确的分类与诊断，才能采取正确的治疗方法。稳定性骨盆骨折大多数不需要特殊治疗。

（1）非手术治疗

1）稳定性单纯前环耻骨支坐骨支骨折：不论单侧或双侧，除个别骨折块游离突出于会阴部皮下，需手法压回，以免畸形愈合影响坐骑之外，一般均不需整复骨折。耻骨支骨折一般休息 2 ~ 4 周，对于撕脱骨折，需松弛牵拉骨折块的肌肉至临床愈合，一般休息 4 周。

2）骶髂关节脱位：应行骨牵引，牵引重量占体重的 1/7~1/5，时间不少于 8 周。对压缩性骨折需避免骨盆悬吊，对分离型应避免单纯的牵引，必须加以骨盆悬吊克服髂骨翼外翻。

3）骶髂关节韧带损伤型骨盆骨折：对压缩性骨折应手法矫正，腹带固定，卧床 6~8 周或下肢牵引 6 周；对分离型手法侧方挤压矫正，骨盆悬吊 6 周。

4）骶孔直线骨折：早期闭合复位并骨牵引维持 6 周。

5）髂骨翼后部直线骨折：此类骨折移位不大，故复位较容易，用牵引复位并保持6周。

6）耻骨联合分离：以手法侧方挤压复位并用骨盆悬吊保持或用环形胶布加腹带固定。

7）外固定架治疗：可作为临时固定以稳定骨盆，减少出血，利于休克的复苏，也适用于 Tile 分型方法诊断的 B 型骨盆环骨折及旋转不稳定骨折，如分离型与压缩型损伤，无骶髂关节向上脱位者，予以固定6周。

（2）手术治疗

非手术治疗卧床时间长，复位不尽满意，近年来主张采用切开复位内固定治疗不稳定骨盆骨折。

1）手术适应证：骶髂关节脱位 >1cm，髂骨、骶骨骨折移位明显、耻骨联合分离 >3cm，手术时间应在伤后 2～3 天。

2）手术优点：解剖复位与坚固固定可维持良好的骨盆环稳定性；现代内固定技术可防止骨折断端畸形愈合或不愈合。

3）前方内固定适应证：耻骨联合分离；会阴区有移位的骨折；合并前柱的髋臼骨折。

4）后方内固定适应证：后骶髂结构复位不良；开放的后方骨盆骨折；骨盆骨折合并后柱的髋臼骨折。

5）手术方式：①耻骨联合复位固定，采用两孔或四孔重建钢板；②前方固定骶髂关节，治疗骶髂关节脱位或髂骨骨折；③后方固定骶髂关节；④髂骨骨折，采用拉力螺钉固定后再应用重建钢板固定；⑤对骶髂关节与耻骨联合均有损伤分离较大者，先将耻骨联合复位内固定后再做骶髂关节复位内固定。

六、疗效判断标准与康复指导

1. 疗效判断标准

治愈标准：骨折愈合，脱位已整复，症状消失或基本消失，功能完全恢复正常或基本正常。

2. 康复指导

（1）功能锻炼：术后应尽早开始肺部通气和换气的功能训练及患肢不负重的功能锻炼。

（2）负重锻炼：健侧肢体 3 天后开始负重锻炼；B 型骨折术后 6 周开始部分负重，C 型骨折术后 8～10 周开始部分负重，完全负重一般在术后 12 周以后。双侧骨盆不稳定损伤患者术后 12 周损伤较轻的一侧开始部分负重。

（3）骨盆环骨折伴有泌尿系损伤：伴有泌尿系统损伤的骨盆环骨折，其损伤后膀胱泌尿系的康复相当重要，特别是膀胱造口，尿道修补的患者，应注意保留导尿、定期膀胱冲洗、更换尿管等；骨折早期因盆腔骨静脉丛栓塞而血止，有利于失血性休克的防治，不鼓励早期行功能锻炼；复位内固定术通常在损伤后 4～7 天进行，此段时间应进行严格卧床、骨盆外固定等。

七、诊疗注意事项

1. 骨盆环骨折并发症的预防

骨盆骨折常伴有严重的并发症，而且常较骨折本身更为严重，应引起高度重视。

（1）预防骨盆环骨折出血、休克：骨盆各骨主要为松质骨，骨折后本身出血较多，邻近又有许多动脉、静脉丛，血液供应丰富。骨折致血管损伤引起广泛出血，血肿沿腹膜后疏松结缔组织间隙蔓延，若为腹膜后主要大动脉、静脉断裂，可迅速导致患者失血性休克而死亡。

（2）腹部脏器损伤：骨盆骨折常合并实质性脏器或空腔脏器损伤，如可造成肝、肾、脾等实质性脏器损伤，可引起腹内出血，表现为腹痛与失血性休克；空腔脏器损伤，如胃、小肠损伤表现为肠鸣音消失或肝浊音界消失、腹膜刺激症状明显。

（3）尿道及膀胱损伤：耻骨联合分离和耻骨支移位骨折常合并尿道、膀胱损伤，尿道损伤后，排尿困难，尿道口有血迹；若膀胱破裂，尿液可渗出到会阴部致会阴部肿胀，可流入腹腔，呈现腹膜刺激症状。

（4）直肠、肛管及女性生殖道损伤：坐骨骨折时可损伤直肠、肛管和生殖道。检查时可发现肛门或生殖道有血迹，肛指检查可扪及骨折端，确诊需经直肠镜、窥阴器检查。直肠、肛管或阴道损伤早期无症状，早期检查这些合并伤，是及时清创、预防感染的关键。

（5）神经损伤：骨盆骨折根据骨折部位的不同神经损伤的部位也不同，骶骨管骨折可损伤马尾神经；骶骨孔骨折可损伤坐骨神经根；坐骨骨折有时可损伤坐骨神经；耻骨支骨折可损伤闭孔神经及股神经。

2. 治疗最新进展

近来，Schildhauer 等设计了用一种三角形框架结构 (TOS) 治疗累及骶骨的垂直不稳定骨盆骨折，TOS 系统是用骶骨横向固定装置 (TFD) 与借助于 AO 内固定和其他椎弓根系统将 L4~5 椎弓根与髂骨翼进行固定装置的结合。

TFD 种类：对于双侧骶骨骨折或单侧骶骨骨折伴前环损伤严重者，选用重建钢板，跨越骶骨及髂骨后方固定；对于单侧骶骨骨折且骨盆前环无明显移位者，选择 2 枚重建钢板起到良好的抗旋转作用；对于合并耻骨前环严重分离者，后方采用 1 枚拉力螺钉，并辅以骨盆前环内（外）固定。TOS 被认为是迄今最可靠的内固定方式，患者术后 2~3 天即可负重，但其治疗价值仍有待于进一步观察。

吴乃庆教授设计的"7"形棒对于治疗垂直不稳定骨盆骨折有良好的作用，"7"棒由 2 根 CD 棒、1 根骶骨棒及 2 个接头装置组成，生物力学实验表明垂直不稳定骨盆骨折只用"π"形棒固定后骨盆，不固定前骨盆，其压缩刚度、弯曲刚度、极限载荷及极限位移均接近正常骨盆，因而术后可早期下地活动。"7"形棒具有复位和固定作用，用于双侧经骶孔纵形骶骨骨折。

闭合复位结合经皮固定是近年来流行的一种骨盆骨折治疗方法，具有以下优点：未行切开复位，软组织并发症发生率相对较低；可用于急诊或最终的骨盆损伤的固定，早期的骨盆稳定有效减少了出血，可使患者感觉舒适且允许患者早期活动。经皮螺钉固定仅一般应用于不稳定的后环损伤，该方法最适用于后环损伤并伴有软组织损伤者。

（张宏波 马树强 王一民）

第二十四章　下肢骨折与复位

第一节　股骨颈骨折

股骨颈骨折（fracture of meck of femur）是指股骨头下至股骨颈基底部的骨折。约占全身骨折的 3.6%，多发生于骨质疏松的老年人。股骨颈骨折是一个世界难题，由于股骨头位置很深，活动性较大，股骨颈又比较细，骨折局部承受巨大的剪应力，而且该处骨折修复能力差，固定骨折断端位置比较困难，加上血液供应比较特殊，缺乏侧循环，所以容易发生骨不连和股骨头坏死，只有一半人能取得比较好的治疗效果。

一、病因病理与分型

1. 病因

老年人因骨质疏松，股骨颈脆弱，即使在轻微外伤，如平地滑倒，股骨大粗隆部位着地，或突然转身，都可引起股骨颈骨折。青壮年一般骨折少见，若发生骨折，必因遭受强大暴力，如车祸、高处跌下等，除股骨颈骨折外，常合并他处骨折，甚至内脏损伤，若非强大暴力，多者是病理性骨折。

2. 病理

股骨颈骨折横断较少，多系斜行或螺旋行骨折。骨折部所受剪力的大小与骨折线的倾斜度成一定的比较关系。Pauwels 所提出的以骨盆为标志的测量法不太准确，已被 Linton 以股骨干纵轴的垂直线为标志的测量法所替代。沿股骨干长轴做轴线 AB，通过骨折线做直线 CD，由 D 向 AB 做垂线 DE，$\angle CDE$ 代表骨折线的倾斜度。一般 $\angle CDE < 30°$ 时，骨折线所受的剪力较小，骨折容易愈合；若 $\angle CDE > 70°$，则骨折线所受剪力极大，骨折不易愈合。但根据实践体验：①$\angle CDE$ 的测量也不易准确，常受股骨干旋转的影响；②即使 $\angle CDE$ 很大，如复位准确，将骨折紧密嵌插，内固定牢靠，骨折仍能按期愈合。

3. 分型

股骨颈骨折有各种不同的分型方法。

（1）按结构分型：①嵌插骨折；②无移位骨折；③有移位骨折。

（2）按病因分型：①应力骨折；②病理骨折；③放射后骨折。

（3）按骨折部位分型：如头下型、经颈型及基底型。

（4）Garden 分型法：对有移位的股骨颈骨折最常用的分型方法是基于移位程度的 Garden 分型法。Garden 等根据完全与否和移位情况分为四型：

Ⅰ型：骨折线没有完全通过整个股骨颈，股骨颈有部分骨质连接，骨折无移位，仅部分血运破坏，骨折容易愈合。

Ⅱ：完全骨折无移位。此种类型的股骨颈骨折如属头下型骨折，不愈合较股骨头坏死发生机率会相对低。如系经股骨颈型或股骨颈基底型，则容易愈合，股骨头血运良好。

Ⅲ型：股骨颈部分移位骨折，完全骨折，多伴远折端向上移位或远折端下角嵌插于近折端的断面内，形成股骨头向内旋转移位，颈干角变小。

Ⅳ型：股骨颈骨折完全移位，两断端完全分离，远折端可以产生旋转，远折端向后上移位，关节囊和滑膜有严重损伤，故血运破坏严重，易造成股骨头缺血坏死。

二、临床表现与诊断标准

1. 临床表现

跌倒后，髋部疼痛、肿胀，患肢不敢站立和行走，偶有疼痛沿大腿内侧向膝部放射，易被误诊为膝部损伤。髋关节任何方向被动活动都能使疼痛加剧。叩击患肢足跟或大转子部位时，力量传导至股骨颈骨折处引起疼痛，腹股沟韧带中点下方附近有压痛。如发生在髋关节囊内的股骨颈骨折因局部血运差，且有关节囊包裹，其外有丰厚肌层，故局部肿胀，瘀斑不明显。如发生在髋关节囊外的股骨颈骨折则肿胀较明显，或伴瘀斑。部分无移位的股骨颈线形骨折或嵌插骨折患者，仍能站立、行走或骑自行车，对这类患者要特别注意，以免漏诊而使无移位骨折变成有移位骨折。无移位骨折，畸形不明显，有移位的股骨颈骨折，患股呈缩短、外旋、外展，稍屈髋屈膝畸形。囊内骨折因受关节囊约束，外旋角度较小(45°～60°)；囊外骨折则常常外旋达90°。可扪及股骨大转子上移，其表现为：大转子在髂、坐骨结节连线之上，股骨大转子与髂上棘水平线间距离较健则缩短。

老年骨折患者，长期卧床还可出现压疮、泌尿系感染、结石、坠积性肺炎等并发症。老年患者伤后并发感染发热，有时体温不一定很高而仅出现低热，临床应高度重视。

2. 诊断标准

(1) 行走困难：老年人跌倒后诉髋部疼痛，不敢站立和走路，应首先想到股骨颈骨折的可能。

(2) 疼痛：髋部除有自发疼痛外，活动患肢时疼痛较明显。在患肢足跟部或股骨大粗隆叩打时，髋部也感疼痛。在腹股沟韧带中点的下方常有压痛。

(3) 畸形：患肢多有轻度屈髋屈膝及外旋畸形。

(4) 肿胀：股骨颈骨折多系囊内骨折，骨折后出血不多，又有关节囊和丰厚肌群的包围，因此，外观上局部不易看到肿胀。

(5) 功能障碍：移位骨折患者在伤后就不能坐起或站立。但也有一些无移位的线状骨折或嵌插骨折患者，在伤后仍能走路或骑自行车。对这些患者要特别注意，不要因遗漏诊断而使无移位的稳定骨折变为移位的不稳定骨折。

(6) 患肢短缩：在移位骨折，远段受肌群牵引而向上移位，因而患肢变短。除以上情况外，还会出现患侧股骨大粗隆升高，表现在：①股骨大粗隆在髂-坐骨结节连线(Nelaton线)之上；②股骨大粗隆与髂前上棘间的水平距离缩短(Bryant三角)，短于健侧。

(7) X线影像：X线摄片能明确诊断。特别是摄髋关节正、侧位X线片，可确定骨折类型、部位、移位情况以及治疗方法的选择。

三、治疗思路及方法

1. 治疗思路

对新鲜股髋部骨折的治疗主是依据骨折部位考虑治疗方法。

对 Garden 分型为 Ⅰ、Ⅱ型的股骨颈骨折，主要的治疗方法的闭合治疗，包括卧床休息、穿"丁"字鞋、患肢牵引等。由于临床上常遇到 Garden Ⅰ、Ⅱ型骨折转变成移位的不稳定骨折，早期多主张内固定。闭式内固定方法简单，可达到防止骨折移位、促进骨折顺利愈合、防止并发症、早期功能锻炼的目的。

对 Garden 分型为 Ⅰ、Ⅱ型骨折，复位和内固定应遵循以下原则：①入院后即行牵引复位；②术前牵引复位和术中复位应避免过度复位，防止进一步损伤股骨头的血运；③手术中争取解剖复位；④内固定有效可靠；⑤能闭合复位就不切开复位，因为切开复位将不可避免损伤股骨头的血运。

2. 治疗方法

（1）牵引：牵引可作为手术前常规治疗方法，牵引治疗可减轻患者痛苦，防止股骨头血运的进一步损伤以减少股骨头坏死率，而且如何选择手术方法也有指导意义。可选择胫骨结节或股骨髁上骨牵引，牵引重量维持在体重的 1/10 左右即可。对无移位或轻度移位的骨折，亦可选择皮肤牵引，但要注意牵引重量尽量不要超过 5kg，要经常检查皮肤，预防皮肤水疱或坏死等。牵引 2～3 天后，要床边摄片，如果骨折复位好，说明可行闭合复位内固定；如果骨折复位不好，行闭合复位就有可能出现困难，要有充分的心理准备，可能需切开复位内固定。

（2）闭合复位

1）手法整复：充分麻醉后，患者仰卧，术者立于患侧，以右侧为例。术者右手握住踝部，左前臂套着小腿近端，使患肢髋膝关节均屈曲 90°，沿股骨干纵轴向上牵引，使移位的股骨颈远折端向近折端靠近，然后依次内旋、外展并伸直髋膝关节，使两骨折端对合。当放松牵引，置患肢于手术台上，如患肢能保持中立位，则表明复位成功，摄片或透视证实。在手法复位向上牵引中，减少屈髋角度可纠正前后移位；内旋患肢可纠正向前成角。此法主要适用于股骨头极度前屈的病例。由于手法复位用力大，肢体活动范围广，可加深股骨头血液循环障碍，故临床上较少用。

2）牵引床快速牵引复位：麻醉后，患者仰卧于牵引手术床上，会阴部顶一立柱，双足固定于牵引架上，双下肢伸直，各外展 30°，旋动牵引床上的螺旋牵引患肢至两下肢等长或伤肢稍长至 1cm 时内旋伤肢 15°～20°，然后叩击股骨大转子部位使骨折端嵌插，C 臂 X 线机观察复位情况，或摄正侧位 X 线片，多数骨折均可用此法达到满意复位，是应该首选的复位方法。术中注意不能牵引过度，因牵引过度将影响股骨头的血供，增长股骨头坏死的机会。

3）缓慢牵引复位法：在病房中进行，在局麻下做胫骨结节骨牵引，牵引重量一般为 4～7kg，根据患者的年龄、肌力、体重不同而异，牵引的方向应与股骨头移位的方向一致。大部分病例可逐步牵引复位，并维持复位直至内固定时，但不稳定骨折在手术搬运过程中，必然发生再移位。此法适用于手术前，可减少损伤，减轻痛苦。

闭合复位标准：髋关节正侧位片可观察和判断骨折复位质量，一般多采用 Garden 对线指数来判断。在正位片上，正常股骨头内侧承重骨小梁的中心轴线与股骨干内侧皮质呈 $160° \sim 170°$ 角，如果小于 $160°$ 则表示有髋内翻，大于 $180°$ 则表示有严重髋外翻。侧位片上股骨头与股骨颈轴线呈 $180°$ 角，正常的指数变动应在 $20°$ 之内。

闭合复位后的功能锻炼：股骨颈骨折闭合复位后，在不影响骨折移位的情况下应尽早酌情进行功能锻炼。上肢可做各种活动；下肢宜做足趾、踝关节的屈伸活动和股四头肌的等长功能练习。手术后第 2 天，即可适度坐起，锻炼髋关节功能。3 个月内要求"三不"（不侧卧、不盘腿、不下地）。3 个月后，如果骨折愈合良好，可下床扶拐逐渐负重行走。

（3）中医中药治疗

1）骨折早期：局部肿痛明显，应以活血化瘀、消肿止痛为主。常用药物有黄柏、延胡索、木通、赤芍、三七、白芷、丹参、泽兰叶、红花等；选服消肿止痛丹、三七片、七厘散、云南白药等，亦可用桃红四物汤、复元活血汤加减等；外敷活血化瘀散。这样内外兼治能收到较好的消肿、止痛效果。对老年体弱者，不可乱用攻破的药物，以行气活血为主，食欲不振，脘腹胀满者，辅以开胃健脾之汤药，选服香砂六君子汤、健脾养胃汤。

2）骨折中期：肿胀基本消退，骨折位置稳定，疼痛减轻，治宜接骨续筋，活血生新。选服接骨药、正骨紫金丹、六味地黄丸、虎潜丸、四物汤、八珍汤等，可促进骨痂生长，加速骨折愈合。

3）骨折后期：骨已基本愈合，但因严重创伤，患者元气未复，筋骨不强，肌肉萎缩等，治宜补气血、强筋壮骨、舒筋活络。选服正骨伸筋胶囊、十全大补丸、壮腰健肾丸、健步虎潜丸、四君子汤等。宜配合按摩等疗法，可促进功能恢复。

（4）股骨颈骨折的微创手术治疗：股骨颈骨折为关节囊内骨折，骨折断端的血运不佳，容易出现骨折的不愈合和股骨头的坏死。因此，对于 Gardon Ⅲ 型及以下的股骨颈骨折以及 65 岁以上的 Garden Ⅳ 股骨颈型骨折可采用关节置换，都可采用闭合复位内固定为标准的治疗方法。

手术方法：采取硬膜外阻滞麻醉，将患者置于牵引床，G 型臂透视监视下行闭合复位，闭合复位难度大的患者，可采用经皮克氏针辅助复位。复位成功后，于透视监视下经皮由股骨外侧经股骨颈向股骨头置入三枚平行的空心螺钉导针，使得位于远端的导针为股骨颈下 1/3 处，另两枚导针一前一后位于股骨颈中上 1/3 交界处，三枚导针构成等腰三角形布置。然后，沿各个导针将皮肤切开约 1cm，在套筒的防护下应用空心钻进行钻孔，选用 7.3mm 空心加压螺钉 3 枚经导针置入固定，透视确认固定良好后，取出导针，逐层缝合切口（见图 24-1）。术后患肢穿上防旋"丁"字鞋约 4 周，并鼓励患者在床上进行肢体肌肉早期锻炼，指导其练习患肢的膝、髋关节屈伸活动。在 2 周后借助双拐下地活动，但不得进行负重活动。在复查 X 线片证实骨折完全愈合（见图 24-2）后可放弃拄拐行走。

闭合复位和空心螺钉固定为股骨颈骨折提供良好的固定，并最大程度保护了骨折断端的血供，但仍有较大比例的患者出现骨折的不愈合和股骨头的坏死，在后期需行人工髋关节置换治疗。

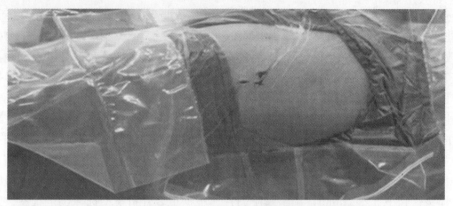

图 24-1　术后切口外观照片

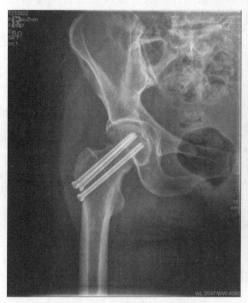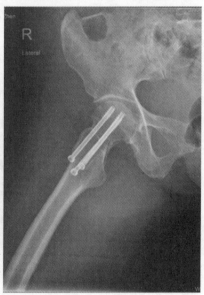

图 24-2　术后 X 线影像片

（5）股骨间骨折的微创治疗

股骨转子间骨折为关节囊外骨折，其周围有丰富肌肉的附着，故可为骨折断端提供良好的血运，因此该处的骨折较容易愈合，极少出现股骨头的坏死。在髓内固定器械（proximal femoral nail antirotation，PFNA）及髓内固定方法出现后，闭合复位采用 PFNA（年轻人也使用 Gamma nail）内固定逐渐成为股骨转子间骨折的标准治疗方法，既往的 DHS 固定和股骨近端 LISS 固定逐渐取代。

手术方法：腰硬联合麻醉或全身麻醉成功后，患者仰卧于骨科牵引床上，双下肢固定在牵引架上，患肢外展、外旋位牵引恢复颈干角及短缩畸形后轻度内收并内旋10°～15°予以固定。G 型臂透视检查骨折复位满意后消毒铺巾。采取切口定位于大转子顶点上方3～5cm，长3～5cm，钝性分离开外展肌，以示指或中指触及大转子尖后定位进针点。进针点在正位位于大转子顶点或稍偏外（或股骨大转子偏外矢状位骨折劈裂开口处），侧位位于大转子前 1/3，进针方向为正位适当向内偏斜（PFNA 6°外展角），侧位稍向前（股骨干前弓）。在进针点处直接以骨锤敲击导针（仅部分骨质坚硬患者以棱形锥钻透皮质骨进入髓腔），在透视监视下确认导针位于股骨髓腔内，且顺利进入股骨髓腔远端。予股骨近端扩髓器扩髓后置入合适长度和直径的 PFNA 主钉（以骨锤敲击"链接螺旋扳手"以利髓内钉向远端置入），使主针的近端顶点平股骨大转子点。调整股骨颈前倾角为 10°～15°，透视下通过导向器向股骨颈内置入 1 枚导针，确定导针正位应在股骨头颈的中下 1/3，侧位应在股骨头颈的中央，针尖位于关节面下 5～10mm，控制尖项距在 25mm 以内。以空心钻头沿导针方向钻开股骨外侧皮质后，沿导针方向打入 PFNA 螺旋刀片（此刻要监控导针是否有位移）。螺旋刀片尖位于股骨头软骨下 5～10mm，锁定螺旋刀片。根据患者骨折类型选择锁定状态，定位器引导下置入 1 枚远端水平（或斜向）静力锁钉或动态锁钉，最后置入主钉长尾尾帽并透视检查最后 PFNA 植入状态。术后 24 小时疼痛缓解后即开始股四头肌等长收缩锻炼及踝关节的主动被动活动，可坐起、翻身等床上活动，4 天后扶拐部分负重行走，每月门诊摄 X 线片复查 1 次，根据骨痂的生长情况决定患肢下地负重的时间。

随着治疗理念的更新，方法的改进，股骨转子间骨折手术方式逐步从髓外固定改为髓内固定，PFNA 作为髓内固定器械，因其微创、固定强度高及符合生物力学特性等优点，能有效提高稳定性，防止股骨头的旋转和塌陷，对骨质疏松患者有更大优势，被越来越多的学者所采用。图 24-3 为髓内固定后的切口外观。

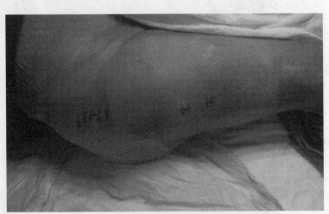

图 24-3　手术后切口外观照片

四、疗效判断标准与康复指导

1. 疗效判断标准

（1）治愈标准：疼痛、畸形、患者短缩等症状消失，伤口愈合良好，内固定已取出，骨折对位、对线良好，已愈合；正常颈干角及前倾角得以恢复，关节包容良好，双下肢等长，外观无畸形；髋关节功能不受限，可下地行走。

（2）好转标准：疼痛、畸形、患者短缩等症状消失，伤口愈合良好，骨折对位、对线较好，愈合可；正常颈干角及前倾角得以恢复，关节包容较好，双下肢等长，外观无明显畸形；髋关节功能无明显受限，可下地行走。

2. 康复指导

固定后即应进行股四头肌锻炼、足踝关节锻炼和全身锻炼，鼓励患者每天做深呼吸或拍胸排痰，采用"丁"字鞋、皮牵引、骨牵引患者，注意踝、膝关节功能锻炼。

五、诊疗注意事项

1. 注意防止漏诊

股骨颈骨折漏诊主要是对部分无移位的股骨颈骨折，伤后患者可以骑车行走或独立行走的患者，甚至 X 线片也未能显示骨折线，所以易漏诊；合并同侧股骨干骨折时，由于股骨干骨折疼痛、肿胀、局部畸形明显，甚至有失血性或疼痛性休克的存在，掩盖了股骨颈骨折的体征，摄片未将髋关节包含在内，容易造成股骨颈骨折的漏诊。部分无经验的医生，阅片不仔细，像骨折嵌插或重叠时，也可漏诊。因此，对于有髋关节外伤史的患者，一般要做双侧髋关节 X 线片对比，必要时做 CT 扫描检查，或 1～2 周后再复查 X 线片（此时因骨折端骨质坏死吸收，骨折线清晰）明确诊断。确诊前应按股骨颈无移位骨折处理；对于有股骨干骨折的患者应常规检查同侧腹股沟有无压痛，如疑有髋部骨折，应摄髋关节 X 线片并仔细阅片。

2. 内固定失败

引起内固定失败的原因有：内固定选择不当；内固定物太短、加压螺钉螺纹没有超过骨折线，骨折端起不到加压作用，内固定起不到应用的作用；反复打进拔出内固定导针、螺钉、骨质疏松等原因，因股骨颈内骨量减少，内固定把持不牢易松动，可能引起内固定失败。

防治措施：手术室应配备手术牵引床和 C 臂 X 线机。正确选择内固定，忌反复打进拔出内固定导针，骨质疏松严重者应谨慎使用内固定方法。打入导针时，使导针在股骨颈内散开成"品"字形，认真测量导针的深度，打入螺纹钉后，用 C 臂 X 线机最后检查螺纹钉的位置。为防止内固定失败，内固定穿出股骨头关节面要及时调整。

3. 注意防止骨折不愈合

骨折不愈合，常见原因是糖尿病、骨质疏松等患者，陈旧性骨折，反复复位损伤股骨颈血运和骨质，复位欠佳，反复打进拔出内固定导针、螺钉使股骨颈内骨量减少，内固定位置不佳、松动、断裂、切开复位内固定时骨折端后缘有骨缺损而未植骨，术后髋关节活动太多或负重过早等都是骨折不愈合的原因。

因此，要掌握复位、内固定的操作要点，禁止反复复位和打进拔出内固定物，内固定位置不佳、松动、断裂要及时调整，切开复位内固定时骨折端后缘有骨缺损可取同侧大粗隆股或髂骨松质骨植骨，骨折愈合前禁止负重并指导功能锻炼。对陈旧性骨折、糖尿病、骨质疏松等患者，更应积极预防。如果骨折不愈合，则需再次手术行内固定加植骨术、截骨术或行人工关节置换手术。

第二节 股骨干骨折

股骨干骨折（fractures of femoral shaft）是指股骨粗隆下 2～5cm 至股骨髁上 2～5cm 之间的骨折，约占全身骨折的 6%，男多于女，约为 2.8∶1。随着交通、工业的发展，对人们所致的外伤事故也逐渐增多，股骨干骨折也呈上升趋势。

一、病因病理与分型

1. 病因

多数股骨干骨折是由强大的直接暴力所致,如打击、挤压等;一部分骨折由间接暴力所致,如杠杆作用、扭转作用、高处跌落等。前者多引起横断或粉碎型骨折,而后者多引起斜面或螺旋形骨折。儿童的股骨干骨折多为不完全或青枝骨折;成人股骨干骨折后,内出血可达500~1000mL,出血多者,在骨折数小时后可能出现休克现象。由挤压伤所致骨干骨折,有引起挤压综合征的可能性。

2. 病理

(1) 股骨干上1/3骨折:骨折端因受髂腰肌,臀中肌、臀小肌及外旋肌的作用,而产生屈曲、外展及外旋移位;远骨折段则向上、内移位。

(2) 股骨干中1/3骨折:骨折端移位无一定规律性,视暴力方向而异,若骨折端尚有接触而无重叠时,由于内收肌的作用,骨折向外成角。

(3) 股骨干下1/3骨折:由于膝后方关节囊及腓肠肌的牵拉,骨折远端多向后倾斜,有压迫或损伤股动脉、静脉和胫、腓总神经的危险,而骨折近端内收向前移位。

股骨干为三组肌肉所包围,其中伸肌群最大,由股神经支配;屈股肌群次之,由坐骨神经支配;内收股肌群最小,由闭孔神经支配。由于大腿的肌肉发达,股骨干直径相对较小,故除不完全性骨折外,骨折后多有错位及重叠,为不稳定性骨折。

3. 分型

根据股骨干骨折的形状可分为。

(1) 横行骨折:大多数由直接暴力引起,骨折线为横行。

(2) 斜行骨折:多由间接暴力所引起,骨折线呈斜行。

(3) 螺旋形骨折:多由强大的旋转暴力所致,骨折线呈螺旋状。

(4) 粉碎性骨折:骨折片在3块以上者(包括蝶形的)。

(5) 青枝骨折 断端没有完全断离,多见于儿童,因骨膜厚,骨质韧性较大,伤时未全断。Winquist将粉碎性骨折按骨折粉碎的程度分为四型。

Ⅰ型:小蝶形骨片,对骨折稳定性无影响。

Ⅱ型:较大碎骨片,但骨折的近、远端仍保持50%以上皮质接触。

Ⅲ型:较大碎骨片,骨折的近、远端少于50%接触。

Ⅳ型:节段性粉碎骨折,骨折的近、远端无接触。

二、临床表现与诊断标准

1. 临床表现

伤后肢体剧痛,活动障碍,局部肿胀压痛,有异常活动,患肢短缩,远端肢体常外旋。特别重要的是检查股骨粗隆及膝部体征,以免遗漏同时存在的其他损伤,如髋关节脱位、膝关节骨折和血管、神经损伤。股骨干骨折,因暴力大,移位多,明显肿胀,畸形严重,异常疼痛,意识清醒患者,多能指出骨折部位,拒绝医生检查或移动肢体。因肢体重而长,杠杆作用力大,不适当的检查与搬动都可引起更多的软组织损伤。意识模糊患者常提示有失血性休克，或疼痛性休克或伴其他脏器损伤，应特别予以重视。

2. 诊断标准

（1）受伤后出现大腿肿胀，皮下瘀斑。局部出现成角、短缩、旋转等畸形，髋关节及膝关节不能活动。

（2）局部压痛，假关节活动，能听到骨摩擦音。

（3）摄包括髋关节或膝关节在内的股骨X线正、侧位片，可明确骨折的准确部位、类型和移位情况。

三、治疗思路与方法

1. 治疗思路

治疗应尽可能达到较好的对位和对线，防止旋转和成角。

目前多以手术治疗为主，主要适应证：牵引复位失败者；新鲜开放骨折或关有多发损伤者；骨折合并有神经、血管损伤者；老年患者不易卧床过久或病理性骨折；骨折畸形愈合或骨不连接。目前常有的手术方法为交锁髓内针固定或钢板螺钉。

2. 治疗方法

（1）骨牵引

骨牵引适用于各类型骨折的治疗。

1）对股骨上及中1/3骨折，可选用胫骨结节牵引；对股骨下1/3骨折，可选胫骨结节或股骨髁上牵引。

2）对于股骨干的斜行，螺旋、粉碎、蝶形骨折，于牵引中自行复位，横骨折的复位需待骨折重叠完全被牵开后才能复位，尤须注意发生"背对背"错位者，最后行手法复位。

3）牵引时要将患肢放置于带副架的托马架上或布朗架上，以利膝关节活动及控制远端旋转，并经常测量下肢长度及骨折的轴线；复位要求无重叠，无成角，横错位不大于1/2直径，无旋转错位。

（2）股骨干骨折的微创治疗

股骨干骨折是临床中较为常见的骨折，一般多由强大暴力冲击而引发，传统切开复位手术创伤较大，术后易引发多种并发症，预后较差。随着医疗技术进步，微创钢板内固定及交锁髓内钉内固定在股骨干骨折中得到广泛运用。

1）股骨干骨折的闭合复位髓内钉内固定：随着复位技术及影像技术的进步，股骨干骨折均应争取闭合复位内固定，其中髓内钉为中心固定，可作为首选。而对于靠近远端的股骨干骨折，若骨折粉碎，不宜行髓内钉固定，而可选择微创钢板内固定。

手术方法：麻醉后取仰卧位，患侧臀部垫高，采用牵引床进行下肢牵引，并在C臂（或G型臂）X线机透视引导下进行骨折闭合复位。于患者股骨大粗隆顶向上做长3～5cm的纵行切口（图24-4），大粗隆顶部前中1/3作为进针点，插入导针，透视确认导针经过骨折断端后，行骨折近端及远端扩髓，置入主钉，透视监视下确认髓内钉的位置良好后，安放远端锁钉，通过股骨骨皮质征及股骨小粗隆影像法控制旋转。在置入近端锁钉之前，采用打拨器对主钉进行适当拔出，从而完成对骨折端的加压，消除骨折端间的分离，最后置入近

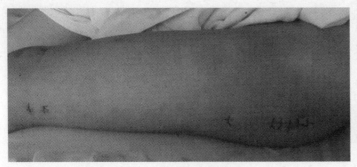

24-4　手术切口外观

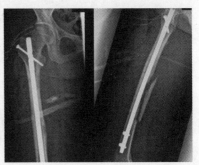

24-5　术后 X 线影像片

端锁钉。闭合复位髓内钉内固定后，再摄 X 线片（图 24-5）显示其固定对位、对线情况。

闭合复位带锁髓内钉在进行治疗时，不需要分离骨折部位周围的软组织，也不必清除周围血肿，因而不会干扰到对骨折早期愈合起关键作用的细胞及体液因子，从而为骨折愈合创造良好的条件。同时，采用闭合复位的方式，降低了术后感染的风险，且不会对骨折部位的血运产生二次损伤。保证了骨折部位的正常血运，有利于患者术后的骨折愈合。

2）股骨远端骨折的微创钢板内固定：对于股骨远端骨折，特别是合并有股骨髁间骨折的患者，髓内钉固定的稳定性较差而无法固定，而逆行髓骨钉内固定对膝尖节产生破坏，故微创钢板内固定具有独特优势，值得临床应用（图 24-6）。

手术方法：麻醉成功后，取仰卧位，于 C 臂 X 线机透视下实施复位，于股骨外踝处行 5 ～ 6cm 手术切口，经骨膜外侧向近端置入 LISS 钢板；将钢板放置于外髁部后，在钢板远端皮肤处行 5cm 左右切

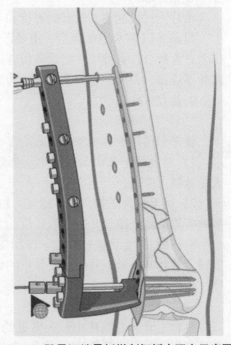

24-6　股骨远端骨折微创钢板内固定示意图

口，确定钢板置于骨干中心后，分别在钢板近和远端置入 1 枚普通骨皮质螺钉使钢板紧贴股骨，随后逐次置入锁定螺钉，其中股骨髁处螺钉需与膝关节平行。

LISS 钢板在股骨远端骨折的应用，可克服逆行髓内钉对膝关节的破坏和顺行髓内钉远端力臂过短的问题，同时其微创置入导向系统大大缩短了切口，减少了对组织的损伤。因此，临床应用越来越广泛。

四、疗效判断标准与康复指导

1. 疗效判断标准

（1）治愈标准：患者症状消失或基本消失，功能完全恢复正常或基本正常。X 线上骨折线完全消失。

（2）好转标准：骨折对位满意，症状基本消失，功能部分恢复，X线片上显示骨折线基本消失。

2.康复指导

骨牵引后第2天开始练习股四头股收缩及踝关节活动，第2周开始练习抬臀，第3周两手提吊杆，健足踩在床上，收腹，抬臀，使身体大腿、小腿成一直线，加大髋膝活动范围。从第4周开始可扶床架练站立。骨折临床愈合，去牵引后逐渐扶拐行走直至X线片检查骨折愈合为止。术后加压钢板内固定，一般不需外固定，48～72小时除去引流。切口愈合后，可练习膝关节伸屈活动，再用拐杖保护下地，但在骨折未愈合前，应勿负重。

五、诊疗注意事项

1.X线片检查

股骨干骨折一般采用X线摄片可以做出诊断。但要注意小儿青枝骨折或不全骨折，患者及其亲属可能对受伤史叙述不清，且患儿症状体征均不明显，加之早期X线片可能无明显异常时，要特别重视诊断问题，不要漏诊、误诊，要嘱咐家人定期带小儿复查，避免负重。1～2周后复查X线片时可能出现骨膜反应即可确诊。

同时还应特别注意检查股骨粗隆及膝部体征，以免遗漏同时存在的其他损伤。如髋关节错位，膝关节骨折和血管神经的损伤。并常规做骨盆X线片检查。

股骨干骨折通常由高度强暴力所致，还可能伴有其他脏器损伤。如果不给予合适的治疗，能造成长期失用或残废。合理地就地固定患肢非常重要，禁止现场脱鞋、脱裤，最简单的固定方法是将患肢与健肢用布条或绷带绑在一起。如有合适的木板，可在患肢的内外两侧各放一条木板，内侧达会阴部，外侧超过骨盆，再用布带或绷带绑住。捆绑时1人应把住踝部略加牵引而后再送X线室摄片。

2.注意保持股骨的生理弧度

股骨是人体中最长的管状骨。骨干由皮质骨构成，表面光滑，后方有一股骨粗线，是骨折切开复位对位的标志。股骨干呈轻度向前外侧突的弧形弯曲，其髓腔略呈圆形，上、中1/3的内径大体一致，以中上1/3交界处最窄。股骨干有轻度向前突出的弧线，这个弧线有利于股四头肌发挥其伸膝作用，治疗时应尽可能保持此生理弧度。

3.注意股动脉、股静脉的保护

在股骨上、中1/3骨折时，由于有肌肉相隔，股动脉与股静脉不易被损伤。而股骨骨折发生在其下1/3时，由于血管位于骨折的后方，而且骨折断端常向后成角，故易刺伤行走在该处的股动脉和股静脉。

股骨干骨折时有时出血量可达1000mL以上，要特别注意止血和防治失血性休克。

4.股骨干

股骨干周围没有足够的外展肌群，外展肌群位于臀部附着股骨大粗隆上，由于内收肌的作用，骨折远端常有向内收移位的倾向，已对位的骨折，常有向外弓的倾向，这种移位和成角倾向，在骨折治疗中应注意纠正和防止。否则内固定的髓内针、钢板，可以被折而弯曲、折断，螺丝钉可以被拔出或断裂。

第三节　髌骨骨折

髌骨是全身最大的籽骨，呈倒三角形，底边在上尖端向下，连接股四头肌腱与髌韧带，传导和增强股四头肌的力量。髌骨后面的软骨面与股骨髁前面的髌骨关节面构成髌股关节，在伸直膝关节与下蹲时，可以减少股四头肌与股骨间的摩擦，从而保护了膝关节，亦保护了股骨髁免受直接暴力的打击。髌骨的内外两侧有髌支持带或股四头肌腱扩张部附着。此扩张部由髌骨两侧向外，呈横向、斜向和交叉状，附着于股骨内髁和外髁，亦有稳定髌骨，限制髌骨侧向运动的作用。髌骨还有协助防止膝关节异常的侧向运动和阻止股骨髁向前滑动的作用。

髌骨骨折比较常见，多见于 30 ～ 50 岁的患者，青少年少见。

一、病因病理与分类

1. 病因病理

直接暴力和间接暴力均可造成髌骨骨折。直接暴力的损伤，如打击伤、踢伤、撞击伤等等，其所造成髌骨骨折，股四头肌扩张部和关节囊一般保持完整，骨折多属粉碎性，移位不明显，故伸膝功能影响较少。

间接暴力造成的髌骨骨折，多为膝关节处于半屈位时跌倒，髌骨与股骨髁紧密接触部位成为支点，股四头肌骤然剧烈收缩牵拉髌骨而致骨折，多为横断性骨折，多伴有股四头肌扩张部和关节囊的严重损伤。近侧骨折片受股四头肌的牵接，明显向上移位。股四头肌扩张部撕裂越严重，近骨折块移位越多，对伸膝功能影响越大。

2. 分类

髌骨骨折可分为横断、粉碎、纵裂和下（上）极撕脱骨折四种类型。

根据移位的程度分为无移位骨折和移位骨折两种类型。无移位的髌骨骨折约占 20%；移位的髌骨骨折约占 80%。

（1）髌骨横断骨折：按髌骨横断骨折的份额比例分为：①髌骨中 1/3 骨折；②髌骨下 1/3 骨折。

（2）髌骨粉碎性骨折。

（3）髌骨下极粉碎性骨折。

（4）髌骨上极粉碎性骨折，较少见。

（5）髌骨纵行骨折。

二、临床表现与诊断标准

1. 临床表现

髌骨位置表浅，其本身构成关节的一部分。骨折后，除局部剧痛与伸膝功能障碍外，皮下淤血、关节内积血、膝关节前面甚至两侧明显肿胀。有移位的髌骨骨折，骨折间隙甚易扪得；移位较远者，在伤后不久，可以看到骨折的横形凹陷。

2. 诊断标准

（1）有明显的外伤史，伤后即膝部疼痛，膝关节肿胀。

（2）髌骨部压痛，浮髌试验可为阳性。

（3）可触及髌骨断端或伸肌装置内有"缺损"。

（4）伸肌装置腹侧纤维和辅助伸肌装置完整时，能主动伸直膝关节，否则不能主动伸直膝关节。

（5）摄膝前后位、侧位和髌骨轴向位 X 线片，以明确髌骨骨折类型。髌骨横断骨折最常见，占所有髌骨骨折的 50% ～ 80%，纵行骨折最少见，占 12% ～ 17%。

（6）CT 可排除骨软骨骨折。

三、治疗思路与方法

1. 治疗思路

髌骨维护膝关节的稳定，保护股骨髁，传导和增强股四头肌的力量，是伸膝装置的重要组成部分。髌骨骨折后，伸膝装置受到破坏，严重影响膝关节的功能。所以，治疗髌骨骨折的原则是：恢复伸膝装置的完整性，尽量保留髌骨，恢复髌股关节面的光滑平整，尽早进行膝关节和股四肌的功能锻炼，防止创伤性关节炎的发生。

2. 治疗方法

新鲜髌骨骨折的治疗要考虑到恢复伸膝装置的完整性，保证髌骨关节面的光滑以防止继发创伤性关节炎，同时还要能尽早开始关节的伸屈活动，以防止关节僵硬。常用的方法有以下几种：

（1）手法复位外固定法

手法复位外固定法包括石膏托或夹板外固定及各种"抱膝"圈固定法。

1）适应证：髌骨骨折无移位，或两骨断端分离小于 0.5cm，其关节软骨面光滑完整，髌旁腱膜与关节囊无撕裂者。

2）固定方法：先清洁皮肤。用石膏托或石膏夹固定膝关节于伸直位，以防屈膝时使骨折块发生分离。也可用纱布棉花做成的套圈，按髌骨周边的大小，恰好套紧，可对髌骨起到束缚的作用。两侧系布带各 2 条，膝后置弧形木板，将布带经膝两侧绕过木板后方结扎。固定 2 周后开始股四头肌的收缩锻炼。3 ～ 4 周后，可以石膏或抱膝装置的保护下练习步行。6 周后，开始不负重的膝关节伸屈活动。

（2）张力带钢丝内固定

1）适应证：髌骨横形骨折及下极横形骨折；能复位的髌骨粉性骨折失及下极粉碎性骨折。

2）手术方法：髌前横弧形切口，凸面向下，切开皮肤、皮下、向上翻开皮瓣，显露骨折线，清除关节腔内、骨折面上血块，将翻入的骨膜及髌前组织复回髌骨表面。在屈膝 10°位下，对横形骨折，自远折端骨折面，逆行穿出两根直径 1.5cm 的克氏针，正位上两针各在中 1/3 与侧 1/3 交界处，在侧位，针穿过髌骨前后径中点。将髌骨骨折复位，用两把特制的大巾钳在髌骨两侧上、下夹持，暂时固定。

手指通过扩张部裂隙，伸入关节腔内，触摸髌骨关节面平整后，把克氏针穿入近端，自股四头肌腱穿出，剪断针尾，使针在髌骨上下极各露出 0.5cm，于上极将针端折弯成 90°，然后将弯自前向后转 180°，靠近髌骨上极骨皮质，以防针向下滑动。用 18 号钢丝自克氏针一端后面，绕过髌骨前面，再经同一针的另一端后面，绕至髌前拉紧，在髌下极扭紧打结。另一针用同样方法固定。缝合髌前组织及扩张部，在手术台上屈膝 90°，检查固定效果。

(3) 髌骨部分切除

陆裕朴等自 1956 年以来对髌骨横形骨折、下段或上段粉碎骨折及上下极骨折有移位者，采取下述处理方法：切除较小骨块或骨折粉碎部分，将髌韧带附于髌骨上段，或将股四头肌附丽于髌骨下段骨块。

1) 手术方法：采用修复骨与韧带或肌腱的手术方法，使髌韧带或股四头肌腱尽量靠近髌骨软骨关节面，以防暴露骨端于关节内。手术要点为切除小骨块或碎骨块端，保留上段较大骨折块并修整之，髌韧带在贴近骨面处钻 3 个骨骨洞，以备缝合附于髌韧带。用 7-0 丝线穿过髌韧带全层，并通过所钻 3 个骨洞结扎缝合线。用丝线褥式重叠缝合修复股四头肌腱膜及其两侧扩展部分。缝合时保持膝关节完全伸直。

2) 术后处理：用敷料包扎，长腿石膏伸直固定 3 周，去石膏后不负重练习关节活动。6 周后扶拐逐渐负重行走，并加强关节活动度及股四头肌肌力锻炼。

(4) 抓髌器外固定

方法：患者仰卧，股神经阻滞麻醉或硬膜外阻滞麻醉，在无菌操作下抽净关节内积血，用双手拇指、示指按压髌骨使其对立，摸清髌骨上下极边缘及粉碎情况，待复位准确后，先用抓髌器较窄的一侧钩刺入皮肤，钩住髌骨下极前缘和部分髌腱。如为粉碎性骨折，钩住其主要的骨块和最大的骨块，然后再用抓髌器较宽的侧，钩住近端髌骨上极前缘即张力带处，如为上极粉碎性骨折，先钩住上极粉碎性骨块，再钩住远端骨块。即把近端骨折块作为动点，远端骨折块作为定点，动点向定点靠拢，注意抓髌器的双钩必须抓牢髌骨上下极的前极级，将加压螺旋稍加拧紧以期髌骨相互紧密接触以待术者右手示指、中指按住髌骨前面，用拇指细心摸清内侧缘令其光滑平整，同时要反复伸屈膝关节以模造关节面，达最佳复位。

四、疗效判断标准与康复指导

1. 疗效判断标准

(1) 治愈标准：膝关节活动无明显异常，X 线片上骨折线消失，则达到完全治愈的标准。

(2) 好转标准：症状消失，膝关节活动稍受限制，但不影响生活行走能力，X 线片上示骨折线基本消失。Lysrolm 髌骨骨折疗效评定标准的评分系统见表 24-6。

表 24-6　Lysholm 髌骨骨折的疗效评定标准的评分系统

症状体征和客观评价	评分
疼痛	
无疼痛	3
活动时轻微疼痛	2
休息时也严重疼痛	1
活动受限	
无活动受限	3

症状体征和客观评价	评分
活动受限，尤其是在运动时	2
活动能力明显下降	1
股四头肌肌力下降	
肌力下降	3
肌力下降30%～50%	2
肌力下降大于45%	1
客观功能评价	
75～100	3
50～74	2
0～49	1

优：9分以上；可：6～9分；差：6分以下。

2. 康复指导

（1）手法整复夹板固定：在固定2周后开始股四头肌的收缩锻炼。3～4周后，可以石膏或抱膝装置的保护下练习步行。6周后，开始不负重的膝关节伸屈活动。

（2）张力带钢丝内固定术后的康复：术后可不用外固定，术后第2天练习股四头肌收缩，练习屈膝时间：对髌骨横形骨折及下极骨折在术后3～5天，对粉碎骨折在1～2周。多数骨折病例在术后2周能屈膝90°并下地行走。

（3）髌骨切除术后的康复：用敷料包扎，长腿石膏伸直固定3周，去石膏后不负重练习关节活动。6周后扶拐逐渐负重行走，并加强关节活动度及股四头肌肌力锻炼。

五、诊疗注意事项

1. 勿轻易施行髌骨切除术

由于人们对髌骨作用认识的不同，长期以来在观点上也存在有分歧意见。髌骨骨折除非严重分离移位而未经治疗者，很少不愈合，即使是纤维连接，伸膝功能亦基本保存。因此，曾有过"髌骨骨折无碍以后行走能力"的观点。但大多数学者均考虑到此类关节内骨折同样存在晚期出现创伤性关节炎的可能，主张早期应做到骨折有良好的对位和尽力使关节面平整，对有移位较大的骨折主张积极的手术治疗。对手术治疗的分歧主要在于对粉碎性髌骨骨折的处理。有学者分别从髌股关节的生物力学角度和临床实践，评价髌骨骨折的治疗，原则上应保留髌骨，并充分恢复其解剖关系，勿轻易施行髌骨切除术。

2. 注意避免布带压迫腓总神经

抱膝固定要注意避免布带压迫腓总神经，造成腓总神经麻痹，影响锻炼和治疗效果。有移位的髌骨骨折，经手法整复后，用抱膝法固定，其固定效果不够稳定。在固定期间，尤其是开始屈伸锻炼后，由于撕裂的关节囊未经修补缝合，整复后的骨折块仍可分离或旋转移位，导致骨折不愈合或两骨折块向前成角畸形愈合。因此，用此固定方法时，应及时检查纠正，如发现固定失败，及早改用其他有效的固定方法。

3. 时刻注意抓髌器的螺旋盖压力调整

抓髌器螺旋盖是维持抓髌器对位和加压固定的关键部位，松则不能有效地维持对位，紧则不能产生骨折自身模造的效应。抓髌器术后早期活动易出现螺旋盖松动现象，所以应随时调整螺旋盖，以保持压力的平衡至骨折愈合。

4. 复位要避免盲目性

手法复位和抓髌器固定，两者是相辅相成的，复位是基础，固定是维持对位的条件。要根据髌骨的解剖位置和骨折特点进行复位，避免盲目性，否则破坏原始骨折对位有利条件，使其骨折很难对位。

第四节　胫骨、腓骨骨干骨折

胫骨、腓骨骨折是四肢中最常见的骨折之一，占 10% ~ 15%。多为直接暴力所致，常见为压砸、冲撞、打击致伤，骨折线为横断或粉碎性；有时两小腿在同一平面折断，软组织损伤常较严重，易造成开放性骨折。有时皮肤虽未破，但挫伤严重，血循不良而发生继发性坏死，致骨外露，感染而成骨髓炎。间接暴力多见为高处跌下，跑跳的扭伤或滑倒所致的骨折；骨折线常为斜形螺旋形，胫骨与腓骨多不在同一平面骨折。儿童有时也可见胫骨、腓骨的"青枝骨折"。长跑运动员也可见到腓骨的"疲劳性骨折"。

骨折移位的方向取决于外力作用的方向、腓肠肌的收缩和伤肢远段的重力而定。骨折后常有错位、重叠和成角畸形；远侧段常向后外方移位有外旋、近侧段向前移位，有时骨折断端可刺破皮肤穿出伤口外，形成开放性骨折。由于胫骨、腓骨之间骨间膜存在，单一骨折时，常有限制移位的作用；但也可用于股骨骨折时，暴力沿骨间膜传至腓骨而引起腓骨骨折。

一、病因病理与分类

1. 病因病理

常因汽车、拖拉机、摩托车等直接暴力撞伤、挤压伤，重物砸伤等所致，暴力多来自小腿前外侧。以粉碎、多段、横断、蝶形、斜面骨折多见。胫骨、腓骨双骨折时，骨折线多在同一平面上，且常在暴力作用侧有三角形碎骨片，骨折移位大、成角大、不稳定。易造成开放性骨折。软组织损伤重、皮肤、肌肉挫裂伤较重；有时损伤神经血管。

间接暴力是由传达暴力或扭转暴力所致，骨折多呈螺旋、斜面骨折。双骨折时，腓骨骨折线比胫骨骨折线高，尤其螺旋性骨折，胫骨多在中下 1/3 发生骨折，腓骨多在上段发生骨折，临床常漏诊。一般说间接暴力损伤者软组织损伤小，开放性骨折少，即使有开放性骨折，多为由内向外的穿破伤。

2. 分类

（1）按照骨折稳定程度分类

1）稳定性骨折：胫骨无移位的不全或完全骨折，如青枝骨折、横断骨折、锯齿状骨折等均为稳定性骨折。

2）不稳定性骨折：胫骨斜面、螺旋、粉碎、多段、骨缺损、蝶形骨折均为不稳定性骨折。

按照受伤机制、软组织损伤程度、伤口污染情况及骨折形态分三度：

Ⅰ度：一般因骨折块刺破皮肤，故伤口＜1cm，污染轻，软组织损伤少，骨折块为横断或小斜面，断端无污染。

Ⅱ度：伤口＞1cm，软组织有轻、中度挫伤，但无脱套伤，骨折为中度粉碎型，断端有轻度或中度污染。

Ⅲ度：此型特点是软组织损伤广泛，且污染严重，除皮肤损伤外，多合并有肌肉、血管、神经损伤。

另外，尚有陈旧性、感染性、病理性、应力性等骨折。

（2）按照骨折端是否与外界相通分类

1）闭合性骨折：指骨折端未穿破皮肤者，除骨折外无其他重要软组织损伤者为单纯闭合性骨折，合并神经或重要血管损伤者为复杂性闭合性骨折。

2）开放性骨折：多为直接暴力所致，软组织损伤重，伤口污染重，骨折多为粉碎、多段、横断，骨折移位大，常有骨外露，并常合并有肌腱、肌肉、神经、血管损伤，大面积皮肤潜行性剥脱性损伤。

三、临床表现与诊断标准

1. 临床表现

伤后患肢疼痛肿胀和功能丧失，可有骨擦音和异常活动。有移位骨折者，肢体缩短、成角及足外旋畸形。损伤严重者，在小腿前、外、后侧间隔区单独或同时出现极度肿胀，扪之硬实，小儿青枝骨折表现为不敢负重和局部疼痛。如伤后小腿疼痛严重，肌肉有压痛，足背动脉博动消失，足发凉、苍白或发绀，足趾不能活动，感觉障碍，可能为骨筋膜室综合征。X线片要拍摄胫腓骨的全长，以防漏诊。

2. 诊断标准

（1）有明显的胫腓骨部位的外伤史，多为直接暴力多见为压砸、冲撞、打击致伤。

（2）局部疼痛肿胀明显，疼痛、肿胀的局部扪出移位的骨断端。重要的是要及时发现骨折合并的胫前后动静脉和腓总神经的损伤。检查时应将足背动脉的搏动、足部感觉、踝关节及拇趾能否背屈活动作为常规记录。对局部损伤比较严重的挤压伤、开放性骨折以及曾有较长时间扎止血带及包扎过紧的伤员，特别要注意观察伤肢有无进行性的肿胀，尤以肌肉丰富处为主，如已发生皮肤紧张、发亮、发凉、起水泡、肌肉发硬、足背动脉扪不出、肢体颜色发绀或苍白等，即是筋膜间隙综合征的表现。应及时紧急处理。

（3）X线检查可确定骨折的类型和移位情况，在摄片的同时应注意膝、踝关节有否骨折的体征，不要遗漏。

四、治疗思路与方法

1. 治疗思路

胫腓骨骨折的治疗目的是恢复小腿的承重功能。因此骨折端的成角畸形与旋转移位应该予以完全纠正，以免影响膝踝关节的负重功能和发生关节劳损。胫腓骨干骨折治疗一般以胫骨为主。表面有皮肤缺损者需重新覆盖。发现骨筋膜室综合征，应立即充分切开筋膜减压。

无移位的骨折，用胫排骨石膏固定。如果骨折移位或不稳定，可行手术复位和内固定。内固定可用螺丝钉、钢板和交锁髓内针等。

2. 治疗方法

（1）稳定性骨折

无移位或整复后骨折面接触稳定，无侧向移位趋势的横断骨折、短斜形骨折，可用手法复位，石膏或小夹板固定。石膏固定采用长腿石膏管型固定，管型可分两段完成。先自足趾至胫骨结节完成小腿石膏管型，定型后完成至大腿根部。为防止小腿在管型内继续肿胀而出现骨筋膜室综合征及肿胀消退后，需重换管型石膏的弊端，常常先用前后石膏托固定，待肿胀消退后，再换长腿石膏管型固定。膝关节应屈曲15°～30°，以利控制旋转。屈曲过多，髌韧带紧张，将牵拉近端向前移位或成角。踝关节必须置于功能位，以防将来背伸受限。U 型石膏夹板对小腿下 1/3 以及踝关节骨折，或在中 1/3 部位愈合后期的骨折，均有良好的固定作用，中 1/3 骨折必须在 X 线片上出现连续性骨痂后，方可更换 U 型石膏夹板固定。由于胫骨、腓骨骨折的移位多向前、内成角，所以 U 型石膏固定的小腿段是前内和后外的对夹，而非内、外的对夹，当移行于踝部时转为两侧并绕过足底，在小腿部向踝关节的移行部，其内侧板的前缘应向后翻转，以防踝关节背伸活动受限，同时也加强了夹板固定的坚固性。4 周后，当骨折已有纤维性连结时，可将足底部石膏截除，使 U 型石膏夹板成为旋转侧方石膏夹板，以利踝关节活动。尤其对螺旋形骨折固定更好。

固定中期要随时观察，包扎过紧应及时剖开，发生松动应及时更换。一般 3 周左右更换一次石膏，总固定时间一般不超过 12 周。使用石膏固定必须严格遵守三点固定的原理。因为一侧的软组织绞链是维持骨折稳定的重要因素，利用石膏固定骨折时，必须利用这一稳定因素。在存在软组织绞链的对侧为三点固定的中间力点，绞链同侧的骨干上、下端各为一个力点。在石膏管型上只有准确塑出上述三点关系，才能稳定骨折。

小夹板固定取内、外、后各 1 块，前侧 2 块夹板固定，并根据骨折端复位前移位的倾向性而放置适当的固定垫，胫骨嵴严禁加垫，以防皮肤受压坏死。

无论是石膏固定或夹板固定，必须注意观察足趾的颜色及皮肤感觉，防止发生骨筋膜室综合征。一般 3 天后复查 X 线片，如位置满意，1 周后再次复查 X 线片，以早期发现骨折移位，早期处理。

（2）不稳定骨折：斜形、螺旋形或轻度粉碎的不稳定骨折，可以局麻下行跟骨骨牵引，牵引穿针时跟骨内侧比外侧低 1cm（约有 15°斜角）。因垂直牵引时，15°斜角变为平等，使跟骨轻度内翻的力量向上传导，集中在骨折部，骨折对位更稳定，并可以恢复小腿的生理弧度。牵引重量一般为 4～6kg，48 小时内摄 X 线片，检查骨折对位情况。重叠移位纠正后应减至维持重量牵引，以免过牵。肿胀消退后用夹板固定，残余移位可用手法或改变牵引力线来矫正。4～5 周时，X 线片示骨折端有骨痂出现，可解除牵引。对软组织损伤较重、肿胀明显的病例，牵引也可以作为术前的重要治疗方法。

（3）胫骨干骨折的微创治疗

1）胫骨干骨折闭合复位髓内钉内固定术临床中手术治疗胫骨干骨折内固定方法较多，

随着对器械、影像及手术研究深入，近年来以创伤小、固定良好手术为临床首先，其中闭合复位髓内钉内固定为较常用的一种方式。

手术方法：麻醉后取仰卧位，屈膝90°进行手术，选取正中纵行髌韧带入路，做长5～6cm切口（图24-7），将胫骨结节以上位置全部显露，于胫骨结节以上约2cm位置用钻头将髓腔钻开。在C型臂X线机透视下进行牵引复位，如不能有效复位可于骨折部位作小切口帮助复位。如为开放性骨折患者应先进行清创缝合。根据患者髓腔大小决定是否扩髓，扩髓后将髓内钉插入，根据瞄准器或C型臂透视机引导将髓内钉安装并远近端进行锁定。透视确认骨折复位及固定良好后（图24-8），关闭切口。

既往髓内钉内固定常用于胫骨中段的骨折，目前随着髓内钉技术的进步，各种专家级髓内钉及阻挡钉的应用，扩大髓内钉的应用范围，或技术娴熟，胫骨近端和远端的骨折均可使用髓内钉进行固定。

2）胫骨干骨折微创经皮钢板内固定术（MIPPO）是近年来发展的一项生物学内固定技术，其目的是减少或避免胫骨骨折端直接暴露、最大限度保护骨折端和周围血供，促进骨折早期愈合。

手术方法：麻醉成功后，取仰卧位，大腿根部上充气式止血带，C型臂X线机透视下手法闭合复位，或者进行有限切开复位，可用克氏针可螺钉暂时固定。分别于骨折远近羊各作一长2～4cm纵行皮肤小切口（图24-9），深达皮下组织、骨膜外，不切开骨膜，注意保护大隐静脉和隐神经。沿切口用长组织剪或骨膜剥离子进行皮下分离，建立一皮下软组织潜行

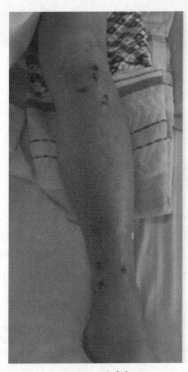
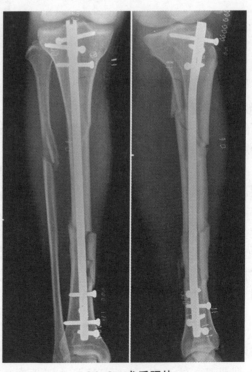

24-7　手术切口　　　　　　24-8　术后照片

隧道。选择合适已预弯好的锁定加压钢板，从远端切口经皮下隧道置入至骨折部位。C 型臂 X 线机透视下确认骨折复位情况、锁定加压钢板位置，用一同样的等长钢板做体标识以确定螺孔位置，然后对骨折远近端进行固定或经皮小切口逐一螺钉锁定，通常在远近端各需置入 3～4 板螺钉。经皮钢板内固定术后，摄取 X 线片显示胫骨对位对线优良（图 24-10）。

胫骨骨折 MIPPO 技术优势是：减少骨膜剥离，降低对骨折端血运干扰，保护了骨折愈合的生物学环境；良好的血供有助于提高骨折端的抗感染能力，降低了切口或骨折端术后感染发生率。

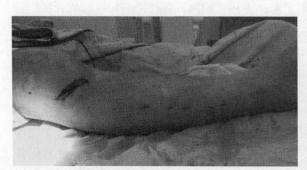

24-9　手术切口

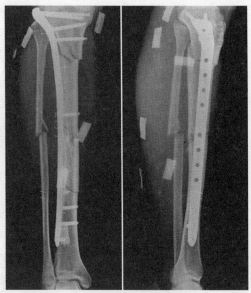

24-10　术后照片

五、疗效判断标准与康复指导

1. 疗效判断标准

（1）治愈标准：骨折愈合，对位对线良好，下肢无畸形或明显畸形，症状消失或基本消失，功能完全恢复正常或基本正常。

（2）好转标准：骨折基本愈合，对位对线可，功能部分恢复。

2. 康复指导

对稳定性骨折采用手法复位，石膏或小夹板固定及非稳定性骨折采用牵引治疗时，一般患者在骨折 7～10 天后扶拐下床练功，促进血液循环，增加营养物质供给及骨折局部血肿吸收，增加修复能力。下地行走中，患肢的收缩活动以及承重时钢针的回缩力可对骨折端增加生理性压力或应力刺激，这种压力和刺激可使成骨细胞活动加强，钙盐的吸收和沉淀加快，为骨折后骨组织钙化提供了必要条件。

六、诊疗注意事项

1. 要防止闭合骨折变为开放骨折

胫骨、腓骨骨折的治疗，主要是恢复小腿长度和负重功能。因此，应重点处理胫骨骨折。

对骨折端的成角畸形和旋转移位，应予以完全纠正，避免影响膝、踝关节的负重功能和发生关节劳损。除儿童病例患肢与对侧健肢等长可稍放宽外，成人应注意恢复患肢与对侧健肢的长度和生理弧度。

2. 要注意防治合并伤和并发症

直接暴力引起的骨折，易并发软组织的挫伤等，可发生骨筋膜室综合征。胫骨内面仅有皮肤覆盖，骨折端易刺破皮肤发生开放性骨折、皮肤缺损、骨端外露，甚至继发骨髓炎。腓骨上端骨折可合并腓总神经损伤，表现为足下垂畸形。由于解剖因素，该部位骨折易发生延迟愈合、不愈合或畸形愈合。

因小腿解剖及生理的原因，胫骨、腓骨上 1/3 骨折容易愈合，但移位之骨折易挫伤腓总神经或骨痂（特别是粉碎骨折之骨痂）易将腓总神经包埋卡压致腓总神经损伤；中下 1/3 因血运较差，易出现迟延愈合或不愈合；开放感染骨折则可出现骨髓炎、骨缺损；骨折畸形愈合者，可致膝踝关节创伤性关节炎。

胫骨、腓骨骨折最主要的并发症是骨筋膜室综合征和血管损伤。四肢的肌肉和神经血管都处于由筋膜和骨形成的骨筋膜室内。由于小腿有二根骨骼，其间由坚韧的骨间膜相连，其周缘又有较为坚实的深筋膜包绕。一旦骨筋膜室的压力增高，缓冲余地很小。因此小腿损伤极易发生骨筋膜室综合征。

3. 要注意防止闭合骨折变为开放骨折

小腿的前内侧缺乏肌肉组织，皮下即为骨骼。当小腿遭受外力骨折时，前内侧皮肤常遭到损伤，骨折的移位又自内而外压迫皮肤，早期不及时处理，可出现前内侧皮肤坏死，骨外露而形成开放骨折。因此，对于有移位的胫骨、腓骨骨折，尤其是前、内成角的移位骨折，不要仅仅依靠骨牵引来自动复位，要立即手法复位，以解除骨端自内而外对皮肤的压迫。

4. 注意防治石膏外固定致骨筋膜室综合征

由于小腿为双骨结构，有着非常坚韧的骨间膜，容易发生骨筋膜室综合征。当石膏外固定时，随着小腿的肿胀越来越重，骨筋膜室的容积无法向外扩大，从而压迫骨筋膜室里面的血管、神经、肌肉，而产生骨筋膜室综合征。因此，以石膏外固定的早期，要严密观察患肢的血运、运动、感觉情况，一旦发现有骨筋膜室综合征的症状，应立即剖开石膏，尽早行切开减压术。

5. 注意防治小夹板外固定致压迫性溃疡

小夹板固定是胫骨、腓骨骨折常用的外固定方式，胫骨部压垫应根据骨折线及移位方向不而异。正确的纸压垫位置可以很好地维持骨折复位，而胫骨嵴、腓骨小头、内、外踝隆起部放置纸压垫，常致压迫性溃疡。因此，对胫骨嵴、腓骨小头、内、外踝隆起部禁放纸压垫，后侧跟腱部应常规放置棉垫，绑带松紧度适宜，一般为不费力上下移动 1cm 左右为宜。

6. 注意防止钢板或髓内钉固定术后成角畸形

钢板放置位置不正确，拧入螺丝钉没有严格按照 AO 技术操作，以致后期出现螺丝钉松动、拔出，甚至折断。钢板对侧为粉碎骨折或有 1/3 缺损时没有充分植骨。普通髓内钉固定适应证选择不当，靠近两端关节的骨折，髓腔粗大，固定不牢。因此，只要皮肤条件允许，钢板尽量放在胫骨骨侧，钢板的长度应为骨直径的 4～5 倍，拧入螺丝钉应严格按照 AO 技术操作，严重粉碎骨折或有骨缺损时要充分植骨，距关节 6cm 以骨的胫骨两端骨折，不宜用髓内钉固定。

7. 注意防治髓内钉固定致胫骨皮质劈裂

胫骨、腓骨骨折应用髓内钉固定，常用的进钉部位是胫骨结节。若进钉方向不准确，常可出现胫骨上端劈裂；钉尖抵触后侧皮质不能前进，皮质崩裂，更常见于上段骨折的患者。因此，正确的进钉方向是，钻孔时钻头先与骨垂直，继而将钻柄慢慢压向股骨侧，使钻头指向胫骨中下 1/3 相交处的骨嵴部，继续下压柄，使其尽可能地与胫骨干平行。入孔的倾斜隧道极其重要，捶入髓内钉时也要遵循这个原则，尽量将钉压平。当出现进钉困难时，除选钉太粗，常见的原因是钉尖抵触胫骨后侧骨皮质，应先拔出校正方向重新捶入。若系胫骨近段骨折，当髓内钉抵达骨折面时，钉尖极易从骨折后侧穿出髓腔，此时，应先将远折段略向后移，钉进入远段后再复位捶入。

第五节　胫骨髁骨折

胫骨髁骨折，约占全身骨折中的 0.38%，是较为常见的骨折。好发于青壮年，男性多于女性。胫骨髁骨折又较内髁骨折多见。胫骨髁骨折为关节内骨折，骨折波及胫骨近端关节面。严重者还可合并有半月板及关节韧带损伤。因此胫骨髁骨折，容易引起膝关节的功能障碍。除影响胫骨平台关节面外，可常常合并半月板，甚至交叉韧带损伤和侧副韧带的损伤，因而易于造成关节疼痛、僵硬、不稳定或畸形。

为了获得最大限度的恢复功能，处理这种骨折时，应根据损伤的严重程度、损伤的类型以及合并损伤的情况等，采用不同的治疗方法。

一、病因病理与分型

1. 病因病理

胫骨髁骨折多由高处坠落或扭转损伤所致。高处坠落，足先着地，外力沿胫骨纵轴向上传导，股骨两髁向下冲击胫骨平台，使胫骨内、外髁劈裂并塌陷，形成"Y"或"T"形骨折；当直接暴力或间接暴力使膝关节强烈外翻，常造成外侧平台骨折，严重时可造成内侧副韧带和前交叉韧带损伤；当暴力使膝关节强烈内翻时，股骨内髁撞击内侧平台，致内侧平台骨折。受伤时膝关节处所不同状态会造成不同部位及程度的骨折。膝伸直时，压缩力作用于胫骨平台前部，造成胫骨髁前部骨折；膝关节屈曲受伤时，造成胫骨髁后部损伤。

2. 骨折分型

Ⅰ型：单纯外髁劈裂骨折。

Ⅱ型：外髁劈裂合并平台凹陷骨折。

Ⅲ型：单纯平台中央凹陷骨折。

Ⅳ型：内侧平台骨折。

Ⅴ型：单纯双髁骨折或倒"Y"形骨折。

Ⅵ型：胫骨平台骨折并胫骨干骺端或骨干骨折。

二、临床表现与诊断标准

1. 临床表现

伤后膝关节疼痛，肿胀，活动障碍。严重骨折可见膝关节和小腿上段广泛瘀斑，出现张力性水疱。有时有骨擦音，骨折移位时局部有畸形。浮髌试验阳性。体检时要注意询问受力内外方向，检查有无侧副韧带损伤。侧副韧带部位肿胀、压痛常表明该韧带有损伤。由于骨折塌陷，对股骨缺乏支撑力，可有异常的内外翻活动，此时侧副韧带不一定损伤，需与临床检查结合考虑。膝关节屈曲15°作Lachman试验，过度松驰应考虑有交叉韧带损伤，半月板有无损伤，需手术中探查明确。

正侧位X线片虽可明确诊断，了解骨折类型和严重程度，但骨折的实际损伤往往比X线片所示更加严重。增加左右斜位片有利判明骨折的塌陷部位。CT片可作手术方式的参考。膝关节CT三维重建更能明确骨折的部位和严重程度。

2. 诊断标准

（1）患者有膝关节有严重的外伤史。

（2）膝关节疼痛及压痛，有功能障碍，不仅患侧小腿不能负重，而且不能主动伸屈活动。重者可有不同程度的关节内积血，并有广泛的或局限性肿胀。另外，还可出现不同程度的畸形。外髁骨折可出现膝外翻畸形。粉碎骨折，可触到骨擦感。侧副韧带部位，肿胀、压痛，说明有侧副韧带损伤，应做前后抽屉试验以除外交叉韧带的损伤。

（3）需拍摄正、侧位X线片，以了解骨折的程度与特点。显示受累的胫骨髁后方的轮廓拍摄斜位像很重要。疑有半月板和交叉韧带损伤的可行MRI检查。

三、治疗思路与方法

1. 治疗思路

胫骨髁骨折的治疗方法，主要根据不同的骨折类型，以及是否伴有侧副韧带，交叉韧带、半月板等的损伤而定，但总的治疗原则及目的是要恢复关节面的平整，使塌陷及劈裂的骨折块复位并纠正膝外翻或内翻畸形，减少创伤性关节炎的发生，早期活动膝关节，防止关节僵硬，并对磨造平整的关节面有利。

2. 治疗方法

（1）石膏或夹板固定

1）适应证：①无移位的内、外髁骨折；②无侧方移位的轻度压缩骨折（压缩不超过2～3cm）；③瘫痪患者对伤肢功能无要求者。

2）固定方法：肿胀较甚者，在严格无菌损伤下，抽出关节内积血，用石膏或夹板固定患肢于屈膝15°～30°位4～6周后，拆除石膏后进行屈伸功能锻炼，12～14周后开始负重行走训练。

（2）手法复位和石膏或夹板固定

1）适应证：①关节面下陷3mm以上侧方移位在5mm以内的骨折；②手术难以复位，且无绝对握获得良好内固定的粉碎性骨折；③不能耐受手术的老年患者，或合并有其他手术禁忌证患者。

2）复位方法

二人整复方法：移位不多，关节无挤压塌陷，或塌陷不严重的单髁骨折，可用此法，以外髁为例：助手一手按于股骨下段向外侧推，同时，另一手握小腿下段牵拉并向内扳拉，使膝成内翻位，并扩大膝关节外侧间隙，以利于骨折块复位。当膝外翻被矫正时，膝关节囊即紧张，可能把骨折块拉回原处，术者站于患侧，在助手牵拉同时，用拇指推压骨折片向上、向内、以进一步纠正残余移位。复位后，必须拍摄X线片，以观察复位情况。

三人整复方法：两助手一人握大腿下段，另一助手握小腿下段对抗牵引，单髁骨折术者复位方法同二人复位法，双髁骨折时，术者用两手掌合抱，用大鱼际部置于胫骨内、外髁之两侧，相向对挤，使骨折块复位。

（3）手法整复配合跟骨牵引加超关节塑形夹板固定

固定方法：手法整复后可配合跟骨牵引，并用五合一超关节塑形夹板固定。夹板的长度：内、外、后均需超膝上10～15cm，连接处做成可动式。下端齐踝关节上方，置伤肢于布朗架上，牵引重量开始为体重的1/12～1/14，1周后逐渐减轻重量，3周后维持在1.5～2kg，6～8周拆除牵引。

（4）轻皮撬拨复位松质骨拼图螺钉内固定

固定方法：单纯骨折可以X线机或膝关节镜监视下，轻骨折线或开窗后撬拨复位，松质骨螺钉内固定。

（5）切开复位、支撑钢板内固定

切开复位、支撑钢板内固定用于单侧或双侧平台骨折，如骨缺损较多，应取髂骨植骨或人工骨植骨。

适应证：①单髁骨折塌陷＞5mm，侧方移位＞1cm，或双侧平台骨折手法不能整复者；②伴有重要血管或腓总神经损伤；③估计能较好复位并牢固内固定的粉碎性骨折；④陈旧性骨折影响膝关节功能者；⑤需处理韧带半月板及腓骨头骨折的各型胫骨平台骨折。

（6）胫骨平台骨折的微创治疗

传统手术治疗胫骨平台骨折在追求关节面平整和坚固的同时对膝关节周围组织，尤其是膝关节的稳定结构造成较大损伤，容易导致切口感染、愈合不良及术后膝关节功能康复困难等问题。近年来随着内固定器械的不断改进和术中透视、导航设备的普及，微创成为多数医生治疗胫骨平台骨折的首选。目前常见的胫骨平台骨折的微创治疗如下。

1）经皮复位内固定：对于无明显塌陷的劈裂移位骨折，利用手摸心会、推挤提按、扣挤击打、撬拨扩新等中医整骨手法复位骨折，或用1～2枚钢针经皮进入骨块延伸手法效应力，带动骨块复位，用单枚或多枚加压螺钉固定，该方法对于低能量损伤的较非手术外固定或切开复位内固定具有创伤小、感染发生率低的明显优势，地于部分高能量损伤，尤其是软组织条件差的损伤也有一定意义。

2）开骨窗撬拨复位内固定：对于有关节面塌陷的Schatzker Ⅱ、Ⅲ型骨折，在塌陷所在髁部前方关节面下1.5～2cm开一骨窗，用骨冲击器或骨刀撬拨近端松质骨向上复位塌陷的关节面，并利用骨隧道于关节面下植骨，视骨折稳定情况以加压螺钉或支撑钢板固定，此方法在复位时对膝关节周围稳定结构损伤较小，有利于术后膝关节功能康复。

3）微创经皮钢板内固定：对于胫骨平台复杂骨折的治疗，既需要达到治疗要求，又要有效保护周围软组织，避免影响骨折端血供。微创经皮接骨术（MIPPO）可基本达到上述要求，其技术核心是避免直接暴露骨折端，维护适当稳定的固定，最大程度的保护骨折端以及周围的血供，为骨折愈合、软组织修复提供良好的生物学环境，且 MIPPO 技术经皮操作对骨折部位干扰小，大大降低植骨率，减少了骨不连的发生。与传统的所谓绝对稳定固定技术不同，MIPPO 技术的核心内容还包括运用内支架概念进行骨折固定，用普通或特殊设计的钢板对骨折行桥接固定。AO 推出的微创内固定系统（less invasive stabilization systen, LISS）充分体现了这一理念，其优越性主要体现在以下几个方法：① LISS 为解剖型钢板，不需要预弯，多角度钉板锁定，增加了对粉碎骨块的固定力；② LISS 作为一种内固定理论，可理解为一种置入体内的外固定架，消除了产生钉道感染的因素；③ LISS 可以在远离骨折断端进行切口插入钢板，螺钉经皮通过外体瞄准器定位打入，不需要剥离骨折端骨膜，对骨折端的血运影响小；④ LISS 作为解剖型锁定接骨板，可以为粉碎骨折提供足够的力学支持，术后无需使用外固定，可早期进行功能锻炼。但 LISS 系统本身没有复位功能，因此在放置钢板前必须进行良好的复位及维持复位。经皮 LISS 固定的模式可参考图 24-11。

4）外固定支架固定：对于高能量伤所致的伴有严重的软组织损伤、缺损的胫骨近端骨折，手术治疗中钢板占据一定空间，更加造成软组织覆盖困难，术后极易发生软组织坏死、钢板外露等严重并发症。利用单边或环式外固定支架治疗软组织覆盖困难、感染风险较高的病例存在一定优势，外固定支架固定对骨折血供干扰少、操作简单，术后可利用外固定支架调节或在骨折端加压以促进骨折愈合，还可以利用超关节外固定支架早期行膝关节功能康复，其局限在于固定针或螺钉需通过软组织固定，增加了钉道感染的风险，对

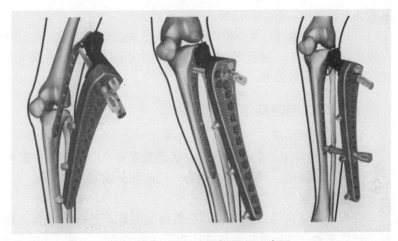

图 24-11　LISS 钢板置入示意图

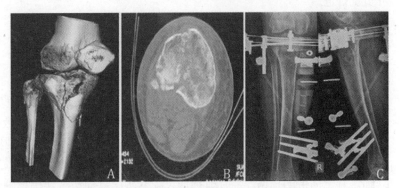

图 24-12　外固定支架固定效果的 X 线影像

粉碎骨块的把持力较弱，易发生骨块再移位或骨折端成角，外固定支架位于体外，对患者生活也造成一定影响，应根据临床情况把握适应证。外固定支架固定所固定后的效果，可参阅图24-12。

（7）关节镜技术：关节镜在治疗Schatzker分型Ⅰ-Ⅲ型骨折具有一定优势，可清楚观察关节内各结构的损伤并治疗，直接看到关节面复位程度，清除关节内的破碎骨块、软骨等游离组织，监视螺钉长度，其最大优点在于关节腔基本不暴露，手术创伤小，感染机会小，有利于术后膝关节功能康复。但由于其视野较局限，对于关节面整体倾斜的损伤无法准确判断，需借助C型臂X线机。对于高能量损伤所致的复杂骨折作用不大。

胫骨平台骨折属于较为复杂的骨折类型，治疗方案的确定不能单从某一方面考虑，应综合患者的全身状况、骨折的具体类型、经济状况等多方面因素，无论何种治疗方式都应遵循胫骨平台骨折的治疗原则，以有利于恢复膝关节功能为目的。微创治疗技术的发展虽明显改善了胫骨平台骨折的疗效，但术后软骨剥脱、愈合不良、创伤性关节炎的发生、膝关节功能障碍等仍是进一步需解决的问题。

（8）截骨矫形术：截骨矫形术适用于陈旧性胫骨平台骨折、膝关节不稳定者。

（9）人工膝关节置换术：人工膝关节置换术适用于严重粉碎性骨折无法修复者，绝大多数为表面置换，很少行铰链式全膝置换。

（10）**药物治疗**：骨折损伤早期主要是肿胀疼痛为主，可用中药活血化瘀，消肿止痛法，以桃红四物汤加味，肿甚可加用五皮饮，中后期肿痛生，主要是膝关节功能障碍，用中药温经通络法，以麻桂温经。

四、疗效判断标准与康复指导

1.疗效判断标准

（1）治愈标准：骨折愈合，症状消失或基本消失，功能完全恢复正常或基本正常。

（2）好转标准：骨折基本愈合，功能部分恢复。

2.康复指导

骨折早期，应强调进行股四头肌舒缩锻炼，及踝关节和上肢功能锻炼，经8周左右，骨折已临床愈合，可做膝关节主动功能锻炼，活动范围应小由到大，循序渐进，半年左右方可负重行走。

五、治疗注意事项

1.要注意诊断失误

胫骨髁骨折常由外展、内收及垂直压缩力所造成，与韧带、半月板损伤的机制相似。在造成骨折的同时，往往合并韧带及半月板的损伤。膝关节的不稳究竟是由于骨折塌陷对股骨缺乏支撑力造成，还是韧带损伤造成，临床上很难区别，常致合并伤的漏诊。因此，对胫骨髁骨折易合并韧带及半月板损伤要有足够的重视，韧带部位肿胀、压痛常表明有损伤。必要时可以局麻或硬膜外麻醉下消除疼痛，在伸直拉或曲15°位做内外翻应力试验拍片，以确定有无韧带的损伤。半月板损伤，常不易在急损伤时作出诊断，仅能在手术探查时明确。

2. 注意选择治疗方法和防止治疗失误

（1）胫骨髁骨折的治疗方法种类较多，需严格依据骨折类型选择最挂的治疗方法，避免治疗选择不当。

（2）术后皮肤坏死：胫骨髁骨折一般损伤暴力较大，术前皮肤已遭受原始创伤及骨折移位的继发性损伤，术中切口选择不当，皮肤未做深筋膜下剥离，手术时间长致软组织肿胀，在张力下缝合皮肤等因素可致术后皮肤坏死。因此，在切口的选择上要遵循不过中线的原则，皮肤的剥离应在深筋膜下剥离，切口要有足够的长度以缓解牵张力，尽量缩短手术时间。如果皮肤条件较差，要推迟手术时间。

（3）术后关节面再塌陷及膝内、外翻畸形：胫骨髁骨折不同于股骨髁骨折，常伴有塌陷骨折，术中仅将塌陷的关节面撬起复位，而对其下的空腔未植骨或植骨不充分。严重的粉碎性骨折未植骨，内固定物选择不当致固定效果欠佳以及负重过早，均可造成术后关节面再塌陷以及膝内翻、外翻畸形。因此，对有塌陷及粉碎性骨折的患者，必须充分植骨，最好用支撑接骨板固定，负重时间一般在 3 个月以后。

第六节　踝关节骨折

踝关节骨折在临床是常见病、多发病，踝部骨折是最常见的关节内骨折，骨折的治疗要求甚高。骨折后如果关节面不平，关节间增宽或变窄，均可发生创伤性关节炎。严重的复杂骨折并踝关节脱位，在临床治疗上仍是很棘手的问题。要使踝关节功能恢复达到理想满意程度，则必须进行解剖复位、牢固内固定，避免损伤关节软骨面，精细修复关节囊、下胫腓关节横韧带、内踝三角韧带等，术后早期训练关节功能，避免僵硬，防止创伤性关节炎的发生。如果治疗不当，或者贻误治疗时机，可致踝关节终生不能修复。

踝关节由胫、腓骨下端和距骨组成，胫骨下端内侧向下的骨突称为骨踝。胫骨下端后缘也稍向下突出，称为后踝。腓骨下端的突出部分是构成踝关节的重要部分，称为外踝。外踝较骨踝窄，但较长，其尖端在内踝尖端下 0.5cm，且位于内踝后约 1cm。腓骨下端的骨骺线相当于胫骨下端关节的平面。内、外、后三踝构成踝穴，距骨位于踝穴内。距骨体前宽后窄，其上面的鞍状关节面与胫骨下端的凹状关节面相接，其两侧面与内、外踝的关节面正好嵌合成屈戊关节，故当做背伸运动时，距骨体之宽部进入踝穴，腓骨外踝稍向外后侧分开，而踝穴较跖屈时能增宽 1.5～2mm，以容纳距骨体。胫腓骨下端之间被坚强而有弹性的下胫腓韧带连接在一起。当下胫腓韧带紧张时，关节面之间紧贴，关节稳定，不容易扭伤，但暴力太猛仍可造成骨折。踝关节处于跖屈位时，下胫腓韧带松弛，关节不稳定，容易发生扭伤。踝关节的关节面前后松弛，两侧较紧，前后韧带亦菲薄软弱，以利踝的伸屈活动。但内、外侧副韧带比较坚强。内侧为三角韧带，分深浅两层；外侧为跟腓及距腓前韧带、后韧带。内侧远较外侧为强，故阻止外翻的力量亦较强。

一、病因病理与分类分度

1. 病因病理

因外周损伤力量的大小、作用方向和肢体受伤时所处位置的不同，可造成踝关节各种各样的复杂的联合损伤。根据骨折发生的原因和病理变化，把踝部骨折分为外旋、外翻、内翻、纵向挤压、侧方挤压、胫骨下关节面前缘和踝上骨折 7 种类型，前三型又按其损伤程度分为三度。

（1）外旋型：外旋型发生在小腿不动，足强力外旋，或足着地不动，小腿强力内旋时。距骨体的前外侧挤压外踝，迫使外踝向外旋转，向后移位。一般情况下，下胫腓联合韧带的坚强性超过外踝的骨质，因此，就生了下列的变化。

Ⅰ度：腓骨下方斜面型或螺旋型骨折。骨折线是由下胫腓关节下面前侧开始，向上、后斜行延展。骨折面呈现冠状。骨折移位不多或无移位时 X 线片见骨折端前后重叠，从侧位像可显示由前下而后上的斜行骨折线。有移位时，外踝骨折块向外、向后并向外旋转。若当距骨推挤外踝下，下胫腓联合韧带先断裂，则外踝骨折发生在下胫腓联合以上之腓骨最脆弱的部位（外踝上方 5 ~ 6cm），此为单踝骨折。

Ⅱ度：暴力继续作用，第Ⅰ度骨折合并内踝中部撕脱骨折。若内踝未骨折，则内侧韧带断裂，距骨向外侧微移位，此为双踝骨折。

Ⅲ度：暴力继续加大，因内侧韧带的牵制力消失，距骨及外踝向外后侧及向外旋转移位，外力强大者，当距骨向外侧并向外旋移位时，可将胫骨后缘撞击致骨折，造成内、外、后三踝骨折合并距骨向外后移位。

（2）外翻（外展）型：外翻（外展）型由足踝部强力外翻所致。如由高处落下时，足外翻位着地，或小腿外侧下方受暴力直接冲击使踝关节过度外翻，或足踏入凹地，身体向腓侧倾斜。

Ⅰ度：暴力先作用于内侧韧带。因为此韧带比较坚强，不易断裂，遂将内踝撕脱。骨折线往往为横断型或斜面型，成胫骨下关节面相平，骨折移位不多。此为单踝骨折。

Ⅱ度：双踝骨折，内踝为横型骨折，外踝在下胫联合上方或下方发生横形或斜形骨折。骨折面呈矢状，双踝骨折块有时连同距骨一起向外侧移位。如果骨踝骨折的同时胫腓下韧带断裂，可以发生腓骨下端分离，此时距向外移位，可以腓骨下端相当于联合韧带方方，形成扭转外力，造成腓骨下 1/3 骨折，称为 Dupuytem 骨折。

Ⅲ型：偶尔可能发生距骨撞击胫骨下关节面的后缘致骨折，造成三踝骨折合并距向外后移位，为三踝骨折。

（3）内翻（内收）型：内翻（内收）型骨折是发生在足强度内翻，如由高处落下时，足外缘先着地，或小腿内下方受暴力直接打击；或步行在不平的道路上，足底内侧踩在凸处，使足突然内翻。

Ⅰ度：外踝尖端、中部或基底被撕脱横断骨折，甚至整个外踝齐关节面被横行拉断，但比较少见。因外侧韧带不够坚强，无力将外踝撕断而发生部分断裂。足内翻时由于距骨强力向内侧撞击，使内踝骨折，多为斜行，内翻骨折是自胫骨下端关节面与踝基部接壤处折断，骨折线向上、向内，几呈垂直，为常见的内翻单踝骨折。

Ⅱ度：如暴力较大，内踝部受挤压，外踝部受牵拉而同时发生内踝、外踝骨折。此为双踝骨折。有时合并距骨内侧移位合并腓侧副韧带及下胫腓韧带撕裂。

Ⅲ度：如暴力强大，在双踝骨折的基础上，偶尔可见胫骨下关节面后缘骨折。此为三踝骨折合并骨内后脱位。

（4）纵向挤压型：纵向挤压型是由高处坠下，足底落地，可以引起踝关节的纵向挤压骨折。胫骨下端包括关节面在内，发生粉碎性骨折或 T 形、Y 形骨折。另一种组合向挤压骨折是在踝关节急骤地过度背伸和跖屈时引起，胫骨下关节面的前缘或后缘因受距骨体的冲击而骨折。骨折面有时很小，有时可占胫骨下关节面的 1/3 或 1/2。后踝骨折时，距骨随骨块向后上脱位，前缘骨折时，骨折片向前移位，距骨亦可向前脱位。

（5）侧方挤压型：侧方挤压型是内、外踝被夹于两重物之间，暴力直接作用于骨折部位。骨折多为粉碎型，横断型次之。以双踝骨折为最多，骨折片的移位不显著但常合并皮肤穿破伤。

三、治疗思路与方法

1. 治疗思路

踝部骨折是最常见的关节内骨折。踝关节是屈成关节，站立时，全身重量都落在踝关节的上面，负重最大，在日常生活中走路、跳跃等活动，主要是依靠踝关节的背伸、跖屈活动。因此，处理踝损伤时，无论骨折、脱位或韧带损伤，都必须考虑到踝关节的这两种功能，既要稳固的负重，又要灵便的活动。

2. 治疗方法

踝部骨折的治疗要求尽量达到解剖对位，并尽早地进行功能锻炼，使骨折处有在活动中受到距骨体有限度的模造，骨折愈合后能符合关节活动的生理力学要求。因此，闭合复位失败的病例和陈旧骨折，应即时考虑切开复位与内固定术。术中除须注意骨折的对位外，还需早期活动关节，要求内固定后的踝穴结构能适应距骨活动的细微的要求，才能避免术后发生创伤性关节炎等。

（1）治疗原则

1）手法整复的原则：闭合性的外旋、外翻、内翻，侧方挤压的第 1～2 度骨折均可采用手法整复、夹板、纸压垫超关节固定。

2）闭合性三踝骨折：后踝骨折未超过胫骨下关节面 1/3 时，因不影响胫距关节的活动和负重，可把距的后半脱位整复，踝关节背伸位固定，利用后侧关节囊的紧张维持和固定后踝骨折块。如后踝骨折块较大，超过胫骨下关节面的 1/3 时，踝关节越背伸，距骨越向后脱位，后踝向后上移位越明显。可应用袜套悬吊患肢，利用肢体本身重量维持固定后踝，超关节夹板固定内、外踝。

3）内翻型双、三踝骨折：一般后踝骨折块小，内外侧韧带完整，内、外与距骨的关系保持正常，与距骨一起向内移动，只要将距脱位整复，骨折亦随之复位，应用夹板固定效果最好。

4）外旋型骨折：内踝骨折若从中部撕脱时，可能有软组织夹于骨折线之间，会造成纤维性愈合或骨折不愈合，对关节功能影响虽不大，但可发生疼痛。若内踝骨折不能正确复位，在有条件时，可以早期切开复位内固定，在操作时应注意正确对位，不要将骨折块游离，或在固定时将内踝骨折块弄碎或陷于关节内，反会影响关节活动。

5）纵向挤压骨折，关节面紊乱者：经手法整复后，应用纸压垫、夹板固定，制止侧方移位，结合跟骨牵引，防止远折段重叠移位。利用距骨的模造作用，使关节面恢复平整。

（2）单纯石膏或小夹板外固定：单纯石膏或小夹板外固定适用于无移位或轻微移位骨折，可用短腿石膏夹板或 U 形石膏托固定 4～6 周后，去除外固定练习踝关节活动，伤后 2～3 个月开始负重。

（3）手法复位石膏外固定：手法复位石膏外固定适用于双踝及后踝骨折块未超过关节面矢径 1/3 的三踝骨折。

1）手法复位：复位时术者在牵引下逆暴力方向内翻或外翻踝关节，并用拇指推挤外踝或内踝，纠正侧方移位，如有后踝骨折则将踝关节背伸，以拇、示指推挤后踝向前，使骨折复位。

2）石膏固定：于内、外两侧放置压垫用石膏托或管形石膏固定踝关节。在与受伤机制相反的内翻或外翻及背伸 90°位置，6～8 周后除去外固定练习踝关节活动。

3）双塑形弹力小夹板固定：骨折复位后，在维持牵引下，在踝部敷上消炎散，用绷带松松缠绕 4～5 层。在内、外踝的上方各放一塔形垫，两踝下方各一梯形垫，防止夹板直接压迫两踝骨突处，再用 5 块夹板进行固定，其中内、外两侧夹板用铁丝塑形成 J 形，以加强塑形和固定力度，内、外后侧长度应上超小腿 1/3，下平足跟，前侧板上起胫骨结节，下于踝关节上方。根据骨折移位情况使内翻骨折固定在外翻位，外翻骨折固定在内翻位，可加用踝关节活动夹板将其固定于 90°位 4～6 周。胫骨后唇骨折者，固定踝关节于稍背伸位；胫骨前唇骨折者，则固定在跖屈位。

（4）跟骨牵引

适应证：纵向挤压骨折，胫骨前唇或唇关节面骨折。牵引重量 4～5kg，时间 4～5 周。

（5）开放复位内固定

1）适应证：①手法整复失败者；②骨折不稳定如前踝或后踝骨折块大于 1/4，且距骨有脱位者；③关节内有游离骨片者；④开放性骨折，清创后可同时做内固定；⑤陈旧性骨折。

2）内踝撕脱骨折固定：如果骨折间隙较大，多伴有软组织嵌入，手术时，清除嵌入组织，用螺丝钉固定即可。如果螺丝钉达不到固定要求，可用克氏针与钢丝行"8"字张力带加压固定，但在切开复位时应注意踝穴内上角质是否塌陷，如有塌陷则应予整复，并可自邻近胫骨取松质骨充填。然后内固定。

3）外踝明折固定：如有横断骨折，可用螺丝固定，如果腓骨骨折面高于下胫腓联合平面及骨折面呈斜形者，手术时必须注意不使骨折端发生重叠缩短，否则外踝必然上移，使距骨在踝穴中失去稳定性，可用钢板或加压钢板及髓内针固定。

（6）开放性踝关节骨折固定：在彻底清创的基础上，对外固定不能达到解剖复位的骨折应以内固定为主，如果骨折粉碎型，难以用螺丝钉固定时，可用克氏针固定，对损伤或污染严重不能内固定的病例，可依赖软组织缝合后的张力和管形石膏，维持骨折对位，肿胀消退后及时更换，以期保持最大限度的功能复位。

（7）陈旧性骨折处理：对陈旧性骨折有内、外踝畸形愈合或下胫腓关节分离者，可采用踝关节调整术，方法为经踝部外前切口，直视下截断畸形愈合的内踝。由胫腓关节上方3～5cm外横断腓骨，将腓骨向下翻开，暴露下胫腓关节面及踝关节外侧面，清理增生骨质及瘢痕组织，经踝前外侧切口，直视下将距向内推移，使距骨与胫骨下关节面贴合，用螺丝针固定内踝。用螺栓固定下胫腓关节，并调整踝关节宽度至内外踝与距骨接触为度。术后石膏托固定。

（8）药物治疗

1）中药：骨折损伤早期主要是肿胀疼痛为主，可用中药活血化瘀，消肿止痛法，以桃红四物汤加味，肿甚可加用五皮饮，中后期肿痛轻，主要是踝关节功能恢复，用中药温经通络为法，以麻桂温经汤加味，可配合中药外洗。

2）西药：损伤早期可给予甘露醇或β-七叶皂甘钠静脉滴注以消肿，给予止血芳酸静脉滴注以协助止血，支持治疗。开放骨折或手术患者，常规运用抗生素，预防感染。

三、疗效判断标准与康复指导

1. 疗效判断标准

（1）治愈标准：踝关节功能完全正常，无疼痛，X线片显示踝穴正常。

（2）好转标准：关节功能接近正常，走远路时关节疼痛，X线片显示踝穴间隙增宽。

2. 康复指导

整复固定后，鼓励患者活动足趾和做一事实上背伸位的踝关节活动。双踝骨折从第2周起可以加大踝关节的屈伸活动范围，并辅以被动活动。被动活动时，术者一手握紧内外侧木板，另手握前足，只做背伸及跖屈活动，不能旋转及翻转。2周后患者可扶拐下地，逐步负重步行。3周后将外固定打开，对踝关节周围的软组织进行按摩，理顺筋络，可点按商丘、解溪、丘墟、昆仑、太溪等穴。4周后即可解除外固定，在平地上练习步行，并扶床头做起蹲活动。每天用洗药熏洗，对关节周围软组织继续进行按摩，使各关节周围皮肤恢复原有弹性、肌腱与韧带舒展平滑，挛缩的纤维性硬结消失，关节功能始可恢复正常。三踝骨折需要袜套悬吊牵引者，在牵引期间多做膝踝伸屈活动，4周后解除索引，再单纯夹板继续固定2周，6周后方可下地负重。纵向挤压粉碎骨折需4周后才能去除牵引，6周后下地负重行走。

五、诊疗注意事项

1. 要防止漏诊，要注意鉴别诊断

踝关节骨折患者多有在走路时不慎扭伤踝部，或自高处落下跌踝部，或重物打击踝部的病史。患肢踝关节肿胀，畸形和压痛等，结合X线片检查，可确定诊断。

在踝部骨折的诊断中，在确定骨折的存在的同时，还应造成损伤的原因。因为不同的伤因，在X线片上有时可造成同样的骨折，但其复位和固定方法则完全不同。若单从X线片上来看，外翻造成内踝撕脱骨折不易与内翻时由距骨造成的内踝骨折相鉴别。同样理由，强力外翻和强力内翻所造成的双踝骨折有时也很相似。因此，在诊断时，必须仔细研究踝关

节的正侧位 X 线片，询问患者受伤史，结合局部体征及临床检查情况来鉴别。在 X 线片中可以发现有无踝部骨折，在病史中可以探知造成骨折的外力，是外旋、外翻、内翻、纵向挤压、侧方挤压、强力跖屈或背伸等。从局部体征和临床检查中可以肯定或否定由 X 线片或病史所得到的印象，如外翻导致的内踝撕性骨折，疼痛、肿胀或压痛都局限于内踝骨。

2. 注意治疗方法的选择

踝关节骨折属关节内骨折，往往破坏关节面的平整及承重力线，处理不当，给下肢的负重和行走功能都能带来很大影响，治疗的目标首先是尽量解剖复位以恢复关节面的平整及负重力线。其次是牢固的固定，以保持骨折在整复后位置不再改变，使胫骨下端的凹型关节面和距骨的鞍形关节面吻合一致，并要求内、外踝与距骨的恢复正常的关节间隙，使关节保持一定范围的活动度，以利于骨折在距骨的模造下塑形成新的正常关节，治疗方法选择均应围绕上述两个方面进行。

3. 注意功能重建

踝关节为屈戌关节，当双足站立时，所承受的压力约为体重的 2.1 倍。要想获得踝关节损伤后的最好疗效，必须细心地进行功能重建。三踝骨折时，非手术应以达到使骨折精确解剖复位、保持关节面光滑和坚强的内固定及早期活动的治疗原则；骨折移位轻，软组织肿胀轻者采用手法复位效果满意，对踝关节骨折脱位严重、肿胀明显、手法难以维持复位，主张切开复位内固定，尽可能使关节面解剖复位，遗留的骨缺损处充填松质骨并用松质骨螺钉或骨圆针固定。开放性踝关节骨折脱位则主张尽快彻底清创，对影响关节稳定的大片骨块则设法固定，韧带予以修补，以保证踝关节的稳定性，并早期合理、有效的功能锻炼。

4. 陈旧性骨折不愈合可顺其自然

陈旧性骨折不愈合者，只要对位好可及早应用骨折愈合刺激素局部注射。若骨折畸形愈合，切开亦不易获得满意复位者，可采用中药熏洗，加强功能锻炼，促进功能恢复；若日后伤者无明显痛苦与不便，则可顺其自然，不必强求复位；若创伤性关节炎已形成，应考虑做踝关节融合术。

（刘峰　刘堂友　王一民　马树强　张宏波）

第二十五章　开放性骨折与关节损伤

开放性骨折是指骨折端经过软组织与皮肤或黏膜破口相通的骨折称为开放性骨折。在20世纪以前，开放性骨折由于未进行抗感染治疗和彻底清创，因此病死率极高，主要治疗目的是挽救生命。在第一次世界大战期间，开始将清创术与石膏固定相结合来治疗开放性骨折，在第二次世界大战期间，磺胺药物被直接应用于开放性骨折的伤口上，而真正用抗生素抗感染预防感染治疗是在朝鲜战争期间。60年代中期到现阶段，治疗目的是保留受伤肢体的完整功能。在现阶段，清创术，伤口开放和应用抗生素仍然是开放性骨折的治疗原则。

开放性骨折与闭合性骨折根本的区别在于覆盖骨折部位的皮肤或黏膜破裂，骨折与外界相通，从而容易使外界的细菌入侵到骨折的部位，发生感染，治疗更为困难。因此，开放性骨折的治疗主要是建立在如何防止感染这一基础上。防止开放性骨折感染的最根本措施是充分清创，并在此基础上采取可靠的手段稳定骨折断端，闭合创口和创面，既要做到充分清创，又要对局部皮肤的损伤有确切的判断。

第一节　开放性骨折的分类

一、开放性骨折的分类

1. 根据开放性骨折开放伤口形成原因分类

（1）自内而外的开放性骨折：骨折断端移位或是异常活动时，其一端自内而外穿破皮肤或黏膜而形成，多为间接暴力所致。

（2）自外而内的开放性骨折：暴力直接作用于局部，同时损伤软组织及骨骼，如弹片穿入伤、尖刀刺入伤、机器绞轧伤等。

（3）潜在的开放性骨折：由于重力碾压或机器绞轧，使皮肤呈广泛的皮下剥离、皮肤挫伤，但无伤口，同时造成骨折。皮下剥离的皮肤有可能部分或全部坏死，因此是潜在性的开放骨折。但如果骨折周围包裹较厚的完整肌肉，则即使皮肤坏死也不会成为开放性骨折。部分移位的骨端，自内而外压迫皮肤，若未能及时解除其压迫，也可能形成局部皮肤坏死，转化为开放性骨折，这类情况也属于潜在性开放性骨折。

2. 按软组织损伤的轻重和程度分类

（1）Gustilo分型：20世纪80年代，Gustilo和Anderson所建议的分型，已被广泛采用。其分型法对伤口大小、污染程度、软组织损伤和骨损伤的特点进行了综合评估，重点则放在软组织损伤程度和污染程度两方面。最初分为三型：

I 型：伤口不足 1cm，多为较清洁的穿透伤，骨折较简单。

II 型：伤口超过 1cm，软组织损伤较广泛，轻度或中度碾挫，中度污染，骨折中度粉碎。

III 型：软组织损伤广泛，多为高速高能量所致，污染严重，骨折粉碎，不稳定。

因在应用中发现此分型的不足，Gustilo 又于 1984 年将 III 型再分为三个亚型：

IIIA 型：骨折处仍有充分软组织覆盖，骨折为多段或粉碎。

IIIB 型：软组织广泛缺损，骨膜剥脱，骨折严重粉碎，广泛感染。

IIIC 型：包括并发的动脉损伤或关节开放脱位。

（2）开放性骨折的 OTA 分型：尽管 Gustilo、Anderson 分型被广泛用于开放性骨折的评估，但提出时却仅针对胫骨开放性骨折。此分型对损伤特征的定义并不严谨，使得对骨折分型时存在困难。Gustilo、Anderson 分型一个显著的缺陷就在于未将治疗的概念纳入考虑，比如如何关闭软组织创口。理想的分型系统应该是损伤的分型指导治疗，而非治疗决定分型。美国骨创伤协会分型委员会于 2010 年提出的首个开放性骨折分型系统，此分型系统的总体目的在于对临床相关的成人和儿童上肢、下肢及骨盆开放性骨折进行统一分型，以便临床医生和学者进行更好的交流和研究。

3. 开放性骨折的 OTA 分型

（1）骨折伴皮肤损伤：①皮肤损伤可以估计；②皮肤损伤无法估计；③皮肤广泛性脱套伤。

（2）骨折伴肌肉损伤：①损伤区域内无肌肉损伤；不会出现肌肉坏死；部分肌肉损伤但不影响肌肉功能；②部分肌肉缺损，但肌肉功能良好；损伤区域内小块肌肉坏死需要切除，肌肉 - 肌腱单元功能未损伤；③肌肉坏死，肌肉功能丧失；部分或全部筋膜室组织切除；肌肉 - 肌腱单元功能完全丧失；肌肉缺损程度无法估计。

（3）骨折伴动脉损伤：①动脉损伤不伴远端肢体缺血；②动脉损伤伴有远端肢体缺血。

（4）骨折伴污染程度：①无污染或轻度污染；②浅表污染（容易清除，污染物未埋入骨质或深部软组织）；③污染物埋入骨质或深部软组织及高危环境污染（院子、下水道、脏水中等）。

（5）骨量丢失：①无骨量丢失；②存在骨缺损或骨质去血管化，但远端和近端骨块仍有连接；③存在骨段缺损。

二、开放性骨折的病理变化

开放性骨折共同的病理特点是以创口为中心，向外出现不同的三个创伤反应区。第一区为创口中心区，组织直接遭受损伤，可有多种异物或污物存留，也必然有大量细菌进入创口内；第二区为损伤组织的边缘区，各种组织（如肌肉、肌腱被挫伤，可发生缺血甚至坏死，有利于细菌的存留、繁殖和扩散；第三区为创口周围组织的振荡反应区，此区内的受累组织可出现水肿、渗出、变性以及血管痉挛缺血，因此活力降低，容易发生感染或感染扩散。细菌繁殖的潜伏期是 6～8 小时，因此超过了细菌繁殖的潜伏期，创口内就有大量细菌增长，创口感染的可能性增大，并出现组织水肿、渗出、变性甚至化脓坏死等改变，进一步发展可出现感染扩散而导致菌血症、败血症、骨髓炎等。

第二节　开放性骨折的治疗原则与程序

一、开放性骨折的处理及治疗原则

开放性骨折必须及时正确地处理伤口、防止感染，力争创口迅速愈合，从而将开放性骨折转化为闭合性骨折。

（1）正确辨认开放性骨折的皮肤损伤情况。

（2）及时彻底清创，保护创口洁净，创口组织新鲜。

（3）采取可靠的手段稳定骨折断端，不因开放性骨折引起二次损伤。

（4）采取有效的方法闭合创口，消灭创面。

（5）合理使用抗生素。

开放性骨折选用的固定方法，应针对不同伤情认真考虑。若污染严重或单纯外固定可以达到治疗目的，应首先选用外固定。若伤口干净、清创彻底或有血管神经损伤、骨折端不稳、多处多段骨折，可考虑选用内固定。

二、处理程序

1. 初始的评估及处理

开放性骨折的初始评估及处理，应遵循以下处理程序，可简单的概括为"先救命，再治病"及"先全身，再局部"。在对患者评估之前应对潜在的、威胁生命的损伤进行治疗。

（1）应维持患者的气道、呼吸及循环，即保证生命体征平稳。

（2）尽早对开放性伤口止血，在这一过程中应尽量不使用止血带，因为止血带可能会加重缺血和组织损伤，应进行压迫止血。当患者情况稳定后应对损伤进行全面评估和处理。

（3）应记录神经、血管功能，这一环节应反复、多次、每次进行干预后都应再次记录。

（4）对伤肢进行临时的固定，可采用夹板或石膏等方式。

（5）固定完成后去除伤口污染物，这一过程中应注意无菌操作，预防院内感染。

（6）去除污物之后应详细记录伤口范围及程度，可通过绘图及拍照等方式。

（7）之后应用无菌辅料覆盖包扎伤口，因为开放性骨折的感染大部分由院内感染造成，所以在早期处理时，尤其是患者在急救室内时，应注意无菌操作以预防院内感染。

（8）对于所有类型的开放性骨折，无论损伤的程度，都应早期使用抗生素。

（9）此外，所有的开放性骨折都应预防破伤风感染。

（10）筋膜间隙综合征是开放性骨折较常见的并发症之一，且一旦发生其结果是灾难性的，应早期发现并积极处理，并且在之后的治疗过程中，都应全程关注。

（11）最后，应拍摄 X 线片，注意应包括正侧位、跨两个关节，早期的影像学检查可以帮助我们判断一些潜在的开放性骨折。早期正确的评估及处理对预后至关重要，以上十一点注意事项在我们处理每一个开放性骨折患者时都应考虑到。

2. 损伤程度的判定

目前，尚没有一种评价体系能够全面评价开放性骨折的损伤程度。最常用的分类方法为 Gustilo 分型，Gustilo 分型本身也存在很多问题，如过多强调了伤口的大小以及污染程度、软组织损伤程度等评价标准过于笼统。Brumback 的研究表明：245 名医生使用 Gustilo 分型对开放性骨折进行分类，只有 60% 的病例达成一致意见，可靠性为中到差。此外，其准确性也不高，因为伤口的大小往往并不能准确反映深层软组织的损伤及污染程度。

尽管 Gustilo 分型有一定的局限性，临床证实仍是一种实用性好的分类方法，因为这种开放性骨折的类型与感染及其并发症关系密切。从 87 ～ 1104 例不同病例组分析中，感染率的发生 I 型为 0-2%，II 型为 2% -5%，III A 型为 5% -10%，III B 型为 10% -50%，III C 型为 25% -50%。

AO 分型是一种相对全面的评价系统。它从皮肤情况、肌肉及肌腱情况、血管及神经情况及骨的情况几方面详细的评价损伤程度。但该系统的条目过于繁多，并不方便记忆及临床的使用。

3. 清创术

关于清创时机，我们根深蒂固的观点为经典的"六小时原则"，这一概念最早在 1898 年由 Friedrich 提出的，但作者基于动物实验提出了这一观点。之后少量的临床研究肯定了 6 小时原则的有效性，Kindsfater 认为：5 小时内手术，感染率仅为 7%，而 5 小时后手术感染率高达 38%；Ince 认为：6 小时内手术者感染率为 12%，而超过 6 小时手术者感染率为 25%。但随后更多的临床研究对"6 小时原则"提出了质疑，最新的研究来自 Schenker 的系统评价：共纳入 16 个研究，3539 例开放性骨折，并对各型骨折进行了亚组分析，认为 6 小时内与 6 小时后清创，感染率无统计学差异。对于这些研究结果，应当理性看待。这并不代表鼓励我们推迟清创时间，开放性骨折仍应遵守尽早清创的基本原则，推荐在 24 小时内完成。但在制定清创计划时，应打破 6 小时时限的束缚，更加关注患者的全身状况、充分的准备、让有经验的高年资医生手术。换言之，患者的全身状况、充分的准备、让有经验的高年资医生手术等因素相对于 6 小时内清创而言是影响预后的更重要因素。但出现以下情况时应考虑尽早清创：①伤口严重污染；②筋膜间隙综合症；③肢体缺血；④多发创伤。

4. 抗感染

抗生素的使用大大降低了开放性骨折的感染率，最新的一项 Cochrane 系统评价认为对开放性骨折预防性使用抗生素可使感染率降低 59%，且为 A 级证据，所以，对于开放性骨折，无论骨折类型及损伤轻重，均应使用抗生素。一直以来，我们认为抗生素的使用均是预防性的，近年来，有学者提倡开放性骨折抗生素的使用应是治疗性的，这也说明了抗生素使用的重要性，以及学者们对于抗生素使用激进的态度。

既往，对于开放性骨折主张清创术前、后均常规行细菌培养。近年来，不少学者对其实用性和可靠性提出了质疑，因为有研究表明：清创前培养阴性者最终发生感染率为 8%，而培养阳性者却有 7% 最终发生感染，因而，目前不推荐清创前、后行细菌培养，这些研究结果表明：污染的开放性骨折会培养出多种细菌，但并不意味着最终会发生伤口感染。事实上，开放性骨折部位的感染多数由院内细菌所引起，所以早期无菌操作及伤口覆盖至关重要。

局部应用抗生素可以在创口形成局部高浓度，而在其他部位抗生素浓度低，避免出现全身性不良反应。对热稳定、粉末结构，对病原微生物起作用的抗生素均可局部应用。现在应用较多的是庆大霉素和妥布霉素。虽然局部应用庆大霉素 - 聚甲基丙烯酸甲酯 (PMMA) 链珠能够预防、治疗感染，但体外实验显示高浓度庆大霉素 (12.5 ～ 800mg/mL) 可以抑制成骨细胞分化，降低碱性磷酸酯酶功能，进而影响骨形成，局部应用庆大霉素可能不利于骨折愈合。现在更倾向于局部应用妥布霉素，局部应用妥布霉素预防感染的效果与庆大霉素相似，而且未发现对骨折愈合的不良作用。局部抗生素的种类包括：抗生素链珠、带抗生素涂层的髓内钉、抗生素胶原海绵、含抗生素的骨替代材料。Ostermann 总结了 1085 例开放性骨折使用抗生素的情况，在清创后伤口内放置药珠并结合全身使用抗生素，减少了抗生素的用量及不良反应，伤口局部抗生素浓度升高，使感染率自 12% 降至 3.7%。所以，全身加局部抗生素可明显降低开放性骨折的感染率。但局部抗生素仅可作为全身抗生素的补充，不能替代。换言之，在已经使用全身抗生素的基础上可以加用局部抗生素作为补充，但不能单独使用局部抗生素。

5. 清创术要点

任何开放性骨折，均应尽早行清创手术。通常伤后 6 ～ 8 小时，细菌尚未侵入深部组织，此时是做清创手术的黄金时间，经过彻底清创后，绝大多数伤口可一期愈合。在 8 ～ 24 小时之间的创口仍可行清创手术，但一期愈合与否应根据创口情况而定。若已有严重炎症，则不应做清创手术。超过 24 小时的创口，通常不宜行清创手术。但在少数情况下，如冬季、气温低、创口污染轻微，虽已超过 24 小时仍可行清创手术。对于已有明显坏死的组织和异物，可以简单清除，通畅引流，留待二期处理。

第三节 开放性骨折清创手术的准备与清创术要点

一、清创前准备

遇开放性骨折患者在决定行清创术后，摄 X 线片时即应做手术准备，争取尽早进行手术。术前给予足量的抗生素，必要时准备输血。清创时应注意一些基本原则。

（1）彻底清创是治疗成功的前提，所以应由经验丰富的医生完成，在欧美国家，清创均由高年资的医生完成，足以看出对于清创的重视程度。

（2）清创应按照先外后里，由浅入深的原则，清创顺序依次为：皮肤、皮下组织、筋膜、肌肉、肌腱、骨骼。

（3）应尽量避免使用止血带，术前可准备止血带但不对其加压，当需要止血或良好的手术视野时加压。

（4）对清创效果存在质疑时应行二期、三期清创，不应盲目追求早期闭合伤口。

（5）无论损伤的类型及对清创效果的把握，任何情况下都应放置引流物。

二、麻醉选择

可选用臂丛麻醉、硬膜外阻滞和局部麻醉等，应尽量避免选用全身麻醉及蛛网膜下腔阻滞麻醉，因其有加深休克的危险。采用局部麻醉时，应自创口周围健康皮肤上刺入注射。

三、清创术要点

1. 清洗伤肢

先从创口周围开始，逐步超越上、下关节，用无菌刷及肥皂液刷洗 2 ~ 3 次，每次都用大量温开水或无菌 0.9% 氯化钠溶液冲洗，每次冲洗后要更换毛刷。刷洗时用无菌纱布覆盖创面，勿使冲洗液流入创口内。创口内部一般不用刷洗，如污染较重，可用无菌棉花、纱布或软毛刷轻柔地进行清洗。最后用无菌 0.9% 氯化钠溶液将创口彻底冲洗干净（最好用喷射脉冲冲洗法）。然后，用无菌纱布擦干，再用碘酊、乙醇消毒皮肤，注意勿流入创口内，最后铺巾。

2. 止血带的应用

最好不用止血带（大血管破裂时除外），因为用止血带有下列缺点。

（1）创口缺血后无法辨别有血液供应的健康组织和失去血液供应的组织。

（2）创口内的组织因血液供应阻断，存活率降低。

（3）因创口缺血，促使厌氧性细菌生长。

3. 切除创口边缘

用有齿镊子夹住皮肤边缘，沿一定方向依次切除已撕裂的、挫伤的皮肤边缘。对仍有血液供应者，只切除 l~2mm 的污染区域，切除后用无菌纱布将皮肤边缘盖妥。

4. 清除创腔或创袋

从浅层到深层、从近处到远处进行清创，要彻底，勿遗漏。若皮肤剥离甚广，皮下创腔或创袋有隧道深入远处，应将其表面皮肤切开，仔细检查创腔、创袋，清除存留的异物。切开皮肤时要注意皮瓣的血液供应及日后的肢体功能是否有影响。

5. 皮下组织与皮下脂肪的处理

已污染的及失去活力的组织应切除。脂肪组织的血液供应较差，容易引起感染，可多切除。

6. 深筋膜

沿肢体纵轴切开深筋膜，以防组织肿胀，造成内压增加而导致组织缺血。肘部、膝部远端有严重外伤或大血管重建术后，筋膜切开术对防止筋膜间隔综合征的发生尤为重要。仔细切除撕碎、压烂的筋膜，对已零星锁碎的组织都要彻底清除。

7. 肌肉

失去活力的肌肉如不彻底清除，极易发生感染。肌肉活力的判断较困难，可依照"4C"原则，即：张力 (consistency)、颜色 (color)、收缩性 (contractility)、出血状态 (capacity to bleed) 对肌肉进行判断。色泽鲜红、切割时切面渗血、钳夹时有收缩力、有一定韧性是肌肉保持活力的良好标志。如色泽暗红无张力、切时不出血、钳夹时不收缩，表明肌肉已无生机，应予切除。对于撕裂的肌肉组织，因其多已丧失功能，愈合后多形成瘢痕组织，清创时不应忽略。

8. 肌腱

已污染和挫压的肌腱，不可随意切除，如仅沾染一些异物，可切除肌腱周围一薄层被污染的腱周组织，注意保留肌腱功能，尽可能争取一期缝合。污染严重失去生机的肌腱，可以切除。

9. 血管

未断裂而仅受污染的血管不要随便切除，可将血管的外膜小心剥离，清除污物。如果不影响患肢血供，清除时可以结扎而不必吻合。如为主要血管损伤，清除后应在无张力下行一期吻合，必要时应行自体血管移植。

10. 神经

神经断裂如无功能影响，清创后可不吻合；如为神经干损伤，清创彻底可行一期修复。但当有缺损或断端回缩不易吻合时，清创时不必单纯为了探查神经进行广泛暴露，可以留待二期手术处理。

11. 关节周围韧带与关节囊的处理

已被污染与损伤的关节周围韧带及关节囊应尽可能修复。

12. 骨外膜

骨外膜为骨折愈合的重要组织，应尽量保留。

13. 骨折端

骨折端已污染的表层可用骨凿凿去或用咬骨钳咬除。用毛刷洗刷污染骨是不适宜的，因为可能将污物或细菌挤入深处。已暴露而又污染的骨髓，应注意彻底清除干净，必要时可用小刮匙伸入骨髓腔刮除。粉碎性骨折与周围组织尚有联系的小碎片不可除去。大块游离骨片在清洁后，用 1% 苯扎溴铵或 5% 碘复溶液浸泡，再用 0.9% 氯化钠溶液清洗后放回原处。

14. 异物及组织碎片

创口中的异物、组织碎片、血凝块等，均应彻底清除。但异物如铁片、弹丸等无机物质投射部位深，亦可暂不取出，留待二期处理。

15. 最后情况

彻底清理后，用无菌 0.9% 氯化钠溶液再次清洗创口及其周围，然后用 1% 苯扎溴铵或 3% 过氧化氢溶液清洗创口，再用 0.9% 氯化钠溶液冲洗。在创口周围再铺无菌治疗巾，以便行下一步修复手术。

四、骨折复位固定

骨折固定是治疗开放性骨折的中心环节。骨折固定除具有维持骨折复位，促进骨折愈合，实现肢体早期锻炼，促进功能恢复的一般目的外，对开放性骨折来说更具有消除骨折端对皮肤的威胁，减少污染扩散，便于重要软组织（血管，神经，肌腱）修复，利于伤口闭合的特殊意义。对于骨折固定的选择，取决于骨折的类型、骨折的位置（关节内、干骺端或骨干）、软组织的损伤范围、污染情况及患者的生理状况。若复位后较为稳定，可用石膏托、小夹板或持续骨牵引外固定。需用内固定时可选用螺钉、骨圆针、螺钢针或钢板固定，必要时再加用外固定。Ⅲ型开放性骨折及超过 6 小时才清创的，Ⅱ型开放性骨折，不宜选用内固定，可选用外固定器做固定。必须注意的是无论采取哪种内固定方式，必须保证内固定有良好软组织的覆盖。近关节的骨折一般使用钢板固定，上肢开放性骨折多使用钢板固定，下肢开放性骨折多使用髓内钉固定。

1. 对于严重污染、伴明显骨缺损、多节段的开放性骨折（Ⅲ b Ⅲ c）多采用外固定架

髓内钉使用的争议主要集中在是否需要扩髓。Keating 的前瞻性随机对照研究纳入了 88 例开放性骨折，结果显示在感染率、不愈合率、功能评分方面，扩髓与非扩髓之间的差异无统计学意义，但扩髓组的螺钉断裂发生率更低。Finkemeier 的前瞻性随机对照研究纳入了 45 例开放性骨折，结果显示扩髓与非扩髓的愈合时间、并发症及感染率间的差异无统计学意义。最新的一项 META 分析结果表明，扩髓与非扩髓在感染率、不愈合率、再手术率方面差异无统计学意义。所以，现有的证据尚不能判断扩髓与非扩髓髓内钉疗效的优劣。

外固定架不干扰骨折端，用于治疗开放性骨折可降低感染率，然而外固定架也有其自身的并发症，包括骨折不愈合、骨不连、畸行愈合等。所以，既往外固定架多作为临时固定，近年来随着外固定架的改进，采用外固定架作为开放性骨折终末治疗方式的比例有上升趋势，如：环形架稳定且术后可以调整力线，可用于治疗复杂开放性骨折以及采用外固定架加骨搬运技术治疗骨缺损等。若外固定架作为临时固定，且有计划转为内固定，应尽早（72 小时内），若延长转换时间，将导致感染率升高。Blachut 等认为在无钉道感染时早期从外固定架转换到髓内钉固定可将感染率降至 5%。所以，若转换间隔时间短且钉道无感染，则转换过程是安全的，否则外固定架一直要保持到骨折愈合。

骨缺损的修复主要包括骨移植及骨搬运两种方法。一般认为骨移植应在伤后 2 ~ 12 周进行，若行皮瓣覆盖，骨移植应延迟到皮瓣稳定后才能实施，一般为伤后 6 周。移植骨一般需要 3 ~ 6 个月才能坚固到允许承重，如果植骨看起来不是很充分或者生长很慢，就需要多次植骨。Gustilo 认为伴有严重粉碎骨折、骨缺损或伴广泛骨膜剥离的Ⅲ型开放性骨折，若 3 ~ 6 周后仍显示无早期骨痂形成应尽早植骨，若持续至 12 周则必须植骨。对于严重污染、软组织损伤重、骨缺失明显的病例可尝试外固定架固定加含抗生素骨粉填充加骨搬运的方法治疗。

对于刺激骨愈合的方法也比较多，包括电刺激、超声波、骨形态发生蛋白（BMP）等，但目前明确用于开放性骨折的方法为 BMP。当前的研究表明，重组人骨形态发生蛋白 -2（rhBMP-2）能够明确的有效促进骨愈合、降低感染率并降低二次手术率。BESTT 多中心随机对照研究纳入 450 例开放性骨折，结果显示采用 rhBMP-2 可以明显减少骨折的二次干预、加快骨折愈合时间。Swiontkowski 的研究表明，采用 rhBMP-2 可降低感染率，二次干预率及植骨率。rhBMP-2 目前在美国已通过 FDA 批准投入市场，但其疗效尚缺乏循证医学的依据，且使用剂量较大、释放不均匀、价格昂贵，远期疗效有待进一步证实。

2. 血管的修复

重要的动脉或静脉断裂，应迅速进行吻合，使患肢能尽快恢复血液循环，若缺损过多，可用自体静脉倒转移植修补。

3. 神经的修复

神经断裂后，在条件许可时应争取缝合。

缝合前将两断端用锋利的刀片切成平整的新创面，再做神经外膜或做囊膜对端吻合。若神经有部分缺损，可将邻近关节屈曲或将骨折端截除一些。条件不许可时，将神经两端用丝线结扎，缝于附近软组织，作为标记，以利二期修复。

4. 肌腱的修复

断裂的肌腱，如系刀伤或利器切断（断端平整，无组织挫伤），可在清创后将肌腱缝合。若被钝器拉断或严重挫伤，则不宜缝合，待二期修复。

5. 创口引流

创口可用硅胶管引流。在创口所属骨筋膜室的最深处向外刺穿皮肤，将引流物从此处引出，并连接负压吸引瓶，24～48 小时后拔除引流物。

6. 创口内放置抗生素缓释剂

根据创口情况，可以清创术后的创口内放置抗生素缓释剂，如在创口内可放置庆大霉素明胶微粒等。

7. 创口的闭合

（1）直接缝合：若皮肤缺损较少，缝合时无张力，可直接缝合。为了减轻创口内的张力，可仅缝合皮肤。对关节部位的创口，应采用"Z"字成形术的原则缝合，以防止因瘢痕挛缩或与肌腱粘连而影响关节活动。

（2）减张缝合或植皮术：I 型开放性骨折、皮肤缺损较多的伤口，不可勉强直接缝合，否则创口内部张力增大，血液供应受影响而使皮肤边缘及深部组织坏死，发生感染的危险增加。应根据不同情况，分别采用减张切口缝合，在减张切口处植皮或做网状减张小切口后缝合，或在创面植入中厚皮片闭合创口。大块脱套伤的皮肤，已失去原有的血液供应，必须将脱套的皮肤全部切下来，用切皮机切成中厚游离皮片做游离植皮。

（3）延迟闭合：III 型开放性骨折的创口难于闭合时，可延迟闭合创口。用邻近软组织覆盖血管、神经、肌腱、关节囊、韧带、骨骼后，敞开创口，用无菌湿敷料覆盖创面，2 天后在手术室严格无菌操作换药。若有部分坏死组织，可再次清创。以后换药每 2 日 1 次。1周内必须闭合创口，以防止发生交叉感染。

在清创后，若选择二期闭合伤口，可以选择无菌辅料或一些人工材料来临时覆盖伤口。近年来研究较多是真空辅助闭合技术（VAC）。目前的临床证据表明 VAC 可降低开放性骨折的感染率，并促进伤口愈合，但由于使用时间短且目前尚缺乏大样本的临床研究，其远期疗效有待进一步证实。然而，VAC 只能作为一种辅助治疗，不能替代彻底清创及最终的皮瓣覆盖。Bhattacharyya 的研究表明：VAC 使用超过 7 天将导致感染率上升，所以 VAC 使用不应超过 7 天，并且 2～3 天应更换一次海绵。

第四节　开放性关节损伤的分度、处理原则与要点

一、开放性关节损伤分度

皮肤与关节囊破裂、关节腔与外界相通者为开放性关节创伤。治疗目的是防止发生化脓性关节炎和恢复关节功能。开放性关节创伤程度与预后有关，可分为三度。

I 度：锐器直接穿破皮肤与关节囊，创口较小，关节软骨及骨骼尚完整，经治疗后，可保存关节功能。

II 度：钝性暴力伤，软组织损伤较广泛，关节软骨及骨骼有中度损伤。创口有异物，经治疗后可恢复部分关节功能。

III 度：软组织毁损，韧带断裂，关节软组织及骨骼损伤严重，创口内有异物，可合并

关节脱位与神经、血管损伤，经治疗后，关节功能较难恢复。

二、处理原则与要点

开放性关节损伤处理原则主要是清创、关节制动、抗感染和早期功能锻炼。

开放性关节损伤的处理要点：

1. 切开

如创口较小或只有关节囊损伤，可将原创口扩大，必要时采用关节部的标准切口，以能充分显露、清楚观察和探查关节腔内的损伤情况。

2. 脱落的破碎组织、游离小骨片及异物。

3. 冲洗

用大量 0.9% 氯化钠溶液彻底冲洗关节腔，冲出小骨折片、破碎组织及异物，一般冲洗数次，0.9% 氯化钠溶液用量为 6~12L。

4. 关节内骨折片的处理

关节内已脱落的骨碎片如果去除后不影响关节稳定性，应予清除。大骨折块对关节功能有影响者，则应尽量保留，解剖复位后用克氏针或螺钉固定。有些关节部骨折块手术时可以切除，如肱骨小头、70% 的尺骨鹰嘴、桡骨小头、尺骨远端、部分或整个髌骨切除后预后较好。

5. 关节囊缝合

彻底清除后关节囊应一期缝合，如果令其开放，必然发生粘连，造成关节僵硬或强直。如果伤后时间较长，关节周围已经形成蜂窝织炎，但关节腔内并未发生感染，仍可缝合关节囊，不缝合皮肤，做好关节囊外的开放引流，以防感染侵入关节腔内，3 ~ 5 天后炎症局限，皮肤延期缝合。关节囊损伤严重，清创后由于组织缺损无法缝合时，可用筋膜移植进行修补。皮肤缺损缝合张力较大者，也可暂不缝合，待炎症局限后行二期处理。关节囊闭合后，关节腔内不可放入粗的引流管，以免滑液、色素沉着导致间隔形成，影响关节功能。如果关节因特殊污染，清创不彻底，缝合后可用 0.9% 氯化钠溶液从闭合导管持续冲洗，每日冲洗量为6~12L，48 小时后拔除导管。

6. 抗生素的应用

全身用药原则与开放性骨折相同，因为关节滑膜不是抗生素的屏障，因此关节内一般不必特殊用药，但关节闭合后仍应注入抗生素，必要时可以多次穿刺注射。

7. 制动与关节早期锻炼

制动有利于创口愈合和控制炎症扩散，髋关节、膝关节可用下肢皮牵引，其他关节可用石膏固定。关节损伤的治疗，以恢复关节运动功能为主要目的，固定时间一般为 3 周左右。一般 3 周后应加强关节功能锻炼，否则有可能发生关节僵直。对关节面损伤较轻的病例，创口愈合后即可开始早期活动。损伤严重、影响关节稳定或功能不能恢复者可在晚期考虑关节融合术。

（田家亮）

第二十六章 四肢骨、关节与软组织火器伤

在火器伤中四肢骨、软组织火器伤最为多见，主要由弹片、弹丸或地雷炸伤引起，创面污染严重，软组织缺损多，四肢骨粉碎性骨折及骨膜破坏较多，如处理得当，对后期肢体功能康复及功能重建有重要意义。

第一节 四肢软组织火器伤

一、软组织火器伤分类

1. 盲管伤

致伤的火器或物体击破四肢皮肤后，进入皮下组织，但无出口。此种损伤以破片致伤居多，枪弹伤较少。在相同条件下，由于致伤物将全部能量消耗在组织内，故比贯通伤严重。

2. 贯通伤

致伤物进入皮肤，穿通四肢软组织形成一伤道，称为创伤弹道，软组织内无金属异物存留。

3. 切线伤

入出口与体表成切线位，伤道表线，呈沟槽状，入出口在同一点上。由于高速投射物致伤，侧冲力较大，有时可引起深部组织损伤，应引起外科医生重视。

二、软组织火器伤清创术

1. 清创的目的及意义

火器伤的初期外科处理主要是清创术，此外还包括对感染的伤口做切开引流，对不需要做清创的伤口进行换药以及术前的处理和复苏。清创术的目的就是要在细菌感染形成和侵袭人体组织之前，彻底清除坏死或失去生机的组织、血块、异物等有害物质，控制伤口出血，尽可能地将已被污染的伤口变为清洁的伤口，为伤口的早期愈合创造良好条件。

2. 清创注意事项

（1）部分火器伤可不进行清创：火器伤清创（旧称初期外科处理）是火器伤处理的基本技术，也是军医必须掌握的基本功。绝大多数火器伤应做清创术，仅少数情况可不进行清创：①有开放性气胸，伴有少量血、气胸，并确诊无严重内脏伤的胸部小贯通伤；②出入口都很小的软组织贯通伤，且无严重的深部组织伤；③浅而小的的切线伤和无深部组织损伤

的多处点状弹片伤。

对不需清创的伤口，也应将伤口及其四周皮肤清洗干净后消毒，并用无菌敷料包扎。

（2）严格无菌技术：在清创过程中，应严格遵照外科无菌技术要求。虽然在野战情况下往往不具备进行清创手术的理想条件，但仍应利用或积极创造条件，达到无菌要求。

（3）伤后清创时间越早越好：伤后应争取在最短时间内，感染尚未形成之前进行清创术。从受伤到伤口处理，时间越短，效果越好。一般应在伤后 6～8 小时清创。但时间因素并不是绝对的，有许多因素影响伤口感染形成的时间。例如伤口污染严重，伤员全身情况差，特别是局部循环障碍时，伤口感染形成的时间可缩短至 3～4 小时。伤口污染轻，伤员的全身情况好，局部的血液循环好，感染形成的时间可推迟到伤后 12 小时以上。炎热及温度高的季节或地区，伤后感染形成时间较快。伤后早期使用广谱抗生素，可推迟感染发生等。因此应按伤员全身及局部等具体情况尽早决定清创术。

（4）全面掌握伤情：对每个战伤伤员做全面检查，尤其是昏迷伤员更应重视，全面掌握伤情，特别注意防止漏诊，禁用血管钳或探针探查伤道。拍摄 X 线片，了解骨折情况及金属异物位置等。在全面了解伤情的基础上，制订清创处理的计划和先后次序，以及手术中注意事项等，这一点很重要。因为现代战争中的火器伤，发生多发伤的机会较多，如处理的先后次序不当，轻则增加处理的困难，重则影响伤员的生命安危。

（5）抗生素的应用：早期应用广谱抗生素可以推迟感染的发生，但经验证明，抗生素绝不能代替早期良好的清创术，而只能是一项辅助疗法。抗生素必须在受伤后短时间内使用，才可发生效果。因此，应力求在伤后 3～4 小时开始使用。

（6）备好止血带：对四肢广泛软组织损伤或可疑的血管损伤，必须在近端准备好止血带（气囊止血带最好），以备急需时应用，这样既可防止与减少术中失血，又可使手术中视野清楚，有利于彻底清创。

（7）充分显露伤道深部：清创时，应充分显露伤道的深部，检查伤道，准确估计组织损伤程度，才能进行正确而妥善的处理。为此，切口必须够大，特别要切开深筋膜，这样，既可解除深部组织张力，又可改善局部血液循环和充分引流，但对正常组织不宜过多地分离，以防污染扩散。

（8）严格手术操作：手术中操作要熟练、细致，避免加重创伤，特别是重要的血管、神经，要妥善加以保护。手术中必须彻底止血，但应避免钳夹大块组织以减少组织坏死。要反复多次地用大量等渗盐水冲洗伤道，以清除较小异物、组织碎片和细菌。

（9）不做初期缝合：火器伤在清创后，除少数部位（如头面部、手部和外阴部）外，均不应做初期缝合。这与处理平时创伤不同，这是战伤处理的重要原则之一。经验证明，战时火器伤行初期缝合是有害的，即使应用了抗生素也不能改变这个原则。若进行初期缝合，感染的发生率就会大为增加。

三、各类组织的清创处理原则

1. 皮肤的清创处理

应珍惜皮肤，在清创时一般切除皮缘 2～3mm 即可。对头、面、颈、手和外阴部皮肤创缘以少切或不切为宜。

2. 皮下组织和筋膜的处理

所有失去生机的皮下组织和筋膜均应切除。在清理皮下脂肪时，其切面最好与皮肤表现垂直，因过多的脂肪易于阻塞引流。所有松散及碎裂的筋膜都应切除，横过腔隙的条状或片状的筋膜均应切除，深筋膜要作"十"字或"工"字形切开，扩大伤口，彻底清创。

3. 肌肉的处理

判断肌肉是否失活是困难的。一般可根据其色泽、张力、有无收缩力与是否出血等进行判断。但其中以有无收缩力一项较为可靠。一般认为，凡遇肌肉组织的色泽有改变，不是肉红色，或失去张力，变软，刺激后不收缩，或切开时不出血等情况，都应切除。

4. 肌腱的处理

断离的肌腱不做初期缝合或移植。清创时对肌腱损伤只需修剪其不整齐的部分，做最低限度的清创，由于肌腱血液循环差，极易感染坏死。因此，清创后应利用附近软组织加以包埋，以备后期有选择地进行重建。

战时火器伤一般不做初期缝合。但在下列情况需做初期缝合，如颜面和眼睑伤；头皮伤；胸部穿透伤有开放气胸者，应封闭胸膜，但胸壁肌肉、皮肤仅做疏松缝合，如张力过大，可用游离皮瓣术闭合伤口；关节伤，滑膜囊或关节囊必须缝合（滑膜囊和关节囊中留置细塑料管以便术后注入抗生素），但皮肤不缝合；腹部伤，腹膜及腹壁各层肌肉需缝合，皮肤和筋膜不缝合；外阴部可缝合或做定位缝合；行血管吻合术者需行软组织覆盖和皮肤缝合。

5. 感染伤口清创术

火器伤伤口因未能及时地得到处理而发生感染时，不再施行彻底清创术，只进行有限度的处理，其主要目的在于切开深筋膜以解除深部组织的张力，保证引流通畅。手术时只能是对皮肤和深筋膜做必要的切开，扩大伤口，清除明显而易于取出的异物、血块和坏死组织等，不做组织切除，只做充分引流，创面湿敷换药。

6. 引流物的放置

创腔内用纱布疏松地充填以利引流，最好是用大纱布，不用小块纱布，以免在后送分级救治中因情况不明而被遗留在创腔深部，造成久治不愈的感染灶。长纱布条填塞不可过紧，更不应使用凡士林油纱布条，以免妨碍引流。贯通伤的出口与入口均应引流。对于盲管伤必要时做对口引流。

7. 包扎和制动的应用

伤口外要用厚吸水纱布垫覆盖，并用胶布以横轴方向贴附，但不可贴成环形，以免组织肿胀时形成绞窄，造成静脉回流和血循环障碍。清创术后的制动，不但适用于有骨折的伤员，在广泛软组织损伤时，制动也有助于防止感染的扩散和减轻伤员的疼痛，但石膏托不宜过紧，否则影响肢体末梢循环。

在战时，原则上不用管型石膏固定。如特别需用管型石膏，应在石膏成形之前，将石膏从前面剖开，外用绷带固定，以免在手术后肢体肿胀，如不剖开则可因压力增高而影响血液循环。即使剖开后，如肢体远端皮肤苍白、发绀或有剧痛，也要及时拆开，检查伤口。

四、清创手术后处理

手术后将肢体抬高，以减轻伤部肿胀。注意保持有利于引流的体位和关节的功能位。

继续采用抗休克和抗感染等措施。如伤员全身情况不见改善，应进一步检查，排除未被发现的创伤及并发症。

注意伤口引流情况，如出血过多，要及时检查伤口。如伤口有恶臭、全身情况突然恶化，要及时检查有无气性坏疽。根据伤口渗出情况适时更换敷料。

如早期清创不够彻底，手术后数日出现局部严重化脓性感染或引流不畅，合并有毒血症表现时，应及时扩大伤口，清除坏死组织和充分引流。根据创面分泌物的细菌学检查结果，应用有效的广谱抗生素控制感染。清创后，也可能因止血不彻底，或因血管组织坏死和血栓脱落等原因而引起继发性出血，如发现有此种情况，应及时处理。护士夜间查房时应检查伤口是否出血，否则可因大量渗血或出血危及伤员，出现昏迷，造成严重后果。

第二节　四肢长骨火器伤

四肢长骨火器伤严重程度除与火器性质有关之外，与组织的特性也有密切关系，其中影响最大的是组织的比重，其次是组织的含水量和弹性。枪弹的致伤效应随着组织比重的增加而增加，组织的比重越大，损伤则越重。

由于骨骼的密度与硬度不同，受到同样冲击能量时有不同的致伤效果。骨组织密度大、坚硬、弹性很小，投射物击中后易发生骨折。长管状的骨皮质密度最大，当其受到投射物撞击后，常形成粉碎性骨折；干骺端的骨松质比较多而密质骨层很薄，所以受伤后可形成孔洞。扁平骨大部分为骨松质，其损伤特点是形成孔洞并有放射状裂缝。

投射物对骨骼的致伤效应主要取决于投射物的动能，以及受伤区骨松质的比例与周围组织支承的程度。当低速投射物集中于骨骼的骨松质部位时，如长骨的两端，可引起"钻孔"型缺损，骨皮质破裂。而高速投射物则可造成大块破坏。高速投射物即使没有击中骨骼，而只是在其附近穿过，其传给组织的能量一般也足以造成骨折。直接冲击的骨折多为粉碎性的，间接冲击的骨折多为横断型、小斜面型。

一、火器伤骨折的类型

骨折的类型与投射物释放的能量大小、距离骨骼的远近以及周围组织的密度有关。

根据小质量弹片或钢球所致的四肢骨折形态可将火器伤骨折分为。

1. 单纯洞型骨折

是骨折的一种特殊类型，多在投射物动能减弱时致伤。其特点是骨质洞型缺损与投射物破片（钢珠）的大小和形状相同，缺损边缘整齐锐利，洞周围骨质无骨折裂缝，骨干的连续性未被破坏，临床上可不表现出骨折的专有特征。

2. 洞型劈裂型骨折

此种骨折呈圆形洞状缺损，较弹片（钢珠）略大，细小骨碎片在周围存留，洞周骨质边缘不如单纯洞型骨折光滑锐利，可有1～2条纤细的骨折缝，沿骨纵轴向两端延伸，弹片（钢珠）常存留在骨折附近。

3. 粉碎劈裂骨折

此种骨折以骨骼上的弹着点为中心，向四周纵向或斜向延伸出数条骨折线，有的长达20cm，并常有大小不等、但较规则的三角形骨碎片。

4. 粉碎性骨折

此型骨折最为多见，骨折碎片较大，但移位不远，有的还能保持原来骨干的轮廓。

二、火器伤四肢骨折的临床表现

对火器伤所致骨折的正确、及时诊断，主要根据受伤史、特殊体征及 X 线检查等，一般可迅速作出诊断。

1. 受伤史

在询问受伤史中主要包括受伤时间、致伤因素、火器性能等。

2. 疼痛

骨折伤员均能指出明显的疼痛部位，当移动肢体时疼痛加剧，骨折部位有明显的压痛及肢体轴向叩击痛。

3. 出血和肿胀

火器性骨折时，髓腔、骨膜及周围软组织损伤出血等，致肢体肿胀。如果伤口感染引流不畅，或因骨折并发血管损伤，伤肢可出现高度肿胀，肢体远端皮温降低等筋膜间室综合征的改变；若伤口渗血增多、出现臭味、肿痛剧烈并有高热，应考虑到可能有特殊的感染，如气性坏疽等。

4. 肢体功能障碍

和其他骨折一样，火器伤骨折可有肢体功能障碍的表现。如骨折发生在下肢，则不能站立和行走；发生在上肢则上肢活动范围受限。

5. 骨折特殊体征

（1）畸形：骨折部位因暴力作用，或因肌肉收缩牵拉或搬运不当致骨折端移位、重叠，肢体缩短、成角或旋转等畸形。

（2）异常活动：肢体的异常活动是诊断骨折的重要依据。做此项检查时动作要轻，以免损伤血管神经，增加伤员痛苦。

（3）骨擦感：此体征往往可从询问病史或在其他检查中无意获得，不宜刻意做此项检查。

（4）检查伤口：可见到脂肪滴或骨折碎片。

（5）合并伤：如合并血管伤，则出血很多；合并神经伤时，则肢体感觉和运动障碍。

6.X 线检查

X 线片或透视是确定骨折的主要方法。对疑有骨折的部位应摄正、侧位片，以确定骨折部位、类型和移位情况，必要时可行 CT 检查。

三、常见四肢长骨火器伤的处理

1. 肱骨火器伤的处理

肱骨干火器伤骨折约占火器性四肢骨折的 10%。此类骨折易发生骨缺损及骨折的延迟愈合和不愈合。有 10% 合并桡神经伤，也有报道合并尺神经、正中神经及肱动脉损伤者。初期外科处理时应该注意。

（1）有肱动脉损伤时，应延长原切口；如果原伤口不能很好地显露肱动脉，则应该另做切口。切口要求能够使肱动脉的损伤部分及两端正常部分暴露，便于修复。

（2）骨折的固定可采用石膏、支具等外固定，但近年提倡使用骨外固定器。

（3）骨质缺损者，若缺损在 4cm 以内，可使上肢短缩，骨断端接触后再做外固定。如缺损过大，待伤口愈合 3 个月后再行骨移植。

2. 尺骨、桡骨火器伤的处理

火器伤导致的尺骨、桡骨骨折占四肢骨折的 11.1%，其中桡骨骨折多于尺骨骨折，双骨同时骨折比较少。单个骨折不易移位，双骨折则容易成角畸形及交叉移位，处理不及时或复位不佳，易形成交叉愈合，影响前臂旋转功能。损伤后感染、瘢痕牵缩、肌腱粘连是影响前臂功能的主要因素，应引起重视。前臂骨折经清创包扎后多用石膏托固定，也可用骨外固定器固定。

（1）清创前应检查有无神经或肌腱损伤。若有损伤，应查明损伤情况待二期处理。

（2）在尺骨、桡骨同时骨折时，应将骨间膜进行适当缝合，以防止骨折交叉愈合。

（3）单一的尺骨骨折或桡骨骨折，术后固定前臂于功能位。

（4）有骨质缺损时，无论为单一骨干或双骨干骨缺损，均应在清创后将前臂用石膏固定于功能位，骨缺损可留作二期处理。

（5）桡骨头粉碎性骨折，应在清创时切除。

（6）如合并尺桡动脉损伤，只要手部血液循环良好，可将损伤动脉结扎。但是若 2 条动脉同时损伤，应设法修复其中 1 条；如两条动脉均不能修复，而骨间动脉完整，手部循环良好，特殊情况下也可将 2 条动脉同时结扎。

3. 股骨火器伤的处理

股骨火器伤骨折较为常见，且多为严重的粉碎性骨折。股骨是人体最大的长骨，大腿部肌肉丰富，当发生粉碎性骨折及广泛的软组织损伤时，容易引起创伤性和失血性休克，且易合并有大神经和血管损伤（占 10%）。因为大腿部肌肉力量强大，力臂长，易出现对位不佳；而过度牵引，可导致骨折分离。骨折粉碎缺损、初期清创不彻底、异物存留而发生骨髓炎等，均可导致骨折延迟愈合和不愈合或畸形愈合。

（1）初期外科处理：①由于股骨火器伤骨折常合并休克及神经、血管的损伤，对这类损伤应做好包扎、止血和超关节固定，并尽量缩短负伤至初期外科处理的时间，做到迅速安全后送；②应注意检查和处理多发伤和合并伤，仅行清创而不宜在当时做骨折内固定；③合并坐骨神经伤时，不做游离和缝合，应留待骨折愈合后进行修复；④如合并股、静脉、股动脉断裂，应予以修复，以挽救肢体；⑤骨折宜采用外固定支架固定，一般不采用牵引维持稳定，因其稳定作用差对缝合的血管神经缺乏保护，也不利于搬运输送。

（2）后送问题：若伤情复杂需转送他院进一步治疗，应先维持患者全身状况稳定，对伤肢进行妥善固定。固定则可采用石膏、支具或外固定支架。

（3）后续治疗：应努力防止和控制感染，变开放骨折为闭合骨折，取得和保持骨折良好复位直至骨折愈合，恢复肢体功能，包括膝关节的良好活动。

1）延期缝合和二期缝合：初期外科处理后1周内肉芽组织尚少，皮缘回缩不多，如伤口干净，渗出少，无明显脓液或感染灶时，应及时做延期缝合，并引流48小时，外用较多敷料包扎，消除死腔。如伤口脓性分泌物多，有坏死组织、弹片、感染灶等，应再次手术清除。对较深的感染伤口可用杆菌肽（主要作用于球菌）等湿敷换药，待肉芽组织新鲜，无明显脓液时，可在初期处理后1～2周，切除肉芽、瘢痕组织及少许皮缘，必要时适当游离皮肤，做二期缝合，引流48小时。若缝合处紧张可做旁侧减张切口。

2）平衡悬吊牵引：用平衡悬吊牵引维持骨折良好对位与稳定，直至骨折愈合，也可在骨痂形成、骨折稳定后改用单髋人字石膏固定至骨折愈合。目前提倡采用外固定支架固定，二期更换内固定，有利于减少并发症和早期康复。但更换内固定时应注意防治感染的发生。

3）功能恢复：防治膝关节僵硬和屈曲挛缩是恢复下肢功能的重要环节。如果骨折能够在3～4个月或稍长时间内愈合，通过锻炼膝关节可恢复一定活动度。牵引和固定期间，可主动或被动活动膝关节、踝关节并做股四头肌锻炼，有利于恢复关节功能。只要没有大的成角畸形和重叠，膝关节活动好，肢体可恢复良好的功能。如伤口长期感染，骨折延迟愈合或不愈合，继发膝关节僵硬或活动严重受限，可造成残废。

4. 胫骨、腓骨火器伤的处理

胫骨、腓骨火器性骨折占四肢火器伤骨折的首位，绝大多数为炸伤，多为粉碎性骨折。胫骨内侧位于皮下，伤后常有皮肤缺损及骨折端外露，易发生感染，导致创伤性骨髓炎。如果是厌氧菌感染，可引起气性坏疽。胫前动脉或胫前动脉损伤可引起小腿部分肌肉坏死。因气性坏疽及血管损伤而截肢的约占1/5，骨不愈合发生率为1/5。

（1）骨折的处理

火器伤小腿开放性骨折，其伤口必须进行彻底清创。对骨片的处理原则是：所有和软组织及骨膜相连的骨片都应保留，凡占原骨周径2/3以上大小的游离骨片也应保留。对骨片可以进行复位，但不要勉强，因为二期复位固定更安全。原则上火器伤早期处理只做清创而不行固定。早期的骨折固定可采用支具或是石膏托，但外固定支架更有优势。

（2）合并伤的处理

1）血管损伤的处理：一般来说，如果仅有一条动脉损伤，伤肢能维持足够的血供，则不必做血管缝合。如果血管损伤在胫前动脉、胫前静脉之下，即胫前、胫后动脉和胫前、胫后静脉分叉处，则应行血管修复，重建小腿血液循环。但必须注意的是，若小腿组织缺血已经超过12小时，经探查发现小腿肌肉广泛性缺血坏死或变性，则不应该做血管缝合，而应该行坏死组织切除，甚至截肢。

2）神经损伤的处理：在初期外科处理中，对离断的神经不做端端缝合。因为，在初期火器性神经损伤的范围不易确定，术者不容易掌握应切除的长度，多切会增加缝合的困难，少切则可能留有坏死部分。另外，受伤初期的神经外膜非常脆弱，不易缝合。再者，火器伤容易发生感染，在感染情况下所做的缝合术很难成功。因此神经的修复为二期治疗的内容。

第三节　四肢关节火器伤

一、临床表现与分型

1. 临床表现

火器性关节伤是由枪弹、弹片等直接作用于关节及其附件引起的创伤。肩、肘、腕、髋、膝、踝6大关节火器伤占四肢火器伤的2.3%～3.8%。受伤关节部位肿胀、疼痛、畸形和功能障碍是关节损伤的主要特征。火器性关节损伤，伤口出血中可混有滑液，合并骨折时，有骨擦感，关节活动障碍。火器性关节伤X线片检查很重要，可明确是否有骨折以及关节腔内是否留有金属异物。

2. 分型

A型：单纯关节囊贯通伤。

B型：关节囊盲管伤、关节腔内含有金属异物。

C型：关节囊损伤伴有骨折或关节软骨和半月板损伤。

D型：关节囊、骨、软骨及其他组织严重损伤无法修复或伴有其他严重并发症（脱位，血管神经损伤）。

二、各四肢大关节火器伤的诊断及处理原则

1. 肩关节火器伤的诊断及处理

肩关节火器伤约占大关节火器伤的8%。根据伤口的部位及关节功能检查，结合肩部X线片检查，诊断并不困难。但需认真检查有无血管神经损伤及骨骼损伤。如为单纯性肩关节囊的贯通伤，彻底清创后尽量缝合关节囊，开放伤口，上臂贴胸包扎，用三角巾悬吊前臂。如关节软骨有严重损伤，在彻底清创时应取出碎骨片及软骨。关节内金属异物应予取出。若合并腋动脉损伤应积极修复，因为行结扎后，上肢坏死率高达40%。臂丛神经损伤，应用临近肌肉覆盖，待二期修复。对严重肩关节火器伤，软组织缺损严重并有明显感染时，在有条件医疗机构，可采用显微外科技术处理。如在彻底清创、感染控制的情况下，可采用带血管神经蒂的背阔肌皮瓣转位术，从而挽救部分肩关节功能。

2. 肘关节火器伤的诊断及处理

肘关节火器伤占四肢大关节火器伤的20%，是最常见的大关节火器伤之一。肘关节火器伤常合并附近的神经、血管损伤，开放性骨折也较多见。根据局部检查和摄X线片可以作出诊断。初期清创处理时应注意检查有无神经和血管的损伤。清创时最好在气囊止血带下进行，如遇鹰嘴、桡骨头粉碎性骨折，可予切除，但切除范围不宜过大。清创后关节囊应尽量缝合，骨折可用石膏托或外固定支架固定于功能位，神经损伤待二期处理。

3.腕关节火器伤 的诊断及处理

腕关节火器伤占四肢大关节火器伤的 7%。这个部位的损伤常合并骨折、神经和肌腱的损伤，伤残率较高。清创前应仔细检查手部的血液循环，以及有无正中神经或尺神经损伤的体征。清创时可将粉碎游离的腕骨摘除。争取用皮肤覆盖受伤的神经和肌腱，否则容易发生坏死，不利于创伤的愈合及手部功能的恢复。在早期清创术中，一般不做神经和肌腱的缝合术，提倡二期修复，术后用石膏托固定手和腕关节于功能位。

4.髋关节火器伤的诊断及处理

髋关节火器伤是最严重的关节火器伤，约占大关节火器伤的 7%。因其在解剖上的特殊性，可合并内脏损伤，伤情通常较严重，治疗比较复杂困难。

（1）髋关节火器伤的特点

髋关节火器伤有火器伤的共同特点，也有其自身的特点。

1）出血多。髋关节附近有较多大血管，遭受火器伤时易合并血管损伤，又因其部位高，止血困难，因此出血甚多，容易导致休克；另外，盆腔在骶前部有丰富的自主神经丛和骶神经根，伤后受刺激极易发生休克，或加重休克程度。

2）创伤复杂，感染严重。髋关节附近有大小便的出口，伤口易被感染。加上此处肌肉软组织丰富，伤道窄而深，伤口极易感染，尤其是厌氧菌感染较多见。髋关节损伤如果与腹腔内脏器特别是空腔脏器损伤的伤道相贯通，可迅速发生感染，炎症向周围迅速扩散，在创伤部位及附近形成脓肿、蜂窝织炎，引起盆腔感染，预后差。

3）合并伤和后遗症多，髋关节功能损失大。如伤口感染可形成长期不愈合的瘘管和窦道；盆腔脏器伤后，可以遗留粪瘘、尿瘘，大小便失禁，尿道或肛门狭窄等。血管神经损伤致肢体缺血和感觉运动功能障碍以及可能并发的化脓性关节炎等都可导致患肢功能的明显受限。

（2）临床检查和诊断的要点

除明确髋关节内有无骨折以及骨折的部位和移位情况外，尤其应注意有无合并伤。如有无大血管、神经的损伤，有无膀胱、尿道、直肠损伤。损伤在腹腔内还是腹腔外，以及对大小便功能的影响。同时，还应评判伤情的严重程度是否有生命危险或是否会遗留功能障碍。检查时必须注意以下几点。

1）致伤情况：患者受伤时的身体姿势，致伤原因和致伤物的种类，伤道的位置和方向等，都可以为判断伤情提供一定的线索。

2）弹道特点：贯通伤可以根据伤道路径和局部解剖关系来判断。盲管伤的诊断比较困难，特别当伤口在骨盆以外的部位时，例如腰部和大腿等，就需要详细检查、分析，正确判断。

3）临床影像学检查：根据临床检查摄髋关节 X 线片，不难作出骨关节损伤的诊断，但盆腔合并伤的诊断却非常困难。为此伤后必须反复检查大小便情况、伤口有无粪漏，尿漏或气体溢出。应常规进行肛门指检，必要时做直肠镜检查。疑有尿道或膀胱损伤时，应根据导尿管是否能顺利插入膀胱及导出尿液的多少和颜色来分析判断，必要时可做膀胱造影。

4）动态分析伤情：临床检查和评判应有动态概念，随时间的进展，伤情有可能发生变化，有时其变化相当明显，切不可忽视。

（3）髋关节火器伤急救处理的原则和方法

1）对髋关节火器伤的现场急救：主要是伤口包扎、止血、固定，并迅速转送。

2）抗休克：积极抗休克治疗，补充血容量，如有进行性出血，则必须果断地进行止血，必要时可紧急手术行髂内动脉结扎。

3）优先处理严重的合并伤：首先是止血，对明显的活动性出血必须立即处理。其次，膀胱、尿道、直肠、肛门以及神经等严重合并伤，也必须及早处理，最后考虑髋关节损伤的清创。

4）清创与骨关节损伤的处理：髋关节火器伤应于伤后 8 小时内尽早清创。可通过扩大原创口或另做切口显露关节腔。原则上是先对关节外的伤口进行清创，然后再进入关节内。彻底清除所有游离的软骨片、碎骨及异物、血块等。尤其是股骨头、股骨颈的游离碎骨片，这些游离骨片形成死骨的可能性很大，应予清除。当股骨头软骨面较完整，虽有骨折线，但有软组织附着时，不可轻易摘除。清创后，缝合关节囊，引流伤口，固定伤肢于功能位。

（4）早期功能位固定和晚期功能重建

1）功能位固定：髋关节火器伤清创术后必须保持髋关节在功能位，否则当关节出现活动障碍或强直在非功能位，肢体功能就会受到严重影响。提倡适当的早期功能锻炼，但对关节有感染，或关节腔有明显积液的患者，则应制动，待感染控制，伤口基本愈合后，方可开始逐渐功能锻炼，切忌被动地强行活动。

2）应用骨盆悬吊牵引治疗髋臀部损伤：对髋臀部有创面者可采用骨盆牵引悬吊，即用托带悬吊腰部，双髋、膝部屈曲 90°，胫骨结节牵引，使髋臀部创面离开床面，便于换药及防止受压。伤口引流通畅，肉芽创面培养阴性后可行植皮或皮瓣转移消灭创面，股骨颈基底骨折牵引骨折稳定后，再改用单髋石膏功能位固定，可获得较满意的功能恢复。

3）严格手术病例的选择：髋关节火器伤关节功能影响严重，可残留不同程度的畸形，虽经矫正治疗有所改善，但功能恢复尚不能令人满意。对髋部包括股骨头、颈骨折，在创面愈合后，可酌情行重建术，如内固定、关节置换等。人工关节置换重建髋关节功能，必须考虑局部软组织的条件，否则不能达到预期目的，使术后瘢痕粘连更重，失去手术意义，故对此类手术应严格掌握适应证。

5.膝关节火器伤的诊断及处理

膝关节是人体最大的关节，位置浅，容易受伤。在四肢大关节火器伤中，膝关节火器伤发生率最高，占 40% ～ 60%。膝关节的滑囊宽大，关节内还有半月板、交叉韧带等，一旦伤后发生感染，引流比较困难，全身中毒情况较重。膝关节火器伤常波及腘动脉，因此在清创前应认真检查足背动脉及足部的血液循环状况，对有血管损伤的伤员，应优先处理。根据局部伤口及 X 线的检查，可明确膝部骨与关节损伤及金属异物存留的情况。

（1）初期外科处理的原则：尽早彻底清创，缝合关节囊，敞开伤口引流，固定损伤部位，予以有效的全身和关节腔内抗生素治疗。正确彻底地清创，不仅对加速创口愈合、减少伤员痛苦和残废有重要意义，也是防止伤口感染、预防一系列全身性严重并发症的最有效措施。具体要求如下。

1）完善的麻醉：酌情选用硬膜外麻醉、蛛网膜下腔麻醉或氯胺酮麻醉。

2）彻底的冲洗：通过反复冲洗创面、伤道及周围皮肤，可以将污物、血块、破碎游离的组织及附在创面的细菌清除，大大减少感染的机会。清洗液可用 0.9% 氯化钠溶液，但用

0.1%苯扎溴铵或灭菌肥皂乳更好，用量可视创面的大小和皮肤清洁度来确定。对伤道应加用3%过氧化氢溶液冲洗。

3）严格消毒：冲洗后应进行严格消毒铺巾。

4）切口与显露：依手术需要可沿原伤口扩大进入关节，或采用髌旁内侧或外侧切口进入。清创术一般不提倡使用止血带。若创面渗出多，影响操作，可短时间使用气囊止血带，以避免增加肢体缺血时间和程度，加重坏死，并给判断组织的存活能力带来困难。

5）各种组织的处理：清除所有碎骨片、凝血块和异物；摘除一切游离剥脱的关节软骨和半月板；整复骨折，保持关节面的平整。股骨髁和胫骨骨折，可用少量简单的固定（克氏针或螺钉）或外固定支架固定。粉碎性髌骨骨折可切除游离的碎块，但应尽量保留髌骨形态，为晚期功能重建打下基础，如无法保留髌骨，可重建股四头肌筋膜与髌韧带的连贯性以保留部分伸膝功能。

6）创口的处理：经彻底清创止血后，关节腔内注入抗生素，亦可在关节内放置细硅胶管，术后定时灌注抗生素，直至伤口愈合。关节囊滑膜层对感染有一定的抵抗力，因此应尽早缝合关节囊。如缺损过大，直接缝合困难，可取附近软组织或大腿部阔筋膜覆盖关节腔。关节外筋膜、皮下组织、皮肤等软组织暂不缝合或疏松缝合数针，以便引流。

7）术后护理：①石膏固定：根据关节破坏程度，采用长腿石膏托固定膝关节于功能位，注意伤肢的正常轴线，防止膝内翻或外翻。②关节穿刺：术后每天进行仔细的检查，若膝关节有积液可能，应行关节穿刺或利用术中放置的细硅胶管吸出积血，直到浮髌试验阴性。③功能锻炼：术后早期练习股四头肌功能，6～8周后骨折临床愈合，开始练习膝关节伸屈活动。8～12周后逐渐下地练习负重。

(2) 二期外科处理

1）对单纯关节囊贯通伤，或伴有裂纹骨折或关节软骨、半月板损伤，关节内无异物存留者，可根据病情进行非手术治疗或关节镜检查、治疗。

2）对关节囊盲管伤、关节腔内金属异物存留或伴有移位关节骨折、半月板损伤者，待炎症控制后及时手术取出异物，整复骨折，修复或切除损伤的半月板，以利于早期功能康复。预后多有部分功能障碍。

3）对关节囊、骨、软骨及其他组织严重损伤无法修复，或伴有严重关节脱位、神经与血管损伤者，必须从全身和局部积极控制感染，及时切开引流，必要时行关节切除融合术，个别伤情严重、危及生命时亦可考虑截肢。

6. 踝关节火器伤的诊断及处理

踝关节火器伤在四肢大关节火器伤中占8.33%～18%。踝关节结构复杂，伤后常发生感染，处理比较困难，愈合也慢。根据局部伤情及X线检查，可确定踝关节及邻近各关节和骨骼的损伤情况。初期清创时，应注意足部的血循环情况，尤其是踝关节弹片伤，更应注意有无胫前动脉或胫后动脉的损伤。同时也要检查有无肌腱损伤。清创时，对游离的碎骨片不应姑息保留，否则增加术后感染机会。骨关节破损严重，无法保留关节活动功能者，可将踝关节固定在90°位置，并保持引流通畅。关节融合术，可使踝关节的负重功能得到大部分保留。

第四节 手部火器伤

一、手部火器伤的分类

根据火器伤对手部的损伤程度，可分为以下 3 类。

1. 局部损伤

伤口小而浅，又无骨关节、神经及肌腱的损伤，治愈后手部功能可以完全恢复。如伤口局限而深，有神经及肌腱等损伤时，愈合 1～3 个月行二期修复，如修复正确，也可获得较满意的效果。

2. 广泛损伤

多由炸伤引起，软组织大量缺损，肌腱、神经、骨关节受伤或部分丧失。要在初期处理后二期修复肌腱、神经及骨关节损伤，如处理正确，可得到较好的效果。

3. 毁损性损伤

手部组织大部毁损或丧失，已失去手的外形。在治疗中应尽量保留尚有生机的组织，如能保留手腕的一部分、手掌的一部分及 1～2 个完整或部分缺损的手指，尤其是拇指要特别重视，在伤愈后对生活上也能起不少作用。尽量避免截指。

二、手部火器伤的处理

单纯手部伤较多，多半是由炸伤所致。全身广泛伤合并手部伤较多，占 76.4%，是现代战伤的特点之一。在合并伤中其他部位的损伤往往很重，甚至危及生命。相比之下手部伤处于次要地位，因此常被忽视，而未给予及时正确的专科治疗。患者主要伤情稳定后，手部伤往往已形成了不应有的畸形或功能障碍，给其今后的工作和生活带来困难。因此，从开始就应有全局观念，在抓好主要矛盾的前提下适时解决次要问题，使手部伤能得到正确的处理，或为后期修复治疗和功能恢复创造良好的条件。

1. 手部火器伤的初期处理

对手部火器伤应彻底清除一切坏死组织和容易找到的异物，又要珍惜保留一切还有活力的组织。术前要清洗手术野，伤口用 0.9% 氯化钠溶液或消毒溶液反复冲洗，以减少感染。手部的皮肤应尽量保留，争取用更多的皮肤来覆盖裸露的神经、肌腱和骨骼，不要常规地进行皮肤边缘的修剪，有活力的挫伤和污染的皮肤有时可以用来做延期缝合。有较大的皮肤缺损者不宜勉强缝合，以免造成挛缩。对坏死的肌肉、组织、血块和容易找到的异物必须清除干净。严重损伤和无用的肌腱给予切除。去除小的游离骨块，大的骨块用克氏针加以固定。对广泛的手部损伤，应常规地做腕掌韧带切开，以使静脉和淋巴回流通畅，减轻手部水肿。除非手指已无存活希望，否则一般不应截指，拇指截指更应慎重。看起来无用的部分残指，或许对将来再造手术有用，也应保留。

2. 早期闭合伤口

手部火器伤常常有较多的软组织损伤，没有组织覆盖的肌腱终将坏死脱落，敞开的伤口易感染，影响骨折的复位和固定，影响软组织修复。但是对一些受伤时间短、损伤不重、病情许可的伤员应该争取做初期缝合。对多数伤员，不要求对手部火器伤做初期缝合，最好在初期清创后敞开引流，以后根据情况延期缝合、二期缝合或植皮术，以消灭伤口。如果初期清创是仔细彻底的，经 3 ～ 5 天后即可做延期缝合或植皮术。如果初期清创不彻底，有炎症感染，这样的伤口要进行第二次清创，彻底切除坏死组织，去除异物，充分引流，应用抗生素，一旦炎症控制，创面新鲜，即行二期缝合或植皮术，以消灭伤口。

3. 早期骨折内固定

火器性掌指骨骨折与长骨骨折的处理原则不全相同，不宜行石膏外固定。在没有感染的前提下，内固定最佳时间，应在创面通过延期缝合、二期缝合或植皮术闭合伤口的同时或伤口愈合后立即进行。掌骨、指骨用克氏针固定，以使骨折稳定。这样可以争取时间在骨折还没有愈合时就可以对肌腱和神经进行手术修复，防止骨骼短缩和移位，可以早期活动，争取最好的运动功能。

4. 肌腱损伤的处理

在手部火器伤中，肌腱损伤以部分损伤和震荡伤后发生炎性水肿并与周围软组织的瘢痕形成粘连为主要病理特点。由于火器伤的特点，发生断裂和部分断裂的肌腱两端，出现不同长度的变性、液化、瘢痕化，造成损伤段不能再利用。伸指肌腱表浅、扁平而薄，因而易受损伤。但手背部单一的伸指肌腱损伤，由于其侧腱束的作用，常不致造成明显的功能障碍。

由于火器伤的特点，肌腱损伤的瘢痕较广，过早进行晚期处理，极易造成再粘连而影响手术效果，应在理疗、功能锻炼之后，瘢痕稳定和开始软化时处理为宜。一般伤口愈合后 3 周至 3 个月行肌腱松解、转移或移植重建手部功能为好。同时，术后要强调早期功能锻炼，防止再粘连。

5. 血管和神经损伤的处理

手指因贯通、切线伤而伤及指动脉时，只要有 1/3 的皮肤相连，手指尚能成活。所以在手部火器伤中很少行血管处理，常常给予结扎。手或指因毁损伤而无法保留的应予截除。

贯通伤、盲管伤常造成指神经损伤。但由于损伤的局部性，如某一掌骨损伤，手指一侧损伤或由掌背进入的盲管伤，因解剖关系常为某一侧感觉消失，另一侧正常或减退，造成一个手指感觉全消失的不多。神经损伤后两断端变性、瘢痕化，不宜早期处理，应待伤愈后行神经移植，尤其是拇指尺侧，示指、中指桡侧损伤应做治疗，否则手指萎缩影响功能。

6. 手的功能恢复

手部损伤治疗的目的是最大限度地恢复手的功能，因此，从开始治疗就应注重手的功能恢复，同时要强调早期功能锻炼。理疗对手的功能恢复有一定的作用，如蜡疗、音频疗法和支具锻炼。软组织损伤也会发生不同程度的功能障碍，伤愈后即指导伤员认真进行功能锻炼和理疗，使手功能能够达到正常或基本正常。损伤较重者也有不同程度的恢复。

第五节　足部火器伤

一、足部火器伤的类型和特点

1. 足部火器伤的类型

足部火器伤可依据软组织损伤、有无骨折及足部结构破坏的程度分为 3 类。

（1）单纯软组织损伤：常见于枪弹、弹片的贯通或盲管伤，以及皮肤软组织的切线伤，足的结构未遭破坏。

（2）软组织损伤合并骨折：除见于枪弹、弹片的贯通或盲管伤外，还有爆炸伤，造成软组织的挫伤、缺损及骨折，骨、关节的排列有不同程度的破坏使足弓塌陷。

（3）足部炸伤：常见于足部被地雷等炸伤，有广泛性、粉碎性骨折及软组织的撕裂和挫伤等。

2. 足部火器伤的特点

足部火器伤多数因炸伤引起，尤其是地雷炸伤多见，创面广泛、创口内污染严重，常有泥沙及弹片异物存留。由于足部循环障碍，创面易引起明显的感染，伤口愈合甚慢。

二、初期外科处理

由于足部软组织少、创伤污染重，容易感染，应争取时间早做初期外科处理。切除失活组织，取出异物（特别是盲管伤的弹片）和完全游离的小骨片；清除血块，严密止血，防止在足底部形成血肿而继发感染；切除时应尽可能保留皮肤，留待延期缝合或适时地应用皮片移植或皮瓣成形术予以修复。

对于骨折，应尽可能早地用手法复位，恢复足部骨、关节的正常排列，维持足弓，使足能有弹力地着地，整个足既不内翻又不外翻，保持踝关节在 90°的功能位置用石膏托固定，术后伤肢抬高。当感染被控制后即开始足趾的屈伸运动，在石膏拆除前一段时间，就应逐步做负重锻炼。

除足部损伤过于严重需做截肢外，一般应在清创后，充分引流，观察循环情况。初期截肢应避免做典型截肢，而应设法保留每一可以保留的部分，以后再做必要的修整。例如当足外侧部分损伤严重无法保留时，仅将外侧部分纵形截除，保留内侧部分，而不必截除全足或前半足，以保留全足的负重与步行功能。当足前部必须截除时，如能保留跖骨基部，要比在跖跗关节离断好，这样就能保留肌肉（特别像胫前肌、腓骨长肌、腓骨短肌）的附着点，这一平面的截肢是保留足部载重功能的最低限度。截除更多时，如从跗中关节（即距舟关节与跟骰关节）离断，就会使残足跟部下垂，严重地影响功能，必须再进行矫形手术（胫距跟融合术）。在足部截断时，要尽量保留足底皮瓣的长度，把足底较厚的皮瓣向上翻，和足背较薄的皮肤缝合，这样才不会在离断面上造成慢性压迫性溃疡。

发生感染的足部火器伤，应经过细致的临床检查和 X 线片检查，明确有无异物及死骨，是否有无效腔引流不畅等。一旦足部发生广泛感染，应及时切开，并保持引流通畅。根据细菌培养和药敏结果，选用抗生素。

如果距骨被广泛破坏，最好将其早期摘除，这样不但可使踝关节和距下关节引流通畅，而且能因此保留足部，一般功能较好。

第六节　火器伤截肢与假肢

一、火器伤截肢

遭受火器伤的患者，如伤口长期感染，骨折延迟愈合或不愈合，继发关节僵硬或活动严重受限，会造成肢体残废，可行截肢手术。现对前臂截肢术、上臂截肢术、小腿截肢术、大腿截肢术进行简要介绍。

1. 前臂截肢术

（1）手术步骤

1）体位：仰卧位，病侧躯干缘尽可能靠近手术台边缘，病肢外展，平置于另一小手术台上。上臂置充气止血带。

2）设计皮瓣：腕关节以上的截肢，前、后皮瓣应等长，各等于截断平面直径（约1/3圆周）的1/2，前、后皮瓣的交点在截骨平面内、外侧中点，使切口瘢痕正好落在残端的正中。于体表标出皮瓣切线及截断平面。切开皮肤、皮下组织及深筋膜，于筋膜下分离，上翻皮瓣至截断平面。

3）切断血管、神经：分离尺、桡动脉及正中神经、尺神经，常规处理后切断。注意在不同的截断平面，血管、神经的解剖位置会有差异。

4）截肢：于截断平面下2cm，环形切断肌肉，于肌肉回缩的平面，保护近侧肌肉后切开骨膜，锯断尺骨、桡骨，截除病肢，锉平面缘。

5）处理残端：松开止血带，彻底止血。再于近端加压检查血管的结扎牢靠后，即可冲洗断面，修整肌肉与皮瓣长度，置胶皮引流后缝合深筋膜及皮瓣，最后加压包扎残端。

（2）术后注意事项

1）前臂理想的截断平面是中、下1/3交界处。前臂下1/3的截肢，皮瓣供血将会不足，残端易发凉、青紫，不宜装配假肢。

2）骨间血管不易预先显露和结扎，因此，在截除肢体松开止血带后，应首先处理骨间血管，以减少失血。

3）术中如发现桡骨、尺骨互相靠拢，特别是儿童截肢，应用薄肌瓣覆盖骨端，以防交叉愈合，影响前臂旋转功能。

2. 上臂截肢术

（1）手术步骤

1）体位、皮瓣设计：同前臂截肢术。切开及筋膜下分离皮瓣。

2）处理神经、血管：在肱二头肌内缘分离出正中神经、肱动脉、肱静脉和尺神经，其位置因平面不同而异，按常规方法切断。一般上臂残肢的适宜长度为13～20cm。在此范围内，桡神经已绕向肱骨后外侧，难以预先分离，可于截肢后再行处理。

3）截肢：于截断平面下 1 ~ 2cm 环形切断肌肉。如系上臂下 1/3 截肢，可将肱三头肌腱自鹰嘴分离为腱膜瓣以覆盖骨端。于肌肉回缩的断面切开骨膜，锯断肱骨，截除病肢。处理桡神经。于肱骨和肱三头肌间找出肱深动脉、肱深静脉，双重结扎。松开止血带，彻底止血，置胶皮片引流后缝合筋膜和皮肤。

（2）术中注意事项

1）上臂截肢时应尽可能保留残肢长度，理想的截断平面是肱骨髁上。

2）前臂内侧皮神经相当粗大，易与其他神经混淆，术中须仔细辨认。

3）如截肢平面太高，难以应用止血带，在处理血管及切断肌肉时，助手应于腋窝加压，以防止意外和减少出血。

3. 小腿截肢术

小腿受伤后截肢的较多，因小腿下部胫前缺乏软组织，伤口不易愈合，较理想的部位多选择中 1/3。由于小腿后侧的肌肉和皮肤血液循环均较前侧好，所以凡血管疾病需行小腿截肢时，宜选用后长前短皮瓣或单纯后侧肌皮瓣的小腿部截肢术。

（1）切口

根据受伤时残端条件，肢体能保留的最佳长度设计皮瓣。有几种类型可供选择：

1）小腿后侧皮瓣长，前侧短的设计，在膝下 10 ~ 15cm 胫骨截骨处做一标记，用软尺量出该平面小腿的周径，将此周径长度分为三段，以其 1/3 为前侧皮瓣的长度，2/3 为后侧皮瓣的长度。

2）前后侧皮瓣等长设计，前后侧皮瓣均为截骨平面直径的 1/2。

3）前侧皮瓣长，后侧短的设计，一般使前侧皮瓣长度增加 1cm，后侧皮瓣减少 1cm；

4）小腿后侧长皮瓣设计，后侧皮瓣长度从胫骨预计截断平面开始，至远侧 14cm 为止，呈长舌状皮瓣。皮瓣设计有所不同，但基本操作大致相同，下面以前后等长皮瓣为例，介绍手术操作。

（2）切开小腿前外侧肌肉和处理神经、血管

切开皮肤及皮下组织，将皮瓣向两端稍行分离，自趾长伸肌和腓骨短肌之间找出腓浅神经并切断，而后自胫骨截骨平面的稍下方（0.5 ~ 1cm），切断小腿外侧的肌肉，分离和双重结扎胫前动脉、胫前静脉，将胫前神经轻轻向远侧牵拉，用锐刀切断，任其回缩至截骨平面以上。

（3）截骨：分别在胫骨和腓骨截骨平面，横行切开骨膜，向远端剥离骨膜，与胫骨纵轴垂直锯断胫骨后，将胫骨残端前嵴斜行锯下一楔形骨块。腓骨用线锯在胫骨断面以上 2cm 处锯断，最后用骨锉锉钝胫、腓骨残端的锐利周边。

（4）血管、神经的处理：切断小腿后侧肌肉，结扎血管和处理神经，在胫骨残端以下 0.5cm 处斜向远侧切断比目鱼肌，而后沿腓肠肌筋膜切向远侧，使其长度正好覆盖胫骨残端。结扎胫后动脉、胫后静脉和腓动脉、腓静脉，锐性切断胫后神经。

（5）止血缝合：用湿热棉垫压迫残端创面，放松止血带，压迫数分钟后，逐渐揭开纱布严密止血，0.9% 氯化钠溶液冲洗伤口，屈、伸侧肌群对应固定于胫骨残端，最后分层缝合筋膜和皮瓣，切口两侧置橡皮引流条，无菌包扎伤口，用石膏托伸膝位固定。

4. 大腿截肢术

（1）手术步骤

1）体位：仰卧位。

2）切口：膝上的截肢，切口瘢痕坐落与小腿截肢相同，应处于残端后方。理想的截断平面为股骨大转子顶端以下 25cm。皮瓣设计应前长后短（2:1），皮瓣切口在侧面的交点应超过截断平面。切开后，筋膜下分离，将皮瓣上翻；或分离出厚 1cm 的股直肌瓣，在与前侧皮瓣等长处切断，随同皮瓣上翻。

3）截除病肢：于截断平面，结扎、切断大隐静脉。于缝匠肌下或内收肌管内分离股动脉、股静脉及隐神经，分别按常规切断、处理。于截断平面下 2 ~ 3cm 处环行切断肌肉直达股骨，在预定截断平面切面骨膜，锯断股骨，离断病肢。

4）处理后侧血管、神经：在断面的股骨与内收大肌、股二头肌间分出股深动脉、股深静脉，双重结扎。再于半腱肌、半膜肌与股二头肌间分出坐骨神经，轻度拉出，在近段注射普鲁卡因，结扎营养血管后切断，任其自然回缩。

5）缝合：松开止血带，彻底止血，放胶皮片引流。将股直肌瓣下翻，缝于股骨后面的肌间隔或后侧筋膜。间断缝合筋膜及皮肤。近端截肢宜用胶管负压引流。

（2）术中注意事项

1）如截肢平面较高，无法使用止血带，只能逐步切断肌肉与血管、神经，边切边处理。必要时可由助手压迫腹股沟韧带中点，以控制出血。

2）股部肌肉丰富，尤以上 1/3 截肢更为丰富，失血较多，术中应保证输液、输血。

3）股部残肢装配假肢行走时，残端会上下滑动，因此，皮瓣的松紧度必须适宜。

二、假肢

对于火器伤后截肢的患者，为弥补其肢体缺损和代偿期失去的肢体功能，可安装假肢，以提高是生活质量。

1. 上肢假肢的基本构造

上肢假肢的基本组成结构包括手部装置、关节（腕、肘、肩）铰链、连接件、接受腔、固定牵引装置和操纵系统。

（1）手部装置：手部装置是代偿手部的外观和功能的假肢部件，主要包括以下几种。

1）装饰性上肢假肢的手部装置。

2）索控式假肢的手部装置。

常闭式假手：假手依靠弹簧张力闭手，在闭手位置假手可自动锁住，通过拉牵引索可以开手。

常开式假手：通过控制索拉紧闭手，并可在任何抓握位被自动锁紧。

3）工具型假肢的手部装置：如标准钩状手和通用钩状手。标准钩状手包括一个活动手指和一个固定手指，依靠控制索牵拉而主动张开，通过可调式弹簧张力而闭合。

4）体外力源假肢的手部装置：包括电动手和电动夹，通过特殊的腕关节与前臂实现机械和电气连接，用于肌电假肢。

（2）腕关节装置：腕关节装置基本作用是安装假手的手部构件并将其与假肢前臂进行连接，代偿腕与前臂的屈伸、旋转的功能，包括装饰性假肢的腕关节、索控式假肢的腕关节、体外力源假肢的腕关节。

（3）肘关节装置：肘关节装置是以代偿肘部的屈伸功能为主，用于装饰性和索控式上肢假肢中，通常采用肩带来控制。

（4）肩关节装置

肩关节装置主要代偿肩部的屈曲、外展功能。

（5）上肢假肢的接受腔：上肢假肢的接受腔是假肢上用于容纳残肢．传递残肢与假肢间的作用力、连接残肢与假肢的腔体部件，假肢的质量很大程度上取决于因人而异的接受腔。包括全接触式接受腔和插入式接受腔。前者又可分为吸着式接受腔和开口式接受腔。

（6）上肢悬吊装置和控制系统：上肢悬吊装置和控制系统是将假肢与使用者身体相连接，并操纵假手及关节运动的结构，包括背带、肩背带、上臂背带等，功能包括：悬吊假肢；操纵假手装置的开合；控制肘关节的屈曲和锁定。主要是通过将上肢区域及躯干的动作转换为绳索牵引力以起到控制作用，包括单式控制索系统、复式控制索系统、三重控制索系统等。例如三重控制索系统采用三组单式控制索，可通过肩胛带的运动带动背带来控制，分别控制手部装置、屈肘和锁肘。

2. 下肢假肢的基本构造

根据截肢水平的不同，需要的部件可包括假脚、踝关节、小腿部、膝关节机构、大腿部、髋关节、接受腔及悬吊装置等。

（1）假脚与踝关节部件：假脚与踝关节部件使用最多的是固定踝关节的 SACH 脚和单轴动踝脚。

1）单轴脚：主要机械部件是一根垂直于矢状面的旋转轴，在旋转轴的前后各有一块用硬橡胶做的弹性缓冲块，以适应假脚踝关节所受的跖屈和背屈力。缺点是无法实现内、外翻及水平面上的转动，在不平的路面上行走时不能进行有效的调整，与固定踝的假脚相比，单轴脚较重、外观较差。

2）定踝软跟脚：简称 SACH 脚。假脚整体用橡胶或聚氨酯材料制成，脚后跟处有一个楔形的弹性好的软垫，主要起到跖屈缓冲作用，背屈缓冲作用则是依靠假脚前掌部分的整体变形来实现的，由于假脚有一定的弹性，能允许一定的内翻、外翻和水平转动。重量轻，基本不需维修，但由于不能方便的调整踝关节的跖屈和背屈，如果后跟硬，在不平路面上行走时，稳定性较差。

3）万向脚：通常是用一块可以允许任何方向运动的弹性块作为假肢小腿部分和脚之间的连接件，适合截肢者在不平路面上的行走，但结构复杂、价格贵、维修困难、重量大。

4）储能脚：属于固定踝类的假脚，主要特征是有一个用特殊弹性材料做成的脚芯，适用于对运动要求较高的假肢患者。

（2）膝关节机构

1）现代膝关节机构应满足以下要求：①稳定性要求：膝关节在受力条件下要稳定，不能打弯造成截肢者跌倒；②助伸要求：向前迈步时能代偿股四头肌的功能，带动小腿向前摆动，不能使小腿落后于大腿；③摆动控制要求：在摆动中期要能使小腿加速，摆动结束时能使小腿减速，防止膝关节在伸直时有过大的冲击；④体积小、重量轻、强度大、使用寿命长。

2）常用的大腿假肢膝关节机构：最简单的膝关节机构为一个自由摆动的单轴关节，随着对功能需求的提高，可采用模拟真实膝关节转动轴心瞬间变化的四连杆关节、承重自锁关节、微机控制的可上下楼梯的膝关节机构等。

假肢膝关节的支撑期稳定控制机构：力线封锁膝关节：即在假肢装配对线时使膝关节轴线位于假肢承重力线的后方，靠重力的作用使膝关节在支撑期的前段和中段保持稳定。

承重自锁膝关节：一般有两个可以相对运动的摩擦面，在平常状态下不接触，当假肢承重时，重力使摩擦面压紧，摩擦力就阻止了进一步的相对运动。

液压或气压传动的支撑期稳定机构。

手控的带锁膝关节。

假肢膝关节摆动期控制机构：利用滑动摩擦阻尼，使膝关节相对运动的表面有一定的摩擦力，通过摩擦力，在摆动早期带动小腿前摆、末期则使小腿摆动减速。机械摩擦阻尼不随运动速度而改变，如希望很快或很慢的行走，必须调整阻尼的大小，而由液压缸提供阻尼的液压阻尼可与运动速度成正比，较好的适应步行速度的变化，改善摆动控制的性能。

3）膝关节助伸装置：助伸装置一般为简单的弹性带，装在膝关节的前方，内助伸装置一般为弹簧，经过特殊设计，弹簧可在膝关节屈曲超过一定角度时转而助屈。

（3）接受腔

1）小腿假肢接受腔：包括传统型、髌韧带承重型等。

2）大腿假肢接受腔：包括传统式和现代式。

传统的插入式接受腔：末端开放，往往不能确保坐骨承重、易导致耻骨联合部位皮肤损伤。

四边形全接触式接受腔：也称吸着式接受腔，特点为内外径大、前后径小，与残肢全面接触，既分担了坐骨承重又起到了良好的悬吊作用，是目前广泛使用的接受腔。

坐骨包容式接受腔：为前后方向相当宽内外方向相当窄的纵向椭圆接受腔。由于从背侧来包容和支撑坐骨，避免了坐骨结节全面承重，并且可以有效地避免残肢的内外移动。坐骨包容式接受腔相对原来的四边形接受腔有很多优点，使用范围也相对较广，但它对临床装配技术的要求也较高。

3. 上肢假肢

上肢假肢制作研究的历史比下肢假肢要晚得多，这是由于上肢假肢只能代偿人手的两三种功能。随着科学技术的发展，上肢假肢的工艺、材料、制作和装配技术日益进步和发展，各类假手不断出现，从美容手、工具手到肌电假手品种繁多。按照性能、结构特点和动力将上肢假肢分类的方法，上肢假肢分为被动型上肢假肢和主动型上肢假肢。

（1）被动型上肢假肢：被动型上肢假肢是指假肢的关节，如手部装置和腕、肘关节只能被动地运动，而不能由患者自身或体外力源控制。被动型上肢假肢又可分为装饰性上肢假肢和工具型上肢假肢两类。其中装饰性上肢假肢，只能重建外形，适用于那些明确放弃佩戴功能型上肢假肢的患者，而只注重弥补肢体外观上的缺陷，这种假肢只注重外观逼真，穿戴舒适、重量轻，操纵简便。

（2）主动型上肢假肢：主动型上肢假肢的关节能够主动运动，又可分为自身力源上肢假肢和体外力源上肢假肢以及综合两者特点的混合型上肢假肢。

1）自身力源上肢假肢：是指由截肢者本身提供操纵控制假肢所需的活动的上肢假肢。目前国内外生产的假肢中，大部分是自身力源假肢。索控式上肢假肢是一种典型的自身力源假肢。索控式上肢假肢，又称为主动型抓握上肢假肢，以往常称为机械假肢或机械手，这是一种具有间接力源的自身力源型上肢假肢。它的活动功能是通过残肢运动以及肩带控制系统来完成的。为了使各种功能能够协调一致，还要求患者进行大量的训练。由于前臂假肢是用对侧的健肢运动来控制背带系统以达到控制手部的运动，这样不但妨碍了健侧的活动，也易造成背带压迫腋下神经，而导致健侧手部发麻，残侧上臂肌肉萎缩等不良现象。

2）体外力源上肢假肢：又称为外部动力上肢假肢，采用电动、气动等体外动力驱动的上肢假肢。上肢假肢中，体外力源假肢主要有电动手（开关控制手、肌电控制手）和气动手等。这类假肢中，肌电假肢以性能好、穿戴舒服、随大脑控制自如，而且对对侧的健肢运动无妨碍的优点，目前广泛被患者采用。

肌电上肢假肢：利用残存肢体产生的生物电，作为信号输入假肢，经过电子系统处理，加以放大后控制微型直流电动机来控制假手的动作，称肌电控制上肢假肢，目前已发展到从腕到肩各种不同部位截肢者均可安装的肌电控制假肢系统。一般可分以下几种。

一自由度肌电控制上肢假肢：它的拇指和其他四指可张开、闭合，腕可被动旋转，并在任意位自锁，不会因受外力而松动，适用前臂和腕离断截肢者安装。

二自由度肌电控制上肢假肢：它分为两种，一种是上臂二自由度，手指可张、合、肘可屈、伸135°，腕可被动旋转，适用于上臂下段或肘关节截肢者安装。另一种是前臂二自由度，手指可张、合，腕可主动旋内、旋外360°（或屈曲），适用于前臂残肢有适当长度的截肢者安装。

三自由度肌电控制上肢假肢：手指可张、合，腕可旋内、旋外360°（或屈曲），肘可屈伸135°，适用于上臂中上段或单侧全臂截肢者安装。

四自由度肌电控制上肢假肢：它是由上述三个自由度加上全臂上举、放下这一自由度，适用于双臂截肢者安装。

由于这种假肢是用残肢肌肉产生的肌电信号来控制，因而安装前必须具备两个条件，一是肌电信号要足够大，二是作为信号源的残肢肌肉，能在截肢者的意图下产生正确的肌电信号。根据临床安装经验，如果截肢后经常活动残肢，其肌电信号就比较强，稍加训练就能基本符合要求。因此，肌电控制上肢假肢，早安装比晚安装好，一般伤口愈合和消肿后便可安装，若一时不能安装，也要坚持锻炼肌肉，以免发生失用性萎缩。

混合力源性上肢假肢：常见者如混合力源上臂假肢，借助肩背带来完成假肢的屈肘和锁肘动作，依靠肌电信号控制电动手或电动夹。

4. 下肢假肢

从骨盆以下至趾关节以上截肢的每个部位所安装的假肢，都称为下肢假肢。下肢假肢安装的目的是为了弥补下肢缺陷，以补偿人体支撑和行走的功能。下肢假肢的基本构造是由假脚、机械关节以及容纳残肢的接受腔组成。按截肢平面分类有足部假肢、赛姆假肢、小腿假肢、膝离断假肢、大腿假肢、髋离断假肢、半骨盆切除假肢等。

（1）部分足假肢：部分足假肢包括靴形假半脚、足支架假半脚。

（2）赛姆假肢：赛姆截肢后残端有良好的负重功能，锤状残肢有利于悬吊、固定假肢，功能和外观较好。

（3）小腿假肢

小腿假肢适用于膝关节以下、踝关节以上的各部分截肢的患者，因为小腿的功能发挥与截肢部位密切相关，一般在小腿中1/3处截肢最为理想，这一部位的截肢从力学观点看，既有足够的杠杆力量，又有良好的血液循环，能对假肢进行有效的控制，代偿功能好。常用小腿假肢如下：

1）传统小腿假肢：接受腔多为开放型，主要承重部位理论上为胫骨内髁、胫骨嵴两侧和残肢后面的软组织，但实际上做不到，残肢在接受腔内容易窜动，造成与接受腔壁的摩擦。

2）髌韧带承重小腿假肢：简称PTB小腿假肢。完全由残肢承重，靠髌上环带悬吊。其接受腔为闭合式，主要承重部位在髌韧带、胫骨内髁、胫骨前嵴两侧、腘窝和小腿后方的软组织。接受腔是用热固性树脂与增强纤维织套，通过石膏阳型真空成形而成，内衬聚乙烯微孔泡沫塑料海绵，与残肢形状十分吻合，由于接触面积大，改善了承重功能，增加了患者支配假肢的能力和稳定性，适用于小腿中段截肢者使用，不适用于膝关节过伸或伴有异常活动者。

3）包膝式小腿假肢：简称PTES假肢。特点是接受腔前缘侧缘高，包容了髌骨和股骨内外髁，于膝关节屈曲位穿假肢，依靠髌骨上缘和股骨内外侧髁悬吊假肢，适用于短残肢。

4）髁部插楔式小腿假肢：简称KBM小腿假肢。特点是接受腔内、外缘高至股骨内、外髁，内上壁有一可拆卸的楔形板，扣住内踝，适用于小腿中段截肢或残肢短于膝关节间隙下11cm的患者。

5）全面承重型小腿假肢：简称TSB小腿假肢。接受腔与残肢全面接触、全面承重。

（4）膝离断假肢：膝离断假肢适合于膝关节离断手术者、大腿极长残肢、小腿极短残肢。由于是膝关节离断，所以承重性很好，又有足够的杠杆力臂，有效地控制假肢的行走，只是外形不美观。

（5）大腿假肢：大腿假肢适用于膝关节以上、髋关节以下的各部位的截肢。穿戴假肢后的代偿功能仍较可观。

（6）髋关节离断：髋关节离断适合于大腿极短残肢、髋关节离断以及半骨盆切除术者。由于这种假肢没有残肢来控制和支配假肢活动，主要依靠腰部肌肉的收缩和骨盆的带动，穿戴假肢后的代偿功能有一定的限度。

第七节　火器伤的并发症

一、气性坏疽

气性坏疽是四肢火器性骨折的常见并发症，是一种发病迅速且严重的急性感染，肌肉广泛坏死，可有气体或无气体产生，伴严重的毒血症。通常发生于开放性骨折、深层肌肉广泛性挫裂伤、伤口内有死腔和异物存留或伴有血管损伤以致局部组织血液供应不良的伤病员中。

1. 临床表现

气性坏疽的潜伏期一般为 1 ～ 4 天，但也可短至 6 小时，长至 3 ～ 6 个月，多数在伤后 3 天发病。

（1）局部情况：伤口局部明显肿胀，疼痛剧烈，有胀裂感，一般止痛药无效。伤口周围皮肤水肿、苍白、紧张发亮，稍后转为紫红或紫黑色，并出现大小不等的水疱。伤口内肌肉呈暗红色或土灰色，无弹性，切割时不出血，无收缩反应。挤压患部有稀薄、恶臭和浆液性血性分泌物溢出，并可见气泡逸出。轻触伤口周围皮肤有捻发音。

（2）全身表现：主要是由外毒素引起的严重毒血症。患者极度虚弱，表情淡漠，烦躁不安并有恐惧感；但神志清醒，也可发生谵妄；面色苍白，出冷汗，脉率 100 ～ 120 次 / 分，且增快的程度与体温不成比例。突发高热，可高达 40℃以上，呼吸急促，贫血明显。晚期也可有黄疸出现和血压下降，严重者可发生多脏器功能衰竭。

2. 治疗

（1）首先处理：立即给予抗生素治疗，大剂量青霉素 1000 万 U/ 天，分 3 ～ 4 次静脉滴注，甲硝唑 0.5g，每日 2 次静脉滴注，或选用氯霉素、克林霉素和第三代、四代头孢菌素。

（2）紧急手术

1）诊断明确后应立即进行急诊手术，手术过程中不可用止血带。

2）扩大创口，进行广泛、多处纵行切开清除一切异物，如碎骨片等，切除所在无活力的肌肉、筋膜和脂肪组织，直至流出鲜血为止，切口应敞开用 3%过氧化氢溶液湿敷或持续滴注冲洗。

3）截肢：如已确定肢体各层组织坏死受累或合并粉碎性骨折和大血管损伤的重症患者可考虑进行截肢，截肢部位应在高于肿胀界限以上的健康组织内进行。残端只做止血，不做缝合，用过氧化氢溶液湿敷。肢体固定并抬高患肢。

4）高压氧治疗：提高组织间的含氧量，造成不适合细菌生长繁殖的环境，可提高治愈率，减轻伤残率。

5）全身营养支持治疗：在能进食的情况下给予高能量、高蛋白质饮食。在病情危重、进食困难时可行胃肠外全身营养支持，同时可以少量多次输注新鲜血、血浆、人血清蛋白等。

二、化脓性关节炎

火器性四肢大关节伤约占战伤的 3%，而并发化脓性关节炎者占大关节伤的 11% ～ 18.3%。化脓性关节炎的发生与初期外科处理是否正确及时有关。良好的初期外科处理是预防和减少化脓性关节炎的关键。

1. 轻度感染的处理

对局部轻度红肿，脓性分泌物少，无全身症状或关节囊未缝合者，尽早施行再次清创，取除异物、坏死软骨及碎骨片，反复用大量的 1% 新洁尔灭、0.9% 氯化钠溶液、抗生素溶液冲洗关节腔，缝合关节囊及皮肤，皮下放橡胶引流条并在 1 ～ 2 天后拔除。伤肢用石膏托制动，全身和局部应用抗生素，关节内骨折临床愈合后即循序渐进地进行功能锻炼。关节功能大多数恢复满意。

2. 严重感染的处理

对早期未清创或已做清创而继发严重感染者，应彻底清除局部的异物，以 0.9% 氯化钠溶液和 3% 过氧化氢溶液反复冲洗关节腔，缝合关节囊，关节腔内留置一根细硅胶管做持续滴注，伤口低位放置一根较粗引流管（导尿管即可）以负压引流。滴注的药物可选用 0.9% 氯化钠溶液 500mL 加杆菌肽 50 000U 或庆大霉素 80 000U，也可用 1/5000 呋喃西林液，持续滴注至局部炎症控制，引流液清亮后即可拔出引流管，伤部适当加压包扎，伤口一般可愈合，如关节内粉碎性骨折，关节面已严重破坏，关节功能无恢复希望者，则在功能位固定。尚有可能恢复关节功能者，则在炎症消退、临床愈合后行功能锻炼。

对复杂性关节火器伤合并严重感染，有条件时可采用显微外科技术处理。尽早消灭创面，恢复部分关节功能。

第八节　脊柱脊髓火器伤

一、脊柱火器伤的特点

1. 伤口与脊柱损伤节段的关系

体格检查时，通常依据弹道所经过的脊柱水平判断损伤节段，如脊柱附近无伤口则可依据截瘫平面来推测脊椎损伤平面。确定损伤平面应常规拍摄脊柱正、侧位 X 线片，有条件应行 CT 检查。X 线片可显示棘突骨折、椎板骨折，但是由于椎体为松质骨，其贯通伤常为洞穿而不是粉碎性骨折，在 X 线上常不容易显示出来，此时 CT 检查就可以明确。

2. 脊椎损伤的部位

脊柱损伤在颈、胸、腰椎的发生率有所不同，胸椎的发生率最高，其次为腰椎、颈椎，骶骨的发生率最低。就脊椎本身而言，以椎板椎弓骨折最多见，其次为棘突、关节突及横突损伤，单纯椎体骨折较少见，大多脊椎损伤累及多个部位。

3. 脊柱稳定性

脊柱火器伤一般无脱位，椎体粉碎者也极少，因此脊柱大多是稳定的。

二、脊髓火器伤的分类

脊髓火器伤可导致脊髓完全性截瘫、不完全性截瘫或脊髓震荡三类，但以完全性截瘫多见。

弹丸的质量与截瘫存在相关性，在实验观察中，将质量分为 1.03g 和 0.44g 的球弹，在高速击中目标时，1.03g 者所致的截瘫均是完全性截瘫，而 0.44g 者所致的仅不到半数为完全性截瘫。说明弹丸质量高者，造成完全性截瘫的比例高，临床上也证实如此。

三、临床检查

1. 损伤的进口与出口

枪伤者，通常入口较小，可仅 1cm 大小，而出口则大数倍甚至数十倍，据此可推测弹丸的速度。近距离射击者，入口处可见皮肤有黑色烟熏样的改变；弹片伤则相反，入口很大，有明显的组织撕裂伤，而出口较小。

2. 伤口与伤道的关系

临床上可以入口和出口的关系来推测伤道。通过伤道的方向，可以测知其经过的组织如胸腔或腹腔，推断可能损伤的组织器官。

3. 贯通伤与盲管伤

贯通伤有入口和出口，盲管伤则无出口，异物存留于体内，通过拍摄 X 线片和 CT 影像片来确定异物存留位置。

4. 伤口有无脑脊液流出

若伤口中有脑脊液漏出，应考虑硬脊膜囊穿透伤。当出血停止后，如流出较清亮的液体，应怀疑是否为脑脊液，应立刻检查予以明确。

5. 脊髓功能检查

脊髓损伤后，应按脊髓的解剖节段和其支配的生理功能进行感觉、运动系统的检查。

四、脊髓火器伤的处理

1. 早期处理

（1）急救：无脏器及大血管损伤的脊髓火器伤患者，一般并不危及生命，现场急救除包扎伤口外，无需特殊急救措施。对高位颈椎脊髓火器伤，有呼吸麻痹者，需要进行辅助呼吸。有脏器损伤者，根据不同的损伤，进行相应的急救处理。

（2）搬运：对火器性脊髓损伤发生截瘫的患者，搬运的方法同闭合性脊髓损伤。虽然多数脊柱火器伤并未发生脱位，脊柱稳定，搬运时增加脊髓损伤的可能性比较小，但仍应谨慎仔细以免脊髓的二次损伤。

（3）对火器性脊髓损伤患者的输送：因脊髓损伤的病理进展迅速，伤后进行治疗的黄金期较短，开放性损伤需要在短时间内进行清创，并发的脏器伤需要紧急处理等，因此需迅速输送病员。在转送途中应密切观察生命体征，如呼吸、心搏、血压、意识等的改变，这些体征较正常的情况下，每 2～3 小时予以适当翻身。

2. 清创术

所有的火器伤均为污染伤口，伤道有挫伤的坏死组织，易于感染，故应进行彻底、规范的清创，脊柱与脊髓的火器伤也不例外。但椎管及椎体部位深，且脊髓位于椎管之中，伤口与伤道的平面不一，因此应根据不同的情况进行合适的清创。

（1）背部脊椎有入口或出口者，伤道穿经脊椎或椎管的脊髓损伤患者，适用于背部切口探查脊椎损伤情况，并做创缘切除，如伤口离中线较远，则对伤口进行清创。常规正中切口探查脊椎。

（2）背部无伤口但弹道通过椎管，X 线片上椎管内有骨折片或异物停留于椎管中者，应从背部进入探查椎管，伤口另行清创。

（3）弹丸击伤椎体、背部无伤口、合并脏器损伤者，于胸腔或腹腔清创的同时清除椎体骨折碎片及异物。

（4）截瘫患者，从伤口位置、弹道方向以及 X 线片上椎管的状况和椎板、椎体有无骨折、脱位等表现来判断。如仅有棘突骨折，表明弹道未直接穿过椎管，可以只做伤口清创，不做椎管内检查，因为伤口内是污染的，而椎管内未被污染。

（5）弹道通过胸腔，再通过椎管外，冲击波损伤脊髓，但胸腔损伤不需要清创和探查者，此种情况视伤口软组织情况而定。伤口在胸壁，有组织污染及撕伤者，予以胸壁软组织清创，如伤口很小，无组织撕裂，可不清创。

3. 脊柱脊髓损伤的清创

（1）脊椎骨折的清创：棘突、椎板、关节突的骨折，可以通过后方切口清创。游离的碎骨片可除去；对于和软组织相连的大骨块，如为关节突，应予以保留；如是椎板，则可切除，因为椎板复位后如果下陷，有可能会压迫脊髓；如需探查脊髓，亦需做椎板切除。对椎体骨折块，一般不能通过后入路去除。对有游离碎骨块者，可通过胸、腹腔脏器的探查手术切口去除。如脏器或胸腹腔不需探查，椎体骨折块可仍保持原位。

（2）是否切除椎板探查椎管：凡弹道累及椎管，椎管内有碎骨片或异物，表明椎管内已遭受污染，原则上应切除椎板，探查椎管并作椎管内清创。即除去血肿、碎骨片、异物及坏死组织。如有椎体后缘骨折，且有骨折块进入椎管，也应切除椎板探查。对不完全性截瘫有进行性加重或伴有神经根疼痛者，应予以椎管内探查。

（3）硬膜是否切开并探查脊髓：应根据硬膜是否破裂而定。凡硬膜破裂者，应予以清创，探查脊髓，然后缝合硬膜。对有硬膜缺损者，可取椎旁筋膜覆盖。若硬膜未破裂，一般不应切开硬膜探查，以免将椎管内污染物带入蛛网膜下隙，发生脑脊膜炎，甚至脊髓炎。

（4）脊髓处理：硬膜内血块应予除去，有出血者应严密止血。对破碎、液化的脊髓组织可用镊子、小刮匙小心去除。对不整齐的断端，可用小剪刀剪除已坏死的部分。一般情况下，对脊髓损伤的清创，不需要切除正常的脊髓组织。因为对脊髓的断端予以新的切面时，新的创伤可能引起的脊髓组织进一步坏死。

（5）马尾损伤的处理：清除血肿和碎裂的马尾，缝合硬膜。断裂的马尾处理比较困难。在闭合性马尾断裂，应争取伤后早期予以缝合或神经移植。但在火器性损伤时，伤口是污染的，缝合或修复马尾有感染的可能，但如留待后期处理，神经纤维粘连瘢痕等大大增加修复的难度。较安全积极的办法是初期清创，缝合硬膜，伤口延期缝合，同时使用大量有效抗生素。清创 7 ～ 10 天后，再次手术修复马尾，此时马尾粘连尚不严重，有修复的可能。

4. 术后处理

（1）抗生素的应用：根据伤口污染的细菌，应用有效的抗生素，特别是对硬脊膜破裂者，需要应用有效的、足量的抗生素，以预防和治疗脑脊膜及脊髓感染。

（2）卧床时间：因脊椎损伤情况不同而异。对于棘突骨折、关节突骨折、椎体骨折无脱位者，卧床 8 ～ 12 周，然后在腰围或支具的保护下起床活动。对椎体洞穿伤、椎板骨折已行椎板切除且无关节突骨折者，卧床 6 ～ 8 周至软组织愈合即可。

（3）伤口处理：除硬膜缝合外，伤口开放引流，保持通畅 1 ~ 2 周，视伤口洁净程度，行延期缝合或二期缝合，闭合伤口。

5. 脊柱脊髓损伤的治疗

（1）火器性脊椎损伤的处理：稳定性脊柱骨折，无手术内固定的指征。双侧关节突骨折，但无移位者，可留置于原位，待其愈合。对椎体粉碎、脊椎失去稳定性者，使用内固定需慎重，因其内固定术后感染可能性增加，可采用绝对卧床治疗。若确需采用内固定治疗，提倡二期手术内固定。

（2）火器性脊髓损伤的处理：对经清创手术明确脊髓已完全断裂者，主要进行康复治疗。若脊髓连续性尚完整，或椎管未损伤，临床检查及 CEP 检查为不完全性截瘫者，应针对脊髓损伤进行治疗。可选择的方法有：①激素冲击疗法；②东莨菪碱类药物；③脱水治疗；④高压氧治疗；⑤局部冷敷；⑥脊髓切开减压。在使用上述方法时要注意其不良反应和局限性。

（3）椎板切除减压的指征：① X 线及 CT 检查示椎板骨折，或有骨片压迫脊髓；②弹道通过椎管，硬膜可能有穿透伤的需要探查修补，或椎管内有异物，清创时应行椎板切除。而对弹道未通过椎管，无异物存留，背部无伤口，完全性截瘫且无脑脊液漏者，不适于椎板减压。

6. 异物存留于椎管的处理

异物的危害是压迫神经或引起感染，存留于椎管内的子弹或弹片等异物是否取出，应当根据脊髓是否可恢复而定。在胸椎常为完全性截瘫，取出子弹无益；在腰段以下有大量神经根，神经功能恢复的可能性比较大，异物应取出；腰椎马尾部异物，取出后有更大的恢复可能。一般来说，脊髓伤恢复较难，而神经根伤则可恢复。脊髓火器伤后，在 3 ~ 10 天内水肿最严重，异物清除应选择在 48 小时内或 2 周以后取。若神经症状有进行性加重，则应立即手术探查。若非紧急情况，术前应给予抗生素数日，再行异物去除术。

椎管内异物引起感染与污染有关，凡弹丸击中腹部致肠穿孔损伤再进入椎管内者，感染的可能性大大增加，因此取出前应使用足量有效的抗生素。

（陈先礼　丑克　靳松　马树强）

第二十七章　骨骺损伤

第一节　骨骺损伤的概念

骨骺（epiphysis），包括骺、骺板、骺板周围环（ranvier 区）、与生长相关的关节软骨及干骺端等部位，由于骨骺是复合体，所以骺板损伤通常称为骨骺损伤。

骨骺分为压迫性骨骺和牵拉性骨骺两类。压迫性骨骺是四肢长骨骨端的关节内骨骺承受从关节传来的压力，影响骨纵向的生长，此类骺板固有生长潜力大，一旦功能受损害将严重影响骨骺发育，导致肢体短缩或关节畸形。牵拉性骨骺位于肌肉的起止点，承担肌肉的牵拉力，不构成关节，也不影响骨的纵向生长，如股骨大转子、肱骨内上髁。

儿童骨骼的发育包括横向生长和纵向生长，横向生长机制受到影响的可能性较小，通常是纵向生长机制受到外伤的影响。

骨骺损伤（epiphyseal injuries）是涉及骨骼纵向生长机制损伤的总称。儿童长骨骨折中有15%~30% 涉及到骨骺损伤，其中以桡骨远端及肱骨远端骨骺损伤常见。男孩较女孩多见，约为2:1，这是因为男孩受外伤的机会较多，而且男性骺板闭合的时间较女性晚。由于骨骺所处解剖位置特殊，相应的骨骺就易处于不同的受力状态。损伤后 X 线片上不显影或只部分显影，故早期诊断困难，误诊、漏诊率高。后期极易造成肢体缩短、严重畸形和（或）成角。除了外伤，细菌感染和其他疾病也可引起骨骺损伤。骨骺损伤会诱发关节内翻或外翻畸形等一系列并发症，不但严重影响儿童肢体功能，而且会影响儿童的心理健康。

因此，如果对这类损伤认识不够，临床容易发生诊断上的错误和对预后估计不足。为了正确诊断和处理好这类损伤，临床医师对骨骺发育的知识必须有个基本了解。

第二节　骨骺的解剖生理与血液供应

一、解剖生理

骨骺处于生长和成熟的过程中，骨的关节端由关节软骨、骨骺、未闭合的软骨板—骺板和干骺端组成。关节软骨是未成熟的透明软骨，它的营养由关节滑液供应，部分营养也来自骨骺板的骨松质，但成熟软骨的营养主要来自滑液，骨与软骨交界处的软骨下骨板成为血运的屏障。出生后胎儿长骨骨端，先后在其中央出现次级骨化中心即骨骺，产生骨组织，逐渐向四周扩展，一端永远保留软骨，即上述关节软骨。介于骨骺与干骺端之间的软骨叫骺板。骺板软骨在很长一段时间内仍保持增殖能力，使软骨不断增生，软骨同时退变后骨化，不仅使骺板软骨保持一定厚度，而且骨化的过程使骨干不断增长。青春期后，骺板软骨失去增殖能力，完全骨化，形成骺线残存者，从此，长骨即停止生长。骺板结构根据组织学和功能特征可分为三层：生长层、成熟层和转化层（图27-1）。生长层与骨的纵向和横向发育有关。开始，软骨细胞很小，但血管丰富，提供未分化细胞，细胞生长缓慢，逐渐软骨细胞分裂增殖，细胞的纵向与横向均变大，沿骨长轴排列成柱状生长，将生长层分为静止区和柱状区。柱状细胞区占据骺板厚度的一半。进入到成熟层，软骨细胞肥大失去增殖能力，本层的细胞基质变薄，软骨基质发生钙化，该层分为肥大区和钙化区。最后一层为软骨细胞转化层。对成熟软骨细胞的结局有两种不同学说。一种看法是软骨基质的钙化，使软骨细胞缺乏营养退化死亡，但该层有血管长入，为骨化提供必要的成骨细胞；另一种看法是软骨细胞转变为成骨细胞，成骨细胞包绕在残留的钙化软骨基质周围产生骨组织，形成骨小梁。该层分为血管长入区和骨化区。在干骺端这种骨小梁叫原始骨小梁，存留短暂，陆续被破骨细胞破坏吸收，新的骨小梁形成，经过塑型而逐渐成熟。成骨过程由次级骨化中心逐渐向骨干两端扩张，使骨不断加长，但次级骨化中心的扩展又依靠骨干两端软骨细胞不断增生和成熟。

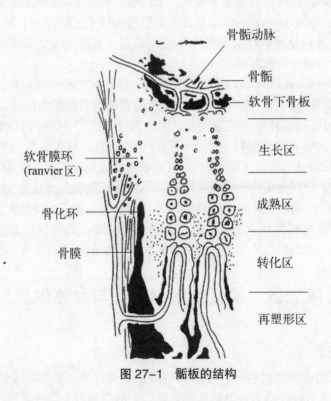

图 27-1　骺板的结构

二、骨骺的血液供应

血管进入骨骺有两种方式（图27-2），常见一种是骨骺的侧面有软组织覆盖，血管在远离骺板的部位通过软组织直接进入骨骺，而且进入的血管往往不止一条。此种情况在骨骺分离时，血管不易损伤。另一种是整个骨骺在关节内，为关节软骨所覆盖，血管通过紧贴板边缘的关节软骨进入。股骨头骨骺和桡骨头骨骺属于这种类型，即所谓关节内骨骺。这种血供方式一旦骨骺分离，血管常遭损伤，引起骨骺和骺板缺血。

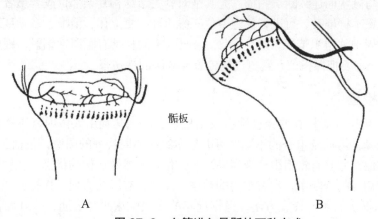

骺板

A　　　　　　　　　　　　　　　　　　　　B

图 27-2　血管进入骨骺的两种方式

A.血管从骨骺附近软组织直接进入骨骺；　　B.血管通过紧贴骺板边缘的关节软骨进入骨骺

第三节　骨骺损伤的影像学检查

一、X 线检查

X 线片仍是目前儿童骨骼创伤的首选和主要检查手段。大部分创伤可通过 X 线片诊断，主要表现为骺板增宽、骨骺移位及干骺端和骨骺相对缘模糊。

骨骺损伤是一种关节损伤，应常规行损伤关节的前后正位片、侧位片以及暴露该关节接合处的特殊位片。由于软组织分辨率低，骨端软骨和骺板软骨在 X 线不显影，软骨损伤往往在普通 X 线片中难以直接显示，只有当骨骺出现了次级骨化中心后，可通过骨骺移位、骺板增宽、骨骺与干骺端间的骨边缘模糊不清等征象诊断，若损伤处还未出现骨化中心，则需通过间接影像学变化辅助诊断，如骨骺与干骺端关系异常及关节积液、软组织肿胀帮助诊断，但须注意与关节脱位相鉴别。因此，必须熟悉儿童解剖生理特点及 X 线解剖，并密切结合临床及损伤机制，技术上可摄应力位片或与健侧对比，并尽量取得标准的侧位片，以做出正确的诊断及判定损伤类型，提供合适的治疗。

二、CT 检查

电子计算机断层摄影（computed tomography，CT）也称为 X 射线计算机断层摄影（X 射线 CT）和计算机化轴向断层扫描（CAT 扫描），它是利用球管对一个物体进行不同的角度的扫描，交叉产生并采集许多层面的 X 射线图像，这些图像输入计算机处理后进行组合，从而使用户可以看物体内的虚拟"切片状"结构，而不需要真实地切断物体。由于 CT 能突破解剖结构重叠的特点，当X线平片不能准确显示骨折的具体情况时，可以运用ＣＴ检查，它不但可以显示骨折碎片情况，还可对术前规划有一定的帮助。但对于呈薄板状的骺板，应选择通过矢状面与冠状面连续断层扫描，尤其是对骨关节结构复杂部位或者患者无法很好地配合导致拍摄位置不标准时，可进行任意方位三维重建，更立体、清晰、多角度地观察骨折部位的细节以及周围软组织情况，避免漏诊。由于 CT 同样具有医源性辐射，因此患儿是否进行 CT 检查，一定要把握指征，避免过度检查导致医源性伤害。

三、MRI 检查

MRI 是一种用于骨骺检查的无创性影像学检查方法，其利用人体内氢质子进行成像，根据射频脉冲能量、方向及组合的不同，可以显示组织不同特征的图像，包括 T1、T2 加权像及脂肪抑制成像。它具有软组织分辨率高，多方位、多参数成像的优点，在软骨、半月板及韧带等软组织病变的诊断中，占有重要的地位。X 线检查以其方便、快捷、低价格的优势一直以来作为骺损伤的首选检查方法，但据近年的多项临床研究表明，MRI 在骺损伤及早闭的诊治方面有着不可替代的作用。目前，MRI 依然是唯一能够诊断 V 型骨骺损伤的影像学检查方法。

MRI 有较高的软组织分辨率，可能够从任意角度、任意层面成像，清楚显示骨骺和骺软骨及其周围的软组织结构，特别是对 X 线片不敏感区域的显影极有价值；成像层面与骺板垂直，其多方位成像能多角度显示复杂的解剖结构，并能清晰地显示骺板早闭的骨桥形成及软骨的缺血坏死等病理变化。骺板的主要成分为软骨，在 T1W1 呈均匀偏低信号，在 T2W1 呈均匀高信号，在脂肪抑制的频谱预饱和反转恢复序列 (spectral presaturation inversion recovery，SPIR) 中由于去除了脂肪信号的影响，骺板呈明显均匀高信号，与呈中等偏低信号的干骺骨形成明显对比。未骨化的骺软骨骨折急性期在 MRI 上显示为穿越骺软骨的小规则的线状低信号，并能与干骺端的骨折线相连。而后期出现的骺早闭及骨桥形成在 MRI 表现为线状或不规则细条带状低信号，穿过高信号的骺软骨，有时骺早闭的骨桥由于其内部出现骨髓而在 T1W1 中呈高信号改变。结合轴面图像，MRI 可以准确地显示骺早闭的部位、程度和范围（图 27-3），为临床手术治疗提供重要的依据。SPIR 序列由于去除脂肪信号对图像的影响，关节、软骨及骺软骨呈均匀高信号，而干骺端及两次化骨核呈中等偏低信号，可以更清晰地显示软骨和骨骼的解剖关系。另外，MRI 的多方位成像能从不同角度显示病变的情况。近年报道的 MRI 三维脂肪抑制梯度回波序列 (three-dimensional fat-suppressed gradient recalled echo sequences) 模式，通过对骺板进行三维重组，更精确直观地描述了骺早闭患儿的骨生长异常及骨桥形成，可以为临床治疗提供更多的信息。

但 MRI 花费高，且耗时长，小儿有时需使用镇静药方能配合检查，在小儿检查中推广应用存在一定难度。但是，临床疑有骨骺损伤时，也应充分考虑做伤肢的骨骺 MRI 检查，可清晰的显示骨骺损伤情况（见图 27-4）。

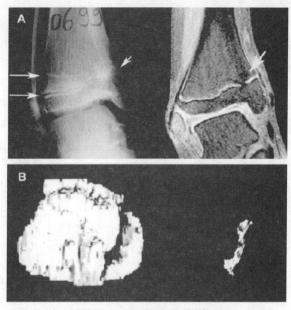

图 27-3 胫骨远端骨骺早闭

　　A. 为胫骨远端的骺早闭的 X 线平片检查及 SPIR 序列的 MRI 检查结果。在 X 线平片上，骨桥形成表现为图中箭头所示的星状信号区域。而在 MRI 上，骨桥形成表现为穿过高信号骺软骨的线状低信号区域；B. 所示为骺板的 MRI 三位重建图像，图中的信号缺损区域代表骨桥形成。

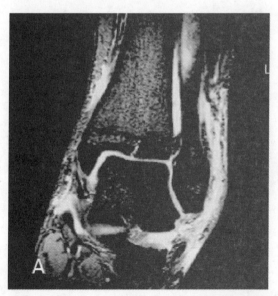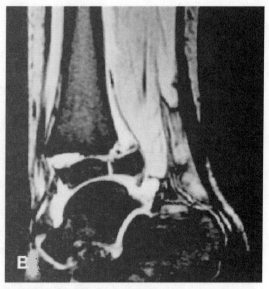

图 27-4 6 岁男孩急性骨骺损伤（Salter–Harris 分型 III 型）

　　A. 为冠状面 MRI，可以看到清晰的骨骺骨折线和关节内及损伤周边的血肿形成；B. 为矢状面 MRI 检查表现，可见骺板前方宽达 2.9mm 的骨骺分离。

四、超声检查

由于超声具有快速、便捷、无辐射等优势，近年来已越来越广泛地应用于儿童骨骺损伤的诊断。在正常情况下连续动态扫查时，长骨干骺端与其相应的骨骺之间是线性的平滑过渡，长骨干骺端至骨骺关节面的骨膜回声连续，当这种连续性中断时，都应怀疑是否存在骨骺损伤。当存在骨骺损伤时，超声不但能显示出相邻长骨对位关系、关节积液及周围组织肿胀等征象外，还能显示骨骺移位、骺板分离、骨折、关节脱位、及骨折碎片中的软组织等情况。当超声探头经横切面的连续扫查或经长骨纵切面的圆周扫查，阳性检出率更高。但超声也存在局限性：随着骨化中心愈趋成熟化，超声下骨化中心形成的骨影会干扰图像显示范围，进而影响对于年龄较大的患儿骨骺损伤的诊断。

第四节　骨骺损伤的分型

一、Salter–Harris 分型

1963 年 Salter 和 Harris 基于骨骺损伤的病理基础和 X 线表现，将其分为 5 型，即 Salter-Harris 分型，其后 1994 年在 Rang 的补充建议下，Salter 增加了 Ranvier 软骨膜环损伤的分型，即现有 Salter-Harris 分型的 VI 型，该分类方法描述骺板、骨骺和关节的受累程度，对临床治疗具有很好的指导作用，是目前最实用和临床应用最为广泛的一种分类方法（图27-5）。

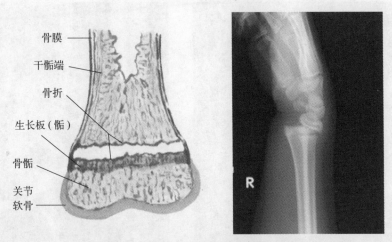

骨膜
干骺端
骨折
生长板（骺）
骨骺
关节
软骨

R

图 27-5　I 型单纯骨骺分离

I 型：单纯骨骺分离，占骨骺损伤 15.9%。分离一般发生在生长板的肥大层，故软骨的生长带留在骨骺一侧，所以多不引起生长障碍。婴幼儿骺板软骨层较宽，容易发生骨骺分离，损伤常由于剪力、扭转力或撕裂所引起，尤见于产伤。如骨膜仍然完整，则无移位或很少移位，

除了骨骺线可轻微增宽外，在X线片上很难作出诊断，容易漏诊。唯一的X线征象是骨化中心移位，如在骨骺骨化之前发生，临床诊断较X线片诊断更有意义，可用关节造影或超声影像协助诊断。如未伤及骨骺的血管，该型复位容易，预后良好。而股骨头骨骺分离由于骨骺动脉多被破坏，预后不佳。该型也可见于坏血病、佝偻病、骨髓炎和内分泌疾病所致的病理性损伤（图27-6）。

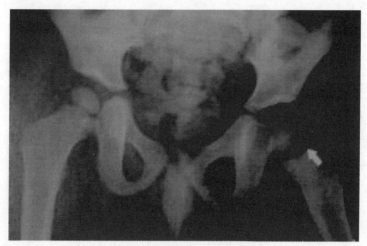

图 27-6　股骨头骨骺分离

　　Ⅱ型：骨骺分离伴干骺端骨折（图27-7），是最常见的类型，占骨骺损伤的48.2%。骨骺分离沿骨骺板延伸到不同距离，骨折线通过肥大细胞层，然后斜向干骺端，累及干骺端一部分，产生一个三角形干骺端骨块。更常见于10～16岁的儿童，并受到一个向外侧移位的外力，骨折端成角的凸侧有骨膜撕裂，而在三角形干骺端骨块处的骨膜完整，骨折容易整复，而完整的骨膜可防止过度复位。该型骨骺损伤预后良好，多见于桡骨远端、肱骨近端、胫骨远端。

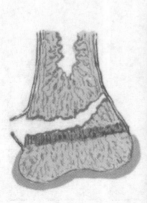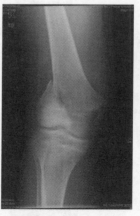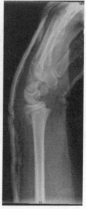

图 27-7　Ⅱ型骨骺分离伴干骺端骨折

Ⅲ型：骨骺发生骨折，属于关节内骨折，占骨骺损伤的4%。骨折线从关节面开始穿过骨骺，然后沿骨骺板平行横越部分骨骺板肥大细胞层到边缘，骨块可能移位或无移位。多见于胫骨远端内、外侧、肱骨远端外侧。若分离骨骺的血供完整、骨骺分离无移位、关节面平整者，并能维持复位则预后尚好。有移位者需切开复位内固定，一般移位超过2mm者既是切开复位内固定的适应证。

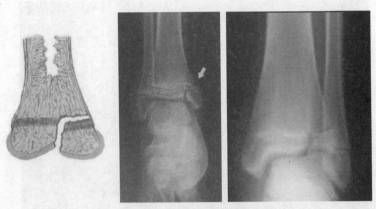

图27-8　Ⅲ型骨骺发生骨折

Ⅳ型：骨骺和干骺端骨折（图27-9），属于关节内骨折，多见于10岁以下儿童，占骨骺损伤的30.2%。骨折线从关节面延伸斜行贯穿骨骺、骨骺板及干骺端，由于骨折线通过生长板全层，此型骨骺损伤易引起生长障碍和关节畸形，常见鱼尾状畸形。多见于肱骨下端、肱骨小头骨骺和较大儿童的胫骨远端，此型需切开整复及内固定，防止愈合不良和骨骺早期闭合。

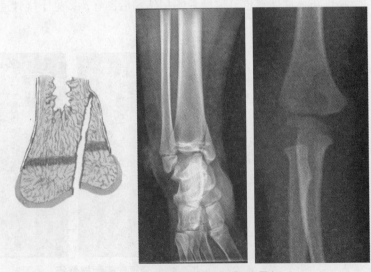

图27-9　Ⅳ型骨骺和干骺端骨折

V型：骨骺板挤压性损伤（图27-10），少见，占骨骺损伤的1%。由严重暴力损伤造成，相当于骨骺板软骨压缩骨折。有学者指出此型损伤只发生在一个方向活动的关节，如膝关节和踝关节。由于骨骺板软骨细胞严重破坏，骨骺营养血管广泛损伤，导致骨骺板早闭、生长停止、骨骼变形、关节畸形。这种骨骺损伤在早期X线片上显示阴性。因该种骨骺损伤难以发现，故常常属于回顾性诊断，即已经出现畸形才做出诊断。目前应用CT、MRI可以协助诊断。该型也可见于干骺端骨髓炎或骨骺缺血性坏死所致的病理性损伤。

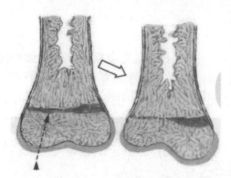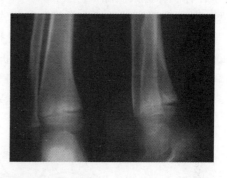

图27-10　V型骨骺板挤压性损伤

VI型：骺板边缘切削伤导致的软骨环（ranvier）缺失，由Rang补充的一种类型。常见于踝部刈草机伤或股骨髁部韧带撕脱骨折，X线检查显示骺板边缘骨折或缺损，骨折常涉及邻近骨骺和干骺端，处理不当局部容易形成骨桥，继发畸形（图27-11）。

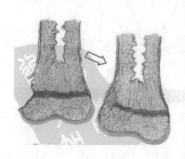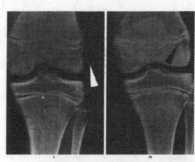

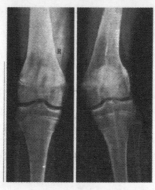

图27-11　VI型骺板边缘切削伤导致的软骨环缺失

二、Peterson 分型

Peterson 1994 年提出骨骺损伤分型（图 27-12）。

I 型：干骺端横行骨折，骨折线延伸至骺板，但无沿骺板的骨折且骨骺无移位。

II 型：部分骨骺分离伴干骺端骨折。

III 型：单纯骨骺分离。

IV 型：骨骺骨折累及骺板。

V 型：骨骺和干骺端骨折，常累及关节软骨。

VI 型：部分骺板缺失，仅见于开放性骨折。

Peterson 描述了两种未被分类的骺板骨折，第 I 种是干骺端完全横断，骨折线纵向呈直线延伸至骺板，通常不会沿骺板延伸，纵向骨折线可以不止一条；第 II 种是骨折有部分骺板缺失，多属开放性骨折，常需切开复位内固定，且由于骺板早闭需后期行重建手术。

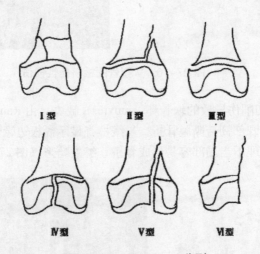

图 27-12　Peterson 分型

三、Ogden 分型

Ogden 在 1981 提出几乎适用于每一种骨折骺板损伤的类型（图 27-13），其前 5 型与 Salter-Harris 分型基本相同，只是描述髋部骨折等特殊关节特殊类型骨折的几个亚型有差异。VI 型与 Rang 描述的 Salter-Harris VI 型一致；VII 型是关节内骨 - 软骨骨折；VIII 型和 IX 型损伤并非骨骺和骺板骨折，这种损伤可能刺激骺板并促进骨纵向生长。虽然 Ogden 9 类分型的描述详细，但复杂难于推广。

1A 型：骨折线通过骺板软骨成熟区的细胞退化层。

1B 型：骨折线通过骺板软骨转化区的骨化层。

1C 型：1A 型骨折合并部分骺板软骨生长区损伤。

2C 型：骨折线先通过骺板软骨成熟区的细胞退化层然后折向干骺端。

2B 型：2A 型骨折合并在张力接受侧有一干骺端碎片。

2C 型：骨折线通过干骺端初级松质骨层，分离的骨骺带有干骺端薄层骨质，可有或无三角形骨片，此型损伤常见于指骨的骨骺分离。

2D 型：2A 型骨折合并部分骺板软骨生发层损伤。

3A 型：通过骺板的骨折线在骺板细胞退化层。

3B 型：横向骨折线通过干骺端初级松质骨。

3C 型：3A 型骨折合并软骨膜沟撕脱伤或挤压伤。

3D 型：骨折累及尚未骨化的骺软骨，非关节内骨折。

4A 型：骨折线自关节面开始，经骨骺（或骺软骨）、骺板全层和干骺端。

4B 型：同一骨骺两侧分别存在 4A 型与 3A 型复合骺损伤。

4C 型：骨折先通过透 x 线的骺软骨，然后相继进入骺板全层到干骺端。

4D 型：单髁或双髁粉碎骨折，存在两块以上较大骨片，各块含有骨骺、骺板和干骺端三种成分。

5 型：骺板软骨生长区压缩骨折。

6 型：骺板周缘软骨膜环骨折或缺损。

7A 型：单纯化骨核骨折，不涉及骺板，骨折线经骺软骨和化骨核。

7B 型：骨折线只通过化骨核外围的骺软骨，X 线片无阳性发现。

8 型：干骺端横断骨折，可影响干骺端骨生长与塑形，多为短暂性障碍。

9 型：骨膜较大范围破坏或缺损，影响骨的再塑形和膜内成骨功能。

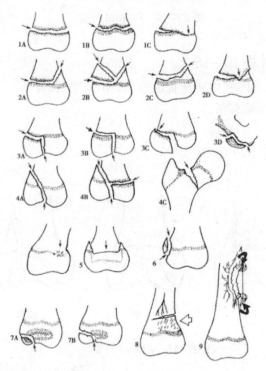

图 27-13　Ogden 分型

四、Poland 分型

Poland 分型是 1898 年由 Poland 提出的分型（图 27-14）。

I 型：单纯骨骺分离。

II 型：骨骺分离伴干骺端骨折。

III 型：骨骺骨折。

IV 型：骨骺骨折伴干骺端骨骺分离。

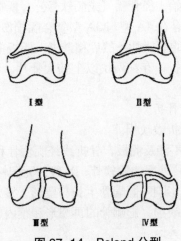

图 27-14 Poland 分型

五、Altken 分型（图 27-15）

Altken 分型是 Altken AP 在 1936 年提出的，具体分型包括。

I 型：骨骺分离伴干骺端骨折。

II 型：骨骺骨折。

III 型：骨骺和干骺端骨折。

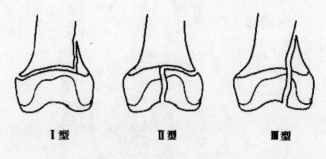

图 27-15 Altken 分型

第五节 骨骺损伤的治疗

一、按分型选择合理治疗方案

以上的骨骺损伤分型均包含关节内及关节外骨折，其中以 Salter-Harris 分型最为通用，因此，在选择合理治疗方案的时候，我们以 Salter-Harris 分型进行论述。

Salter-Harris I 型：该型骨折线通过骺板肥大细胞层，使其与干骺端相连的骨骺完全离断。此型相对少见，但由于骺板增殖层软骨细胞仍在骨骺的下方，故一般不影响生长发育。

Salter-Harris II 型：此型最为常见。骨折线途经骺板肥大细胞层，但未完全穿通骺板，而是转向干骺端，并形成三角形骨块。此部分骺板未受损伤，一般不会影响生长发育。

由于 I 型和 II 型骨骺损伤未直接损伤骺板增殖层，一般不会对儿童骨的生长发育造成严重影响疗，不要求严格的解剖复位，故通常采用闭合复位，石膏固定。不稳定骨折或由于软组织嵌入到了骨折断端部位所致复位失败者，应实施切开复位内固定。儿童处于生长发育期，骨骼具有较高的塑形及自愈能力，骨骺损伤者常无需实施解剖复位，随着儿童生长发育即可实现自行矫正。

Salter-Harris III 型：该型较少见。骨折线开始于骺板的增殖层，未完全穿通骺板，而是转向骨骺进入关节内。由于是经骺板增殖层的骨折，容易发生骺板部分早闭，故处理不当可能导致畸形愈合。

Salter-Harris IV 型：也是常见类型。骨折线沿长骨纵轴穿过干骺端、骺板至骨骺后进入关节内，是一种关节受累的骨折。由于骨折穿过骺板增殖层，故处理不当可能导致关节强直、畸形、骨不连和生长发育紊乱。

由于 III 型和 IV 型的骨骺损伤涉及骺板增殖层，为了减少生长障碍发生的可能，通常采用切开精确复位、坚强固定手术治疗。

Salter-Harris V 型：是骺板受到轴向压力而产生的损伤。此型不仅继发于 I 型或 II 型，还可能以隐匿的方式发生，且在损伤初期的 X 线片上无任何异常。只有在出现骺板早闭后，才能回顾性地作出诊断。因此，对可疑病例应局部制动 3~4 周，患肢免负重 1~2 个月。

Salter-Harris VI 型：此型预后不良，几乎均并发骨骺早闭，一般需二期手术矫形。

二、复位方法及时机

1. 复位方法

闭合复位应在全麻下进行，使肌肉完全放松，重叠骨端得以充分牵开。复位手法要轻柔，忌用暴力挤压骺板复位，以免造成医源性骺板创伤，对难以完全克服的断端重叠移位应采用"折顶"方法复位。

2. 复位时机

整复骨折越早越好，时间拖延会增加复位困难。损伤超过 7 ~ 10 天者不宜强行手法复位，尤其是 I 、II 型损伤，留待日后截骨矫形更为可取。超过 2 周以上的陈旧骨折，即使切开复位也有损伤骺板危险，因此Ⅰ、Ⅱ型损伤尽量二期手术矫形，Ⅲ、Ⅳ型损伤则尽早切开复位（图27-16）。

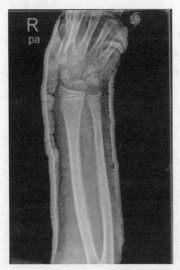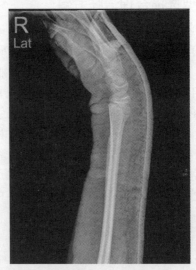

图27-16　桡骨远端 Salter–Harris Ⅱ型骨骺损伤 X 线影像

经手法复位石膏固定术后

三、骨骺损伤的内固定治疗原则

1. 内固定治疗要保证稳定固定

Salter-Harris Ⅲ型和Ⅳ型要求达到解剖复位。

2. 避免医源性损伤

治疗中应避免造成骨骺进一步的医源性损伤。具体预防措施包括以下原则：

（1）术中严禁内固定水平贯穿骺板。

（2）术中要避免损伤 Ranvier 区。

（3）内固定不能限制骨骺的纵向生长。

（4）在手术过程中应尽可能保护骨骺周围结构，避免干骺端损伤及大范围剥离骨膜。

3. 正确使用克氏针

当克氏针穿过骺板时，应避免同一位置反复钻入，同一位置钻入多根针或进针位置过于偏向骺板外周等，以减少对骺板增生带的损伤。一般于术后3~4周拔除克氏针，如需要以螺钉穿过骺板，应尽早取出。

四、内固定方式的选择

1. 克氏针固定

使用克氏针固定，简便价廉，是骨骺骨折治疗的常用内固定选择。但由于克氏针无螺纹，因而对骨和骨骺的把持力较弱，容易脱落，为达到固定骨骺骨折的生物力学的要求，现在临床常用双克氏针交叉固定。如果2枚克氏针直径太粗，容易造成骨骺的医源性损伤，因此在选用克氏针固定时，直径不宜超过2mm。而且克氏针固定后常常需要石膏外固定保护，无法达到术后早期关节活动功能锻炼的要求。

术后要将克氏针针尾埋于皮下，以减少露于皮外所引起的皮肤及针道感染。但即便是针尾埋于皮下，在患肢活动时也会出现局部皮肤的红肿或疼痛、溃破及退针现象的发生，导致患儿不敢活动患肢并产生心理的恐惧。

2. 钢板内固定术

钢板内固定术能取得良好疗效，但普通钢板对骨折部位软组织有不同程度的损伤，易产生骨骺的生长抑制，且钢板的应力作用易造成骨骺生长板的生长抑制，并因局部的压迫易造成局部骨质疏松手术发生再骨折的可能。微创钢板接骨技术需要较广泛的软组织剥离，有进一步破坏软组织与骨折端血运的可能，加上皮肤张力的增加，易引起局部软组织的坏死、感染，致使钢板及骨外露，可能导致骨髓炎及内固定失败。

3. 可吸收螺钉内固定

可吸收螺钉能够承受非负重关节的力学载荷；高分子材料可吸收螺钉降解时间与骨折愈合的时间基本一致；内固定可自然降解，避免二次手术取内固定物的痛苦。这些优势减轻了患者生理及心理负担，是骨内固定材料及外科治疗的发展主方向之一。可吸收螺钉虽可以避免二次手术取出内固定物的痛苦，但在固定时需要通过骺生长板钻孔，再经攻丝螺钉攻入，最后拧入螺丝钉，不可避免地造成骨骺生长板的医源性损伤。并且，由于可吸收螺钉力学性能较传统螺钉差，因此可能出现螺钉折断，骨折再移位，迟发性炎症及钉道溶解反应等并发症。

4. 可吸收棒内固定

应用直径较小且表面光滑的可吸收棒，结合外固定辅助对涉及骺生长板的骨骺骨折能达到有效固定。目前使用的聚消旋乳酸棒有足够的强度和剪切力，弹性模量与松质骨相当，可起足够的内固定作用。可吸收棒内固定治疗不仅能够避免传统内固定物的应力遮挡和阻滞所造成骨骺生长抑制的问题，且能够满足骨骺骨折愈合的生物学模式，有利于骨折的愈合。可吸收棒表面光滑、无螺纹结构，与可吸收螺丝钉相比，对骨骺的损伤较轻，同样具有无需二次手术取出等优点。但由于可吸收材料生物力学强度不如金属材料，常需要两根以上可吸收棒的加强固定，易造成骺板损伤，术后需用石膏外固定或其他固定手段辅助，早期无法进行功能康复训练。

无论哪种内固定材料都有优势，同样也存在着不足，合适内固定材料的选择都必须是根据患者骨骺损伤类型及对后期骨骺生长的预判来决定的（图27-17、图27-18）。

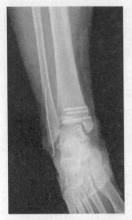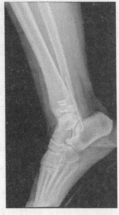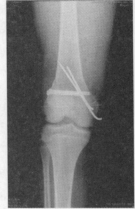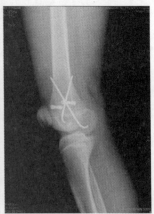

图 27-17　Salter-Harris Ⅳ 内踝型骨骺损伤 X 线影像

　　行空心螺钉内固定外踝 Salter-Harris Ⅰ 型骨骺损伤，克氏针内固定术后

图 27-18　Salter-Harris Ⅱ型股骨远端骨骺损伤 X 线影像

　　行空心螺钉结合克氏针内固定术后

5. 随访

　　骨骺损伤的患者应定期随访，直到骨骺成熟为止，有时创伤后骺板生长不会立即完全停止，而是伤后 6 个月生长缓慢，然后再停止生长，甚至生长障碍要到青春期才能表现出来。伤后 2 年内密切观察，以后 1~2 年复查一次，摄 X 线片。

第六节　骨骺损伤并发症的防治

一、骨骼生长功能障碍

1. 临床表现

　　骺板损伤除有一般骨折的并发症外，更重要的特有的并发症是可导致骨骼生长功能障碍。骨骺损伤后，发生骨生长障碍的约占 15%，绝大多数由Ⅲ～Ⅴ型损伤所致。骺板生长功能遏制有两种原因。

　　（1）由于骺板生长区软骨损伤破坏或血供障碍而致骺板失去生机提前闭合。

　　（2）Ⅲ、Ⅳ型骺板骨折错位愈合、局部形成骨桥而使生长受遏制。如果单根骨的骺板停止生长（如股骨），就会出现两侧肢体长度不等长。如果由两根骨（小腿或前臂）组成，其中一根受累，就会出现同一肢体胫腓骨或尺桡骨之间长度不一，导致附近关节成角畸形，如踝关节内翻或外翻，腕关节尺偏或桡偏畸形。如果骺板中的一部分发生生长障碍，例如胫骨上端的内侧骺板停止生长，而其余部分正常生长，就会发生成角畸形，膝内翻。

2.防治措施

（1）截骨术：单纯成角畸形，常用楔形截骨给予矫正。小于20°的成角畸形在去除骨桥后可自行矫正，而超过20°的成角畸形则在骨桥切除后须做截骨术矫正。若骨骼尚未成熟，术后畸形可重新发生，需多次截骨矫正。

（2）对侧肢体短缩：患侧下肢短缩后将对侧相对长的下肢也短缩，以获得肢体长度均衡，改善跛行步态。常用方法之一是骨骺固定术。也可将骨干短缩，即切除股骨干或胫骨干过长部分，再做内固定。这种手术，需到骨骺发育成熟之后进行。

（3）骨骺牵拉延长：这是一种很实用的手术方法，无论对骺板完全停止生长造成的短缩或短缩合并成角畸形，都可以应用，尤以胫骨骨骺延长应用最多。在实行牵拉前，应先将骺板中骨桥切除，利用骨外固定装置，逐渐牵拉，造成骨骺分离，可伸长肢体4~6cm，甚至更长。该方法常引起跟腱挛缩和术后正常骺板早期闭合等不良后果，所以将患者年龄限制在14~16岁，以青春期之后为宜。本方法也可纠正成角畸形，成角的凸侧牵拉慢，凹侧稍快，给予补偿。

（4）骺板内骨桥切除及脂肪、硅胶填塞：在周围型骨桥切开后即可直接显露骨桥，在骨膜的边缘直视下取出。应该彻底切除骨桥直至边缘见到正常的骺板。中央型骨桥通过干骺端开窗显露或通过截骨术到达。骨桥完全切除后，应用脂肪或颅骨修补术用的硅胶填充残留空腔，但是目前还不能断定哪种材料更为理想。常用的是脂肪，优点是容易获得而且是自身组织，缺点在臀部须另做切口来采集足够大小的移植物。采用固体物充填可以帮助支撑骨骺，无论选择哪种充填材料，都是用来填补空缺以保持去除骨桥后的外形。理想的填充物应该用骨骺来移植，剩余的干骺端缺损用骨块充填。Peterson指出，骨骺填入了移植材料而重新生长后，移植材料将进入远侧的骨骺。。

（5）其他：肢体延长还可以采用胫骨延长、股骨延长术，骺板闭合后，将胫骨骺线截断牵拉延长等方法。严重关节畸形，可采用单髁切除后再做同种异体骨关节移植术。

（黄俊峰　尤微　刘黎军）

第二十八章 断肢、断掌和断肢再植

在创伤骨科中，常可遇到肢体或指（趾）、手掌或足掌完全离断的患者，有些完全离断的患者，通过断肢（指）再植可以获得康复，或有良好的功能，这些效果的获得，完全依赖于伤者的情况和医者的技术水平，其中断肢、断指的伤情是最主要因素。本章主要介绍断肢、断指后伤情尚好，能够达到再植条件的伤者的治疗，如果治疗得当，可以挽救许多不必要的伤残。

第一节 断肢（指）、断掌的现场急救与急诊室处理

一、现场急救

肢体断离后，伤口内血管回缩，断端很快形成血栓。因此，断肢的近端应用清洁的敷料进行加压包扎，一般可以止血。如有喷射样出血，可用止血钳夹止血，一般不用止血带。如使用止血带者，可以止血带下垫几层敷料，不宜直接捆在肢体上，且每小时松解一次，约5分钟，以免止血带时间过长加重肢体的损伤。对不完全断离的肢体，应妥善包扎后用夹板固定，避免在运送时再度损伤。

对离体的肢体，用清洁的敷料包扎，以减少污染。设法进行冷藏保存，但不能浸泡在冰水中，更不要让冰块直接接触皮肤。在夏天，将离体肢包裹后装入塑料袋内，再外置冰块是冷藏的有效方法。经现场处理后应用最快的运输工具，迅速送往有再植条件的医院。

二、急诊室处理

迅速对患者进行全身和断肢局部的详细检查，决定是否进行再植。迅速进行输液，纠正休克，根据断离肢体的部位，估计需要输血量，备足同型血，拍摄必要的X线片。通知手术室及有关的手术人员做好清创、再植手术准备。

第二节 显微外科在断肢、断指再植术中的适应证与禁忌证

任何致伤物所造成的肢体（指）离断，在不合并机体其他脏器损伤，且具有再植技术条件的前提下，应分秒必争，尽快在短时间内恢复肢体的血液循环，最大限度地挽救肢体的功能。显微外科在断肢、断指再植术中的适应证如下。

一、伤员的全身情况好

单纯的断肢（指），无其他合并损伤，且断肢的条件较好者，应尽快进行再植手术。当伤员有休克或有多发性损伤及重要脏器损伤时，应先抢救休克和处理危及生命的脏器伤，待全身情况稳定后，再进行再植手术，绝不能只顾局部不顾整体而冒然施行再植术。

二、断离肢体（指）必须有一定的完整性

肢体远近端清创后相对完整，有可供修复的血管、神经、肌肉和肌腱，预计再植成活后有一定的功能。一般来说，断面比较整齐的切割伤，再植比较容易，成活率高，术后功能恢复较好，外观上较满意。

对于严重的碾轧伤或撕裂性断离，由于组织损伤严重，血管床已遭破坏，再植效果往往较差。但在上肢，只要切除足够伤段组织，进行缩短再植，仍可恢复一定功能。下肢主要功能是行走负重，如肢体缩短 10cm 以上，即使再植成活，功能也受很大影响，不如以后安装假肢。如两小腿同时低位断离，条件允许时应尽快同时分组再植。当两侧肢体破坏性断离，如有一侧远端相对完整而不能原位再植时，可将其移植到另一下肢，来保留一个自体下肢。

三、断肢（指）再植的时间限度

从肢体（指）离断后到重建血液循环，获得肢成活有一定的时间限度。一般认为，常温下肌肉对缺血的最长耐受时间为 6 小时，如超过此时间，断离肢体的组织尤其是肌肉将逐渐发生不可逆变化，缺血引起组织损害，代谢产物增加，一旦恢复血循环，再灌注反而加重组织损害，"大量毒物"吸收到体内，对心脑、肝、肾等重要器官产生毒性损害，甚至危及生命。

再植的时限也是相对的，与气温、保存方法及断肢平面等直接相关。寒冷季节或经冷藏后，再植时间也可相对放宽；相反，天气炎热，未经冷藏，断离肢体组织坏死迅速，虽不到 6 小时，也不宜进行再植。曾有报道有断离肢体时间超过 24 小时再植成功的报道，但只能说是在一定条件下的极少数病例，不能视为常规。肢体断面较高，由于组织丰富，对缺血、缺氧耐受性差，所以只要有再植条件，应当分秒必争，争取在 6 ~ 8 小时建立血循环。如在腕部、踝部以远的断离、肌肉组织较少，再植时限可以适当的放宽些。

四、再植肢体的功能恢复

断肢再植的主要目的是恢复功能。因此，再植前应认真地考虑再植后的功能恢复情况。如再植后无功能，则考虑放弃再植。

第三节　断肢再植

断肢再植的目的是挽救伤员的生命和挽救肢体及其功能。由于大肢体离断，其本身为严重创伤，大量出血，剧痛，大多数伤员伴有休克，并常有多发伤。处理时应分清轻重缓急，首先救治最危险最迫切的创伤，衡量再植的可能性及安全性，在确保伤员生命安全的前提下，

进行断肢再植，恢复肢体功能。

一、断肢的分类

1. 根据离断程度分类

（1）完全离断：离断肢体的远侧部分完全性断离，无任何组织相连，称为完全性离断。此外，肢体断离时即使有少量失活组织相连，但在断端清创时需切除，此类损伤亦称为完全性离断。

（2）大部离断：肢体离断时，伤肢局部组织大部分断离，并有骨折或脱位，断端间残余的有活力的软组织少于断面软组织总面积的 1/4，供应肢体远端的主要血管发生离断或栓塞，致使肢体远侧无血供或严重缺血，若不经血管修复将导致远端肢体坏死，此类损伤称为大部离断。大部离断要与开放性骨折合并血管神经损伤相区别。

2. 根据致伤原因分类

（1）切割离断：由锐器所造成的损伤，如剪板机、切纸刀、侧刀、玻璃、锐床等。这类损伤创缘整齐、污染小、多在同一平面，再植的成活率较高。

（2）撕裂离断：这类损伤多由于肢体被高速旋转的皮带轮或转轴卷入造成，如车床、电动机、脱粒机等。在车祸中肢体亦会发生撕裂性离断。一般多见于上肢。撕裂性损伤断面不整，血管神经损伤范围广泛，再植难度大。

（3）辗轧离断：由钝器或钝物造成，如火车、汽车以及机器齿轮等。此类损伤虽在同一平面，但离断肢体呈一段组织粉碎、失活，多为完全性断离。

（4）挤压离断：由于重物挤压造成，离断平面不规整，组织损伤污染严重，远端肢体血管损伤严重，多失去再植条件，常见于机器、滚石或其他重物挤压。

（5）火器伤离断：由于火器或爆炸伤导致的肢体离断，组织损伤污染严重，绝大多数情况下无再植条件，极少数患者通过严格的清创后仍可进行再植。

二、断肢再植的适应证与禁忌证

1. 适应证

断肢再植的目的是在保证患者生命安全的前提下挽救离断的肢体，最大限度地恢复肢体的功能。肢体离断后，必须具备一定的条件方能进行再植手术，也就是说，断肢再植有一定的条件或适应证限制，不能随意再植，也不能轻易放弃再植。

（1）全身情况：抢救生命第一，保留肢体第二，是断肢再植手术的基本原则。患者全身情况良好，无严重的多发伤、复合伤时，应尽快地实施再植手术。但如果患者有休克表现，或有多发伤及重要脏器损伤，应立即抗休克，优先处理会导致生命危险的颅脑或胸腹部脏器损伤。此时，离断的肢体先暂时保存于 4℃ 冰箱中，待患者休克纠正，重要脏器损伤得到完善处理后，视患者情况衡量能否进行再植手术。

（2）离断肢体的毁损程度：离断肢体的毁损程度决定再植的成功率及术后肢体功能的好坏。离断肢体的断端经清创后断面相对完整，有可修复的主要神经、血管、肌肉和肌腱等结构，预计肢体再植成活后有一定的功能活动的患者可行再植。一般而言，切割离断，断面整齐，再植成活率高；撕裂离断，软组织血管床损害严重，常清创完善，短缩肢体后再植；辗轧离断、爆炸伤所导致的肢体离断，远端肢体的完整性较差，污染严重，再植失败率高；挤压离断由于远端肢体血管床破坏严重，多不考虑再植。

（3）肢体离断部位及受伤时间：肢体高位离断，如肩部、股上部离断，一般伤情严重，危及生命，再植手术要严格把握。对伤后时间短、断面整齐、身体条件好的患者可考虑再植，否则应以挽救生命为前提而放弃再植。离断肢体位置越高，断肢肌肉组织越丰富，再植的风险越大，术后功能恢复越差。对于臂丛神经撕脱性损伤的患者，不宜行再植术。肢体离断的时间影响再植的效果，且伤后时间并不是绝对的。一般以伤后6小时内进行再植手术为宜。高位断离的肢体，肌肉丰富，耐缺血时间短，再植要求时间短，而对于断掌、断腕等损伤，由于肌肉组织少，再植时限可适当放宽，有文献指道肢体离断后常温保存20小时断掌再植成功。在寒冷环境下或伤后肢体经良好冷藏处理者，离体缺血时间可适当延长。气温高，伤后缺血时间长，术后发生感染、大出血和中毒的危险性增大，尤其是发生气性坏疽时易导致生命危险。对于这类患者，再植后需严密观察伤口，记录引流量，检测肾功能情况，必要时迅速截除肢体，保证生命安全。

（4）断肢保存情况：断肢的保存对于再植成功率亦很关键。正确的保存方法是将断肢无菌敷料包裹，周围置放冰袋，迅速送往医院，到医院后置放于4℃冰箱中冷藏，待手术开始时取出。如果肢体保存不正确，直接浸泡于冰水、盐水、乙醇及其他消毒液中致血管床及血管内膜受损，将丧失再植的机会。

（5）移位再植的选择：两上肢同时破坏性全断，无条件进行原位再植，如一侧手尚完整，可自体移植于另一前臂，挽救一个有一定功能的手。两下肢同时离断的患者，如一侧近侧条件好，远侧毁损，而另一侧远侧肢体完整，近侧条件差，为保证一侧自体下肢可将肢体移位再植于另一下肢。做肢体移位再植之前要将术后可能出现的情况向患者及家属讲明，以使患者克服心理上的障碍，达到最大限度的功能恢复。

（6）预后判断：断肢再植的目的不仅是保证肢体成活，更重要的是要使肢体恢复良好的功能。对于再植后功能恢复差的肢体，不宜再植。如肩部或上肢撕裂离断时臂丛神经严重撕裂，甚至部分神经由椎间孔撕脱，这种损伤即使再植成活，上肢功能也不理想，反而成为累赘，故再植意义不大。对于上肢节段性毁损再植的条件可适当放宽，因上肢的主要功能在于手的捏、握、持物等，术中可以通过切除毁损段组织，短缩肢体后再植。而对于下肢，如果短缩太多，将严重影响负重行走，同时给假肢配戴带来困难，这种情况下就不宜再植。

2. 禁忌证

（1）多脏器损伤：患者有多发伤或重要脏器损伤，全身情况差，不能耐受长时间的断肢再植手术时，应着重全力抢救生命，放弃再植。

（2）断肢毁损：离断肢体毁损严重，软组织广泛碾挫伤，血管床破坏，不能再植。断肢节段性毁损过长，清创后短缩明显，预计再植后肢体功能不良者，亦不能再植。

（3）伤后时间长，保存不完善：伤后时间过长，尤其在高温天气，断肢未经冷藏处理，感染中毒危险性较大者，不宜再植。

（4）高位离断：肩部或大腿高位断离，肌肉软组织丰富，肢体耐缺血时间有限，再植后易发生肾衰竭等并发症，危及生命者，不能再植。

（5）高龄体弱患者：断肢患者年龄过高，身体条件差，有心肺等重要器官疾病，不能耐受手术时，放弃再植。

（6）预后功能差：肢体离断时，主要神经撕脱无法修复，即使再植成活肢体亦无功能，反成累赘的患者，也不宜再植。

三、手术步骤

1. 清创术

（1）普通清创处理：及时彻底清创是防止伤口感染的关键环节，应争取在伤后 6 小时内进行清创。为争取时间，应分两组分别对断肢远近端同时进行清创。术中要彻底清除所有失去活力的组织，对挫伤和已游离的皮肤必须切除，如皮肤缺损不能直接缝合，可植皮覆盖；对严重创伤已失去血供和神经支配的肌肉都应切除，不可勉强保留；对外观完好的组织，也宜整个去除表层污染组织，以求清创彻底。对污染严重的骨端应去除，在接骨前根据软组织损伤情况，适当短缩骨骼，以使神经、血管与肌腱在无张力的情况下吻合。

（2）断端神经、血管清创：对于断端神经、血管的清创要非常谨慎，应着重清除其表面的污染，不可轻易切除组织，应尽量保留其可能保留的最大长度。在清创的同时神经末端可用丝线结扎标记，以便缝合时易于寻找。在缝合神经前将断端挫伤部分做有限的切除，当出现正常的神经束时即可吻合。对准备吻合的主要血管用无创血管夹控制出血，对不准备吻合的小血管则予以结扎。吻合血管前应做好清创，切除挫伤部分，包括血管内膜有出血和分离的部分，如血管缺损过多，不能对端吻合时，则应采用自体静脉移植修复。

2. 断肢灌注

（1）灌注目的：①可以了解断肢血管床是否完整，由此决定断肢可否进行再植；②通过灌洗，冲出组织中积存的部分代谢产物和血管中的凝血块，减少再植后机体对毒性物质的吸收，同时提供通畅的血管床为重建血液循环打好基础；③扩张关闭或痉挛的小血管和毛细血管网，恢复毛细血管的回吸作用，有利于再植后的微循环改善。

2. 灌注方法：清创术后，对离体的肢体用 0.9% 氯化钠肝素溶液进行灌注。将钝头针插入主要动脉内向远侧稍稍用力推注，液体向静脉回流，冲去血凝块，应注意使灌注液到达手指（或足趾）的远端，而不是在近处短路流出。灌注完毕后，再用新鲜肝素化血液灌注离体肢体，注意使血液到达手指（或足趾）末梢，从而使离体肢体得到血供，以延长肢体组织生存时间，并验证血管床通畅情况，以便接通主要动、静脉后，即可通血，完成断肢循环的恢复。一般情况下，断手灌血量约为 50mL，小腿约为 200mL。

3. 组织修复顺序

断肢再植首先要做好清创术，此为防止感染和再植成败的决定性措施，务必完善。彻底清创后，迅速修复各种重要组织，修复的先后顺序和要求。

（1）良好的骨折内固定。

（2）完善修复肌肉和肌腱。

（3）一期修复所有重要的神经。

（4）修复主要动静脉，如肱动脉，尺动脉、桡动脉，股动脉和股前动脉、股后动脉，虽然在前臂或小腿修复一条主要动脉即可使肢体成活，但应争取修复 2 条动脉，以保证血供和增加安全系数，但同时必须保证足够的静脉回流；对静脉应修复所有可以修复的较大静脉，以保证静脉回流通畅。

（5）最后缝合皮肤，或加用植皮闭合伤口，一次完成再植手术。

4. 骨关节固定

（1）固定骨折或关节以恢复骨骼的支架作用，是再植手术的第 1 步，亦是软组织修复的基础。行骨折固定时，应尽量减少骨膜的剥离，以选择简便易行、创伤小的方法为原则。这样不仅有利骨折愈合，同时缩短固定时间，为再植成活创造条件。骨折固定多选用钢板和髓内钉，但无论选用何种材料，其基本要求是保证骨折端的稳定，以利于术后的早期功能锻炼。例如且在肱骨采用动力加压钢板和带锁髓内钉固定；尺骨、桡骨钢板固定；股骨和胫骨用带锁髓内钉或钢板固定。腓骨的处理视情况而定，但必须保留下 1/4 节段及其与胫骨的连接，以保持踝关节的稳定性。随着骨折内固定器材的发展，骨折固定的时间和效果均大大提高，这就为断肢再植的成功及术后良好的功能恢复奠定了基础。

（2）对于关节离断的病例，视情况行关节融合或关节成形术，如离断时桡骨远端关节面已破坏，可去除部分尺骨、桡骨，尺骨比桡骨短 1cm，以利恢复前臂的旋转功能，将腕关节融合于功能位，用 2 枚克氏针做交叉固定。如近排腕骨严重破坏，则切除后再做融合。如关节面完好，可用克氏针做暂时固定，针端露出皮外，缝合好关节囊和韧带，辅助外固定架跨关节固定。3 周后拔除克氏针开始功能活动，以保存腕关节的活动功能。骨折或关节固定后，要将骨膜或关节囊等软组织缝合，以覆盖骨面，作为肌腱、神经和血管修复的基底。

5. 肌肉与肌腱

肌肉和肌腱的良好修复有利于关节的主动活动，预防关节粘连与挛缩，有助于加速肢体功能的恢复，同时，早期的肌肉修复将有助于骨折愈合。骨折固定后，修复肌肉和肌腱作为神经和血管的基床。准确完善的缝合相对应的肌肉和肌腱，是术后恢复良好功能的基础。在缝合肌腱前，要适当修整其断端，长度适合，缝合各肌腱平面要略有参差，以减少缝合处术后粘连。缝合方法选择应根据不同部位决定。肌腱断裂可采用 4-0 丝线做褥式缝合或"8"字缝合，缝合时要连带肌膜或筋膜及部分肌肉，以使肌肉缝合面紧密对合，不留死腔。肌腱部分可用 4-0 丝线行"8"字对端吻合、双垂直或双"十"字对端吻合。对粗细不一的肌腱断裂，可采用鱼口式缝合法，在腱腹交界处离断，缝合较困难，缝合时先将远端肌腱缝吊 1 或 2 针在肌腹中，然后再把肌腹包裹于肌腱上，用间断褥式方法缝合。

6. 神经修复

（1）为了保证再植肢体具有良好的功能恢复，应一期缝合所有的大神经，小神经，如鱼际支也应缝合，桡神经浅支可能时也予以缝合。神经不宜留待二期修复，神经吻合不良或不修复将使肢体没有功能。在缝合前要进一步做好神经的清创，用锐利的刀片切除残端挫伤部分，尽量保留其长度，露出正常神经束即可缝合。在没有张力情况下做对端缝合。

（2）为了克服神经缺损，可适当游离神经的近段和远段。但要注意保存其分支。也可将神经移位，屈曲关节，必要时适当缩短骨骼，以求在没有张力下做神经对端缝合，因神经修复以对端缝合效果最好，尽量不做神经移植。

（3）神经吻合时可用 7-0 无创针线缝合，宜采用外膜缝合法，根据神经的大小，间断缝合外膜 6～8 针，注意缝合准确，避免神经扭转。神经缝合质量直接影响其功能恢复，神经的恢复决定肢体功能的恢复，如恢复差，则肢体无功能。用外膜缝合法，操作容易，可节省时间，效果可靠，只要吻合准确，可望恢复良好功能。断肢再植时不宜用束膜缝合法。

（4）修复的神经应用健康的肌肉覆盖，以便神经从其周围获得血供，防止瘢痕压迫，为神经再生和功能恢复创造有利条件。

7. 血管修复

（1）完整修复动、静脉，恢复肢体循环，是再植成功的关键，吻合前要对血管本身进行彻底清创，要尽可能保留其长度以便能在无张力下对端吻合。但如血管有挫伤，剪去末端见内膜分离或内膜下有出血时，表明清创不够，应切至正常部位。在血管火器伤尤需切除足够的损伤部分，即肉眼观察正常以外至少 0.5cm，以防挫伤部分导致栓塞。血管彻底清创后，再将其末端约 0.5cm 范围的外膜剪除干净，以免在缝合时将外膜带入管腔，引起栓塞。在血管清创时，用 0.9% 氯化钠肝素溶液冲洗管腔，清除血凝块；必要时放松近侧动脉的无创血管夹，让血喷出，以冲出血凝块。在吻合血管过程中，用 0.9% 氯化钠肝素溶液不时冲洗吻合处，保持血管湿润，勿使其干燥。

（2）缝合直径 2mm 以上的血管，宜用 8-0 或 9-0 尼龙单丝做缝合材料；用褥式三定点加连续缝合法，使内膜对合良好，缝线在定点处结扎，减少袖口袋作用，连续缝合速度快，不易漏血。对直径 2mm 以下血管，可用 11-0 尼龙单丝，在放大眼镜或手术显微镜下，用二定点间断缝合修复。如血管在缝合前或在缝合后发生痉挛，可用液压扩张克服。

（3）血管修复以对端吻合效果最好，但吻合处不能有张力，如血管长度不足，则应用自体静脉移植修复。在修复动脉时，移植的静脉需倒置，以免向心开放的静脉瓣阻碍血流通过，修复静脉时则应顺置，不可弄错。自体静脉移植效果可靠，多取用对侧大隐静脉，也可取用上肢的皮下静脉，但不宜取用再植肢体的静脉。对修复直径较粗的血管（如 5～8mm），应将大隐静脉近段取下后，用液压扩张至所需的直径，再行移植。即使修复 5～8mm 直径的动脉，亦不可使用涤纶或聚四氟乙烯的人造血管，这些人造血管在四肢应用，吻合处易发生栓塞，且在关节活动处亦易发生栓塞或破裂。血管移植的长度要合适，既不要过短使吻合处有张力，但也不可过长使血管发生弯曲而影响血流。

（4）在血管修复完成后，用大量 0.9% 氯化钠溶液冲洗伤口，去除肝素，同时放松去除动、静的无创血管夹，恢复肢体血循环。注意检查动、静脉通畅情况。吻合口处有无漏血，如有漏血，可用湿盐水纱布轻压数分钟，即可止血。如缝合完善，一般不需补针；少数因缝合不够完善，有较多漏血者，则需补缝 1 或 2 针，但应注意尽量避免补针。

（5）吻合动、静脉的比例很重要，如掌握不好，可导致失败。因动脉血流压力高，流速快，而静脉压力低，流速慢，因此要求吻合静脉宜多于动脉，使肢体的动脉供血和静脉回流达到相对的平衡。否则，可因静脉回流不足，肢体发生严重肿胀，甚至导致再植失败。例如在前臂再植时，动脉与静脉的比例以 2：4 及 2:5 较为理想，2：3、1：2，或 1：3 可以接受，以 2：5 为最好，即修复尺、桡动脉及头、贵要静脉，两条伴行静脉和 1 条无名浅静脉。2：2

及 1：1 不妥，有静脉回流不足的危险。动静脉比例为 2：1 是不可接受的。

（6）修复各种组织的先后顺序很重要，修复血管在完成接骨、缝合肌腱和神经之后，以免先修复血管后，在处理其他组织时反复骚动，造成血管痉挛、栓塞而导致失败。一般认为在骨折固定后即应吻合动脉放血，使断肢早些获得供血，这是不妥的。实际上，在动脉缝合放血后，虽然肢体可暂时得到一些供血，但因没有静脉回流，不仅失血多，而且动脉会很快发生栓塞。如能先将所有可以修复的静脉吻合，再吻合一条主要动脉，放血后，则肢体可同时有动脉供血和充分的静脉回流，然后再缝合其他动脉，此为上策。

8. 软组织覆盖

手术结束前，伤口一次性皮肤良好覆盖是必要的。皮肤缝合要避免张力，必要时采用游离植皮覆盖创面缺损，如在张力下勉强缝合，可造成血管压迫，导致循环障碍。注意避免神经、血管恰好在伤口缝合处之下，也不能在神经或血管上直接游离植皮，应转移邻近健康肌瓣、皮瓣或者肌皮瓣覆盖血管、神经，另做游离植皮修复缺损。对于部分软组织较大缺损的情况可以辅助以游离皮瓣或者肌皮瓣进行创面覆盖，同时可以利用组织瓣中的血管对再植平面的血管缺损进行桥式修复，起到一举两得的效果。

9. 肢体筋膜切开减压

在上臂或股部离断，如再植时间较晚，肢体缺血时间可较长，在完成再植术恢复循环后，前臂或小腿可能很快发生肿胀；应立即做前臂或小腿深筋膜纵行切开减压，以防张力过大，发生筋膜间隙综合征，引起广泛肌肉坏死以及发生全身中毒反应和急性肾衰竭等并发症。

10. 包扎与外固定

因断肢伤情严重，创面大，渗出物多，在手术结束时，应在伤口不同部位置入 2 或 3 根橡皮引流条，用较多松软无菌敷料包扎，外用石膏托固定肢体于功能位。术后 48 ~ 72 小时更换敷料，去除引流条。

四、术后处理

1. 监护病房要求

如果有条件，患者应住隔离病房，这样便于术后的观察、护理，同时可减少周围不良环境的干扰，预防交叉感染发生。病房室温要保持在 20 ~ 25℃，避免寒冷刺激。室内物品、空气注意清毒。绝对不允许室内吸烟，以防造成血管痉挛，导致再植失败。

2. 全身情况观察

密切观察全身情况，预防术后发生休克、中毒反应和急性肾衰竭。注意体温、脉搏、呼吸、血压、尿量等变化。如患者全身情况严重，宜留置导尿，观察每小时尿量，检查尿比重和尿常规。同时测定血常规，以及其他必要的血生化指标，以判断患者是否血容量不足，有无中毒反应及肾功能损害等情况。必须注意及时补充血容量，保证水、电解质与酸碱平衡，保护肾功能，防止术后发生休克、中毒以及急性肾衰竭。

3. 术后体位

再植肢体的体位要保持舒适，不能受压及过度屈曲，一般宜保持在心脏平面，如有肿胀，可将肢体稍高于心脏水平，以便静脉回流，但肢体抬得过高又会影响动脉的供血，导致指（趾）

端坏死。

4. 肢体血供观察

定时检查肢体末端颜色、温度、毛细血管充盈反应、脉搏、肿胀情况等变化，并列表记录。使用半导体点温度计准确测量肢端皮温，同时测健侧相同部位皮温作对比。在断肢再植术后数日内，如肢体血循环良好，患侧肢体皮温常比健侧皮温高出 0.5 ~ 2℃。当皮温明显低于健侧时，表明动脉供血不足。亦可用超声多普勒听诊器检查肢端动脉，如动脉通畅，即使指动脉也能听到动脉血流声。如肢端呈苍白色，不肿或萎瘪，皮温骤降 3 ~ 5℃，脉搏减弱或消失，则表明动脉供血障碍，系动脉痉缩甚至血栓形成，经动脉解痉处理，短时间观察如无好转时，需迅速手术探查处理，不能消极等待。如发现肢体肿胀、发绀，表明静脉回流不畅，可松解包扎的敷料，尤其是血纱布、绷带敷料，以去除压迫因素，并将肢体抬高，以利静脉回流。如经上述方法处理后仍然无效，发绀明显，多为静脉血栓形成，也应迅速手术探查处理，否则，动脉也将会在数小时内发生栓塞。

5. 药物应用

（1）止痛药：再植术后的疼痛刺激是引起血管痉挛的主要因素之一，因此术后要定时给予镇静、止痛药物，常规使用哌替啶和异丙嗪，使患者能够安静休息。对于婴幼儿患者，应避免哭闹，必要时使用冬眠疗法。

（2）解痉药：解痉药作为术后的常规预防用药，对预防血管栓塞有重要意义，但它毕竟是辅助用药，当有明确的刺激因素时，单靠解痉药是不行的，必须及时解除。目前常用的解痉药有妥拉唑啉 25mg，罂粟碱 30mg，肌内注射，每 6 小时 1 次，交替使用。

（3）抗凝药：修复血管成功的关键在于正确的方法和精细的操作技术，而不是依靠抗凝治疗。如能做到彻底清创，包括血管本身的彻底清创，在无张力下吻合血管，使血管内膜对合良好，缝合后吻合处不狭窄、不漏血，修复后有健康的软组织血管床保护，伤口无感染，修复成功的概率就大。一般在术中只使用 0.9% 氯化钠肝素溶液冲洗血管腔，清除凝血块和防止血液凝结。术中及术后均不使用全身抗凝药，以免带来出血危险。术后常用 500mL 右旋糖酐 - 40，静脉滴注，每日 2 次，持续 5 ~ 7 天，同时使用口服肠溶阿司匹林 40mg，每日 3 次，这样对预防血栓形成有一定作用。

（4）抗生素：再植术后全身应用广谱抗生素，多数患者能有效地预防感染，对于断肢创面污染严重的病例，首先要做到彻底地清创。抗生素一般通过静脉滴注 5 ~ 7 天，若已出现伤口感染表现，需做细菌培养和药物敏感试验，以选择用药，同时做伤口的清创引流。

第四节　断指再植

一、适应证

断指再植的适应证可以概括为：各种原因造成的损伤平面在末节基部以近的完全性断指，或不吻合血管不能成活的不完全性断指。只要指体结构完整，近远两端无明显挫伤或多发性骨折，全身情况无明显禁忌证者，均适应再植。

由于显微外科技术的发展和断指再植经验的不断丰富，很多复杂、困难的断指获得再植成功，扩大了再植的适应证。但在掌握适应证时必须考虑到两点：一是再植后成活的可能性，即指体结构特别是血管结构的损伤情况；二是再植后手指的功能、外形如何，有无功能恢复的基础。如果骨关节、神经、肌腱等组织损伤严重，难以修复，再植后功能恢复的可能性很小，便失去了再植的意义。拇指离断应尽可能予以再植。多指离断时如断离的拇指无再植条件，可选其他手指移位再植于拇指。

单一拇指离断而又丧失再植条件，有技术条件的医疗单位可于急症当日或伤后 2～5 天行足趾移植急症或亚急症拇指再造；若条件不允许，残端缝合择期行足趾移植拇指再造。

末节断指再植后外形、感觉与运动功能恢复均较好，遇手指指尖离断，只要能找到可供吻合的血管神经应予以再植。单独小指离断对手的功能影响不大．国外一般不主张再植，但再植后可改善患者的心理障碍。

多指离断应视条件尽可能予以全部再植。如有部分断指丧失再植条件，应根据指体条件做移位再植于主要手指。再植顺序应是功能重要的手指先再植。双手多指再植时应有足够的技术力量与合理的组织，争取全植全活，恢复良好的手功能。小儿手指小，血管细，断指再植难度较大，但经严格小血管吻合训练并通过努力是可以再植成功的，且功能恢复较成人优。国际小儿断指再植最小年龄为出生当日，并获得再植成功。

过去将老年断指患者列为非再植适应证，实践证明是不正确的，也应采取积极态度。文献报道成功的病例，不乏 70 岁以上的高龄患者。

经各种刺激性液体浸泡的断指，给再植成活带来十分不利的影响。断指在运送途中仅需清洁干燥包裹后冷藏，严禁用任何药液浸泡。

对于断指的再植时限，尚缺乏详细研究。一般而言，缺血时间越长，成活率越低。在常温下缺血 24 小时以内重建血循环，有成活把握，也有缺血时间达 59 小时再植成活功能恢复良好的指体。将断指适当冷藏可减轻组织变性，延长断指对缺血的耐受时间。因此，提倡伤后将断指予以冷藏，尽早再植。

二、手术步骤

1. 清创

清创是提高再植成活率与成功率的一个重要环节。如果清创不彻底，首先可导致局部感染，引起周围组织的炎性反应，使组织肿胀，产生静脉回流防碍，相继可引起指体循环障碍，导致指体再植失败。其次，由于清创不彻底，在断面处残留过多失活组织，术后局部形成一个坏死的组织间隙，形成大块瘢痕，影响术后侧支循环的建立，也不利于神经再生与生长，并造成肌腱广泛粘连而影响再植术后的功能。

按常规做洗刷，消毒、铺单后，首先对断面的血管和神经在镜下用 5-0 线分别标记，用眼科组织剪在肉眼下紧贴断缘真皮下连续剪除皮肤缘 2～3mm，当剪子行进到指背皮肤时，必须紧贴真皮层，否则易损伤指背皮下静脉。凡小儿断指应在手术显微镜下进行皮肤清创，以避免损伤指背静脉。

2. 骨与关节固定

正确的骨与关节固定，有利于骨的连接，术后功能恢复以及血管与神经吻合的顺利进行，一般应按下述原则和方法进行操作。

（1）两骨端需彻底清创及有限的骨缩短。在通常情况下，成人断端骨缩短为 3 ~ 5mm，小儿每断端缩短以不超过 2 ~ 3mm 为限。

（2）尽量保留关节与骨骺。当手指离断于近节或中节指骨近 1/3 时，以缩短远断端指骨为主；当手指离断于近节或中节指骨远 1/3 时，以缩短近断端指骨为主，尽量保留关节。

（3）于第 1 掌指关节离断者可行掌指关节融合术，于第 2 ~ 5 掌指关节水平离断者不行关节融合，可做关节成形术。

（4）凡指间关节水平离断者，均可做关节融合术，应注意融合于功能位。

（5）小儿断指不论发生于哪一个关节，均不主张行关节融合，仅做关节成形术。

（6）采用克氏针内固定者，必须使骨端接触密切，并要求缝合骨膜，防止旋转，克氏针尽量避免贯穿关节，以不贯穿关节的内因为原则，提倡单枚斜向克氏针或交叉克氏针固定为首选，凡需行克氏针纵贯内固定时，只能贯穿一个关节，克氏针不得从关节囊处穿出皮肤（图 28-1）。

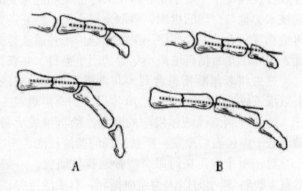

图 28-1　克氏针内固定
A. 错误；B. 正确

（7）所有指骨内固定及关节融合术，均要求达到解剖复位，使手指纵轴的延长线对准腕部舟状骨结节，避免成角固定。目前国内外断指再植大部分采用克氏针内固定术，它具有取材方便、操作简单之优点，但是，单根克氏针纵行固定不能克服旋转，且贯穿关节，而影响术中肌腱张力的调节，术后骨连接及功能练习。因此，多主张采用单枚克氏针斜向内固定、克氏针交叉内固定、微型螺丝钉、钢丝双十字交叉内固定等方法，有利于术中肌腱张力调节及术后功能练习（图 28-2）。

3. 肌腱修复

断指再植修复肌腱的顺序是先指伸肌腱，后指屈肌腱，目的是便于调节肌腱张力（图 28-3）。

（1）指伸肌腱修复：凡离断于近

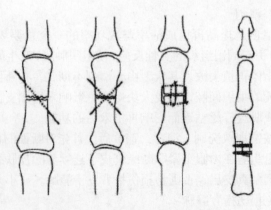

图 28-2　不穿过关节的内固定

侧指间关节以近的断指，除修复中
央腱外，同时应修复侧腱束；凡离
断于近侧指间关节者至中节远端者，
应修复侧腱束或指伸肌腱；凡离断
于远侧指间关节及其附近者，仅做
关节融合。小儿于指间关节处离断
者，应做关节成形并修复相应的指
伸、屈指肌腱。

　　（2）指屈肌腱修复：按照传统
操作习惯，断指再植得切除指浅屈
肌腱及部分腱鞘。仅修复指深屈肌
腱。实验证实滑液有防止粘连，促
进肌腱愈合的作用。因切割性手指
离断者，主张一期修复指浅屈肌腱
并修复腱鞘，以提供滑液供应，使
滑液营养肌腱断端促进愈合，使腱
纽提供血供，预防肌腱粘连。

　　（3）指背静脉修复：血管吻合
前指背静脉应适当游离约 5mm，如

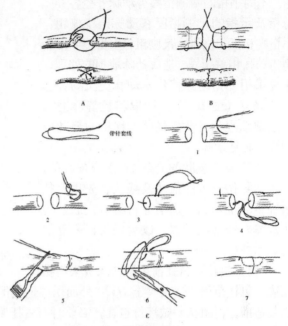

图 28-3　肌腱缝合法
A. "8" 字缝合法；B.Kessler 缝合法；C.Tsuge 套圈缝合法

果吻合口处有静脉瓣，应将静脉瓣段切除；若切除后造成静脉缺损，又无其他静脉时，可
以切除部分静脉瓣保留该端静脉。修复静脉时应尽可能地多吻合静脉（一般为 2～3 条），
以减轻因血液回流障碍导致指体肿胀现象。

　　（4）缝合指背皮肤：应重视指背皮肤的缝合，选择皮下无吻合静脉处进针，用小三角
针和 3-0 丝线或无损伤线缝合。为防损伤已吻合的静脉，也有人主张在手术显微镜下缝合。
断指两断面周径不等时，对细侧可采用三角形切开以扩大周径，对粗侧可切除三角形皮肤以
防止瘢痕挛缩造成环形缩窄。如有皮肤缺损，应在不影响静脉回流的情况下，采用局部小皮
瓣转移或游离皮片移植覆盖创面。

　　（5）指神经的修复：使再植指恢复良好的感觉，是断指再植成功的基本要求之一。再
植时应在手术显微镜下选用于 9-0 无损伤针线行神经外膜缝合，一般缝 6～8 针，注意断端
对合，勿使神经束外露或出现张力。如有缺损，可采用神经移植或神经交叉缝合的方法来修
复。为了使再植术后恢复满意的感觉功能，两侧指神经均应修复。如果一侧或两侧指神经
缺损较多，移植或移位修复均有困难时，可根据指别，以修复该指主要一侧感觉功能为主。
其修复原则是：拇、小指以修复尺侧为主，示指、中指、环指以修复桡侧为主。

　　（6）指动脉修复：动脉的修复是决定再植成败的重要步骤，清创后一般两侧均能做直
接缝合，如果仅有一侧指动脉能直接做缝合，而另一侧有明显缺损时，其修复与否要视血管
口径的粗细而定，若口径较粗的一侧指动脉有缺损，除采用血管移植修复外，口径较细的一
侧指动脉也应同时修复；若两侧指动脉同时造成缺损，应采用静脉移植修复口径粗的一侧动

脉。不同手指的两侧指固有动脉外径各异。拇指及示指的尺侧指固有动脉比桡侧粗；小指则相反，桡侧比尺侧粗；中指、环指两侧指动脉相差无异。造成动脉缺损的处理，还可采用邻指动脉移位或动脉交叉吻合等方法修复（图28-4）。切取移植静脉时，常以腕掌假和足背作供区。移植的静脉应倒置后修复动脉。

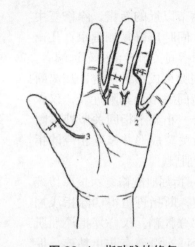

图 28-4　指动脉的修复
1. 邻指动脉移植；2. 动脉交叉吻合；3. 小静脉移植

（7）掌侧皮肤的缝合：在缝合皮肤前，及时清除伤口内的血块及线头，先用温盐水轻柔清洗伤口，然后才可缝合皮肤，应注意缝合针勿扎过深，以免损伤已修复的动脉和神经。

（8）包扎：包扎前用温盐水洗去伤指血迹，包扎范围应达前臂上 1/3， 外面用棉垫起保温作用，指端应外露便于术后观察。注意松紧适度，再植指勿做环行包扎，必要时石膏托制动于功能位。

三、术后处理

1. 病房要求

患者手指离断后不仅在精神上，而且在肉体上也是一个很大的创伤，再加上长时间的再植手术，患者是十分痛苦和疲劳的。为此，术后应安排在一个舒适、安静、空气新鲜的病房休息。断肢再植术后常因寒冷刺激引起血管痉挛，因此，病房要求保持室温在 20 ~ 25℃，尤其是冬季，各地区条件有差异，为确保恒定的室温，病房内应备有电热器或其他保温设施，以随时调节室温。为了便于观察断指再植术后指体的血循环变化及局部加温，常用40 ~ 60W 侧照灯做局部持续照射，照射距离为 30 ~ 40cm。病室内严禁吸烟。

2. 术后药物治疗

（1）防凝治疗：断指再植术后头十天内，由于受各种因素的刺激与影响，容易发生血管痉挛及栓塞。为了防止血管痉挛及血管栓塞的发生，保持吻接血管的通畅，术后应及时应用防凝药及解痉药。

1）右旋糖酐 -40：分子量为 20000~40000 的右旋糖酐，是一种解聚抗凝药和血浆增量剂。静脉滴注后能增加红细胞与白细胞表面的阴电荷，从而形成互相排斥，不仅可防止红细胞互相凝集，而且使红细胞与血管壁的附着作用减少，有抑制血小板黏附聚集和释放血小板第 III 因子的作用，且对纤维蛋白溶解系统有一定的激活作用。低分子右旋糖酐的应用同时还提高了血浆胶体渗透压，增加了血液容量。减低了血液黏稠度，降低了周围循环阻力，疏通了微循环，增加了血液的流速。用法：500mL 右旋糖酐 -40，静脉点滴，每日 2 次，一般 5 ~ 6 天停药。儿童按年龄、体重酌情用药。

2）阿司匹林：阿司匹林能抑制凝血酶原在肝内的形成，使血液中的凝血酶原含量减低，并可抑制血管内血小板的聚集，降低血细胞的凝集作用，从而改善微循环。同时，阿司匹林是有效的解热镇痛药，术后常规应用有退热、止痛作用。用法：成人25mg，每日3次口服，儿童按年龄体重减量，术后常规服3天后可停药。

3）双嘧达莫（潘生丁）：现已证明双嘧达莫具有抑制血小板环腺苷酸磷酸酯酶的作用，可增强前列腺素E及腺苷的疗效，从而使血小板内环腺苷酸的量增多。腺苷酸能抑制二磷酸腺苷所诱致的血小饭聚集作用。所以，双嘧达莫除有扩张冠状动脉，增加血流量外，还有抗血小板凝集作用。双嘧达莫和阿司匹林联合应用，抗血小板凝集作用更强。用法：成人25～50mg，每日3次口服。儿童酌情。

4）其他药物：前列腺素E，在低浓度下能制止血小板的聚集，阻止损伤血管内膜的血栓形成。利血平有减少血小板的黏附和聚集作用，并有增强纤维蛋白溶解系统的活力，以达到抗血栓形成的作用。保泰松具有减少血小板黏附和聚集性的作用。这些药物应根据药源情况与使用经验酌情使用。

（2）扩血管治疗

1）罂粟碱：具有解除血管平滑肌痉挛的作用。从临床使用证明，当手术中发生血管痉挛时，局部敷用少量罂粟碱后，可见血管平滑肌明显松弛，血管痉挛即可解除。当术后出现血管痉挛时，经肌肉注射罂粟碱或静脉缓慢注入后，血管痉挛症状可见缓解。用法：成人30～60 mg，每6小时皮下或肌内注射1次，3天后逐渐减量并延长使用时间，至术后8～9天停药。对于小儿则应严格按照小儿用药剂量使用。

2）烟酸：当用量＞20mg以上时，具有较强的周围血管扩张作用。用法：成人50～100mg，每日3次，儿童按年龄体重酌减。用药后有皮肤潮红、瘙痒及胃肠道轻度反应。以餐后服用为佳，一般口服10天后停药。部分患者服用后皮肤瘙痒要持续相当长的一段时间才能缓解。

3）妥拉唑林：有直接松弛血管平滑肌的作用，因此它能扩张周围血管，使周围血流量增加。用法：25～50mg，每日1～2次肌内注射。

4）丹参注射液：具有活血化瘀，通利络脉，养心安神，改善冠状循环及周围循环的作用。用法：2～4mL，每日2次肌肉注射，或10mL加入到5%葡萄糖注射液100～150mL中稀释后静脉滴注，每日1次。

5）其他：普鲁卡因、烟酸肌醇酯及毛冬青等可酌情使用。

（3）抗生素：术后应常规使用抗生素预防感染。术后抗生素的应用是必要的。对于抗生素的选择应根据各医院的情况及用药效果与经验作不同的选择。对于离断指体多，污染较重的病员应考虑静脉用药，用药期间，应密切注意观察体温、局部情况及全身情况的变化，及时调整抗生素，并注意预防对肾脏的损害。

（4）对症处理：断指再植术后当麻醉作用消失时，常因疼痛而引起血管痉挛，所以应及时镇痛治疗。术后患者因卧床常致腹胀、恶心，应及时对症处理。为了保持大便通畅，应进易于消化的食物。

3. 术后观察指标及其临床意义

（1）指体色泽：断指再植术后指体色泽的变化是最容易观察到的客观指标。完全性离断的指体再植术后由于远端指体血管已失神经支配，全部处于扩张状态，所以再植断指的色泽比正常指红润。

指体如由红润变成苍白，说明断指处于缺血状态，首先应怀疑动脉痉挛，并立即肌内注射罂粟碱 30～60mg。严密观察，一般经 10～30 分钟后动脉痉挛解除，指体可由苍白变为红润。如果经采取上述措施，并延长观察时间，仍未改善，需怀疑有动脉栓塞的可能，应立即手术探查；如果指体由红润变为灰紫色，指腹张力低，指端侧方切开有少量暗色血缓慢外溢，这说明断指无动脉供血，溢血是静脉血反流所致，仍是动脉危象，应采取手术探查；如果指体由红润变成暗紫色，且指腹张力高，则说明静脉回流发生障碍，此时可用手术刀在指端侧方做一小切口。立即流出暗紫色血液，不久即又流出鲜红色血液，指体由紫变红。

（2）指体温度：指体温度的变化是直接反映断指再植术后血循环重建好坏的一个重要指标。术后常规应用皮肤测温仪进行接触测试，并及时记录。每一断指的两侧指动脉均做了吻接，并修复了较多的静脉，断指的温度大致与健指相同，有时甚至略高于健指；如果仅修复一侧指动脉，则指温要比健指略低 1～2℃；如果指温比健指低 4～5℃，断指血循环已发生障碍，此时应根据其他观察指标进行全面分析。

（3）毛细血管回流充盈试验：如果指体供血障碍，不仅指体苍白，而且毛细血管回流充盈现象消失。当指体静脉回流受阻时，毛细血管充盈现象自迅速渐渐变为消失，指体由紫色变为暗紫色。

（4）指腹张力：再植术后指体血循环正常，以上三项检测指标也显正常，则再植指的指腹张力也属正常，称指腹饱满。如果再植指动脉供血障碍，指体呈苍白色，指腹张力低，瘪塌；如果指体呈暗紫色，且指腹张力明显增高、硬，无毛细血管充盈现象，说明指体静脉回流已有障碍。

（5）指端侧方切开放血：指端侧方切开放血观察出血情况，是一种既简单又明确的观察指标，也是鉴别动、静脉循环隙碍一种有效而直接的方法。指端经乙醇消毒后，用 7 号手术刀片于指端的任何一侧做一深约 3mm、长约 5mm 的切口，根据出血的速度、颜色来判断。如果切开后不出血，用力做一挤压于切口处，挤出少许血液，说明动脉供血障碍；若切开后3～5 秒在切口处缓慢地溢出暗紫色少量血液，并继续缓慢向外溢血，溢血现象系指体组织内反流的静脉血所致，指体仍无动脉供血；如果切开后立即流出暗紫色血液，不久又流出鲜红色血液，且流速较快，指体自紫变红，说明指体有静脉回流障碍。

4. 血管危象及其处理

（1）动脉痉挛：术后动脉痉挛常可由寒冷、疼痛、精神紧张、情绪低落或哭闹等原因引起，好发于术后 1～7 天，多发于 1～3 天。

1）临床表现：再植指体苍白或呈淡灰色，指温下降，指腹瘪塌，无毛细血管充盈现象，指端侧方切开不出血。

2）处理方法：首先要寻找引起痉挛的原因。因室温较低，患者有寒冷感时应采取保温措施，使之达到要求温度；因疼痛所致，即注射镇痛药；小儿断指再植后常因哭闹而引起血管痉挛，可采用冬眠或其他镇静药，使其安静入睡，同时立即注射罂粟碱，或其他血管解痉药。一般经过 20～30 分钟动脉痉挛即可缓解。如果经上述处理，指体仍无变化，应怀疑为动脉栓塞。

（2）动脉栓塞 动脉栓塞常因血管清创不彻底，血管缝合质量差或血管张力过大引起，也可因血肿压迫，局部感染及动脉长期痉挛而引起。动脉栓塞大部分发生于术后 1～3 天。又以术后 24 小时内为多见。根据一般规律，于术后 3 天内发生血管栓塞，大部分系血管清创不彻底或血管缝合质量差引起；凡术后 3 天后发生栓塞可因局部血肿压迫及局部感染刺激所致。

1）临床表现：与动脉栓塞相同。发生动脉危象初期一般很难肯定是痉挛或栓塞。只有经过解痉观察一段时间后指体血液循环仍无改变时，才考虑到有动脉栓塞之可能，从而进行手术探查。

2）手术探查指征：①术后发生动脉危象，经保温解痉镇痛治疗并观察 20～30 分钟后循环仍无改善者；②再植时仅吻合一侧指动脉或行血管移植者；③术后局部出血，并有血肿压迫者；④绞窄性断指再植术后；⑤手术者操作技能较差，吻合质量无把握者。

（3）静脉栓塞：静脉栓塞的主要原因系血管清创不彻底及血管吻合质量差所造成的。

1）临床表现：指体由红润变为紫红或暗红，指温下降，毛细血管回充盈现象消失，指腹张力明显升高，做指端侧方切开放血后，流出暗红色血液，以后流出鲜红色血液，不久指体由紫转为红润，出现毛细血管回充盈现象，这说明断指尚有动脉供血，而静脉回流障碍。

2）处理方法：静脉栓塞发生后应根据断指的致伤原因，离断部位，采用不同的处理方法。凡单纯性切割伤或电锯伤致手指中节中段以近离断，于术后 3 天内发生静脉栓塞，局部无明显感染存在应予以手术探查。凡绞窄性致伤，中节中部以远离断，术后局部已发生感染或术后 5 天以上发生静脉栓塞者，可用指端侧方切开放血及全身亚肝素化的方法，来保持断指的血液循环平衡，借以建立静脉的侧支循环。使用肝素的目的是防止侧方切口处凝血，使该切口保持持续出血，而不是预防栓塞或溶解血栓。给药方法：取肝素 50mg(6250U) 用 9mL0.9% 氯化钠溶液稀释后缓慢静脉注入。用药后 10 分钟即能见效。持续 3～4 小时后作用消失，有的能维持 5~6 天。一般可于 6 天后重复上述剂量与方法再给药，成人每天可投用 4 次。指端侧方滴血的速度每分钟维持 3～5 滴已够，切忌太快，否则将造成大量失血。

5. 功能锻炼

断指再植成活不等于再植成功，使再植成活的断指获得正常或接近正常指的功能，才是再植的目的。断指再植术后功能恢复好坏与致伤原因，离断部位，骨与关节内固定的选择及固定时间，肌腱修复及功能锻炼有着密切关系。按照惯例，于术后 3 周应对再植手指的关节开始行功能锻炼。锻炼的幅度由小到大，次数由少到多。对已行理想内固定的骨折部位也可以做轻度的被动活动，待指骨临床愈合，克氏针拔除后要求每日锻炼 3～5 次，每次 10～20 分钟，并逐渐加大活动量，要求患者用伤手做捏、握、抓的锻炼，如捏皮球、握擀面棍及拣核桃、火柴杆、花生米、黄豆、绿豆等。在通常情况下，术后 3 个月要求恢复正常生活，生产劳动，从而使伤手的功能获得较满意的恢复。然而不少患者出院后很注意保护断指，从而也不敢活动。为此，要求术者在出院前对患者做反复解释与指导，出院后嘱定期门诊复诊，指导功能锻炼。

第五节　断掌再植

文献上把肢体离断再植以腕关节及踝关节作为分界线，在该平面以近的离断再植称为大肢体再植，在该平面以远的离断再植称为小肢体再植。手掌上起自腕关节，下止于指蹼，是前臂与手指间的演变部分，承上启下，与手指一起组成握持器官，发挥人类特有的手功能。因此，在进行断掌再植时，必须从恢复解剖上的连续性和重建握持功能两方面的要求加以考虑。

一、分型

I 型：掌前部离断。掌指关节以近的指根部的解剖结构基本与手指一样。致伤因素多数为电锯伤或铡刀伤。完全性离断时，指蹼将手指连接一起，其中有较多的侧支循环。不完全性离断时，常有背侧皮肤相连，或手掌桡侧的皮肤相连。再植的方法与断指再植术基本一样。

II 型：掌中部离断。离断平面在掌骨中部，拇指较短，因此离断部位常位于掌指关节附近。常见伤因为切刀、冲床伤。掌心内掌浅弓常被破坏，正中神经及尺神经已分成众多指总神经及其肌支，伤后修复比较复杂。

III 型：掌根部离断。离断平面在腕掌关节部位，由于腕管、尺管的存在，组织比较集中。桡动脉在解剖鼻烟壶底上，尺动脉在尺神经管附近，口径均较粗，容易修复。神经已分束或束组，但仍集中，易于寻找及修复。手术比较规则，再植反而比掌中部容易。

IV 型：温合型断掌。离断平面不规则或呈斜行，伤情各不相同，再植手术需随机行事。

V 型：毁损性断掌。致伤暴力强、面积大、钝性压砸性损伤，如冲床伤，粉碎机、搅拌机伤等。腕、掌骨呈粉陈性开放性骨折脱位，部分骨骼或骨片缺失，其周围软组织严重挫灭伤，血循环中断，多数病例仅有丧失生机的部分软组织相连，经清创即呈完全性离断。因缺损范围广泛，各种组织修复均困难，常规再植不可能进行，必须做断指异位再植的再造手。

二、手术步骤

1. 为断掌再植创造条件

I ～ IV 型再植基本步骤与断肢、断指再植一样，但要强调其特点，并从重建功能的角度指导再植。

（1）清创：将失去生机的组织彻底切除是基本原则，也是避免感染、再植能成活的先决条件。清创前需仔细研究 X 线片及观察伤情，判断骨骼缩短的范围与软组织切除的范围。为缩短缺血时间，尽最分两组进行。

断掌的组织损害常是不规则的，因此，清创时必须按解剖层次进行，在正确的解剖层次内有目的地寻找血管神经，才能事半功倍，迅速找到相应能修复的血管与神经，为下一步再植奠定基础。

掌部肌肉除大鱼际肌特别重要外，其他小肌肉对功能影响不大，清创时允许大胆些。当缺血时间较长时，筋膜腔应予剪开预防筋膜腔高压综合征。

（2）骨骼的处理：腕骨骨折脱位较难复位及保持固定，摘除近排腕骨或大部分腕骨，与桡骨融合在功能位，对手功能影响不大。掌骨干允许有较多的缩短，但掌指关节需要尽量保存完整。掌骨头损坏病例，原则上尽量避免融合，可做关节成形，拇指的掌腕关节尤其不应融合，日后关节移植或人造关节置换。

（3）肌腱修复的原则：如属切割伤性离断，各条肌腱基本可按原位缝合。掌根部离断的腕伸屈肌腱修复可增加腕的稳定性。如近排腕骨切除，腕伸屈肌腱修复可保存一定的腕关节活动。不论掌中部或掌根部的离断，拇伸、指伸肌腱均应修复，能使拇指及手指基底稳定。拇长展肌及拇短伸肌肌腱如果修复，能加强拇指的稳定性。拇长屈肌腱需尽量修复。对于指浅、深屈肌腱全部断裂，切除浅肌腱而吻合深肌腱是传统减少粘连的方法，对于屈肌腱纤维鞘管以外的整齐断裂，允许一期修复，即使粘连，可以在后期松解.肌腱清创后有较多缺损时，拇长屈肌腱及指深屈肌腱应尽力修复，拇伸、指伸肌腱亦应修复。如正中神经及尺神经的运动支不能修复或估计内在肌功能恢复的可能性不大时，应多留长肌腱及腕伸屈肌腱以备日后为对掌功能或蚓状肌功能重建时提供动力。

（4）血液循环重建：手背静脉选粗大静脉干尽多地吻合，以保证血液回流。动脉修复比较复杂。掌根部离断，经过缩短骨骼，桡尺动脉较易做直接吻合。

掌中部离断的伤情多种多样。如在指总动脉处断裂，清创后较易吻合或移植血管修复。掌骨中段离断，掌浅弓破坏，远端为三根指总动脉，而近端只两根断端。吻合形式必须妥善安排，希望通过指蹼处的侧支循环能全部成活。一般情况下，掌心动脉用不上，离断平面在掌管基部时，掌浅弓与深弓均受破坏，修复工作比较困难。如何吻合完全需要在手术台上随机应变地处理。拇指血供主要来自拇主要动脉，该动脉是桡动脉穿入掌内形成掌深弓前之最主要的分支。如果在三支分叉处断裂，主要考虑修复拇主要动脉。掌中部离断发生率高，再植成活率较掌根部离断低，与重建血供较难有关。

掌前部离断之血循环重建与断指再植基本一样。当动脉在指总动脉分为指固有动脉处断裂，只能把一根指总动脉接一侧指固有动脉，需要仔细设计，尽量使每个手指有直接的血液供应。

（5）神经的修复：原则上均应一期修复，争取恢复最佳感觉与运动功能。掌部离断时神经肌支与肌肉常一起毁伤，修复困难，但是大鱼际返支如有可能，应设法吻合或桥接。感觉神经无论在腕管、掌心或掌前部，均应一期修复。

（6）皮肤覆盖：一期封闭甚为重要，手掌皮肤难以转移，手背皮肤弹性较大，允许移动，但是宁肯合理地缩短骨骼，争取无张力下缝合，也不要为保存长度而在张力下勉强缝合，造成皮肤边缘坏死等影响功能的合并症。

2.Ⅴ型毁损性断掌的处理

Ⅴ本型断掌由于掌内组织结构严重毁损，无法修复，原属截肢对象。目前采用断指移植的急症再选手，重建部分手功能，使这类病员能做到生活自理及恢复轻工作。具体方法为将毁损的手掌从腕到掌指关节做段截，将2或3个手指移植在前臂远端桡尺骨上，形成二指或三指之再造手，其要点如下。

（1）彻底清创：洗刷清毒后掌部以清毒巾包裹，在腕关节处离断，保存肌腱、神经及动静脉。桡尺骨之远端关节面截去。根据手指完好的情况，以及供应手指动、静脉、神经与肌腱的状况，决定保留哪几个手指提供移植.例如，拇指与示指带虎口指蹼；拇指、虎口及示指、中指；示指与环指两指，将中指小指剔除，中指根部皮肤缝合保持再造指间有较宽的虎口；尚可以其他形式移植 2 或 3 指。

（2）骨连接：1 枚手指移植桡骨上，另 1～2 枚手指移植在尺骨上。采用骨栓法将拟再造拇指的移植指按在桡骨远端，另一再造的手指按在尺骨上，如欲再造 3 指，则将 2 枚移植指夹在尺骨两边，以 2 枚螺丝横贯固定。骨栓可以用废弃手指的指骨或掌骨制成。骨固定后将周围骨膜与软组织缝合，加强固定，促进连接。

（3）注意事项：①移植拇指时，将第 1 掌骨与桡骨相连接，保留掌指关节。移植其他手指则从学指关节处解脱，将指骨与尺骨连接。使每个再造指保留二个活动关节；②移植指放在对指位；③移植指间保留 20°～30° 分离角，使伸指时增大指腹间距离，同时在屈曲时也能良好地对位。

（4）肌腱的修复：于前臂选择肌腱长、肌腹大、滑动度大的肌腱作为动力。按在移植拇指的拇长伸屈和拇短伸屈肌腿上及移植指的指浅、深屈肌和指总伸肌的肌腱上。

（5）静脉的修复：移植指间有指蹼、掌背静脉粗大，用做吻合最合适。拇指、示指背侧亦有粗大的头静脉分支可供选择。在前臂远端，头静脉、副头静脉及贵要静脉恒定地存在，其他粗静脉也容易找到，可以择优吻接。

（6）动脉的修复：近端尺动脉粗而位置恒定，但只有两根。桡动脉与拇主要动脉或第一指总动脉，尺动脉与第 2 或 3 指总动脉。由于口径相差较大，指总动脉末端切开形成喇叭口以便吻合。如遇血管缺损，可以从断手或废弃手指上取静脉或动脉进行移植。

（7）皮肤覆盖：本手术系从健康处做关节解脱，一般情况下皮肤并不紧张。如果损伤范围大，累及前臂远端，还可把桡尺骨缩短，争取在无张力且不臃肿的状态下缝合，务必使深部组织有良好的覆盖，肌腱有良好的滑动床。

虎口的形成特别重要，宽度要足够，最好利用原有的虎口或指蹼，有良好的皮肤与软组织，以恢复良好的感觉和血液循环。

术后处理同断胶、断指再植。术后 4 周开始做被动与主动的伸屈活动练习。如果发生肌腱粘连，则可做肌腱松解手术。

第六节　断肢再植展望与未来

随着新技术和新设备的应用，血管吻合和组织修复将更加精准和精细，功能恢复更好，让患者的每一块离断组织都能成活并具备或接近原有的功能可能成为现实；深低温保存技术将有可能取得突破，深低温状态下组织和细胞的代谢规律将进一步被揭示，临床大规模应用将成为可能，离断指体保存时间大幅延长，使每一例断指都有再植的机会；随着断指再植技术的推广，越来越多的断指患者能得到及时救治，断指再植患者不断增多，在一些较大城市成立断指再植康复中心将成为可能，康复中心可根据患者病情采取个体化的、系统的和科学的功能锻炼，使断指再植术后康复走向正轨。

（王一民　张宏波）

第二十九章　横向骨搬运技术在糖尿病足保肢治疗中的应用

第一节　横向骨搬运技术糖尿病足保肢治疗的作用机制

横向骨搬运技术（transversebonetransport）是近年来在保肢治疗中的一大热点。主要被运用于治疗糖尿病足、血栓闭塞性脉管炎、动脉硬化闭塞症等疾病。横向骨搬运技术可极大地降低截肢的概率，消除患者疼痛，恢复生活质量，是一种值得推广的技术。

糖尿病足的定义：Oakley 于 1956 年首先提出。Catterall 于 1972 年将其定义为：因神经病变而失去感觉和因缺血而失去活力的、合并感染的足。WHO 的定义：与下肢远端神经异常和不同程度的周围血管病变相关的足部感染、溃疡和（或）深层组织破坏。

糖尿病足是下肢神经或（和）血管病变伴足部组织营养障碍（溃疡或坏疽）的糖尿病患者足部的综合征（图 29-1，图 29-2）。

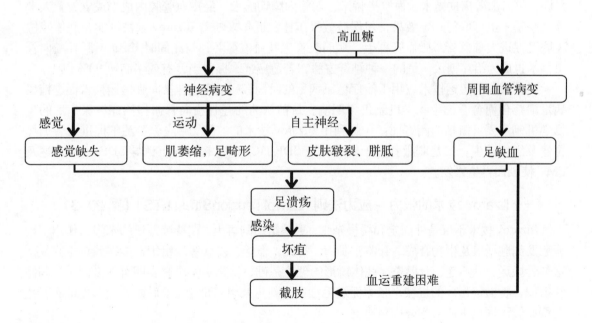

图 29-1　糖尿病足的病理机制

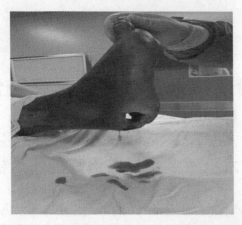
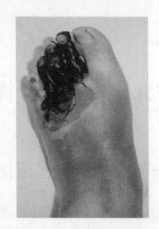

图 29-2　糖尿病足

　　据统计，5%~10% 的糖尿病患者会出现糖尿病足，25% 的糖尿病足患者在患病过程中由于神经病变使下肢保护功能减退，大血管及微血管病变使动脉灌注不足致使微循环障碍而发生溃疡和坏疽，糖尿病足是糖尿病多种严重并发症中的一个，因其致残、致死给糖尿病足患者及家庭带来了巨大痛苦，同时也增加了社会压力。糖尿病足目前的治疗较难，对于较轻病例主要应用药物和局部换药治疗，对于溃疡面积较大甚至合并部分坏疽的患者，如果条件允许，可考虑游离皮瓣术、血管搭桥术、血管内膜切除术、经皮血管腔内成形或支架置入术等这些手术虽可取得一定效果，但保肢效果不佳。近年来随着 Ilizarov 术被证实在肢体牵拉区域可促进大量血管、微血管再生，从而改善患肢血液循环，与此同时 Ilizarov 胫骨横向骨搬移术也成为治疗糖尿病足的一种神奇方法，若适应征掌握得当，有效率高达 90% 以上。

　　胫骨横向股搬运技术应用于治疗糖尿病足的时间较短，且胫骨横向骨搬运技术促进糖尿病足溃疡创面愈合的生物学机制仍不明确。目前认为的胫骨横向骨搬移治疗糖尿病足的生物学机制主要可概括为两方面：一是利用 Ilizarov 技术的"张力 - 应力"法则促进血管循坏再建及组织重生；二是刺激骨髓干细胞及在 SDF-1-CXCR4 轴介导下诱导 SDF-1a 的表达及 EMT 使创面再生修复。

一、Ilizarov 技术的张力 – 应力法则（LawofTensionStressLTS）（图 29-3）

　　Ilizarov 技术不仅是外固定和缓慢牵张，更是组织的再生。在持续缓慢的牵张力作用下，能激发细胞增值及生物合成，骨骼、肌肉、神经、血管、皮肤等软组织都能得到再生修复，这是骨搬运、骨不连、骨髓炎、肢体矫形的理论基础，动物实验研究表明有许多因子参与修复组织，骨搬运形成的机械牵张力促进毛细血管新生及组织再生，术后血管造影也证实新生毛细血管网同周围血管吻合成交通支。

　　20 世纪 70 年代时，苏联政府组织了 100 多位不同专业的科学家对加夫里尔 . 阿布拉莫维奇 . 伊里扎洛夫 (Ilizarov) 提出的张力 - 应力法则进行论证。经过大量的动物实验和生理、病理、生化等系列研究，证实了生物组织牵引下细胞能分裂再生的科学新定律：张力－应力法则 (LTS) 的可行性，由此开创了骨科领域的三大贡献，即肢体延长，肢体畸形矫正及骨不

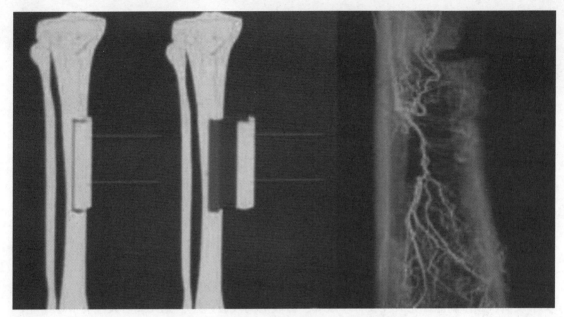

图 29-3　Ilizarov 技术的张力 - 应力法则

连的治疗，骨搬运 (BoneTransport) 治疗各种骨缺损和慢性骨髓炎。而后又开创了外科其他专业尤其是微创外科的发展。

在俄罗斯西伯利亚南部的库尔干市有一位能控制骨骼生长，使驼背、跛足以及四肢畸形者恢复健康的医生，他就是伊里扎洛夫 (Ilizarov)。Ilizarov1944 年从克里米亚医学院毕业后，分配到多尔戈夫卡村当医生。在那里，他一边担任包括助产、镶牙在内的内、外、儿、妇和五官科医生的工作，还要处理二次世界大战后遗留的伤残病员。

一次 Ilizarov 给一个膝关节严重破坏的病人实施膝关节加压融合术 (用加压器)，对病人交待了加压器使用方法后，他因公外出。一个多月后回来 Ilizarov 发现了一个现象：这个病人因错误理解了伊的指示，加压器朝相反的方向旋转牵伸，本应加压融合的膝关节间隙反而开大了一个多厘米，在拉开的间隙内出现了很多新生骨的影像改变。这一意外发现使Ilizarov 产生了骨断端牵伸也能诱导骨再生的灵感。Ilizarov 发现，人的骨骼就像人体内的上皮组织、结缔组织、肌肉组织、周围神经组织一样，具有很大的再生能力和极大的可塑性，只要掌握其规律，运用一定的医疗手段，在一定程度上可以使骨骼按照医生的意愿生长或缩小，可以使病人在各种事故中失去的手指、脚趾、脚后跟等"失而复得"，使某些人体先天缺陷或后天畸形获得修复。

约旦王国前首相的女儿下肢残废，经 Ilizarov6 的治疗，便基本恢复了健康。中国第一例找 Ilizarov 治疗的是长沙市 17 岁的小儿麻痹后遗症患者徐某，她左下肢短缩 12cm，膝关节变形，肌肉萎缩，于1987 年 12 月 2 日在库尔干接受治疗，术后左下肢伸直，双下肢等长 (左下肢生长 12cm)。Ilizarov 及其助手曾为一截肢病人延长了 52cm，且在胫骨残端牵伸背屈形成足。

意大利、西班牙、法国、瑞士、巴西、美国、日本等国都有人到 Ilizarov 那里学习，回去后推广应用，至 20 世纪 90 年代初，Ilizarov 理论和技术即为西方国家所普遍接受，1997 年伊氏理论和技术成为美国骨科学会的骨科教程。西方骨科界普遍认为，Ilizarov 的张力 - 应力法则及其应用技术是骨科发展史的里程碑。潘少川教授 1989 年访美时初步学习并带回了这一技术，在中国小儿外科界应用推广。1991 年 9 月 Ilizarov 应邀来我国在北京 301 医院做了一场学术报告。2005 年 10 月在北京举办中国首次 Ilizarov 理论与技术推广学术会，并成立了中国肢体伤残委员会伊力扎洛夫学组。

Ilizarov 的治疗方法能明显缩短创伤骨科病人的治疗时间和医疗费用，据十万例下肢骨折病例统计，应用标准的 Ilizarov 技术与传统切开内固定等骨科手术方法比较，治疗时间缩短了 34% ~ 80%，医疗费减少 50% 以上，更重要的是避免了骨不愈合、切口感染等并发症。美国做了一项慢性骨髓炎对比研究，与常规方法相比（如死骨切除、抗生素串珠、游离皮瓣、植骨），Ilizarov 方法减少了并发症发生率，减少了手术和住院时间，提高了成功率，平均每个病人节约医疗费 3 万美元。

张力 - 应力法则还能有效治疗一些用传统骨科技术难以处理或无法治疗的一些疑难骨关节疾病，如侏儒症，先天性长骨干缺如、截肢后的残肢过短、先天或后天性关节挛缩症、翼蹼关节，关节僵硬，重度脊柱畸形，大段长骨缺损，先天性胫骨假关节，股骨头坏死晚期，少年儿童骨骺损伤性发育畸形以及颌面外科的下颌畸形矫正，血管闭塞性脉管炎及其他周围血管病等。

张力 - 应力法则近期研究的焦点，集中在加速骨形成，促进肌肉、血管生长，避免经皮固定。已经证明交锁髓内钉骨干延长有利于骨形成。德国已经开发髓内钉骨干延长术，获初步成功，从而避免外固定的穿针牵伸。中国学者夏和桃开展了髓内、髓外结合骨干延长术治疗侏儒症、下肢重度不等长和上肢短缩，获得了大幅度延长，避免了因肢体延长而出现的多种并发症，缩短了延长器在肢体上的固定时间。

二、促进基质细胞衍生因子 –1α（SDF–1α）的分泌

诱导 SDF-1α 的表达及 EMT

基质细胞衍生因子 -1α(stromalcell-derivedfactor-1α，SDF-1α) 是一种趋化细胞因子，属于 CXC 亚家族，对骨髓间充质干细胞 (BMSCs) 的归巢及局部定植有重要的作用。在胚胎发育阶段，SDF-1α 可介导两类重要干细胞的归巢和定植：

1. 介导原生殖细胞到达性腺；

2. 介导造血干细胞到达骨髓。成年后，SDF-1α 可以对骨髓中的造血干细胞及其他类型的干 / 祖细胞进行监管和调控。在组织受损后，SDF-1α 能动员骨髓中干细胞移动到外周血并进入损伤的部位。SDF-1α 用于组织工程具有以下优点：①诱导内源性干 / 祖细胞的移动到损伤部位，发挥宿主自身的修复再生能力；② SDF-1α 具有促进血管再生的功能，使之形成伴有大量新生血管的新生组织；③ SDF-1α 具有抗炎性，可以减轻免疫系统对植入材料的炎症反应。SDF-1α 在组织修复再生领域的应用可以避免从患者体内提取干细胞及再植入患

者体内这一过程，既减轻了患者的痛苦和费用，又降低了体外培养自体干细胞时的各种风险。这种无需加载种子细胞，仅通过支架材料负载并释放 SDF-1α 诱导宿主内源性干 / 祖细胞移入受损组织，以达到促进组织修复再生的方法越来越受到关注。

胫骨横向骨搬移对重度糖尿病足进行缓慢持续牵张力的作用，刺激骨髓干细胞及在 SDF-1-CXCR4 轴介导下使创面再生修复；

通过对过去研究结果的总结，研究人员决定研究重点放在伤口愈合过程中的关键参与者角化细胞和成纤维细胞上，或许促进角化细胞的迁移及上皮间充质转化（EMT）的形态改变是促进损伤修复的关键，通过产生纤维细胞以修复由创伤和炎症造成的组织损伤。研究显示皮肤伤口愈合的细胞因子，SDF-1α 可以使角化细胞由上皮形态向成纤维形态转化，可使 E- 钙粘蛋白表达的减少和波形蛋白表达的增加，从而促进了 EMT 的发生。也就是说，其发挥作用靠的是促进成纤维细胞中 SDF-1α 的产生，间接推动了角化细胞的上皮间充质转化（EMT）这个损伤修复途径，从而促进了伤口的愈合。

第二节　横向骨搬运技术糖尿病足保肢治疗的适应证和禁忌证

一、适应证

1. Wagner 分期 ≥ 2 期；（表 29-1，图 29-4）

2. 动脉情况良好；

3. 掌握 Ilizarov 外固定架固定术；

4. 患者医从性好，保肢愿望强烈；

5. 无严重凝血功能障碍；

6. 心、肺、肾功能能耐受麻醉手术。

表 29-1　糖尿病足 Wagner 分级法

分级	临床表现
0 级	存在发生足部溃疡危险因素，目前无溃疡
1 级	表面溃疡，临床上无感染
2 级	较深的溃疡，常合并蜂窝组织炎，无脓肿或骨的感染
3 级	深度感染，常伴有骨组织病变或脓肿
4 级	局限性坏疽
5 级	全足坏疽

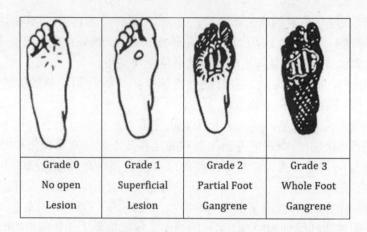

图 29-4　糖尿病足 Wagner 分级法

二、禁忌证

1. 吸烟患者。因烟碱可使血管收缩，并且动物实验表明烟草浸出液可致实验动物动脉发生炎症病变，从而阻滞了血管的形成。

2. 下肢动静脉彩超显示下肢大血管病变。目前对下肢大血管有病变的患者行胫骨横向骨搬移的大多数效果不佳，这可能因为胫骨横向骨搬移相当于制造微骨折，可使搬运部位周围组织血管破裂出血，从而局部引起无菌性炎症反应，缺血坏死细胞释放产物引起局部毛细血管增生扩张形成血管网，但这种重建的新生血管网必须再下肢大血管通畅情况下才能长久存在，否则末梢血运势必不佳。

三、并发症

如同其他纵向骨搬运一样会出现皮瓣坏死，当然截骨的过程中会出现医源性骨折，术后钉道护理不及时易出现钉道感染问题；另外对接点会师端因软组织嵌入、低毒性感染等导致不愈合可能

第三节　横向骨搬运技术糖尿病足保肢治疗的手术方案与注意事项

一、手术方案

1. 术前准备　多学科协同诊疗控制感染、加强营养支持治疗的同时，控制血糖＜10mmol/L；对于创面坏死组织应及时彻底清创，但是对坏死组织周围组织不扩大清创，VSD负压吸引系统覆盖创面，培养细菌药敏使用敏感抗生素；需行下肢动静脉彩超、下肢CTA排除下肢大中动脉阻塞。

2. 手术方式　术中注意不可上止血带。麻醉生效后，在小腿胫骨前内侧设计一弧形切口，

长 12~15cm，切开皮肤区域预留两个外固定针位置，标记笔标记；以胫骨中下 1/3 为截骨区，切开皮肤，全层切开，锐性切开骨膜，确定长 10~12cm，宽 1.8~2.0cm 的长方形搬移骨窗范围后，划线笔画出截骨块边缘；沿着标记线截骨，先用电钻钻孔，然后薄骨刀或电锯截断骨皮质，注意切勿过度撬动骨块，需保持骨内膜完整；截骨完成后，缝合皮肤，在原皮肤标记孔处垂直截骨骨窗内拧入 2 枚 3mm 搬运外固定针，用于搬运骨块，在骨窗近、远端胫骨侧各拧入 2 枚 4mm 的外固定针，安装并调整胫骨搬移架并拧紧针夹，标记骨搬运方向，逐层缝合皮下组织及皮肤，术区敷料包扎。手术模式与效果见图 29-5。

3. 术后注意事项　有学者建议术后 5~7d 开始行骨搬移，每天牵出 1mm，分 3 次完成，横搬骨块牵出 21mm 即 21d 后，此位置维持 3d 后复查 X 线片，并开始回搬 1mm/d，再 21d 后结束搬移。固定 4~10 周，复查 X 线片，待骨窗初步愈合后拆除外固定架。亦有学者建议术后第 5 天开始骨搬移，每天向外搬移 1mm，分 3 次完成，2 周后复查 X 线片，维持 3d 后每天往回搬移 1mm，分 4 次完成（手风琴技术），4 周后胫骨骨窗搬移回原位，维持 6~8 周 X 线片复查后拆除外固定架，整个疗程共 10~12 周。术后医用酒精擦洗针道口预防钉道感染。术后随访：复查患肢皮温，CTA 复查，踝肱指数，丝绒试验。有学者经验总结为术后 3~5d，开始往外牵拉骨块，每天 1mm，分 4 次完成，年龄大、体质弱的患者，可以每天 0.75mm，共牵拉 14d（时间可根据情况调整，软组织张力不大时可牵拉 3 周，张力过大牵拉 1 周），牵拉 2 周后停留 3d，然后以相同速度压回骨块，压到底维持 6 周至骨块愈合拆除外固定架。

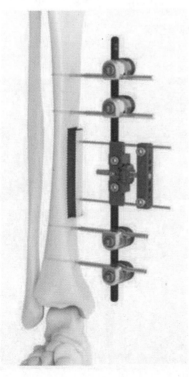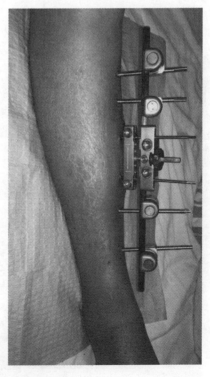

图 29-5　手术模式图与效果

二、临床案例：

男性，55 岁

诊断：1. 糖尿病足坏疽

2. 慢性肾衰（尿毒症期）

术前糖尿病足坏疽情况（图 29-6）。

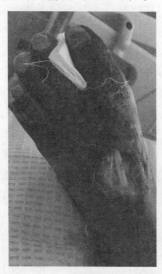 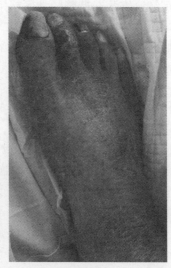

患肢　　　　　　　　　　　　对侧肢体

图 29-6　术前糖尿病足坏疽情况

术中患侧横向骨搬运（图 29-7）。

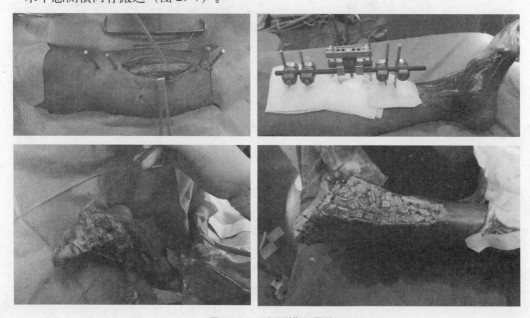

图 29-7　患侧横向骨搬运

患者通过骨搬运后患肢大部得以保存，术后对侧肢体的血运状况明显改善（图 29-8）。

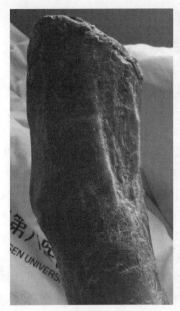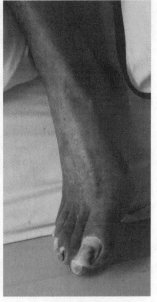

患肢　　　　　　　　　　　　　　　对侧肢体

图 29-8　术后对侧肢体血运状况明显改善

三、骨搬运技术糖尿病足保肢治疗中应注意的几个问题：

1. 骨搬运技术在临床运用过程中有良好治疗效果，但适应证掌握很重要。我们的经验是年龄太大（超过 75 岁）、全身状况较差者须慎重选择。

2. 患者要有急切的保肢意愿，能够耐受较长时间的治疗要求。术前注意沟通和健康教育。

3. 术后血糖控制是能否取得良好疗效的关键因素之一。

4. 早期牵引速度可以适当较缓慢，以避免因为过快而造成的骨外露，一旦出现骨外露，应停止牵引，控制感染，及时清创，放置 VSD 后，择期做伤口二期缝合或皮瓣转移。在做皮瓣转移时应注意尽量控制好皮瓣的长宽比例，松弛缝合严格观察血运。

（项炜　王一民　邹学农　徐金玥）

参考文献

1. 胥少汀，葛宝丰，徐印坎主编．实用骨科学（第2版）．北京：人民军医出版社．2004.

2. 廖威明，盛璞义，万勇主编．骨科疾病临床诊断与治疗方案．北京：科学技术出版社，2010.

3. 曾炳芳，张长青主编．创伤骨科新进展．北京：人民卫生出版社，2003.

4. 李锋，冯建书，聂喜增主编．骨科疾病诊断标准．北京：科学技术出版社，2009.

5. 邓友章，何洪阳主编．中西医临床骨科学．北京：中国医药科技出版社，2002.

6. 宁志杰，孙磊，李佩传主编．现代骨折内置物及实用技术．北京：人民军医出版社，2004.

7. 刘振东编著，骨折愈合原理，北京：人民军医出版社，2012.

8. 潘志军，陈海啸等主编．临床骨科创伤疾病学．北京：科学技术出版社，2010.

9. 国家药典委员会编，临床用药须知．北京：中国医药科技出版社．2015

10. 张石革等，免疫抑制剂的进展与临床应用评价．中国医院用药评价与分析．2008，8（11）：803-807

11. Wissing KM, Fomegne G, BroedersN, et al. HLA mismatches remain risk factors for acute kidney allograft rejection in patients reveiving quadruple immunosuppression with anti-interleukin-2receptor antibodies.Transplantation, 2008,85(3):411.

12. Wu KH, Cui YM, Guo JF, et al. Population pharmacodinetics of cyclosporine in clinical renal transplant patients.Drug Metab Dispos, 2005,33(9):1268.

13. 王成科等．免疫抑制剂在脊髓损伤中应用的研究现状医学综述，2009，15（21）：3253-3255.

15. 李琴等．药物相互作用对免疫抑制剂合理用药的影响．中国临床药理学杂志，2011，27（8）：629-633.

16. 胡广编著．创伤骨科诊治失误对策．北京：人民卫生出版社，2002.

17. 沈岳，蒋耀光主编．实用创伤救治．北京：人民军医出版社，2005.

18. 田心义，肖四旺主编．骨折诊断与治疗选择．北京：人民军医出版社．2005.

19. 白书臣，叶劲主编．骨伤科病奇难顽症特效疗法．北京：科学技术文献出版社,2005.

20. 侯海斌编著．骨科常见病诊疗手册．北京：人民军医出版社，2014.

21. （美）Browner,B.D等主编；王学谦等主译．创伤骨科学．天津科技翻译出版公司，2007

22. 胥少汀等主编．实用骨科学第3版．北京：人民军医出版社，2005

23. 王岩，毕文志，陈继营主译．坎贝尔骨科手术学．第12版．北京：人民军医出版社．2015

24. 潘志军，陈海啸等．临床骨科创伤疾病学．北京：科学技术文献出版社．2010.

25. 宋修军．临床骨科药物学，北京：科学技术文献出版社．2010.

26. 郭伟峰等．抗菌药物在创伤骨科的合理运用分析．中国医学创新．2013,(5):125-126.

27. 王满宜主编．创伤骨科教程．北京：人民卫生出版社2012.

28. 徐林主译．感染性骨与关节外科治疗．北京：人民卫生出版社2012.

29. 朱立帆等．不同方案治疗胫腓骨骨折后肢体肿胀的疗效比较．山东医药．2011,51(45):99-100

30. 李志勇．七叶皂苷钠治疗胫腓骨骨折所致肢体肿胀的临床研究．临床合理用药杂志．2015,8(2):124

31. 吴小川．鹿瓜多肽注射液对高龄骨折疏松性骨折愈合的影响．实用药物与临床．2014,17(3):356-358

32..Ikeda O, Murakami M, In o H, et al. E ff ect s of brain- derived neurotrophic fact or (BDNF) on compression-induced spinal cord injury: BDNF attenuates down regulation of superoxide dismutase expression and promotes up-regulation of myelin basic protein expression [J]. Neuropathol Exp Neurol, 2002,61: 142- 150.

33. 王文悦．急危重症患者不同营养支持方式对其不良并发症发生率的影响 [J]. 国际护理学杂志,2014,33(4):863-864.

34. 刘文斌．骨科术后患者营养状况及营养不良的影响因素分析 [J].河北医学,2014,20(12):2077-2079.

35. 张爱珍．临床营养学．北京：人民卫生出版社，2012.

36.Dibb M, Teubner A, Theis V, et a1. Review article：the management of long—term parenteral nutrition[J]. Aliment Pharmaeol Ther, 2013. 37(6)：587—603.

37.Westergaard B, Classen V, Walther—Larsen S. Peripherally inserted central catheters in infants and children. indications. techniques, complications and clinical recommendationsl .Acta Anaesthesial Scand, 2013, 57(3)：278-287.

38. 李晶，吕国华，康意军，马泽民，王冰，陈飞．胸腰段脊柱骨折合并亚急性进行性上升性瘫痪（附9例报告）[J]. 中国脊柱脊髓杂志．2003；13(5):290-2.

39. 顾晓晖，杨惠林，唐天驷．后凸成形术治疗椎体后壁破裂的骨质疏松性脊柱骨折．中国脊柱脊髓杂志 [J]. 2004；14(11):649-52.

40.Vaccaro AR, Lehman RA, Jr., Hurlbert RJ, Anderson PA, Harris M, Hedlund R, et al. A new classification of thoracolumbar injuries: the importance of injury morphology, the integrity of the posterior ligamentous complex, and neurologic status. Spine. 2005；30(20):2325-33.

41.Schousboe JT. Epidemiology of Vertebral Fractures. Journal of clinical densitometry : the official journal of the International Society for Clinical Densitometry. 2016；19(1):8-22.

42.Manchikanti L, Singh V, Datta S, Cohen SP, Hirsch JA.Comprehensive review of epidemiology, scope, and impact of spinal pain.Pain physician. 2009；12(4):E35-70.

43.Joaquim AF， de Almeida Bastos DC， Jorge Torres HH， Patel AA. Thoracolumbar Injury Classification and Injury Severity Score System: A Literature Review of Its Safety. Global spine journal. 2016；6(1):80-5.

44.Evaniew N， Belley-Cote EP， Fallah N， Noonan VK， Rivers CS， Dvorak MF. Methylprednisolone for the Treatment of Patients with Acute Spinal Cord Injuries: A Systematic Review and Meta-Analysis. Journal of neurotrauma. 2016；33(5):468-81.

45.Gosselin RA, Roberts I, et al. Antibiotics for preventing infection in open limb fractures. Cochrane Database Syst Rev. 2004；1: CD003764.

46. Ince A, Schtltze N, et a1. Gentamicin negatively influenced osteogenic function in vitro. Int Orthop, 2007, 31: 223-228.

47.Ashford RU, Mehta JA, et al. Delayed presentation is no barrier to satisfactory outcome in the management of open tibial fractures. Injury, 2004, 35: 411-416.

48. Spencer J, Smith A, et al. The effect of time delay on infection in open long bone fractures: a 5-year prospective audit from a district general hospital. Ann R Coll Surg Engl, 2004, 86: 108-112.

49. Jagdeep Nanchahal. British Orthopaedic Association:Standars for the management of open fractures of the lower limb.2012. 11-12.

50. Gosselin RA, Roberts I, Gillespie WJ. Antibiotics for preventing infection in open limb fractures. Cochrane Database Syst Rev. 2004；1:CD003764.

51.Zalavras CG, Marcus RE, Levin LS, et al. Management of open fractures and subsequent complications. J Bone Joint Surg Am. 2007 Apr；89(4): 884-95.

52. Okike K, Bhattacharyya T. Trends in the management of open fraetures. A critical analysis. J Bone Joint Stag(Am), 2006, 88: 2739-2748.

53. Ince A, Schutze N, Karl N, et al. Oentamicin negatively influenced osteogenic function in vitro. Int Orthop, 2007, 31 (2): 223-228.

54. Jagdeep Nanchahal. British Orthopaedic Association:Standars for the management of open fractures of the lower limb.2012. 30-35.

55. Swiontkowski MF, Aro HT, et al. Recombinant human bone morphogenetic protein-2 in open tibial fractures. A subgroup analysis of data combined from two prospective randomized studies. J Bone Joint Surg Am. 2006；88: 1258-1265.

56. Stannard JP, Volgas DA, et al. Negative pressure wound therapy after severe open fractures: a prospective randomized study. J Orthop Trauma. 2009；23: 552-557.

57. 潘少川，主译 .Wengev DR, Pring ME. Rang 小儿骨折 . 3 版 . 北京：人民卫生出版社，2006: 9-19.

58. 屈辉 . 儿童骺软骨骨折影像学诊断的进展 . 中华放射学杂志 ,2001, 35(11): 867-869.

59. 李卫东，牟秀川，张智涛，等 . 儿童肱骨远端骨骺损伤 X 线诊断与鉴别诊断（附 182 例分析). 滨州医学院学报 , 2008, 31(1): 78-80.

60.Shrader MW. Pediatric supracondylar fractures and pediatric physeal elbow fractures. OrthopClin North Am. 2008 Apr；39(2):163-171,

61.Supakul N, Hicks RA, Caltoum CB, Karmazyn B. Distal humeral epiphyseal separation in young children: an often-missed fracture-radiographic signs and ultrasound confirmatory diagnosis [J]. AJR Am J Roentgenol. 2015 Feb；204(2):W192-198.

62. 黄漾乐，唐毅. 儿童骨骺损伤影像学诊断方法的研究现状及进展 [J]. 中国介入影像与治疗学,2016(8):514-517

63. 蓝春沛，韦铭铭. 骨骺损伤的影像学研究及治疗进展 [J]. 临床医学研究与实践,2016,(11):192+194.

64. 胡凡刚，刘金凤，张海峰. 四肢骨骨骺损伤影像诊断分析. 中国辐射卫生,2015(1):81-83.

65. 曾万文，竹晓雷，孙木水，等. 儿童骺软骨骨折 X 线、MRI 影像诊断. 岭南现代临床外科,2011(2):134-136.

66.Tony G, Charran A, Tins B, et al. Intra-epiphyseal stress injury of the proximal tibial epiphysis: preliminary experience of magnetic resonance imaging findings. Eur J Radiol. 2014 Nov；83(11):2051-2057.

67. 董伊隆，蔡春元，张雷，等. 弹性髓内钉治疗儿童 O'Brien Ⅲ型桡骨近端骨骺损伤的临床应用. 中国骨伤,2012,11(7):602-604.

68.Cai H, Wang Z, Cai H. Surgical indications for distal tibial epiphyseal fractures in children. Orthopedics, 2015, 38(3):e189-195.

69. 骨骺骺板的生长发育及其影响因素. 姚运峰，康鹏德，裴福兴. 中国矫形外科杂志. 2010(17)

70. 李奕标，蔡瑞歆，程培楷，等. 克氏针及可吸收螺钉治疗儿童肱骨外髁骨折的疗效及应用价值观察 [J]. 山西医药杂志,2016(6):652-654.

71. 宿玉玺，谢艳，覃佳强，等. 可吸收螺钉治疗儿童肱骨外髁骨折中期疗效分析. 第三军医大学学报,2015(3):234-237.

72. 蔡文全，覃佳强，南国新，等. 可吸收螺钉在小儿肱骨外髁骨折中的应用 [J]. 重庆医科大学学报,2014(8):1164-1166.

73. 李文俊. 可吸收棒内固定治疗肱骨外髁骺损伤临床应用研究. 当代医学,2010(24):58-59.

74. 叶艳平，陈爱民. 聚消旋乳酸棒治疗骨骺骨折的临床研究. 中国骨与关节损伤杂志,2009(6):543-544.

75. 雷军. 跨骺板植入可吸收棒治疗骨骺损伤的基础及临床研究. 武汉大学学报（医学版）,2009.

76. 张宜远. 郭源. 吕学敏. MRI 在儿童骨骺损伤中的应用研究与进展. 中华放射学杂志,2009,43(4):446-448.

77.Cabrinil, LevatiA. Risk management in anesthesia. Minerva-medica, 2009,75(11):639.

78. 杨天德 . 有关麻醉风险的思考 . 重庆医学，2009,38（15）:1865-1866.

79. Li G,WarnerM,Lang BH,etal.Epidemiologhy of anedthesia-related morality in the United States,1999-2005.Anesthesiology,2009,110(4):759.

80. Lewis MC,NevoI,Paniagua MA,etal.Un complicatedgeneral anesthesia in the elderly results in cognitivede cline:does cognitive declince predict morbidity and mortality[J],Med Hypothese,2007,68(3):484.

81. 赵云霞，王蕾，王燕燕等，麻醉风险评估研究国际护理学杂志 .2014,33(5):990-992.

82. 蔡宏伟，曹娟 . 麻醉手术风险评估与麻醉分级 . 国际病理科学与临床杂志 ,2012,32（5）:443-446.

101. Ekkis PP，Prytherch DR，Kocher HM.Development Of adedicated risk—adjustment scoring system for colorectal surgery(colorectal POSSUM)[J]．Br J Surg，2004，91(9).1174-1182.

83. 周继如主编 . 实用急诊急救学 . 北京：科学技术文献出版社 ,2006.

84. 王蔚文总主编 . 临床疾病诊断与疗效判断标准 . 北京：科学技术文献出版社，2010.

85. 何爱咏，李康华主编 . 骨科围术期处理 . 长沙：中南大学出版社，2003.

86. 励建安主编 . 康复治疗技术新进展，北京：人民军医出版社，2015.

87. 蔡华安，文体端，段晓明主编 . 实用康复疗法技术学 . 北京：科学技术文献出版社，2010.

88. 谭运超主编 . 特色骨科学 . 北京：人民卫生出版社，2005.

89. 苏传灿，王培信，王思成，李明主编 . 骨与关节损伤分型 . 上海：第二军医大学出版社，2009.

90. 许蕊凤主编 . 实用骨科护理技术 . 北京：人民军医出版社，2015.

91. 戴闽，姚浩群主译，实用骨科学精要 . 北京：人民军医出版社，2016.

92. 江志伟，李宁，黎介寿 . 快速康复外科的概念及临床意义 . 中国实用外科杂志，2007(2): 131-133.

93. Chen, S., et al., A meta-analysis of fast track surgery for patients with gastric cancer undergoing gastrectomy. Ann R Coll Surg Engl, 2015. 97(1): 3-10.

94. Basse, L., et al., Accelerated postoperative recovery programme after colonic resection improves physical performance, pulmonary function and body composition. Br J Surg, 2002. 89(4): 446-53.

95. 白雪莉，梁廷波，肝胆胰外科术后加速康复专家共识 (2015 版). 临床肝胆病杂志，2016(6): 1040-1045.

96. 黎介寿 . 对 Fast-track Surgery(快通道外科) 内涵的认识 . 中华医学杂志 , 2007(8): 515-517.

97. Wilmore, D.W. and H. Kehlet, Management of patients in fast track surgery. BMJ, 2001. 322(7284): 473-6.

98. Gustafsson, U.O., et al., Adherence to the enhanced recovery after surgery protocol and outcomes after colorectal cancer surgery. Arch Surg, 2011. 146(5): 571-7.

99. Kehlet, H., Multimodal approach to control postoperative pathophysiology and rehabilitation. Br J Anaesth, 1997,78(5): 606-17.

100. 莫晓东, et al., 结直肠癌患者应用加速康复外科的对照研究. 肠外与肠内营养, 2009(2): 77-80.

101. Gralla, O., et al., Fast-track surgery in laparoscopic radical prostatectomy: basic principles. World J Urol, 2007,25(2): 185-91.

102. Reismann, M., et al., Fast-track concepts in routine pediatric surgery: a prospective study in 436 infants and children. Langenbecks Arch Surg, 2009,394(3): 529-33.

103. Auyong, D.B., et al., Reduced Length of Hospitalization in Primary Total Knee Arthroplasty Patients Using an Updated Enhanced Recovery After Orthopedic Surgery (ERAS) Pathway. J Arthroplasty, 2015,30(10): 1705-9.

104. Jones, E.L., et al., A systematic review of patient reported outcomes and patient experience in enhanced recovery after orthopaedic surgery. Ann R Coll Surg Engl, 2014,96(2): 89-94.

105. 车国卫, 刘伦旭 and 石应康, 加速康复外科临床应用现状与思考. 中国胸心血管外科临床杂志, 2016(03): 211-215.

106. 周宗科, et al., 中国髋、膝关节置换术加速康复——围术期管理策略专家共识. 中华骨与关节外科杂志, 2016(1): 1-9.

107. Wainwright, T.W. and H. Kehlet, Fast-track hip and knee arthroplasty - have we reached the goal? Acta Orthop, 2018: 1-6.

108. Gholve, P.A., et al., Multidisciplinary integrated care pathway for fractured neck of femur. A prospective trial with improved outcome. Injury, 2005. 36(1): 93-8; discussion 99.

109. Rasmussen, S., et al., [Accelerated recovery program after hip fracture surgery]. Ugeskr Laeger, 2002,165(1): 29-33.

110. Sheik-Ali, S., Prehospital fast track care for patients with hip fracture: Impact on time to surgery, hospital stay, post-operative complications and mortality a randomised, controlled trial. Injury, 2017,48(2): 560.

111. Kosy, J.D., et al., Fractured neck of femur patient care improved by simulated fast-track system. J Orthop Traumatol, 2013,14(3):165-70.

112. Wainwright, T.W., T. Immins and R.G. Middleton, Enhanced recovery after surgery: An opportunity to improve fractured neck of femur management. Ann R Coll Surg Engl, 2016,98(7): 500-6.

113. Hansson, S., et al., Complications and patient-reported outcome after hip fracture. A consecutive annual cohort study of 664 patients. Injury, 2015,46(11): 2206-11.

114. Amlie, E., et al., A Trend for Increased Risk of Revision Surgery due to Deep Infection

following Fast-Track Hip Arthroplasty. Adv Orthop, 2016,2016:7901953.

115. 常志泳 , et al., 加速康复外科理论在高龄股骨颈骨折围术期的初步应用 . 中国矫形外科杂志 , 2013(2): 123-126.

116. 杨明辉 , et al., 老年股骨转子间骨折的手术时机对院内结果的影响 . 中华创伤骨科杂志 , 2016, 18(6): 461-464.

117.Moran, C.G., et al., Early mortality after hip fracture: is delay before surgery important? J Bone Joint Surg Am, 2005, 87(3):483-9.

118.Wang, J.Y., et al., Mucosolvan serves to optimize perioperative airway management for NSCLC patients in fast track surgery: a randomized placebo controlled study. Eur Rev Med Pharmacol Sci, 2015, 9(15): 2875-81.

119.Gibb, A., et al., Creation of an Enhanced Recovery After Surgery (ERAS) Guideline for neonatal intestinal surgery patients: a knowledge synthesis and consensus generation approach and protocol study. BMJ Open, 2018, 8(12): e023651.

120.Colloca, L., Responses to the sham treatment vs expectancy effects. Pain, 2018, 159(10):1905.

121.Weinrib, A.Z., et al., The psychology of chronic post-surgical pain: new frontiers in risk factor identification, prevention and management. Br J Pain, 2017, 11(4): 169-177.

122.Childers, C.P., et al., Surgical Technical Evidence Review for Elective Total Joint Replacement Conducted for the AHRQ Safety Program for Improving Surgical Care and Recovery. Geriatr Orthop Surg Rehabil, 2018, 9: 2151458518754451.

123.Kilci, O., et al., Postoperative Mortality after Hip Fracture Surgery: A 3 Years Follow Up. PLoS One, 2016,11(10): e0162097.

124.Ji, W., et al., Enhanced recovery after surgery decreases intestinal recovery time and pain intensity in patients undergoing curative gastrectomy. Cancer Manag Res, 2018, 10: 3513-3520.

125.Berend, K.R., A.J. Lombardi and T.H. Mallory, Rapid recovery protocol for peri-operative care of total hip and total knee arthroplasty patients. Surg Technol Int, 2004, 13: 239-47.

126.Moon, M.S., et al., Preoperative nutritional status of the surgical patients in Jeju. Clin Orthop Surg, 2014, 6(3): 350-7.

127.Schwarzkopf, R., et al., Correlation between nutritional status and Staphylococcus colonization in hip and knee replacement patients. Bull NYU Hosp Jt Dis, 2011, 69(4): 308-11.

128.Rasouli, M.R., et al., Risk factors for surgical site infection following total joint arthroplasty. J Bone Joint Surg Am, 2014, 96(18): e158.

129.Gruson, K.I., et al., The relationship between admission hemoglobin level and outcome after hip fracture. J Orthop Trauma, 2002, 16(1): 39-44.

130.Foss, N.B., M.T. Kristensen and H. Kehlet, Anaemia impedes functional mobility after hip fracture surgery. Age Ageing, 2008, 37(2): 173-8.

131.Beattie, W.S., et al., Risk associated with preoperative anemia in noncardiac surgery: a single-center cohort study. Anesthesiology, 2009, 110(3): 574-81.

132.Spahn, D.R., Anemia and patient blood management in hip and knee surgery: a systematic review of the literature. Anesthesiology, 2010, 113(2): 482-95.

133.Lawrence, V.A., et al., Higher Hb level is associated with better early functional recovery after hip fracture repair. Transfusion, 2003, 43(12): 1717-22.

134.Conlon, N.P., et al., Postoperative anemia and quality of life after primary hip arthroplasty in patients over 65 years old. Anesth Analg, 2008, 106(4): 1056-61, table of contents.

135.Bull-Henry, K. and F.H. Al-Kawas, Evaluation of occult gastrointestinal bleeding. Am Fam Physician, 2013, 87(6): 430-6.

136.Practice guidelines for perioperative blood management: an updated report by the American Society of Anesthesiologists Task Force on Perioperative Blood Management*. Anesthesiology, 2015, 122(2): 241-75.

137. 田玉科, et al., 围术期输血的专家共识. 临床麻醉学杂志, 2009, 25(03): 189-191.

138.Lin, Y.C., L. Wan and R.N. Jamison, Using Integrative Medicine in Pain Management: An Evaluation of Current Evidence. Anesth Analg, 2017, 125(6): 2081-2093.

139.Farrar, F.C., D. White and L. Darnell, Pharmacologic Interventions for Pain Management. Crit Care Nurs Clin North Am, 2017, 29(4): 427-447.

140.Onuoha, K.O., et al., Have the annual trends of total hip arthroplasty in rheumatoid arthritis patients decreased? Ann Transl Med, 2017, 5(Suppl 3): S35.

141.Shang, Q., et al., The impact of early enteral nutrition on pediatric patients undergoing gastrointestinal anastomosis a propensity score matching analysis. Medicine (Baltimore), 2018, 97(9): 0045.

142.Mai, C.L., M.J. Young and S.A. Quraishi, Clinical implications of the transversus abdominis plane block in pediatric anesthesia. Paediatr Anaesth, 2012, 22(9): 831-40.

143.Rodgers, A., et al., Reduction of postoperative mortality and morbidity with epidural or spinal anaesthesia: results from overview of randomised trials. BMJ, 2000, 321(7275): 1493.

144.Dorr, L.D., et al., Early pain relief and function after posterior minimally invasive and conventional total hip arthroplasty. A prospective, randomized, blinded study. J Bone Joint Surg Am, 2007, 89(6): 1153-60.

145.Kappe, T., et al., [Minimally invasive total hip arthroplasty - trend or state of the art?: A meta-analysis]. Orthopade, 2011, 40(9): 774-80.

146.Berger, R.A., et al., Rapid rehabilitation and recovery with minimally invasive total hip arthroplasty. Clin Orthop Relat Res, 2004(429): 239-47.

147.Donnino, M.W., et al., Temperature Management After Cardiac Arrest: An Advisory Statement by the Advanced Life Support Task Force of the International Liaison Committee on Resuscitation and the American Heart Association Emergency Cardiovascular Care Committee and the Council on Cardiopulmonary, Critical Care, Perioperative and Resuscitation. Circulation,

2015,132(25): 2448-56.

148.Winkler, M., et al., Aggressive warming reduces blood loss during hip arthroplasty. Anesth Analg, 2000, 91(4): 978-84.

149.Parker, M.J., et al., Closed suction surgical wound drainage after orthopaedic surgery. Cochrane Database Syst Rev, 2007(3): CD001825.

150.Nicholson, T., et al., Multimodal Pain Management Protocol Versus Patient Controlled Narcotic Analgesia for Postoperative Pain Control after Shoulder Arthroplasty. Arch Bone Jt Surg, 2018, 6(3): 196-202.

151.Prodger, S., et al., A prospective review of appetite loss and recovery time in primary joint replacement patients. Ann R Coll Surg Engl, 2016, 98(3): 206-7.

152.Eneroth, M., U.B. Olsson and K.G. Thorngren, Nutritional supplementation decreases hip fracture-related complications. Clin Orthop Relat Res, 2006, 451: 212-7.

153.Zausig, Y.A., M.A. Weigand and B.M. Graf, [Perioperative fluid management: an analysis of the present situation]. Anaesthesist, 2006, 55(4): 371-90.

154.Fletcher, N., et al., Prevention of perioperative infection. J Bone Joint Surg Am, 2007, 89(7): 1605-18.

155.Schmidt, M., et al., Forecasting the impact of a clinical practice guideline for perioperative beta-blockers to reduce cardiovascular morbidity and mortality. Arch Intern Med, 2002, 162(1): 63-9.

156.Van der Lely, A.J., et al., Use of human GH in elderly patients with accidental hip fracture. Eur J Endocrinol, 2000, 143(5): 585-92.

157.Long M, Cai L, Li W, et al.DPP-4 inhibitors improve diabetic wound healing via direct and indirect promotion of epithelial -mesenchymal transition and reduction of scarring[J]. Diabetes, 2018, 67（3）：518-531

158.Jiang Y, Wang X, Xia L, et al.A cohort study of diabetic patients and diabetic foot ulceration patients in china[J].Wound Repair Regen, 2015, 23（2）：222-230.

159.Long M, Rojo de la Vega M, Wen Q, et al.An essential roleof NRF2 in diabetic wound healing [J].Diabetes, 2016, 65（3）：780-793.

160.Soares MA, Cohen OD, Low YC, et al.Restoration of Nrf2signaling normalizes the regenerative niche [J].Diabetes, 2016, 65（3）：633-646

161. 花奇凯，秦泗河，赵良军，等.Ilizarov 技术胫骨横向骨搬移术治疗糖尿病足 [J]. 中国矫形外科杂志，2017，25（4）：303-307.

162. 曲龙，王爱林，汤福刚.胫骨横向搬移血管再生术治疗血栓闭塞性脉管炎 [J]. 中华医学杂志，2001，81（10）：622-624.